TEP
TÍTULO DE ESPECIALISTA EM PEDIATRIA

GUIA DE ESTUDO EM PEDIATRIA, NEONATOLOGIA E MEDICINA DE ADOLESCENTES

Editores Médicos

BENITO LOURENÇO

ALEXANDRE NETTO

Copyright © nVersos Editora Ltda. 2019

Diretor Editorial e de Arte: Julio César Batista
Produção Editorial e Capa: Carlos Renato
Imagem da Capa: Shutterstock – Evgenyatomonet, Shutterstock – Special for you
Projeto Gráfico: Vivian Kaori
Editoração Eletrônica: Thomas Basile e Vivian Kaori
Revisão Ortográfica: Elisete Capellossa, Marcos Vinícius Tolledo e Sueli Capellossa Bergmanhs

Dados Internacionais de Catalogação na Publicação (CIP)
(Câmara Brasileira do Livro, SP, Brasil)

TEP Título de especialista em pediatria :
    guia de estudos em pediatria, neonatologia e medicina de
    adolescentes, 2ª edição / editores médicos Benito Lourenço, Alexandre Netto. --
    São Paulo: nVersos, 2019.

    Vários autores.
    Vários colaboradores.
    Bibliografia.
    ISBN: 978-85-54862-13-8

    1. Adolescentes - Medicina 2. Crianças - Doenças
    3. Neonatologia 4. Pediatria 5. Pediatria - Guias
I. Lourenço, Benito. II. Alexandre Netto.
17-02393   CDD-618.92
                                                     NLM-WS 100

Índices para catálogo sistemático:
1. Pediatria : Medicina 618.92

Todos os direitos reservados e protegidos pela Lei 9.610 de 19/02/1998.
É expressamente proibida reprodução ou transmissão deste conteúdo, no todo ou em parte, por quaisquer meios empregados (eletrônicos, mecânicos, fotográficos, gravação ou quaisquer outros), sem o consentimento por escrito da Editora.

1ª edição – 2017

2ª edição – 2019

Esta obra contempla o novo Acordo Ortográfico da Língua Portuguesa

Editora nVersos Ltda.

Rua Cabo Eduardo Alegre, 36 - São Paulo-SP

Tel.: (11) 3995-5617

www.nversos.com.br

nversos@nversos.com.br

Impresso no Brasil - *Printed in Brazil*

Prefácio

O Ensino Médico no Brasil e no mundo vem passando por transformações e o modelo tradicional gradativamente é substituído por modelos educacionais inovadores. A missão tradicional do docente como mero transmissor de conhecimento fica em segundo plano. Destaca-se, agora, seu papel primordial como facilitador de aprendizagem. Ainda nesse contexto, deve ter uma postura pedagógica adequada e uma abordagem didática, destrinchando a complexidade dos principais temas médicos.

Nesse cenário, com imensa alegria, colocamos à disposição do aluno esse Guia de Estudos em Pediatria, direcionado aos que se preparam para Concursos e, particularmente, para a prova para a obtenção do Título de Especialista em Pediatria - TEP. Destina-se ainda aos que desejam atualizar-se em relação aos principais tópicos da Pediatria, englobando, seus dois extremos, a Neonatologia e a Medicina de Adolescentes, áreas que apresentaram surpreendente desenvolvimento nesse século.

Os autores dos capítulos foram selecionados dentre os apaixonados por desenvolverem atividades acadêmicas e preceptorias com alunos e médicos residentes, alguns recorrentemente homenageados e até premiados no ambiente universitário. Na metodologia da confecção desse livro, no formato dos capítulos, e nos exercícios propostos para treinamento, transparece a experiência didática dos autores.

Aos médicos exige-se o saber que tem seu alicerce nos estudos; tarefa difícil, permanente e em constante mutação e que exige um esforço contínuo. E lembre-se que, quanto mais você estudar, mais sorte terá nas provas.

Bons estudos.

Os editores

Editores Médicos

Benito Lourenço

Pediatra e Hebiatra, com TEP e Título na Área de Atuação de Medicina de Adolescentes pela Sociedade Brasileira de Pediatria. Chefe da Unidade de Adolescentes do Instituto da Criança, Hospital das Clínicas da Faculdade de Medicina da USP. Médico Assistente da Clínica de Adolescência do Departamento de Pediatria da Faculdade de Medicina da Santa Casa de São Paulo.

Alexandre Netto

Pediatra e Neonatologista com TEP e Título na Área de Atuação em Neonatologia. Médico Assistente da UTI Neonatal do Departamento de Pediatria da Faculdade de Medicina da Santa Casa de São Paulo.

Colaboradores

Ana Carolina Marcos de La Barra

Médica Infectologista Pediátrica e ex-preceptora de residentes da Universidade Federal de São Paulo (UNIFESP/Escola Paulista de Medicina).

Anne Layze Galastri

Médica Pediatra com Título de Especialista em Pediatria pela Sociedade Brasileira de Pediatria. Médica Infectologista Pediátrica pelo Instituto da Criança do HCFMUSP.

Caroline de Gouveia Buff Passone

Médica Pediatra com Título de Especialista em Pediatria pela Sociedade Brasileira de Pediatria e Endocrinologista Pediátrica com Título pela Sociedade Brasileira de Pediatria. Ex-preceptora da Residência Médica do Instituto da Criança do HCFMUSP.

Crislaine Belisario Ambrozim

Médica Pediatra com Título de Especialista em Pediatria pela Sociedade Brasileira de Pediatria. Cardiologista Pediátrica pelo Instituto Dante Pazzanese de Cardiologia.

Daniela Mencaroni Rodrigues Lourenço

Médica Reumatologista Pediátrica com Título de Especialista em Pediatria pela Sociedade Brasileira de Pediatria e título de Especialista em Reumatologia Pediatria pela Sociedade Brasileira de Pediatria.

Elisangela Pereira Gonçalves

Médica Pediatra com Título de Especialista em Pediatria pela Sociedade Brasileira de Pediatria. Cardiologista Pediátrica pelo Instituto Dante Pazzanese de Cardiologia.

Gabriel Nuncio Benevides

Médico Pediatra com Título de Especialista em Pediatria pela Sociedade Brasileira de Pediatria. Ex-preceptor do Internato de Pediatria do Hospital Universitário da Faculdade de Medicina da USP. Preceptor de Residência Médica do Hospital Samaritano. Médico da Unidade de Gastroenterologia e Hepatologia Pediátrica do Instituto da Criança HCFMUSP

Luana Salamão Destefani

Médica Oncologista Pediátrica pelo Instituto do Tratamento do Câncer Infantil (ITACI) do Instituto da Criança do HCFMUSP.

Luciana Maragno

Médica Dermatologista com Título de Especialista em Dermatologia pela Sociedade Brasileira de Dermatologia. Assistente do Hospital Universitário da Faculdade de Medicina da USP. Mestre em Dermatologia pela Faculdade de Medicina da USP.

Marcela Seoane

Médica Pediatra com Título de Especialista em Pediatria pela Sociedade Brasileira de Pediatria. Ex-preceptora da Residência Médica do Instituto da Criança HCFMUSP. Médica da Unidade de Gastroenterologia e Hepatologia pediátrica do Instituto da Criança HCFMUSP

Natali Weniger Spelling Gormezano

Médica Reumatologista Pediátrica com Título de Especialista em Pediatria e Título de Especialista em Reumatologia Pediátrica pela Sociedade Brasileira de Pediatria. Doutora pela Faculdade de Medicina da USP.

Rafael Yanes

Médico Pediatra com Título de Especialista em Pediatria pela Sociedade Brasileira de Pediatria. Ex-preceptor do Internato e Residência de Pediatria do Instituto da Criança do HCFMUSP. Assistente do Hospital Universitário da Faculdade de Medicina da USP.

Vinícius Côgo Destefani

Médico Pediatra com Título de Especialista em Pediatria pela Sociedade Brasileira de Pediatria. Cardiologista Pediátrico pelo Instituto Dante Pazzanese de Cardiologia.

Sumário

Introdução à nova Puericultura, 17
Benito Lourenço

2. Temas de auxologia pediátrica, 21
Benito Lourenço

3. Nutrologia pediátrica: aleitamento materno, 37
Benito Lourenço

4. Nutrologia pediátrica: alimentação infantil, 47
Benito Lourenço

5. Avaliação nutricional e desnutrição infantil, 55
Benito Lourenço

6. Obesidade e síndrome metabólica, 61
Benito Lourenço

7. Prevenção das injúrias não intencionais em Pediatria, 69
Benito Lourenço

8. Abuso e maus-tratos em Pediatria, 77
Benito Lourenço

9. Adolescência e puberdade, 85
Benito Lourenço

10. Desenvolvimento infantil, 93
Benito Lourenço

11. Imunizações, 105
Benito Lourenço

12. Raquitismo e deficiência de micronutrientes, 125
Benito Lourenço

13. Refluxo gastroesofágico, 139
Gabriel N. Benevides

14. Diarreia aguda, 147
Anne L. Galastri
Gabriel N. Benevides
Benito Lourenço

15. Diarreia crônica, 155
Gabriel N. Benevides

16. Doença celíaca, 163
Marcela Seoane
Gabriel N. Benevides

17. Constipação intestinal, 167
Gabriel N. Benevides

18. Dor abdominal crônica, 173
Benito Lourenço

19. Otite média aguda, 181
Benito Lourenço

20. Rinossinusite aguda, 187
Benito Lourenço

21. Infecções da garganta, 195
Benito Lourenço

22. Afecções de vias aéreas médias, 201
Benito Lourenço

23. Bronquiolite, 207
Gabriel N. Benevides

24. Pneumonias na infância, 211
Gabriel N. Benevides

25. Diagnóstico diferencial da sibilância na infância, 217
Gabriel N. Benevides

26. Rinite alérgica, 225
Benito Lourenço

27. Asma, 229
Crislaine B. Ambrosim
Vinícius C. Destefani

28. Alergia alimentar, 241
Gabriel N. Benevides

29. Dermatite atópica, 245
Luciana Maragno

30. Diagnóstico das artrites, 255
Daniela M. R. Lourenço

31. Febre reumática, 261
Daniela N. R. Lourenço

32. Vasculites , 267
Natali Gormezano

33. Dor em membros, 273
Daniela N. R. Lourenço

34. Lúpus eritematoso sistêmico juvenil, 279
Natali Gormezano

35. Cardiopatias congênitas, 283
Elisangela P. Gonçalves
Vinícius C. Destefani

36. Miocardites, 289
Crislaine B. Ambrosim
Vinicius C. Destefani

37. Insuficiência cardíaca, 293
Elisangela P. Gonçalves
Vinícius C. Destefani

38. Infecções de pele e partes moles, 299
Crislaine B. Ambrosim
Vinícius C. Destefan

39. Distúrbios da puberdade, 307
Carloline G. B. Passone
Benito Lourenço

40. Baixa estatura, 313
Carloline G. B. Passone
Benito Lourenço

41. Doenças exantemáticas, 319
Benito Lourenço

42. Parasitoses intestinais, 333
Benito Lourenço

43. Tuberculose em pediatria, 343
Benito Lourenço

44. Arboviroses emergentes: Dengue, Chicungunya e Zika, 351
Ana Carolina M. de La Barra

45. Meningites, 359
Benito Lourenço
Vinicius C. Destefani

46. Infecção do trato urinário, 367
Rafael Yanes
Benito Lourenço

47. Síndrome nefrítica, 385
Gabriel N. Benevides

48. Síndrome nefrótica, 391
Gabriel N. Benevides
Síndrome nefrótica

49. Hipertensão arterial na infância e adolescência, 399
Benito Lourenço

50. Cefaleias, 407
Benito Lourenço

51. Convulsão febril, 415
Benito Lourenço

52. Diagnóstico diferencial das anemias, 421
Benito Lourenço

53. Anemia falciforme, 429
Gabriel N. Benevides

54. Diagnóstico precoce do câncer infantil, 433
Luana S. Destefani
Vinícius C. Destefani

55. Ressuscitação cardiopulmonar em Pediatria, 444
Vinícius C. Destefani

56. Taquiarritmias, 449
Vinícius C. Destefani

57. Bradiarritmias, 455
Vinícius C. Destefani

58. Sepse pediátrica, 461
Vinícius C. Destefani

59. Intoxicações exógenas, 469
Vinícius C. Destefani

60. Febre sem sinais de localização, 477
Anne L. Galastri
Gabriel Benevides

61. Emergências no diabetes, 483
Anne L. Galastri
Gabriel N. Benevides

62. Emergências no paciente oncológico, 489
Gabriel N. Benevides

63. Emergências no falciforme, 483
Gabriel N. Benevides

64. Desidratação e fluidoterapia, 499
Benito Lourenço

65. Distúrbios eletrolíticos, 509
Elisangela Pereira
Vinícius C. Destefani

66. Adenomegalia cervical em Pediatria, 515
Benito Lourenço

67. Assistência ao recém-nascido na sala de parto, 523
Alexandre Netto

68 Classificação do recém-nascido, 533
Alexandre Netto

69. Asfixia neonatal, 543
Alexandre Netto

70. Doenças maternas e suas repercussões neonatais, 547
Alexandre Netto

71. Hipoglicemia neonatal, 551
Alexandre Netto

72. Sepse neonatal e protocolo Strepto B, 553
Alexandre Netto

73. Infecções congênitas, 557
Alexandre Netto

74. Distúrbios respiratórios, 567
Alexandre Netto

75. Icterícia neonatal, 575
Alexandre Netto

76. Enterocolite necrosante, 581
Alexandre Netto

PARTE I

TEMAS DE PUERICULTURA

PEDIATRIA GERAL

Introdução à nova Puericultura 1

Benito Lourenço

Pergunte aos seus pais ou, melhor ainda, aos seus avós, sobre um famoso livro, chamado *A vida do bebê*, de um pediatra já falecido, Rinaldo de Lamare. Inicialmente publicado em 1941 (tem edições subsequentes), trata-se de um manual de puericultura, contendo inúmeros ensinamentos e procedimentos de como cuidar do bebê de 0 a 2 anos de idade. Este e outros manuais inseriam-se em um contexto de uma série de iniciativas de educação direcionadas às famílias e, sobretudo à mãe, com vistas à ordenação da sociedade, conduzidas por médicos e seus projetos de cunho higienista.

Em nosso país, a intervenção médica na sociedade, fortemente presente a partir da segunda metade do século XIX, ganha fôlego especialmente entre as décadas de 1920 e 1930, onde os intelectuais médicos reivindicam para si a responsabilidade da reformulação sociocultural do país, elevando o Brasil ao patamar dos países ditos civilizados, distanciando-se de antigos hábitos, costumes e tradições. A educação é eleita como grande alavanca de redenção e os cuidados com a criança, como um elemento essencial para o progresso a ser alcançado. A proteção à infância torna-se ponto capital no modelo de nação civilizada, na crença na formação do "cidadão saudável" do futuro.

Os manuais de puericultura emergem como uma dessas propostas educacionais, autorizando e desautorizando práticas, por meio da instrução de uma maternidade "higiênica". Assim, cunhava-se um primeiro conceito e objetivo da Puericultura: um conjunto de noções de higiene, nutrição, disciplina e educação, que antes eram passados de pais para filhos e gradativamente incorporavam-se ao discurso científico do médico pediatra. A maternidade era apontada como principal papel feminino. Em um discurso que tendia à ambivalência, tanto se evocava a maternidade como instinto inerente à natureza da mulher, como se pregava a necessidade da aprendizagem de um conjunto de técnicas e conhecimentos "científicos", para o desempenho dessa função materna.

Em um segundo momento, foi também no século XX que se delinearam as ações de puericultura que objetivam a monitorização, por parte da equipe de saúde, de um ser humano em desenvolvimento. O acompanhamento sistemático e seriado do crescimento e desenvolvimento (CD) da criança permite a identificação de fatores de risco e o diagnóstico precoce de alterações e disfunções. A monitoração do crescimento e desenvolvimento identifica "desvios" e, portanto, ações curativas/terapêuticas podem ser precocemente instituídas.

O CD para ser desenvolvido em sua plenitude, deve abordar todos os aspectos da vida da criança. Dessa forma, o profissional deve procurar conhecer e compreender a criança em seu ambiente familiar e social, além de suas relações e interação com o contexto socioeconômico, histórico, político e cultural em que está inserida. Isto se torna fundamental, pois as ações médicas, além de serem dirigidas à criança, refletem sobre o seu meio social, a começar pela família. As ações inseridas no CD utilizam a prevenção como diretriz, na medida em que procuram evitar problemas da criança mediante orientação às mães acerca dos cuidados para com seus filhos, identifica situações de risco e busca atuar de forma precoce nas intercorrências. Essas ações são desenvolvidas no meio de um sistema de captação precoce da população infantil e inclui o registro em prontuários, acompanhamento das crianças nos serviços, um calendário mínimo de atendimento nos primeiros cinco anos, padronização do esquema de imunização, incentivo ao aleitamento materno exclusivo, controle das doenças diarreicas, assistência às infecções respiratórias agudas e orientação nutricional.

No Brasil, desde o primeiro Programa de Assistência Integral à Saúde da Criança (PAISC) do Ministério da Saúde, em 1984, e já reformulado algumas vezes, o eixo básico da atenção é a garantia do adequado crescimento e desenvolvimento da criança. A Puericultura de monitorização insere-se nas ações de Atenção Primária, que ocupa lugar de destaque entre as ações de saúde empreendidas nas últimas décadas em todo o mundo.

Em um terceiro momento, gradativamente, observou-se aumento do interesse pelo desenvolvimento integral da criança em todo o mundo, como resultado do aumento da sobrevivência infantil e do reconhecimento de que a prevenção de problemas nesse período exerce efeitos duradouros para o ser humano. O exercício das ações de puericultura é a essência da atividade do médico que atende crianças e deve perpassar toda consulta pediátrica, independentemente da área de atuação do profissional. O objetivo último da consulta pediátrica deve transcender a abordagem apenas diagnóstico-curativa dos problemas orgânicos e funcionais da criança e do adolescente. A nova puericultura abre-se para além do trabalho tradicional de monitoração do crescimento e desenvolvimento. Em tempos pós-modernos, novas demandas das crianças e adolescentes promovem "novas morbidades" (obesidade, problemas familiares e sociais, abuso de drogas, comportamentos de risco na prática sexual, violência, maus tratos, influência da mídia, distúrbios na esfera comportamental e do aprendizado, etc.) que requerem uma atuação mais abrangente. O antigo modelo que "pesava, media a e checava o cartão de vacinação da criança" não dá conta mais das novas demandas.

Esse descompasso, de certa forma, é corrigido com a puericultura mais moderna, que incorpora alguns instrumentos e características, que aumentam as possibilidades de intervenção do pediatra no seguimento e acompanhamento de uma criança ou adolescente. O quadro 1.1 apresenta os principais conceitos e características dessa "nova puericultura".

Quadro 1.1 – Características da Nova Puericultura

Evidências científicas (não há empirismo)
Promoção de Saúde (intervenções preventivas)
Epigenética (ambiente interage com a genética)
Orientação antecipatória
Novas habilidades de comunicação (empatia)
Novas tecnologias
Interdisciplinaridade

Assim, a puericultura moderna está voltada, principalmente para as ações de prevenção de agravos e de promoção de Saúde. Suas ações priorizam a saúde em vez da doença. O profissional que pratica a Puericultura, por meio de revisões periódicas, deve desempenhar seu trabalho com ações não apenas clínicas, mas com uma concepção epidemiológica e social, relacionando-as intimamente com o complexo saúde-indivíduo-família-comunidade.

Evidências científicas

Voltando ao livro *A vida do bebê*, alguns estudiosos atribuem o seu sucesso à capacidade (do autor) de traduzir conselhos. Durante quase cem anos, as evidências da efetividade dos componentes da Puericultura medicalizada citada no início desse capítulo se distinguiam mais por suas limitações do que por desfechos positivos comprovados; a recomendação dos mais variados procedimentos apoiava-se em consensos e opiniões. Além disso, a incorporação de tais procedimentos à prática pediátrica de consultório era empírica, não sistemática e sem controle de resultados. Em outras palavras, durante muito tempo, o trabalho do pediatra, em termos de efetividade preventiva, não se tornara muito mais refinado do que o das avós. Em resposta a esse "estado da arte", incompatível com a medicina moderna, a Puericultura passou a ser avaliada de maneira mais crítica. No século XXI, especialmente surgiram inúmeros estudos controlados e revisões sistemáticas identificando evidências científicas mais sólidas que fundamentam as intervenções preventivas. Assim, firma-se o caráter científico das ações de supervisão da saúde da criança. Um exemplo dessa Pediatria científica, é a existência de metanálises correlacionando tempo de aleitamento materno com redução de risco de obesidade futura.

Promoção de saúde

Ao longo das últimas décadas é nítida a melhoras das condições globais de Saúde da população, particularmente, das crianças. A ampliação das possibilidades de imunização, reconhecimento da importância do aleitamento materno, melhora das condições sanitárias e nutricionais, entre outras, explicam a expressiva redução dos coeficientes de mortalidade infantil. Em nosso país, de 1960 até 2010 houve, por exemplo, mais de 80% de redução no número de bebês mortos com até um ano de idade por mil nascidos vivos (mortalidade infantil). Assim, em um contexto de redução da mortalidade e de uma longevidade garantida, a atenção pediátrica desvia sua preocupação pela mortalidade precoce para os cuidados para uma vida longa e saudável. A atuação sobre os fatores de risco cardiovascular, que aumentam o risco de morte precoce na vida adulta por eventos ateroscleróticos, exemplifica um olhar do pediatra atual.

Epigenética – programação metabólica

Um senhor de 60 anos de idade é diagnosticado com doença de Parkinson. Um adulto jovem, de 44 anos de idade, infarta no pronto-socorro. Uma jovem obesa de 25 anos de idade abre um quadro de diabetes tipo 2.O que essas três condições que se apresentaram em momentos diferentes da vida têm em comum? Existe um fundamentado arcabouço científico que nos diz que essas condições tiveram origem durante os estágios mais precoces de desenvolvimento fetal e infantil, como resultado de influências ambientais. Observe que a resposta não se alicerça na genética, embora haja um pequeno e variável risco explicado por mutações e polimorfismos. A resposta está na epigenética, um termo que se refere às alterações da expressão gênica, sem alterações da estrutura subjacente de DNA. Determinadas exposições ambientais (fatores nutricionais, estresse, drogas, infecções, agentes químicos) que ocorrem na vida do indivíduo, desde sua concepção até a velhice, podem causar alterações estruturais na sequência de DNA (fenômeno a muito tempo conhecido de mutação gênica), mas também alterações na expressão gênica, ligando ou desligando funções, de forma reversível. Além disso, essa interação gene/ambiente determina modificações nucleares que podem ser herdadas.

Embora o assunto epigenética possa parecer um tema para bioquímicos e cientistas, existem diversos aspectos clinicamente relevantes que exigem a sua compreensão por clínicos, especialmente pediatras. A associação entre fatores ambientais atuando precocemente na vida de uma pessoa com repercussões patológicas no futuro iniciou-se com um autor chamado Barker que, na década de 1980, demonstrou que grávidas submetidas à privação e à fome após a segunda guerra mundial, geraram filhos com maior risco de doença cardiovascular e metabólica. Hoje, reconhece-se esse conceito sobre o termo "origens desenvolvimentistas da saúde e da doença" (em inglês, DOHaD). Inicialmente restritos ao estudo sobre repercussões da subnutrição fetal (restrição do crescimento intrauterino) sobre a saúde cardiovascular, obesidade e resistência à insulina, estudos mais recentes fazem associações com doenças reprodutivas, imunológicas e neurocomportamento. Além disso, outros interferentes ambientais, além dos nutricionais, passam a ser pesquisados.

As principais características sobre essa interação entre fatores ambientais sobre o desenvolvimento do indivíduo são:

1. Existe um período de suscetibilidade, uma "janela de oportunidades", durante o período em que um determinado tecido ou função está se desenvolvendo, que pode ser no período intrauterino ou nos primeiros anos de vida. É clássica, hoje, a expressão os "primeiros mil dias de vida da criança" (280 da gestação e 720 dos dois primeiros anos de vida), que marcam o período de maior vulnerabilidade;

2. Os efeitos não se expressam como defeitos ou malformações, e sim como alterações estruturais mais sutis (número de células) ou disfunções ou alterações metabólicas;

3. Existe um período de latência para a expressão desses efeitos: meses, anos ou décadas;

4. Essas alterações funcionais amplificam o risco de doença, precipitando seu aparecimento mais precoce ou aumentando sua severidade;

5. Essas disfunções podem ser transmitidas pela linhagem germinativa de forma multigeracional (1 ou 2 gerações) ou transgeracional (>3 gerações).

Orientação antecipatória

Trata-se de uma expressão norte-americana redundante que, com o tempo, passou a incluir toda orientação dirigida para a promoção da saúde: da alimentação saudável à prevenção do uso de drogas, dos cuidados com os dentes à prevenção de acidentes, do combate ao sedentarismo ao aconselhamento contraceptivo, entre outros. Embora seja considerada o melhor veículo para a promoção da saúde, há evidências de que os pediatras abordam pouquíssimos tópicos sobre os quais os pais gostariam de saber mais e destinam um tempo menor à orientação preventiva.

Habilidades de comunicação – empatia

Aprimorar as habilidades em comunicação é um ponto crucial na relação pediatra/paciente. O projeto *Bright Futures* é uma iniciativa c de promoção e prevenção da saúde, liderada pela Academia Americana de Pediatria; são diretrizes que proporcionam fundamentação teórica e bases científicas para todos os encontros preventivos nas consultas pediátricas de rotina. Nesse manual, defende-se a ideia de que as consultas mais producentes costumam ser aquelas baseadas nas questões levantadas pela família ou pela criança/adolescente. Em material facilmente acessível na internet, são apresentadas sugestões das chamadas "perguntas gatilho". Trata-se de perguntas facilitadoras específicas, abertas, que geralmente auxiliam as pessoas a exporem sentimentos ou problemas familiares previamente não percebidos como pertinentes à consulta.

No quesito comunicação, a "antiga" Pediatria de "instrução", que ensina como fazer as coisas e como ser saudável passa a ser substituída por uma comunicação empática, revestida de uma certa solidariedade emocional, na qual o médico, tenta compreender a questão colocando-se no lugar do outro. A Medicina decepcionou-se quando descobriu que somente a informação não muda o comportamento. Agora, mais do que dizer *"faça exercício"*, o moderno puericultor indaga *"estou percebendo que está difícil fazer exercício. . . você pode me dizer porquê?"*

Novas tecnologias

A prática da atenção à saúde de crianças e adolescentes deve abranger as novas tecnologias existentes. A tela de um computador, de um *tablet* ou mesmo de um celular pode facilitar o entendimento e uma orientação. Assim, por exemplo, o uso de *softwares* e aplicativos para cálculo de escore-Z de medidas antropométricas, recordatórios mais interessantes sobre calendário e ciclo menstrual para adolescentes ou fotografias digitais dos "esquecidos" cartões vacinais nas consultas de rotina, poderiam incorporar-se à prática pediátrica.

Multiprofissionalidade

A puericultura moderna deixou de ser estritamente médica e passou a ser desenvolvida mais como um processo multiprofissional e – mais importante ainda –, em parceria com as famílias e comunidades. Esta concepção moderna interdisciplinar, com forte ênfase nas parcerias com outros setores da comunidade que não o da saúde, faz um contraponto salutar ao feitio excessivamente controlador e instrutivo que trazia de sua origem. A Declaração de Jacarta sobre a Condução da Promoção da Saúde no Século XXI, diz que a promoção da saúde é desenvolvida pelas pessoas e com as pessoas, não para elas. Assim, a gestão pluralista desse processo favorece o desenvolvimento de novos modelos de atenção mais apropriados à população local e suas necessidades.

PONTOS PRÁTICOS

- A ação básica do pediatra é o acompanhamento, visto que a essência dessa especialidade é o cuidado de um "ser em desenvolvimento". Ao oferecer condições satisfatórias e detectar fatores de interferência para o adequado processo de crescimento e desenvolvimento infantil, propicia-se a oportunidade de a criança atingir seu potencial completo quando adulto. Em um calendário de avaliações periódicas, o qual permite detecção e intervenções precoces, se estabelece o seguimento pediátrico ideal e as ações da verdadeira Puericultura.
- Em uma leitura ampla, existem quatro papéis fundamentais para o pediatra: prevenir doenças e promover saúde; curar doenças; recuperar o doente e trabalhar para mudar as condições geradoras de doenças, atuando como agente de transformação da sociedade. Destas, a primeira e a última relacionam-se à puericultura.

Fontes consultadas e leitura recomendada

AMERICAN ACADEMY OF PEDIATRICS. Recommendations for Pediatric Preventive Health Care. Disponível em :<http://pediatrics.aappublications.org/content/pediatrics/133/3/568.full.pdf>. Acesso em:

Blank D. A puericultura hoje: um enfoque apoiado em evidências. J Pediatr, Rio J 2003; 79: S13–S22

HAGAN J.F, SHAW J.S, DUNCAN P.M, eds. 2008. Bright Futures: Guidelines for Health Supervision of Infants, Children, and Adolescents, Third Edition. Elk Grove Village, IL: American Academy of Pediatrics. Disponível em: <https://brightfutures.aap. org/materials-and-tools/guidelines-and-pocket-guide/Pages/default.aspx>. Acesso em:

SOCIEDADE BRASILEIRA DE PEDIATRIA (SBP). Puericultura ambulatorial. Porto Alegre; 2004. Disponível em: <https://www.sbp.com.br/img/documentos/doc_pediatria_ambulatorial.pdf.

Temas de auxologia pediátrica

Benito Lourenço

O crescimento, componente somático das transformações da criança em desenvolvimento, é um fenômeno multifatorial, determinado por dois conjuntos de fatores: os intrínsecos e os extrínsecos. Os fatores intrínsecos, endógenos ou constitucionais são representados pela complexa integração hormonal e pela bagagem/instrução genética que o indivíduo carrega desde a sua concepção e que identifica o seu potencial para o crescimento. Essa é uma herança direta de seus pais, mas que também se relaciona de maneira imediata ao(s) grupo(s) étnico(s) que os mesmos integram. Entretanto, e de modo mais especial, o fenômeno do crescimento é bastante sensível às influências externas, fatores considerados extrínsecos ou exógenos. Desta forma, mesmo reconhecendo a importância dos fatores da "programação preestabelecida", a real evolução do crescimento acaba sendo modulada também pelo ambiente. Condições relacionadas à saúde e à nutrição da gestante, nutrição infantil e morbidade, sem dúvida alguma, influenciam no crescimento infantil. Entretanto, o ambiente deve ser entendido na sua concepção mais ampla, incluindo uma variedade de fatores e características sociais, econômicas, culturais, psicológicas e biológicas que o compõem e nos quais o indivíduo está imerso durante toda a sua vida. Assim, de uma adequada interação biológica e ambiental resulta o crescimento normal de uma criança, que, apesar dessa complexidade, até certo ponto, ocorre de maneira previsível. Espera-se, particularmente se o puericultor cumpre o seu papel de monitorar as condições ambientais mais favoráveis possíveis, que, na fase adulta, haja a expressão máxima do potencial genético.

Em cada etapa do crescimento humano, fatores intrínsecos e extrínsecos tomam maior ou menor importância nessa interferência no crescimento. Ao nascer, por exemplo, o peso e a estatura da criança relacionam-se melhor com as condições de vida intrauterina (ambiente) do que com a herança genética. Da mesma forma, durante o primeiro ano de vida, alimentação adequada, estímulos, carinho da família e ausência de doenças propiciam, de maneira geral, um crescimento adequado. Por outro lado, quando um adolescente preocupado com sua estatura é atendido, informações relacionadas à altura e ao desenvolvimento puberal dos pais devem, agora, necessariamente ser avaliados.

Etapas do crescimento

Para a monitoração do crescimento esquelético, utiliza-se uma variável de avaliação evolutiva, que permite acompanhar os incrementos anuais de estatura: a velocidade de crescimento (VC), expressa na unidade "centímetros por ano". Esses dados podem ser projetados em função da idade, resultando em uma curva de velocidade de crescimento (Figura 2.1). A análise da velocidade de crescimento se constitui como o método mais sensível para se reconhecer os desvios do crescimento normal.

Figura 2.1 – Curva de velocidade de crescimento (VC) expressa pela idade.

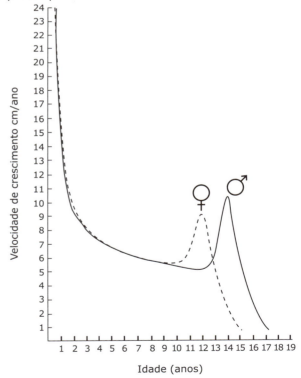

O crescimento apresenta fases distintas, caracterizadas por amplas variações em sua velocidade, relacionadas à oferta alimentar, às influências psicossocial e ambiental, bem como à ação hormonal predominante em cada fase.

O crescimento intrauterino é composto por uma fase inicial (embrionária) com intensa proliferação celular, caracterizando um período acelerativo do crescimento, no qual o incremento estatural chega a valores da ordem de 10 cm por mês (entre o quarto e quinto mês de gestação). Segue-se uma fase de crescimento estatural menor, embora de maior incremento de peso. Assim, considera-se que a aceleração do crescimento intrauterino ocorra particularmente na primeira metade da gestação, havendo uma desaceleração no final do período gestacional. A criança nasce, portanto, expressando um movimento desacelerativo de seu crescimento estatural, que pode ser graficamente observado na curva de velocidade de crescimento pós-natal.

A observação da curva de velocidade de crescimento permite a identificação de três momentos fundamentais do crescimento humano:

Fase 1 (lactância): fase de crescimento rápido, porém desacelerado. A velocidade de crescimento do primeiro ano de vida é a mais alta da vida extrauterina e é cerca de 25 cm/ano, reduzindo-se drasticamente nos dois primeiros anos de vida.

Fase 2 (infância propriamente dita): fase de crescimento lento, mas estável e constante. São comuns nos consultórios pediátricos queixas do tipo "meu filho não come" e "meu filho não cresce", por ser um momento de "baixa" velocidade de crescimento, particularmente quando comparada à fase pregressa. A VC média varia de 4 a 6 cm por ano (5 a 7 cm/ano, segundo algumas referências) e é chamada de infantil ou pré-puberal, pois somente se modificará na fase seguinte.

Fase 3 (puberdade): novamente uma fase de crescimento rápido, com aceleração e posterior desaceleração, até, finalmente, o término do processo de crescimento.

Os períodos de intenso crescimento são momentos de grande vulnerabilidade aos agravos exógenos, particularmente os nutricionais, que, quando ocorrem, promovem prejuízos irreparáveis. Serão momentos nos quais a vigilância deve se intensificar. Atualmente, atenção especial tem sido dedicada ao acompanhamento de crescimento na terceira fase do crescimento (adolescência) ; historicamente, sempre houve muita atenção e cuidado com os bebês (puericultura clássica), justificada pelo intenso crescimento que aí se processa. Não podemos desconsiderar, entretanto, que agravos que ocorram durante a puberdade (e não são raras as situações de doenças crônicas que nesse período se manifestam ou distúrbios nutricionais e transtornos alimentares, como alguns exemplos) comprometem sobremaneira a estatura final do indivíduo.

Monitoração do crescimento e os referenciais

Uma das tarefas do puericultor na avaliação do crescimento de uma criança é a identificação de fatores de risco que o comprometam. Um pré-natal bem realizado já é a primeira profilaxia para agravos estaturais futuros. Em uma anamnese cuidadosa, dados de instrução e profissão dos pais, das condições habituais de vida da criança (saneamento ambiental, salubridade domiciliar), acesso aos recursos de saúde, renda familiar, condições de gestação e nascimento (doenças maternas, uso de medicamentos ou drogas, peso e comprimento ao nascer, intercorrências perinatais), passado e presente mórbido na infância, história alimentar e padrão de crescimento familiar facilitam a identificação de fatores de risco para os distúrbios de crescimento.

O maior desafio que então se estabelece é a avaliação da normalidade do crescimento. Para tanto, utiliza-se a análise de parâmetros mensuráveis (antropometria clínica). Com equipamentos simples (balança, régua e fita métrica), peso, comprimento (estatura da criança deitada, obtida com a régua antropométrica horizontal, até cerca de dois anos) ou altura (estatura da criança em posição ortostática, aferida com estadiômetro vertical), perímetro cefálico, perímetro braquial, pregas cutâneas, diâmetros, relação segmento superior/inferior e outros índices podem ser facilmente obtidos. Essas medidas podem ser tomadas e analisadas de forma isolada ou, o que é preferível, de maneira sequencial (evolutiva), derivando-se o conceito de tendência e de velocidade, pois o crescimento é um processo contínuo e dinâmico. Em particular, as medidas de estatura devem ser tomadas em intervalos de quatro a seis meses, pois, sendo o crescimento um fenômeno que sofre oscilações, medidas consideradas em intervalos muito curtos podem induzir erro de cálculo.

Sendo o crescimento caracterizado basicamente pela variabilidade individual, as observações são baseadas na posição do indivíduo em relação a um grupo de referência. Portanto, para a análise desses parâmetros, recorrem-se aos referenciais, construídos com base em amostras representativas da variabilidade de uma população. Em Pediatria, esses instrumentos são comumente conhecidos como "curvas de crescimento". Na prática diária, os referenciais antropométricos são de extrema utilidade em Pediatria, pois ainda não se dispõe de instrumentos que permitam predizer, de maneira individualizada, qual é o padrão normal de crescimento da criança ou do adolescente avaliado. Como consequência, a única forma mais objetiva de avaliar a normalidade é comparar as medidas de cada indivíduo com as de seus pares, isto é, crianças e adolescentes de mesma idade e mesmo sexo, e analisar a evolução de seus parâmetros antropométricos em função da idade. Dessa forma, os estudos auxológicos populacionais geram curvas úteis para a avaliação do crescimento e do estado nutricional de uma população, mas também se constituem no instrumento do pediatra para avaliar o crescimento de seus pacientes individualmente. Nesses instrumentos, são identificados os pontos de corte para a interpretação da "normalidade" do parâmetro estudado. Alguns critérios são necessários para a construção de um adequado referencial de crescimento, como a utilização de indivíduos normais e sadios, amostragem randomizada, equipamentos de aferição adequados e calibrados e utilização de procedimentos estatísticos e matemáticos corretos no tratamento dos dados. O objetivo de todos esses cuidados é produzir dados precisos, acurados e confiáveis.

Os dados podem ser coletados prospectivamente, ao longo do tempo, sempre da mesma amostra de crianças, mensuradas em diversas idades à medida que crescem. Esse tipo de estudo é chamado de longitudinal. Como alternativa são utilizadas diversas amostras de crianças e adolescentes, de diferentes idades, medidas em mesmo momento, cujos dados são posteriormente tratados matematicamente como se fossem de uma mesma amostra acompanhada ao longo do tempo. Essa forma de elaboração de referenciais é a mais frequente na literatura e corresponde aos estudos denominados transversais. Realizados todos os cálculos com base em modelos matemáticos complexos, os valores são reunidos em tabelas e gráficos, organizados sob a forma de percentil e/ou de escore Z.

Na clínica pediátrica prática, o percentil é uma escala muito utilizada, devido à sua simplicidade de interpretação. Percentil é um termo estatístico e refere-se à posição ocupada por determinada observação no interior de uma distribuição. Para obtê-lo, os valores da distribuição devem ser ordenados do menor para o maior, em seguida, a distribuição é dividida em 100 partes de modo que cada observação corresponda a um percentil daquela distribuição. O percentil, indicado com a letra "p" seguida do número que lhe corresponde, portanto, situa o parâmetro estudado em relação ao grupo de 100 (cem) de seus semelhantes. P50, por exemplo, indica que 50% das crianças estão acima dessa cifra, e 50% abaixo. No caso de uma criança que está no percentil 70 de peso para idade, interpreta-se que 70% das crianças na mesma idade têm peso inferior e que 30% têm peso maior. Assim, os valores de tendência central (próximos ao percentil 50) são também os mais frequentemente observados na população normal, enquanto os de extremos são os mais raros. Essa característica proporciona a quem utiliza a classificação em percentil uma percepção quase intuitiva do risco de anormalidade (ou de normalidade), do parâmetro observado. Quanto mais próximo dos valores extremos for o valor obtido do paciente, menor será sua chance de ser normal, embora, por definição, ainda possa sê-lo, pois todos os valores previstos no gráfico são de indivíduos supostamente normais, mesmo que alguns sejam muito pouco frequentes na população.

Quando se estudam os dados antropométricos de um grupo de indivíduos, os dados dispostos em um gráfico de valor e frequência originam uma curva em forma de sino, uma curva de distribuição normal (curva de Gauss) – Figura 2.2. O pico da curva corresponde à mediana (que coincide com a média) dos dados. O desvio-padrão (dp) é a forma matemática que permite quantificar o grau de dispersão dos dados em relação ao ponto central. A distância da mediana é avaliada em unidades de desvios-padrão, considerando-se que cada desvio-padrão de diferença da mediana corresponde a uma unidade de escore Z. Para variáveis que seguem a distribuição gaussiana, a amplitude de valores +/–1 dp engloba aproximadamente 68% dos indivíduos. Entre +/–2 dp, encontram-se 95% dos indivíduos. Um dos métodos utilizados para análise de um parâmetro é o *z score* que, grosso modo, indica o "afastamento" (em dp) da média do referencial. A utilização da análise do escore Z tem sido recomendada nos gráficos atuais (em substituição a análise dos dados em percentis). O escore Z, portanto, representa a distância, medida em unidades de desvio padrão, que os diversos valores daquele parâmetro podem assumir na população em relação ao valor médio que a mesma apresenta.

Um escore Z > 0 (positivo) significa que o valor da medida do indivíduo é maior do que a média da população de referência e um escore Z < 0 (negativo) corresponde a um valor menor que a média. No caso específico da antropometria, o escore Z representa o desvio do valor da média de um indivíduo (exemplo: seu peso ou sua estatura), em relação ao valor da média da população de referência, dividido pelo desvio-padrão dessa população. Exemplo: se para meninos de 7 anos de idade a altura média é de 121,7 cm e o desvio padrão da medida é de 5 cm, um menino que tenha uma altura de 124 cm terá um escore Z de 0,46 de altura para a idade.

Figura 2.2 – Curva de Gauss evidenciando as correlações entre percentil e escore Z e sua distribuição ao redor da mediana.

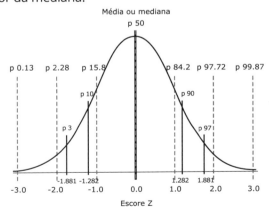

A Organização Mundial da Saúde (OMS) tem recomendado cada vez mais o uso do escore Z, o que permite uma padronização e uma maior comparabilidade entre as estatísticas dos diferentes países. Contudo, como historicamente o Brasil vinha adotando o sistema em percentis, realiza-se uma modificação gradual entre os sistemas. Deve-se lembrar da relação de equivalência entre os percentis e os escores Z (quadro 2.1).

Quadro 2.1 – Correlações entre percentil e escore Z e sua interpretação.

Escore-z	Percentil	Interpretação
-3	0,1	Espera-se que em uma população saudável sejam encontradas 0,1% das crianças abaixo desse valor.
-2	2,3	Espera-se que em uma população saudável sejam encontradas 2,3% das crianças abaixo desse valor. Convenciona-se que o equivalente ao escore Z -2 é o percentil 3.
-1	15,9	Espera-se que em uma população saudável sejam encontradas 15,9% das crianças abaixo desse valor.
0	50,0	É o valor que corresponde à média da população, isto é, em uma população saudável, espera-se encontrar 50% da população acima e 50% da população abaixo desse valor.
+1	84,1	Espera-se que em uma população saudável sejam encontradas 84,1% das crianças abaixo desse valor, ou seja, apenas 15,9% estariam acima desse valor. Convenciona-se que o equivalente ao escore Z +1 é o percentil 85.
+2	97,7	Espera-se que em uma população saudável sejam encontradas 97,7% das crianças abaixo desse valor, ou seja, apenas 2,3% estariam acima desse valor. Convenciona-se que o equivalente ao escore Z +2 é o percentil 97.
+3	99,9	Espera-se que em uma população saudável sejam encontradas 99,9% das crianças abaixo desse valor, ou seja, apenas 0,1% estaria acima desse valor.

Nos últimos anos numerosos autores, de vários países, produziram diversos referenciais, gerando uma ampla discussão acerca de qual seria melhor utilizar. Para tal resposta, era entendimento da OMS ser desejável que todas as nações tivessem seu próprio referencial antropométrico, por uma questão de identidade genética. Infelizmente, a própria OMS reconhecia que as dimensões da tarefa e dos recursos necessários para a sua elaboração e atualização contínua inviabilizam a sua realização. Em nosso meio, dois referenciais historicamente merecem ser destacados. O estudo do *Center for Diseases Control e National Center of Health Statistics* (CDC/NCHS – versão 2000), atualização do gráfico NCHS–1977, realizado com crianças norte-americanas, era o mais conhecido referencial internacional de crescimento, sugerido pela própria OMS, durante um tempo, para os países que não tinham referencial próprio, adequadamente confeccionado. Apesar de passível de alguns questionamentos metodológicos

(um dos principais era o fato de as crianças terem recebido fundamentalmente fórmulas infantis), esse referencial é interessante pelos parâmetros que apresenta: peso, estatura, perímetro cefálico para idade e sexo, peso para estatura e também IMC (Índice de Massa Corpórea) por idade e sexo. Particularmente no estado de São Paulo, o estudo de Marcondes e cols. (1982), realizado no município de Santo André, Grande São Paulo, e conhecido como Referencial Santo André – Classe IV, foi muito utilizado em serviços de Pediatria.

Embora se considere que um referencial, idealmente, deve ser geneticamente o mais próximo possível do correspondente à população na qual é utilizado, instituições internacionais como a OMS admitem que se possa utilizar um referencial internacional comum. Além disso, o uso de um mesmo referencial teria a vantagem de viabilizar comparações entre diversos grupos populacionais.

Desde a metade da década de 1990, um grupo de peritos, contando com apoio da OMS, trabalhou na elaboração de um referencial (ou de um padrão) de crescimento aplicável para as crianças de até cinco anos de idade. Torna-se, neste momento, importante a diferenciação entre "referencial" e "padrão". Referencial, conforme já apresentado, representa, em um determinado momento, uma "fotografia" que reflete a variabilidade de determinada população, supostamente normal, do mesmo sexo e idade, que vive em boas condições e que serve para que se façam comparações. Padrão de crescimento engloba, de maneira mais ampla e com mais "pretensão", o crescimento que "devemos esperar" que o nosso paciente siga durante sua evolução. A construção das novas curvas para menores de 5 anos incorporou uma série de métodos estatísticos mais sofisticados, os quais permitiram lidar melhor com a variabilidade do crescimento infantil. Por isso, estas curvas são mais que uma referência, tratam-se de um padrão de crescimento. Um padrão é, portanto, um modelo a que todos devem se igualar. Logo, pode-se afirmar que todo padrão é uma referência, mas nem toda referência é um padrão. As curvas de crescimento recentemente apresentadas pela OMS, a partir de 2006 (*Multicentre Growth Reference Study* – MGRS), resultam de um estudo multicêntrico, com amostras de crianças saudáveis de seis países: Brasil (Pelotas, RS), Gana (Acra), Índia (South Deli), EUA (Davis, Califórnia), Noruega (Oslo) e Omã (Muscat), de diferentes etnias, vivendo em condições as mais adequadas possíveis para expressar seu potencial de crescimento, incluindo, entre estas, um padrão de aleitamento materno condizente com o preconizado pela OMS como adequado. Trata-se de um estudo semilongitudinal. A faixa etária de menores de cinco anos foi priorizada em decorrência dos maiores riscos de morbimortalidade que apresentam. O empenho da OMS e dos peritos que realizaram esse estudo foi de produzir valores prescritivos, e não apenas de referencial, já que pelos pressupostos metodológicos envolvidos na sua realização, o que se procurou elaborar foi um padrão de crescimento que fosse muito semelhante ao padrão de crescimento, biologicamente, em condições ideais.

A disponibilização do referencial OMS, metodologicamente bem confeccionado, praticamente tornou obsoletas as polêmicas existentes acerca de qual o melhor referencial a ser adotado na ausência de um referencial local.

Em decorrência do fato do novo referencial ser adotado, a OMS identificou a necessidade de oferecer outro para os maiores de 5 anos de idade. Assim, em 2007, a OMS propôs um novo referencial para ser utilizado para crianças e adolescentes entre 5 e 19 anos de idade, que contempla tabelas e gráficos de estatura para idade, de peso para idade (apenas até os 10 anos) e de IMC para idade, obviamente referentes a ambos os sexos. A limitação do referencial de peso apenas até os 10 anos foi uma decisão adotada pelos peritos, principalmente em decorrência da grande variabilidade que o surto de desenvolvimento puberal exerce sobre o peso a partir dessa idade. Na realidade, o referencial OMS 2007 pode ser considerado novo apenas por se tratar de uma reconstrução de tabelas e gráficos a partir dos dados do CDC/NCHS 1977, realizada de maneira a atenuar algumas limitações de interpretação anteriormente existentes. Após esse reprocessamento dos dados, a OMS considerou válida a utilização do referencial resultante na rotina, inclusive pelo fato de os novos dados não apresentarem grande discrepância no ponto de junção com o MGRS aos 5 anos de idade. Todos esses gráficos podem ser obtidos no endereço eletrônico da OMS e estão disponíveis nos anexos desse capítulos.

O Ministério da Saúde do Brasil adota as recomendações da OMS quanto ao uso de curvas de referência para avaliação do estado nutricional. Assim, para crianças menores de cinco anos, recomenda-se utilizar a referência da OMS lançada em 2006 (MGRS), que já consta na Caderneta de Saúde da Criança. Para as crianças com cinco anos ou mais e adolescentes, recomenda-se o uso da referência internacional da OMS lançada em 2007 (WHO 2007).

Os novos referenciais, portanto, os novos valores estimados como normais, resultam obviamente em uma reclassificação de todos os casos, particularmente dos que já estavam próximos do limite da normalidade, seja superior, seja inferior. Isso implica uma análise muito cuidadosa dos resultados obtidos nestas fases iniciais de sua utilização. É muito provável que crianças consideradas de risco nutricional deixem de sê-lo ou vice-versa, de maneira que nunca é demais relembrar que o diagnóstico de crescimento e/ou nutricional de uma criança ou adolescente não deve nunca se basear apenas nos dados antropométricos. As medidas corpóreas, na maioria das vezes, servem apenas para uma triagem inicial ou ajudam na elaboração do diagnóstico – que, exceto em casos muito pronunciados, só pode ser confirmado por uma avaliação clínica completa.

Em resumo, a utilização dos gráficos permite, em um determinado momento, classificar uma criança em relação a uma população eutrófica de referência. Entretanto, a comparação deve ser, se possível, prospectiva, observando-se o processo evolutivo de crescimento. Em condições normais, uma criança seguirá, com pequenas oscilações, um canal de crescimento que será seu padrão individual. Grandes oscilações, que modifiquem essa tendência, devem alertar o pediatra quanto à necessidade de investigação de fatores interferentes no processo de crescimento. É importante lembrar, entretanto, que existe ampla variabilidade no crescimento normal nos primeiros dois anos de vida e, durante a adolescência, períodos em que podem ocorrer mudanças fisiológicas no canal de crescimento. A curva de crescimento representa um instrumento para a monitorização desse fenômeno.

A correta determinação da estatura depende de um rigor no posicionamento do paciente e da repetição das medidas. Em especial, para crianças maiores e adolescentes, os estadiômetros (réguas) de primeira escolha são os que permitem o apoio de toda a região dorsal (instrumentos de parede – figura 2.3), em detrimento das réguas convencionais de balança. Na técnica correta da antropometria deve-se apoiar 4 pontos na régua (tornozelos, nádegas, interescapular e occipital) e paralelizar o plano de Frankfurt (linha imaginária entre meato acústico e órbita inferior) ao solo.

Novamente, reitera-se a importância do seguimento evolutivo do crescimento da criança. Do ponto de vista antropométrico, uma única anotação de peso, por exemplo, no percentil 5, pode não significar carência nutricional; consultas subsequentes poderão mostrar que o percentil 5 é o de crescimento normal (canal de crescimento) de determinada criança.

Figura 2.3 – A medida da estatura da criança e do adolescente deve ser realizada no antropômetro vertical, diferentemente da medida do bebê que é realizada no antropômetro horizontal.

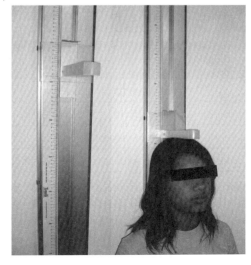

A estatura final de um indivíduo depende de inúmeros fatores, porém se correlaciona de forma estreita com a estatura dos pais. Dessa forma, o conceito do que é uma estatura normal para determinado paciente deve considerar não apenas a comparação de sua estatura com a população geral, mas também relacioná-la à estatura dos pais. A estatura final, que reflete o potencial genético familiar, é definida como estatura alvo (*target height* = TH) e pode ser calculada com várias fórmulas. A previsão da TH torna-se menos precisa quanto maior é a diferença de estatura entre os pais (mais que um desvio padrão, recomenda-se cautela na interpretação).

Algumas proporções corporais são características de um crescimento normal. A medida da proporção entre segmento superior (SS = diferença entre estatura e segmento inferior) e o segmento inferior (SI = medida da sínfise púbica até o chão) pode ser útil na avaliação do crescimento. Ao nascimento, a relação SS/SI é habitualmente de 1,7. Os membros crescem proporcionalmente mais que o tronco, fazendo com que a relação seja de 1,3 aos três anos de idade e se torne igual a um entre oito e dez anos.

Avaliação do perímetro cefálico (PC)

O PC deve ser aferido sistematicamente nas consultas pediátricas, com fita métrica, particularmente nos lactentes, passando-se pelos pontos entre a protuberância ocipital e a região da glabela (eminência frontal). Apresenta notável crescimento até os dois ou três anos de idade (Quadro 2.2). A análise do PC pode ser realizada utilizando-se a curva referencial de perímetro cefálico para idade OMS. Valores abaixo do esperado podem decorrer de falha do crescimento neurológico ou do fechamento precoce de suturas (craniossinostose), e valores acima do esperado justificam-se por lesões expansivas intracranianas (hidrocefalia ou tumores).

Quadro 2.2 – Avaliação do perímetro cefálico.

Regras práticas para avaliação do crescimento do perímetro cefálico na infância
PC ao nascimento: 34 cm (p50)
Crescimento no primeiro trimestre: 6 cm (2 cm/mês)
Crescimento no segundo trimestre: 3 cm (1 cm/mês)
Crescimento no terceiro semestre: 3 cm (0,5 cm/mês)

Portanto, no fim do primeiro ano o PC está em torno de 46 cm (uma velocidade de crescimento espantosamente alta, de 10 a 12 cm/ano). Entre um e três anos, o crescimento é de cerca de 0,25 cm/mês (3 cm/ano) e entre quatro e seis anos é de 1 cm/ano.

O PC é um pouco maior que o perímetro torácico (PT) ao nascimento. Esses geralmente se igualam no quinto mês de vida, a partir do qual o PT torna-se progressivamente maior.

A fontanela anterior, ou bregmática, em forma de losango, tem em média, ao nascimento, 2 cm (sentido coronal) e 3 cm (sentido sagital). Até os nove meses 50% e até um ano e meio 100% das crianças não mais a apresentam. A fontanela posterior (lambdoide) é bem menor, presente em 40% dos bebês, com cerca de uma polpa digital e, em geral, se fecha até os dois meses de idade. No Recém Nascido (RN) a termo, acavalgamento de suturas pode ocorrer na primeira semana em função do amoldamento da cabeça no canal de parto. Após esse período, as suturas devem estar justapostas.

Regras práticas para a avaliação do crescimento em Pediatria e Anexos

De uma forma simplificada, porém extremamente prática, o Quadro 2.3 apresenta as regras mais importantes para a avaliação do desenvolvimento ponderal e crescimento estatural em Pediatria. Na sequência, são apresentados os referenciais de crescimento atualmente utilizados.

Quadro 2.3 – Regras práticas para a avaliação auxológica em Pediatria.

Peso
Primeiros dias: perda de cerca de 10% do peso de nascimento
Ganho ponderal no primeiro ano de vida:
1º trimestre: 25 a 30 g/dia (800 g/mês)
2º trimestre: 20 g/dia (600 g/mês)
3º trimestre: 15 g/dia (400 g/mês)
4º trimestre: 10 a 12 g/dia (350 g/mês)
1 a 3 anos: aproximadamente 240 g/mês
Pré-escolar: 3 kg/ano
Peso de nascimento dobra no 4º mês (+/– 6 kg)
Peso de nascimento triplica no 1º ano (+/– 10 kg)
Peso de nascimento quadruplica com 2 anos (+/– 12 kg)

Estatura
Estatura ao nascimento: em torno de 50 cm
Velocidade de crescimento do primeiro ano: 25 cm (15 cm no primeiro semestre)
Cresce entre 1 e 3 anos cerca de 10 cm/ano (atinge 1 metro com cerca de 4 anos)
3 a 10 anos (infância): velocidade de crescimento pré-puberal: 4 a 6 cm/ano
Cálculo da estatura-alvo (TH) na menina: $\dfrac{(\text{altura do pai} - 13) + \text{altura da mãe}}{2}$
Cálculo da estatura-alvo (TH) no menino: $\dfrac{\text{altura do pai} + (\text{altura da mãe} + 13)}{2}$

Temas de auxologia pediátrica

Length/height-for-age GIRLS
Birth to 5 years (z-scores)

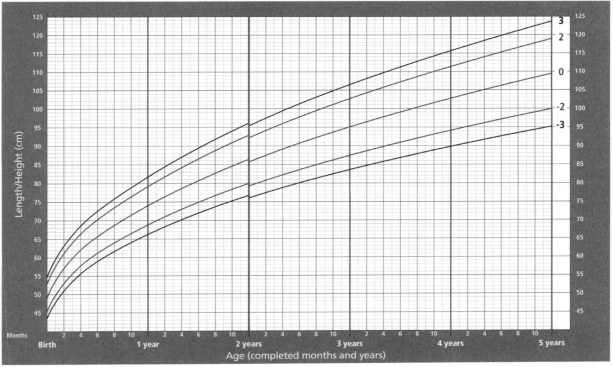

WHO Child Growth Standards

Length/height-for-age BOYS
Birth to 5 years (z-scores)

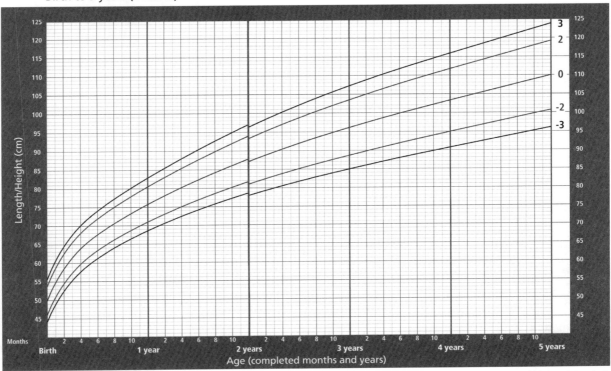

WHO Child Growth Standards

TEP – Título de Especialista em Pediatria

Weight-for-age GIRLS
Birth to 5 years (z-scores)

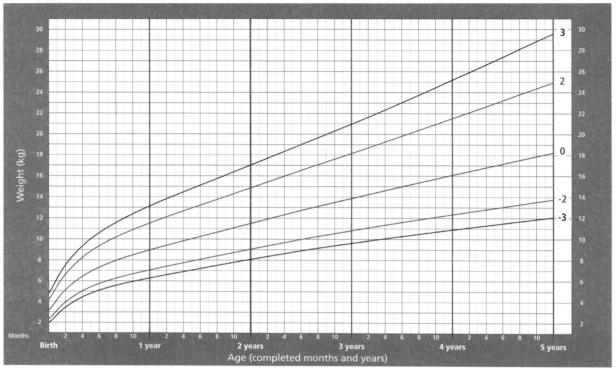

WHO Child Growth Standards

Weight-for-age BOYS
Birth to 5 years (z-scores)

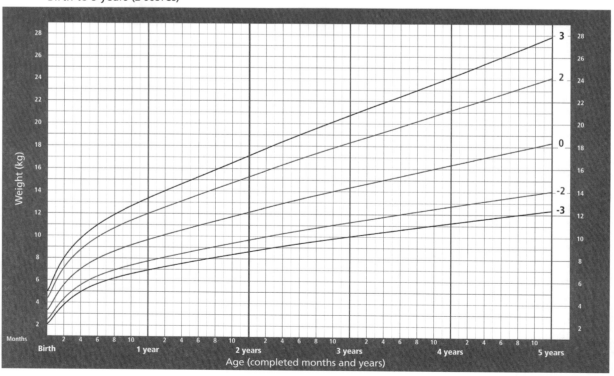

WHO Child Growth Standards

Temas de auxologia pediátrica

Weight-for-length GIRLS
Birth to 2 years (z-scores)

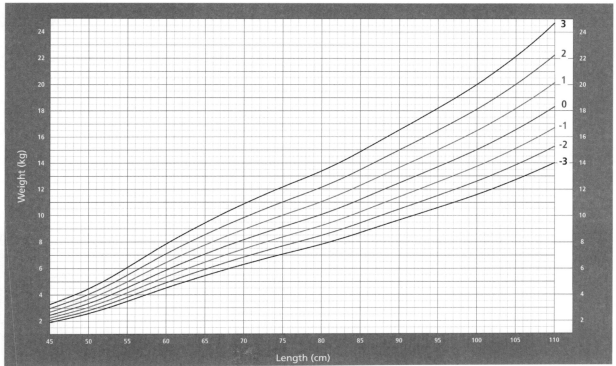

WHO Child Growth Standards

Weight-for-length BOYS
Birth to 2 years (z-scores)

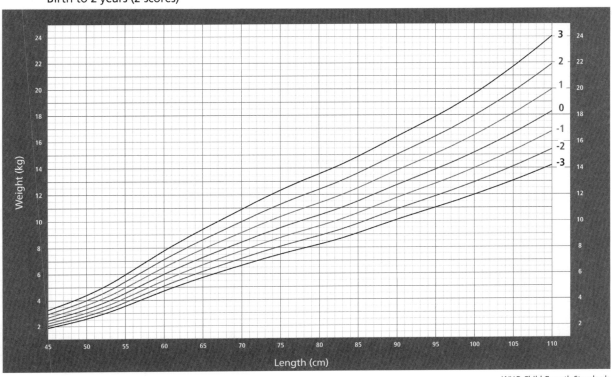

WHO Child Growth Standards

BMI-for-age GIRLS
Birth to 5 years (z-scores)

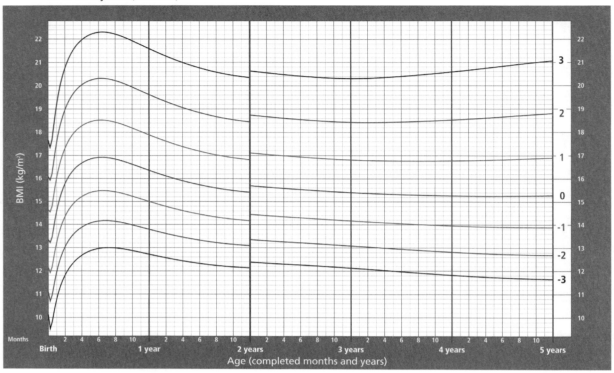

WHO Child Growth Standards

BMI-for-age BOYS
Birth to 5 years (z-scores)

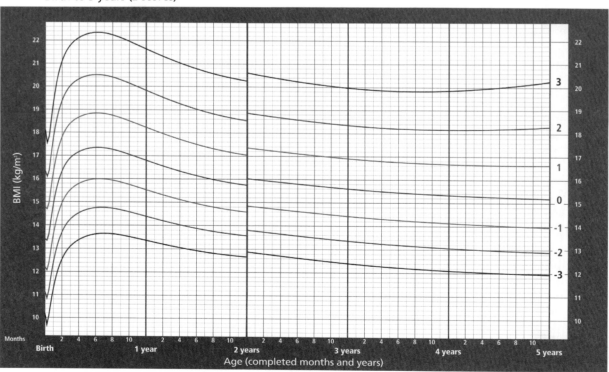

WHO Child Growth Standards

Temas de auxologia pediátrica

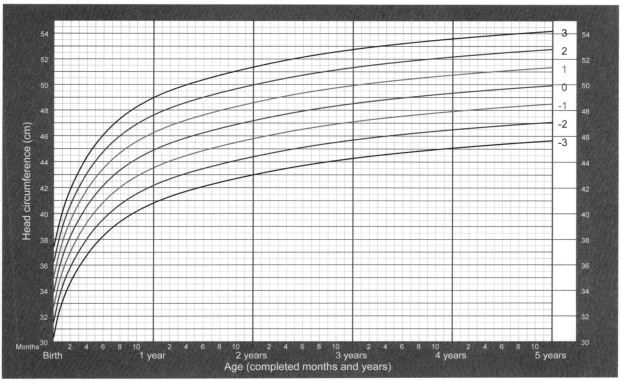

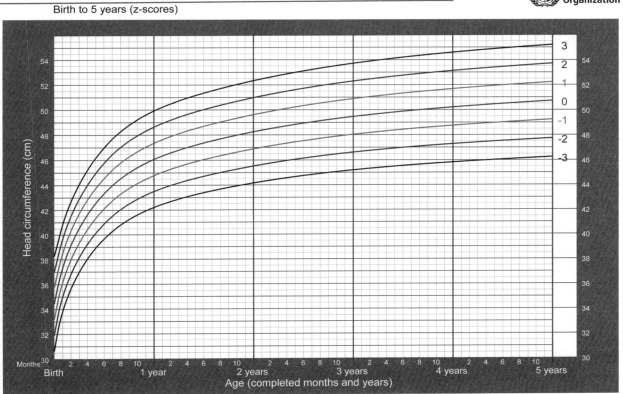

TEP – Título de Especialista em Pediatria

BMI-for-age GIRLS
5 to 19 years (z-scores)

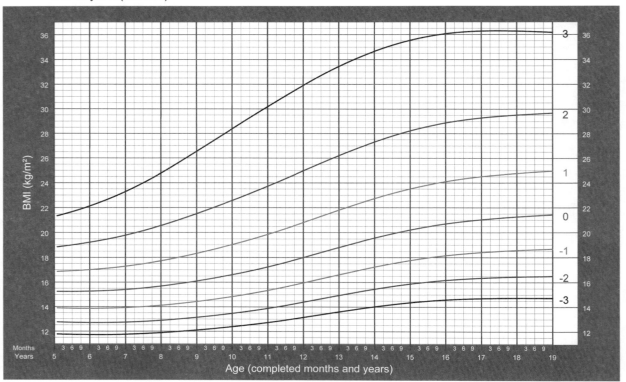

2007 WHO Reference

BMI-for-age BOYS
5 to 19 years (z-scores)

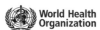
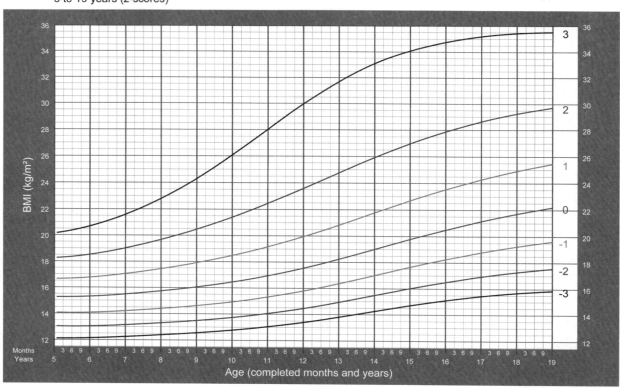

2007 WHO Reference

Temas de auxología pediátrica

Height-for-age GIRLS
5 to 19 years (z-scores)

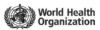
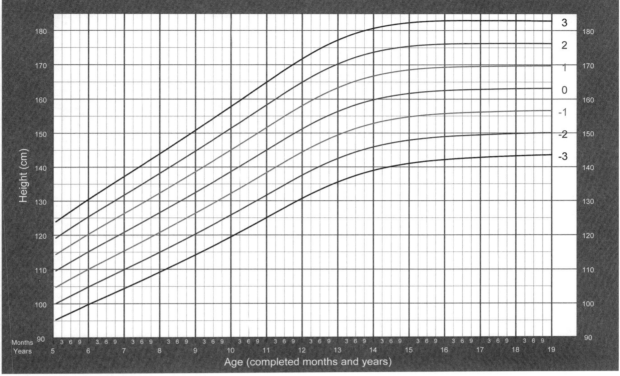

2007 WHO Reference

Height-for-age BOYS
5 to 19 years (z-scores)

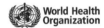
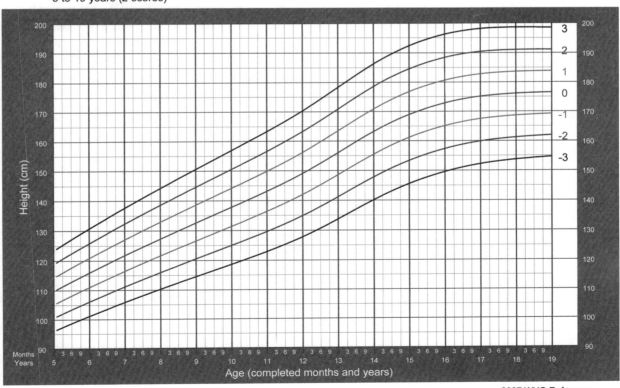

2007 WHO Reference

Weight-for-age GIRLS
5 to 10 years (z-scores)

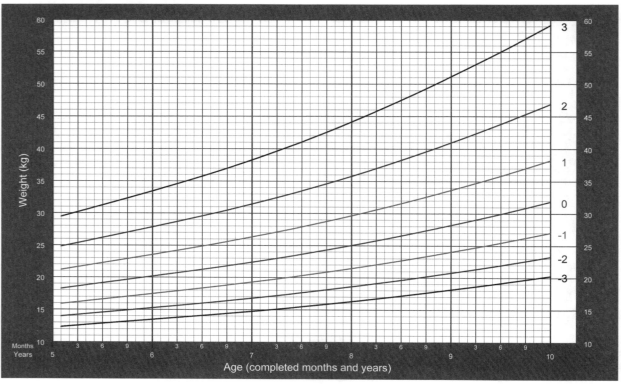

2007 WHO Reference

Weight-for-age BOYS
5 to 10 years (z-scores)

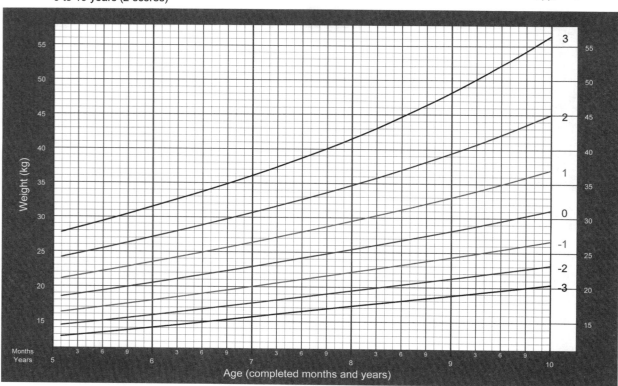

2007 WHO Reference

PONTOS PRÁTICOS

- O crescimento normal é resultante da interação entre um grupo de fatores constitucionais e um grupo de fatores ambientais. Estes últimos, particularmente nas crianças menores de 5 anos, são fundamentais na determinação do crescimento e devem ser monitorados para que ocorre a expressão do potencial do crescimento infantil.

- Velocidade de crescimento (VC) é o parâmetro clínico mais importante a ser acompanhado na consulta de puericultura quando se analisam as questões relacionadas ao crescimento. É expressa em cm/ano e deve ser calculada a intervalos de, no mínimo, 4 meses. Velocidade de crescimento normal praticamente exclui uma doença do crescimento.

- Deve-se ter atenção à técnica da antropometria; erros de aferição comprometem o cálculo e análise da VC.

- O seguimento evolutivo contempla o acompanhamento da antropometria e os dados obtidos devem ser comparados aos referenciais de crescimento. Atualmente, para os menores de 5 anos, utiliza-se a curva da OMS (MGRS–2006) e, para os maiores, a curva da OMS–2007.

Questões de Treinamento

1. Pela primeira vez em consulta com você, um menino de 6 anos de idade apresenta exame físico normal. Sua altura está no percentil 10 para a idade e sua mãe relata que sempre foi baixo. Não há disponibilidade de medidas anteriores. A conduta mais adequada é:

   a. observação clínica, com nova medida em 4 a 6 meses.
   b. observação clínica, com tranquilização da mãe de que a altura do menino é normal.
   c. solicitação de idade óssea e cálculo do alvo familiar.
   d. solicitar idade óssea e dosagem de hormônios tireoidianos.
   e. solicitar idade óssea, cálculo do alvo familiar e nova medida em 2 meses.

2. Nasceu Isabela, RN de termo. No primeiro ano de vida, ela deverá crescer:

   a. cerca de 10 cm na estatura no primeiro semestre.
   b. cerca de 12 cm no perímetro cefálico no primeiro ano.
   c. cerca de 15 cm na estatura no primeiro ano.
   d. cerca de 6 cm no perímetro cefálico no primeiro semestre.
   e. cerca de 20 cm na estatura no primeiro ano.

3. Explique a uma mãe o significado da estatura de seu filho estar no percentil 40:

   a. "40% das crianças tem a estatura de seu filho nessa idade".
   b. "40% das crianças são mais altas que seu filho nessa idade".
   c. "40% das crianças são mais baixas que seu filho nessa idade"
   d. " existe 40% de probabilidade de seu filho ser baixo".
   e. " existe 40% de probabilidade de seu filho estar com altura normal"

4. O WHO Multicentre Growth Reference Study é o referencial adotado oficialmente no Brasil para acompanhamento do crescimento de crianças de 0 a 5 anos. Ele tem como características principais ser:

   a. estudo multicêntrico, 2 países envolvidos – Estados Unidos e Alemanha, incluiu recém-nascidos com baixo peso.
   b. estudo multicêntrico, o Brasil está incluído entre os países avaliados, incluiu crianças que receberam aleitamento materno exclusivo até 4 meses.
   c. estudo unicêntrico, realizado nos Estados Unidos, incluiu somente lactentes nascidos a termo.
   d. estudo multicêntrico, realizado na Europa e no Brasil, inclui crianças que recebiam aleitamento materno e fórmulas infantis.
   e. estudo multicêntrico, realizado na Europa, Estados Unidos e Brasil, inclui crianças de termo e pré-termo adequadas para idade gestacional e que receberam leite materno nos primeiros seis meses.

5. Uma criança, sexo masculino, cujo pai de uma altura de 182 cm e a mãe 162 cm, tem qual estatura média esperada na vida adulta?

   a. 162 cm
   b. 182 cm
   c. 172 cm
   d. 178 cm
   e. 165 cm

Gabarito comentado

1. Questão clássica; o principal parâmetro clínico a ser calculado e acompanhado na rotina pediátrica é a velocidade de crescimento (VC). VC normal praticamente exclui doença de crescimento. O intervalo mínimo confiável entre duas medidas para cálculo de VC deve ser de 4 a 6 meses. Resposta A

2. Bebês crescem no primeiro ano cerca de 25 cm (15 cm no primeiro semestre e 10 cm no segundo semestre). Dobram o seu peso de nascimento entre o quarto e quinto mês e triplicam o seu peso de nascimento ao fim do primeiro ano. O perímetro cefálico cresce cerca de 12 cm durante o primeiro ano. Resposta B

3. Percentil é uma medida estatística de posição. Localiza, em uma "fila" (do menor para o maior) de 100 indivíduos "normais", da mesma idade e sexo, qual é a posição que o caso índice está. Resposta C

4. As principais características do MGRS (OMS-2006) é de ser um estudo semilongitudinal, realizado em seis locais do mundo (multicêntrico), com crianças "padrão": que receberam leite materno exclusivo durante o período preconizado (na época, 4 meses) e viviam em condições saudáveis. Resposta B

5. Para o cálculo da estatura média dos pais de um menino, realiza-se a média da altura dos pais, corrigindo-se a estatura da mãe com a adição de 13cm (como e a transformássemos em um homem, pois 13 cm é a diferença de estatura entre homens e mulheres). Resposta D

Fontes consultadas e leitura recomendada

VICTORA, C.G.; ARAÚJO, C.L.; DE ONIS, M. *Uma nova curva de crescimento para o século XXI*. Disponível em: < http://189.28.128.100/nutricao/docs/geral/nova_curva_cresc_sec_xxi.pdf>.

CURVAS DE CRESCIMENTO DO MINISTÉRIO DA SAÚDE – Brasil. Disponível em: <http://dab.saude.gov.br/portaldab/ape_vigilancia_alimentar.php?conteudo=curvas_de_crescimento>.

MINISTÉRIO DA SAÚDE. *Saúde da criança*: crescimento e desenvolvimento. Brasília: Ministério da Saúde, 2012. (Cadernos de Atenção Básica, nº 33).

FEIGELMAN, S. *The first year*. In: KLIEGMAN, R.M.; STANTON, B.F.; ST GEME, J.W.; SCHOR N.F. editores. Nelson Textbook of Pediatrics. 20. ed. Philadelphia, PA: Elsevier, 2016: chap 10.

Nutrologia pediátrica: aleitamento materno 3

Benito Lourenço

A amamentação, padrão ouro de alimentação do lactente, constitui-se, inquestionavelmente, como uma forma alimentar de um valor não somente nutricional, como também imunológico, psicológico, social e econômico, que beneficia a criança, a mãe, a família e toda a sociedade. A cada dia, surgem novos estudos comprovando a adequação do leite humano às necessidades dos lactentes e os inúmeros benefícios decorrentes da prática do aleitamento natural.

A Organização Mundial da Saúde (OMS), o Ministério da saúde (MS) e a Sociedade Brasileira de Pediatria (SBP) recomendam que as crianças sejam alimentadas exclusivamente com leite materno, se possível, até os seis meses de vida. A partir de então, outros alimentos deverão ser introduzidos (alimentação complementar) e a amamentação incentivada até cerca de dois anos de idade. Existem claras evidências de que não há vantagens em iniciar os alimentos complementares antes dos seis meses.

Muito ainda há para se alcançar quando analisamos as frequências da amamentação. Estudos recentes sugerem que, de forma geral, em países de baixo e médio desenvolvimento, cerca de 30 a 40% dos lactentes menores de seis meses estejam em aleitamento materno exclusivo. A frequência é menor em países desenvolvidos. Dados brasileiros bem pesquisados nas capitais (2008) apontam que cerca de 67% das crianças mamam na primeira hora de vida (parâmetro interpretado como "bom" pela OMS), 41% dos menores de seis meses estão em aleitamento exclusivo (classificação "ruim" pela OMS) e a duração mediana do aleitamento materno é de 341 dias.

Vantagens da amamentação

A composição bioquímica do leite de todos os mamíferos é altamente específica, refletindo a adaptação fisiológica espécie-específica, atendendo às necessidades nutricionais e assegurando um ótimo padrão de crescimento e desenvolvimento. Esse padrão ideal, decorrente dessa vantagem nutricional do leite materno, é desejável para todas as crianças, sobretudo para os lactentes dos países em desenvolvimento, ameaçados pelo risco da desnutrição.

Hoje não restam mais dúvidas quanto à superioridade do leite materno sobre os seus pretensos substitutos, fato cientificamente comprovado. Graças aos inúmeros fatores de proteção do leite humano, ocorrem menos mortes de crianças amamentadas. Nenhuma outra estratégia alcança o impacto que a amamentação exerce na redução das mortes de crianças, particularmente em países pobres. A proteção conferida pelo leite materno é máxima nos primeiros meses de vida. Nas crianças que não recebem o aleitamento natural, a relação entre diarreia infecciosa, desnutrição e as infecções subsequentes é esperada. Há evidências epidemiológicas de que o leite materno confere proteção contra os episódios de diarreia e interfere em sua gravidade. Também em relação às infecções respiratórias, o impacto se observa não somente no número de episódios, mas também na gravidade e na necessidade de internação.

A proteção anti-infecciosa é, de longe, o maior benefício da amamentação natural. Entretanto, a relação das doenças não infecciosas contra as quais o leite humano poderia exercer algum tipo de proteção vem crescendo progressivamente. A evidência atual é que o aleitamento materno está associado à redução de risco (de forma dose dependente) para: otite média aguda, infecções gastrointestinais (diarreias), infecções graves de vias aéreas inferiores, dermatite atópica, asma, obesidade, diabetes tipo 2, leucemia, enterocolite necrosante e síndrome de morte súbita do lactente.

O leite materno promove proteção a longo prazo contra obesidade. As taxas de gorduras insaturadas no leite humano se encontram dentro de proporções fisiológicas equilibradas. Esse equilíbrio é fator considerável na prevenção da aterosclerose e de doenças coronárias, tanto na infância quanto na vida adulta. Taxas reduzidas de sais e proteínas oferecem carga osmolar menor ao trabalho renal, o que determina estabilidade hídrica do lactente que se alimenta do leite materno. Sabe-se que o baixo teor de sódio é fator importante na prevenção da hipertensão arterial, fato que, somado à prevenção da arteriosclerose, evidencia o papel protetor do aleitamento materno, ainda no início da vida, para doenças de idade adulta.

TEP – Título de Especialista em Pediatria

O leite materno, pela sua constituição, que se modifica no decurso da mamada, permite ao lactente sentir sabores e texturas diferentes, desenvolvendo a sensação de saciedade, ao contrário do uso de fórmulas, em que da primeira à última sucção, o sabor e a característica organoléptica se mantêm rigorosamente constantes.

A sucção do complexo aréola-mamilo facilita o desenvolvimento oral, influenciando, entre outros, o correto desenvolvimento da fala e a adequada oclusão dentária. Quando a criança suga o peito, a musculatura da boca tem papel ativo, e a língua a função de ordenha. Com a mamadeira, essa musculatura é pouco solicitada, pois, apenas com uma leve sucção, o leite já flui para a boca; a língua passa a ter um papel de mero obstrutor do fluxo do leite.

Para a mãe que amamenta, essa prática alimentar traz importantes vantagens, como rápida involução uterina, aumento do espaço interpartal (amenorreia da lactação como prevenção de concepção), diminuição do risco de câncer de mama e ovário e, claramente, uma vantagem psicológica do reforço do vínculo afetivo no elo emocional mãe-filho.

Definições em amamentação (OMS)

Aleitamento materno exclusivo: quando a criança recebe somente leite materno, diretamente da mama, ou leite humano ordenhado, e nenhum outro líquido ou sólido, com possível exceção para medicamentos.

Aleitamento materno predominante: quando o lactente recebe, além do leite materno, água ou bebidas à base de água, como sucos de frutas ou chás, mas não recebe outro leite.

Aleitamento materno: quando a criança recebe leite materno, diretamente da mama ou extraído dela, independentemente de estar recebendo qualquer alimento, incluindo leite não humano.

Amamentação: técnica, dificuldades e soluções

Apesar de a sucção do RN ser um ato reflexo, a prática bem-sucedida do aleitamento depende, em grande parte, do apoio e das orientações recebidas pelas mães no pré-natal, nos primeiros momentos após o nascimento e na alta hospitalar. Destaque se dá hoje ao manejo clínico da amamentação, em que o profissional deve estar atento aos problemas e às dificuldades do binômio mãe-filho e deve estar pronto para atuar em suas soluções.

Logo após o parto, a mãe percebe que ainda não houve o ingurgitamento mamário. Embora o fato seja previsível e natural, a mãe pode interpretar como uma falha, que comprometeria a alimentação do RN. Nos dias que precedem a apojadura (descida do leite), a mãe deve oferecer a mama à criança, estimulando sua sucção, fornecendo o primeiro produto da secreção mamária, o colostro (que normalmente é produzido em pequena quantidade, suficiente, para o equilíbrio hídrico da criança), de fundamental importância imunológica e suficiente para manter a hidratação do RN. Na maternidade, a prática do alojamento conjunto deve ser incentivada, fator determinante para o sucesso do aleitamento natural. Estimula-se a prática da amamentação na própria sala de parto, após as manobras iniciais da reanimação neonatal. A amamentação, mesmo sendo um ato natural, exige da mãe um comprometimento e dificuldades iniciais podem ocorrer; por exemplo, a maioria das mulheres exibe um desconforto no início da amamentação por terem uma maior sensibilidade mamilar.

O RN nasce preparado para superar o período pré-lácteo e uma perda ponderal de até 10% do peso de nascimento nesses primeiros dias é esperada e normal, decorrente da perda do líquido extravascular. A melhora no padrão de sucção e a transformação do colostro em leite de transição, com maior concentração gordurosa, determinam uma recuperação do peso até os 7 a 10 dias de vida.

Após 2 ou 3 dias, ocorre a apojadura, com o ingurgitamento mamário gradual. As mamadas frequentes devem ser estimuladas, para o bom esvaziamento das mamas. Esse esvaziamento possibilita o descanso e a tranquilidade da mãe, fundamentais para a produção do leite. Entretanto, deve-se considerar que a criança muito pequena não consegue sugar muito leite a cada mamada e tem capacidade gástrica reduzida, justificando-se as mamadas frequentes e com livre demanda, baseadas no choro da criança.

A demanda da criança é a chave determinante do processo de lactação. A sucção repetida do mamilo aumenta a liberação de prolactina, que, por sua vez, aumenta a produção de leite. Portanto, se a mãe insistir em amamentar com maior frequência, ajustará a produção à demanda. Outro estímulo satisfatório para a secreção de leite é o esvaziamento regular e completo das mamas. A criança que suga debilmente a mama materna determina o comprometimento da produção láctea. Uma forma efetiva de aumentar a quantidade de leite é diminuir o intervalo entre as mamadas. Retenção de leite que provoca ingurgitamento doloroso pode ser evitada com esvaziamento mamário regular por ordenha manual ou mecânica.

O fato de que o RN necessita ser amamentado em intervalos curtos é próprio da espécie humana. A queixa de leite fraco é referida por mães que não sabem dessa informação. A ótima digestibilidade do leite humano e o esvaziamento gástrico mais rápido do leite natural devem ser esclarecidos à mãe. RN mais sonolentos devem ser acordados. Quando estimulados e desagasalhados, o contato pele a pele com a mãe propicia uma sucção mais vigorosa e gotas de leite no lábio podem ajudar. O RN normal mama com frequência, sem regularidade quanto a horários. É comum um bebê, em aleitamento exclusivo, mamar de 8 a

Nutrologia pediátrica: aleitamento materno

12 vezes por dia. Muitas mães mais inseguras costumam interpretar esse comportamento como sinal de fome do bebê, leite fraco ou insuficiente, culminando com a introdução de suplementos. O regime de aleitamento inicial é o de "livre demanda", sem restrições.

O posicionamento do bebê deve ser adequado. A "pega" correta é fundamental para o sucesso da lactação e representa o primeiro ponto a ser verificado se o ganho ponderal do lactente não corresponde às expectativas. As posições da mãe e da criança devem ser confortáveis. A "pega" é considerada adequada quando a criança prende o mamilo e a aréola. Em uma pega correta, a língua da criança massageia e comprime o mamilo e os seios lactíferos contra seu palato. A mãe deve segurar (quando necessário) a mama com o polegar no alto e os outros quatro dedos abaixo e por trás da aréola (técnica do "C"), sem distorcer o mamilo e evitando o pinçamento do mamilo entre os dedos médio e indicador. Bicos artificiais, como a chupeta e as mamadeiras, devem ser evitados, pois confundem a criança quanto ao tipo de sucção efetuado, podendo resultar em não sucção posterior da mama ou sucção ineficiente. O Quadro 3.1 apresenta os pontos básicos que devem ser observados durante as mamadas.

Quadro 3.1 – Pontos básicos a serem observados para uma adequada amamentação.

Bebê alerta e calmo, sem roupas que comprometam os movimentos (não deve estar enrolado).
Mãe confortável e bem apoiada. Considera-se a melhor posição aquela em que a mãe e a criança se sintam mais confortadas.
Mãe relaxada e confiante.
Bebê com o corpo todo virado para a mãe, com cabeça e tronco alinhados (barriga com barriga e pescoço não desalinhado). As nádegas do bebê precisam estar apoiadas.
Pega do complexo aréolo-mamilar com queixo tocando o seio.
Boca do bebê bem aberta, com lábio inferior virado para fora ("boca de peixe") (vê-se mais aréola acima do que abaixo da boca da criança).
Não é preciso pressionar a mama com o polegar, técnica do "C" com dedos "o mais longe possível" da aréola).
Levar o bebê à mama e não o contrário.
Queixo do bebê deve tocar a mama e as narinas devem estar livres.
As sucções são lentas e profundas (suga-pausa-suga); a deglutição visível e/ou audível.
O bebê parece satisfeito após mamada (solta o peito).

Tão logo a lactação plena se estabeleça, as mamadas se tornam mais regulares, com intervalos variando de 2 a 4 horas (2 a 3 durante o dia e 3 a 4 à noite). O tempo de duração deve ser tal que satisfaça as necessidades da criança, o que geralmente ocorre com o adormecer, ou quando a mãe, com sua experiência, sentir que a criança já mamou o suficiente. Cada dupla tem o seu ritmo próprio, e a mãe deve ouvir o seu filho engolir e sentir sua mama ficar menos tensa. A criança mama nos primeiros 5 a 10 minutos cerca de 90% do leite, porém o tempo de duração total da mamada é variável (10 a 20 minutos).

O aleitamento deve ocorrer nas duas mamas, começando sempre pela que foi dada por correto na mamada anterior ou, pela regra, "na que estiver mais cheia". Nas crianças pequenas, a mamada em uma só mama é suficiente.

A técnica correta evita as complicações mais comuns. A dor à sucção pode ocorrer em três situações corrigíveis: sucção por períodos prolongados na fase pré-láctea, tensão e ansiedade materna sem reflexo de ejeção e falha técnica (particularmente na "pega" da mama, com sucção apenas do mamilo). O esvaziamento mamário, por massagem ou durante o banho, pode tornar a mama mais macia e permitir a "pega" mais adequada.

As fissuras decorrem de sucções prolongadas e "pegas" incorretas. A correção desses aspectos, associada à exposição solar, contribui para a cicatrização das fissuras.

Durante o processo de aleitamento materno existem períodos críticos. Neles, a criança que já fazia intervalos maiores entre as mamadas, em um ritmo de 2,5 a 3 horas, de um dia para o outro começa a solicitar mamadas mais frequentes, a mãe sente que a mama não fica mais cheia e tem a falsa impressão de que seu leite não está mais sustentando seu filho. Essa é uma das principais causas narradas para o desmame precoce. Durante os primeiros meses da lactação mais de 50% das mães percebem essa redução do seu leite, situação denominada "crise transitória da lactação" e que corresponde ao rápido estirão do crescimento do bebê e seu aumento da capacidade gástrica. Quando a criança cresce, necessita de maior volume de leite, solicita mamadas em intervalos mais curtos como uma forma de aumentar a produção de leite, adequando-o a sua mamada. Atingida a produção desejada, volta a espaçar as mamadas.

Considera-se um aleitamento materno bem-sucedido quando a criança é ativa e vigorosa, apresenta desenvolvimento pôndero-estatural adequado nas consultas sequenciais de puericultura (25 a 30 g/dia no primeiro trimestre), apresenta 6 a 8 fraldas molhadas por dia, um ritmo intestinal variável (veja adiante) e a criança parece bem. Além disso, a mãe e os demais familiares estão tranquilos, colaborativos e confiantes quanto ao processo de alimentação do bebê.

O uso de suplementos, águas, chás e, sobretudo, outros leites, deve ser evitado, pois existem evidências de que o seu uso está associado ao desmame precoce. A mamadeira, além de ser uma importante fonte de contaminação, pode ter um efeito negativo no aleitamento. Algumas crianças desenvolvem preferência por bicos de mamadeira, apresentando dificuldades para serem amamentadas ao seio ("confusão de bicos").

Fisiologia da lactação

Ao nascer, a criança é movida por reflexos que asseguram sua sobrevivência. O reflexo de busca (procura) auxilia o bebê a encontrar o mamilo mediante um estímulo realizado na face, lábios ou região perioral, o que faz com que ele gire a cabeça para o mesmo lado, com a boca aberta e abocanhe o mamilo e a aréola, dando o início ao reflexo de sucção. Para extrair o leite, o bebê suga; a pressão da aréola tracionada contra o palato com a língua propulsiona o leite dos seios lactíferos para a boca da criança, de modo que ela possa engolir (reflexo da deglutição).

Dois reflexos maternos estão envolvidos no controle endócrino da lactação: o da produção (reflexo da prolactina) e o da ejeção. Ambos se iniciam com a sucção do conjunto mamilo-aréola. Essa estimulação segue para o hipotálamo e daí para a hipófise. A prolactina é produzida pela hipófise anterior, e a ocitocina, pela hipófise posterior. A prolactina desencadeia a produção láctea pelos alvéolos da glândula mamária, e a ocitocina contrai as células mioepiteliais, fazendo com que o leite contido nos alvéolos passe ativamente ao sistema de drenagem. Assim, cerca de 2/3 da produção dos alvéolos ("último leite") são jogados nos sistemas de canais da mama. O reflexo da prolactina ocorre obrigatoriamente, desde que haja sucção. Isso baseia a técnica da lactação adotiva e da relactação. Entretanto, o reflexo de ejeção tem natureza psicossomática (influência de fatores emocionais maternos) e só ocorrerá quando a mulher estiver tranquila e confiante. Portanto, motivação, tranquilidade e autoconfiança são fatores absolutamente necessários para o sucesso da lactação. Muitas mães o apresentam mesmo sem sucção, ao simples toque, choro ou lembrança da criança. Por outro lado, por ansiedade, preocupação ou desinteresse, ocorre de modo insatisfatório ou mesmo deixa de existir. A criança passa a receber apenas o "primeiro leite", hipocalórico e insuficiente para saciá-la; as mamas passam a ser inadequadamente esvaziadas, com ingurgitamento mamário e compressão do epitélio secretor. O ingurgitamento torna a pega mais difícil, fazendo com que a sucção seja apenas no mamilo. Assim, abre-se o caminho para o fracasso da amamentação.

Composição do leite humano

O leite materno constitui uma substância ativa que se modifica para atender às necessidades do crescimento da criança, existindo uma interação bioquímica complexa entre a mãe e seu lactente, que permite essa modificação. A concentração de alguns nutrientes varia durante a lactação e, de outros, permanece relativamente constante. A variação de seus componentes permite uma adequação às necessidades do bebê; além disso, a ausência da monotonia na dieta materna (com repercussões em seu leite) potencialmente estimula o desenvolvimento sensorial da criança para novos sabores e características organolépticas.

Fatores hereditários, fisiológicos, dietéticos, ambientais e emocionais contribuem para esse produto variável. A variação na concentração dos componentes lácteos ocorre também na mesma mamada, isto é, a primeira e a última porção secretada são diferentes entre si. O aspecto mais claro e fluido do leite inicial reflete o maior conteúdo líquido (fração solução do leite), e o aspecto final mais consistente reflete o maior conteúdo lipídico (fração emulsão do leite).

Durante os 5 a 7 primeiros dias após o início da lactação, o leite passa pelo estágio de colostro (desde o terceiro trimestre de gestação). Após esse período, até o décimo quinto dia, ocorrem modificações químicas e imunológicas (leite de transição) e, depois, já apresenta características de leite maduro (leite definitivo).

A quantidade inicial (primeiro dia) de colostro é pequena, de 10 a 50 ml. Ele contém maior quantidade de proteína do que o leite maduro e mais minerais; porém, menos carboidratos e gorduras. A principal característica do colostro é a sua composição por fatores imunológicos, células de defesa e grande concentração de imunoglobulinas, particularmente IgA secretora. Os níveis de anticorpos sofrem rápido e acentuado declínio nos primeiros dias de vida, sendo seus valores com 72 horas de vida apenas 20% daqueles das primeiras 24 horas.

O volume de leite aumenta rapidamente durante os primeiros dias do puerpério, alcançando níveis estáveis em 4 a 6 semanas, estimulado principalmente pela maior sucção do lactente e pelo incremento de suas necessidades nutricionais.

A lactose é o carboidrato predominante no leite (70%). A concentração de lactose no colostro é menor, alcançando, em média 6,5 g/dL no leite maduro, mantendo-se constante até o final da lactação. Sabe-se que a lactose tem ações no desenvolvimento do sistema nervoso central, pois é fonte de galactose, essencial para a produção de galactolipídeos, que incluem os cerebrosídeos. Dentre todas as espécies de mamíferos, é no leite humano que está em maior concentração, valorizando seu significado em relação ao desenvolvimento neuropsicomotor. Lactentes e RN tem capacidade de absorver mais de 90% do conteúdo de lactose do leite humano. A permanência de pequena quantidade residual na luz intestinal é considerada normal e resulta em algumas consequências benéficas para a criança, como a eliminação de fezes mais amolecidas e promoção do crescimento de uma flora não patogênica devido à queda do pH local. Além disso, fatores bífidogênicos (oligossacárides presentes no leite humano) propiciam o crescimento de uma microbiota intestinal acidófila, formada por *Lactobacillus bifidus*, que impedem o crescimento de enterobactérias patogênicas.

No leite humano destaca-se o papel dos lípides como fonte energética para o crescimento adequado do RN. O sistema lipídico do leite humano, responsável por aproximadamente 50% das calorias, é estruturado para o RN. A digestão e absorção da gordura é facilitada pela organização desta, pelo tipo de ácido graxo (ácidos palmítico, oleico, linoleico e alfalinolênico), pela composição dos triglicérides e pela lipase estimulada por sais biliares. Assim, o leite humano é o alimento de escolha para o RN, inclusive o prematuro, não só pela sua capacidade de promover a absorção e digestão das gorduras, como também em razão das profundas funções metabólicas atribuídas à sua composição ideal de ácidos graxos essenciais e poli-insaturados de cadeia longa (LCPufas) (w-3 e w-6). Os ácidos graxos poli-insaturados (essenciais e que devem ser recebidos pela dieta, pois não são produzidos endogenamente pelo organismo humano), principalmente de ácido linoleico (w-3) e alfalinolênico (w-6) e seus principais produtos de metabolismo (o ácido docosahexaenoico (DHA) derivado do ômega-3 e o ácido aracdônico (AA) derivado do ômega-6), desempenham importante papel na maturação e no desenvolvimento do sistema nervoso central e visual do lactente e na programação metabólica e imunológica. Importância metabólica particular hoje se atribui aos ácidos graxos de cadeia longa (LCPUFAS), que estão presentes em grande quantidade no leite humano, que são gorduras incorporadas ao metabolismo das membranas celulares (especialmente de plaquetas, eritrócitos, neutrófilos, monócitos e hepatócitos) e por lhe conferirem fluidez e viscosidade específica, permitindo a difusão de várias substâncias (Na+, K+, enzimas, receptores de insulina, antígenos etc.) importantes para o metabolismo celular e imunológico. A gordura no leite apresenta-se sob a forma de glóbulos, cujo centro é formado por triglicerídeos (98 a 99% do total de gorduras), envoltos por uma membrana de colesterol, fosfolipídios e proteínas. Durante uma mamada, o leite gradualmente triplica o seu conteúdo de gordura, que parece ter grande influência na saciedade do bebê.

A concentração de proteínas é maior no colostro (1,9 g/dL) e declina nas primeiras 2 a 4 semanas; o leite maduro apresenta, em média, 1,4 g/dL de proteínas totais. Existem duas frações proteicas de acordo com a solubilidade em meio ácido: assim, a composição do leite humano é de cerca de 30% de caseína (proteína coagulável) e 70% de proteínas do "soro" (principalmente lactoalbuminas). Existe uma diferença quantitativa significativa quando compara-se ao leite de vaca, que apresenta cerca de 3,3 g/dL de proteínas e que resulta no seu nível de caseína 6 vezes mais alto (a relação caseína/proteínas não coaguláveis no leite de vaca é de 80/20). Essa é a explicação para a melhor digestibilidade e menor tempo de esvaziamento gástrico do leite humano, quando comparado ao leite bovino. A melhor digestibilidade do leite materno se deve à formação de coágulos finos e floculados, que se degradam rapidamente no estômago.

Entende-se também, com essa informação, que a demanda por mamadas de leite humano será mais intensa (maior frequência de mamadas). A concentração de proteínas do leite humano maduro é a mais baixa dentre todos os mamíferos. Recentemente, vários estudos correlacionam alta concentração de proteínas no início da vida com maior risco de obesidade e disfunções metabólicas futuras. A proteína do leite humano fornece qualitativamente todos os aminoácidos necessários ao desenvolvimento do bebê, importantes no metabolismo da criança pequena. A proteína do soro com maior concentração é a alfalactoalbumina, além das proteínas de defesa. No leite de vaca, predomina na fração do soro a betalactoglobulina que é a principal causa das alergias ao leite bovino.

Os fatores responsáveis pela proteção anti-infecciosa no leite materno são múltiplos e, dentre eles, a presença de células linfoides vivas e funcionais, com capacidade imunológica e mediação da imunidade. Os macrófagos normalmente presentes no colostro e no leite humano são capazes de sintetizar complemento, lisozima e lactoferrina. A lactoferrina, proteína do soro, é uma enzima quelante de ferro, com efeito bacteriostático, principalmente sobre a *Escherichia coli*. Apresenta concentração elevada no colostro e relativa redução no leite maduro. A lisozima também participa do grupo dos fatores de defesa e tem ação bactericida sobre a maioria das bactérias Gram-positivas.

Todas as classes de imunoglobulinas estão presentes no leite humano. A IgA é a principal imunoglobulina das secreções externas, nas quais se encontra predominantemente na forma dimérica (secretória), constituindo 90% de todas as imunoglobulinas presentes no colostro e no leite. A IgA é resistente às mudanças de pH e à digestão enzimática, propriedade importante no seu papel protetor da mucosa intestinal, impedindo a aderência de microrganismos patogênicos. As imunoglobulinas IgM e IgG aparecem em concentrações menores, sendo os seus níveis elevados no colostro em relação ao leite maduro.

O leite de vaca contém níveis mais altos de todos os minerais do que o leite humano. Entretanto, a concentração no leite humano é bem mais adaptada às necessidades nutricionais e à capacidade metabólica do RN. O ferro do leite materno, embora baixo, é muito mais biodisponível do que o do leite de vaca, isto é, em média 50% do ferro no leite materno é absorvido, contra cerca de 10% do leite bovino. Além do mais, no RN termo, durante os primeiros 4 meses de vida, o ferro armazenado durante a vida fetal compensa a relativa deficiência do leite.

A relação cálcio/fósforo é constante e ideal no leite materno; no leite maduro 30 mg/dL e 15 mg/dL, respectivamente (relação 2:1). Embora a quantidade de vitamina D no leite materno não seja significativa, a relação Ca/P ideal favorece a adequada absorção desses elementos.

TEP – Título de Especialista em Pediatria

O leite materno apresenta apenas um terço do conteúdo de sódio do leite de vaca, quantidade ideal para o lactente jovem que não manipula bem altas cargas osmolares.

Diante do exposto, não há como comparar o leite humano ao leite de vaca em termos de benefícios para o bebê. Embora sejam isocalóricos, as vantagens determinadas pela composição do leite humano são inúmeras. A SBP recomenda que o leite de vaca não seja oferecido para o bebê menor de doze meses; essa deve ser uma luta constante do pediatra.

O teor de vitaminas de cada leite varia diretamente com a ingestão materna, diferentemente de outros nutrientes. Mães vegetarianas que não recebem suplementação, podem ter redução de vitamina B12 em seu leite. Existem baixas doses de vitamina K no leite materno, o que justifica sua administração profilática ao nascimento. A quantidade de vitamina D no leite humano também é baixa, o que justifica sua suplementação profilática em bebês que não recebem adequada exposição solar e vivem em regiões de risco para o raquitismo carencial.

Algumas características peculiares do leite produzido para um prematuro devem ser destacadas: a imaturidade fisiológica, metabólica e endócrina da glândula mamária determina alterações na composição do leite, que apresentará 15 a 25% mais proteína, 40 a 50% mais gordura, 15% menos lactose e níveis aumentados de IgA.

Contraindicações ao aleitamento materno

São situações excepcionais em que o aleitamento não está indicado por razões de saúde, que envolvem a criança ou a mãe. Em relação ao bebê, o aleitamento materno é contraindicado formalmente para crianças portadoras de galactosemia (um raro erro inato do metabolismo). Existem poucas situações em que a mãe apresenta uma contraindicação para amamentar. Sem dúvida alguma, a mais importante clinicamente é a infecção pelo HIV.

Amamentação também está contraindicada nas mães infectadas pelo HTLV–1 e HTLV–2 e nas mães que têm lesões ativas pelo vírus herpes simples na mama. Doença materna grave e debilitante também contraindica a amamentação. Na dependência de seu estado geral e do uso de medicações, os casos devem ser individualizados. Quadros psicóticos e depressivos que impedem o contato seguro do RN e sua mãe, também contraindicam a amamentação.

O vírus varicela-zoster pode ser excretado no leite de mulheres na fase aguda da doença; entretanto, a maior fonte de infecção para o lactente é a via respiratória e o contato direto com as vesículas ativas na pele da mama, mãos, face etc. Considerando-se que a doença materna, cujo início ocorreu 5 dias antes, até 2 dias após o parto, é que acarreta maior risco de doença grave para o RN e que nessas circuns-

tâncias se impõe a profilaxia com imunoglobulina específica para proteção do bebê, o aleitamento materno pode ser mantido, desde que as condições físicas da mãe o permitam. O vírus da hepatite B pode ser excretado no leite, se a mãe for AgHBs positiva. Nesse caso, o RN deve receber imunoglobulina hiperimune específica e vacina (em local diferente da imunoglobulina), nas primeiras 12 horas de vida. Dessa forma, a amamentação pode ser realizada. Mães com hepatite C podem amamentar. Infecção por citomegalovírus (CMV) transmitida pelo leite materno comumente é assintomática nos RN de termo. Nos bebês de muito baixo peso ou prematuros menores que 32 semanas, a relação risco/benefício da amamentação deve ser considerada.

Mães com tuberculose tratadas adequadamente por mais de 2 semanas no momento do parto, excepcionalmente, serão bacilíferas e poderão manter o aleitamento natural. Mãe bacilífera (tuberculose) em tratamento pode amamentar, com cuidados de proteção respiratória e introdução de quimioprofilaxia para o RN.

O uso de medicamentos durante a amamentação é um tema de grande importância devido à frequente necessidade de tratamento farmacológico pela nutriz. Tal prática é considerada um fator de risco para a interrupção da amamentação devido à carência de informações sobre a segurança de fármacos durante a lactação (faltam informações para alguns medicamentos), às informações não científicas das bulas (a indústria farmacêutica, via de regra, procura proteger-se sob o ponto de vista legal ao descrever informações sobre o uso de medicamentos durante a amamentação, e não é raro que bulas de medicamentos considerados seguros durante a lactação apresentem orientações que os contraindicam nesse período), ao receio das mães sobre um possível dano à criança e, sobretudo, ao desconhecimento dos profissionais sobre o tema.

Existem drogas que, sabidamente, podem ser transferidas ao filho por meio do leite. A medicação para a nutriz exige ponderação sobre a necessidade de seu uso e opção pelo fármaco mais seguro, não só para a mulher, como também para seu filho. A maioria das drogas passa pelo leite, mas geralmente em pequena quantidade. Podemos e devemos nos perguntar: o lactente absorverá o produto no trato gastrointestinal? Caso absorva, o metabolizará e o eliminará? A criança é prematura ou está na primeira semana de vida? Os riscos superam os enormes benefícios? Existem, portanto, poucas ocasiões nas quais deve haver a contraindicação absoluta da amamentação por esse motivo. Assim, a amamentação materna somente deverá ser interrompida ou desencorajada se existir evidência substancial de que a droga usada pela nutriz seja nociva para o lactente, ou quando não existirem informações a respeito e a droga não puder ser substituída. Bases informatizadas de dados e aplicativos móveis devem ser consultados para a tomada de decisão.

As drogas classicamente contraindicadas são: isótopos radioativos, ácido retinoico (via oral), sais de ouro, antineoplásicos e imunossupressores (ciclofosfamida, ciclosporina), amiodarona, ergotamina, misoprostol e as drogas de vício/abuso (anfetaminas, cocaína e maconha). O álcool, em dose reduzida e esporádica, é considerado compatível, com a amamentação ocorrendo após 2 horas da ingesta. Dentre os métodos contraceptivos hormonais, aqueles que contêm somente progestágenos devem ser preferidos no regime de amamentação exclusiva.

Problemas mamários e lactação

Mamilos pequenos: devem ser examinados desde o pré-natal e não significam, necessariamente, problemas para amamentação e pega. O tamanho do mamilo é só um referencial (o importante é a protrusão dentro da boca da criança). Para a sucção adequada, a característica mais importante é a protactilidade (os mamilos normais se protraem facilmente). O mamilo invertido não se protrai, e a amamentação fica prejudicada. Revisões sobre exercícios para protrusão de mamilos invertidos não evidenciam benefícios e são desnecessários como rotina. A exposição ao sol é benéfica.

A Cirurgia mamária: (aumento com prótese ou redução) pode interferir a amamentação. Isso se torna mais provável quando a incisão cirúrgica é circular em volta da aréola (interferindo no trajeto dos ductos ou na sensibilidade da aréola).

Mamilos doloridos e fissuras: um dos problemas mais comuns, com exceção de discreta dor ("fisgada") passageira no início da mamada. É importante salientar que a amamentação não deve provocar dor e tampouco lesar os mamilos. A causa mais comum para mamilos doloridos e/ou fissuras mamilares é o mau posicionamento da criança e a pega incorreta. Portanto, para as fissuras, deve ser realizada a correção da técnica. A exposição à luz solar pode ajudar. O uso de cremes ou pomadas é controverso.

Fissuras e *Candida spp*: deve ser cogitada essa associação em fissuras resistentes ao tratamento e dor prolongada. Ardor, pele brilhante e avermelhada (raramente placas esbranquiçadas na aréola), eventualmente com fragilidade e descamação, e associação com lesões orais no bebê são os achados obtidos.

Ingurgitamento mamário (mama empedrada): o ingurgitamento aureolar dificulta a mamada, comprometendo a pega adequada; o esvaziamento fica difícil, e inicia-se o ciclo vicioso. Tranquilização da mãe, massagem e esvaziamento devem ser realizados. Compressas ainda são indicadas (frias entre as mamadas para evitar dor, e quentes pouco antes de uma mamada para estimular o fluxo de leite).

Mastite: infecção bacteriana de um ou mais segmentos da mama, sendo a fissura mamilar a porta de entrada; o *Staphylococcus aureus* é o agente mais comum. Há dor intensa, calor e hiperemia local, mal-estar e febre. Ao contrário do ingurgitamento, o calor e o edema são mais comumente unilaterais. Não há contraindicação à amamentação, e o esvaziamento mamário deve ser completo. O tratamento deve ser com repouso, antibiótico e analgésicos. Nas complicações (abscesso), a amamentação fica suprimida na mama acometida por alguns dias quando o dreno ou a incisão da drenagem forem muito próximos ao mamilo.

Suporte e apoio à amamentação

A Declaração de Innocenti – assinada em 1990 e atualizada em 2005 – deflagrou várias iniciativas mundiais de apoio à amamentação. O documento, que ganhou esse nome por ser aprovado no hospital italiano Spedale degli Innocenti, estabelece quatro objetivos para a promoção, a proteção e o apoio do aleitamento materno: adoção de legislação protetora a mulher que amamenta no local de trabalho, a implementação dos "Dez Passos para o Sucesso do Aleitamento Materno" em todas as maternidades dos países participantes, a criação de um comitê nacional de coordenação de amamentação para cada país e a implementação do Código Internacional de Comercialização dos Substitutos do Leite Materno e todas as resoluções relevantes da Assembleia Mundial de Saúde.

Durante os primeiros dias na maternidade, o ambiente hospitalar deve ser facilitador para o aleitamento natural. Essa política pode ser sumarizada nos "Dez passos para o sucesso da amamentação", desenvolvida pela OMS e pelo Fundo das Nações Unidas para a Infância (UNICEF) (Quadro 3.2)

Quadro 3.2 – Dez Passos para o Sucesso do Aleitamento Materno.

Passo 1 – Ter uma norma escrita sobre aleitamento materno, que deve ser rotineiramente transmitida a toda a equipe do serviço.
Passo 2 – Treinar toda a equipe, capacitando-a para implementar essa norma.
Passo 3 – Informar todas as gestantes atendidas sobre as vantagens e o manejo da amamentação.
Passo 4 – Ajudar a mãe a iniciar a amamentação na primeira hora após o parto.
Passo 5 – Mostrar às mães como amamentar e como manter a lactação, mesmo se vierem a ser separadas de seus filhos.

> **Passo 6 –** Não dar ao RN nenhum outro alimento ou bebida além do leite materno, a não ser que tenha indicação clínica.
>
> **Passo 7 –** Praticar o alojamento conjunto – permitir que mães e bebês permaneçam juntos 24 horas por dia.
>
> **Passo 8 –** Encorajar a amamentação sob livre demanda.
>
> **Passo 9 –** Não dar bicos artificiais ou chupetas à crianças amamentadas.
>
> **Passo 10 –** Encorajar o estabelecimento de grupos de apoio à amamentação, para onde as mães devem ser encaminhadas por ocasião da alta hospitalar.

Fonte: OMS/UNICEF

Imediatamente após o nascimento, o bebê (que tenha condições clínicas favoráveis) deve ser levado para o contato com a mãe (pele com pele) e, preferencialmente, que seus lábios entrem em contato com o mamilo materno. Essa prática está claramente associada com melhores taxas de início e duração do aleitamento. O aleitamento deve ser incentivado dentro da primeira hora de vida do bebê. As medidas rotineiras de pesagem e cuidados com o RN podem ser postergadas por essa causa nobre.

Durante a hospitalização a lactogênese e a técnica do aleitamento devem ser monitorados e, idealmente, após a alta hospitalar, um retorno breve (em cerca de 48 horas) pode ser realizado para o acompanhamento do processo de amamentação.

Ritmo intestinal

A criança em aleitamento materno tem um ritmo intestinal bastante variável. Nos primeiros meses de vida, a maioria evacua a cada mamada, sendo as fezes de consistência amolecida, amareladas volumosas relativamente sem odor e que podem sair em jatos. Pode, entretanto, ficar alguns dias sem evacuar e, quando evacua, o faz sem esforço excessivo, e as fezes são de consistência normal, sem sangue e com ganho ponderal normal. Representam duas situações dentro do padrão normal, devendo o médico conhecê-las para evitar falsos diagnósticos de diarreia ou obstipação intestinal.

Causas de desmame precoce

A espécie humana é a única entre os mamíferos em que a amamentação, além de ser biologicamente determinada, é condicionada por fatores socioculturais. Em função disso, o aleitamento materno deixou de ser uma prática universal, gerando muitas vezes divergência entre a expectativa biológica da espécie e a cultura. Praticamente todas as mulheres podem produzir leite em quantidade suficiente, desde que haja sucção efetiva, amamentação sob livre demanda, apoio de familiares, de serviços e de profissionais capacitados no manejo da amamentação. Apesar das qualidades comprovadas, o problema do desmame precoce ainda é frequente em nosso meio. A principal causa de desmame, apontada em várias investigações, é a alegação da mãe de que o leite é fraco e/ou insuficiente e que não sustenta a criança. A percepção de que seu filho não está satisfeito aumenta sua ansiedade, diminuindo o reflexo da ejeção. A maioria responde a essa situação oferecendo a mamadeira, inicialmente alegando a complementação, que invariavelmente caminha para o desmame completo.

Ainda há outros fatores que colaboram para a dificuldade na instalação e manutenção de um processo de aleitamação ideal. Nos últimos anos, a família extensa cedeu lugar à família nuclear, o que provoca dificuldades para a transmissão informal dos conhecimentos relativos à arte de amamentar. Em um período de progressos científicos que permitiram a análise alimentar e a determinação das necessidades nutricionais, observa-se uma verdadeira "medicalização" da nutrição infantil, cuja consequência mais marcante foi a diminuição do aleitamento natural em favor dos leites industrializados.

Outro aspecto é o nítido despreparo do cuidado pré-natal em seu papel orientador, no qual as instruções e discussões sobre a amamentação são raras e o exame das mamas é pouco realizado.

Ao nascimento, em algumas maternidades, a criança é separada da mãe assim que nasce e é levada ao quarto em horários fixos, como simples cumprimento de uma formalidade. Com a alta hospitalar, a mãe passa a sofrer pressões familiares e de seu círculo de amizades, o que acaba gerando uma sensação de insegurança contínua. A ansiedade em relação à produção e à quantidade de leite e as preocupações do tipo "leite fraco", resultantes da desinformação, comprometem a lactação. É fato conhecido que a ansiedade interfere no reflexo de ejeção. Mamas ingurgitadas com criança faminta é a consequência drástica desse fenômeno.

Embora haja legislação específica para proteção e incentivo ao aleitamento natural, assegurada pela nossa Constituição, o desconhecimento e as condições de subemprego da mulher sem amparo à sua condição nutriz também se destacam como causas de desmame precoce. Finalmente, temores errôneos e infundados da nutriz quanto às repercussões da prática do aleitamento sobre o corpo, particularmente sobre a estética mamária, representam causas de abandono da amamentação.

Cabe ao pediatra e aos médicos, de modo geral, o papel decisivo do esclarecimento e da difusão de informações corretas sobre as qualidades do leite humano, a técnica adequada da amamentação e a superação das dificuldades que apareçam nas diferentes etapas do processo de lactação.

Nutrologia pediátrica: aleitamento materno

PONTOS PRÁTICOS

- A OMS, o MS e a SBP recomendam que as crianças sejam alimentadas exclusivamente com leite materno até os seis meses de vida.
- O profissional de saúde, diante de um problema relacionado à amamentação, quer seja má evolução ponderal do bebê, quer seja dor ou desconforto na mãe, deve checar a técnica de aleitamento, com atenção especial para pega adequada, a posição do bebê voltada para a mãe e os cuidados no segurar a mama, caso necessário (técnica do "C" e não "tesoura").
- Na prática, poucas contraindicações absolutas existem ao aleitamento materno: bebês com galactosemia e mães com infecções por retrovírus (HTLV e HIV), quadros psiquiátricos graves pós-parto e algumas drogas que podem passar pelo leite materno e serem prejudiciais ao bebê.
- Práticas institucionais (na maternidade) e individuais (apoio do médico) devem ser estimuladas com vistas à ampliação da prevalência do aleitamento natural.

Questões de Treinamento

1. Com relação ao aleitamento materno, é **incorreto** afirmar que:

   a. a boca do bebê deve estar bem aberta, com lábio inferior virado para fora, onde vê-se mais aréola acima do que abaixo da boca da criança.

   b. o bebê deve ficar enrolado fixamente em seus cobertores.

   c. a mãe deve segurar a mama, formando um "C" com o dedo polegar na parte superior, tendo o cuidado de deixar a aréola livre.

   d. o corpo e a cabeça do RN devem ficar próximos à mãe e voltados para ela (barriga com barriga).

   e. o corpo e a cabeça do RN devem ficar alinhados.

2. João, dois meses, está em aleitamento materno predominante. Isso significa que:

   a. João só recebe leite materno.

   b. João recebe leite materno na maior parte das vezes e, eventualmente, fórmula infantil.

   c. João recebe leite materno e água.

   d. João recebe leite materno durante o dia e fórmula infantil à noite.

   e. João recebe leite materno, sucos e papas de frutas.

3. A conduta em relação à alimentação de um RN em boas condições de vitalidade, com idade gestacional de 34 e 4/7 semanas e pesando 2.450 g, a princípio é:

   a. leite da própria mãe oferecido por sonda.

   b. leite da própria mãe oferecido no copo.

   c. amamentação na mama materna.

   d. fórmula para prematuro.

   e. fórmula habitual para termo.

4. O aleitamento materno exclusivo até o 6º mês de vida é considerado o alimento mais importante para o lactente. Exceção a essa regra, a amamentação deve ser contraindicada nos casos em que a mãe apresenta certas infecções. Dentre as relacionadas a seguir, qual é formalmente contraindicação ao aleitamento?

   a. hepatite C.

   b. hepatite B.

   c. infecção pelo HTLV-1.

   d. infecção pelo citomegalovírus.

   e. rubéola.

5. Recém-nascido vomita sangue logo após a mamada no peito. Qual a causa mais provável?

   a. gastrite.

   b. úlcera de estresse.

   c. distúrbio hemorrágico.

   d. plaquetopenia.

   e. sucção de sangue materno por fissura.

Gabarito comentado

1. Fundamentalmente, os três pontos mais importantes para a verificação da técnica correta de amamentação são: pega adequada, criança posicionada adequada e confortavelmente (obviamente não enrolada fixamente em seus cobertores!) e com a posição adequada da mão da mãe sobre a mama (técnica do "C"). Resposta B

2. Nas definições atuais em aleitamento materno, aleitamento materno predominante é a ingestão pelo bebê de leite materno associado à outros líquidos derivados de água, como chás e sucos, além, obviamente da própria água. Resposta C

3. O bebê já tem habilidade para sugar a partir das 34 semanas de gestação; portanto, essa criança já pode ser colocada na mama materna. Resposta C

4. As infecções que contraindicam formalmente a amamentação são as pelo HIV, pelos HTLV-1 e HTLV-2, além do herpes-vírus em atividade em região de pega. Resposta C

5. Situação bastante comum é a ingestão de sangue pela criança seja proveniente do trabalho de parto ou por fissuras e rachaduras na mama, nos primeiros dias de vida. Se o RN apresenta hemorragia do trato gastrointestinal deve-se proceder o Teste de Apt com NaOH 1% para fazer o diagnóstico diferencial entre sangramento do TGI e deglutição de sangue materno. Para isso, mistura-se uma parte da secreção sanguinolenta do TGI do RN com cinco partes de água e centrifuga-se a mistura. Junta-se 5mL do sobrenadante com 1mL de NaOH 1%. A coloração rósea indica sangue (hemoglobina) do RN (teste de Apt positivo) e a marrom – amarelada indica sangue materno deglutido. Resposta E

Fontes consultadas e leitura recomendada

Victora, C.G., et al. Breastfeeding in the 21st century: epidemiology, mechanisms and lifelong effect. Lancet, 2016. p. 387:475.

Lawrence, R.M.; Lawrence R.A. Breastfeeding: more than just good nutrition. Pediatrics in Review, 2011. p. 32:267.

MINISTÉRIO DA SAÚDE. II Pesquisa de prevalência de aleitamento materno nas Capitais Brasileiras e Distrito Federal. 2009.

American Academy of Pediatrics. Section on Breastfeeding. Breastfeeding and the use of human milk. Pediatrics, 2012. 129: p. e827–e841.

Nutrologia pediátrica: alimentação infantil 4

Benito Lourenço

O objetivo principal da alimentação durante os primeiros anos de vida é a obtenção de nutrientes para o ótimo crescimento infantil, em um período de notável desenvolvimento somático, além da aquisição das habilidades e aquisição de comportamentos e hábitos alimentares saudáveis. O processo de desenvolvimento da alimentação engloba uma progressão de comportamentos que devem ser aprendidos pela criança e que dependem de uma maturação neurológica combinadas com aspectos individuais de temperamento da criança, relações interpessoais, influências ambientais e cultura.

As necessidades calóricas por quilograma de peso corporal nesse período de intenso crescimento são maiores do que as do adulto. No primeiro ano de vida, 40% dessas calorias são utilizadas para suprir as demandas do processo de crescimento e desenvolvimento. Dessa forma, devido à sua alta velocidade de crescimento, essa criança pequena é vulnerável aos erros e às deficiências de alimentação, sobretudo durante o desmame e na vigência de processos infecciosos.

O consumo de energia de uma criança é influenciado pela quantidade de alimentos e pelo número de refeições, pela densidade energética dos alimentos consumidos e tamanho das porções. O bebê tem uma capacidade inata de autorregulação de seu consumo calórico (porções maiores do que a média são consumidos com refeições menos frequentes ou porções menores são consumidas de alimentos mais densamente calóricos, por exemplo). Entretanto, essa habilidade inata pode ser influenciada por fatores que interferem no *drive* regulatório do comportamento alimentar: alimentações forçadas, restrições de ingesta, estímulos ambientais.

Novos conhecimentos sobre a alimentação infantil tornaram obsoletos muitos conceitos e recomendações que fizeram parte da prática pediátrica por muito tempo. Conceitos anteriores em alimentação apenas tinham como objetivos a determinação do crescimento e desenvolvimento adequados da criança e o combate às carências nutricionais (desnutrição, anemia, hipovitaminoses, por exemplo). Hoje, quando nos referimos à alimentação infantil, estamos também atentos à segurança alimentar, à garantia de funcionamento adequado de órgãos e sistemas e à prevenção de doenças crônicas não transmissíveis, como obesidade, hipertensão, diabete e osteoporose.

Fato curioso em alimentação infantil atual é que algumas sociedades científicas, antes não tão preocupadas com a preconização de recomendações nutricionais para crianças, hoje as fazem, com o intuito de prevenir doenças crônicas. Um exemplo é a Academia Americana de Cardiologia, que hoje, por exemplo, preconiza atenção aos sinais de saciedade (não superalimentar), estimular a criança a terminar a refeição se ela não está mais com fome, introduzir alimentos saudáveis e persistir mesmo havendo recusa inicial (a recusa inicial é fisiológica), não oferecer alimentos apenas para prover calorias sem outros benefícios nutricionais adicionais e estimular hábitos alimentares saudáveis na família.

Estudos epidemiológicos em modelos animais e ensaios clínicos mostram ampla evidência de que fatores nutricionais e metabólicos, em fases iniciais do desenvolvimento humano, têm efeito de longo prazo na programação metabólica da vida adulta. O termo *programming*, bastante atual na literatura sobre nutrição de crianças pequenas, refere-se à indução, deleção ou prejuízo do desenvolvimento de uma estrutura somática permanente ou ajuste de um sistema fisiológico por um estímulo (ou agressão) que ocorre em um período suscetível (fases precoces da vida), resultando em consequências em longo prazo para as funções fisiológicas. O maior exemplo em humanos tem sido a relação entre alimentação no primeiro ano de vida e desenvolvimento de obesidade. O aleitamento materno exerce efeito protetor.

A Organização Mundial da Saúde (OMS) e a Sociedade Brasileira de Pediatria (SBP) recomenda que as crianças sejam alimentadas exclusivamente com leite materno até os seis meses de vida. A partir de então, outros alimentos deverão ser introduzidos e a amamentação incentivada até cerca de dois anos. A Academia Americana de Pediatria recomenda a postergação da introdução dos alimentos complementares pelo menos após o quarto mês de

TEP – Título de Especialista em Pediatria

vida, também ressaltando a preferência da exclusividade do leite materno até os seis meses. A Sociedade Europeia de Gastroenterologia, Hepatologia e Nutrição Pediátricas (ESPGHAN) recomenda que os alimentos complementares ao aleitamento sejam postergados até, no mínimo, 17 semanas de vida, mas não ultrapassando as 26 semanas de vida. Não existem benefícios com a introdução precoce de alimentos complementares para o bebê; por outro lado, os relatos de que essa prática possa ser prejudicial são abundantes, como os que determinam maior risco de obesidade futura.

Introdução da alimentação complementar

Define-se o desmame como a introdução de qualquer tipo de alimento na dieta de uma criança, que até então se encontrava em regime de aleitamento materno exclusivo. Por alimento complementar entende-se qualquer alimento nutritivo, sólido ou líquido, diferente do leite humano oferecido à criança amamentada.

O desmame, que é feito respeitando o ritmo de desenvolvimento de cada criança e não apenas o critério cronológico, visa a garantir sua independência, gerando-lhe segurança, ao mesmo tempo em que busca satisfazer suas necessidades nutricionais. Por volta dos quatro meses de idade, a maioria dos lactentes dobrou seu peso de nascimento. Entre quatro a seis meses de idade, há a necessidade progressiva de ofertar alimentos complementares para suportar as exigências do crescimento, a satisfação da fome do bebê e suas necessidades de nutrientes. A partir dos seis meses, o volume de leite humano se torna insuficiente para essas necessidades, particularmente em relação à energia, ferro, zinco e vitaminas.

Uma alimentação adequada deve ser rica em energia, proteínas e micronutrientes (particularmente, o ferro, o zinco, o cálcio, a vitamina A e a vitamina C), isenta de contaminação (sem germes patogênicos, toxinas ou produtos químicos prejudiciais), não muito salgada ou doce, fácil de ser consumida (apresentação adequada para a idade), em quantidade apropriada e disponível e acessível. É de fundamental importância que a criança goste da dieta e que ela seja culturalmente aceita.

A introdução de alimentos sólidos deve ser postergada até, pelo menos a criança permanecer sentada com apoio e ter bom controle cervical e da cabeça, habilidades facilmente percebidas pelas mães. Assim, esses bebês terão um adequado controle do tronco, impulsionar a papa para a faringe posterior para engolir, já não terão o reflexo de extrusão (eleva a língua e empurra qualquer elemento colocado na boca da criança), já traz as mãos à boca e demonstra seu desejo pela comida (abrindo a boca e projetando-se para frente) ou saciedade (fechando a boca, virando a cabeça e projetando-se para trás). Esse conjunto de habilidades é observado seguramente aos seis meses de idade.

O período de introdução da alimentação complementar é de elevado risco para a criança, tanto pela oferta de alimentos inadequados, quanto pelo risco de sua contaminação devido a manipulação/preparo inadequados, favorecendo a ocorrência de doença diarreica e desnutrição. Oferecer adequada orientação para as mães, durante esse período, é de fundamental importância. Outro risco importante reside na oferta inadequada de micronutrientes como vitaminas e ferro. A partir do sexto mês de vida, para atendimento das necessidades nutricionais do lactente, cerca de 60 a 70% do ferro e zinco, por exemplo, devem vir de alimentos complementares.

A escolha de alimentos deve ser determinada pela disponibilidade local e pelos requisitos básicos de aceitação, menor custo, facilidade de aquisição, preparo e integração ao padrão cultural familiar e regional. Sua eficácia é reconhecida pela adaptação da criança aos novos alimentos, sem que lhe façam mal e pela observação de um crescimento sadio. A alimentação deve ser considerada um processo natural, e a adoção de um esquema alimentar rígido deve ceder lugar a um esquema flexível e individualizado para cada criança. A introdução de cada novo alimento deve ser feita em pequenas quantidades, aumentadas gradativamente, a fim de testar a tolerância gastrointestinal e a sensibilidade alérgica. A criança tende a rejeitar as primeiras ofertas dos alimentos complementares. Em média, são necessárias oito a dez exposições a um novo alimento para que ele seja aceito pela criança.

É necessário lembrar que a introdução dos alimentos complementares deve ser gradual, sob a forma de papas e oferecidos com a colher. Papas com um ou poucos ingredientes devem ser introduzidas inicialmente. Um dos principais nutrientes deficitários a partir desse momento é o ferro e a escolha dos ingredientes deve ser pensada em função disso. As frutas (que possam amplificar absorção do ferro) e a carne são os alimentos prioritários. Tão logo esses alimentos sejam aceitos, vegetais devem ser adicionados.

As frutas, em forma preferencial de papas, estão entre os primeiros alimentos a serem introduzidos. Suprem as necessidades de vitaminas (especialmente a vitamina C que facilita a absorção do ferro não heme) e preparam o lactente para a consistência pastosa. Os sucos naturais devem ser evitados, mas se forem administrados, que sejam dados no copo, oferecidos após as refeições principais (e não em substituição a essas), sem adição de açúcar, não ultrapassando a quantidade diária de 100 ml. As frutas amassadas podem ser introduzidas no horário da manhã ou tarde, completando-se a refeição com a amamentação, se necessário. O tipo de fruta deve respeitar as características

Nutrologia pediátrica: alimentação infantil

ticas regionais, o preço, a estação do ano e seu conteúdo em fibra e suas tendências laxantes ou obstipantes; nenhuma fruta é contraindicada.

A partir dos seis meses e meio de idade, a criança deverá receber a sua primeira refeição de sal. Atualmente, temos preferido o termo papa ou papa principal ou comida de panela, para não haver confusão com o termo "salgada". Não se deve indicar a adição de sal ou, caso necessário, em quantidades mínimas, no preparo da alimentação complementar para lactentes (é suficiente o sódio intrínseco aos alimentos). A papa principal é introduzida inicialmente no horário de almoço, completando-se a refeição com o leite materno até que a criança se mostre saciada apenas com a papa. A finalidade dessa introdução é aumentar a oferta calórico-proteica e de minerais, especialmente o ferro. A segunda papa poderá ser oferecida a partir de duas semanas após a primeira.

No preparo da papa principal, deve-se sempre utilizar um alimento básico, fornecedor de calorias (tubérculos ou cereais), acrescido de um ou mais alimentos destinados a aumentar o aporte proteico (origem animal e vegetal) e de fibras, vitaminas e sais minerais (hortaliças). A técnica de preparo das primeiras refeições obedece a um padrão familiar que deve ser respeitado, desde que sempre inclua um dos componentes dos grupos alimentares a seguir:

a. alimentos com proteína de origem animal (carne, frango, vísceras ou peixe – cerca de 50 a 70 g/dia) – recomendações mais atuais preconizam que esses nutrientes sejam fornecidos diariamente para a criança (menor importância da papa somente de legumes!). A carne não deve ser retirada após o cozimento, e sim, picada, tamisada (cozida e amassada com as mãos) ou desfiada;

b. alimentos com proteína de origem vegetal (feijão, lentilha, ervilha, soja, grão-de-bico) ;

c. alimentos com maior teor de hidratos de carbono (batata, beterraba, cenoura, mandioca, abóbora, abobrinha, batata-doce, arroz) ;

d. alimentos vegetais/folhas com maior conteúdo de vitaminas e sais minerais (agrião, alface, almeirão, couve, espinafre, repolho, vagem, brócolis).

Não se deve acrescentar açúcar ou leite nas papas na tentativa de melhorar a sua aceitação, pois podem prejudicar a adaptação da criança às modificações de sabor e consistência das dietas. Lembrar que a exposição frequente a determinado alimento facilita sua aceitação.

O uso do óleo vegetal é importante, pois é fonte de ácidos graxos poli-insaturados que ajudam no desenvolvimento do sistema nervoso. Os óleos mais indicados são os de soja, canola e azeite de oliva. Gorduras e colesterol não devem ser restritos para o bebê. Deve-se evitar caldos e temperos industrializados.

A dieta deve ser a mais ampla possível de proteínas heterólogas e glúten a partir do sexto mês de vida, visando à aquisição de tolerância e à redução no risco de alergenicidade. O ovo (clara e gema cozidas) deve ser introduzido aos seis meses, lembrando que frequentemente as mães oferecem para as crianças alimentos que já possuem ovo na sua composição, por isso não seria necessário retardar a sua introdução.

A papa deve ser amassada. Como a criança tem capacidade gástrica pequena e consome poucas colheradas no início da introdução dos alimentos complementares, é necessário garantir o aporte calórico com papas de alta densidade energética (mais espessas). O tempo de cozimento deve ser aumentado progressivamente, de modo a diminuir a quantidade de água residual na papa, modificando assim, lentamente, a consistência desta, para cada vez mais sólida, estimulando-se a mastigação da criança. A utilização do liquidificador é contraindicada. A introdução da refeição deve ser gradual, iniciando-se com duas a três colheres das de chá, aumentando-se gradualmente a oferta, até atingir uma quantidade mínima de 100 a 120 gramas (15 a 20 colheres de sopa rasas). Sopas e comidas "ralas/moles" não fornecem calorias suficientes para suprir as necessidades energéticas das crianças pequenas. Do oitavo mês em diante, a criança já deve receber alimentação mais variada, os mesmos alimentos consumidos pela família, desde que amassados, desfiados ou picados em pedaços pequenos. Crianças que não recebem alimentos em pedaços até os dez meses apresentam, posteriormente, maior dificuldade de aceitação de alimentos sólidos.

A criança, dos seis aos onze meses, amamentada deve receber três refeições ao dia (duas papas principais e uma de fruta) e aquela não amamentada, cinco refeições (duas papas principais, três de leite, além das frutas). Horários rígidos para a oferta de alimentos prejudicam a capacidade da criança distinguir a sensação de fome e de estar satisfeito após a refeição. No entanto, é importante que o intervalo entre as refeições seja regular (2 a 3 horas), evitando-se comer nos intervalos para não atrapalhar as refeições principais. Muitas vezes a criança não quer comer no horário porque recebeu alimentos não nutritivos antes desta refeição. É necessário saber distinguir o desconforto da criança por fome de outras situações como, sede, sono, frio, calor, fraldas molhadas ou sujas, e não oferecer comida ou insistir para que a criança coma, quando ela não está com fome.

É importante oferecer água potável a partir da introdução da alimentação complementar porque os alimentos dados ao lactente apresentam maior quantidade de proteínas por grama e maior quantidade de sais, o que causa sobrecarga de solutos para os rins.

A criança pequena não pode "experimentar" todos os alimentos consumidos pela família, por exemplo, embutidos, iogurtes industrializados, queijinhos *petit suisse*, macarrão instantâneo, bebidas alcoólicas, salgadinhos, refrigerantes, doces, sorvetes, biscoitos recheados, entre outros. No primeiro ano de vida não usar mel. Nessa faixa etária, os esporos do *Clostridium botulinum*, capazes de produzir toxinas na luz intestinal, podem causar botulismo.

A alimentação complementar pode ser chamada de transição quando for especialmente preparada para a criança pequena até que ela possa receber alimentos da mesma consistência dos consumidos pela família, em torno dos 10 a 11 meses de idade. Isso é extremamente importante: aos 12 meses, toda a criança deve estar recebendo alimentos na consistência com que são consumidos pela família.

Por volta dos 8 a 10 meses de idade, há maior refinamento de algumas habilidades para iniciar o processo de comer de forma independente: senta sozinho, coordenação olho-mão, início do desenvolvimento da pinça (segura e solta a comida), mastiga (mesmo na ausência de dentes) e engole. Até os 12 meses, a pinça mais fina progressivamente se desenvolve. Alimentos picados e macios, como pedaços de frutas e vegetais, massas e carne podem ser oferecidos na mão da criança. Progressivamente a criança deve ser estimulada a se alimentar sozinha, com supervisão dos responsáveis.

A introdução de novos alimentos diferentes do leite humano é um momento de grande aprendizado, mas também é um momento de crise. A amamentação tem o poder de aliar alimentação a afeto, e esta passagem deve ter também afeto na condução. A paciência e a suavidade, assim como palavras tranquilizadoras e manifestações positivas, devem completar os esforços de quem ajuda nesta iniciação.

A criança que não se amamenta – fórmulas infantis

A imaturidade funcional, principalmente dos aparelhos gastrointestinal, renal, do sistema imunológico e a não total maturação sob o aspecto neuropsicomotor, nos primeiros meses de vida requerem cuidados especiais em relação à alimentação oferecida à criança pequena.

O leite de vaca integral não deverá ser introduzido antes dos 12 meses de vida, por várias razões, entre as quais o fato de ser pobre em ferro e zinco, ter grande carga de soluto renal, ter excesso de proteínas com grande coagulabilidade (pior digestibilidade e retardo do esvaziamento gástrico), e apresentar-se com déficit de ácidos graxos essenciais. Entretanto, e

infelizmente, ainda é um leite muito utilizado pelos lactentes brasileiros e um dos grandes responsáveis pela alta incidência de anemia ferropriva em menores de dois anos no Brasil. Além disso, o elevado teor proteico desse alimento é um fator obesogênico já amplamente reconhecido. Crianças pequenas quando recebem leite de vaca, podem desenvolver anticorpos específicos contra as proteínas desse leite. O nível máximo desses anticorpos ocorre no primeiro semestre de vida, pelo fato de a mucosa intestinal ser mais permeável a macromoléculas.

Diante da impossibilidade do aleitamento materno, deve-se utilizar uma fórmula infantil que satisfaça as necessidades do lactente. Todas as fórmulas (fórmulas de partida até seis meses e de seguimento para lactentes maiores de seis meses) disponíveis no Brasil são consideradas seguras, pois seguem as resoluções da Agência Nacional de Vigilância Sanitária (ANVISA). Atualmente, no mercado brasileiro, pode-se encontrar uma quantidade bastante grande de opções. O Brasil é signatário do *Codex Alimentarius*, desenvolvido conjuntamente pela Organização das Nações Unidas para a Agricultura e a Alimentação (FAO) e a OMS, com propósito de orientar e promover o desenvolvimento e criação de definições e exigências para os alimentos, a fim de contribuir para a sua harmonização, facilitando, desta forma, o comércio internacional. Assim, é correto acreditar que todas as fórmulas sigam as diretrizes de composição reconhecidas internacionalmente. O *Codex* estabelece ingredientes obrigatórios, mas também recomenda os opcionais (que podem ou não ser acrescidos pela indústria). Assim, existem no comércio fórmulas que basicamente atendem aos requisitos mínimos e fórmulas mais completas. Importante salientar que as primeiras já são suficientemente superiores ao leite de vaca. A garantia de um ótimo crescimento sem risco de anemia já são características das fórmulas mais básicas e de menor custo, consequentemente. Fórmulas mais sofisticadas contemplam os ingredientes opcionais, como taurina, nucleotídeos, ácido docosahexaenoico (DHA) e ácido araquidônico, frutooligossacarídeos e galactooligossacarídeos (prebióticos) e probióticos.

Sendo a obesidade doença de grande preocupação na faixa etária pediátrica, uma das estratégias mais estudadas para evitar o ganho excessivo de peso é a redução da carga proteica, obtida fundamentalmente evitando-se o uso do leite de vaca não modificado e optando-se por fórmulas de baixo teor de proteínas. O *Codex* define limites mínimo (1,8g/100 Kcal) e máximo (3g/100 Kcal) de proteínas nas fórmulas infantis. A quantidade reduzida de proteínas na fórmula deve acompanhar-se de qualidade que garanta a oferta de todos os aminoácidos e o crescimento adequado do lactente.

Nutrologia pediátrica: alimentação infantil

Alguns nutrientes otimizam o desenvolvimento neuropsicomotor adequado da criança, além dos nutrientes básicos determinados pelo *Codex*. O mais estudado deles é o DHA. Existem vários trabalhos indicando que a suplementação da fórmula com DHA melhora desempenho cognitivo e acuidade visual, embora não haja evidência que essa melhora seja valor-dependente. Independentemente da quantidade, preferem-se as fórmulas enriquecidas com DHA (não obrigatório pelo *Codex*). Outro foco importante de atenção é para o desenvolvimento de uma microbiota saudável. Nascimento de parto normal, aleitamento materno, redução do uso de antibióticos e uso de prebióticos e probióticos (cepa-específicos) são maneiras para desenvolvê-la. O uso de probióticos é permitido nas fórmulas no Brasil, mas o aquecimento da água (existe legislação específica para uso da água a 70 graus) elimina as bactérias.

Quanto à polêmica sobre a constipação intestinal no primeiro semestre vida, sabe-se que as crianças saudáveis alimentadas ao seio podem evacuar sete vezes por dia ou apenas uma vez por semana. O endurecimento das fezes, entretanto, ocorre em apenas 1% dos lactentes amamentados ao seio, e, em cerca de 9% das crianças alimentadas com fórmulas tradicionais. O endurecimento geralmente é transitório e ocorre na passagem do leite materno para fórmula e/ou na introdução da alimentação complementar.

Para as crianças que usam fórmulas infantis, a introdução de alimentos não lácteos deverá seguir o mesmo padrão preconizado para aquelas que estão em aleitamento materno exclusivo (a partir dos 6 meses).

Ferro, alimentação infantil e suplementação vitamínica

Apesar de a criança receber uma quantidade de ferro pequena pelo leite materno, ela é suficiente para suprir as necessidades desse micronutriente nos primeiros seis meses de vida, em crianças nascidas a termo, graças às suas reservas de ferro. Após os seis meses, as reservas se esgotam, havendo a necessidade de suplementação desse elemento por meio dos alimentos complementares. A biodisponibilidade do ferro (o quanto de ferro ingerido é absorvido e disponibilizado para o metabolismo) é de fundamental importância. O ferro mais bem aproveitado é o contido no leite materno (50 a 60%), seguido pelo ferro contido nos alimentos de origem animal (20 a 25%). Os alimentos de origem vegetal têm baixa biodisponibilidade do ferro (1 a 6%). O ferro é mais bem absorvido na presença de carnes e ácido ascórbico (incentivo ao consumo concomitante de laranja, goiaba, limão, manga, mamão, melão, maracujá, pêssego, tomate) e menos absorvido quando ingerido com gema de ovo, leite, chá ou café. Em geral, admite-se que a densidade de ferro nos alimentos complementares em países em desenvolvimento não garante as necessidades de ferro das crianças menores de dois anos.

A OMS propõe que a suplementação profilática de ferro medicamentoso para lactentes seja realizada de maneira universal, em regiões com alta prevalência de anemia carencial. A recomendação atual da SBP para a administração de ferro à criança, é apresentada no Quadro 4.1.

Quadro 4.1 – Recomendações da SBP quanto à profilaxia da ferropenia e orientações para suplementação de ferro.

Situação	Recomendação
Lactentes nascidos a termo, de peso adequado para a idade gestacional, durante aleitamento materno exclusivo até 6 meses de idade.	Não indicada suplementação.
Lactentes nascidos a termo, de peso adequado para a idade gestacional, em uso de fórmula infantil até 6 meses de idade e a partir do sexto mês se houver ingestão mínima de 500 ml de fórmula/dia.	Não indicada suplementação.
Lactentes nascidos a termo, de peso adequado para a idade gestacional, a partir da introdução de alimentos complementares (sexto mês) e que não recebem fórmula infantil.	1 mg de ferro elementar/kg peso/dia até 2 anos de idade ou 25 mg de ferro elementar por semana até 18 meses de idade.*
Prematuros maiores que 1.500 g e recém-nascidos de baixo peso, a partir do 30º dia de vida.	2 mg de ferro elementar/kg peso/dia, durante todo o primeiro ano de vida. Após esse período, 1 mg/kg/dia até dois anos de idade.
Prematuros que nascem entre 1.000 e 1.500 g.	3 mg de ferro elementar/kg peso/dia, durante todo o primeiro ano de vida. Após esse período, 1 mg/kg/dia até dois anos de idade.
Prematuros que nascem com menos de 1.000 g.	4 mg de ferro elementar/kg peso/dia, durante todo o primeiro ano de vida. Após esse período, 1 mg/kg/dia até dois anos de idade.

*Fonte: adaptado de SBP. *Recomendação do Programa Nacional de Combate à Anemia Carencial do Ministério da Saúde.*

Além da prevenção medicamentosa da anemia ferropriva, deve-se estar atento para a oferta dos alimentos ricos ou fortificados com ferro (cereal, farinha, leite).

Em relação à vitamina D, o leite materno contém cerca de 25 UI/litro, dependendo do *status* materno desta vitamina. Em documento científico, lançado em 2014, o Departamento de Nutrologia recomenda a suplementação profilática de 400 UI/dia a partir da primeira semana de vida até os 12 meses, e de 600 UI/dia dos doze aos vinte quatro meses, inclusive para as crianças em aleitamento materno exclusivo, independentemente da região do país. Para os RN pré-termo, a suplementação oral de vitamina D (400 UI/dia) deve ser iniciada quando o peso for superior a 1.500 g e houver tolerância plena à nutrição enteral Nos grupos de risco relativo à vitamina D, recomenda-se a dose mínima diária de 600 UI, monitorando as concentrações séricas de 25–OH–D, sempre que possível, e, se necessário, reajustando a dose. São considerados grupos de risco para deficiência: crianças amamentadas ao seio sem suplementação/exposição solar adequada, com pele escura, limitada exposição ao sol e necessidade de rigorosa fotoproteção, com má-absorção de gorduras, insuficiência renal e síndrome nefrótica ou em uso de drogas como rifampicina, isoniazida e anticonvulsivantes (fenitoína e fenobarbital).

Alimentação no segundo ano de vida

Após o segundo ano, o ritmo de crescimento se desacelera, há diminuição das necessidades nutricionais, traduzidas por menor ingestão alimentar, que é relatada pela mãe como "falta de apetite". Trata-se de uma situação normal, que deve ser esclarecida à família.

Os hábitos alimentares adquiridos nessa idade mantêm-se por vários anos, daí a importância de uma alimentação variada. O hábito de participar das refeições familiares deve ser precocemente estimulado. A criança deve ser incentivada a alimentar-se sozinha. Aos dezoito meses, aproximadamente, a criança será capaz de usar bem a colher. Até esse momento, deve-se ter insistido para o desmame da "mamadeira". Ainda que derrame, o copo deve ser utilizado e estimulado aos vinte e quatro meses.

A partir dos doze meses, deve-se acrescentar às três refeições mais dois lanches ao dia, com fruta ou leite. Oferecer frutas como sobremesa é importante, após as refeições principais, com a finalidade de melhorar a absorção do ferro não heme presente nos alimentos como feijão e folhas verde-escuras.

Deve ser incentivada a ingestão média de 600 ml de leite, preferencialmente fortificados com ferro, assim como de outros derivados. Cuidado com a substituição das refeições principais por leite. Consumo de mais de 700 ml/dia, nessa faixa etária, é importante fator de risco para o desenvolvimento de anemia ferropriva.

Crianças no segundo ano de vida "brincam" com a comida e esse é um comportamento normal; assim, tocam, cheiram, põem e tiram da boca, derrubando-os às vezes. A queixa sobre recusa alimentar é muito frequente no segundo ano de vida, quando a velocidade de crescimento diminui bastante em relação ao primeiro ano e, consequentemente, diminuem também as necessidades nutricionais e o apetite. Nesta idade, a criança está naturalmente iniciando o processo de neofobia, em que as novidades são inicialmente rejeitadas. As crianças devem ser estimuladas a comer vários alimentos, com diferentes gostos, cores, consistências, temperaturas e texturas, explorando-se sua curiosidade e fantasia. Para isto a paciência, a criatividade e a persistência são as principais ferramentas: nunca forçar, ameaçar ou associar eventos negativos ao ato de comer. Também não se deve premiar com ofertas extras ao alimento que está sendo oferecido.

Embora as dietas com baixo teor de gordura e colesterol sejam amplamente recomendadas para os adultos, o Comitê de Nutrição da Academia Americana de Pediatria e o Comitê de Nutrição da Associação Americana de Cardiologia concordam que não deve haver restrição de gordura e colesterol durante os dois primeiros anos de vida, uma vez que são importantes para mielinização. Para as crianças entre um e dois anos com obesidade, pode-se considerar o uso de leite com baixo teor de gorduras, sob supervisão, para evitar deficiências nutricionais e déficit de crescimento. Evite-se também o oferecimento de alimentos simplesmente para prover calorias, sem outros benefícios nutricionais adicionais.

Dez passos para a alimentação saudável

A Organização Panamericana de Saúde e a OMS propuseram e o Ministério da Saúde do Brasil é signatário dos conhecidos 10 passos para melhorar a alimentação infantil das crianças menores de dois anos de idade.

PASSO 1. Dar somente leite materno até os seis meses, sem oferecer água, chás ou qualquer outro alimento.

PASSO 2. A partir dos seis meses, oferecer de forma lenta e gradual outros alimentos, mantendo o leite materno até os dois anos de idade ou mais.

PASSO 3. A partir dos seis meses, dar alimentos complementares (cereais, tubérculos, carnes, frutas e legumes) três vezes ao dia se a criança receber leite materno, e cinco vezes ao dia se estiver desmamada.

Nutrologia pediátrica: alimentação infantil

PASSO 4. A alimentação complementar deve ser oferecida sem rigidez de horários, respeitando-se sempre a vontade da criança.

PASSO 5. A alimentação complementar deve ser espessa desde o início e oferecida de colher; começar com consistência pastosa (papas/purês) e gradativamente aumentar a sua consistência até chegar à alimentação da família.

PASSO 6. Oferecer à criança diferentes alimentos ao dia. Uma alimentação variada é uma alimentação colorida.

PASSO 7. Estimular o consumo diário de frutas, verduras e legumes nas refeições.

PASSO 8. Evitar açúcar, café, enlatados, frituras, refrigerantes, balas, salgadinhos e outras guloseimas nos primeiros anos de vida. Usar sal com moderação.

PASSO 9. Cuidar da higiene no preparo e manuseio dos alimentos; garantir o armazenamento e a conservação adequados. É importante orientar as mães sobre a higiene adequada das mãos, dos alimentos e dos utensílios, em especial das mamadeiras, quando utilizadas.

PASSO 10. Estimular a criança doente e convalescente a se alimentar, oferecendo sua alimentação habitual e seus alimentos preferidos, respeitando a sua aceitação.

PONTOS PRÁTICOS

- A ingestão adequada de leite humano ou de fórmulas infantis atendem às necessidades nutricionais para os bebês de até seis meses de idade. Entretanto, até o fim do primeiro ano de vida, a maioria das crianças devem obter aproximadamente metade de suas necessidades energéticas provenientes dos alimentos complementares.
- A alimentação complementar deve ser introduzida após os quatro a seis meses de idade, no momento em que a criança senta com apoio, e tem bom controle cervical e da cabeça.
- Os alimentos complementares devem ser administrados em combinação com o leite humano ou com fórmulas infantis. Devem ser administrados, inicialmente, sob a forma de papas não ralas, com colher e sua consistência deve ser progressivamente mais espessa até o fim do primeiro ano, quando a criança receberá os alimentos da forma como são consumidos pela família.
- A carne deve ser introduzida logo no início, sucos devem ser restritos e fruta administrada amassada. A adição de sal e açúcar é desencorajada.
- Deve haver suplementação de ferro após o desmame para as crianças (que não foram prematuras) que não recebem fórmulas infantis.
- A vitamina D pode ser suplementada para as crianças provenientes de regiões com baixa exposição solar ou com fatores que comprometam a produção endógena de vitamina D.

Questões de Treinamento

1. A alimentação infantil adequada compreende a prática do aleitamento materno e a introdução, em tempo oportuno, da alimentação complementar. De acordo com as atuais recomendações, as afirmativas abaixo são corretas, **exceto**:

   a. como a criança tem capacidade gástrica pequena e consome poucas colheradas, na introdução dos alimentos complementares, é necessário garantir o aporte calórico com papas de alta densidade energética.

   b. horários rígidos prejudicam a capacidade da criança para distinguir sensação de fome e de estar satisfeita após a refeição.

   c. a clara e a gema do ovo devem ser introduzidos somente após um ano de idade.

   d. a alimentação complementar deve conter proteínas heterólogas e glúten a partir do sexto mês de vida, visando à aquisição de tolerância e à redução no risco de alergenicidade.

   e. a alimentação após o sexto mês de vida deve ser composta de cereais ou tubérculos, leguminosas, carnes e hortaliças, desde a primeira etapa.

2. João, 8 meses, nascido a termo, em São Paulo (capital) recebeu aleitamento materno exclusivo até os seis meses e está recebendo alimentos complemen-

tares, como frutas e papa de legumes com carne e fórmula láctea infantil de seguimento, no volume de 700 ml/dia. Em relação a esse paciente:

a. a ingestão de leite e derivados nas refeições pode facilitar a absorção de ferro.
b. há necessidade de suplementação de vitamina D.
c. a partir dessa consulta, iniciará suplementação de ferro.
d. não há necessidade de suplementação de água.
e. o ovo ainda não deverá ser introduzido.

3. Qual a dose preconizada de ferro elementar para um lactente que foi prematuro e nasceu com 1.900 g e está com 2 meses de idade, em aleitamento materno exclusivo?

a. 1 mg/kg/dia.
b. 2mg/kg/dia.
c. 3 mg/kg/dia.
d. 4mg/kg/dia.
e. não há necessidade de profilaxia com ferro.

4. Durante a escolha de uma fórmula infantil para um lactente que iniciou o desmame aos 3 meses, a afirmação válida e que encontra sustentação científica é a de que:

a. lactente que usa fórmula infantil deve receber ferro profilático para anemia.
b. concentrações maiores de proteínas relacionam-se a risco de obesidade futura.
c. concentrações maiores de DHA na fórmula correlacionam-se diretamente a mais inteligência durante a adolescência.
d. a relação entre cálcio e fósforo não é adequada nas fórmulas disponíveis em nosso meio.
e. fórmulas infantis determinam crescimento subótimo quando comparadas ao leite humano.

Gabarito comentado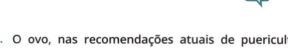

1. O ovo, nas recomendações atuais de puericultura pode ser introduzido antes dos 12 meses de idade, já aos 6 ou 7 meses de idade, sempre cozido. Além de excelente fonte proteica, tem baixo custo. Resposta C

2. O Departamento Científico de Nutrologia da Sociedade Brasileira de Pediatria recomenda a suplementação profilática de 400 UI/dia a partir da primeira semana de vida até os 12 meses, e de 600 UI/dia dos 12 aos 24 meses, inclusive para as crianças em aleitamento materno exclusivo, independentemente da região do país. Não há necessidade de suplementação de ferro, pois o lactente já ingere mais de 500 ml/dia de uma fórmula infantil com ferro. Resposta B

3. Crianças que nasceram prematuras ou com baixo peso devem receber, se o peso de nascimento foi entre 1.500 g até 2.500 g, 2 mg/kg/dia de ferro elementar no primeiro ano de vida e 1 mg/kg/dia, no segundo. A dose do primeiro ano pode ser 3 mg/kg/dia se a criança nasceu com peso entre 1.000 g e 1.500 g ou 4 mg/kg/dia, se nasceu com menos de 1.000 g. Resposta B

4. A disponibilidade atual de informação científica pediátrica apoia a ideia de que concentrações maiores de proteínas se correlacionam com obesidade futura. As fórmulas infantis já têm ferro em sua formulação e composição adequada de cálcio e fósforo. A necessidade de ARA e DHA é comprovada, mas sem relação direta entre quantidade e melhores desempenhos futuros. Resposta B

Fontes consultadas e leitura recomendada

Sociedade Brasileira de Pediatria. Departamento Científico de Nutrologia. *Manual de orientação do departamento de nutrologia:* alimentação do lactente ao adolescente, alimentação na escola, alimentação saudável e vínculo mãe-filho, alimentação saudável e prevenção de doenças, segurança alimentar. Terceira edição. 2012.
Agostoni, C.; Decsi, T.; Fewtrell, M. et al. *Complementary feeding:* a commentary by the ESPGHAN Committee on nutrition. Journal of Pediatric Gastroenterology and Nutrition, 2008. 46:99.
Section on Breastfeeding. *Breastfeeding and the use of human milk.* Pediatrics, 2012. 129: e827.
Ministério da Saúde. Guia alimentar para crianças menores de 2 anos. Série A. Normas e Manuais Técnicos, 2012.
Sociedade Brasileira de Pediatria. Departamento de Nutrologia. *Documento Científico:* Deficiência de vitamina D em crianças e adolescentes, 2014. Disponível em: <http://www.sbp.com.br/src/uploads/2015/02/vitamina_d_dcnutrologia2014-2.pdf>. Acesso em: Jan/2017.

Avaliação nutricional e desnutrição infantil 5

Benito Lourenço

Na infância os agravos nutricionais, além de contribuírem para a piora da saúde, frequentemente têm repercussões negativas importantes no processo de crescimento e desenvolvimento, cujas promoção e proteção são objetivos primordiais de quem presta assistência à criança. A importância da avaliação nutricional é reconhecida tanto na atenção primária, para acompanhar o crescimento e a saúde da criança e do adolescente, quanto na detecção precoce de distúrbios nutricionais, ou desnutrição, – obesidade. A identificação do risco nutricional e a garantia da monitoração contínua fazem da avaliação nutricional um instrumento essencial para o conhecimento das condições de saúde da população infantil.

Mesmo dentro de um contexto de turbulências econômicas, políticas e sociais, o Brasil mudou substancialmente nas últimas décadas. Inverteram-se os termos da ocupação demográfica do espaço físico: de uma população fundamentalmente rural no advento dos anos 1950, passamos à condição de um país urbano. O desempenho reprodutivo mudou radicalmente, a mortalidade infantil caiu substancialmente. A pirâmide populacional antes formada, em sua maioria, por crianças, adolescentes e jovens, hoje já apresenta um perfil aproximado do padrão vigente nos países desenvolvidos, com uma participação crescente de pessoas mais velhas nos patamares medianos e superiores de sua estrutura. Melhoraram também significantemente o acesso, a cobertura e resolutividade das ações de saúde e as condições de saneamento. Esses e outros fatores contribuem para a determinação de um novo perfil alimentar/nutricional da população que, transitou de uma prevalência exagerada dos distúrbios pediátricos de carência, incluindo a desnutrição para progressivo aumento das situações de excesso (obesidade). Ambas as situações são preocupantes. O binômio infecção/desnutrição ainda afeta principalmente crianças provenientes de classes econômicas com reduzido poder aquisitivo, em regiões com baixos índices de desenvolvimento econômico e social e, ain-

da em pequenos redutos de pobreza extrema, o desafio para o tratamento das crianças desnutridas ainda se impõe para o médico.

Os primeiros passos para o estabelecimento do diagnóstico nutricional são anamnese clínica e nutricional (quantitativa e qualitativa), o exame físico geral detalhado (detecção de sinais relacionados aos distúrbios nutricionais) e a avaliação antropométrica.

Na anamnese, sempre que possível, é importante a identificação das situações de risco nutricional para intervenções precoces, muitas vezes sem clínica ainda estabelecida. O ambiente de vida, determinante na concepção mais ampla da disponibilidade, do consumo, das necessidades individuais de nutrientes, exerce importante influência sobre a condição nutricional da criança. Devem ser obtidos dados relativos a condições que possam limitar a disponibilidade de alimentos, como condições socioeconômicas e culturais (instrução dos pais, renda familiar, emprego, migrações recentes, intervalo interpartal, tamanho da família e condições do ambiente físico). Algumas situações relacionadas aos antecedentes mórbidos da criança podem modificar suas necessidades nutricionais e devem ser pesquisadas. Nos cuidados ministrados à criança, atenção deve ser dada às características da dinâmica familiar, relações psicoafetivas e de estimulação.

A história alimentar engloba desde o processo de amamentação e introdução dos novos alimentos até o conhecimento do dia alimentar da criança, com a quantidade e a frequência dos alimentos ingeridos, dentro do contexto cultural alimentar da família. A análise dos vários grupos de alimentos, como construtores (leite e derivados, carne, ovos e leguminosas), reguladores (frutas e hortaliças) e energéticos (gorduras, açúcares, farinhas e cereais), permite avaliar a qualidade da dieta. Avalia-se também a utilização prévia de suplementos vitamínicos e minerais.

Outro ponto fundamental a ser avaliado é o estilo de vida da criança, particularmente o tempo e frequência das atividades físicas regulares e os períodos destinados às atividades de imobilismo (tempo de tela).

Avaliação antropométrica

A avaliação do desenvolvimento somático infantil é o melhor instrumento propedêutico da condição nutricional, excetuando-se os casos portadores de distúrbios específicos. Para tanto, parâmetros antropométricos mensuráveis, como peso, estatura e perímetros são usualmente utilizados. Esses dados devem ser analisados em função da idade e do sexo da criança e, para o diagnóstico de sua adequação, necessitam ser comparados com valores considerados "normais": os dados de referência. Recorre-se, então, aos referenciais: tabelas e gráficos (curvas) de crescimento, que buscam representar para ambos os sexos a variabilidade dessas medidas entre indivíduos sadios de mesma idade e a tendência de sua evolução com a idade. Avaliar o crescimento infantil é um processo dinâmico, realizado por meio de múltiplas medidas seriadas, com o objetivo de determinar a velocidade em que as mudanças ocorrem. A análise das medidas obtidas em apenas determinado momento (avaliação transversal) estará mais sujeita a erros que a avaliação longitudinal.

O Ministério da Saúde do Brasil adota as recomendações da Organização Mundial da Saúde (OMS) quanto ao uso de curvas de referência para avaliação do estado nutricional. Assim, para crianças menores de cinco anos de idade, recomenda-se utilizar a referência da OMS lançada em 2006 (WHO 2006), que já consta na Caderneta de Saúde da Criança. Para as crianças com cinco anos ou mais e adolescentes, recomenda-se o uso da referência internacional da OMS lançada em 2007 (WHO 2007). As curvas publicadas pela OMS em 2006 para crianças menores de cinco anos são uma inovação no uso de curvas de referência para avaliação do estado nutricional. Tais curvas descrevem o crescimento de crianças que vivem em ambientes socioeconômicos adequados e que foram submetidas a cuidados de saúde e alimentação compatíveis com um crescimento e um desenvolvimento saudáveis.

Na prática diária, utilizam-se os dados de peso e de estatura para a avaliação do estado nutricional de uma criança. O valor da antropometria é indiscutível, desde que componha registros regulares, precisos e consistentes; daí a importância dos instrumentos e técnicas corretos.

Nos lactentes, recomenda-se a avaliação do peso para idade (P/I) e da estatura para idade (E/I), pois, nessa fase, o peso é o parâmetro de maior velocidade de crescimento, variando mais em função da idade do que do comprimento da criança, sendo mais sensível aos agravos nutricionais e o primeiro a modificar-se nessas circunstâncias. Nas fases pré-escolar e escolar, sendo o crescimento mais lento e constante, predominando o estatural, o peso da criança varia mais em função da estatura do que da idade.

Classificação do estado nutricional

O estado nutricional é o resultado do equilíbrio entre o consumo de nutrientes e o gasto energético do organismo para suprir as necessidades nutricionais. O estado nutricional pode ter dois tipos de manifestação: a adequação nutricional (eutrofia) que é manifestação produzida pelo equilíbrio entre o consumo e as necessidades nutricionais e o distúrbio nutricional (distrofia), problema relacionado ao consumo inadequado de nutrientes, tanto por escassez quanto por excesso, como a desnutrição e a obesidade.

Neste capítulo, será dada maior atenção à carência nutricional.

O sinal clínico mais precoce, que levanta a suspeita da carência nutricional, é a falência do crescimento: a criança começa a ter ganho ponderal insuficiente, demonstrado no seu acompanhamento regular, por meio da observação do referencial de peso, curva estacionária ou decrescente, com mudança no canal de crescimento. Nos quadros agudos, o comprometimento do peso é maior que o da estatura. O lactente, quando vestido, pode dar falsa impressão de bom estado nutricional, já que a gordura da face é a última a ser mobilizada. Após alguns meses, iniciam-se sinais e sintomas gerais como apatia, letargia, hipoatividade, começa a não sorrir e a responder pouco aos estímulos. Aparecem, então, os sinais de carência proteica e de vitaminas, mais tardios.

Para avaliação do estado nutricional (em particular para a classificação da desnutrição) foram empregadas, no passado, algumas ferramentas históricas, como a classificação de Gomez.

Gomez (1956) avaliava a adequação do peso em relação à média teoricamente esperada (percentil 50) para mesma idade e sexo (P/I). Trata-se de uma classificação centrada na intensidade da DEP e estabelecia quatro condições possíveis (Quadro 5.1). Era um método de simples aplicação e mostrava-se adequado para avaliação de lactentes.

Quadro 5.1 – Classificação de Gomez

% de adequação P/I	Avaliação nutricional
> 90	Não desnutrido ou eutrófico
90–76	Desnutrido de 1° grau (leve)
75–60	Desnutrido de 2° grau (moderado)
< 60*	Desnutrido de 3° grau (grave)

*a existência de edema indicava desnutrição de terceiro grau, independentemente da %P/I

Avaliação nutricional e desnutrição infantil

Atualmente, em função dos novos referenciais de crescimento disponíveis pela OMS, novos pontos de corte foram definidos e, portanto, sugere-se que se utilizem esses parâmetros para a classificação do estado nutricional. Operacionalmente, sabe-se que a definição dos pontos de corte de normalidade/anormalidade é uma questão arbitrária que, apesar disso, pode ser baseada em conceitos estatísticos e epidemiológicos, decorrentes da frequência com que determinados valores se apresentam na população normal pesquisada. Mais que o limite da normalidade, o que se utiliza na prática é o conceito de maior risco de anormalidade, observado pela distribuição nas extremidades da curva de Gauss. O Ministério da Saúde do Brasil, juntamente com a SBP atualmente, adota os pontos de corte para a classificação do estado nutricional apresentados nos Quadros 5.2 a 5.6.

Quadro 5.2 – Classificação da estatura para idade, para 0 a 19 anos de idade (referência: OMS 2006 e 2007)

Estatura para idade		
Valores críticos		Diagnóstico nutricional
< Percentil 0,1	< Escore-Z -3	Muito baixa estatura para a idade
≥ Percentil 0,1 e < Percentil 3	≥ Escore-Z -3 e < Escore-Z -2	Baixa estatura para a idade
≥ Percentil 3	≥ Escore-Z -2	Estatura adequada para a idade

Quadro 5.3 – Classificação do peso para idade, para 0 a 10 anos de idade (referência: OMS 2006 e 2007). Não se classifica a variável antropométrica peso após os 10 anos de idade.

Peso para idade		
Valores críticos		Diagnóstico nutricional
< Percentil 0,1	< Escore-Z -3	Muito baixo peso para a idade
≥ Percentil 0,1 e < Percentil 3	≥ Escore-Z -3 e < Escore-Z -2	Baixo peso para a idade
≥ Percentil 3 e ≤ Percentil 97	≥ Escore-Z -2 e ≤ Escore-Z +2	Peso adequado para a idade
> Percentil 97	> Escore-Z +2	Peso elevado para a idade*

Observação: este não é o índice antropométrico mais recomendado para a avaliação do excesso de peso entre crianças. Avalie esta situação pela interpretação dos índices de peso-para-estatura ou IMC-para-idade.

Quadro 5.4 – Classificação do peso para a estatura, para 0 a 5 anos de idade (referência: OMS 2006).

Peso para estatura		
Valores críticos		Diagnóstico nutricional
< Percentil 0,1	< Escore-Z -3	Magreza acentuada
≥ Percentil 0,1 e < Percentil 3	≥ Escore-Z -3 e < Escore-Z -2	Magreza
≥ Percentil 3 e ≤ Percentil 85	≥ Escore-Z -2 e ≤ Escore-Z +1	Eutrofia
> Percentil 85 e ≤ Percentil 97	≥ Escore-Z +1 e ≤ Escore-Z +2	Risco de sobrepeso
> Percentil 97 e ≤ Percentil 99,9	≥ Escore-Z +2 e ≤ Escore-Z +3	Sobrepeso
> Percentil 99,9	> Escore-Z +3	Obesidade

Quadro 5.5 – Classificação do índice de massa corpórea para idade, para 0 a 5 anos de idade (referência: OMS 2006).

IMC para idade (idem anterior)		
Valores críticos		Diagnóstico nutricional
< Percentil 0,1	< Escore-Z -3	Magreza acentuada
≥ Percentil 0,1 e < Percentil 3	≥ Escore-Z -3 e < Escore-Z -2	Magreza
≥ Percentil 3 e ≤ Percentil 85	≥ Escore-Z -2 e ≤ Escore-Z +1	Eutrofia
> Percentil 85 e ≤ Percentil 97	≥ Escore-Z +1 e ≤ Escore-Z +2	Risco de sobrepeso
> Percentil 97 e ≤ Percentil 99,9	≥ Escore-Z +2 e ≤ Escore-Z +3	Sobrepeso
> Percentil 99,9	> Escore-Z +3	Obesidade

TEP – Título de Especialista em Pediatria

Quadro 5.6 – Classificação do índice de massa corpórea para idade, para 5 a 19 anos de idade (referência: OMS 2007).

IMC-para-idade		
Valores críticos		**Diagnóstico nutricional**
< Percentil 0,1	< Escore-z -3	Magreza acentuada
≥ Percentil 0,1 e < Percentil 3	≥ Escore-z -3 e < Escore-z -2	Magreza
≥ Percentil 3 e ≤ Percentil 85	≥ Escore-z -2 e ≤ Escore-z +1	Eutrofia
> Percentil 85 e ≤ Percentil 97	≥ Escore-z +1 e ≤ Escore-z +2	Sobrepeso
> Percentil 97 e ≤ Percentil 99,9	≥ Escore-z +2 e ≤ Escore-z +3	Obesidade
> Percentil 99,9	> Escore-z +3	Obesidade grave

Desnutrição

É definida por uma situação em que deficiências gerais ou específicas de energia e nutrientes resultam na instalação de processos orgânicos adversos à saúde. Dois grandes grupos de distrofias por carência podem ser classificados quanto à sua origem: primárias e secundárias. As formas primárias ocorrem devido a uma diminuição da ingestão por baixa oferta e disponibilidade, não havendo componente orgânico ou psíquico responsável por qualquer alteração do metabolismo. As distrofias secundárias decorrem de qualquer tipo de doença, orgânica ou psíquica, que comprometa a ingestão, a absorção, a excreção e o metabolismo dos nutrientes.

A Organização Mundial da Saúde define DEP como "uma gama de condições patológicas com deficiência de calorias e proteínas, em proporções variáveis, as quais acometem principalmente crianças de pouca idade e estão comumente associadas a infecções". É comum que a DEP se associe a outras situações carenciais, não se resumindo apenas a uma deficiência proteico-calórica. A DEP é a expressão de um processo final de má nutrição celular causado por aumento do consumo de nutrientes (doença) – desnutrição secundária – ou por diminuição de oferta – desnutrição primária. Na prática, muitas vezes, esses dois processos são concomitantes, estabelecendo-se um círculo vicioso de infecção-desnutrição, cuja sequela é o retardo do crescimento e do desenvolvimento. A desnutrição é também manifestação da pobreza e da fome, sendo, portanto, uma doença determinada, em última instância, pelo modelo de desenvolvimento econômico, político, social e cultural de um país.

Os fatores idade, sexo e estado fisiológico caracterizam a condição de vulnerabilidade do indivíduo e definem os grupos-alvo pediátricos da desnutrição: lactentes e pré-escolares. Assim, o período do desmame até os cinco anos de idade é, nutricionalmente, o mais vulnerável do ser humano.

Atualmente, predominam no Brasil as formas leves de desnutrição; há nítida diferença regional, com acúmulo dos casos na região Nordeste, onde também se concentram as formas moderadas e, muito raramente, graves.

Classicamente, as formas graves de desnutrição eram classificadas em marasmo e kwashiorkor, com as seguintes características descritas abaixo:

Marasmo: (definhamento) decorrente da dieta igualmente pobre em proteínas e carboidratos, em que há predomínio do déficit quantitativo calórico. A característica importante é o emagrecimento intenso e a ausência de edema. A fácies é de aspecto senil (a bola de Bichat, na face, é o último depósito de gordura a ser consumido), faminto, com olhar ansioso. Há hipotrofia muscular intensa.

Kwashiorkor: decorrente da dieta com déficit quantitativo proteico, mas com oferta calórica adequada e predominante em crianças maiores de um ano. As principais manifestações clínicas são o edema, anasarca e a típica "face de lua cheia". São crianças com fácies de sofrimento e apatia, tristes. As lesões de pele e fâneros são frequentes. Pode haver hepatomegalia por causa da esteatose.

No dia a dia, muito raramente se encontram essas formas clássicas, pois em nosso meio, dos poucos casos de desnutrição primária, predominam as formas não graves. Pode-se encontrar sinais de alguma deficiência específica de vitamina ou mineral, mas, em geral, a criança está apenas um pouco emagrecida ou pequena para a sua idade.

Independentemente da etiologia, observa-se clara associação entre a precocidade e a gravidade da desnutrição com o aumento da mortalidade, comprometimento do desenvolvimento cognitivo e motor, atraso escolar e redução da capacidade de trabalho na vida adulta. A multifatorialidade das causas de desnutrição faz com que os programas exclusivos de suplementação alimentar não se sustentem de maneira isolada, e, sim, sinaliza que, a longo prazo, medidas mais amplas como incentivo ao aleitamento materno, melhoria de condições socioeconômicas e sanitárias e amplas ações de cidadania sejam mais eficazes para o combate a esse problema.

Os três eixos terapêuticos principais da desnutrição são:

• cuidados dietéticos para a recuperação do déficit nutricional: maior frequência e maior variedade de alimentos, usando preferencialmente as proteínas de origem animal (alto valor biológico) combinadas às proteínas de origem vegetal.

Avaliação nutricional e desnutrição infantil

Óleos vegetais devem ser adicionados para aumentar a oferta calórica. Os alimentos ricos em fibras devem ser evitados inicialmente (aceleram o trânsito intestinal). Estar atento à complementação vitamínica e de ferro;

• ações multidisciplinares e intersetoriais nos programas de reabilitação nutricional com envolvimento familiar;

• ações educacionais preventivas e de promoção das ações básicas da saúde da criança: leite materno, controle da doença diarreica e terapia de reidratação oral (TRO), imunização básica, acompanhamento do crescimento e desenvolvimento, controle de doenças respiratórias.

PONTOS PRÁTICOS

• O fenômeno de transição nutricional observado no Brasil resultou na diminuição significativa dos quadros de desnutrição primária e aumento dos casos de excesso nutricional.

• Os primeiros passos para o estabelecimento do diagnóstico nutricional são anamnese clínica e nutricional (quantitativa e qualitativa), o exame físico geral detalhado (detecção de sinais relacionados aos distúrbios nutricionais) e a avaliação antropométrica.

• Na prática diária, utilizam-se os dados de peso e de estatura para a avaliação do estado nutricional de uma criança. O valor da antropometria é indiscutível, desde que componha registros regulares, precisos e consistentes; daí a importância de instrumentos e técnica corretos.

• Atualmente, em função dos novos referenciais de crescimento disponíveis pela OMS, novos pontos de corte foram definidos e, portanto, sugere-se que se utilizem esses parâmetros para a classificação do estado nutricional.

Questões de Treinamento

Realize a classificação antropométrico-nutricional dos seguintes pacientes pediátricos:

1. Lucas, 18 meses, pesando 11,5 kg (peso para idade escore - Z = 0,28, peso para o comprimento escore - Z = 1,55) e medindo 78 cm (estatura para idade escore - Z = -1,90), com IMC de 18,9 (escore - Z = 1,99) tem:
   a. peso adequado, eutrofia com estatura adequada.
   b. peso elevado, risco de sobrepeso com estatura adequada.
   c. peso adequado, risco de sobrepeso e estatura adequada.
   d. peso elevado, obesidade e estatura adequada.
   e. peso adequado, eutrofia com baixa estatura.

2. Beatriz, 6 anos, pesando 25 kg (peso para idade escore - Z = 1,37) e medindo 118 cm (estatura para idade escore - Z = 0,56), com IMC de 18 (escore - Z = 1,46) tem:
   a. peso adequado, eutrofia com estatura adequada.
   b. peso elevado, risco de sobrepeso com estatua adequada.
   c. peso adequado, sobrepeso e estatura adequada.
   d. peso elevado, obesidade e estatura adequada.
   e. peso adequado, eutrofia com baixa estatura.

3. Jonathan, 16 anos, pesando 70 kg, medindo 162 cm (estatura para idade escore - Z = -1,40) e com IMC de 26,7 (escore - Z = 1,76) tem:
   a. eutrofia com estatura adequada.
   b. risco de sobrepeso com estatua adequada.
   c. sobrepeso e estatura adequada.
   d. obesidade e estatura adequada.
   e. eutrofia com baixa estatura.

4. Debora, 15 anos, pesando 68 kg, medindo 155 cm (estatura para idade escore - Z = -0,97) e com IMC de 26,7 (escore - Z = 2,01)/;
   a. eutrofia com estatura adequada.
   b. risco de sobrepeso com estatua adequada.
   c. sobrepeso e estatura adequada.
   d. obesidade e estatura adequada.

Gabarito comentado

1. É fundamental que o pediatra conheça a classificação atual antropométrico-nutricional apresentada nos quadros 5.2 a 5.6 desse capítulo e, principalmente, o papel do índice de massa corpórea no diagnóstico da obesidade infantil que, em menores de 5 anos, é identificada quando o escore-Z encontra-se maior que +3. Nesse caso, o escore-Z encontra-se entre +1 e +2, configurando-se a situação hoje denominada risco de sobrepeso. Resposta C

2. Nas crianças com mais de 5 anos de idade, quando se utiliza o referencial OMS-2007 para a classificação, o escore-Z de IMC entre +1 e +2 configura a situação de sobrepeso (diferentemente do menor de 5 anos = risco de sobrepeso). Resposta C

3. A baixa estatura é identificada quando o escore-Z de estatura para idade é menor que -2. Nas crianças com mais de 5 anos de idade, o escore-Z de IMC entre +1 e +2 configura a situação de sobrepeso (diferentemente do menor de 5 anos = risco de sobrepeso). Resposta C

4. Nas crianças com mais de 5 anos de idade, quando se utiliza o referencial OMS-2007 para a classificação, o escore-Z entre maior que +2 configura a situação de obesidade. A obesidade grave ocorre quando o escore-Z for maior que +3. Resposta D

Fontes consultadas e leitura recomendada

Sociedade Brasileira de Pediatria. Departamento de Nutrologia. *Avaliação nutricional da criança e do adolescente:* Manual de orientação 2009. Disponível em: <www.sbp.com.br/pdfs/MANUAL-AVAL-NUTR2009.pdf>. Acesso em: jan/2017.

Ministério da Saúde. *Protocolos do Sistema de Vigilância Alimentar e Nutricional* – SISVAN 2008. Disponível em: <http://bvsms.saude.gov.br/bvs/publicacoes/protocolo_sistema_vigilancia_alimnetar.pdf>. Acesso em: jan/2017.

Ministério da Saúde. Secretaria de Atenção à Saúde, Coordenação Geral da Política de Alimentação e Nutrição. *Manual de atendimento da criança com desnutrição grave em nível hospitalar/Ministério da Saúde.* Secretaria de Atenção à Saúde, Coordenação Geral da Política de Alimentação e Nutrição – Brasília: Ministério da Saúde, 2005.

Obesidade e síndrome metabólica

6

Benito Lourenço

O Brasil, assim como outros países em desenvolvimento, passou por um período de transição epidemiológica. Esse fenômeno se caracteriza pela mudança no perfil dos problemas relacionados à Saúde Pública: as doenças crônicas não transmissíveis passaram a superar as doenças transmissíveis. Essa transição se acompanha de modificações demográficas e nutricionais, com os índices de desnutrição sofrendo reduções e o excesso nutricional atingindo proporções epidêmicas. Dados da Organização Mundial de Saúde (OMS) apontam que a obesidade mundial mais que dobrou de 1980 até hoje.

A prevalência da obesidade infantil tem aumentado em todos os países, com destaque para os países de baixo e médio desenvolvimento. A maior parte das crianças com sobrepeso e obesidade vivem em países em desenvolvimento, com taxas de aumento maiores que 30% em relação aos países desenvolvidos.

No Brasil, repete-se o modelo mundial. Entre adultos, segundo a Pesquisa de Orçamentos Familiares (POF–2008/10), quase metade dos adultos tinha excesso de peso, com 12,5% de homens obesos e 16,9% de mulheres nessa condição. Nesse estudo, na faixa etária pediátrica, cerca de 1 em cada 3 crianças de cinco a nove anos estavam acima do peso e 1 em cada 5 adolescentes (dez a dezenove anos) estavam acima do peso.

A pós-modernidade imprimiu mudanças no modo de vida, com errôneos hábitos alimentares, cada vez mais associados à inatividade física, fatores nitidamente relacionados ao balanço energético positivo.

A obesidade é considerada uma doença crônica, complexa, de etiologia multifatorial, em que, na maioria dos casos, associam-se fatores genéticos, ambientais e comportamentais.

A herança genética é poligênica; existem mais de 400 genes isolados que codificam componentes que participam da regulação do peso corpóreo. Porém, o aumento crescente de obesos no mundo indica nítida e poderosa participação do ambiente no programa genético (epigenética). Portanto, a influência hereditária

torna-se efetiva quando existe ambiente favorável. Assim, quando os pais são obesos, o filho tem probabilidade de 80% para a obesidade. Quando apenas um dos dois é obeso, a probabilidade cai para 50%, e, quando nenhum deles é obeso, é de apenas 9%.

Diagnóstico de obesidade

O diagnóstico de obesidade é fundamentalmente clínico: anamnese, exame físico e antropometria da criança e do adolescente.

Na anamnese, atenção deve ser dada aos antecedentes pessoais, antecedentes familiares (particularmente sobre o risco cardiovascular familiar = doença cardiovascular em familiares antes dos 55 anos para homens e antes dos 65 para mulheres), antecedentes e hábitos alimentares, comportamento e estilo de vida.

No exame físico, deve-se observar se há predomínio da distribuição de gordura na região abdominal (mais associada ao desenvolvimento de doença cardiovascular), presença de estrias, respiração bucal, acantose *nigricans* (marcador de resistência insulínica), infecção fúngica em dobras, hepatomegalia, dor articular e desvios ortopédicos.

A pesquisa, no exame físico, direciona-se para os dados antropométricos e sinais clínicos específicos relacionados a algumas doenças que ocorrem com mais frequência em indivíduos com excesso de peso.

O diagnóstico antropométrico da obesidade na infância e na adolescência baseia-se no cálculo do IMC (índice de massa corpórea (IMC – ou de Quetelet), que é determinado pelo peso (em quilogramas) dividido pelo quadrado da altura (em metros).

A presença de um IMC no percentil 97 ou acima, utilizando-se o referencial apropriado (OMS), tem correlação com obesidade na idade adulta e, em adolescentes, correlaciona-se com elevação da pressão arterial e alterações do perfil lipídico, fatores que aumentam a morbidade na idade adulta. Considera-se o diagnóstico de sobrepeso, para os valores acima do percentil 85 do IMC. Outra forma de expressar o IMC, além dos percentis, e que é preferida hoje, é por meio dos escores-z (desvios-padrão). Nesta situação, considera-se obesidade os valores acima do +2 z-score; obesidade grave, valores acima dos +3 *z-score* do IMC.

Para crianças de zero a cinco anos de idade, a interpretação e classificação das variáveis peso e IMC, segundo referencial da OMS (MGR–2006), encontram-se nos Quadros 6.1, 6.2 e 6.3. Para crianças de cinco a dez anos, a classificação (referencial OMS–2007) encontra-se nos Quadros 6.4 e 6.5. Para adolescentes maiores de dez anos, não se avalia a variável peso, apenas o IMC. (Quadro 6.6).

Quadro 6.1 – Peso para idade (zero a cinco anos)

Valores críticos		Diagnóstico nutricional
≥ Percentil 3 e ≤ Percentil 97	≥ Escore-Z -2 e ≤ Escore-Z +2	Peso adequado para a idade
> Percentil 97	> Escore-Z +2	Peso elevado para a idade*

Este não é o índice antropométrico mais recomendado para a avaliação do excesso de peso entre crianças. Avalie esta situação pela interpretação dos índices de peso para estatura ou IMC para idade.

Quadro 6.2 – Peso para estatura (zero a cinco anos)

Valores críticos		Diagnóstico nutricional
≥ Percentil 3 e ≤ Percentil 85	≥ Escore-Z -2 e ≤ Escore-Z +1	Eutrofia
> Percentil 85 e ≤ Percentil 97	≥ Escore-Z +1 e ≤ Escore-Z +2	Risco de sobrepeso
> Percentil 97 e ≤ Percentil 99,9	≥ Escore-Z +2 e ≤ Escore-Z +3	Sobrepeso
> Percentil 99,9	> Escore-Z +3	Obesidade

Quadro 6.3 – IMC para idade (zero a cinco anos)

Valores críticos		Diagnóstico nutricional
≥ Percentil 3 e ≤ Percentil 85	≥ Escore-Z -2 e ≤ Escore-Z +1	Eutrofia
> Percentil 85 e ≤ Percentil 97	≥ Escore-Z +1 e ≤ Escore-Z +2	Risco de sobrepeso
> Percentil 97 e ≤ Percentil 99,9	≥ Escore-Z +2 e ≤ Escore-Z +3	Sobrepeso
> Percentil 99,9	> Escore-Z +3	Obesidade

Quadro 6.4 – Peso para idade (cinco a dez anos)

Valores críticos		Diagnóstico nutricional
≥ Percentil 3 e ≤ Percentil 97	≥ Escore-Z -2 e ≤ Escore-Z +2	Peso adequado para a idade
> Percentil 97	> Escore-Z +2	Peso elevado para a idade*

Este não é o índice antropométrico mais recomendado para a avaliação do excesso de peso entre crianças. Avalie esta situação pela interpretação do IMC para idade.

Quadro 6.5 – IMC para idade (cinco a dez anos)

Valores críticos		Diagnóstico nutricional
≥ Percentil 3 e ≤ Percentil 85	≥ Escore-Z -2 e ≤ Escore-Z +1	Eutrofia
> Percentil 85 e ≤ Percentil 97	≥ Escore-Z +1 e ≤ Escore-Z +2	Sobrepeso
> Percentil 97 e ≤ Percentil 99,9	≥ Escore-Z +2 e ≤ Escore-Z +3	Obesidade
> Percentil 99,9	> Escore-Z +3	Obesidade grave

Quadro 6.6 – IMC para idade (dez a dezenove anos)

Valores críticos		Diagnóstico nutricional
≥ Percentil 3 e ≤ Percentil 85	≥ Escore-Z -2 e ≤ Escore-Z +1	Eutrofia
> Percentil 85 e ≤ Percentil 97	≥ Escore-Z +1 e ≤ Escore-Z +2	Sobrepeso
> Percentil 97 e ≤ Percentil 99,9	≥ Escore-Z +2 e ≤ Escore-Z +3	Obesidade
> Percentil 99,9	> Escore-Z +3	Obesidade grave

Obesidade e síndrome metabólica

A maioria dos quadros de obesidade na infância é de causa exógena (95%). Há estatura e velocidade de crescimento normais, sendo a baixa estatura e o retardo de crescimento, quando presentes, altamente sugestivos de obesidade de causa não exógena, como endocrinopatia (hipotireoidismo) e síndromes genéticas. Não há atraso na idade óssea; pelo contrário, podem ser maturadores precoces (idade óssea avançada).

A pressão arterial sistêmica deve ser rotineiramente aferida (a partir de três anos de idade em todas as consultas de rotina da criança saudável). A classificação se dá por meio de tabelas específicas, em que se leva em conta a idade, o sexo e o percentil de estatura da criança.

Síndrome metabólica

Da mesma forma com que se observa a ascensão das taxas de prevalência da obesidade na população adulta e infantil, isso também se reflete na ocorrência das morbidades a ela relacionadas. Muitas condições crônicas que se acreditavam ser exclusivas da população adulta são, hoje, cada vez mais observadas na população mais jovem. A combinação de dislipidemia aterogênica, alterações do metabolismo glicídico, adiposidade central e hipertensão, agora conhecida como síndrome metabólica (SM), tem sido reconhecida na população adulta e está claramente associada com aumento do risco de doença cardiovascular aterosclerótica e diabetes tipo 2. Na população adulta, alguns critérios para definição da síndrome já foram propostos por várias instituições. Em 2009, uma força-tarefa (International Diabetes Federation (IDF), National Heart, Lung and Blood Institute, American Heart Association e International Association for the Study of Obesity, entre outros signatários) estabeleceram critérios para a definição de SM em adultos. Para tanto, três das cinco condições a seguir devem ocorrer:

1. elevada circunferência abdominal.
2. trigliceridemia de 150 mg/dL ou maior.
3. HDL-colesterol menor que 40 mg/dL em homens e menor que 50 mg/dL em mulheres.
4. pressão sistólica de 130 mmHg ou maior e/ou diastólica de 85 mmHg ou maior.
5. glicemia de jejum de 100 mg/dL ou maior.

Não existe ainda consenso sobre a definição de síndrome metabólica em crianças e adolescentes (mais de 40 definições já foram propostas). A definição de SM em Pediatria reveste-se de dificuldades. Durante a puberdade existe um aumento fisiológico de resistência à insulina que pode comprometer o metabolismo. Além disso, comumente existem variações do perfil lipídico em diferentes faixas etárias pediátricas e diferentes pontos de corte para avaliação da cintura abdominal. De forma geral,

entretanto, consideram-se os critérios do adulto para os maiores de dezesseis anos, evita-se esse diagnóstico nos menores de dez (embora se apontem os fatores de risco cardiovascular isoladamente). Nos adolescentes, entre dez e dezesseis anos, a SM ocorre no indivíduo com circunferência abdominal maior que percentil 90, a presença de 2 dos seguintes critérios: hipertrigliceridemia (> 150 mg/dL), baixo HDL-colesterol (< 40 mg/dL), hipertensão arterial (maior ou igual a 130x85 mmHg) e intolerância à glicose (glicemia jejum > 100 mg/dL). Esses foram critérios propostos pelo IDF em 2007.

A patogênese da SM não é totalmente conhecida, mas a resistência à insulina exerce papel fundamental no desenvolvimento dessa condição. O fenômeno da resistência à insulina é mais frequentemente observado em pacientes obesos e acredita-se ser consequência do acúmulo de ácidos graxos livres no fígado, músculo esquelético, adipócitos e pâncreas, que interferem na sinalização insulínica. O acúmulo de ácidos graxos no fígado compromete a regulação da gliconeogênese, com aumento dos níveis de insulina e produção de triglicérides. A grande liberação de ácidos graxos na circulação portal e sistêmica, decorrente da alta atividade lipolítica da gordura visceral, associada à produção de citocinas pró-inflamatórias e pró-aterogênicas, reduz a captação de glicose no fígado, musculatura esquelética e outros tecidos, gerando uma condição de alto risco cardiometabólico.

Fortes evidências apontam os seguintes fatores genéticos e ambientais como de risco para síndrome metabólica em crianças e adolescentes: sexo masculino, etnia (menor em negros), obesidade (o grau de obesidade é fortemente associado à maior prevalência de SM), sedentarismo, tabagismo e doença hepática gordurosa não alcoólica. Além do grau de obesidade, a distribuição da gordura também tem importância. A gordura de distribuição visceral, abdominal, independentemente do IMC, tem forte associação com SM e risco de doença cardiovascular no futuro dos adolescentes. A resistência à insulina relaciona-se à adiposidade visceral e diferentes métodos podem ser usadas para a sua quantificação: ressonância magnética, densitometria, relação cintura/quadril e circunferência abdominal. Desses, a mensuração da circunferência abdominal (CA) é reconhecida com o bom preditor de acúmulo de gordura visceral em crianças e adultos. O aumento da CA, independentemente do IMC é preditor de resistência à insulina e risco cardiovascular. Entretanto, há relativa escassez de dados pediátricos de valores de CA. Um parâmetro hoje bastante estudado em Pediatria é a relação cintura abdominal sobre altura. Valores maiores que 0,6 são preditores de SM e risco cardiovascular, embora esse tema mereça mais estudos futuros.

Outras comorbidades associadas

Alterações do metabolismo glicídico

Estima-se que cerca de 20% de crianças e adolescentes obesos apresentam alteração do metabolismo da glicose. A resistência à insulina é achado bem documentado nos pacientes obesos. É acompanhada por um aumento de sua secreção (hiperinsulinismo). Configura-se como uma reação tecidual para manter a adequada sensibilidade em razão do aumento do depósito de gorduras. A *acantose nigricans* é um achado frequente. Em alguns indivíduos, pode haver deterioração da função da célula beta e progressão da resistência à insulina, para a intolerância à glicose e o diabetes tipo 2 (DM2). A situação denominada "glicose de jejum alterada" é definida com a glicemia de jejum entre 100 e 126 mg/dL. Intolerância à glicose é identificada na prova de tolerância oral à glicose, em que após 120 minutos do teste, a glicemia está igual ou maior que 140 mg/dL.

O diabetes é atualmente diagnosticado na presença de sintomas de hiperglicemia, com uma dosagem ou, na ausência desses sintomas, com duas dosagens em ocasiões diferentes: hemoglobina A1C (hemoglobina glicada) igual ou maior que 6,5% ou glicemia de jejum maior que 126 mg/dL ou teste de tolerância oral à glicose com valores de glicemia de 120 minutos maiores que 200 mg/dL ou glicemia aleatória maior que 200 mg/dL.

A monitoração do metabolismo glicídico do paciente obeso é imperiosa.

Hipertensão arterial

Cerca de 30% das crianças e adolescentes com sobrepeso e obesidade podem apresentar hipertensão arterial sistêmica (HAS). Deve-se lembrar que a sintomatologia é, geralmente, ausente e os sintomas clássicos do adulto são raros na faixa pediátrica. Esse tema será abordado no capítulo 49.

Dislipidemia

Quando relacionada à obesidade caracteriza-se por um perfil aterogênico, com aumento dos níveis de triglicérides, queda dos níveis de HDL-colesterol e composição anormal de LDL-colesterol. Os valores pediátricos mais utilizados na prática clínica estão apresentados no Quadro 6.7.

Quadro 6.7 – Valores do perfil lipídico para crianças (acima de dois anos) e adolescentes

	Desejáveis	Limítrofes	Aumentados
Colesterol total	< 150	150 a 169	> 170
LDL-colesterol	< 100	100 a 129	> 130
HDL-colesterol	> 45		
Triglicerídeos*	< 100	100 a 129	> 130

Fonte: I Diretriz Brasileira sobre Prevenção de Aterosclerose em Crianças e Adolescentes, 2005 e V Diretriz Brasileira de Dislipidemias e Prevenção da Aterosclerose, 2013. * Ressalva: A Academia Americana de Pediatria considera os valores desejáveis de triglicérides menores que 75 mg/dL em crianças (até dez anos) e menores que 90 mg/dL em adolescentes.

Doença hepática gordurosa

DHGNA é uma importante comorbidade do paciente obeso. Consiste em uma condição de apresentação espectral, desde uma esteatose assintomática (uma simples infiltração gordurosa no fígado), podendo evoluir para a esteatohepatite com risco de fibrose e cirrose. Pode ocorrer hepatomegalia. As dosagens de ALT (TGO) e AST (TGP) devem ser realizadas.

Síndrome do ovário policístico (SOP)

A SOP, hoje, é compreendida como uma expressão do dismetabolismo. Comumente identificada em adolescentes obesos, a SOP é caracterizada por hiperandrogenismo e resistência à insulina associada. Adolescentes com SOP têm um risco aumentado para SM, independentemente da obesidade ou da resistência à insulina e a combinação SM e SOP, aumentando o risco de doença cardiovascular e DM2.

Obesidade e síndrome metabólica

Marcadores inflamatórios

Hoje, a obesidade é compreendida como um estado pró-inflamatório. Adipócitos respondem ao excesso de armazenamento lipídico secretando citocinas pró-inflamatórias. O marcador mais comumente utilizado para identificar essa inflamação sistêmica é a proteína C reativa (PCR) ultrassensível, também associada, em Pediatria, a maior risco de SM e resistência à insulina, embora, faltem mais estudos sobre esse tema.

Tratamento e prevenção

As bases terapêuticas do excesso nutricional envolvem os seguintes pilares:

• abordagem dietética – gradativa e individualizada, evitando-se a imposição de dietas rígidas e restritivas. A alimentação deve ser balanceada com distribuição adequada de macro e micronutrientes.

• modificação do estilo de vida.

• ajustes na dinâmica familiar.

• incentivo à prática de atividades físicas – tanto lúdica como concrecional. Atenção deve ser dada para a diminuição do lazer passivo (TV, *videogame* e computador), restringindo-se o tempo com essas atividades (tempo de tela) em menos que 2 horas por dia.

• tratamento das comorbidades – eventualmente com uso de medicações.

É importante envolver toda a família para garantir o sucesso e permitir a adesão do paciente. A condução desses casos idealmente deveria ser realizada por equipe multidisciplinar.

Não existe dúvida de que o pediatra exerce importante papel preventivo para o excesso nutricional de seu pequeno paciente. A seguir, algumas orientações práticas para as quais o médico deve estar sempre atento:

• avaliar e monitorar o estado nutricional da gestante, orientando-a sobre alimentação saudável.

• monitorar, na Puericultura, o ganho ponderal e a velocidade de crescimento, identificando precocemente os desvios.

• estimular o aleitamento materno (exclusivo até os seis meses e total até dois anos).

• orientação sobre nutrição adequada e saudável.

• informar aos pais o respeito que eles devem ter aos sinais de saciedade do lactente e da criança maior, sem impor ou exigir a aceitação total do alimento.

• orientação sobre a educação alimentar (horários, não substituições, mastigação, ambiente adequado).

• informar sobre o comportamento normal alimentar de crianças.

• estimular e orientar o lazer ativo das crianças, respeitando-se as preferências e a faixa etária.

• limitar o tempo de lazer passivo (TV, *videogame* e computador).

• abordar questões sobre o vínculo mãe/filho.

• envolver a escola nos cuidados alimentares para as crianças.

Obviamente, um envolvimento conjunto das entidades científicas, da mídia, da indústria de alimentos e governo (políticas públicas de saúde, inclusive na área social, de educação e esportes) se faz cada vez mais necessário, pois, sem dúvida, prevenir a obesidade é muito mais barato do que tratá-la.

PONTOS PRÁTICOS

• O mundo e, particularmente nosso país, passa por um processo de transição nutricional: diminui-se a prevalência do déficit nutricional e aumenta-se a de sobrepeso e obesidade.

• O diagnóstico pediátrico de obesidade é clínico, alicerçando-se no cálculo do índice de massa corporal (IMC) e comparando-se com a distribuição do valor na população. Em crianças menores de cinco anos, escore-z de IMC maior que 2 classifica o indivíduo como sobrepeso e escore-z maior que 3, como obeso. Nos maiores de cinco anos, escore-z maior que 1 classifica-o como sobrepeso, escore-z maior que 2, como obeso e escore-z maior que 3, como obeso grave.

• Embora não exista uma precisa definição em Pediatria de síndrome metabólica, a combinação de dislipidemia aterogênica, alterações do metabolismo glicídico, adiposidade central e hipertensão está associada com aumento do risco de doença cardiovascular aterosclerótica e diabetes tipo 2. Esses parâmetros devem ser criteriosamente avaliados na criança com excesso nutricional.

Questões de Treinamento

1. Menina de nove anos e seis meses, em consulta ambulatorial. Mãe acha que sua filha está muito alta, maior que o irmão de onze anos. Há 4 meses notou crescimento das mamas e há 1 mês apareceram pelos pubianos. Ainda não teve a menarca. Altura 150 cm (escore-Z = 1,9) e acima do canal familiar (entre percentis 10 e 90). Peso 55 kg e IMC 24,4 kg/m² (escore-Z = 2,2). Estadiamento puberal M2P2. Informe o diagnóstico mais provável.
   a. Alta estatura constitucional.
   b. Alta estatura familiar.
   c. Sobrepeso.
   d. Obesidade.
   e. Eutrofia.

2. De acordo com os critérios propostos no consenso da Federação Internacional de Diabetes, faz-se o diagnóstico de síndrome metabólica em adolescente de doze anos, a presença dos seguintes indicadores:
   a. obesidade abdominal, aumento de triglicérides e LDL-colesterol, hipertensão arterial e insulina sérica elevada.
   b. obesidade abdominal, aumento de triglicérides e LDL-colesterol, diminuição de HDL-colesterol, hipertensão arterial e hiperglicemia.
   c. obesidade abdominal, aumento de triglicérides, diminuição de HDL-colesterol, hipertensão arterial e insulina sérica baixa.
   d. obesidade abdominal, aumento de triglicérides, diminuição de HDL-colesterol, hipertensão arterial e hiperglicemia.
   e. obesidade abdominal, diminuição de triglicérides, hipertensão arterial e insulina sérica elevada.

3. A obesidade é considerada pela OMS como uma epidemia global. Em relação à essa condição, é **correto** afirmar que:
   a. dislipidemia, hipertensão arterial, síndrome dos ovários policísticos, problemas ortopédicos e asma são comorbidades associadas à obesidade.
   b. as causas mais comuns de obesidade na infância são as doenças endócrinas.
   c. obesidade em crianças refratárias ao tratamento convencional (mudanças de hábitos de vida) devem ser tratadas com inibidores do apetite.
   d. o índice de massa corporal não é considerado um método adequado para o diagnóstico de obesidade na criança.
   e. a maioria das crianças obesas se torna um adulto eutrófico, devido ao estirão de crescimento puberal.

4. Adolescente, treze anos, pesando 78 kg e medindo 146 cm, deu entrada na emergência com cefaleia intensa na região occipital, vômitos, palidez e sudorese profusa. Exame físico: manchas escuras e ásperas na região cervical e axilar e dor em joelhos. Seu IMC é 36,6. A complicação aguda que pode tê-lo levado à emergência foi:
   a. hipoglicemia.
   b. hipertensão arterial.
   c. síndrome dispéptica.
   d. infarto agudo do miocárdio.
   e. transtorno alimentar compulsivo.

5. As manchas cutâneas descritas na questão anterior sugerem:
   a. *tinea corporis*.
   b. *eritema marginatum*.
   c. dermatite de contato.
   d. dermatite fúngica.
   e. resistência à insulina.

Gabarito comentado

1. Questão clássica de classificação antropométrico-nutricional: escolar com índice de massa corporal entre escore-Z +2 e +3 é classificada como obesa. Seria classificada como sobrepeso se estivesse entre o escore-Z +1 e +2. Resposta D

2. Nos adolescentes, entre 10 e 16 anos, a síndrome metabólica é identificada no indivíduo com circunferência abdominal maior que percentil 90, a presença de dois dos seguintes critérios: hipertrigliceridemia (> 150 mg/dL), baixo HDL-colesterol (< 40 mg/dL), hipertensão arterial (maior ou igual a 130 × 85 mmHg) e intolerância à glicose (glicemia jejum > 100 mg/dL). Esses foram critérios propostos pelo IDF em 2007. Resposta D

3. A causa mais comum de obesidade na infância é a primária, nutricional ou exógena e não a relacionada à doença endócrina ou sindrômica. Pouca evidência existe sobre inibidores do apetite em pediatria.

O IMC não é o melhor, mas é um método adequado (atualmente utilizado) para a classificação nutricional do paciente. Resposta A

4. Hipertensão arterial é mais uma das comorbidades do adolescente obeso e o quadro descrito poderia muito tratar-se de uma urgência hipertensiva: cefaleia, mal-estar e vômitos. É obrigatória a aferição da pressão arterial desse doente. Resposta B

5. O fenótipo clássico da resistência à insulina é a cintura abdominal elevada (gordura visceral) e a acantose *nigricans* (dermatose microverrucosa escurecida nas regiões de dobras). Resposta E

Fontes consultadas e leitura recomendada

Balakrishnan, P.L. *Identification of Obesity and Cardiovascular Risk Factors in Childhood and Adolescence.* Pediatric Clinics of North America, 2014. 61 (1): p. 153-171.

Gurnani, M.; Birken, C.; Hamilton, J. *Childhood Obesity:* Causes, Consequences, and Management. Pediatric Clinics of North America, 2015. 62 (4): p. 821-840.

Sociedade Brasileira De Cardiologia. *I Diretriz Brasileira sobre Prevenção de Aterosclerose em Crianças e Adolescentes,* 2005. Disponível em: <http://www.scielo.br/pdf/abc/v85s6/v85s6a01.pdf>. Acesso em: jan/2017.

Sociedade Brasileira De Pediatria. *Departamento de Nutrologia. Avaliação nutricional da criança e do adolescente:* manual de orientação, 2009.

Sociedade Brasileira De Pediatria. Departamento de Nutrologia. *Obesidade na infância e adolescência:* manual de orientação. 2. ed. 2012.

Prevenção das injúrias não intencionais em pediatria 7

Benito Lourenço

Na prática pediátrica é pouco sistemática a orientação sobre prevenção de acidentes. Ressaltam-se, na Puericultura, aspectos da alimentação infantil, da imunização, da vigilância do crescimento, do desenvolvimento e de eventuais agravos, deixando-se em 2º plano as orientações sobre os acidentes na infância, que constituem causas importantes de morbimortalidade. Acredita-se, hoje, que a prevenção desses agravos deva ser uma das preocupações principais do pediatra na consulta de rotina. A Pediatria desempenha um papel de grande importância na sensibilização da comunidade, mostrando que os acidentes podem ser controlados por meio de educação, legislação, modificação do ambiente, estudos e pesquisas estatísticas e epidemiológicas.

O acidente era usualmente definido como acontecimento casual, fortuito, imprevisto, evento inesperado, que acontece por acaso ou, ainda, como acontecimento infeliz e do qual resulta ferimento, dano, estrago ou prejuízo. Essas definições tinham conotação fatalista, que dificultavam ou impediam uma abordagem tecnicamente mais adequada. O assunto era marginal à Pediatria. Existe hoje uma tendência, portanto, em abordar o acidente como evento que ocorre em período curto de tempo, geralmente não ao acaso, mas de forma previsível. Entendendo essa previsibilidade do acidente infantil, poderemos assumir uma atitude preventiva diante dele. É possível identificar grupos de risco para determinada doença e também para um tipo de acidente. Dessa forma, o risco de determinado acidente ocorrer envolve um grau de probabilidade que pode ser estimado, tornando-o até certo ponto previsível e, algumas vezes, reversível. Exemplificando: se uma criança de dois anos sobe em uma janela, é bastante provável que caia; essa probabilidade pode ser reduzida a zero se houver grades na janela. O estudo epidemiológico dos acidentes fornece dados que permitem a criação de estratégias de prevenção.

Atualmente, tem-se preferido não mais utilizar a terminologia "acidente", exatamente por essa característica fatalista que o termo embute. Define-se injúria como "o dano físico que ocorre quando um corpo humano é subitamente submetido à energia em quantidade que excede o limiar de tolerância fisiológica." As injúrias são classificadas, portanto, em não intencionais (termo que se prefere em vez de acidente), que representam 90% das injúrias e, injúrias intencionais (violência).

A ciência da "acidentologia pediátrica" sofre inúmeras mudanças no século XXI. Uma série de trabalhos e publicações passam a tratar o assunto de forma científica, trazendo evidências para as ações preventivas. Um documento que merece destaque (e merece ser lido) é o World Report on Child Injury Prevention, publicado em 2008 pela Organização Mundial da Saúde (OMS), que propõe 24 ações preventivas baseadas em evidências para redução das mortes pelas principais injúrias não intencionais na população pediátrica. Ao longo desse capítulo, essas 24 intervenções serão apresentadas.

A experiência tem demonstrado que é impossível determinar a segurança absoluta. Sempre há um risco, que pode ser maior ou menor na dependência de um número muito grande de fatores. Assim sendo, como é preciso conviver com ele, é indispensável que sejam tomadas providências para sua redução até um nível tolerável. É óbvio que não é possível prevenir todas as injúrias; entretanto, considera-se que essas "não preveníveis" são aquelas que causam danos mais "leves" e poderiam ser consideradas resultantes das experiências consequentes do desenvolvimento normal da criança.

Nas últimas décadas, o Brasil passou por mudanças que desencadearam alterações nos perfis de morbimortalidade da sua população. Esse "processo de transição epidemiológica" caracteriza-se pela substituição das doenças infecciosas e parasitárias pelas doenças cardiovasculares, neoplasias e causas externas.

Quando analisamos as injúrias não intencionais que levam à morte, no mundo todo, observamos a seguinte frequência e distribuição (relatório OMS 2008):

- primeiro lugar: injúrias relacionadas ao tráfego (cerca de 22%).
- segundo lugar: afogamentos (cerca de 17%).
- terceiro lugar: queimaduras (9%).
- quarto lugar: quedas (4%), embora seja a primeira causa em morbidade.
- quinto lugar: intoxicações (3%).

Quanto maior a idade, maior a importância das injúrias não intencionais como causa de mortalidade. As causas externas de morte (categoria que engloba todos os acidentes, homicídios, suicídios e outras violências) têm apresentado tendência crescente em nosso meio. Os acidentes são a maior causa de morte entre um e quarenta e nove anos de idade nos países desenvolvidos, onde as doenças infecciosas já estão sob controle. Destacam-se desse grupo os acidentes de transporte/trânsito. Calcula-se que, para cada acidente fatal, existam de 1 a 4 com sequelas ou invalidez permanente, 45 lesões que necessitam de internação hospitalar, 1.300 lesões que exigem tratamento médico ambulatorial em sala de emergência, e cerca de 2.500 lesões que nem sequer chegam aos serviços médicos (a trágica pirâmide do acidente).

Os acidentes resultam da interação desfavorável entre um agente (ex.: fogo ou produto químico) e um hospedeiro suscetível, a vítima (a criança ainda imatura, inquieta, curiosa, cheia de energia e incapaz de avaliar ou prever riscos), e ocorrem em um ambiente propício (conjuntura em que ocorre, por exemplo, com um adulto distraído em um espaço físico, como um lago ou uma escada). Assim, as ações possíveis para a prevenção de acidentes, alicerçam-se no enfraquecimento do agente ou impedimento de seu contato com a criança, na manutenção de um ambiente adequado, amenizando os riscos, e no fortalecimento do hospedeiro, informando riscos, instrumentando-o (ensinando-o a nadar, por exemplo) e fornecendo modelos.

Sabe-se também, mais modernamente, que as estratégias de prevenção devem ser multidisciplinares, sendo os melhores programas, aqueles que combinam legislação, modificação de produtos, modificação do ambiente, educação e existência de serviços apropriados de emergência.

Grande parte dos acidentes na infância acontece no ambiente doméstico. Vários pais não percebem as situações cotidianas e domésticas de perigo. Deve-se lembrar, também, que as precárias condições socioeconômicas determinam um convívio constante com riscos de acidentes. Em ordem decrescente de frequência, a distribuição dos acidentes domiciliares se faz: na cozinha (cozinha não é lugar de recreação), no banheiro e nas escadas.

A estratégia de prevenção pode ser ativa ou passiva. A primeira exige vigilância constante ou uma alteração do comportamento como, por exemplo, vigilância familiar mais rigorosa ou o convencimento de um adolescente a não ingerir bebidas alcoólicas ao dirigir um veículo. As estratégias ambientais passivas atuam por meio do uso de equipamentos, legislação ou instrumentos que previnem o acidente (por exemplo, a cobertura de piscinas ou a tampa de segurança na embalagem dos medicamentos). Uma estratégia de prevenção tem menor probabilidade de ser eficaz quando for necessária participação ativa.

Risco de acidentes nas crianças

Existem certos aspectos relativos à idade e maturação das crianças que as tornam suscetíveis a diferentes situações de risco. Uma das principais ações do pediatra é, identificando o estágio de desenvolvimento infantil, direcionar aos pais as orientações mais adequadas de prevenção de acidentes (orientação antecipatória). As orientações devem ser simples, diretas e adaptadas à idade e às condições da família. Devem ser incorporadas às consultas de rotina.

O RN não controla suas ações, sendo totalmente dependente dos adultos. Muitos dos acidentes são determinados pela forma de cuidados que recebem de seus pais. Está suscetível a afogamentos durante o banho, queimaduras por superaquecimento da água e do leite, sufocação ou engasgo por brinquedos ou vestes inadequadas, quedas da cama ou do trocador e intoxicações medicamentosas.

Ao longo do primeiro semestre de vida, ainda fica sob riscos dos acidentes anteriormente citados; os riscos são mais acentuados, já que o adulto responsável pode sentir-se mais confiante, relaxando na vigilância. Estando a criança a se movimentar mais ativamente, pode asfixiar-se com roupas, lençóis ou prendedores de chupeta. É frequente os pais descobrirem que a criança muda de decúbito quando ela cai de alguma superfície.

No segundo semestre de vida com maior mobilidade (sentar-se, engatinhar-se) e com um aumento de seu campo de ação, aumentam os riscos de choque elétrico (dedos na tomada), intoxicações e quedas (escadas). O ambiente doméstico deve ser pensado em função da presença do bebê. Bordas do mobiliário não cortantes, objetos pequenos, produtos de limpeza e medicamentos mantidos longe do alcance visual das crianças, cuidado na decoração e plantas na casa, são exemplos práticos que repercutem na prevenção dos acidentes. No bebê que já engatinha e que tem preensão em pinça, os acidentes de sufocamento ocorrem por pequenos objetos apanhados no chão. Os afogamentos ainda têm lugar muito mais frequente na banheira do que na piscina ou no mar, orientação que deve ser reforçada aos pais (nunca deixar a criança sozinha na banheira). As queimaduras aumentam de incidência quando a criança começa a brincar na cozinha (há grande preocupação em famílias de baixa renda nas casas de cômodo único). Escadas devem ser bloqueadas e grades nas janelas são essenciais.

Do primeiro ao terceiro ano de vida, caracteristicamente marcado pela deambulação e pelo aumento do interesse e curiosidade infantil, há a nítida satisfação da exploração do ambiente. Possuem grande energia motora, andam, correm, necessitam de espaço, não desviam de obstáculos, não conseguem parar com facilidade, sobem e descem escadas, pedalam triciclos. Os riscos de afogamentos (agora em piscinas e no mar), choque elétrico

Prevenção das injúrias não intencionais em pediatria

(tomadas e aparelhos elétricos), intoxicações (por curiosidade em experimentar as mais diversas substâncias), ingestão de corpos estranhos e sua colocação em orelha e nariz, quedas (agora de locais mais altos a que tem acesso), queimaduras (particularmente no fogão e forno) são acrescidos de acidentes relacionados com o meio onde vivem (picadas venenosas e atropelamentos). A movimentação intensa da criança, o hábito de levar tudo à boca (maneira de explorar o ambiente), o desejo de autonomia (fazer as coisas sozinhas), a coordenação motora precária e a incapacidade de perceber os perigos e as consequências de seus atos, justificam a maior prevalência dos acidentes na infância. É um período em que há necessidade de supervisão contínua. Em um mundo organizado por adultos e para adultos, que não possui o olhar da criança tampouco os 80 cm de estatura, os pais devem ser capazes de examinar o ambiente em que a criança vive, detectar e eliminar a maior parte dos fatores de risco.

Nas crianças dos três aos sete anos de idades, o mundo se amplia ainda mais. Correm, brincam em parques e calçadas, começam a andar de bicicleta, jogam bola, experimentam tesouras, passam a ter contato com outras crianças nas brincadeiras e nos brinquedos de parques. Pela maior frequência a outros ambientes, acrescem-se aí os acidentes automobilísticos e de trânsito, ferimentos com objetos cortantes e em _playgrounds_ e mordeduras de animais. É importante um ambiente seguro, particularmente nas áreas de lazer. Na educação das crianças, a noção do perigo e as possibilidades de prevenção de acidentes devem começar a ser ensinadas.

A partir dos sete anos, na criança mais independente e suscetível a ficar mais tempo fora da influência direta e supervisão de seus pais, já se identifica a imprudência e/ou desorientação. Apesar de ter coordenação motora mais adequada, a constante tendência de o escolar desafiar as regras e normas de segurança, o desejo de mostrar suas habilidades e firmar-se diante dos colegas leva a criança a realizar proezas que estão acima de suas habilidades. Passam a ter maior importância os acidentes de circulação (trânsito), traumatismos, contusões por quedas e brigas. A criança deve começar a assumir a responsabilidade por sua segurança; daí a importância de conhecer os principais fatores de risco e os meios de evitar os acidentes.

Injúrias relacionadas ao trânsito

Os acidentes de trânsito representam um dos mais sérios problemas de saúde no país e no mundo, sendo importante causa de morbimortalidade e de incapacidade física. Considerando-se as idades de cinco a catorze anos, a morte decorrente de ferimentos provocados pelos acidentes de tráfego é a primeira entre todas aquelas por causas

definidas, na maioria dos países das Américas, incluindo o Brasil. A criança e o adolescente participam do tráfego durante toda a sua vida; o bebê, como pedestre (no carrinho de bebê ou no colo de um pedestre) ou passageiro de um veículo, e a criança maior ou adolescente, também como passageiros ou pedestres (e também em atividades recreacionais, como em _skate_ ou bicicleta).

As seguintes estratégias têm evidências que funcionam na prevenção das mortes por injúrias relacionadas ao trânsito e têm sido sugeridas pela OMS desde 2008:

- estabelecimento e aplicação de limites de idade para ingestão de álcool.
- estabelecimento e aplicação de limites de alcoolemia para condutores e tolerância zero para infratores.
- utilização de sistemas de retenção adequados (tratado a seguir).
- utilização de capacetes para motociclistas e ciclistas.
- redução de velocidade ao redor de áreas escolares e de recreação.
- separação dos diferentes tipos de usuários das vias rodoviárias.
- utilização de luzes acesas diurnas para motocicletas.
- utilização de sistemas graduados de licenciamento para dirigir.

Transporte veicular de crianças

Os dispositivos de retenção infantis (DRI) ou "assentos infantis" são muito efetivos quando adequadamente utilizados; estão entre as mais importantes medidas preventivas para reduzir mortes e ferimentos decorrentes de acidentes de trânsito. Os pais, transportadores e cuidadores de crianças, necessitam saber qual o local mais apropriado para transportá-las e a maneira mais segura de equipar os veículos com assentos e cintos de segurança. Os DRI são projetados para reduzir o risco em caso de colisão ou desaceleração repentina do veículo, limitando o deslocamento do corpo da criança. Estudos demonstram que, com o uso dos DRI, há redução de 71% das injúrias fatais em bebês e 54% em crianças de um a quatro anos de idade. O uso desses dispositivos vem aumentando nos últimos anos, embora ainda existam muitas crianças transportadas de modo absolutamente perigoso nos automóveis de passeio, possibilitando a ocorrência de fatalidades potencialmente evitáveis.

Atualmente, a segurança no transporte veicular faz parte do aconselhamento pediátrico rotineiro. Portanto, informações cientificamente sedimentadas devem ser disseminadas para todas as famílias.

Algumas regras de segurança devem ser obedecidas no transporte de crianças. Lembrar que o lugar mais seguro para qualquer criança com até treze anos (e não dez anos, como na legislação brasileira) é o banco traseiro. A redução do risco de morte e ferimentos, mesmo quando as crianças não usam dispositivos adequados de retenção no automóvel, é bem menor quando estão acomodadas no banco traseiro. A segurança ainda é maior quando a criança é transportada no centro do banco traseiro (local ideal para fixação dos DRI), não havendo diferença significativa quanto ao risco entre o posicionamento da criança nos lados direito ou esquerdo do banco.

A abertura do *airbag* (bolsa inflável), dispositivo muito eficiente para proteção de indivíduos acima de quatorze anos, para crianças menores, no banco frontal, pode determinar lesões graves ou fatais. Nessas condições esse dispositivo deverá ser desativado.

Algumas outras orientações devem ser sempre lembradas: nunca transportar no colo, nunca transportar crianças no compartimento de bagagens, nunca compartilhar dispositivos ou cintos de segurança e manter atenção ao fechamento das portas e às aberturas dos vidros traseiros.

O Código Brasileiro de Trânsito determina como as crianças devem ser transportadas. Negligenciar as normas de segurança no transporte de crianças em veículo motor representa infração gravíssima (artigo 168). No código de trânsito, até o ano de 2008, só havia a recomendação de que as crianças menores de dez anos deveriam ser transportadas em banco traseiro (artigo 64) e deveriam usar, individualmente, cinto de segurança ou sistema de retenção equivalente.

O Conselho Nacional de Trânsito (Contran), na tentativa de corrigir essa falha do Código, aprovou a Resolução nº 277, de 28 de maio de 2008, que prevê a obrigatoriedade do uso de cadeirinha nos carros de passeio para transportar crianças de até sete anos e seis meses. Os infratores são multados (infração gravíssima). Os modelos de assentos são liberados pelo Inmetro, que seguiu a Norma Técnica NBR 14.400 e obriga os fabricantes a cumprirem as especificações de segurança. Transportar crianças menores de sete anos ou que não tenham condições de cuidar da sua própria segurança, em motocicletas, também é uma infração gravíssima.

O transporte de crianças no automóvel compõe-se de quatro estágios. A cadeirinha ideal é aquela adequada ao tamanho e massa da criança, que melhor se adapta ao banco do automóvel e que será usada corretamente em cada transporte. Quanto ao período de utilização da "cadeirinha", ele está mais relacionado com as características físicas da criança (altura e massa) do que com sua idade.

No primeiro estágio de transporte, o lactente pequeno, considerado até um ano ou cerca de 9 a 10 kg, segundo nosso código de trânsito, deveria ser transportado de forma diferenciada devido à fragilidade de sua musculatura, principalmente cervical. O assento infantil tipo "bebê--conforto" deve ser instalado no banco traseiro, de costas para o painel, preso ao banco pelo cinto de segurança, com uma inclinação de 45 graus. Alguns modelos possuem uma base que deve permanecer afixada ao assento traseiro do veículo, com ajuda do cinto de segurança e a conchinha, onde a criança permanece restrita, e que pode ser destacada e utilizada para o transporte da criança fora do veículo. O bebê é preso ao assento por um sistema de contenção, com as alças passando acima do ombro do lactente, aproximando-se da região peitoral por um *clip* (e não região abdominal) e seguindo juntas até o assento, para a fixação entre as pernas do bebê. As alças devem permanecer justas ao corpo, com folga máxima de um dedo. A criança deve ser mantida nessa cadeira até atingir o limite de peso ou até que sua nuca (altura das orelhas) ultrapasse o limite superior do encosto. Atualmente, uma série de estudos recomendam que o transporte da criança seja realizado com ela voltada para trás pelo maior tempo possível (2 anos, em geral ou até 4 anos, em alguns países). A Academia Americana de Pediatria recomenda a posição "de costas para o painel" até os dois anos de idade. Dispositivos preparados para essa função já existem no comércio.

O segundo estágio de transporte da criança no carro é o assento tipo "cadeirinha", para crianças com até cerca de 18 kg (por volta dos quatro anos); devem ser instalados no banco traseiro, de frente para o painel, na posição sentada. As cadeirinhas com alças de 5 pontos são as mais seguras (com *clip* peitoral). Os manuais de instrução orientam adequadamente como deve ser feita a instalação em cada modelo. Não se deve esquecer de eliminar as folgas do cinto de segurança do veículo durante a instalação da cadeirinha, do ajuste do cinto da própria cadeira à criança e de não colocar o cinto de segurança sobre mantas e cobertores.

O *booster seat* ou assento elevatório é utilizado para crianças acima de 15 a 18 kg e com até 145 cm de altura (terceiro estágio de transporte da criança), quando a cadeirinha tornou-se pequena para a criança; deve ser utilizado sempre em conjunto com o cinto de segurança de 3 pontos do automóvel. A utilização de almofadas não é recomendável. Aqui observa-se um problema na lei brasileira; na atual legislação, o assento de elevação é recomendado até sete anos e meio, idade em que a minoria das crianças já atingiu a altura de segurança (1,45 m) para usar somente o cinto de segurança de 3 pontas.

Idealmente, o uso isolado do cinto de segurança (quarto estágio do transporte de crianças) está indicado para crianças com altura maior que 1,45 m (o que ocorre, para mais de 90% das crianças, aos cerca de treze anos) e que já apoiam os pés no chão do automóvel. Quando uma criança passa a utilizar prematuramente o cinto de segurança do veículo, a faixa subabdominal posiciona-se sobre o abdome e a transversal atravessa o pescoço e a face, predispondo ao risco de lesões. No adequado posicionamento do cinto de segurança, a faixa transversal deverá passar sobre o ombro e, diagonalmente, sobre o tórax (atravessar a linha hemiclavicular e o centro do esterno) e a faixa subabdominal deverá ficar apoiada nas saliências ósseas do quadril ou sobre a porção superior das coxas. Reitero esse delicado problema na resolução do Contran. Segundo a literatura científica conhecida, nenhuma criança pode utilizar o cinto de segurança de adulto antes de atingir a estatura de 1,45 m. Assim, é evidente que a obrigatoriedade do uso de assentos de elevação ou dispositivos reposicionadores do cinto de segurança não pode, em hipótese alguma, ser retirada antes dos nove anos e preferentemente deve ser mantida até os treze. Melhor seria vincular tal obrigatoriedade à estatura e não à idade.

Na Figura 7.1, apresenta-se os quatro estágios de transporte de crianças em carro.

Figura 7.1 – Transporte veicular das crianças.

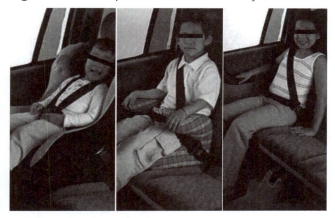

Foto: Criança Segura/Divulgação

Considerações sobre atropelamentos

Estatísticas globais indicam que cerca de metade das mortes no trânsito se deve aos atropelamentos. Diferentemente do que ocorre nos países desenvolvidos, onde tem havido declínio significativo dos atropelamentos devido à exposição cada vez menor das crianças ao risco do trânsito, no Brasil o problema continua grave. O crescimento infantil ocorre em etapas progressivas, que não podem ser vencidas antes do tempo. São características da criança: dificuldade de localização precisa dos sons que ela ouve no tráfego, visão periférica diminuída, capacidade de lidar apenas com um fato ou uma ação de cada vez (até cerca de sete anos), dificuldade de julgamento da distância de um objeto nas vias de tráfego, tendência à distração e ao comportamento imprevisível, necessidade de maior tempo para processamento de informações e pequena estatura, que prejudica ser vistos pelo motorista.

No primeiro ano de vida o risco de atropelamento é baixo, dependendo das habilidades das pessoas que levam as crianças, seja no colo ou em carrinhos. Por volta dos dois anos, as crianças se movem rapidamente e podem correr para a rua sem avisar. Elas não conhecem as regras de segurança, ficando os adultos responsáveis pelos cuidados. Não são visualizadas pelos motoristas, nem possuem capacidade de julgar a velocidade ou a distância dos veículos que se movem em sua direção. O pré-escolar geralmente também não é visualizado, não possui capacidade de autoproteção e acaba sendo atropelado em ambientes domésticos (estacionamentos ou garagens). Ele costuma correr entre os carros, corre para o meio da rua, é incapaz de conter os impulsos, além de não possuir maturidade para respeitar as regras de segurança ou ser deixado sem supervisão em áreas externas. No período escolar, nota-se um pico de incidência de atropelamentos entre cinco e nove anos, período este que se caracteriza pela compreensão dos riscos, mas incapacidade de quantificá-los, dificuldade em avaliar a velocidade dos veículos, falta de concentração adequada e comportamento impulsivo. Ao analisar o risco de atropelamentos sob a perspectiva do desenvolvimento neuropsicomotor, crianças menores de dez anos jamais poderiam enfrentar qualquer tipo de trânsito sem a supervisão direta de um adulto.

Afogamentos

Os afogamentos constituem-se na 2ª causa de morte por injúrias não intencionais na maior parte do mundo. As seguintes estratégias têm efetividade comprovada na prevenção dessas mortes e têm sido sugeridas pela OMS desde 2008:

- cobertura de piscinas e poços.
- cercas de isolamento em piscinas.
- utilização de dispositivos de flutuação pessoal.
- estabelecimento de imediata ressuscitação.

Queimaduras

As seguintes estratégias têm evidências que funcionam na prevenção das mortes por queimaduras (OMS–2008):

- existência de detectores de fumaça onde existam crianças.
- desenvolvimento de isqueiros resistentes a crianças.
- existência de legislação sobre água quente na torneira.
- existência de centros especializados em atendimento de queimaduras.

Quedas

A queda é a causa mais comum de traumatismo cranioencefálico em crianças abaixo de quatro anos. Lactentes mais velhos e pré-escolares costumam escapar ilesos de quedas de baixa altura; lesões cerebrais severas em crianças com quedas de alturas menores devem ser cuidadosamente investigadas (possibilidade de abuso). Lactentes pequenos podem não ter a mesma resistência a quedas. Uma causa relativamente frequente de acidentes e Traumatismo Crânio Encefalico (TCE) em crianças no 2º semestre de vida é o andador. Podem ocorrer por queda sobre a escada ou objetos que estejam no chão, impacto sobre tampos de mesa durante o deslocamento, queda por perda de uma das rodas e desequilíbrio do andador. Acidentes nos equipamentos de *playground*, particularmente os brinquedos de trepar, devem ser foco de atenção de pais e cuidadores. As seguintes estratégias têm efetividade comprovada na prevenção dessas mortes (OMS–2008):

- programas multidisciplinares – "crianças não podem voar".
- redesenho de mobiliário para crianças.
- normas de segurança para *playgrounds*.
- normas para grades em janelas.

Intoxicações

As seguintes estratégias têm efetividade comprovada na prevenção (OMS – 2008):

- remoção de circulação gradativa de agentes tóxicos.
- legislação para tampas e embalagens seguras.
- embalagens com quantidades não letais.
- existência de Centros de Intoxicação (para informações e apoio ao profissional diante de casos de intoxicações exógenas).

PONTOS PRÁTICOS

- As estratégias mais adequadas para prevenção da injúria não intencional em Pediatria são as passivas (adoção de equipamento, dispositivo ou instrumento). Embora devam ser orientadas, as estratégias ativas e orientação de constante supervisão são menos efetivas.

- Até os cinco a seis anos de idade deve-se reforçar as medidas de proteção e identificação do risco; somente após essa idade é que as medidas de educação começam a ter alguma efetividade.

- O transporte de crianças no automóvel compõe-se de quatro estágios. No primeiro estágio de transporte, o lactente (idealmente até os dois anos) deveria ser transportado no banco traseiro, de costas para o painel, com uma inclinação de 45 graus. No segundo estágio, crianças com até cerca de 18 kg (por volta dos quatro anos), devem usar cadeirinha no banco traseiro, de frente para o painel, na posição sentada. O booster seat ou assento elevatório é utilizado para crianças com até 145 cm de altura (terceiro estágio de transporte da criança). Idealmente; o uso isolado do cinto de segurança (quarto estágio do transporte de crianças) está indicado para crianças com altura maior que 1,45 m, o que ocorre, para mais de 90% das crianças, aos cerca de treze anos.

- Andadores são proscritos em Pediatria, não têm qualquer utilidade e aumentam o risco de acidentes.

- Tampas de segurança em produtos perigosos para crianças é medida efetiva e deve ser estimulada na prevenção de intoxicações exógenas.

Questões de Treinamento

1. Eduardo, de dois anos e meio, considerado pelos pais como "tranquilo e obediente" sofreu importante queimadura na palma das mãos ao tocar no forno quente da cozinha. Agora os pais estão muito ansiosos e querem saber como agir com o filho diante do risco de novos acidentes domésticos. A melhor orientação é:

a. tranquilizar os pais, pois, após um acidente desta gravidade, naturalmente, Eduardo ficará mais cuidadoso.
b. vigiar rigorosamente a criança, pois, na verdade, Eduardo não deve ser tão tranquilo e obediente quanto eles imaginam.
c. intensificar os ensinamentos sobre acidentes domésticos, pois pela repetição Eduardo aprende a se proteger.
d. proteger Eduardo e reduzir as situações de risco pois somente ao redor dos cinco a seis anos, ele será capaz de se proteger.
e. matricular Eduardo em uma creche onde estará mais segura sob constante vigilância.

2. Pré-escolar de dois anos é trazido à emergência devido à ingestão de produto de limpeza de metais. A conduta mais eficaz para prevenir este tipo de acidente é:

   a. manter vigilância constante sobre a criança.

   b. manter produtos tóxicos em locais fora do alcance das crianças.

   c. comercializar produtos tóxicos em recipientes com tampa de segurança.

   d. comercializar produtos tóxicos em frascos que não atraiam a atenção das crianças.

   e. comercializar produtos tóxicos sob a forma de líquidos opacos e com odor desagradável.

3. A respeito do transporte seguro de crianças e adolescentes em veículos automotores, é **correto** afirmar:

   a. um RN de termo, que acabou de ter alta da maternidade com 2.600 g deve ser transportado no banco traseiro, em decúbito dorsal no colo da mãe ou responsável.

   b. crianças e adolescentes menores de treze anos podem viajar no banco dianteiro, desde que utilizem cinto de 3 pontos e *air bag* desativado.

   c. uma criança com 152 cm e onze anos deve utilizar assento elevador com cinto de 3 pontos no banco traseiro.

   d. uma criança com 140 cm, de nove anos de idade, deveria usar cinto de segurança de 3 pontos, exclusivamente.

   e. um lactente de catorze meses, pesando 10 kg, deveria ser transportado de costas para o painel.

Gabarito comentado

1. Elimine por completo as noções erradas de que um acidente gera na criança pequena um maior cuidado posterior, e que a repetição por si só é capaz de prevenir novas injúrias. Quantas crianças conhecemos que, mesmo alertadas repetidas vezes, cometem o mesmo acidente constantemente. Desvincule o acidente de questões de personalidade, comportamento ou caráter. O acidente ocorre porque a criança é criança! A regra básica da acidentologia pediátrica, para a criança pequena (até por volta dos 5-6 anos) é: proteja, tentando reduzir ao máximo as situações de risco, com adoção de estratégias passivas. Resposta D

2. Em questões sobre estratégias para se evitar um acidente, lembre-se que as passivas serão sempre melhores. Nessa questão, a adoção de tampa de segurança em produtos perigosos é, inclusive, uma das orientações da OMS para reduzir as injúrias relacionadas às intoxicações. Resposta C

3. Crianças pequenas, menores de 2 anos deverão, à luz do conhecimento científico atual, ser transportadas no banco traseiro, de costas para o painel em dispositivo apropriado. Isso deve ocorrer desde a saída da maternidade. Nada de colo ou compartilhamento de dispositivos de segurança. Crianças menores de 13 anos devem ser transportadas no banco traseiro e, tendo menos que 150 cm, devem usar booster de elevação e não somente o cinto de segurança de três pontos. Resposta E

Fontes consultadas e leitura recomendada

Melzer-Lange, M.D.; Zonfrillo, M.R.; Gittelman, M.A. *Injury prevention:* opportunities in the emergency department. Pediatric Clinics of North America, 2013. 60 (5): p. 1241-1253.

Mickalide, A.; CARR, K. *Safe Kids Worldwide:* preventing unintentional childhood injuries across the globe. Pediatric Clinics of North America, 2012. 59 (6): p. 1367-1380.

Peden, M.; Oyegbite, K.; Ozanne-Smith, J. et al., editores. *World report on child injury prevention.* WHO and UNICEF. Geneva; 2008. Disponível em: <http://apps.who.int/iris/bitstream/10665/43851/1/9789241563574_eng.pdf>. Acesso em: jan/2017.

Waksman, R.D.; Blank, D. *Prevenção de acidentes:* um componente essencial da consulta pediátrica. Residência Pediátrica, 2014. 4: s36-s44.

Abuso e maus-tratos em Pediatria

8

Benito Lourenço

> *"É dever da família, da sociedade e do Estado assegurar à criança e ao adolescente, **com abso-luta prioridade***, o direito à vida, à saúde, à alimentação, à educação, ao lazer, à profissiona-lização, à cultura, à dignidade, ao respeito, à liberdade, e à convivência familiar e comunitária, além de colocá-los a salvo de toda forma de negligência, discriminação, exploração, violência, crueldade e opressão. "*
>
> Constituição Federal – Artigo 227
>
> *Grifo nosso, atentando ao fato de ser o único momento em que a expressão absoluta prioridade aparece em nossa Constituição.*

Toda criança tem o direito à saúde e à uma vida livre de violência. A cada ano, no entanto, milhões de crianças em todo o mundo são vítimas e testemunhas de violência física, sexual e violência emocional. Maus-tratos à criança representam um grande problema global com um impacto muito sério sobre a saúde física e mental das vítimas, sobre seu bem-estar e seu desenvolvimento ao longo de suas vidas – e, por extensão, na sociedade em geral. Um clássico estudo norte-americano, publicado em 1998, examinou os efeitos a longo prazo de maus-tratos e disfunções familiares durante a infância sobre desfechos na saúde física e mental dos adultos. Os autores identificaram maiores frequências de tabagismo, obesidade, sedentarismo, alcoolismo, abuso de drogas, depressão, tentativas de suicídio, promiscuidade sexual e doenças sexualmente transmissíveis. Além disso, as pessoas que relataram maior número de experiências negativas na infância eram muito mais propensas a apresentar múltiplos comportamentos de risco à saúde. Maus-tratos e outras experiências adversas na infância podem, assim, estar entre os fatores básicos que fundamentam riscos à saúde, doença e morte.

Em tese, deveríamos pensar na criança como um ser inserido em um meio familiar, de forma natural e espontânea, sempre provida de toda a atenção afetiva e material que necessita para o seu normal desenvolvimento. Porém, frequentemente identificamos atos comissivos (físicos, psicológicos e sexuais) ou omissivos (negligência), praticados por sujeitos em condições superiores em relação à criança, ou seja, em situação vantajosa decorrente da idade, força, posição social ou econômica, inteligência e autoridade, que transformam o lar em um ambiente hostil, capaz de causar danos irreversíveis à criança e ao adolescente. É sabido que a "mera" previsão legal (como o trecho da Constituição citado na epígrafe) não tem o condão de modificar a consciência da coletividade. Assim como a Carta Magna, o Estatuto da Criança e do Adolescente também tem uma formulação muito clara sobre o papel dos setores da saúde e educação, abordando-os como esferas públicas fundamentais e privilegiadas de proteção, com incumbências específicas, como a de identificar e notificar qualquer configuração de maus-tratos, e sempre buscar formas de proteger a vítima.

A violência contra crianças e adolescentes vem sendo assistida em todos os lugares do mundo e em todos os níveis culturais e sociais, desde as mais remotas eras. Ela ocorre em muitos contextos diferentes. Os autores de maus-tratos à criança podem ser diversos, como os pais ou outros membros da família, cuidadores, amigos, estranhos ou autoridades (professores, membros do clero, etc.).

A violência contra crianças por adultos do convívio familiar é uma das formas mais cruéis e menos visíveis de maus-tratos à criança pois ocorre na privacidade da vida doméstica. A família sempre teve o papel (teórico) do ninho de proteção, amparo e sustento, inviolável e soberano. Infelizmente, algumas vezes a violência contra as crianças aí se instala. Em se tratando de maus-tratos domésticos, o pediatra pode exercer uma função de prevenção significativa, com orientações simples e práticas, que fazem a diferença no dia a dia dos cuidados com os filhos. Além da prevenção, os profissionais de saúde pediátrica são agentes importantes na detecção de sinais de maus-tratos na infância e adolescência e, pela sua legitimidade, um orientador familiar no sentido da mudança desse quadro. Vale salientar seu papel de notificador de tais casos, já que essa situação exige, pela sua complexidade e competência, um trabalho conjunto envolvendo outros órgãos e profissionais.

Justificada erroneamente pela falta de cultura ou condição social, a violência doméstica se perpetua de forma oculta e velada, independentemente de padrões culturais ou financeiros. A percepção de ruptura de vínculos entre pais e filhos pode ser o primeiro sinal de alerta para se definir que esta é uma criança que, não tendo sido desejada ou por não estar sendo reconhecida como filha, estará em sérios riscos para maus-tratos.

A síndrome de maus-tratos na infância e do abuso infantil, que, ocorrendo no ambiente domiciliar é entendida como violência doméstica, é definida como todo ato ou omissão (o fenômeno pode assumir forma ativa ou passiva), intencional ou não, praticado por pais, parentes ou responsáveis (ampla gama de possíveis agressores) contra crianças e adolescentes (todas as faixas etárias) que, sendo capaz de causar dano físico, sexual e/ou psicológico à vítima, implica de um lado uma transgressão do poder/dever de proteção do adulto e uma negação do direito que crianças e adolescentes têm de ser tratados como sujeitos e pessoas em condição peculiar de desenvolvimento.

Em 1946, um radiologista pediátrico americano, John Caffey, relatou casos de fraturas associadas a hematomas subdurais crônicos, inexplicados por qualquer doença de base e, posteriormente, relacionados a lesões traumáticas. Embora outros o tivessem seguido nessa tarefa, ainda hoje alguns autores denominam síndrome de Caffey como um quadro de fraturas ósseas associadas às agressões infantis ou como sinônimo de síndrome da criança espancada.

A síndrome dos maus-tratos é uma forma de violência interpessoal, que consiste em em abuso do poder disciplinador e coercitivo dos adultos, e pode prolongar-se por meses ou anos. Frequentemente, várias formas de maus-tratos ou abuso são dirigidas à mesma criança e de forma recorrente, o que torna, muitas vezes, o seu reconhecimento uma questão de vida ou morte para a vítima. Comumente também se reveste de uma característica de sigilo, isto é, um complô de silêncio da família.

Considera-se que o despreparo para o reconhecimento das várias formas com que os maus-tratos podem se apresentar, aliado aos conceitos antigos do direito de posse dos responsáveis sobre seus filhos ou dos que têm a guarda, sejam os fatores principais para que as denúncias não ocorram.

Enquanto não há dúvida sobre a necessidade de assistência às vítimas para garantir a sua segurança, deve sempre ser dada prioridade às medidas de prevenção. Para o desenvolvimento de estratégias eficazes de prevenção, alguns processos devem ser observados. Inicialmente, o problema de ser definido conceitual e numericamente, usando estatísticas que descrevem a dimensão dos maus-tratos e as características das vítimas. Faz-se necessário também identificar as causas e os fatores de risco que parecem afetar a suscetibilidade ao abuso e os obstáculos à prestação de serviços eficazes de proteção à criança e ao adolescente. Diante desse conhecimento, projetam-se as intervenções que sejam eficazes para minimizar os riscos, intervenções essas que necessitam constantes avaliações sobre sua eficácia.

Neste capítulo, atenção especial será dada à identificação dos vários tipos de abuso contra crianças e adolescentes e os aspectos particulares de manejo e conduta por parte dos médicos que as atendem.

Vítima e agressor

As vítimas estão em todas as faixas etárias, mas lactentes e crianças pré-escolares estão em maior risco, particularmente de casos fatais, resultado de sua dependência, vulnerabilidade e invisibilidade social relativa. À medida que vão se aproximando da maioridade, a incidência decresce, talvez, pelo fato de reunirem mais condições de defesa. Em relação ao agressor, este é, em geral, "uma pessoa acima de qualquer suspeita".

O risco de abuso fatal é duas a três vezes maior em países de baixa renda do que em países desenvolvidos. Também é maior em sociedades com grandes desigualdades econômicas, quando comparados aos países em que a riqueza é uniformemente distribuída.

Nenhum fator por si só pode explicar o motivo de alguns indivíduos se comportarem violentamente contra crianças ou o porquê de os maus-tratos à criança seres mais prevalente em certas comunidades do que em outras. Parece haver uma interação entre fatores individuais e sociais.

Os fatores de risco listados a seguir não são necessariamente critérios diagnósticos de maus-tratos à criança quando são identificados. No entanto, em locais onde os recursos são limitados, crianças e famílias identificadas como tendo vários desses fatores devem ter prioridade e atenção específica.

Um aumento do risco de maus-tratos na infância está associado com a presença das seguintes características dos pais ou cuidadores que:

- têm dificuldade em ligação com uma criança recém-nascida (resultado, por exemplo, de uma gestação não planejada, intercorrências no parto ou decepções com o bebê) ;

- foram maltratados quando crianças;

- exibem uma falta de consciência sobre o desenvolvimento da criança ou têm expectativas irreais;

- não compreendem as necessidades e comportamentos da criança (por exemplo, quando interpretam mau comportamento da criança como intencional e não como uma etapa em seu desenvolvimento);

- respondem ao mau comportamento percebido com punição inapropriada ou excessiva;

- aprovam e usam o castigo físico como forma de disciplinar as crianças;

- usam castigo físico para disciplinar as crianças;

- sofrem de problemas de saúde física ou mental ou transtornos cognitivos que interferem com a capacidade de cuidadores;

- abusam de álcool ou drogas, inclusive durante a gravidez;

Abuso e maus-tratos em Pediatria

- estão envolvidos em atividades criminosas;

- são socialmente isolados;

- expressam sentimentos de depressão ou baixa autoestima ou incapacidade de satisfazer plenamente as necessidades da criança ou da família;

- exibem competências parentais pobres como resultado de pouca idade ou falta de educação;

- experimentam dificuldades financeiras.

Existem também descritos alguns fatores de risco da criança. Isso não significa que a criança é responsável pelos maus-tratos que sofre, mas que podem representar maior dificuldade para os pais, pois:

- foram indesejadas ou não cumpriram as expectativas ou desejos dos pais (sexo, aparência, temperamento ou anomalias congênitas) ;

- são crianças com necessidades elevadas (prematuridade, doenças crônicas) ;

- choram persistentemente e com maior dificuldade de serem consolados;

- mostram sintomas de problemas de saúde mental;

- demonstram traços de personalidade ou temperamento que são percebidos pelos pais como problemáticos (hiperatividade ou impulsividade) ;

Algumas características familiares como falta de apego mãe-filho, histórico de desagregação e violência familiar e ausência de rede de apoio também são descritas como fatores de risco. Os fatores comunitários e sociais associados à violência doméstica são: ambientes tolerantes à violência, desigualdade social e de gênero na comunidade, falta de serviços de apoio à família, desemprego, pobreza, fácil disponibilidade de álcool, tráfico de drogas e ausência de políticas públicas sociais, de saúde e de educação. Ambientes em que as normas sociais e culturais promovem ou glorificam a violência ou determinam rígidos papéis de gênero para homens e mulheres e são permissivos à pornografia, prostituição e trabalho infantil também são de risco para a violência doméstica.

Quadros psiquiátricos são registrados em menos de 10% dos agressores. Há, na grande maioria deles, a denominada "sociopatia", ou seja, são pessoas que vivenciam situações estressantes, geralmente agudas, ligadas a dificuldades financeiras, conjugais, familiares e de outros tipos de relacionamentos. Embora possa ter variabilidade nos diversos estudos, entre 60% e 80% das vezes o agressor é um dos pais biológicos ou, pelo menos, alguém do convívio diário da criança. Admite-se que tenham potencial agressivo, reprimido, que se torna manifesto sob uma condição aguda de estresse.

A violência ocorre em relações pessoais assimétricas e hierárquicas, em que há desigualdade e relação de subordinação. Além disso, sabe-se que a violência é um fenômeno socialmente aprendido e, desta forma, pode ter transmissão intergeracional. A criança que aprende que o conflito é uma forma de resolução de problemas, certamente, o usará para resolver seus problemas.

Muitas vezes os agressores usam, inicialmente, táticas coercitivas, o abuso emocional e psicológico para controlar sua vítima. Outras vezes, a manutenção do controle sobre o outro se dá sob a desculpa de boas intenções, de amor ou como meio de educação.

Abuso físico

Caracteriza-se pelo uso da força física de forma intencional, não acidental, com o objetivo de ferir ou danificar a criança ou o adolescente, deixando ou não marcas evidentes. É o tipo de abuso mais comumente relatado. Alguns tipos de ações abusivas são: bater, chutar, chacoalhar, morder, estrangular, queimar, escaldar, envenenar e sufocar. Podem ser observados hematomas, contusões, lacerações, queimaduras, fraturas, lesões viscerais ou de sistema nervoso central. O exame físico de uma vítima de abuso deve buscar sinais de lesões agudas e antigas.

A pele é o local mais comumente acometido pelos estigmas da agressão, podendo apresentar lesões específicas ou inespecíficas (mais comuns). É importante diferenciar as lesões acidentais das abusivas: acidentais ocorrem geralmente em proeminências ósseas, como joelhos, cotovelos e fronte. Quanto mais central for a apresentação (nádegas, coxas, dorso, face, genitália), ou maior for o número de lesões, maior a chance de terem sido originadas por abuso. É estranho que a criança apresente hematomas em olhos, boca, nas panturrilhas e no tórax, por exemplo. Deve-se lembrar que pequenos cortes, arranhões, equimoses resultantes de brincadeiras ou desatenção na execução de atividades rotineiras são bastante comuns na infância e adolescência. A criança tem, entretanto, um comportamento que se define pela atividade frontal, sendo, portanto, a parte anterior do corpo a mais frequentemente atingida em quedas ou outras injúrias não intencionais.

De forma geral, o acúmulo de sangue na pele (hematoma) pode ser visível por vários dias, mudando de cor conforme o grau de degradação da hemoglobina (Quadro 8.1)

Quadro 8.1 – Espectro equimótico

Espectro equimótico (variação de cor de acordo com a idade do hematoma)	
Aspecto/Cor	**Idade**
Vermelho, com edema	Não mais que 24 horas
Roxo, azul-escuro	1 a 5 dias
Verde, amarelo-esverdeado	5 a 7 dias
Amarelado, marrom	7 a 10 dias
Sem marca	2 a 3 semanas

A estimativa da idade da lesão tem importância quando comparada com os dados da história. Uma discrepância significativa com os achados do exame físico pode constituir sinal de abuso.

As lesões em pele também podem ser específicas, ou seja, "denunciam" o objeto agressor, como, por exemplo, cinto (marcas lineares, com ou sem impressão da fivela), mão, beliscão (marcas lineares ou parabólicas, de 1 a 2 cm) e mordida humana. Essas últimas, quando associadas ao abuso sexual, podem ser múltiplas, bem definidas e com marcas de sucção.

Queimaduras ocorrem principalmente em crianças pequenas (um a cinco anos) por:

- respingamento: quando o líquido quente é jogado ou derramado sobre a vítima, a queimadura assume a forma de V (forma de seta);

- imersão: principalmente em nádegas, dorso e períneo; quando em extremidades podem assumir a conformação de luva ou meia;

- contato: por metais incandescentes (ferro elétrico) e por cigarro (lesões arredondadas, escoriativas, com ou sem formação de bolhas (flictenas), de 6 a 8 mm de diâmetro; quando infectadas assemelham-se a impetigo.

O segundo local mais frequentemente acometido no abuso físico são os ossos. As lesões podem ocorrer por impacto de grande intensidade (lesões transversas), por torção (lesões espirais) ou encurvamento forçado (lesões oblíquas). Mais comumente, em crianças, ocorre deslocamento periostal. Radiografias repetidas após cerca de duas semanas evidenciam calcificações, como sinal de consolidação. O achado de fraturas múltiplas em diferentes estágios de consolidação é um sinal altamente sugestivo de abuso. Na ausência de história de traumatismo, as fraturas diafisárias espiroides de úmero ou fêmur, mesmo isoladas, sugerem fortemente abuso e ocorrem por torção e rotação forçada da extremidade. Há outras lesões esqueléticas consideradas altamente suspeitas de abuso infantil, entre as quais estão as fraturas dos arcos costais posteriores. São vistas mais comumente antes do primeiro ano de idade e acontecem por mecanismo indireto de compressão anteroposterior do tórax com as mãos dos adultos e compressão secundária do extremo posterior das costelas contra as respectivas apófises transversas. Essas fraturas são raras nos traumas acidentais, exceto em graves traumatismos. Frente a uma suspeita de maus-tratos, a investigação radiológica completa de esqueleto deve ser obrigatória até os dois anos de idade para investigação de fraturas antigas e associadas e, acima desta faixa etária, radiografia seletiva de acordo com a informação, pela criança ou adolescente, de traumas anteriores.

As agressões em sistema nervoso central (SNC) representam a principal causa de morte em crianças vítimas de abuso. As lesões por impacto direto ocorrem quando a vítima é golpeada com um objeto ou quando é lançada contra uma superfície rígida, geralmente a parede. A extensão do trauma dependerá basicamente da força utilizada, da idade da vítima e da rigidez da superfície, variando de pequenos sangramentos subgaleais a grandes fraturas ou hematomas intracerebrais.

A síndrome do bebê sacudido (*shaken baby syndrome*) se desencadeia quando o bebê é chacoalhado rápida e violentamente e/ou impulsionado para o alto de forma brusca. Isso pode ser cometido pela babá da criança, pelos pais ou outros, em uma atitude, às vezes, reativa e impaciente a um choro continuado do bebê, ou mesmo naquelas brincadeiras de segurar o bebê pelas axilas e jogá-lo para cima. Ocorrem, dessa forma, movimento com súbita aceleração e desaceleração do conteúdo craniano (movimento em "chicote"). Os achados intracranianos compreendem hemorragia subdural, hemorragias na fissura inter-hemisférica ou somente edema cerebral difuso. Em decorrência dessas lesões, os bebês ficam hipoativos e quietos, havendo deterioração neurológica progressiva. Muitas vezes, os bebês são colocados no berço, os pais não percebem essa evolução negativa da criança e as complicações se estabelecem. Pode-se constatar hemorragia retiniana (em até 50 a 80% dos casos) e, geralmente, ausência de outros sinais de injúria. Estudos sugerem que o chacoalhamento, para ter consequências desastrosas, não precisa ser prolongado, pode ser bastante breve e ocorrer apenas uma ou repetidas vezes durante dias, semanas ou meses. Os sintomas vão desde alterações do nível de consciência, irritabilidade ou sonolência, convulsões, déficits motores, hipoventilação, coma e, em muitos casos, morte.

As lesões abdominais respondem por 50% das mortes de crianças vitimadas, principalmente em maiores de dois anos de idade. Quando acidentais, apresentam história específica, sendo a vítima trazida rapidamente para o hospital. Nas abusivas, a história é inespecífica, e a alta mortalidade está vinculada ao não reconhecimento do trauma fechado. Podemos encontrar contusões e hematomas subcapsulares em baço, contusões, hematomas e hemorragias em fígado, pancreatite (em crianças menores de três anos é grande motivo de suspeita de abuso; mais de 50% dos pseudocistos pancreáticos são consequência de traumas abdominais).

Grande parte da violência física infligida no lar é relacionada ao objetivo de punição para educação. Disciplina para crianças envolve treinamento e ajuda para desenvolver o julgamento, um senso de limites, autocontrole, autossuficiência e conduta social positiva. Disciplina é frequentemente confundida com punição, particularmente por cuidadores que utilizam o castigo corporal em uma tentativa de corrigir e mudar o comportamento das crianças. As estratégias positivas de disciplina devem reconhecer o valor individual das crianças. Elas visam a fortalecer a crença das crianças em si e sua capacidade de se comportar de forma adequada para construir relações positivas. Por outro lado, a punição envolvendo medidas físicas ou emocionais muitas vezes reflete a raiva ou desespero do cuidador e envolve poder e dominação. Geralmente, as medidas não são adaptadas à idade da criança e seu nível de desenvolvimento. Já se sabe que o castigo não é eficaz na promoção da mudança desejada no comportamento de forma duradoura. A abordagem para a disciplina deve ser encorajada com métodos de distração e redirecionamento, fixação de um período de reflexão, a definição de regras e limites apropriados à idade da criança e nível de desenvolvimento, a resolução de problemas e a retirada de privilégios.

Síndrome de Münchhausen por procuração (*by proxy*)

Atualmente denominada de transtorno factício no Manual de Diagnóstico e Estatística dos Transtornos Mentais 5ª edição (DSM-5), na criança é entendida como "transtorno factício imposto pelo outro". Trata-se de um quadro, na qual os pais (frequentemente a mãe) fabricam uma doença no filho, por meio de mentiras na história, simulação ou indução de sintomas, e procuram serviço médico para tratamento. Em geral, a mãe amorosa e cuidadosa leva o filho ao médico com sintomas ou sinais recorrentes ou persistentes inexplicáveis, ou com sinais e sintomas que não ocorrem com a ausência materna. As vítimas dessa síndrome podem receber tratamento médico, muitas vezes invasivo, desnecessário. O nome da síndrome é uma referência ao barão von Münchhausen, oficial da cavalaria russa do século XVIII que, por ser um contador de histórias e cheio de humor, retornava das batalhas relatando elaboradas e fantasiosas aventuras.

Abuso sexual

Define-se como todo o ato ou jogo sexual, relação hétero ou homossexual entre um ou mais adultos e com um indivíduo menor de dezoito anos, tendo por finalidade estimular sexualmente a criança ou utilizá-la para obter uma estimulação sexual de si mesmo ou de outra pessoa. Pode também ser cometido por uma pessoa menor de 18 anos, quando esta for significantemente mais velha que a vítima ou quando o executor estiver em posição de poder ou controle sobre a mesma, com contato físico ou não. Embora o abuso sexual possa ocorrer com o uso da força física, o mais comumente encontrado é o que se dá entre a vítima e um conhecido, o qual tenha

alguma relação pessoal com ela: pai, padrasto, professor, amigo da família, irmão mais velho, etc. Mesmo que não existam tantas evidências de trauma físico, não há como negar o trauma psíquico a que essas crianças e adolescentes são submetidos. O problema é frequente: estudos de todo o mundo demonstram que cerca de 20% de mulheres e 5 a 10% dos homens relatam ter sido sexualmente abusados quando crianças.

Os achados genitais podem ser normais, inespecíficos (hiperemia e graus de vulvovaginite, com pequenas lacerações ou fissuras de pele) ou específicos (laceração de hímen e mucosa vaginal, achado de esperma).

Em geral, o abuso sexual intrafamiliar é crônico, recidivante e ocorre normalmente sem violência, ao contrário do abuso sexual extrafamiliar. A vítima, muitas vezes pré-adolescente, acaba por culpar-se e sustenta, dessa forma, o silêncio sobre a situação.

Abuso psicológico

Ocorre quando o adulto, conscientemente, deprecia a criança, bloqueia seus esforços de autoaceitação e a ameaça de abandono, causando-lhe grande sofrimento mental. As seis práticas mais frequentes de abuso psicológico são: rejeitar, isolar, aterrorizar, ignorar, corromper (prostituição, crime e uso de drogas) e exigir (rendimento escolar, intelectual e/ou esportivo). Pela sutileza do ato e pela falta de evidências imediatas de maus-tratos, este tipo de violência é um dos mais difíceis de ser caracterizado e conceituado, apesar de ser extremamente frequente. O abuso psicológico coexiste em todas as outras formas de maus-tratos.

Negligência

Tipo comum de maus-tratos, é a falha dos pais ou responsáveis em prover suporte básico, como alimentação, vestimenta, cuidados com a saúde, ou falha em supervisionar e monitorar adequadamente o comportamento da criança, sendo isso prejudicial ela, e quando essas falhas não são consequência das condições de vida além de seu controle. Priva-se a criança de algo que ela necessita, quando isso é essencial ao seu desenvolvimento sadio. Não é uma condição necessariamente ligada à pobreza.

Diagnóstico de maus-tratos e abuso

A suspeita e identificação dos casos de vitimização em crianças e adolescentes ainda é um desafio para muitos profissionais de saúde. A suspeita de maus-tratos surge, geralmente, no momento em que se procede à anamnese ou no decorrer do exame físico, lembrando que, em algumas vezes não há evidências físicas. Sendo assim, a anamnese ocupa lugar relevante no esclarecimento dos casos. As perguntas devem ser isentas de qualquer conotação de censura ou de acusação, embora as intenções de esclarecer a suspeita (ou confirmação) dos maus-tratos e de proteger a criança de novas agressões devam estar sempre presentes.

Além dos achados clínicos, algumas situações merecem atenção quanto à possibilidade de abuso:

• a história relatada por um genitor é significativamente diferente da relatada pelo outro, com informações contraditórias e não convincentes;

• existem relatos discordantes quando o responsável é entrevistado por mais de um profissional em diferentes momentos;

• quando a história relatada não é consistente com os achados clínicos;

• existem lesões incompatíveis com o estágio de desenvolvimento da criança;

• referência a supostos acidentes ocorridos de forma repetitiva e/ou com frequência acima do esperado – geralmente relacionados à hiperatividade, má índole, desobediências, etc. ;

• quando há demora não justificada em procurar o serviço médico;

• em "acidentes" em horários impróprios, como na madrugada;

• criança com antecedentes de procura a vários serviços ou médicos diferentes;

• diante de uma criança malcuidada, suja;

• diante de criança desconfiada, sempre alerta, esperando que algo ruim aconteça; apreensiva quando escuta outras crianças chorarem;

• diante de criança com mudança súbita no rendimento escolar ou no comportamento, não relacionada aos problemas físicos específicos ou no próprio ambiente escolar;

• pais que exigem perfeição ou nível de desempenho físico e/ou intelectual superior às possibilidades do filho;

• pais que apresentam certa atitude de indiferença para com a gravidade dos ferimentos da criança;

• pais que apresentem atitudes conformistas, dizendo: "mas elas não costumam cair?", "mas crianças não se queimam sempre?";

• diante de criança com súbita mudança de humor, tornando-se quieta, triste, retraída ou com comportamento regressivo, por exemplo, com súbito aparecimento de enurese, chupar dedos, choro excessivo;

• crianças com perturbações severas do sono, com medos, pesadelos, por vezes de conteúdo sexual aberto ou velado;

• criança que sugere um conhecimento sexual inapropriado, por meio de linguagem, de desenhos ou brincadeiras;

• criança que revela que está sofrendo algum tipo de abuso.

Conduta diante de maus-tratos

Frente à uma situação de maus-tratos, os médicos desempenham papel fundamental no levantamento da suspeita, confirmação do diagnóstico, tratamento das lesões e possíveis sequelas, e no acompanhamento e desencadeamento das medidas legais de proteção cabíveis a cada caso. O atendimento médico emergencial (clínico ou cirúrgico) deve ser realizado independentemente da situação da investigação policial. Não existe impedimento legal ou ético para o atendimento da criança ou adolescente vítima de violência. A recusa infundada do atendimento médico caracteriza (ética e legalmente) imperícia e omissão de socorro, com todas as suas consequências.

Quando o paciente em situação de violência apresentar lesões leves e não for detectado risco de revitimização com o seu retorno para a moradia, deve-se realizar a notificação. Considera-se como risco de revitimização o fato de o agressor não ser controlável ou a família cuidadores do paciente não parecerem competentes e capazes de proteger a criança ou adolescente. Na presença de lesões graves ou quando o retorno da criança ou adolescente para sua moradia puder resultar em revitimização, essa deve ser internada, para que permaneça sob a proteção da instituição hospitalar – e deve-se notificar a Vara da Infância e Juventude de sua região.

A notificação é a informação emitida pelo setor de saúde ou por qualquer outro órgão ou pessoa para o conselho tutelar, o Ministério Público ou a Vara da Infância e Juventude, com a finalidade de promover cuidados voltados à proteção de crianças e adolescentes vítimas de maus-tratos. O ato de notificar desencadeia um processo que visa a interromper as atitudes e comportamentos violentos dentro da família ou por parte de qualquer agressor. Vale ressaltar que a notificação não tem poder de denúncia policial, mas sim a finalidade de chamar o Poder Público à sua responsabilidade. A notificação de suspeita ou confirmação de maus-tratos é um dever do médico, previsto no parágrafo único do artigo 28 do Código de Ética Médica (caso ocorram quaisquer atos lesivos à personalidade e à saúde física ou mental dos pacientes confiados ao médico, este estará obrigado a denunciar o fato à autoridade competente)

Abuso e maus-tratos em Pediatria

O Estatuto da Criança e do Adolescente (ECA), em seu artigo 13 (Quadro 8.2), estabelece que a autoridade competente é o conselho tutelar do local de moradia da criança ou adolescente em situação de violência – onde o conselho tutelar é inoperante, a comunicação pode ser feita diretamente à Vara da Infância e Juventude da localidade de moradia da vítima. O ECA define como infração administrativa a não comunicação de tais eventos por médicos, professores ou responsáveis por estabelecimentos de atenção à saúde e de ensino fundamental, pré-escola ou creche, à autoridade competente.

Quadro 8.2 – ECA – Artigo 13

> Os casos de suspeita ou confirmação de castigo físico, de tratamento cruel ou degradante e de maus-tratos contra criança ou adolescente serão obrigatoriamente comunicados ao Conselho Tutelar da respectiva localidade, sem prejuízo de outras providências legais.

No âmbito federal, a lista nacional de Notificação Compulsória mantém a violência sexual, doméstica e/ou outras violências como agravos de notificação obrigatória. Assim, em resumo, existe uma obrigatoriedade ética, legal e administrativa dos maus-tratos na infância.

É importante ressaltar a importância da proteção e preservação física de quem notifica. Por isso, a notificação pode ser realizada pela instituição em que a suposta vítima está sendo atendida. Convém evitar envolvimento pessoal em situações perigosas. Em casos extremos, pode-se recorrer à denúncia anônima.

Alguns pontos não devem ser esquecidos durante a assistência do abuso sexual: prescrição de contracepção de emergência e profilaxia para doenças sexualmente transmissíveis (ver protocolos correspondentes), encaminhamento para serviços que oferecem abortamento legal, nos casos de gestação comprovada e coleta de material para provas forenses no atendimento emergencial (esfregaço e secreção vaginal, pelos ou cabelos) se não houver tempo hábil para coleta em serviço especializado do Instituto Médico-Legal (IML).

Vale ressaltar que existem inúmeros casos não notificados de violência doméstica. Esse fenômeno, que já conta com o silêncio das vítimas, dos agressores e de outros parentes, não pode contar, também, com o silêncio do profissional. A família é um espaço privado apenas enquanto não violar e/ou ameaçar a integridade psicológica de suas crianças e adolescentes.

PONTOS PRÁTICOS

- Lesões incompatíveis com o estágio de desenvolvimento da criança devem alertar para a possibilidade de maus-tratos.
- Antes do exame físico, é crucial obter uma anamnese tão precisa e detalhada quanto possível. Contudo, a discussão com a criança deve ser apropriada ao seu desenvolvimento, não devendo ser ameaçadora.
- O pediatra deve tentar responder às seguintes questões: as circunstâncias são coerentes com os achados do exame físico? A explicação é plausível? Existem traumatismos prévios? Houve atraso na procura por assistência?
- Toda a suspeita ou diagnóstico de maus-tratos à criança ou adolescente obrigatoriamente deve ser comunicada ao Conselho Tutelar, independentemente de outras ações técnicas ou legais que se façam necessárias.
- Determinar se é seguro que a criança retorne para casa; em caso de dúvida, mantenha-a internada.

Questões de Treinamento

1. Mãe comparece a uma Unidade Básica de Saúde trazendo sua filha de 6 anos com um quadro viral respiratório. Durante a consulta, a mãe começa a chorar e relata que desconfia que seu parceiro abusa sexualmente de sua filha. Qual a conduta a ser tomada?

   a. Realizar exame físico, acionar Conselho Tutelar e encaminhar a criança para atendimento hospitalar, se necessário.
   b. Realizar exame físico, acionar a polícia e encaminhar a criança para atendimento hospitalar.
   c. Fazer boletim de ocorrência no local e encaminhar a criança para o IML para coleta de provas o mais rapidamente possível.
   d. Agendar um retorno com o pai para verificar com mais detalhes a história.
   e. Acionar o Conselho Tutelar, não examinar para não mascarar as provas e solicitar que seja realizado exame de corpo de delito no hospital.

2. Na síndrome de Münchausen por procuração, podemos afirmar, **exceto**:

a. os sintomas são fabulados ou produzidos na criança para que o profissional de saúde maltrate a criança com exames invasivos, internações e tratamentos desnecessários.

b. a vítima apresenta um comportamento inconformado.

c. o agressor tem a necessidade constante de desafiar o saber da equipe médica.

d. a vítima é excluída da vida infantil, privada do lazer e está sob constante ação de seu agressor.

e. as manifestações por indução, provocando evento que aparenta ser de risco de morte, podem ser responsáveis por casos da síndrome da morte súbita infantil.

3. Lactente de 8 meses é sacudido violentamente por seu pai, pois estava chorando muito e não deixando ninguém na casa dormir. A consequência mais frequente dessa categoria de maus-tratos é:

a. fratura de clavícula.
b. luxação atlanto-axial.
c. hemorragia retiniana.
d. hematoma temporal.
e. lesões em coluna e membros superiores.

4. Das lesões abaixo, não são tão características da criança vítima de maus-tratos as (os):

a. fraturas em diferentes estágios de consolidação.
b. escoriações em face anterior da perna.
c. fraturas espiroides de ossos longos.
d. hematomas lineares em dorso.
e. queimaduras em luvas e meias.

Gabarito comentado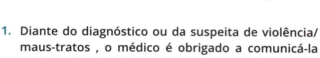

1. Diante do diagnóstico ou da suspeita de violência/maus-tratos, o médico é obrigado a comunicá-la ao Conselho Tutelar, sem abster-se de todos os cuidados clínico-cirúrgicos que se façam necessários. Portanto, o exame físico na tentativa de identificar agravos, deve ser realizado. Resposta A

2. A vítima, na síndrome de Münchausen (desordem factícia imposta sobre o outro, na nova denominação) nem sabe o que está acontecendo. É sua mãe que insiste em confrontar-se com a equipe médica, com suas queixas e insistências para a descoberta de uma doença que não existe. Assim, a criança sofre procedimentos, invasivos por vezes, que não levam a qualquer diagnóstico clínico. Resposta B

3. A tríade clássica identificada na síndrome do bebê sacudido é composta por: hemorragias retinianas, sangramento em sistema nervoso central e edema cerebral, sem identificação de outras lesões em outras regiões do corpo da criança. Resposta C

4. Quanto mais "centrais", "numerosas" e "esquisitas" as lesões, particularmente equimóticas, são mais suspeitas de abusivas. Assim, nessa questão, hematomas lineares em dorso, até que se prove o contrário, indica trauma violento e abusivo. Resposta D

Fontes consultadas e leitura recomendada

World Health Organization and International Society for Prevention of Child Abuse and Neglect. *Preventing child maltreatment: a guide to taking action and generating evidence*. 2006. Disponível em: <http://apps.who.int/iris/bitstream/10665/43499/1/9241594365_eng.pdf>.

Sociedade Brasileira de Pediatria. *Manual de atendimento às crianças e adolescentes vítimas de violência*. Núcleo de Estudos da Violência Doméstica contra a criança e o adolescente. Coordenação: Renata Dejtiar Waksman, Mário Roberto Hirschheimer – Brasília CFM, 2011, 172p. Disponível em: <https://portal.cfm.org.br/images/stories/biblioteca/manual%20atendimento%20crianca%20adolescente.pdf>.

Christian CW. T*he Evaluation of Suspected Child Physical Abuse*. Committee on child abuse and neglect. Pediatrics, 2015. 135 (5): e1337–1354. Disponível em: <http://pediatrics.aappublications.org/content/pediatrics/early/2015/04/21/peds.2015-0356.full.pdf>.

Adolescência e puberdade

9

Benito Lourenço

O período da adolescência compreende a faixa etária pediátrica entre os dez e vinte anos de idade incompletos, segundo a OMS. Importante se faz uma distinção do ponto de vista legal, vem que o ECA considera adolescente todo cidadão brasileiro entre doze e dezoito anos. A adolescência corresponde a uma etapa crucial do processo de crescimento e desenvolvimento, cuja principal característica é a série de transformações ligadas aos aspectos físico, psíquico e social do ser humano. Esse período da vida tem sua exteriorização característica dentro do marco cultural e social no qual o adolescente se desenvolve. Dessa forma, a maneira como a transição da infância para a idade adulta ocorre em cada pessoa tem nuances peculiares a cada adolescente, representando momento singular para cada ser humano, em diferentes sociedades e até mesmo dentro da mesma comunidade.

Ao período de modificações biológicas, morfológicas e funcionais, que ocorrem na adolescência, denomina-se puberdade. Essas transformações físicas do corpo adolescente têm caráter universal, ou seja, representam um fenômeno comum a todos os indivíduos nessa faixa de idade. A puberdade não é, portanto, sinônimo de adolescência, mas uma parte dela. Constitui-se por um período relativamente curto, de cerca de 2 a 4 anos de duração, em que ocorrem todas as modificações físicas da infância para a idade adulta. Embora ainda persistam dúvidas sobre a complexa dinâmica da ativação puberal, sabe-se que esse momento se inicia após a reativação de neurônios hipotalâmicos, que secretam, de uma maneira pulsátil bastante específica, o hormônio liberador de gonadotrofinas (GnRH). A secreção deste resulta na consequente liberação também pulsátil dos hormônios luteinizante (LH) e folículo-estimulante (FSH) pela glândula hipófise. Isso ocorre inicialmente durante o sono e, mais tarde, se estabelece em um ciclo circadiano.

O crescimento e o desenvolvimento são eventos geneticamente programados, da concepção ao amadurecimento completo. Porém, fatores inerentes ao próprio indivíduo (constitucionais ou intrínsecos) e outros representados por circunstâncias ambientais podem induzir modificações nesse processo. Fatores climáticos, socioeconômicos, hormonais, psicossociais e, sobretudo, nutricionais são alguns dos interferentes do processo de desenvolvimento somático. O desenvolvimento dos caracteres sexuais é mais tardio nas classes de menor nível socioeconômico. A nítida interferência de fatores extrínsecos (ambientais) na maturação puberal é claramente observada, por exemplo, quando se estuda o fenômeno menarca, que é a primeira menstruação da menina adolescente. A menarca, além de ser um indicador de maturação biológica, também, mostra as mudanças que ocorrem com o desenvolvimento social e econômico das populações. As meninas de "*status*" socioeconômico mais elevado apresentam a primeira menstruação mais precocemente do que aquelas menos favorecidas. A importância prática, por consequência, é que, quanto mais precoce ocorrer, mais exposta estará a adolescente à gestação. O desenvolvimento puberal mais precoce estaria relacionado à influência positiva da melhoria das condições de vida e, principalmente, do estado nutricional.

Uma característica própria da puberdade é a sua variabilidade. A idade cronológica não se constitui como um bom indicador para a avaliação de adolescentes. É comum que adolescentes de diferentes grupos etários se encontrem no mesmo estágio de desenvolvimento ou, que adolescentes de mesma idade estejam com idades maturacionais diferentes. Daí, a necessidade da utilização de critérios de maturidade fisiológica para o acompanhamento do desenvolvimento puberal; o critério mais conhecido e utilizado em hebiatria é a classificação maturacional de Tanner (vide adiante).

Puberdade normal

Representando uma verdadeira inauguração biológica da adolescência, a puberdade caracteriza-se, fundamentalmente, por 4 eventos:

1. crescimento esquelético linear.
2. alteração da forma e composição corporal.
3. desenvolvimento de todos os órgãos e sistemas.
4. desenvolvimento gonadal e das características sexuais secundárias, com estabelecimento da competência reprodutiva.

Crescimento esquelético linear

Na adolescência, observa-se um intenso crescimento do esqueleto, denominado estirão puberal. Nessa fase da vida, o adolescente apresenta grande aquisição ponderal e estatural, ganhando cerca de 50% do seu peso adulto e 20% de sua estatura final.

Para a monitoração desse desenvolvimento utiliza-se a velocidade de crescimento (VC). Apenas o reconhecimento da estatura atual de um adolescente dentro da variação normal não garante que ele esteja crescendo adequadamente. O cálculo da VC deve ser realizado em intervalos de 4 a 6 meses e, extrapolando, de 12 meses (velocidade anual de crescimento). Esse parâmetro é o mais importante para o acompanhamento do crescimento na adolescência.

A adolescência representa o único momento da vida extrauterina em que ocorre aceleração da velocidade de crescimento. É, portanto, período ímpar, no qual se deve garantir adequado aporte nutricional para a completa expressão do potencial de crescimento do indivíduo.

O período de aceleração da VC, até atingir um pico de velocidade de crescimento (PVC), e a subsequente desaceleração até o término do crescimento compõem o estirão do crescimento ou estirão puberal. O PVC no sexo masculino chega a valores de 10 a 12 cm/ano e, no sexo feminino, de 8 a 10 cm/ano.

O aumento estatural e o crescimento esquelético do adolescente não são processos uniformes. Iniciam-se nos membros, seguindo uma direção distal-proximal (pés e mãos, inicialmente e depois, pernas e membros superiores), correspondendo a um momento de relativa "desarmonia ou desproporcionalidade" e completando-se com o desenvolvimento do tronco, que colabora com a maior parte da aquisição estatural do adolescente.

Alteração da forma e da composição corporal

Na puberdade, são estabelecidas as distintas formas corporais masculinas e femininas, fenômeno denominado dimorfismo sexual, resultante do desenvolvimento esquelético, muscular e do tecido adiposo. A forma do corpo de um bebê ou de uma criança não permite a diferenciação masculino/feminino, aspecto que se torna nítido durante a puberdade. O depósito de gordura nas meninas ocorre principalmente na região das mamas e dos quadris e confere um aspecto característico do corpo feminino. Nos homens, o crescimento do diâmetro biacromial (entre ombros), conferindo relação biacromial/bilíaco elevada, associado ao desenvolvimento muscular na região da cintura escapular, define uma forma masculina.

A composição corporal do adolescente oscila em função da maturação sexual. A idade da menarca representa o início da desaceleração do crescimento que ocorre no final do estirão puberal com o maior acúmulo de tecido adiposo. Para os meninos, o pico de crescimento coincide com a fase adiantada do desenvolvimento dos genitais e pilosidade pubiana, momento em que também ocorre desenvolvimento acentuado de massa magra e muscular.

Desenvolvimento de todos os órgãos e sistemas

Com exceção do tecido linfoide, que apresenta involução progressiva a partir da adolescência e do tecido nervoso (praticamente com todo o seu crescimento já estabelecido), todos os órgãos e sistemas se desenvolvem durante a puberdade, sobretudo os sistemas cardiocirculatório e respiratório. O aumento da capacidade física observado na puberdade é mais marcante no sexo masculino e é resultante do desenvolvimento do sistema cardiorrespiratório, das alterações hematológicas (aumento da eritropoiese) e do aumento da massa muscular, da força e da resistência física.

Desenvolvimento gonadal e das características sexuais secundárias

Esse conjunto de modificações é desencadeado e regulado por um complexo mecanismo neuroendócrino, ainda não completamente esclarecido, influenciado por fatores genéticos e ambientais. Nota-se a influência de fatores hereditários nos eventos puberais, sobretudo no tocante à variabilidade de tais fenômenos e à sua magnitude, a exemplo das características de pilosidade, tamanho das mamas e idade de ocorrência da menarca. Sob condições ambientais favoráveis, grande parte das variações do crescimento físico na adolescência será ditada por fatores genéticos.

Os eventos puberais no sexo feminino iniciam-se mais precocemente quando comparados ao sexo masculino (cerca de 1 a 2 anos). A primeira manifestação puberal nas meninas é o desenvolvimento do broto ou botão mamário (telarca). No sexo masculino, o início da puberdade é marcado pelo aumento do volume testicular, que atinge 4 centímetros cúbicos (ml), o que é raramente percebido pelo menino adolescente. Deve-se estar atento para esse fato, visto que há constantes confusões entre os rapazes, que acreditam ser o seu primeiro marcador de puberdade o crescimento peniano – erroneamente, pois este se processa após o desenvolvimento inicial da gônada. Isso pode trazer dúvidas entre os meninos que não percebem o crescimento peniano inicial e, por vezes, interpretam incorretamente como tendo uma relativa diminuição de seu tamanho. Na prática clínica, a medida do volume testicular e o acompanhamento de seu desenvolvimento podem ser facilmente supervisionados com a experiência clínica do médico ou, mais concretamente realizados com auxílio de um orquidômetro (Figura 9.1) ou com a solicitação de uma ultrassonografia testicular, para estimativa do volume gonadal.

Figura 9.1 – Orquidômetro de Prader.

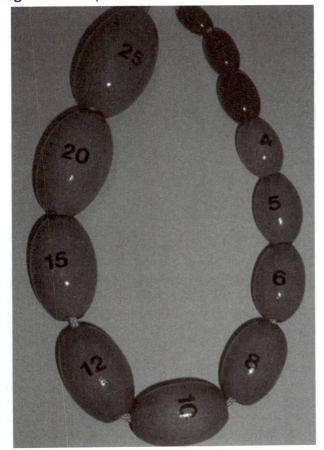

A sequência do desenvolvimento das características sexuais secundárias no adolescente foi sistematizada por Tanner em 1962 (Quadro 9.1). Ele descreveu estágios de maturação, detectados à inspeção, que variam do estágio I (infantil) ao V (adulto), levando-se em consideração o desenvolvimento mamário (M) e da pilosidade pubiana (P), para o sexo feminino, e o desenvolvimento da genitália externa (G) e da pilosidade pubiana (P), para o sexo masculino. A aplicação das pranchas (modelos gráficos) e da classificação de Tanner devem fazer parte da rotina de avaliação do adolescente, para a identificação do momento maturacional em que ele se encontra e a correlação com os outros eventos da puberdade.

Quadro 9.1 – Estágios puberais de Tanner

Desenvolvimento mamário – sexo feminino

M1 – Mama infantil, com elevação somente da papila (ausência de glândula perceptível).

M2 – Broto mamário. Forma-se uma saliência pela elevação da aréola e da papila. O diâmetro da aréola aumenta e há modificação na sua textura. Há pequeno desenvolvimento glandular subareolar.

M3 – Maior aumento da mama e da aréola, sem separação dos seus contornos. O tecido mamário extrapola os limites da aréola. Mama toma aspecto mais arredondado.

M4 – Maior crescimento da mama e da aréola, sendo que esta forma uma segunda saliência acima do contorno da mama (montículo secundário, com aspecto do duplo contorno).

M5 – Mama de aspecto adulto, em que o contorno areolar novamente é incorporado ao contorno da mama.

Desenvolvimento genital – sexo masculino

G1 – Testículos, escroto e pênis de tamanho e proporções infantis.

G2 – Aumento inicial do volume testicular (3 a 4 ml). Pele do escroto muda de textura. Aumento do pênis pequeno ou ausente.

G3 – Crescimento do pênis em comprimento. Maior aumento dos testículos e do escroto.

G4 – Aumento do pênis, principalmente em diâmetro e desenvolvimento da glande. Maior crescimento de testículos e escroto, cuja pele torna-se mais enrugada e pigmentada.

G5 – Desenvolvimento completo da genitália, que assume características adultas.

Pilosidade pubiana – sexos feminino e masculino

P1 – Ausência de pelos pubianos. Pode haver uma leve penugem, semelhante à observada na parede abdominal.

P2 – Aparecimento de pelos longos e finos, levemente pigmentados, lisos ou pouco encaracolados, ao longo dos grandes lábios e na base do pênis.

P3 – Maior quantidade de pelos, agora mais grossos, escuros e encaracolados, espalhando-se esparsamente na região pubiana.

P4 – Pelos do tipo adulto, cobrindo mais densamente a região pubiana, mas sem atingir a face interna das coxas.

P5 – Pilosidade pubiana semelhante a do adulto, em quantidade e distribuição, invadindo a face interna da coxa.

P6 – Algumas pessoas apresentam extensão dos pelos pela linha alba, acima da região pubiana, constituindo-se o estágio.

Correlação entre maturação sexual e estirão

As diferentes fases do estirão de crescimento se relacionam de maneira peculiar com outros fenômenos da puberdade, como a maturação sexual, de maneira que o estadiamento puberal permite a estimativa do momento de crescimento esquelético do adolescente. A clara relação entre maturação e estirão encontra-se representada na Figura 9.2.

Figura 9.2 – Correlação entre fases do estirão puberal (velocidade de crescimento) e estadiamento puberla (classificação de Tanner), nos sexos masculino e feminino.

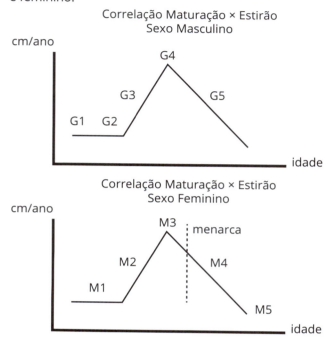

No sexo feminino, o início da puberdade (M2) coincide com o início do estirão puberal em sua fase de aceleração, atingindo o máximo da velocidade de crescimento em M3 e desacelerando em M4, momento em que geralmente ocorre a menarca. No sexo masculino, o início da puberdade (G2) ocorre ainda em um momento de velocidade de crescimento estável ou pré-puberal. A aceleração do crescimento geralmente ocorre apenas no estágio de G3 e o pico de velocidade de crescimento em G4, quando se inicia a desaceleração do crescimento. Essa diferença na característica do estirão puberal entre o sexo masculino e o feminino justifica, em parte, a estatura final do homem ser maior que a da mulher, uma vez que ele permanece mais tempo na fase de crescimento pré-puberal. Outro aspecto que justifica a diferença de estatura entre os sexos é a magnitude da velocidade de crescimento, ocorrendo um pico de 10 a 12 cm/ano no sexo masculino, comparado aos 8 a 10 cm/ano no sexo feminino.

Marcos puberais de referência

As idades em que acontecem os eventos puberais apresentam ampla variação individual. A telarca ocorre, em média, entre os nove e meio e dez anos de idade. O desenvolvimento mamário pode ser assimétrico, sendo frequente o aparecimento unilateral, seguido algum tempo depois pelo broto contralateral.

A menarca é um evento tardio no desenvolvimento puberal. Ocorre cerca de 2 anos a 2,5 anos após o início da puberdade (M2), geralmente no estágio M4 de Tanner, portanto, em época de desaceleração do crescimento. O crescimento é limitado, em média, de 4 a 6 cm nos 2 a 3 anos pós-menarca. A idade média de ocorrência da menarca é por volta de dos doze aos doze anos e seis meses (a média brasileira é bastante semelhante à média mundial, de forma geral). Os ciclos iniciais da adolescente podem apresentar grande variabilidade nos primeiros 2 a 5 anos (ciclos anovulatórios). Outro achado frequente na puberdade da menina é a presença de um corrimento genital chamado fisiológico: em pequena quantidade, com aspecto de "clara de ovo" e de coloração amarelada na roupa íntima, inodoro, sem prurido, sem ardência e desconforto ou qualquer sinal irritativo local. Precede em cerca de 6 meses a 1 ano a menarca e cessa algum tempo após o início dos ciclos menstruais.

A idade média do início do aumento testicular é entre dez e meio a onze anos. Repetimos que esse aumento precede o aumento peniano, motivo clássico de preocupação comum entre os meninos. A ejaculação também é um evento tardio no desenvolvimento puberal masculino e pode se manifestar inicialmente com emissões noturnas involuntárias (polução noturna – *wet dreams*). Os pelos axilares e faciais se seguem aos pelos pubianos. A mudança vocal, decorrente do aumento da laringe por ação androgênica, ocorre tardiamente no processo puberal masculino.

A ginecomastia (termo mais correto: andromastia) é também um evento puberal comum nos meninos. Pela sua frequência, é praticamente considerado um evento pubertário normal. Conceitua-se como ginecomastia o aumento glandular da mama masculina que, clinicamente, é caracterizada na palpação por um disco de consistência firme, subareolar e móvel, não aderente à pele ou ao tecido subjacente. Deve ser diferenciada da lipomastia ou adipomastia, presente em meninos pré-púberes ou púberes obesos, que é o aumento mamário devido exclusivamente ao aumento do tecido gorduroso, esse geralmente é bilateral e de consistência amolecida à palpação. A hipertrofia da musculatura peitoral pode também ser confundida com ginecomastia, porém essa não é referida como queixa e, ao contrário, é valorizada em indivíduos atléticos. A ginecomastia tem como substrato etiológico provável a existência de um desequilíbrio na relação hormonal, na qual os androgênios (ação inibidora do crescimento mamário) estão em proporção menor que os estrogênios, que estimulam o tecido mamário. Esse fenômeno pode ser transitório ou permanente, fisiológico ou patológico.

As formas fisiológicas de ginecomastia incluem a neonatal, a senil e a puberal, com pico de incidência coincidindo com o estágio maturacional G3 de Tanner. Pode revelar-se como um achado ocasional da consulta do adolescente (aumentos discretos não são percebidos à inspeção, somente à palpação) ou ser referido pelo paciente ou familiares. Ocasionalmente, além do incômodo estético, o adolescente refere aumento da sensibilidade local ao contato com a roupa e, menos frequentemente, dor local de pequena intensidade. Em geral é bilateral, sendo para alguns autores o aumento unilateral indicativo de um estágio inicial do processo. Pode haver assimetria e crescimento em épocas e ritmos diferentes, bem como o desenvolvimento sequencial, na qual uma mama desenvolve-se após a involução da outra. Desaparece espontaneamente em menos de 1 ano na metade dos casos, dentro de 2 anos em 75% e dentro de 3 anos em 90% dos pacientes. Ginecomastia de duração prolongada deve ser avaliada quanto à sua repercussão no desenvolvimento psicossocial do adolescente; em geral ocorre reestruturação histológica glandular (fibrose), praticamente impedindo a involução espontânea. Cogita-se, nesses casos, a exérese cirúrgica desse tecido mamário.

Características de um adolescente

Descrita inicialmente por alguns autores como Síndrome da Adolescência Normal (SAN), terminologia que tem sido gradualmente abandonada, compreende algumas características básicas e habituais do desenvolvimento psicoemocional do adolescente, que devem ser conhecidas.

1. busca constante de identidade, com reformulações do esquema corporal, necessidade de autoafirmação, contestação dos padrões vigentes, principalmente dos familiares e busca de novos modelos com experimentação de papéis, com frequência, transitórios (flutuações de identidade).

2. separação progressiva dos pais, com deslocamento de suas relações de "pertencer" para o grupo.

3. tendência grupal, na qual as atitudes impostas pelo grupo tornam-se soberanas, pois dele advém o suporte emocional. A vinculação ou identificação grupal é positiva ao adolescente e não deve ser encarada sempre como perigosa, agressiva ou fortalecedora das condutas antissociais.

4. desenvolvimento do pensamento abstrato e necessidade de intelectualizar-se e fantasiar, podendo "criar experiências" sem jamais tê-las vivido. Manifesta curiosidade e experimentações.

5. evolução da sexualidade (um dos aspectos mais relevantes da adolescência normal), ocorrendo a evolução desde o autoerotismo (incluindo as frequentes atividades do tipo masturbatório) até o início da atividade sexual. Os vínculos são intensos e, embora frágeis e inconstantes, são sempre considerados definitivos.

6. crises religiosas, caracterizadas pelo radicalismo do adolescente (afastamento completo até misticismo delirante).

7. vivência temporal singular e imediatismo, em que o tempo do adolescente é o "aqui e agora" e caracterizado pelo "depois que faz, pensa". Postergações irracionais são também observadas.

8. atitudes sociais reivindicatórias.

9. constantes flutuações de humor, com contraste entre as microcrises depressivas e as sensações de sucesso, euforia, quando o adolescente pode ter tudo, sentindo-se indestrutível e onipotente.

10. ambivalência e manifestações contraditórias de conduta.

Saúde do adolescente – aspectos importantes

A morbidade na adolescência, significativamente menor que na infância, relaciona-se frequentemente com as questões do crescimento (variações da normalidade, baixa estatura e retardo puberal), sexualidade (questões psicoafetivas, primeiras experiências, contracepção, doenças sexualmente transmissíveis e gravidez), dermatológicas e ortopédicas. Na esfera psicossocial, os transtornos alimentares, a depressão, o abuso de álcool e de outras substâncias, a violência e o envolvimento em comportamentos de risco devem ser salientados.

Por ser esta uma fase de intenso crescimento, o adolescente é altamente sensível à restrição nutricional, particularmente à oferta proteico-calórica de cálcio e ferro, este último refletido na alta prevalência de anemia na adolescência. Incrementos da massa muscular, volume sanguíneo, estirão puberal, perda menstrual e dietas inadequadas justificam a vulnerabilidade dos adolescentes à ferropenia. Em relação ao momento de vulnerabilidade do adolescente aos estados ferropênicos, observa-se uma diferença entre os sexos. No sexo masculino, o período de maior fragilidade é o do estirão puberal, particularmente em sua fase de aceleração, pelo intenso crescimento musculoesquelético observado; nas meninas, constitui a etapa de desaceleração do crescimento, no qual, comumente, ocorre a menarca e os primeiros fluxos menstruais, determinando espoliação sanguínea. A obesidade e as doenças relacionadas também constituem achados comuns entre os adolescentes.

Com os avanços médicos e tecnológicos, são cada vez mais comuns crianças com doenças crônicas (genéticas e adquiridas), chegando à adolescência e necessitando seguimento e orientação específicos. A coexistência da doença crônica nesse período interfere nos processos de identificação do adolescente, autoestima, aceitação e pertencimento grupal e separação dos pais.

A mortalidade nesse grupo etário é representada fundamentalmente pelas causas externas, que são, a princípio, passíveis de serem evitadas, como acidentes de trânsito, homicídios e suicídios.

Aspectos éticos no atendimento do adolescente

O médico envolvido na prática da medicina do adolescente (hebiatria) precisa estar preocupado com as peculiares dimensões éticas da relação médico-paciente nesse período da vida. A consulta é um momento privilegiado de relação humana e deve ser pautada em três aspectos primordiais: confiança, respeito e sigilo. Aspecto importante a ser considerado na relação médico-paciente nessa faixa etária, que a diferencia da consulta da criança, é que o modelo até então estabelecido de contato profissional/mãe ou responsável passa a ser substituído pela relação direta médico/adolescente. Essa mudança é importante, por significar uma situação em que o adolescente deve ser encarado como indivíduo capaz de exercitar progressivamente a responsabilidade quanto à sua saúde e autocuidado. Por outro lado, a família não deve ser excluída do processo. Entretanto, seu envolvimento não pode preponderar sobre a relação do médico com o adolescente. Assim, principalmente, o primeiro atendimento deve ser realizado "em tempos" diferentes, em que exista o momento de contato do profissional com o familiar, prevalecendo, porém, o espaço médico-adolescente. Nessa oportunidade, os familiares são orientados quanto a questões como confidencialidade e sigilo médico e temas a serem abordados nas consultas, além da complementação dos dados de anamnese. Outro aspecto de extrema importância, considerando o adolescente como pessoa capaz, é garantir-lhe confidencialidade e privacidade, que caracterizam o sigilo médico. Essa postura médica está respaldada no art. 74 do Código de Ética Médica, que veda ao médico: *"Revelar segredo profissional referente a paciente menor de idade, inclusive a seus pais ou responsáveis legais, desde que o menor tenha capacidade de avaliar seu problema e de conduzir-se por seus próprios meios para solucioná-lo, salvo quando a não revelação possa acarretar danos ao paciente"*. A revelação do segredo médico somente deverá ocorrer quando este: "Entender que o menor não tenha capacidade para avaliar a extensão e a dimensão do seu problema ou de conduzir-se por seus próprios meios para solucioná-lo e concluir que a não revelação possa acarretar danos ao paciente". O julgamento sobre a capacidade do menor é subjetivo, ajudando muito nessa avaliação a experiência e bom senso do profissional. Em países como os Estados Unidos, o conceito de "menor maduro" (*mature minor*) encontra-se definido por lei: "Indivíduo capaz de compreender os benefícios e riscos do atendimento e de responsabilizar-se pela assistência recebida". Na prática, em geral, as principais indicações de ruptura do sigilo são: violência, gravidez, uso abusivo de drogas, anorexia nervosa, ideação suicida, riscos para si ou para terceiros. O desafio para os profissionais da saúde, particularmente para os pediatras que trabalham com adolescentes, é compatibilizar o direito do adolescente de receber assistência com o direito da família de cuidar da saúde e bem-estar de seu filho, procurando estimular o jovem a compreender a responsabilidade crescente de seus próprios cuidados. Esses aspectos constituem o alicerce da Hebiatria.

PONTOS PRÁTICOS

• Adolescência é o período da segunda década de vida do ser humano, legalmente entendida no Brasil entre os doze e os dezoito anos, compreendendo uma série de transformações físicas (puberdade) e psicossociais. É área de atuação do Pediatra.

• A puberdade inicia-se com a telarca no sexo feminino e com o aumento do volume testicular no sexo masculino. De forma geral, a puberdade engloba o estirão puberal do crescimento, as mudanças da forma e composição corpórea, o crescimento de todos os órgãos e sistemas e a maturação sexual.

• O parâmetro cronológico não é um bom referencial para a avaliação do adolescente; portanto, recorre-se à idade maturacional que pode ser estimada a partir da classificação de Tanner.

• Nas meninas, o estirão inicia-se durante o estágio M2 e a menarca ocorre em M4; a aceleração do estirão ocorre em G3, no sexo masculino.

Questões de Treinamento

1. O estirão de crescimento e a menarca apresentam relação direta com os estágios de maturação puberal/sexual e o conhecimento dessa relação é fundamental na abordagem das dúvidas dos adolescentes e dos familiares. Nas meninas, espera-se que o início do estirão puberal e a menarca ocorram, **respectivamente**, em:
   a. M2 e M3.
   b. M2 e M4.
   c. M4 e M5.
   d. M3 e M4.
   e. M2 e M5.

2. Durante a avaliação de dois irmãos, o pediatra não encontra nenhuma anormalidade, e, no exame das características sexuais secundárias, descreve que o menino (Lucas), de doze anos apresenta pênis com características infantis, ausência de pelos na região genital e testículos com 3 cm de comprimento no maior eixo bilateralmente (5 cm³), enquanto a menina (Sofia), de dez anos, apresenta tecido glandular mamário de 1,5 cm de diâmetro subareolar à direita e ausência de tecido glandular à esquerda (segundo a mãe, a mama do lado direito apareceu há 2 meses) e ausência de pelos na região genital. De acordo com os critérios de Tanner, o estadiamento puberal de Lucas e Sofia é, **respectivamente**:
   a. G1P1 e M1P0.
   b. G2P1 e M2P1.
   c. G1P0 e M1P1.
   d. G2P0 e M2P0.
   e. G0P0 e M0P0.

3. Adolescente, sexo masculino, treze anos, comparece à consulta de rotina e pergunta ao pediatra se "está tudo bem com ele, se ele está normal" em relação ao seu crescimento e desenvolvimento físico. Exame físico: Tanner G1P1, peso, altura e IMC adequados. O pediatra informa que o próximo evento da puberdade normal será:
   a. espermarca.
   b. polução noturna.
   c. engrossamento da voz.
   d. aumento do volume testicular.
   e. aparecimento de pelos axiliares.

4. Adolescente de quinze anos vai à consulta pediátrica acompanhada dos pais. A mãe insiste em conversar pessoalmente com o médico após a entrevista respeitando-se o preceito da privacidade, e quer saber do que a adolescente se queixou especialmente para ele. O sigilo médico tem que ser preservado, mas pode ser rompido na seguinte situação:
   a. ideias suicidas.
   b. comportamento agressivo.
   c. experimentação de drogas.
   d. prescrição de anticoncepcional.
   e. atividade sexual.

5. A mãe de uma adolescente está preocupada com a filha de dezesseis anos que voltou para casa após uma festa 3 horas atrasada. A filha diz que esqueceu de telefonar porque estaava se divertindo muito e diz que não havia com o que se preocupar, pois estava segura com os amigos. A mãe pensa proibi-la de sair ou talvez de usar o computador por uma semana, como punição. Lembra-se, então, da conversa que teve com o médico de adolescentes. Qual característica da adolescência, nesse caso, não tem relação alguma com o fato ocorrido?
   a. Sensação de invulnerabilidade.
   b. Vivência temporal singular.
   c. Valorização da turma.
   d. Separação progressiva dos pais.
   e. Constantes flutuações de humor.

Gabarito comentado

1. No sexo feminino, o início da puberdade e o estirão do crescimento coincidem. Assim, durante o estágio M1 elas crescem cerca de 4 a 6 cm /ano e são impúberes. Quando entram em M2, aceleram sua velocidade de crescimento, chegando ao pico de VC em M3. Desaceleram em M4, quando menstruam. Resposta B

2. Lucas apresenta-se em início de puberdade com testículos maiores que 4 ml (ainda com pênis de características infantis). Sofia também está no início puberal, já apresentando disco glandular subareolar (broto mamário). Apenas em saber que não existe, na classificação de Tanner, o estágio "zero", essa questão já está respondida. Resposta B

3. O primeiro evento puberal do menino não é o aumento peniano, e sim o aumento do volume testicular (maior que 4 cm³). Resposta D

4. O sigilo médico é quebrado em situações de risco de vida para o adolescente ou para terceiros e em outras situações específicas. Assim, suicídio, violência, uso abusivo e frequente de drogas, gravidez e anorexia, são as situações mais comuns de "quebra" da confidencialidade. Resposta A

5. Adolescentes podem ter forte tendência grupal, sentir-se invulneráveis e indestrutíveis, com uma percepção temporal singular de urgências improrrogáveis e postergações irracionais em um contexto de separação progressiva dos pais (e aproximação dos amigos). O fato narrado nessa questão exemplifica todas essas características. Resposta E

Fontes consultadas e leitura recomendada

Bordini, B.; Rosenfield, R.l. *Normal pubertal development: part II:* clinical aspects of puberty. Pediatrics in Review, 2011. 32 (7): p. 281–92.

Bordini, B.; Rosenfield, R.L. *Normal pubertal development:* Part I: The endocrine basis of puberty. Pediatrics in Review, 2011. 32 (6): p. 223–9.

Abreu, A.p.; Kaiser U.B. *Pubertal development and regulation.* Lancet Diabetes Endocrinol. 2016. 4 (3): p. 254–64.

Lourenço, B.; Queiroz, L.B.; Leal, M.M. *Atendimento de adolescentes e particularidades da consulta médica.* In: Lourenço, B.; Queiroz, L.B.; Silva, L.E.V.; Leal, M.M. (Ed.) *Medicina de Adolescentes.* Barueri: Manole, 2015. p. 3–15.

Queiroz, L.B.; Silva, L.E.V. *Puberdade.* In: Lourenço, B.; Queiroz, L.B.; Silva, L.E.V.; Leal, M.M. (Ed.) Medicina de Adolescentes. Barueri: Manole, 2015. p. 16–31.

Leal, M.M.; Queiroz, L.B. *Desenvolvimento psicossocial do adolescente.* In: Lourenço, B.; Queiroz, L.B.; Silva, L.E.V.; Leal M.M. (Ed.) Medicina de Adolescentes. Barueri: Manole, 2015. p. 32–40.

Desenvolvimento infantil 10

Benito Lourenço

Crescimento e desenvolvimento são, em sua concepção, fenômenos diferentes. Entretanto, paralelizam-se em seus cursos e integram-se em seus significados. O desenvolvimento humano com a capacidade de realização de funções cada vez mais complexas, de forma mais ampla pode ser concebido como o produto de uma dupla incidência: de um lado, incidem os processos de maturação de ordem neurológica geneticamente determinada, e de outro, os processos de constituição do sujeito psíquico. Esse conceito é importante de ser citado logo no início do capítulo, pois, historicamente, as pesquisas sobre o desenvolvimento privilegiam a dimensão neurológica e a maturação do sistema nervoso, temas que serão apresentados a seguir e devem ser de conhecimento do pediatra. Mas é fundamental lembrar que uma criança não passa a existir somente como um corpo e cérebro, mas nasce e se constrói a partir de um campo social, de cultura e de linguagem. Esses elementos serão chaves de significação em torno das quais a criança deverá construir para ela própria um lugar único. Desse processo, surge a criança como sujeito psíquico.

As várias etapas do desenvolvimento neuromotor da criança refletem o desenvolvimento de seu sistema nervoso central (SNC), sendo, portanto, importantes marcadores semiológicos de sua integridade. A queixa de atraso no desenvolvimento é carregada de ansiedade pelos pais, pois a perspectiva de que o filho possa estar "atrasado" compromete todas as expectativas da família. O aspecto prático mais importante durante a avaliação pediátrica do desenvolvimento é a identificação precoce de condições diagnosticáveis e possíveis de tratamento ou, ao menos,

passíveis de intervenções modificadoras do curso dos déficits e que proporcionam uma melhor qualidade de vida para os indivíduos com comprometimento do desenvolvimento neurológico e psíquico.

O processo de desenvolvimento recebe influência de três fatores fundamentais:

1. estrutura biológica: desde a concepção, o sistema nervoso modifica-se estruturalmente, oferecendo condições anatomofisiológicas adequadas. A estrutura biológica necessita estar apta, amadurecida, para que a habilidade seja adquirida. A antecipação exagerada de informações sem o devido preparo não resultará, portanto, em verdadeiro aprendizado;

2. estimulação adequada: uma criança de cinco meses, por exemplo, com condições biológicas para sustentação cervical quando no colo, poderá não fazê-la se permanecer a maior parte do tempo deitada em seu berço;

3. participação afetiva: o vínculo mãe-bebê e o ambiente afetivo da família são elementos essenciais para o interesse e o favorecimento do aprendizado.

Basicamente, existem cinco campos (ou domínios) do desenvolvimento de uma criança (Quadro 10.1). Obviamente, as habilidades desenvolvidas em todos os domínios são inter-relacionadas e não evoluem isoladamente, pois, no comando cerebral, todas as funções se encontram interligadas. Quando identificado um atraso do desenvolvimento, geralmente ele é classificado em global (múltiplos domínios do desenvolvimento comprometidos) ou específico (déficit em apenas um domínio).

Quadro 10.1 – Grandes áreas do desenvolvimento infantil

Campo do desenvolvimento	Habilidades desenvolvidas pela criança
Motor grosseiro	Movimentos que utilizam os grandes grupos musculares
Motor fino	Movimentos que utilizam os pequenos grupos musculares, particularmente as mãos. Relacionados às atividades do dia a dia. É também chamado de desenvolvimento "adaptativo"
Social e emocional	Habilidades de interação e vínculo com o outro
Linguagem	Habilidades de comunicação receptiva e expressiva
Cognitivo	Habilidades ampliadas relacionadas à inteligência, aprendizado, resolução de problemas e adaptação a novos ambientes

Movimentos complexos necessitam de planejamento antes da sua execução; além disso, existe carga emocional relacionada a um movimento. Assim, um sorriso de alegria é diferente de "um sorriso amarelo", sem componente emocional. O conhecimento desses processamentos esclarece porque tanto um déficit cognitivo quanto um distúrbio psicoafetivo podem repercutir no motor, causando atraso no alcance dos marcos motores ou comprometimento da qualidade dos movimentos. Assim, na avaliação do desenvolvimento, o comportamento da criança revela não somente a função motora pura e simples, mas, sim, simultaneamente as manifestações das áreas cognitiva e psicoafetiva, além da visual, auditiva e da linguagem.

No seguimento de puericultura de uma criança, a probabilidade de que haja uma interferência/alteração no ritmo normal de desenvolvimento de um paciente é conhecida como "risco para o desenvolvimento". A primeira condição para que uma criança se desenvolva bem é o afeto de sua mãe; sua ausência deixará marcas definitivas no desenvolvimento da criança, constituindo-se em um dos riscos mais importantes para o bom desenvolvimento da criança. A maioria dos estudos classifica os riscos para problemas no desenvolvimento em biológicos e ambientais. Os biológicos são eventos pré, peri e pós-natais (prematuridade, hipóxia e infecções do sistema nervoso, por exemplo) que resultam em danos biológicos e que podem aumentar a probabilidade de prejuízo no desenvolvimento. Destacam-se também os riscos ditos estabelecidos, referindo-se a desordens médicas definidas, especialmente as de origem genética. Como exemplo, estariam os erros inatos do metabolismo, as malformações congênitas, a síndrome de Down e outras síndromes genéticas. As experiências adversas de vida ligadas à família, ao meio ambiente e à sociedade são consideradas como riscos ambientais. Entre estes estariam as condições precárias de saúde, a falta de recursos sociais e educacionais, os estresses intrafamiliares, como violência, abuso, maus-tratos e problemas de saúde mental da mãe ou do cuidador, e as práticas inadequadas de cuidado e educação, dentre outros.

A variabilidade individual e o ritmo de cada criança implicam a flexibilidade da avaliação do desenvolvimento. Não se deve ficar preso a esquemas rígidos correlacionados simplesmente à idade para avaliação. Embora o neurodesenvolvimento siga um curso previsível, é importante compreender que as forças intrínsecas e extrínsecas fazem do desenvolvimento de cada criança um caminho único. Algumas crianças, sem qualquer anormalidade, poderão ultrapassar os limites habitualmente estabelecidos para alguns aprendizados (variações da normalidade). É preciso ficar atento e perceber quando esses limites são discrepantes e persistentes, ou estão associados a outras alterações. Uma avaliação também não deve se restringir ao que a criança ainda não faz, e sim valorizar as atividades que ela já realiza. Nessa perspectiva, a avaliação do desenvolvimento não se restringe às clássicas perguntas referidas à mãe sobre a criança, mas abrange a completa observação do paciente durante a consulta.

Por convenção, existem alguns marcos habituais do desenvolvimento que devem ser de conhecimento dos clínicos. Na prática, saber a sequência normal ou típica das aquisições pediátricas, permite ao profissional formular uma impressão geral do estado de desenvolvimento de uma criança.

Para avaliação específica do desenvolvimento, em geral, conhecem-se as perguntas clássicas sobre as idades em que a criança sustentou a cabeça, sentou, andou e falou. Entretanto, apenas esses marcos são insuficientes para a avaliação clínica completa. Por outro lado, existem vários instrumentos de rastreamento (*screening*), dos mais simples aos mais complexos, que exploram, de forma mais global ou específica, as várias áreas do desenvolvimento infantil. Ressalta-se que a avaliação adequada não pressupõe a mera aplicação de testes e escalas, pois, ainda assim, são limitados para captar a complexidade do desenvolvimento infantil. De maneira geral, muito se questiona a respeito da aplicação de testes, que podem levar a distorções e conclusões precipitadas, porque são elaborados e padronizados para determinada população, com características geográficas, culturais e sociais eventualmente diferentes das crianças estudadas. Além disso, não medem o potencial da criança e avaliam apenas as habilidades já desenvolvidas. Ao usar um teste, por exemplo, no qual haja uma situação de relacionamento com lápis e papel, é necessário que a criança esteja familiarizada com esses objetos, com o hábito de escrever, desenhar ou simplesmente rabiscar, para que possa ter um bom desempenho. Testes, portanto, servem apenas para rastreamento; deve haver ampliação clínica da análise após a detecção de algum déficit por um instrumento de *screening*.

A criança, para desenvolver uma habilidade, deve vivenciar situações que favoreçam a aquisição dessa habilidade. A estimulação infantil é necessária para um adequado desenvolvimento; ela é feita espontaneamente, na maioria dos casos, em ambiente social próprio, no contato diário com os pais, os familiares e na escola. Entretanto, no Brasil, onde a carência psicossocial acompanha bolsões de desnutrição, a abordagem do desenvolvimento e da estimulação precoce da criança torna-se prioridade para o pleno desenvolvimento do potencial dela. A detecção precoce dos atrasos do desenvolvimento de causas não orgânicas resulta em recuperação satisfatória em 80 a 90% dos casos, com estímulos simples, adequados e oportunos.

No Quadro 10.2, de forma bastante resumida, encontram-se alguns marcos do desenvolvimento em crianças de até trinta e seis meses de idade que devem ser bem conhecidos pelos clínicos.

Desenvolvimento infantil

Quadro 10.2 – Principais marcos do desenvolvimento na criança de zero a trinta e seis meses de idade

Idade		Marcos do desenvolvimento
1 mês	**MG**	Lateraliza a cabeça em posição supina; em posição prona, eleva o queixo
	MF	Mãos fechadas ficam próximas à face; sucção reflexa
	S/E	Segue a face humana; discrimina a voz materna; chora diante das necessidades
	L	Emite sons guturais
2 meses	**MG**	Em posição prona, eleva o tórax; esperneia alternadamente (pedalagem e cruzamento); segue objeto na linha média
	MF	Mãos ficam abertas em 50% do tempo
	S/E	Sorriso social em resposta à voz e ao sorriso (inicia-se entre 4 e 6 semanas); fixa e acompanha um objeto/foco luz em seu campo visual (180 graus); reage ao som
	L	Ruídos (vogais)
3 meses	**MG**	Em posição prona, apoia-se no antebraço; começa a rolar para o lado
	MF	Observa mãos e dedos; junta mãos na linha média; Coloca as mãos na boca
	S/E	Segue visualmente uma pessoa no quarto; ao ouvir uma voz, fica atento
	L	Tenta vocalizar quando alguém conversa com a criança
4 meses	**MG**	Sustentação cervical quando criança levantada pelos braços; senta-se com apoio do tronco; mudança de decúbito (ventral para dorsal); em posição prona, apoia-se nos punhos
	MF	Mãos ficam abertas a maior parte do tempo; segura objetos colocados na mão
	S/E	Responde ao examinador
	L	Risadas em voz alta; vocaliza sozinha
5 meses	**MG**	Muda de decúbito de dorsal para ventral; senta com apoio dos membros superiores à frente
	MF	Segura cubo com palma da mão (lado ulnar); transfere objetos (mão-boca-mão); mantém as mãos juntas
	S/E	Reconhece visualmente o cuidador
6 meses	**MG**	Senta-se na maior parte do tempo sem apoio (ou com apoio das mãos); em posição prona, apoia-se com uma mão; tenta alcançar um objeto (estende o braço ou lança seu corpo até o objeto)
	MF	Transfere objetos de uma mão para outra; segura dois objetos (2 cubos); segura sozinha uma mamadeira; remove pano do rosto; chacoalha brinquedos
	S/E	Inicia-se a ansiedade de separação; sorri e vocaliza diante espelho
	L	Balbucia com consoantes
7 meses	**MG**	Senta-se firmemente sem apoio; usa as mãos para manipular um objeto
	MF	Pinça radial; um cubo em cada mão
8 meses	**MG**	Rasteja-se e, eventualmente, engatinha; sacode a cabeça para o "não"
	MF	Pinça de 4 dedos com o polegar
	S/E	Olha para mãe quando lhe é perguntado "onde está a mamãe?"
	L	Ecolalia; da-da/pa-pa sem significado
9 meses	**MG**	Fica em pé quando é segurado pelas mãos
	MF	Pinça de dois dedos com o polegar
	S/E	Ansiedade de separação; emite sons para chamar atenção; brinca de esconde-achou
10 meses	**MG**	Caminha com apoio das duas mãos
	MF	Retira um objeto (cubo) de dentro de um recipiente; joga objetos no chão
	S/E	Noção de "permanência do objeto"

(continua)

TEP – Título de Especialista em Pediatria

(continuação)

12 meses	**MG**	Começa andar sozinho
	MF	Pinça de dois dedos; constrói torre com dois cubos
	S/E	Atenção compartilhada; aponta para objeto desejado
	L	Primeiras palavras
15 meses	**MG**	Sobe escadas rastejando-se; escala móveis
	MF	Constrói torre de três a quatro cubos; usa colher desajeitadamente
	S/E	Atenção compartilhada; aponta para objeto de interesse
	L	3 a 5 palavras
18 meses	**MG**	Desce escadas rastejando-se; corre bem
	MF	Segura um lápis para rabiscar
	L	10 a 20 palavras
24 meses	**MG**	Sobe e desce escadas (dois pés em cada degrau)
	MF	Copia/Desenha linhas verticais e horizontais
	S/E	Mascara emoções (etiqueta social); refere-se sobre si mesmo pelo nome; brincadeiras "em paralelo"
	L	50 palavras; frases de duas palavras
36 meses	**MG**	Pedala triciclo
	MF	Copia/Desenha um círculo
	S/E	Coopera nas brincadeiras; usa imaginação e fantasia no brincar
	L	Mais que 200 palavras; "gagueira" fisiológica

MG: domínio motor grosseiro; **MF:** domínio motor fino; **S/E:** domínio social/emocional; **L:** domínio da linguagem.

Marcos fundamentais do desenvolvimento motor

Desenvolvimento motor grosseiro

O desenvolvimento é um processo seriado e somativo, de aquisições de habilidades cada vez mais complexas pela criança. Existe sempre uma sequência, fixa e invariável, para cada espécie, porém com um ritmo particular e variável. De forma geral, o desenvolvimento motor segue duas direções: cefalocaudal *(head-to-toe)* e próximo-distal. Outra característica importante é que as respostas gerais precedem às particulares: um recém-nascido (RN) responde, por exemplo, com o corpo todo a um estímulo no pé, enquanto um lactente expressa resposta local.

Durante a gestação, reflexos primitivos se desenvolvem e persistem por alguns meses pós-natais, no sentido de preparar o bebê para a aquisição de novas habilidades. Quando um reflexo primitivo desaparece, torna-se possível uma habilidade motora correspondente. Esses reflexos são esterotipias geradas em resposta à estímulos sensoriais. No Quadro 10.3 encontram-se os principais reflexos primitivos e a idade de seus desaparecimentos. Os reflexos devem ser bilaterais e simétricos.

Quadro 10.3 – Alguns importantes reflexos primitivos transitórios do recém-nascido

Reflexo de Moro: Após um estímulo súbito (som) ou leve movimentação da cabeça após tração pelos punhos com movimento de queda da região occipital do bebê, ocorre abdução dos membros superiores e abertura das mãos, seguido do movimento de adução e flexão dos braços (lembrando um "abraço"). Fragmenta-se e desaparece até cerca de seis meses (na sua forma completa, aos três meses)
Reflexo da marcha: Erguendo-se o bebê (em pé), atinge sua manifestação máxima nas trinta e sete semanas; e desaparece, em 100% dos casos, no terceiro mês
Reflexo tonicocervical ou Magnus-Kleijn (posição do esgrimista): rodando a cabeça para um dos lados, ocorre abdução e flexão do membro superior do lado occipital e extensão do membro superior do lado facial. Desaparece até cerca de três ou quatro meses
Reflexo de sucção: Pode ser testado com o dedo mínimo enluvado ou dorso da mão do próprio bebê. Desaparece entre quatro a seis meses

(continua)

Desenvolvimento infantil

(continuação)

Reflexo da voracidade (de "procura" ou " dos pontos cardeais"): estimula-se pontos da comissura labial e bochechas, com desvio dos lábios para o lado examinado, como um movimento de procura pela mama da mãe. É essencial para a amamentação. Desaparece em cerca de três a seis meses
Preensão palmar reflexa: Realizado com estímulo do dedo do examinador, há flexão dos dedos da criança. Persiste até cerca de quatro a seis meses
Preensão plantar reflexa: Realizado com estímulo do dedo do examinador, há flexão dos dedos da criança. Persiste até cerca de sete a doze meses. Esse é um dos últimos reflexos a desaparecer
Reflexo cutaneoplantar em extensão: quando pesquisado na porção lateral do pé do bebê, observa-se extensão do hálux em 100% dos RN. A inversão do reflexo, isto é, a resposta em flexão do hálux ocorrerá em 80% dos lactentes, por volta dos doze meses
Reflexo de Galant: Encurvamento lateral do tronco, provocado pelo estímulo tátil aplicado no sentido vertical, paravertebral
Reflexo do arraste: Movimentos de reptação reflexa no decúbito ventral; não está presente em todos os RN

Os primeiros vinte e oito dias de vida do bebê definem as bases de seu desenvolvimento. Constitui-se um cenário de imenso aprendizado dos pais sobre os cuidados com seu bebê. Os bebês aprendem olhar para rostos; a fixação do olhar à mãe enquanto mama é muito precoce no RN, assim como a capacidade de sucção reflexa inicial (a partir da trigésima quarta semana). O choro espontâneo é vinculado às necessidades fisiológicas e, durante o exame, provocado por desconforto ou manobras (como a pesquisa do reflexo de Moro). No primeiro mês de vida, observa-se a atitude de semiflexão generalizada dos membros (hipertonia fisiológica), com as mãos fechadas, em contraposição à hipotonia paravertebral. O bebê dorme a maior parte do tempo e apresenta uma série de movimentos que não dependem de sua vontade: os reflexos. Os movimentos são lentos, porém bruscos e arritmados.

A partir do segundo mês a movimentação é mais suave que no primeiro, iniciando coordenação dos movimentos; são assimétricos, com chutes alternados e aumento da movimentação a estímulos visuais e auditivos. O principal marcador de um bebê com seis semanas de vida é o sorriso social, um dos marcos mais cativantes para os pais. Nessa idade, inicia-se o movimento de juntar suas mãos na linha média. Nesse segundo mês a criança mantém a cabeça mais firmemente, elevando-a, quando em decúbito ventral, assim como elevando também o seu tórax. Entretanto, não apresentam ainda a completa sustentação cervical. Até os três meses de idade, a criança costuma acompanhar com o olhar um foco luminoso ou objetos próximos. No terceiro mês, começa, aos poucos, a segurar objetos e a olhar para as próprias mãos (brinca com elas por muito tempo). Geralmente, a partir dos três meses, a postura do bebê é simétrica, os membros costumam estar preferencialmente estendidos, com as mãos abrindo e fechando espontaneamente. Os membros inferiores fazem movimentos que lembram o pedalar.

No quarto mês, já sustenta a cabeça quando a criança é trazida à posição sentada e leva as mãos à boca. Ao final do quarto mês, espera-se que todas as crianças nascidas de termo estejam firmando a cabeça. Nesse momento, a criança aprende a mudar de decúbito da posição prona para a supina (a habilidade de fazer o inverso é um pouco mais tardia). Quando colocada em pé, a criança suporta o peso nos membros inferiores, ainda que momentaneamente (aquisição dessa habilidade é dos três aos sete meses de vida). Nessa idade, trazem objetos à boca e podem segurar um chocalho.

Entre os cinco e seis meses, aprendem a rolar da posição supina para a posição prona e podem sentar-se com apoio de seus membros superiores à frente. Transferem objetos de uma mão para outra, inicialmente usando a boca como intermediário. Podem segurar dois objetos simultaneamente. Podem segurar uma mamadeira. Levam tudo à boca. Sorriem, ficam alegres e fazem ruídos em frente ao espelho. No segundo semestre, o bebê já não responde mais com um sorriso a qualquer pessoa, ele passa a distinguir o familiar do estranho. Estende os braços para ganhar colo.

Por volta dos nove meses, crianças estendem seus membros inferiores na tentativa de ficar em pé. Ao final de nove meses, a criança nascida a termo já deve ficar sentada sem apoio, com a cabeça e o tronco eretos. Brincam sentadas com seus brinquedos e gostam de tirá-los e colocá-los em recipientes. Batem brinquedos uns nos outros. A capacidade de passar da posição deitada para a sentada sozinha pode estabelecer-se dos seis aos onze meses.

A idade de um ano marca importantes mudanças na vida da criança. As crianças começam a andar e interagem bem mais com o meio a sua volta. Esse incremento na comunicação e mobilidade determina efeitos no aprendizado em todos os domínios. Apontam para obter um objeto desejado. Compreendem e respondem ao "não" (ainda que não obedeçam). Quanto à marcha sem apoio, ocorre até os doze meses em 20% das crianças e pode ser considerada até os dezoito meses. Cerca de 10 a 20% dos bebês não engatinham, e alguns manifestam um engatinhar atípico (de nádegas, de barriga ou reptando).

Recentemente, nos estudos da Organização Mundial da Saúde (OMS) realizados para a confecção de um referencial de crescimento (MGRS – 2006), foram coletadas complementarmente informações básicas sobre seis eventos importantes do desenvolvimento neuromotor de crianças, em função da faixa etária em que essas aquisições se tornam presentes. Essas informações foram colocadas em forma gráfica e representam, hoje, mais um instrumento para a avaliação clínica das crianças (Figura 10.1).

Figura 10.1 – Marcos do desenvolvimento motor

Intervalos de aquisição de 6 habilidades motoras

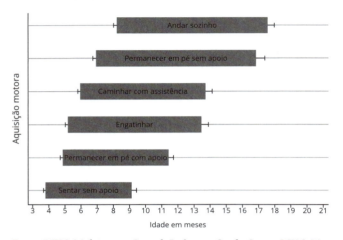

Fonte: WHO Multicentre Growth Reference Study Group. WHO Motor Development Study: Windows of achievement for six gross motor development milestones. Acta Paediatrica Supplement 2006; 450: 86–95.

Desenvolvimento motor fino

As habilidades finas da motricidade modulam a relação das extremidades superiores para controlar o ambiente. O movimento de pegar e manipular objetos é, talvez, a melhor representante dessas habilidades. Como todos os demais marcos do desenvolvimento, essas habilidades não avançam de forma isolada; dependem das habilidades motoras grosseiras, cognitivas e de percepção visual. Quando as habilidades motoras mais grosseiras já estão mais desenvolvidas e o tronco da criança já está mais ereto, as mãos ficam mais livres para a exploração do ambiente. Ao nascer, os bebês não têm nenhum movimento voluntário das mãos; apenas as abrem e fecham em resposta a estímulos de toque (reflexo palmar). Por esse motivo, essas crianças relacionam-se com "objetos" apenas pelo contato visual. Aos poucos, desajeitadamente, juntam suas mãos na linha média (por volta dos três meses). Então começam a prender objetos voluntariamente (desenvolvimento do movimento de "pega"), inicialmente usando a palma de suas mãos para o lado ulnar (cinco meses), passando progressivamente para o lado radial da mão (sete meses). Ao mesmo tempo, aprendem a soltar objetos voluntariamente, bem observado quando se avalia a transferência do objeto de uma mão para outra, inicialmente usando a boca como intermediário (cinco meses) e, depois, diretamente de uma mão a outra (seis a sete meses). A pega evolui marcadamente entre os seis e doze meses de idade, permitindo a apreensão de objetos de diferentes formas e tamanhos, em um preparo progressivo para o movimento de "pinçar". A "pinça" inicial é entre o polegar e os demais quatro dedos (oito meses) e, eventualmente, desenvolve-se uma pinça radial de dois dedos e o polegar, aos nove meses. Por volta dos dez meses, podem colocar um objeto dentro de um recipiente ou lançá-los ao chão, habilidade reforçada e repetida exaustivamente pela noção de "permanência do objeto" (ele existe mesmo sem poder vê-lo). A pinça mais fina, de dois dedos, é adquirida por volta dos doze meses de idade e o ato de colocar e tirar coisas de recipientes desenvolve-se sobremaneira. Também já torna-se capaz, nessa idade, de pegar pequenos pedaços de comida e levá-los à boca. Aos quinze meses de idade, constrói uma torre com três a quatro blocos. Por volta dos dezoito meses, já consegue pegar um lápis para rabiscar e, aos vinte meses, já mostra um padrão de uso adequado de uma colher. Aos vinte e quatro meses, fazem uma torre com seis blocos, removem suas roupas e fazem linhas verticais e horizontais com um lápis. Aos trinta e seis meses, podem fazer um círculo.

Aspectos do desenvolvimento da linguagem

A aquisição da linguagem envolve uma complexa interação entre a biologia e o ambiente. A discriminação da fala humana e a produção inicial de sons pelo bebê formam a base da linguagem oral e da comunicação. De forma geral, crianças pequenas entendem muito mais do que são capazes de expressar. Assim, a linguagem compreensiva precede a expressiva e, no primeiro ano, desde os primeiros contatos com o meio, se percebe isso quando o bebê reage positiva ou negativamente aos estímulos. O bebê tem que compreender que as pessoas comunicam por meio de uma certa forma de emissão de sons, cuja concretização depende do que dizem às pessoas que cuidam dele, na medida em que falar para a criança, mesmo que ela não entenda o que lhe é dito, constitui um dos principais fatores para a progressiva aquisição da linguagem. Apesar de não conhecer o significado das palavras, já interpreta o ritmo e o tom da voz, o que justifica o fato de demonstrar com o olhar e com movimentos da cabeça e do corpo que escuta atentamente, caso lhe façam perguntas ou se fale com voz suave e fazendo pausas, como uma conversa.

No primeiro mês de vida, os bebês começam a distinguir as vozes dos pais e fazem ruídos guturais. A partir de dois meses, a criança responde com "barulhos" e começa a fazer as suas primeiras tentativas com a linguagem, já

Desenvolvimento infantil

que para além de escutar com extrema atenção os adultos quando falam com ele, também olha com atenção para a forma como o fazem. Esta é a fase em que começa a manifestar um tímido balbuciar, uma primeira tentativa para falar, na qual predominam as vogais, sobretudo o "a" e o "e", em que o bebê, é aprende a controlar a emissão de ar e movimentar a boca para que surjam determinados sons. Após os cinco ou seis meses, transitam dos sons de vogais para balbucios com consoantes. Nessa fase, gritam com toda a intenção, de modo a chamar a atenção, transformando seus sons desconexos em uma verdadeira tagarelice. A partir do momento em que o bebê incorpora as consoantes, começa a pronunciar alguns dos sons mais comuns da linguagem ("ma", "pa", "ba", "ka"). Esse balbucio não possui o propósito de comunicação, mas é uma atividade prazerosa e lúdica no nível sensório-motor. O jogo vocal, repetitivo, que parece uma brincadeira que a criança faz com os sons, chama-se ecolalia. A repetição de monossílabos (entre oito e nove meses) é uma das últimas etapas para alcançar a palavra, com significado atribuído pelo adulto. Entre o oitavo e nono mês, a criança reconhece seu próprio nome (isso pode ocorrer desde o sexto mês) e o "não".

Entre dez e quinze meses (em média aos doze) aparecem as primeiras palavras com valor de mensagem completa ("ma-ma" passa a ser usado para chamar a mãe, por exemplo). Até dezoito meses, expressa palavras-frase (água = dá água). Até os vinte e quatro meses, constrói frases ("dá água") e, aos três anos, introduz o pronome "eu", importante passo na distinção "eu-outro". A partir dos dezoito meses de idade a aquisição de vocabulário é progressiva (aos dezoito meses, 10 a 25 palavras; aos vinte e quatro meses, 50 a 200 palavras e aos trinta e seis meses, até 1000 palavras). Obviamente, esses números podem ser bastante variáveis dependendo do estímulo que a criança recebe. Uma das mais comuns desordens da fluência da fala, a gagueira, não é incomum na criança entre dois e três anos de idade, quando ela repete frases, palavras ou partes desta. Essa tendência ocorre em um momento de aumento significativo da produção da fala e, geralmente, se resolve até os quatro anos de idade. É importante o pediatra assegurar a família esse aspecto normal do desenvolvimento da criança.

Aspectos do desenvolvimento social-emocional

A maior parte das crianças nasce com uma tendência inerente para se conectar e relacionar-se com outras pessoas. O marco de socialização mais precoce da criança se dá na relação com a pessoa que cuida dela. A criança aprende a distinguir a voz de sua mãe já no primeiro mês de vida. Diante do choro de fome ou porque suas fraldas estão molhadas, há uma resposta da mãe e o bebê progressivamente

adquire confiança na acessibilidade e capacidade de resposta do cuidador. Dessa relação de proteção e cuidado surge o primeiro marco mensurável do desenvolvimento social: o sorriso. O bebê sorri inicialmente em resposta às vocalizações do cuidador; ao longo do tempo, menos estímulo é necessário para essa resposta e, por fim, apenas o olhar provoca o sorriso. Assim, a criança aprende que pode manipular o ambiente ao seu redor com seu choro ou com seu sorriso. As habilidades visuais permitem que o bebê reconheça seus pais por volta dos cinco meses, iniciando-se, a partir dos seis meses, a clássica reação de ansiedade de separação à estranhos. Enquanto um bebê de quatro meses sorri para qualquer adulto, a partir dos seis meses chora e, nervosamente, distingue pelo olhar seu cuidador de outros adultos. Estranhos não recebem mais que olhares curiosos.

Por volta dos oito a dez meses, a criança já volta a sua cabeça em direção a uma pessoa quando seu nome é chamado, um importante parâmetro de conexão do bebê com o ambiente.

Ao fim do primeiro ano, desenvolve-se um dos principais aspectos do desenvolvimento social da criança: a atenção compartilhada. Nessa situação, duas pessoas compartilham (e reconhecem) o interesse em um objeto ou evento. As primeiras manifestações dessa atenção conjunta iniciam-se por volta dos oito ou nove meses de idade, quando o bebê começa a seguir o olhar do cuidador na mesma direção. Um exemplo: pai e filho estão brincando e o pai aponta para um carrinho de brinquedo e diz _"olha o carrinho"_. A criança identifica o direcionamento do pai (olhar e gestual) e olha para o brinquedo. Isso progride lentamente e, por volta dos doze a quatorze meses, a criança responde a oferta de uma outra pessoa para a atenção conjunta, ou seja, a criança retorna o olhar para o pai, alternando seu olhar entre o carrinho e o pai, demonstrando o compartilhamento da experiência. Um pouco mais tarde, a própria criança inicia o chamamento para a atenção compartilhada: o bebê, segurando um brinquedo, aponta ou levanta-o, alternando os olhares entre o objeto e seu cuidador, como se estivesse dizendo _"olha o meu brinquedo"_. Crianças mais velhas introduzem elementos de vocalização para esse ato. Isso mostra sinais de uma criança socialmente motivada. Um dos déficits fundamentais na criança autista é a motivação social. Entre doze e quatorze meses, também a criança aponta para solicitar algo; à cerca dos quinze e dezesseis meses aponta também meramente para indicar interesse.

É importante a distinção entre uma simples solicitação e a atenção compartilhada. Quando uma criança aponta para algo que quer e muda seu olhar para o pai e depois volta para o que ela quer, o objetivo não é social. Quando uma criança aponta para algo, não porque ela queira, mas porque ela quer mostrá-lo para outra pessoa, a finalidade é social; isso que chamamos de atenção conjunta.

As habilidades de "brincar" também seguem uma evolução gradativa. Inicialmente, o bebê segura brinquedos, bate uns contra os outros ou sobre a mesa e os joga no chão. A criança aprende que derrubando os brinquedos, o cuidador pega e devolve a ela; assim essa brincadeira repete-se várias vezes. Aos poucos aprendem a noção de permanência do objeto: ele existe mesmo que não possa vê-lo. A medida que habilidades motoras finas se desenvolvem, passam a usar brinquedos com propostas mais específicas (construir uma torre, por exemplo). Aos dezoito meses, engajam-se em brincadeiras simples com seus brinquedos. Após vinte e quatro meses, a criança começa a brincar com outras de sua mesma idade. Existe uma regra em Pediatria que crianças brincam efetivamente em grupos formados pelo número de crianças da sua idade; assim, uma criança de dois anos, brinca com mais uma (2 no total), uma de três brinca com mais duas e assim por diante. A brincadeira de uma criança de dois anos não é bem uma brincadeira com outra criança: é uma atividade de um "brincar paralelo", uma espécie de imitação (está "próxima", mas não está "com"). A habilidade de cooperação não está desenvolvida e é frequente a agressão para obter um brinquedo. Aos trinta meses, o cenário da brincadeira aumenta em complexidade (um item pode representar outro objeto). Aos três anos há melhor habilidade de cooperação no brincar e inicia-se uma brincadeira com imaginação e fantasia. Assim, pode achar que tem habilidade de voar, importante conceito para a prevenção de acidentes por parte dos cuidadores. Um maior entendimento de diferenciação entre o real e o imaginário inicia-se por volta dos quatro anos de idade, embora os cenários imaginários de brincadeiras aumentem mais ainda em complexidade. Aos cinco anos, adquirem muitas habilidades sociais de adultos: elogios, desculpas e relacionamento em grupos.

Breve resumo sobre as bases da constituição psíquica de uma criança

Conforme apresentado no início desse capítulo, o processo de desenvolvimento do bebê também incorpora as questões sobre o desenvolvimento psíquico e o nascimento e organização de um sujeito psíquico. A criança nasce como uma espécie de folha em branco, incapaz, inapto para se satisfazer, fato que o torna dependente dos cuidados do outro. Sob o nome de "função materna", uma série de operações se iniciam, exercidas na tentativa de suprir as necessidades biológicas e psíquicas daquele ser frágil. A mãe ou cuidador inicialmente já manifesta uma certa "suposição do sujeito", caracterizada por uma antecipação da presença de um sujeito psíquico no bebê; isso causa grande prazer e segurança ao bebê e, inclusive vem acompanhada de uma manifestação jubilatória da mãe (lembre-se da linguagem "*mamanhês*" tão comum de ocorrer com crianças pequenas). O bebê busca corresponder ao que foi antecipado sobre ele. A careta traduzida pela mãe como um sorriso passa de fato a sê-lo. Todas as reações involuntárias que o bebê apresenta ao nascer, tais como o choro, serão reconhecidas pela mãe como um pedido que a criança dirige para ela, um estabelecimento de demanda. Essa demanda estará na base de toda a atividade posterior de linguagem e de relação com os outros. Outro aspecto importante na constituição psíquica do sujeito é a alternância presença/ausência, caracterizada pelas ações maternas que a tornam alternadamente presente e ausente; a criança deve desenvolver um dispositivo subjetivo para a sua simbolização. Entre a demanda da criança e a experiência de satisfação proporcionada pela mãe, espera-se que haja um intervalo no qual poderá surgir a resposta da criança, base para as respostas ou demandas futuras. Finalmente, reconhece-se a importância da "função paterna" que ocupa, para a dupla mãe-bebê, o lugar de terceira instância, orientada pela dimensão social. O exercício da função paterna sobre o binômio tem como efeito uma separação simbólica entre eles e impedirá a mãe de considerar seu filho como um "objeto" voltado unicamente para sua satisfação.

Sinais de alerta

Um dos principais objetivos do acompanhamento pediátrico, particularmente da puericultura dos primeiros anos de vida é a identificação precoce de sinais de alerta e preocupação ("*red flags*") no desenvolvimento da criança que apontam para a necessidade de uma avaliação mais cuidadosa ou do encaminhamento para um especialista. Alguns marcos ausentes na esfera motora, social ou psíquica são caracterizados como "atraso do desenvolvimento". Quando identificado, a intervenção específica deve ser precoce; estudos mostram que a intervenção que começa mais cedo leva a melhores resultados e determina maior envolvimento familiar. O Quadro 10.4 apresenta, de forma mais objetiva, os principais sinais de alerta para problemas no desenvolvimento por faixa etária pediátrica.

O aprofundamento da investigação e a adoção de intervenções específicas para crianças com atraso no desenvolvimento compreendem, por exemplo, a dosagem de creatinofosfoquinase (CPK) e dos hormônios tireoidianos para as crianças hipotônicas, exames de imagem (ressonância magnética) para crianças hipertônicas, avaliação para transtornos do espectro autista na criança com comprometimento na socialização e com dificuldades de comunicação e avaliação fonoaudiológica na criança com atraso na esfera da linguagem. Outro ponto fundamental a ser destacado é o de que: toda criança com atraso de desenvolvimento de causa não identificada pode beneficiar-se de uma avaliação genética.

Desenvolvimento infantil

É também papel do pediatra a atenta observação de sinais de alerta no comportamento dos pais que podem interferir negativamente no desenvolvimento da criança. Pais frequentemente insensíveis à comunicação do bebê, incapazes de reconhecer as sutilezas e "pistas" que a criança direciona a eles nesse processo, assim como pais constantemente irritados ou que ignoram as solicitações de suas crianças são sinais que predizem comprometimento do vínculo entre as crianças e seus cuidadores. Pais com problemas psiquiátricos, uso abusivo de álcool e drogas, em contextos sociais e econômicos precários exigem uma atenção pediátrica de apoio mais particular.

Quadro 10.4 – Alguns sinais de alerta para atraso do desenvolvimento em crianças até quatro anos de idade

Idade	Sinais de Alerta
Período neonatal	Recém-nascido não responde aos sons externos Hipotonia muscular e dificuldade para sucção Cuidadores com indiferença ou desinteresse
2 meses	Não demonstra alerta quando ouve a voz dos pais Não eleva a cabeça quando colocado em decúbito ventral Não fixa olhar diante da face dos pais
4 meses	Não emite sons Não sustenta a cabeça Mãos não se juntam na linha média Ausência de sorriso
6 meses	Não transfere objetos de uma mão para outra
9 meses	Não senta sozinha Não rola na cama e muda de decúbito Ausência de vocalizações "em conversa", sorrisos ou expressões faciais de alegria
12 meses	Não responde ao nome quando chamado Não fica em pé quando apoiada Relação indiferente com o cuidador (não o procura)
15 meses	Não iniciou primeiras palavras (mama/papa) Não tem movimento de pinça Não aponta para um objeto desejado
18 meses	Não anda sozinha Não aponta para um objeto que tem interesse
24 meses	Não faz frases simples (2 palavras) Não imita palavras ou ações de cuidadores
36 meses	Não faz frases simples (3 palavras) Frequentemente cai Não brinca
48 meses	Fala incompreensível Ignora outras crianças
Em qualquer idade	Perda de uma habilidade já adquirida

Aspectos particulares na avaliação do prematuro

A quantidade de bebês que nascem prematuramente e sobrevivem tem aumentado claramente nas últimas décadas devido ao avanço das tecnologias de reprodução assistida e assistência perinatal. Nos países desenvolvidos, a prematuridade configura-se como a principal causa de comprometimento do neurodesenvolvimento de crianças, lembrando-se que, infelizmente, em países mais pobres, ainda a assistência neonatal inadequada responde por inúmeros casos de asfixia perinatal. Em prematuros, o grau de comprometimento neurológico é inversamente correlacionado à idade gestacional ao nascimento. Entretanto, até mesmo recém-nascidos com mais de trinta e quatro semanas de gestação tem um risco significativamente maior de distúrbios de comportamento ou de aprendizado quando comparados aos bebês nascidos a termo.

TEP – Título de Especialista em Pediatria

Os principais fatores de risco para o atraso de desenvolvimento dos prematuros incluem: peso muito baixo (< 1500 g), prematuridade extrema, restrição de crescimento intrauterino, convulsões neonatais, displasia broncopulmonar, hemorragia cerebral intraventricular, ventilação mecânica prolongada, meningite ou sepse, enterocolite necrotizante. Bebês com esses antecedentes devem ser rigorosamente acompanhados em relação à aquisição de suas habilidades.

Para o acompanhamento de prematuros o uso da "idade corrigida" representa um melhor parâmetro para a comparação com os marcos básicos do neurodesenvolvimento. Embora não haja um consenso sobre até que idade deve-se usar essa "correção", frequentemente ela é realizada nos primeiros vinte e quatro meses de vida da criança. O atraso de uma aquisição para além da idade corrigida é um sinal de alerta no acompanhamento de prematuros. Atenção específica deve ser dada à função sensorial dessas crianças; a incidência de deficiências visuais e auditivas é maior em prematuros devido aos quadros de retinopatia, icterícia, hemorragias cerebrais, infecções e hospitalização prolongada. Esses déficits sensoriais, sem dúvida, podem comprometer o desempenho comportamental e cognitivo do bebê.

PONTOS PRÁTICOS

- Acompanhar o desenvolvimento neuropsicomotor de uma criança em todas as consultas de rotina de uma criança, particularmente nos dois primeiros anos de vida (período de grandes aquisições) permite a identificação de condições diagnosticáveis e possíveis de tratamento ou, ao menos, passíveis de intervenções precoces modificadoras do curso dos déficits e que proporcionam uma melhor qualidade de vida para os indivíduos com comprometimento do desenvolvimento neurológico e psíquico.

- Todos os domínios relativos ao desenvolvimento (motor grosseiro, adaptativo, social/emocional, linguagem e cognição) devem ser avaliados. Avaliar apenas dados sobre quando a criança, sentou, andou e falou as primeiras palavras constitui-se avaliação simplista e superficial.

- Os principais sinais de alerta na área motora para o lactente são: ausência do controle cervical aos 4 meses, não se sentar sozinha aos 9 meses e não ter andado aos 18 meses.

- O sinal mais precoce e mensurável do desenvolvimento social de um bebê é o sorriso, que se desenvolve entre a quarta e sexta semana de vida. Ao fim do primeiro ano desenvolve-se um dos principais aspectos do desenvolvimento social da criança: a atenção compartilhada.

Questões de Treinamento

1. Eduardo, 6 meses de idade, comparece a uma consulta de rotina de puericultura. Ao avaliá-lo, em relação aos marcos de desenvolvimento neuropsicomotor, espera-se que ele seja capaz de:

   a. sentar sem apoio, emitir sons silábicos, fazer pinça indicador-polegar.

   b. manter-se em pé com apoio, compreender ordens simples como dar tchau e segurar objetos.

   c. engatinhar, emitir sons vocálicos, imitar movimentos com o corpo.

   d. apontar o que quer, ajudar a se vestir, tentar pegar objetos suspensos.

   e. transferir objetos de uma mão à outra, virar a cabeça e olhar na direção de estímulos sonoros, emitir sons vocálicos.

2. A mãe de Marcelo, um menino de dois anos, está preocupada com a fala de seu filho, que começou a falar palavras isoladas aos 12 meses de idade e agora tem um vocabulário de no mínimo 20 a 30 palavras. Ele até está combinando essas palavras em frases simples. Contudo, durante o último mês, começou a repetir palavras enquanto fala, o que produz um padrão de fala irregular. Sua anamnese e exame físicos são normais nos demais aspectos. Qual é a conduta mais adequada?

   a. tranquilizar a mãe e observar.

   b. incentivar a mãe a corrigir delicadamente a fala da criança.

   c. encaminhar para avaliação audiológica.

   d. encaminhar para avaliação fonoaudiológica.

   e. encaminhar para avaliação psicológica.

3. Aos 3 meses de idade, a maioria das crianças normais de termo deve ser capaz de realizar algumas tarefas, **exceto**:
   a. manter-se na posição sentada.
   b. sorrir quando encorajada.
   c. movimentar a cabeça de lado a lado (180 graus) seguindo um objeto em movimento.
   d. proferir ruídos guturais.
   e. elevar a cabeça da mesa de exames.

4. Os reflexos de Moro e tônico-cervical assimétrico são importantes indicadores de atraso do desenvolvimento e paralisia cerebral quando:
   a. são observados aos 2 meses de idade.
   b. são observados aos 8 meses de idade.
   c. não são observados aos 5 meses de idade.
   d. são observados nos primeiros dias de vida.
   e. não são observados aos 2 anos de idade.

5. Qual dos seguintes marcos do desenvolvimento não é esperado para um lactente de 9 meses de idade?
   a. Pinçar polegar-dedo.
   b. Reação de estranhamento.
   c. Transferir objetos de uma mão para outra.
   d. Brincar de esconde-achou.
   e. Nomear objetos.

Gabarito comentado

1. Uma criança de 6 meses, geralmente, senta sem apoio na maior parte do tempo. A pinça, entretanto, com dois dedos, é mais tardia, geralmente após os 9 meses, assim como o manter-se em pé, mesmo com apoio. A não transferência de uma mão para outra aos 6 meses é sinal de alarme para o desenvolvimento. Resposta E

2. Uma das mais comuns desordens da fluência da fala, a gagueira, não é incomum na criança entre 2 e 3 anos de idade. Ocorre num período de aumento significativo de produção da fala e, geralmente, se resolve até os 4 anos de idade. Resposta A

3. Obviamente o manter-se sentado sem apoio na maior parte do tempo é uma habilidade dos 6 meses; com apoio do tronco, após os 4 meses, quando adquire maior controle da musculatura paravertebral. Resposta A

4. Espera-se que o reflexo de Moro inicie seu desaparecimento por volta dos 3 meses e fique totalmente ausente aos 6 meses. O tônico cervical assimétrico desaparece por volta dos 3 a 4 meses. Portanto, estarem presentes aos 8 meses, é sinal claro de algum problema do desenvolvimento. Resposta B

5. As primeiras palavras, com sentido, aparecem por volta dos 12 meses de idade. Seria estranho essa habilidade aos 9 meses de idade. Resposta E

Fontes consultadas e leitura recomendada

Organização Pan-Americana da Saúde. *Manual para vigilância do desenvolvimento infantil no contexto da AIDPI.* Washington: OPAS, 2005.

Miranda, L.C.; Resegue. R.; Figueiras. A.C.M. *A criança e o adolescente com problemas do desenvolvimento no ambulatório de pediatria.* Journal of Pediatrics, 2003; 79 (Supl1): s33–42.

BEAR, L.M. *Early Identification of infants at risk for developmental disabilities.* Pediatric Clinics of North America, 2004. 51(3): p. 685–701.

Bellman, M.; Byrne, O.; Sege, R. *Developmental assessment of children.* The BMJ, 2013. 346: e8687.

MINISTÉRIO DA SAÚDE. *Saúde da criança:* crescimento e desenvolvimento. Brasília: Ministério da Saúde, 2012. (Cadernos de Atenção Básica, n. 33).

LURIO, J.G.; PEAY, H.L.; Mathews K.D. *Recognition and management of motor delay and muscle weakness in children.* American Family Physician, 2015. 91(1): p. 38-44.

SHARP, H.M.; Hillenbrand, K. *Speech and Language Development and Disorders in Children.* Pediatric Clinics of North America. 2006. 55: p. 1159-1173.

Imunizações

11

Benito Lourenço

Nunca existiram, como agora, tantas vacinas eficazes e seguras. Esse fato, associado à evolução da vigilância epidemiológica, contribuiu sobremaneira para a prevenção de doenças, modificando radicalmente a morbimortalidade na população pediátrica.

Imunizar significa "proteger" ou "tornar não suscetível à determinada doença". O processo de imunização pode ser ativo ou passivo. Na imunização ativa, o indivíduo é estimulado a desenvolver defesa imunológica contra futuras exposições à doença, naturalmente (determinada por uma doença em curso) ou artificialmente (com a utilização de vacinas). Na imunização passiva, o indivíduo exposto ou em vias de se expor recebe anticorpos pré-formados, naturalmente (anticorpos maternos transplacentários ou passados pelo leite materno) ou artificialmente (administração parenteral de imunoglobulinas). Na imunização passiva, portanto, a proteção acontece mais rápido; porém, com duração menor.

As vacinas são imunobiológicos que contêm agentes imunizantes (vírus ou bactérias) que podem ser vivos atenuados (se assim não fossem causariam doença natural), mortos (inativados), componentes da estrutura viral ou bacteriana ou toxoides (toxinas ou produtos de microorganismos inativados). Deve-se ter particular atenção às vacinas atenuadas, vivas por definição, que, em geral, são mais imunogênicas, provocam efeitos adversos mais tardios e cuja resposta de uma pode interferir na resposta de outras. Daí o clássico conceito de intervalo mínimo entre duas vacinas vivas injetáveis (independentemente de quais sejam) ser de 30 dias (4 semanas). Esse intervalo não existe entre vacinas inativadas ou entre uma vacina viva e uma inativada. Duas vacinas vivas, entretanto, podem ser administradas no mesmo dia (exceto se uma delas for de febre amarela) As vacinas vivas apresentam também problemas para administração em grupos especiais como gestantes e imunossuprimidos (vide adiante).

Imunoglobulinas humanas são imunobiológicos obtidos do fracionamento de plasma de doadores. São soluções proteicas concentradas que contêm anticorpos, principalmente da classe IgG, disponíveis para uso parenteral. As chamadas imunoglobulinas "normais" são inespecíficas, com concentrações de anticorpos que refletem as doenças mais prevalentes do meio que vivem os doadores, e têm particulares indicações na prática clínica. Em Pediatria, algumas das situações mais conhecidas com indicação dessas imunoglobulinas inespecíficas são para reposição nos quadros de imunodeficiências primárias ou secundárias, para o pós-TMO (transplante de medula óssea) e por seus efeitos imunomoduladores na doença de Kawasaki (prevenção do aneurisma coronariano) e na púrpura trombocitopênica idiopática.

As imunoglobulinas hiperimunes (imunoglobulinas específicas) contêm altos títulos de anticorpos para algumas doenças específicas, sendo várias disponíveis, como, por exemplo, para a hepatite B, tétano, varicela e raiva. Atualmente, também está disponível formulação com anticorpos monoclonais específicos para vírus sincicial respiratório, com particular indicação para profilaxia da doença respiratória em prematuros. Neste capítulo, atenção particular será conferida às vacinas, suas indicações e calendário, por corresponderem às ações do dia a dia do pediatra.

Contraindicações verdadeiras e falsas

Contraindicação pode ser entendida como uma condição na pessoa a ser vacinada que aumenta muito o risco de um evento adverso grave, ou que torna o risco de complicações devido à vacina maior que o risco da própria doença contra a qual se deseja proteger. Isso significa uma proibição absoluta para a utilização da vacina. As verdadeiras contraindicações, grosso modo, podem ser assim resumidas:

- para vacinas de agentes vivos (bactérias/vírus atenuados): imunossupressão e gravidez;

• para qualquer vacina: alergia grave (de natureza anafilática) a componentes da vacina ou a uma dose anterior;

• para vacinas contendo o componente *pertussis*: encefalopatia pós-vacinal nos primeiros sete dias após aplicação de uma dose pregressa.

As imunodeficiências, adquiridas (drogas imuno-depressoras e infecção pelo vírus da imunodeficiência humana – HIV, por exemplo) e congênitas, representam clássicas contraindicações para vacinas com agentes atenuados. Os problemas relacionados à administração de vacinas para essas pessoas são de dois tipos. Pode haver proliferação do microorganismo quando ele se apresenta de forma atenuada na vacina, determinando o aparecimento da doença que se deseja prevenir. Por outro lado, a resposta à vacina pode estar comprometida, recomendando-se, habitualmente, o adiamento da vacinação, particularmente naquelas situações em que a imunodepressão é temporária. Dessa forma, nas crianças infectadas com o HIV, existe contraindicação absoluta para o uso da vacina BCG apenas naquelas já sintomáticas. Quando houver indicação de vacinação contra poliomielite em pacientes imunocomprometidos ou pessoas de contato próximo, estas devem receber a vacina contra pólio inativada (VIP). As vacinas para sarampo, caxumba e rubéola não devem ser aplicadas em crianças HIV sintomáticas ou com imunodepressão grave.

O uso de corticosteroides constitui uma situação clínica comum em que se cogita a eventual contraindicação ou adiamento da vacinação. Existe certo consenso de que há contraindicação para utilização de vacinas vivas para pacientes em tratamento com doses altas, equivalentes a 2 mg/kg/dia de prednisona (crianças) ou mais de 20 mg/dia para adolescentes e adultos, por mais de duas semanas. Outras terapêuticas imunodepressoras (quimioterapia antineoplásica, por exemplo) também se enquadram nessa contraindicação. Cabe ressaltar, porém, que não constitui contraindicação a qualquer vacina o tratamento sistêmico com corticosteroides por curta duração (menos de duas semanas), doses baixas, independentemente do tempo ou doses de manutenção fisiológica. O uso tópico e inalatório dessas medicações também não representa qualquer proibição ao uso de vacinas.

Mulheres grávidas não podem receber vacinas vivas, pelo risco teórico de infecção fetal, embora não exista comprovação de que qualquer vacina, inclusive contra rubéola, seja capaz de determinar malformações congênitas. Entretanto, mantém-se, de modo geral, essa contraindicação clássica. Em situações especiais (surto de febre amarela, por exemplo), esse conceito pode ser relativizado. As vacinas com agentes inativados não são contraindicadas na gestação.

As alergias das vacinas podem ser causadas pelo próprio antígeno vacinal ou por outros componentes do produto (conservantes, estabilizadores e antibióticos eventualmente presentes). Só existe contraindicação ao uso de uma vacina quando houver história de reação anafilática após exposição anterior a ela ou a um de seus componentes (comprometimento multissistêmico, por exemplo, com urticária, sibilos, laringoespasmo, angioedema, hipotensão e choque).

Na prática, uma das maiores preocupações é com a alergia ao ovo, pois algumas vacinas, como a da febre amarela e influenza atualmente usadas no Brasil são produzidas em ovos embrionados. As vacinas contra sarampo e caxumba são produzidas em cultura de fibroblasto de galinha e contêm pouca quantidade de proteínas de ovo, não havendo mais, em nosso país, contraindicação da aplicação da tríplice viral para o indivíduo que tem hipersensibilidade ao ovo (vacina apresenta concentrações desprezíveis de proteína de ovo). Com relação à vacina para influenza, recente parecer (2016) conjunto entre a Associação Brasileira de Alergia e Imunologia (ASBAI) e Sociedade Brasileira de Imunizações (SBIM) aponta que existem claras evidências de que pode ser administrada com segurança a pacientes com alergia ao ovo, protegendo-os de uma doença que causa milhares de hospitalizações e mortes todos os anos. Assim, o risco de não vacinar estes pacientes, claramente excede o risco da vacinação. Nos pacientes com anafilaxia ao ovo, recomenda-se observar o paciente por 30 a 60 minutos em ambiente preparado para reconhecer e tratar eventuais reações. A segurança e liberação para alérgicos ao ovo são compartilhadas pelo Ministério da Saúde e embasadas em documentos de associações internacionais, como a Academia Americana de Pediatria. Quanto à vacina febre amarela, as concentrações da proteína do ovo podem ser maiores que as da recomendação de segurança. Há duas vacinas disponíveis em nosso meio, com quantidades variáveis de proteínas. Pessoas com história de reações alérgicas leves a moderadas após ingerirem ovo (apenas urticária, por exemplo), podem receber a vacina sob supervisão médica e devem ficar em observação por 30 a 60 minutos após a vacinação. Pessoas com história de reações alérgicas graves após a ingestão de ovo, como a anafilaxia, têm contraindicação para receber a vacina. Porém, se o risco de exposição à febre amarela for muito grande, o paciente deve ser encaminhado ao especialista para realização de testes cutâneos com a vacina da febre amarela.

Existem algumas situações em que, por precaução, se recomenda o adiamento da vacinação: durante três meses após tratamento com imunossupressores; após administração de sangue/derivados ou imunoglobulinas (risco de neutralização) e na vigência de doenças agudas graves (pela interferência ou confusão dos sintomas).

Imunizações

Algumas proibições equivocadas ainda persistem em relação à vacinação, constituindo as "falsas contraindicações", absolutamente perigosas e representativas de oportunidades perdidas. As seguintes situações, portanto, não representam qualquer problema ao se indicar uma vacina:

• doenças infecciosas agudas leves, eventualmente com febre baixa, como afecções de vias aéreas e diarreias leves/moderadas (geralmente posterga-se a administração das vacinas orais em quadros diarreicos graves com vômitos);

• uso de antimicrobianos;

• reação local a uma dose prévia de vacina (dor e eritema);

• história ou diagnóstico clínico pregresso da doença contra a qual se vai vacinar;

• doença neurológica estável;

• antecedente familiar de convulsão;

• tratamento com corticoesteroides em doses não imunodepressoras;

• gravidez da mãe ou comunicante;

• aleitamento materno, com exceção atual apenas para a vacina da febre amarela;

• internação hospitalar (representa uma ótima oportunidade de checagem do estado vacinal do paciente; deve-se ter cuidado com a vacina oral contra a poliomielite em ambiente de tratamento intensivo e na presença de imunossuprimidos);

• desnutrição, prematuridade ou baixo peso ao nascimento (uma ressalva especial refere-se à vacina BCG, que não deve ser administrada em crianças com menos de 2 kg).

Segurança e conservação

A confiabilidade e a segurança da vacina dependem de vários fatores: armazenamento adequado do produto, manipulação correta e, obviamente, do conhecimento desses fundamentos pelos profissionais envolvidos na vacinação. O prazo de validade (especificação do fabricante) deve ser rigorosamente respeitado. De maneira geral, os imunobiológicos são termolábeis. A maioria dos imunobiológicos deve ser conservada a uma temperatura entre 2ºC e 8ºC. Havendo aquecimento da geladeira de conservação das vacinas, todas elas devem ser desprezadas.

Calendários de vacinação

O Programa Nacional de Imunizações (PNI) foi instituído em 1973 com o objetivo de coordenar as ações de imunização em todo o território nacional. Desde então, com base na vigilância epidemiológica de doenças imunopreveníveis são traçadas estratégias para a utilização de imunobiológicos. O calendário deve ser dinâmico e adaptações estaduais eventualmente podem ser realizadas, que não ocorrem, nesse momento. O calendário básico do PNI atualmente utilizado no Brasil (Quadro 11.1) contempla as vacinas contra as doenças: tuberculose, hepatite B, poliomielite, difteria, tétano, coqueluche, doenças causadas pelo pneumococo e meningococo C, doenças invasivas pelo *Haemophilus influenza B*, doença causada pelo rotavirus, febre amarela, sarampo, caxumba, rubéola, hepatite A, varicela, gripe e doenças causadas por alguns tipos de papilomavirus humano (HPV). É considerado um dos melhores programas de saúde do Ministério da Saúde e das Secretarias Estaduais e Municipais de Saúde, por proporcionar tanto uma eficiente cobertura vacinal quanto pela boa qualidade das vacinas. Entretanto, não é um calendário ideal (embora gradativamente se aproxime de ser). O olhar do calendário nacional, público, é o de Saúde Coletiva, e, no momento, é um calendário considerado possível, dentro dos recursos financeiros disponíveis.

Quadro 11.1 – Calendário Nacional de Imunizações – PNI – Última atualização – 2018/2019

Idade	Vacinas
Ao nascer	Vacina BCG - dose única
	Vacina hepatite B
2 meses	Vacina pentavalente (DTP + Hib + hepatite B) – primeira dose
	Vacina contra a poliomielite – primeira dose com vacina inativada (VIP)
	Vacina oral de rotavírus humano (VORH) – primeira dose
	Vacina pneumocócica 10 (conjugada) – primeira dose
3 meses	Vacina meningocócica C (conjugada) – primeira dose
4 meses	Vacina pentavalente (DTP + Hib + hepatite B) – segunda dose
	Vacina contra a poliomielite – segunda dose com vacina inativada (VIP)
	Vacina oral de rotavírus humano (VORH) – segunda dose
	Vacina pneumocócica 10 (conjugada) – segunda dose

TEP – Título de Especialista em Pediatria

5 meses	Vacina meningocócica C (conjugada)
6 meses	Vacina contra a poliomielite – terceira dose com vacina inativada (VIP)
	Vacina para influenza (campanha em época especifica) - dose anual, a partir de seis meses até os 5 anos
	Vacina pentavalente (DTP + Hib + hepatite B) – terceira dose
9 meses	Vacina para febre amarela – dose única
12 meses	Vacina tríplice viral (SCR – sarampo, caxumba e rubeola)
	Vacina pneumocócica 10 (conjugada) – reforço
	Vacina meningocócica C (conjugada) – reforço
15 meses	Vacina tríplice bacteriana (DTP) – primeiro reforço
	Vacina contra a poliomielite – reforço com vacina oral viva (VOP)
	Vacina quadrivalente viral (SCRV – sarampo, caxumba, rubéola e varicela) – dose única
	Vacina contra hepatite A – dose única
4 anos	Vacina tríplice bacteriana (DTP) – segundo reforço
	Vacina contra a poliomielite – reforço com vacina oral viva (VOP)
	Vacina contra varicela - segunda dose
9 a 14 anos	Vacina quadrivalente para o HPV [1] Vacina meningocócica C (conjugada) – reforço [1]
10 a 19 anos	3 doses de vacina para hepatite B (a depender da situação vacinal anterior) 2 doses de tríplice viral (a depender da situação vacinal anterior) 2 ou 3 doses da vacina quadrivalente para o HPV (a depender da situação vacinal anterior ou idade) Dupla adulto (difteria e tétano – dT) – reforço a cada 10 anos Febre amarela – dose única (a depender da situação vacinal anterior)
Adulto 20 a 49 anos	3 doses de vacina para hepatite B (a depender da situação vacinal anterior) 2 doses (até 29 anos) ou uma dose (30 a 49 anos) de tríplice viral (a depender da situação vacinal anterior) Dupla adulto (difteria e tétano – dT) – reforço a cada 10 anos Febre amarela – dose única (a depender da situação vacinal anterior)
Idoso Acima de 60 anos	Dupla adulto (difteria e tétano – dT) – reforço a cada 10 anos Antipneumocócica polissacarídica 23-valente – uma dose com reforço 5 anos após (em idosos que vivem em instituições fechadas) Influenza (campanhas) 3 doses de vacina para hepatite B (a depender da situação vacinal anterior)
Gestantes	3 doses de vacina para hepatite B (a depender da situação vacinal anterior) Tríplice acelular do adulto (dTpa) a partir da vigésima semana de gestação Influenza

[1] *A introdução está sendo gradativa por faixa etária.*

Ética e idealmente, todas as vacinas disponíveis e em todas as suas doses tecnicamente preconizadas devem ser oferecidas ao cliente pediátrico e a seus pais. Se eles vão fazer ou não é uma decisão que compete somente a eles. Eis o dilema ético do calendário privado *versus* o calendário oferecido no serviço público. Embora cada vez mais se pareçam, ainda persistem diferenças. O calendário das clínicas de vacinação é pensado com relação a maior proteção individual que pode ser oferecida ao paciente. Se isso é o ideal ao nosso cliente, essas informações devem ser claramente oferecidas. Não podemos e não devemos julgar se eles têm condições e nem decidir por eles.

Inúmeras modificações têm ocorrido no calendário do PNI, particularmente desde 2012, e esse calendário gradativamente torna-se mais completo e próximo do ideal. As principais alterações que já ocorreram: introdução das vacinas contra o pneumococo e o meningococo C, universalização da vacina contra hepatite B, introdução da vacina pentavalente brasileira (incorporação da vacina contra hepatite B à antiga vacina tetravalente – difteria, tétano, coqueluche e hemófilos), início do esquema sequencial de imunização contra a poliomielite,

Imunizações

adiantamento da segunda dose da vacinação contra sarampo, caxumba e rubéola para quinze meses com introdução da vacinação para varicela, contra a hepatite A, contra o HPV e a imunização das gestantes para coqueluche com a vacina acelular. Todas as vacinas disponíveis no PNI serão revisadas adiante com as recentes modificações. As vacinas sugeridas pela Sociedade Brasileira de Pediatria (SBP) que não estejam no calendário público e encontram-se nos calendários disponíveis em clínicas privadas (visando ampla e completa proteção individual) também serão abordadas (Quadro 11.2)

Quadro 11.2 – Calendário de Imunizações da Sociedade Brasileira de Pediatria – 2018

	Idade												
	Ao nascer	2 m	3 m	4 m	5 m	6 m	7 m	12 m	15 m	18 m	4–6 a	11 a	14 a
BCG	x												
Hepatite B[1]	x	x				x							
DTP/DTPa[2]		x		x		x			x		x		
dT/dTpa[3]													x
Hib[4]		x		x		x			x				
VIP/VOP[5]		x		x		x			x		x		
Pneumocócica conjugada[6]		x		x		x		x					
Meningocócica C e ACWY conjugadas[7]			x		x		x	x			x	x	
Meningocócica B recombinante[8]			x		x		x	x					
Rotavírus[9]		x		x		x							
Influenza[10]						x	x	anual até 5 anos					
Sarampo Caxumba Rubéola (SCR), Varicela, SCRV[11]								x	x				
Hepatite A								x		x			
HPV[12]	Meninos e meninas a partir dos 9 anos de idade												
Febre amarela	A partir dos 9 meses												
Dengue[13]	Para crianças e adolescentes, a partir de 9 anos de idade, com infecção prévia (soropositivos)												

Fonte: Sociedade Brasileira de Pediatria.

[1] *Desde 2012, no PNI, a vacina contra hepatite B está incorporada na pentavalente brasileira, realizada aos 2, 4 e 6 meses de vida. Essa não é uma vacina disponível nos serviços privados. Portanto, as doses de vacina contra hepatite B recomendadas nas clínicas de vacinação são, além da imediatamente após o nascimento, aos um ou dois meses e aos seis meses (3 doses totais).* [2] *A vacina tríplice bacteriana com componente pertussis acelular infantil, disponível nos serviços privados, sempre quando possível pode substituir a vacina de células inteiras, pois tem eficácia similar e é menos reatogênica.* [3] *Adolescentes com esquema primário completo de DTP ou DTPa devem receber reforços a cada dez anos, sendo que, preferencialmente, o primeiro reforço deve ser realizado com dTpa (tríplice bacteriana acelular tipo adulto).* [4] *A vacina pentavalente brasileira, do PNI, protege contra difteria, tétano, coqueluche (vacina de células inteiras), hepatite B e H. influenzae b e é recomendada em três doses (2,4 e 6 meses). Quando a proteção para o H. influenzae b é realizada em vacinas combinadas com o componente pertussis acelular (DTPa/Hib, DTPa/Hib/VIP – pentavalente que não é a "brasileira" ou DTPa/Hib/VIP/Hepatite B – hexavalente), que são vacinas apenas disponíveis no serviço privado, uma quarta dose da Hib deve ser aplicada aos quinze meses de vida.* [5] *As três primeiras doses (2,4 e 6 meses) devem ser feitas obrigatoriamente com a vacina pólio inativada (VIP). A recomendação do calendário privado é que as doses subsequentes sejam feitas também com a vacina inativada. As doses de VOP podem ser administradas nos dias nacionais de vacinação (campanha anual) até os 5 anos.* [6] *Está indicada para todas as crianças até 5 anos de idade, preferencialmente a vacina conjugada 13-valente (no PNI está disponível a vacina 10-valente). O esquema recomendado*

no primeiro ano da 13-valente é de três doses e uma dose de reforço aos 12 meses. Crianças saudáveis com esquema completo com a vacina 10-valente (realizada no serviço público) podem receber uma dose adicional da vacina 13-valente (até os cinco anos de idade). [7] *Sempre que possível, utilizar a vacina ACWY pelo maior espectro de proteção, inclusive para os reforços de crianças previamente vacinadas apenas com o componente C. No Brasil, estão licenciadas 3 vacinas ACWY, de diferentes laboratórios, sendo que duas delas são liberadas a partir de dois meses e a terceira, a partir de 9 meses. O esquema de doses varia de acordo com a vacina utilizada (duas ou três doses no primeiro ano)* [8] *Vacina não disponível no PNI (serviço público).* [9] *No serviço privado, a vacina contra rotavírus disponível é a pentavalente, sendo administrada em 3 doses.* [10] *Sempre que possível utilizar vacinas quadrivalentes (ainda não disponíveis no serviço público), pelo maior espectro de proteção.* [11] *A vacina SCRV (quadrivalente viral) se mostrou associada a uma maior frequência de febre em lactentes que receberam a primeira dose com essa vacina; por isso, recomenda-se a primeira dose com os componentes tríplice (SCR) e varicela, separados. A vacina de varicela pode também ser indicada na profilaxia pós-exposição dentro de cinco dias após o contato, preferencialmente nas primeiras 72 horas.* [12] *As vacinas bivalente (16,18) ou quadrivalente (6,11,16,18) são recomendadas em duas doses com intervalo de seis meses entre elas para indivíduos de 9 a 14 anos e em três doses (0, 1 a 2 e 6 meses), para maiores de 15 meses* [13] *A vacina dengue foi licenciada no Brasil a partir dos 9 anos de idade (até 45 anos) em um esquema de três doses (0,6 e 12 meses) que já tiveram infecção prévia ou que sejam soropositivos. A vacina não deve ser administrada simultaneamente com outras do calendário.*

Vacina BCG

A vacina BCG é constituída por bacilos vivos atenuados de *Mycobacterium bovis* (bacilo de Calmette e Guérin) e fornece proteção contra formas graves de tuberculose, causadas pela disseminação hematogênica, como a forma miliar e a meningite. É aplicada o mais precocemente possível, de preferência ao nascimento, exclusivamente por via intradérmica, na inserção inferior do músculo deltoide no braço direito. Recomenda-se adiar a vacinação em crianças com afecções dermatológicas extensas e em atividade, pacientes com peso inferior a 2000 g ou que fizeram uso de imunossupressor ou corticosteroide em alta dose. Filhos de mães infectadas pelo HIV e crianças infectadas que estejam assintomáticas podem receber a vacina a partir do nascimento; contudo, está contraindicada nos pacientes sintomáticos.

A vacina BCG provoca reação tecidual local, levando à formação de mácula avermelhada com enduração de até 15 mm (1ª e 2ª semana), evoluindo para pústula com amolecimento central (3ª e 4ª semana), úlcera (4ª e 5ª semana) e, finalmente, para a pequena cicatriz (6ª a 12ª semana). O tempo habitual de evolução da lesão, portanto, é de seis a doze semanas, mas pode chegar até 24 semanas. Cerca de 5 a 10% das crianças não apresentam cicatriz vacinal após a primo-vacinação, seja por técnica de aplicação inadequada ou por características individuais. A recomendação recentemente (2019) publicada pelo Ministério da Saúde, em consonância com a orientação da Organização Mundial da Saúde, não indica revacinação para essas crianças que não apresentam cicatriz vacinal.

Pode ocorrer enfartamento ganglionar (axilar, supra ou infraclavicular) de três a seis semanas após a vacinação. Normalmente, esse enfartamento é homolateral ao local da aplicação, firme, móvel e indolor, medindo até 3 cm e sem sintomatologia sistêmica. O desaparecimento é espontâneo em um a três meses e não há necessidade de tratamento.

Vacina contra a hepatite B

A vacina contra hepatite B, introduzida em 1998, é obtida por meio de engenharia genética, por técnica de DNA recombinante e, portanto, não contém vírus vivo. A via de administração é intramuscular. A partir de 2016, tornou-se uma vacina universal: disponível para todas faixas etárias e independentemente das condições de vulnerabilidade. Até então, estava particularmente indicada para grupos considerados vulneráveis e de risco para aquisição da infecção: trabalhadores da saúde; bombeiros, policiais militares, civis e rodoviários; caminhoneiros, carcereiros de delegacia e de penitenciárias; coletores de lixo hospitalar e domiciliar; agentes funerários, comunicantes sexuais de pessoas portadoras de VHB; doadores de sangue; homens e mulheres que mantêm relações sexuais com pessoas do mesmo sexo (HSH e MSM); lésbicas, *gays*, bissexuais, travestis e transexuais, (LGBTT); pessoas reclusas (presídios, hospitais psiquiátricos, instituições de menores, forças armadas, dentre outras); manicures, pedicures e podólogos; populações de assentamentos e acampamentos; potenciais receptores de múltiplas transfusões de sangue; profissionais do sexo/prostitutas; usuários de drogas injetáveis e inaláveis, portadores de doenças sexualmente transmissíveis (DST) e população indígena. No intuito de contribuir para a ampliação da cobertura vacinal e reduzir o potencial de transmissão vertical da doença e, considerando o pré-natal como excelente oportunidade de contato da mulher com o serviço de saúde, o PNI recomenda, a vacinação de gestantes ainda não vacinadas, independentemente do período de gestação ou faixa etária.

Para os bebês, deve ser administrada, de preferência, a partir do nascimento ou, ao menos, antes da alta da maternidade. A administração precoce da vacina, nas primeiras 12 horas, é efetiva para evitar a transmissão vertical da infecção.

Mãe soropositiva para HBsAg durante a gravidez determina a necessidade de a criança receber a primeira dose da vacina logo após o parto e imunoglobulina hiperimune da hepatite B (HBIG) na dose de 0,5 ml via

Imunizações

intramuscular (IM) nas primeiras 12 horas de vida, aplicadas concomitantemente, mas em locais diferentes. A eficácia dessa conduta é de 95% e elimina o eventual risco de transmissão pelo leite materno. Quando a mulher não foi testada para o HBsAg ou essa informação não está disponível, o exame deve ser solicitado logo após o parto. Enquanto se aguarda o resultado, o recém-nascido deve receber a primeira dose da vacina. Se o resultado do exame for positivo, a imunoglobulina deve ser aplicada o mais cedo possível, até no máximo 7 dias após o parto. No entanto, se a pesquisa de HBsAg não for possível, não se justifica dar imunoglobulina para todos os recém-nascidos, já que a vacina isoladamente é bastante eficaz na prevenção da doença em 70 a 90% dos casos. No parto de gestante HBsAg-positiva, orienta-se lavar bem o recém-nascido, retirando todo vestígio de sangue ou secreção materna. Por outro lado, mesmo que a mãe apresente fissura mamária com sangramento, não se contraindica a amamentação.

Recentemente, a vacina contra a hepatite B foi incorporada à vacina tetravalente (DTP + hemófilos), em uma vacina conhecida como pentavalente brasileira. Assim, desde 2012 o esquema vacinal primário para hepatite B consiste na dose inicial da maternidade (ao nascimento) – vacina contra hepatite B e três doses de vacina pentavalente, aos dois, quatro e seis meses de vida da criança, perfazendo, atualmente, um total de 4 doses de vacinas contra a hepatite B.

No caso de atraso do esquema vacinal, não há necessidade de recomeçá-lo, e sim apenas completá-lo (não existe intervalo máximo entre as doses). Crianças com peso de nascimento igual ou inferior a 2 kg ou idade gestacional < 33 semanas devem obrigatoriamente receber quatro doses da vacina, o que já ocorre hoje com a vacinação com a pentavalente. Crianças e adolescentes não vacinados quando bebês devem receber a vacina no esquema clássico de 0, 1 e 6 meses.

Mais de 95% das crianças e 90% dos adultos atingem títulos protetores de anticorpos após este esquema. A coleta de sorologia para checagem da viragem não deve ser realizada rotineiramente, apenas em pacientes pertencentes a grupos de maior risco (citados anteriormente). A vacina contra hepatite B tem poucos efeitos indesejáveis. Para as pessoas que não apresentam títulos protetores após o esquema de três doses, recomenda-se repetir o esquema de vacinação, nos mesmos intervalos do esquema clássico ou fazer uma dose de provocação, checando a resposta sorológica imediatamente após.

Vacina contra a poliomielite

A vacina utilizada em nosso país contra a poliomielite era a vacina oral (VOP-Sabin), que continha três tipos de poliovírus atenuados (1, 2 e 3), embora já se soubesse que a circulação vírus selvagem 2 tinha sido interrompida em 1999 no mundo. Até o ano de 2012, ela era administrada por via oral em três doses (2, 4, 6 meses), com reforços aos quinze meses e quatro anos. Nos últimos anos, diante da preferência e superioridade da vacina inativada (VIP), vários países não endêmicos já instituíram essa prática, abolindo o uso da vacina oral. É inegável o sucesso e a contribuição da utilização da VOP na erradicação da poliomielite; a interrupção do seu uso está sendo cuidadosamente programada e planejada. As principais estratégias consideradas após a interrupção da VOP, mundialmente, são uma vigilância ativa e a não interrupção da imunização com a vacina poliomielite inativada – VIP. Como países desenvolvidos e em desenvolvimento declararam a intenção de continuar com a imunização de suas populações, mesmo após a erradicação do poliovírus selvagem, a VIP deverá ser utilizada nesses países para prevenir a reintrodução do vírus selvagem e o ressurgimento da poliomielite. O Brasil, com o objetivo de cumprir esta determinação, a introduziu, em agosto de 2012, a vacina inativada poliomielite (VIP) em esquema sequencial com 2 doses de VIP, ampliado em 2016, para as três doses do primeiro ano de vida. As doses da VIP objetivam minimizar o risco, que é raríssimo, de paralisia associada à vacina, e as da VOP, manter a imunidade populacional (de rebanho) contra o risco potencial de introdução de poliovírus selvagem por meio de viajantes oriundos de localidades que ainda apresentam casos autóctones da poliomielite, por exemplo. A vacina oral era a vacina de escolha pelo PNI devido à facilidade de administração, com boa aceitabilidade pelos pacientes e indução de imunidade intestinal. Os vírus vacinais que colonizam o intestino, são excretados em grande quantidade nas fezes (até 2 meses) e podem infectar secundariamente contatos suscetíveis do indivíduo vacinado. São administradas apenas duas gotas, sem necessidade de jejum prévio. A amamentação não interfere na imunização. Entretanto, durante a replicação, o vírus vacinal pode sofrer mutação, com aumento da neurovirulência e, eventualmente, da transmissibilidade; portanto, a complicação vacinal mais temida é a poliomielite aguda que ocorre (com risco maior nas primeiras doses), em cerca de 1:2,5 a 3 milhões de aplicações, em pacientes imunocompetentes. Em imunocomprometidos o risco é maior. O esquema vacinal adotado a partir de 2016 não é mais o sequencial no primeiro ano de vida (VIP/VIP/VOP); a terceira dose (6 meses) também foi substituída por VIP. Os reforços administrados aos quinze meses e quatro anos permanecem com vacina VOP. Permanece também uma campanha de vacinação anual, de crianças entre um e quatro anos. Também em 2016, ocorreu a substituição da VOP trivalente pela VOP bivalente (poliovirus 1 e 3).

A vacina poliomielite inativada pode ser administrada simultaneamente com qualquer outra vacina recomendada pelo PNI. Recomenda-se também a vacina inativada (todas as doses) para crianças imunodeprimidas ou que sejam contactantes de indivíduos imunodeprimidos.

Ao final de 2018 ainda tínhamos no mundo países endêmicos para poliomielite (impossibilitando o abandono da vacinação contra essa doença). Em alguns países, por movimentos migratórios, a poliomielite pode ser reintroduzida. Tão importante ainda é o aparecimento em passado recente de surtos de poliomielite causada por vírus mutante, inclusive pelo vírus 2 (estando o selvagem erradicado!), em alguns locais no mundo. Assim, apenas a vacina oral não erradicará a doença. A imunidade não é adequadamente alcançada com a VOP em países em desenvolvimento. Até a obtenção de certificação global de erradicação da poliomielite selvagem, há que se vacinar sempre. A cobertura vacinal deve ser mantida nos calendários de rotina e nas atividades de campanha.

No calendário da SBP, a vacina de vírus inativado contra a poliomielite (VIP) pode e deve substituir todas as doses da vacina oral contra a pólio (VOP). Mas recomenda-se que todas as crianças com menos de cinco anos de idade recebam VOP nas campanhas nacionais de vacinação. A VIP é, assim como a VOP, uma vacina trivalente, contendo poliovírus dos tipos 1, 2 e 3, e inativados por formaldeído. Com essa vacina não há o risco de geração de cepas virais mutantes (VDPV), capazes de produzir eventuais casos de paralisia associada à vacina. É a vacina de eleição para imunossuprimidos. A VIP pode ser associada a outras vacinas (combinada), dando maior conforto, comodidade e adesão. Vários países do mundo aplicam, de rotina, apenas a vacina VIP.

As recomendações oficiais do Ministério da Saúde, para dispensação e aplicação nos Centros de Referência para Imunobiológicos Especiais (CRIE), para crianças que não estão dentre as recomendações do PNI, compreendem:

• - crianças imunodeprimidas (doenças adquiridas ou congênitas) não vacinadas ou que receberam esquema incompleto para poliomielite;

• - crianças que tenham contato domiciliar com indivíduos imunodeprimidos;

• - pessoas submetidas ao transplante de medula óssea ou órgãos sólidos;

• - história de complicação paralítica com dose anterior da VOP (paralisia flácida).

Vacina contra DPT + Hib (atualmente pentavalente/Brasil)

A vacina pentavalente é uma combinação da DPT contra difteria, tétano e coqueluche, com a vacina contra o *Haemophilus influenzae* tipo b (Hib) e contra a hepatite B, combinação que facilita a aplicação sem comprometimento da sua imunogenicidade. São três doses, com intervalos de sessenta dias (2, 4 e 6 meses) aplicadas por via intramuscular (preferencialmente no vasto lateral da coxa). Tem eficácia de 90% a 95% para tétano, difteria e Hib e de cerca de 80% para coqueluche (imunidade menos duradoura). Para lembrar o conceito de vacina combinada: vacina constituída por vários imunógenos diferentes no mesmo frasco. Não se deve confundir com o conceito de vacina conjugada (vide no parágrafo adiante).

O *Haemophilus influenzae* é importante agente de infecções graves em lactentes e crianças, na maioria das vezes, com menos de cinco anos de idade. Embora cepas não tipáveis (não capsuladas) colonizem as vias respiratórias e sejam causa frequente de otite média, sinusite e infecção das mucosas respiratórias, são as cepas capsuladas, particularmente as do sorotipo b, as responsáveis pela quase totalidade dos casos de doença invasiva por essa bactéria (meningite, sepse, pneumonia, epiglotite, celulite, artrite séptica e osteomielite). A vacina contra o Hib contém o polissacarídeo capsular purificado desta bactéria, chamado polímero de ribosil-ribitol-fosfato (PRP). Entretanto, o PRP é um imunógeno relativamente fraco, à semelhança do que ocorre com outros polissacárides, por atuarem como antígenos T-independentes, que não induzem formação de memória e não são suficientemente imunogênicos antes dos dois anos de idade. Para resolver esse problema, a solução encontrada foi a conjugação do PRP a diferentes proteínas, alterando sua imunogenicidade, que passa a comportar-se como antígeno T-dependente, capaz de induzir células de memória e resposta imune precoce. Além disso, pode ser administrada após os dois meses de vida. Essa é a explicação do importante conceito de conjugação no tema imunização: vacina conjugada é aquela que combina antígeno polissacarídico a uma proteína para aumentar a sua imunogenicidade, tornando-a timo-dependente, isto é, capaz de induzir memória imunológica.

A vacina contra hemófilos, oferece proteção contra doenças invasivas causadas pelo *Haemophilus influenzae* tipo b, como meningite, epiglotite e pneumonia. São indicadas rotineiramente para todas as crianças a partir dos dois meses até os quatro anos de idade. Acima dessa idade, são indicadas para crianças não vacinadas de grupos de risco como asplenia, doença pulmonar ou cardíaca crônica, anemia falciforme, diabete, trissomias, doenças de depósito ou quaisquer imunodeficiências, inclusive os HIV-positivos sintomáticos ou não. Essas vacinas podem ser aplicadas simultaneamente com quaisquer outras do calendário vacinal básico, bem como com as vacinas pneumocócicas e meningocócicas.

A vacina DPT clássica (também chamada de tríplice bacteriana) é uma associação dos toxoides tetânico e diftérico com a bactéria *Bordetella pertussis* inativada (vacina celular). Além das três doses administradas com a Hib e hepatite B, na vacina pentavalente, a DPT deve ser aplicada com quinze meses e com quatro a seis anos (duas doses de reforço). Na imunização da criança a partir de sete anos é indicada uma vacina sem o componente celular *pertussis* (dT – dupla do adulto).

As reações adversas locais da vacina DPT são dor e eritema local. As reações sistêmicas são, na sua maior parte, causadas pelo componente *pertussis*. A reação sistêmica mais comum é a febre (até 50% dos casos). A febre pós-vacinal DPT ocorre, geralmente, nas primeiras 24 horas (habitualmente de três a seis horas) e não contraindica doses subsequentes. Sonolência prolongada pode se instalar nas primeiras 24 horas e pode se estender até 72 horas após a vacinação. Irritabilidade, anorexia e vômitos também são relativamente comuns. O choro persistente (com duração maior de 3 horas) parece estar relacionado com a dor e pode ocorrer numa frequência de 1:100 casos, instalando-se nas primeiras 24 a 48 horas (usualmente, nas primeiras 2 a 8 horas). Nestes casos, após descartar outras causas, são utilizadas medicações analgésicas.

A presença de convulsões (com ou sem a presença de febre) até 72 horas após a vacinação é considerada uma reação adversa importante e indica a substituição pela vacina tríplice acelular (DTPa) nas próximas doses.

A síndrome hipotônica hiporresponsiva (SHH) caracterizada por hipotonia, sudorese fria e diminuição da resposta a estímulos ocorre nas primeiras 48 horas pós-vacinação em uma frequência de 1:1.750 casos. Quando o paciente apresenta SHH é indicada a substituição da DPT pela DTPa nas vacinações subsequentes.

A encefalopatia aguda pós-vacinal caracteriza-se por convulsões, alteração grave do nível de consciência e alteração do comportamento por até sete dias após a aplicação da DPT. É um quadro raro (1:110.000) e parece não estar relacionado à lesão neurológica permanente. Contraindica-se a DPT e a DTPa após esse evento adverso, com utilização da DT (dupla infantil) nas doses subsequentes.

A tríplice acelular é uma vacina contra difteria, tétano e coqueluche, que não contém a bactéria *Bordetella pertussis* inteira. Ela é preparada com componentes antigênicos da *B. pertussis* tornados atóxicos (inativados)

por tratamento químico ou por engenharia genética, além dos toxoides diftéricos ou tetânicos. É eficaz e tem, consideravelmente, menos efeitos adversos que a vacina celular. A SBP indica a DTPa como opção à DPT, sendo administrada, inclusive, no mesmo esquema de doses (dois, quatro, seis, quinze meses e quatro a seis anos de idade). Os efeitos adversos são os mesmos da DPT, mas com intensidade muito menor.

O Ministério da Saúde indica a substituição da DPT pela DTPa (disponível nos CRIE) quando:

- após o recebimento de qualquer uma das doses da vacina tríplice bacteriana de células inteiras apresentem convulsões até 72 horas ou episódio hipotônico hiporresponsivo nas primeiras 48 horas;
- a criança apresenta doença pulmonar ou cardíaca crônica com risco de descompensação em vigência de febre;
- pacientes com doença neurológica crônica incapacitante;
- doença convulsiva crônica.

Um detalhe importante é que, quando a vacina tríplice acelular é realizada de forma combinada com a anti-hemófilos (tetravalente acelular), existe formalmente indicação de reforço de vacina para Hib aos quinze meses de idade. Deve-se salientar que isso não é realizado se a composição não é a acelular (o que ocorre no calendário do PNI).

Nos últimos anos tem havido relato de aumento de casos de coqueluche em alguns países, o que causa preocupação pelo fato de serem reservatório de infecção para crianças pequenas que ainda não foram completamente vacinadas. A coqueluche é altamente contagiosa e sua taxa de ataque pode chegar a 90% entre contatos não imunizados. A imunização em massa de crianças com a vacina DTP reduziu a incidência e mortalidade entre crianças até quatro anos de idade. Visto que a imunidade adquirida com a vacinação não é duradoura, as altas taxas de cobertura vacinal determinaram uma mudança no padrão da infecção; a *B. pertussis* passou a circular principalmente entre adolescentes e adultos, que passaram a ser as principais fontes de infecção. O aumento da incidência da coqueluche pode ser muito maior do que se pensa. Entre adolescentes e adultos, a doença manifesta-se de forma branda e inespecífica na maioria das vezes, com apenas tosse. Muitos pacientes nem procuram atendimento médico. Por isso, nessas faixas etárias, a coqueluche é pouco diagnosticada e subnotificada. O grupo etário dos menores de um ano de idade, particularmente os menores do que seis meses, são os mais acometidos pela coqueluche. Nessa idade, os lactentes ainda não receberam o esquema de vacinação completo e os níveis de anticorpos maternos que passaram pela via transplacentária não são suficientes para garantir a proteção contra a doença. Além disso, a ocorrência de complicações, a taxa de hospitalização e de letalidade por coqueluche entre crianças menores de seis meses são bem maiores que em adolescentes ou adultos. A principal fonte de infecção para as crianças são os contatos domiciliares. O aumento da ocorrência da doença entre adolescentes e adultos está diretamente associada ao aumento da doença entre os lactentes. A elevada taxa de incidência e a gravidade da coqueluche entre os bebês, o reconhecimento de que os contatos domiciliares adultos são os principais reservatórios de infecção para essas crianças e a disponibilidade da vacina difteria, tétano e *pertussis* acelular (dTpa) para as pessoas maiores de sete anos (tríplice acelular do adulto), propiciou a discussão de novas estratégias de vacinação contra a coqueluche. A vacina tríplice acelular do adulto contém menor quantidade de toxoide diftérico e dos componentes acelulares de coqueluche (dTpa), e concentrações semelhantes de toxoide tetânico em comparação com a tríplice acelular da criança (DTPa). A substituição da dupla adulta para adolescentes pela tríplice acelular tipo "adulto", portanto, é justificável e preconizada pela SBP. Essa vacina não está disponível em Saúde Pública. Algumas entidades, como a Sociedade Brasileira de Imunizações (SBIM) chegam a recomendar que o reforço com dTpa seja antecipado para os dez anos, devido à perda rápida de proteção para coqueluche.

Outra importante estratégia iniciada em 2015 foi a introdução da tríplice acelular tipo "adulto" para as gestantes, no sistema público (PNI). Gestantes vacinadas podem oferecer proteção vacinal indireta (passagem de anticorpos) aos seus bebês recém-nascidos, promovendo a redução de casos e óbitos pela doença nesta faixa etária. A vacina é indicada para as gestantes a partir da vigésima semana, preferencialmente, até a trigésima sexta semana de gestação, independentemente do número de doses prévias de dT (dupla adulta). A vacina dTpa deve ser administrada a cada gestação considerando que os anticorpos têm curta duração; portanto, a vacinação durante uma gravidez não manterá alto nível de anticorpos protetores em gestações subsequentes.

Vacina contra o rotavírus

A vacina contra rotavírus disponível no PNI é uma vacina atenuada, monovalente (G1P[8] – o sorotipo de rotavírus mais comum globalmente). Sua administração é exclusivamente oral e, caso a criança vomite ou regurgite, nova dose não deve ser administrada. O esquema vacinal recomendado é de duas doses, aos dois e quatro meses de idade. A idade mínima da primeira dose é um mês e quinze dias e a máxima, três meses e quinze dias.

Para a segunda dose, a idade mínima é de três meses e quinze dias e a máxima, sete meses e vinte e nove dias.

As contraindicações são: imunodeficiência congênita ou adquirida; uso de corticosteroides em doses elevadas ou crianças submetidas a outras terapêuticas imunossupressoras (quimioterapia, radioterapia); reação alérgica grave a um dos componentes da vacina ou em dose anterior; história de doença gastrointestinal crônica; malformação congênita do trato digestivo e história prévia de invaginação intestinal. Não está contraindicada para crianças que convivem com gestantes ou imunodeprimidos.

Existe outra vacina para rotavírus, disponível nas clínicas privadas. Trata-se de uma vacina pentavalente, que é administrada em três doses (2, 4 e 6 meses). A eficácia das duas vacinas é bastante semelhante entre elas (redução de cerca de 80 a 90% das formas graves de gastroenterite).

Vacina tríplice viral (SCR)

A tríplice viral é uma vacina combinada, que contém vírus atenuados do sarampo, da caxumba e da rubéola. É aplicada por via subcutânea, aos doze meses de idade e aos quinze meses. Na dose de quinze meses, atualmente aplica-se, no PNI, a vacina quadrivalente viral (proteção associada para varicela).

O sarampo é uma doença altamente transmissível (via respiratória), sendo estimado que 90% de indivíduos suscetíveis expostos a uma pessoa infectada contrairão a doença. Um caso de sarampo introduzido em uma população não imunizada infectará de 12 a 18 pessoas. A vacina tríplice viral é a medida de proteção mais segura e eficaz contra o sarampo, protegendo também contra a rubéola e a caxumba. A rubéola também é uma doença exantemática de transmissão respiratória, com sintomas/sinais mais brandos que o sarampo. Entretanto, a infecção no primeiro trimestre de gestação pode levar ao abortamento, óbito fetal ou síndrome da rubéola congênita, com múltiplas malformações no neonato.

A circulação endêmica do vírus do sarampo foi interrompida no Brasil em 2000; a partir dessa data, casos esporádicos e surtos limitados, resultantes da importação do vírus ocorreram, com destaque para 2014 (um recorde de 876 casos). O Brasil registrou atividade sustentada do sarampo entre 2013 e 2015 em Pernambuco e Ceará, surto considerado encerrado em setembro de 2015. Foram zero casos nos anos de 2016 e 2017. Em 27 de setembro de 2016 a região das Américas foi a primeira declarada pela Organização Mundial de Saúde (OMS) como a primeira região do mundo livre da transmissão endêmica do sarampo. Mas toda atenção é pouca, para a manutenção dessas condições favoráveis... Apesar dos progressos alcançados em relação à eliminação dessa doença, a circulação endêmica do vírus do sarampo permanece em diferentes países do mundo, particularmente no continente europeu (onde a cobertura vacinal está abaixo da necessária). Desde 2017, com auge em 2018, surto importantíssimo de sarampo na Venezuela e baixa cobertura vacinal na região norte do Brasil explicam a reintrodução do sarampo no território brasileiro, com mais de 10 mil casos em 2018, com os estados de Amazonas e Roraima concentrando a maior parte dos casos. A cobertura vacinal de 95% com duas doses da vacina tríplice viral é considerada ideal, mas não foi atingida por nenhum estado da Federação. Em situações de surtos, a aplicação da vacina tríplice viral em lactentes a partir de 6 meses de idade, adotada pelo Ministério da Saúde, é segura e recomendada pela Organização Mundial da Saúde (OMS). Esta dose, embora de menor eficácia, justifica-se pela alta taxa de incidência da doença e risco para complicações e óbitos nessa faixa etária. Devido à possibilidade da falha primária quando da vacinação de menores de 12 meses, essa dose da vacina tríplice viral não deverá ser considerada como válida e, portanto, estas crianças deverão ser revacinadas recebendo as doses rotineiras aos 12 e 15 meses de idade.

Todas as crianças e adolescentes devem receber ou ter recebido duas doses de SCR até o fim da adolescência (atualmente recomenda-se que até os 29 anos todos tenham registro de duas doses de SCR). Não é necessário aplicar mais de duas doses. Devido à utilização de células de embrião de galinha no preparo da vacina, pacientes com antecedente de anafilaxia após ingestão de ovo de galinha tinham sua aplicação contraindicada; hoje, nas novas recomendações em nosso país, não ocorre mais essa contraindicação. O PNI, como precaução, recomenda que mulheres grávidas não sejam vacinadas e que, após receber a vacina, as mulheres evitem gravidez por um mês. Por se tratar de uma vacina de vírus vivo, não deve ser administrada em crianças com imunodeficiência grave.

Vacina contra a varicela

Uma das mais recentes vacinas incorporadas no calendário do PNI é a contra a varicela, introduzida na forma combinada com a tríplice viral (quadrivalente viral), aos quinze meses de idade e recentemente ampliada para duas doses, aos 4 anos de idade (a partir de 2018, com introdução gradual). A catapora é uma doença altamente contagiosa causada pelo vírus varicela-zoster, sendo uma doença febril associada a um exantema papulovesicular. A transmissão ocorre por contato direto com as lesões de pele e por disseminação aérea de partículas virais. O período de maior transmissibilidade inicia-se dois dias antes do aparecimento das vesículas e perdura enquanto elas existirem.

A imunização para varicela pode ser conseguida com a utilização de vacina de vírus vivo atenuado, indicada a partir de um ano de idade. É altamente efetiva, com taxa de soroconversão, para crianças saudáveis, acima de 95%. Na pós-exposição, a vacina é efetiva em contactantes suscetíveis quando aplicada até 72 horas após o contágio (pode ser administrada até 5 dias), evitando a doença ou propiciando a ocorrência de formas mais brandas.

Está contraindicada para uso em pessoas com imunodeficiência (principalmente do tipo celular), HIV sintomático, uso de drogas imunossupressoras e gestantes. É recomendada para todas as crianças, conforme calendário da SBP, aos doze meses e quinze meses de idade. Observava-se que, na antiga recomendação do PNI, de apenas uma dose, proteção para os casos mais graves, não eliminando, portanto, a chance de a criança desenvolver varicela na vida (quadros mais leves). A ampliação para uma segunda dose dos 4 aos 6 anos foi muito benvinda.

A vacinação em adolescentes e adultos suscetíveis, nos quais a doença é mais grave merece atenção especial. A vacina contra varicela está disponível nos CRIE, para pacientes suscetíveis e que serão submetidos a transplante de órgãos sólidos, profissionais de saúde, bloqueio em hospitais e creches, familiares imunocompetentes que residem com imunodeprimidos, asplenia anatômica ou funcional, trissomias e doenças dermatológicas crônicas graves. A vacina é de aplicação subcutânea. A vacina contra varicela, para utilização em surtos, somente está disponível apenas para bloqueio em ambiente hospitalar e controle em creches. A varicela que acomete vacinados é mais leve do que a que ocorre em não vacinados, com menor número de lesões e de duração mais curta.

Crianças que receberam apenas uma dose da vacina varicela e apresentem contato domiciliar ou em creche com indivíduo com a doença devem antecipar a segunda dose, respeitando o intervalo mínimo de 1 mês entre as doses.

Vacina contra o pneumococo

A doença pneumocócica é umas das afecções mais relevantes entre as doenças imunopreveníveis. É a doença potencialmente controlada por vacina que mais mata (alta letalidade) entre elas. Das "novas" vacinas disponíveis, sempre foi considerada a prioridade número um em países em desenvolvimento. Até recentemente a vacinação de crianças contra a doença pneumocócica no Brasil estava disponível somente em clínicas privadas de imunização e nos CRIE. A partir de 2010 a vacina conjugada 10-valente (VPC10) foi incluída no calendário de vacinação do PNI. O Brasil foi o primeiro país a incluir a VPC-10 em sua política nacional de saúde pública.

O pneumococo é um diplococo Gram-positivo, circundado por uma cápsula polissacarídica, que é um dos fatores mais importantes na virulência do agente. Com base na composição antigênica da cápsula são identificados hoje pouco mais de 90 sorotipos de pneumococos. O sorotipo 14 é o mais prevalente na população pediátrica. É (ou era, após a introdução da vacina) a causa mais importante de pneumonias, otites e sinusites em crianças e, dentre as infecções mais graves, destacam-se, infecções pneumocócicas invasivas, como meningite e pneumonia bacterêmica, com importante morbimortalidade na população pediátrica. O agente coloniza as vias aéreas superiores e, após rompimento da barreira mucosa, pode ocorrer invasão local (otite, sinusite, pneumonia não bacterêmica) ou invasão da corrente sanguínea (meningite e sepse).

Existem dois tipos de vacinas antipneumocócicas comercialmente disponíveis: as polissacarídicas e as conjugadas. A vacina antipneumocócica polissacarídica é uma vacina composta de antígenos do polissacarídeo capsular purificado dos 23 sorotipos mais prevalentes identificados na Europa e nos EUA (1, 2, 3, 4, 5, 6B, 7F, 8, 9N, 9V, 10A, 11A, 12F, 14, 15B, 17F, 18C, 19A, 19F, 20, 22F, 23F e 33F). Quando se administra o polissacaríde, este provoca uma resposta imune T-independente, sem memória, que não responde à dose *booster*. É uma vacina que não é tão eficaz para crianças abaixo dos dois anos de idade. A eficácia para as formas graves da doença para adultos, idosos e pacientes com doença de base situa-se ao redor de 75%. Na vacinação para indivíduos com mais de dois anos, adultos e idosos, essa é a vacina utilizada e aplicada em grupos especiais, como idosos hospitalizados e institucionalizados, indivíduos com doenças crônicas cardiovasculares, pulmonares, renais, metabólicas (DM), hepáticas e hemoglobinopatias e imunodeprimidos.

As vacinas conjugadas são aquelas nas quais os antígenos bacterianos (nesse caso, o polissacaríde do pneumococo) são ligados a carreadores proteicos, facilitando o processamento pelos linfócitos T, gerando então uma resposta de longa duração de anticorpos protetores, com memória e protetora mesmo em lactentes jovens. A vacina pneumocócica 7-valente, desde 2002 no Brasil (não mais disponível atualmente) que continha sete sorotipos de pneumococo (4, 6B, 9V, 14, 18C, 19F, 23F), desde sempre foi preconizada pela SBP. A vacina pneumocócica conjugada introduzida no calendário do PNI foi a 10-valente, por conter, além dos sorotipos contemplados pela 7-valente, mais três sorotipos (1, 5 e o 7F). Os sorotipos 1 e 5 eram importantes agentes de pneumonia em nosso meio. Por meio de cálculos, considerou-se o impacto da vacina 10-valente na prevenção da doença pneumocócica grave em cerca de 80%.

No PNI, a vacina 10-valente era preconizada aos dois, quatro e seis meses, com reforço aos doze meses. A partir de 2016, adota-se o esquema básico de duas doses (dois e quatro meses) e reforço, esquema tão efetivo quanto o inicialmente adotado e utilizado em vários países do mundo. Para as crianças de doze meses a quatro anos, não vacinadas, administrar dose única.

Existe no mercado privado a vacina 13-valente que inclui, além dos 10 sorotipos presentes na VPC-10, os sorotipos 3, 6A e 19A, que amplia mais ainda a cobertura para a doença pneumocócica.

A SBP recomenda vacinação para o pneumococo para todas as crianças até cinco anos de idade. Recomenda-se três doses da vacina pneumocócica conjugada (idealmente 13-valente) no primeiro ano de vida (dois, quatro, seis meses), e uma dose de reforço entre doze e quinze meses de vida. Crianças com risco aumentado para doença pneumocócica invasiva (DPI), entre dois e dezoito anos de idade, devem receber uma dose adicional com a vacina 13-valente. Para crianças e adolescentes com risco aumentado para DPI recomenda-se também a vacina pneumocócica polissacarídica 23-valente, mesmo que tenham recebido a vacina pneumocócica conjugada anteriormente. Uma única dose de revacinação com a vacina pneumocócica polissacarídica 23-valente deve ser administrada uma única vez 5 anos após a primeira dose para as pessoas com risco aumentado de DPI.

Vacinas contra o meningococo

A doença meningocócica (DM) é um dos grandes problemas de saúde pública. A gravidade e dramaticidade dos quadros deve-se, em geral, à evolução rápida e com alta letalidade, em torno de 15 a 20%. Dos que sobrevivem, chama atenção também a frequência de sequelas permanentes (10 a 20%). Acomete pessoas de todas as faixas etárias, porém a maior incidência é em crianças menores de cinco anos de idade, sobretudo nos menores de um ano. Em situações de surtos observa-se uma distribuição da DM entre adolescentes e adultos jovens. Cinco sorogrupos (A, B, C, W e Y) respondem por quase todos os casos da doença no mundo, com marcantes diferenças regionais e temporais. Outro aspecto epidemiológico importante é o comportamento flutuante da distribuição epidemiológica dos vários sorogrupos de meningococo. Assim, hoje, em nosso país, o sorogrupo C é o predominante, seguido pelo sorogrupo B. Essa não era a distribuição na década de 1990; portanto, em curto espaço de tempo, a frequência relativa de cada sorogrupo pode mudar. No estado de São Paulo (dados obtidos no site do Centro de Vigilância Epidemiológica

– CVE), no ano de 2017, 60,4% dos casos de DM foram causados pelo sorogrupo C, 31,5% pelo sorogrupo B, 3,6% pelo sorogrupo W e 4,1% pelo sorogrupo Y. Com pequenas variações regionais, de forma geral, é essa também a distribuição no território brasileiro.

Vários fatores de risco relacionam-se com a doença meningocócica, das quais, os mais estudados são as deficiências imunológicas, particularmente do sistema complemento. Entretanto, deve-se ressaltar que a maioria dos casos (>90%) de doença meningocócica ocorre em pessoas previamente saudáveis. Daí a importância da vacinação tanto para grupos vulneráveis quanto para indivíduos saudáveis.

Desde 2010, devido à vacinação rotineira de crianças menores de cinco anos contra o meningococo C, observou-se uma importante queda nas taxas de incidência da doença meningocócica. O sorogrupo C do meningococo ainda é o predominante em nosso meio. A vacina é composta por polissacarídeo da cápsula do meningococo C conjugado à uma proteína; portanto, é uma vacina conjugada assim como a vacina contra o pneumococo e a para hemófilos b.

Deve ser aplicada a partir dos dois meses, por via intramuscular. Operacionalmente, no PNI, está indicada aos três meses e aos cinco meses, com reforço aos doze meses de idade. Crianças de 1 a 4 anos de idade, não vacinadas devem receber uma dose.

Em virtude da perda rápida de proteção (queda de nível de anticorpos protetores associado a uma memória imunológica que não tem tempo de funcionar plenamente, pois o tempo de incubação dessa doença pode ser muito curto), a SBP recomenda reforços posteriores. Assim, atualmente, no calendário privado, sugere-se uma nova dose entre quatro a seis anos de idade e um segundo reforço aos onze anos de idade. Essas doses podem ser com a vacina antimeningocócica C ou ACWY (vide adiante).

A partir de 2017, uma dose de reforço dessa vacina foi introduzida para adolescentes no PNI. Essa introdução está sendo gradativa, para ambos os sexos, inicialmente para a faixa etária de 12 a 13 anos e, nesse ano de 2018, ampliada para 11 a 14 anos. (previsão de incorporação ao calendário com dose aos 9 anos, juntamente com a vacina contra o HPV)

Dispomos, atualmente, em clínicas privadas, de 3 vacinas que associam proteção aos sorogrupos A, W e Y na vacina para o meningococo C (conhecidas como vacinas meningocócicas ACWY). As sociedades brasileiras de Imunizações (SBIm) e de Pediatria (SBP) recomendam, em seus calendários da criança e do adolescente, sempre que possível, o uso preferencial da vacina meningocócica conjugada ACWY no primeiro ano de vida (iniciando aos 3 meses de idade) e reforços.

O esquema primário varia conforme a vacina utilizada e a idade em que é iniciado. Em todas as situações está recomendada uma dose de reforço no segundo ano de vida (entre 12 e 15 meses). Levando em consideração o atual cenário epidemiológico da doença no Brasil e em função da redução progressiva dos títulos de anticorpos protetores e da perda da proteção conferida pelas vacinas meningocócicas conjugadas, conforme já apresentado, a SBP recomenda também doses de reforço nos escolares e nos adolescentes.

Deve-se reconhecer a adolescência como um período de particular atenção para a proteção com a vacina para o meningococo. Embora seja um período com coeficientes de incidência de DM claramente menor que a lactância, o estado de portador nesse período é significativo. Como a vacinação diminui o estado de portador e, nos moldes que que ocorreram no PNI (que priorizou as crianças pequenas sem imunização de adolescentes, inicialmente), não ocorreu, ainda a proteção coletiva (conceito de vacinação de rebanho, onde há proteção ampliada para faixas etárias não vacinadas), a indicação das vacinas em adolescentes pode representar um avanço significativo na proteção para a doença meningocócica.

Uma novidade em vacinologia, a partir do ano de 2015, foi a disponibilização, em nosso meio (clínicas privadas), de uma vacina para o meningococo B. Essa vacina tem uma particularidade: ela não é polissacarídica nem conjugada. Sempre houve muita dificuldade de realizar uma vacina com o polissacáride da cápsula do meningococo B, pois essa estrutura comportava-se como um auto-antígeno (a cápsula tem uma estrutura parecida com tecido neural embrionário e podem induzir autoimunidade). Assim, após processo complexo desenvolvimento, surge uma vacina recombinante proteica (com 4 antígenos capsulares e subcapsulares da bactéria). Trata-se de uma vacina disponível apenas no sistema privado, indicada no calendário da SBP, aos três, cinco e sete meses, com reforço aos doze a quinze meses de idade. Para os lactentes que iniciam a vacinação entre seis e onze meses, duas doses da vacina são recomendadas, com dois meses de intervalo entre elas, com uma dose de reforço no segundo ano de vida. Para crianças que iniciam a vacinação entre um e dez anos de idade, são indicadas duas doses, com pelo menos 2 meses de intervalo entre elas. Finalmente, para os adolescentes e adultos são indicadas duas doses com intervalo de 1 a 2 meses. Por ser uma vacina nova, não se conhece a duração de proteção conferida pela vacina. Outra particularidade dessa vacina é que há recomendação de uso profilático de paracetamol; trata-se de uma vacina reatogênica associada à febre em lactentes, particularmente quando associadas à outras vacinas.

Vacina contra a febre amarela

A febre amarela (FA) continua sendo endêmica em alguns países das Américas e o Brasil viveu um importante momento de disseminação da febre amarela forma silvestre (vetor é *Haemagogus* e *Sabethes*) nos últimos anos. No Brasil, já havia uma extensa área de recomendação para vacinação contra FA em vários estados desde 2011: Acre, Amapá, Amazonas, Pará, Rondônia, Roraima, Goiás, Tocantins, Mato Grosso do Sul, Mato Grosso, Maranhão, Minas Gerais, bem como parte da Bahia, Piauí, Paraná, Santa Catarina e Rio Grande do Sul. Na última década, a febre amarela tem se apresentado com um padrão epizoótico-epidêmico, manifestando-se como uma doença reemergente em novas áreas do território brasileiro, fora da área considerada endêmica. Neste período foi observada uma expansão importante da circulação viral no país, com a presença do vírus nos estados de São Paulo, Rio de Janeiro, Bahia e Minas Gerais. Mais recentemente, no período 2017/2018, foi registrado um dos eventos mais expressivos da história da FA no Brasil. A dispersão do vírus alcançou a costa leste brasileira, na região do bioma Mata Atlântica, que abriga uma ampla diversidade de primatas não humanos e de potenciais vetores silvestres e onde o vírus não era registrado há décadas. No período de monitoramento julho/2017 a junho/2018, foram confirmados 1376 casos humanos e 483 óbitos, além de 864 epizootias confirmadas em primatas não-humanos. Em virtude desse surto, observou-se a expansão da área de circulação do vírus amarílico em municípios que não eram considerados áreas de risco, principalmente nas proximidades das grandes capitais metropolitanas das regiões Sudeste e Sul do Brasil, o que gerou ampliação das áreas de recomendação rotineira de vacina (Figura 11.1). A maior parte dessa ampliação está localizada na região Sul e Sudeste do país, onde a partir do ano de 2017, o Ministério da Saúde, em conjunto com as Secretarias Estaduais e Municipais de Saúde, desencadeou ações de vacinação nessas regiões com o objetivo de alcançar a cobertura vacinal de, no mínimo, 95%. Planeja-se que, gradativamente, a vacinação contra febre amarela seja realizada em todo o território nacional.

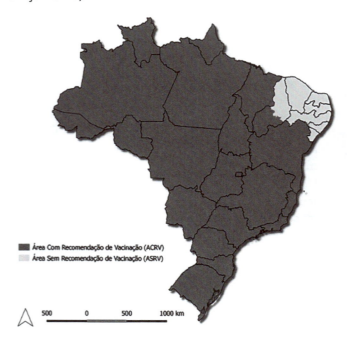

Figura 11.1 – Área com e sem recomendação de vacinação contra febre amarela, Brasil, 2018 (atualizado em julho/18).

Fonte: SVS/MS

A vacina contra a FA é constituída por vírus vivos atenuados cultivados em células de embrião de galinha. É administrada via subcutânea. Confere imunidade em 90% a 95% dos vacinados a partir do 10º dia pós-aplicação (tempo de antecedência necessário em uma viagem).

A OMS, em 2013, reviu alguns conceitos sobre a vacinação para febre amarela no mundo e estabeleceu algumas recomendações, com destaque para que uma dose única da vacina seja considerada suficiente para a proteção por toda a vida (não mais havendo a necessidade de doses a cada 10 anos). O Ministério da Saúde do Brasil adota a vacinação em dose única a partir de abril de 2017, realizada, para as áreas de recomendação, a partir dos 9 meses de idade. Atualmente, recomenda-se que a vacina contra a febre amarela, nos menores de dois anos de idade, não seja administrada concomitantemente à vacina tríplice viral. Deve-se, obrigatoriamente, respeitar-se um intervalo de 30 dias entre elas. Mães que esteja amamentando seus lactentes com menos de 6 meses também devem postergar a vacina ou, em caso de necessidade de vacinação, suspender temporariamente a lactação.

Em virtude da expansão da circulação viral em nos estados de São Paulo, Rio de Janeiro e Bahia, instituiu-se em 2018 ampla campanha vacinal. Diante do momento epidêmico enfrentado por esses estados, o Ministério da Saúde adotou a dose fracionada (1/5 da dose plena) de forma a protegem um grande número de pessoas. Estudos indicam que a vacina da febre amarela em dose fracionada protegeria, pelo menos, por 8 anos. A dose fracionada não foi realizada para crianças de 9 meses a 2 anos de idade. Atualmente, na vacinação de rotina, somente se utiliza a dose plena.

Vacina contra a hepatite A

A hepatite A apresenta alta prevalência nos países com precárias condições sanitárias e socioeconômicas. A gravidade da doença é fortemente dependente da idade. Entre as crianças menores de cinco anos de idade no momento da infecção, 80 a 95% das infecções VHA permanecem assintomáticos enquanto que nos adultos, 70 a 95% das infecções resultam em doença clínica A hepatite A era doença habitualmente benigna na infância e de incidência frequente e precoce nas populações de baixa renda. Entretanto, em regiões que apresentam melhores condições de saneamento, estudos têm demonstrado que a incidência se desloca para faixas etárias mais altas (adolescentes, adultos e idosos).

No Brasil, a vacina contra hepatite A estava disponível no Sistema Único de Saúde (SUS), até 2014, apenas para a vacinação de pessoas de maior vulnerabilidade e risco de doença grave, nos CRIE. A vacina sempre esteve disponível na rede privada. Essa estratégia resultava em baixíssima cobertura vacinal. A OMS recomenda vacinação universal contra hepatite A para países com média endemicidade. Os resultados do Inquérito Nacional de Hepatites, realizado nas capitais brasileiras entre 2004 e 2009, demonstraram que o país encontra-se em fase de transição epidemiológica, apresentando dois padrões epidemiológicos distintos: uma área de média endemicidade – as regiões Norte, Nordeste e Centro-Oeste, nas quais 56 a 67,5% das crianças de cinco a nove anos e adolescentes entre dez e dezenove anos de idade apresentam anticorpos anti-hepatite A, e uma área de baixa endemicidade – as regiões Sul e Sudeste, onde 34,5 a 37,7% das crianças e adolescentes da mesma faixa etária apresentam anticorpos anti-hepatite A. Assim, de acordo com os critérios da OMS, o país teve que avaliar a introdução da vacinação universal contra hepatite A. A vacina para hepatite A foi, portanto, incorporada no calendário do PNI, sendo administrada, em dose única, aos quinze meses de idade. Quando foi introduzida no calendário público, em 2014, era realizada aos doze meses. A modificação justificou-se pela necessidade de reduzir o número de vacinas injetáveis administradas em uma mesma visita ao serviço de saúde e o desconforto decorrente delas. É uma vacina composta por vírus inativo.

A vacina contra a hepatite A encontra-se no calendário sugerido pela SBP, administrada aos doze e dezoito meses. É de aplicação intramuscular, em duas doses, com intervalo de seis a doze meses entre elas. Induzem níveis protetores de anticorpos em 90% após a primeira dose e em praticamente 100% após as duas doses. Existe, no serviço privado, formulação comercial da vacina da hepatite A associada à vacina da hepatite B, para os que também não receberam essa última.

Vacina contra a gripe (influenza)

Influenza é uma doença respiratória aguda causada pelos vírus influenza A ou B, que ocorre anualmente, em forma de surtos, principalmente durante os meses mais frios (comportamento sazonal). O vírus tem um invólucro lipoproteico com três tipos antigênicos conhecidos: A, B e C. O tipo A tem maior importância epidemiológica, pela sua capacidade de causar pandemias, e por circular em diversos animais, além do ser humano. Em seguida, o B, responsável por epidemias regionais e exclusivamente humano. Os vírus tipo A são subclassificados por duas proteínas de superfície, a hemaglutinina e a neuraminidase, que podem sofrer mutações periódicas e imprevisíveis.

Certos grupos de crianças e adultos, particularmente os extremos etários, as grávidas e os portadores de doenças crônicas, apresentam maior risco de adquirir doença mais grave ou complicações de influenza, visto que, nas crianças saudáveis, a doença se apresenta de forma autolimitada e com rara evolução para complicações. O vírus pandêmico H1N1 que começou a circular em 2009 associou-se com maior morbimortalidade do que o vírus sazonal nesses grupos de risco. Além do comprometimento clínico da doença, deve-se considerar o efeito secundário que a doença causa, determinando ausência em trabalho e escola. A criança representa importante vetor de disseminação da doença.

A imunização representa a mais efetiva estratégia de prevenir a infecção por influenza. O Centro de Controle de Doenças (CDC) norte-americano, em conjunto com a OMS, por meio de laboratórios-sentinela, monitoram os vírus circulantes nos surtos e definem a composição vacinal anualmente (para hemisfério norte e sul), pois existe grande mutação viral. Até 2018, a composição sugerida para a confecção de vacina trivalente para influenza deve contemplar: A(H1N1), A(H3N2) e B. No Brasil, até o momento, apenas há licenciamento para a vacina inativada, de vírus fracionados (*split*).

A Academia Americana de Pediatria e o Comitê de Práticas de Imunização norte-americano, recomendam, para o outono/inverno a vacinação universal para todos os indivíduos com mais de seis meses de idade. A vacinação é mandatória para profissionais de saúde. A vacina contra influenza está indicada pela SBP nos meses

TEP – Título de Especialista em Pediatria

que antecedem o período de maior prevalência de gripe (outono e inverno). É recomendada dos seis meses aos cinco anos de idade para todas as crianças. A partir de dessa idade, fica recomendada apenas para grupos de maior risco. Apresentam maior risco de complicações as crianças portadoras de asma, fibrose cística e outras pneumopatias crônicas, cardiopatias com repercussão hemodinâmica, distúrbios ou terapias imunodepressoras, incluindo HIV, anemia falciforme e outras hemoglobinopatias, doença metabólica crônica, como o diabetes. Além destes, usuários crônicos de AAS, portadores de implante coclear, contactantes de pacientes de risco e os idosos com mais de sessenta anos. Os profissionais de saúde, pelo risco de disseminação, também devem ser imunizados. Mulheres grávidas e obesos graves também devem ser vacinados.

A primovacinação de crianças com idade inferior a nove anos deve ser feita em duas doses, com intervalo de um mês (no calendário da SBP, aos seis e sete meses). A partir dos nove anos de idade é administrada apenas uma dose, anualmente. A dose de reforço no primeiro ano de vacinação é fundamental para garantir a proteção. A infecção por influenza é sazonal e a vacina é indicada nos meses de maior prevalência da gripe, estando disponível apenas nessa época do ano, sendo desejável a sua aplicação antes do início da estação.

As Campanhas Nacionais de Vacinação contra influenza, para as pessoas com mais de sessenta anos, foram iniciadas em 1999. Os idosos, em especial os institucionalizados e portadores de doenças de base, são alvos de sérias complicações pela gripe (pneumonia primária viral, pneumonia bacteriana secundária, exacerbação de doença pulmonar ou cardíaca crônica e óbito).

É importante esclarecer que as manifestações clínicas respiratórias são causadas por numerosos outros tipos de vírus, como o rinovírus (resfriado comum), com vários casos coincidentes no período de circulação do vírus influenza e não prevenidos pela vacina. Os reais benefícios dessa vacina estão na capacidade de prevenir a pneumonia viral primária, a complicação bacteriana, a hospitalização e a morte.

A vacina contra influenza pode ser aplicada simultaneamente com outros imunobiológicos. Os eventos adversos mais comuns são as manifestações locais como dor, edema e eritema, com duração de um a dois dias. Manifestações sistêmicas como febre e mal-estar podem ocorrer em 10 a 30% dos vacinados, principalmente crianças pequenas. A vacina contra influenza não induz a manifestações de sintomas de vias aéreas superiores, por ser composta de agente morto (e ainda fragmentado).

A partir de 2015, em nosso país, dispomos também, no serviço privado, das vacinas quadrivalentes para influenza. Conforme referido, as vacinas influenza utilizadas em nosso país até então eram trivalentes, contendo uma cepa A/ H1N1, uma cepa A/H3N2 e uma cepa B. As novas vacinas quadrivalentes contemplam, além dessas três, uma segunda cepa B. Como as trivalentes, as vacinas quadrivalentes são inativadas. Por alguns anos devemos conviver com as duas vacinas. Como no passado já tivemos vacinas monovalentes e bivalentes, a tendência com o passar dos anos é só haver produção de vacinas quadrivalentes.

Vacina contra o HPV

Existem mais de 200 genótipos diferentes do vírus HPV, sendo, particularmente 12 deles considerados oncogênicos e associados a neoplasias malignas do trato genital, enquanto os demais tipos estão associados a verrugas (cutâneas e genitais). Os vírus oncogênicos mais comuns são os HPV 16 e 18, responsáveis por cerca de 70% dos casos de câncer do colo do útero, enquanto os HPV 6 e 11 estão relacionados em até 90% das verrugas anogenitais. No Brasil, o perfil de prevalência de HPV é semelhante ao global, sendo cerca de 50% para HPV 16 e 15% para HPV 18. Além do câncer do colo uterino, o vírus está associado a 90% dos casos de câncer anal, 70% dos cânceres de vulva, vagina e pênis, além de associarem-se a casos de câncer em região oral. É um vírus extremamente prevalente; estima-se que o HPV esteve, está ou estará em cerca de 50 a 75% da população sexualmente ativa.

A maioria das infecções pelo HPV é transitória, controlada pelo sistema imune e regridem entre seis meses e dois anos. Estima-se que cerca de 10% dos infectados irão apresentar alguma manifestação clínica, como a lesão precursora do câncer de colo de útero ou verrugas. Condições como início precoce da atividade sexual, elevado número de parceiros, tabagismo, fatores genéticos e imunológicos aumentam o risco para progressão da infecção pelo vírus para o câncer cervical.

A vacinação, conjuntamente com as atuais ações para o rastreamento do câncer de colo uterino, possibilitará prevenir essa doença nas próximas décadas.

No Brasil, estão aprovadas duas vacinas contra o HPV, a bivalente e a quadrivalente, de laboratórios diferentes. Essas vacinas contêm a proteína L1 do capsídeo viral e são produzidas por tecnologia recombinante com o objetivo de obter partículas análogas virais (virus-like particle ou VLP) dos dois tipos mais comuns presentes nas neoplasias cervicais, o HPV 16 e o HPV 18. Além do tipo 16 e 18, a vacina quadrivalente também previne infecções pelos tipos 6 e 11.

O PNI, a partir de 2014, introduziu a vacina quadrivalente recombinante contra o HPV para meninas. A

Imunizações

partir de 2017, foi introduzida para os meninos. No ano de 2018, meninas de 9 a 14 anos e meninos de 11 a 14 anos eram os grupos selecionados no PNI. A previsão é que, até 2020, sejam oferecidas a partir de nove anos de idade. A ideia básica é vacina o mais precocemente possível, preferencialmente antes da sexarca. Quando introduzida no calendário público, a vacina era administrada em 3 doses (esquema estendido de 0,6 e 60 meses) que foi modificado a partir de 2016 para apenas duas doses (0 e 6 meses). Estudos mostram que o esquema com duas doses, apresenta uma resposta de anticorpos em meninas saudáveis de nove a quatorze anos de idade não inferior quando comparada com a resposta imune de mulheres de quinze a vinte e cinco anos que receberam 3 doses. Ressalta-se que, a vacina contra o HPV, iniciada após os 15 anos de idade, deve ser dada em três doses. Além disso, o esquema de duas doses só pode ser considerado se o intervalo entre a primeira e a segunda é de seis meses.

No atual PNI, todos as mulheres e homens vivendo com HIV/aids, entre nove e vinte e seis anos deverão receber a vacina, sendo o esquema para esse grupo o de três doses (0,2 e 6 meses).

Nos serviços privados, a vacina quadrivalente está licenciada para mulheres, de 9 a 45 anos e para, meninos e adultos jovens, de 9 a 26 anos. A vacina bivalente (16 e 18) está licenciada somente para meninas e mulheres maiores de nove anos (todas as idades), em três doses (0, 1, 6 meses). A SBP recomenda em seu calendário a vacinação contra o HPV, a partir dos 9 anos, utilizando-se quaisquer das vacinas disponíveis.

Vários estudos demonstram que a melhor ocasião para a vacinação contra o HPV é efetivamente na faixa etária de nove a treze anos, antes do início das relações sexuais. Além disso, nesse momento da vida, a vacinação promove níveis de anticorpos mais altos que a imunidade natural produzida pela infeção do HPV. Até o momento não se sabe o correlato de títulos de anticorpos e proteção; no entanto, os estudos de eficácia avaliaram o desfecho se as mulheres vacinadas apresentavam lesões precursoras de câncer e verrugas. A eficácia tem sido alta (98% para prevenção de colo de útero e 100% para as verrugas genitais).

A vacina HPV é segura e bem tolerada. Entretanto, como toda vacina, pode apresentar eventos adversos, como reações locais (dor, eritema e edema no local da aplicação) ou sistêmicas (febre). Embora haja um risco baixo, pela possibilidade de síncope, particularmente na população adolescente, a vacina é administrada com o paciente sentado. Outra reação descrita é a reação psicogênica em massa (ansiedade pós-vacinação), benigna, que ocorre particularmente em vacinação no ambiente escolar.

A preocupação com a queda das coberturas vacinais

Apesar de todo benefício esperado com a introdução da vacina contra o HPV no calendário do PNI, é frustrante a constatação da baixíssima cobertura vacinal entre os adolescentes. Um esforço conjunto de toda a equipe de saúde deve ser estimulado: temos nas mãos uma das mais interessantes possibilidades de atuação contra algumas formas de câncer ao mesmo tempo que as oportunidades e espaços de informação não estão sendo adequadamente (ou suficientemente) utilizados. Em agosto de 2018, o Brasil iniciou uma campanha de vacinação infantil em massa contra o sarampo e a poliomielite em meio a um quadro que causa apreensão. As taxas de imunização têm atingido níveis mais baixos nos últimos anos. Os motivos vão da percepção enganosa de parte das pessoas de que não é preciso vacinar porque as doenças desapareceram a problemas com o sistema de registro das imunizações. O fenômeno de queda das coberturas vacinais não é exclusivo do nosso país. Felizmente, no Brasil, o problema dos movimentos antivacinais ainda é baixo. A queda de cobertura, no entanto, justifica-se pela falta de informação. Os "poucos que falam mal" falam mais do que os profissionais que devem ser veículo de informação e de orientações.

Uma consequência da redução no número de crianças vacinadas se tornou evidente com o surto de sarampo em Roraima e no Amazonas, em 2018. A taxa de cobertura vacinal da tríplice viral que atingia 96%, em 2015, baixou para 84%, em 2017. Outro exemplo ilustrativo e preocupante: 23% dos quase 3 milhões de crianças que nasceram ou completaram 1 ano em 2017 não haviam recebido proteção completa contra o vírus da poliomielite, doença que ainda não foi erradicada do mundo. O programa brasileiro é um dos mais completos e bem sucedidos do mundo. Profissionais de saúde tem o dever de incentivar as ações de vacinação; pediatras, fundamentalmente, tem o dever de estarem informados sobre atualizações em vacinologia e sobre os calendários e não se omitirem da transmissão dessas informações em todos os seus atendimentos, para todas as famílias, em todas as oportunidades.

PONTOS PRÁTICOS

• Poucos avanços na Medicina moderna tiveram tanto impacto na redução e modificação da morbimortalidade pediátrica como as vacinas atualmente disponíveis.

• Vacinas são seguras e eficazes. Contraindicações absolutas são poucas: anafilaxia (componentes ou dose anterior) e gravidez e imunodepressão para vacinas com componentes vivos.

• O médico que atende crianças e adolescentes deve conhecer o calendário preconizado pelo programa nacional de imunizações, como também o calendário "ideal" preconizado pela SBP, oferecendo-o ao seu cliente sempre que possível.

• Para cada uma das vacinas apresentadas neste capítulo, o médico deve conhecer: sua composição, sua finalidade (objetivo da vacinação) e o esquema vacinal preconizado.

Questões de Treinamento

1. Lactente de oito meses é levado para consulta em uma Unidade Básica de Saúde devido a quadro de coriza, tosse e obstrução nasal, compatível com infecção de vias aéreas superiores. Você aproveita a oportunidade e checa o cartão vacinal da criança. Observa que já recebeu a vacina de hepatite B ao nascimento, a BCG, rotavírus com 2 e 4 meses, vacina inativada contra poliomielite aos 2 e 4 meses, pentavalente com 2 e 4 meses e pneumocócica 10-valente aos 2 e 4 meses. Quais vacinas você aplicaria hoje, a fim de atualizar o calendário de vacinação dessa criança, de acordo com o preconizado pelo Ministério da Saúde?
   a. Vacina contra a poliomielite oral, pentavalente, meningococo C conjugada, rotavírus, pneumocócica 10-valente.
   b. Vacina contra a poliomielite oral, pentavalente, meningococo C conjugada, pneumocócica 10-valente.
   c. Vacina contra a poliomielite inativada, pentavalente, meningococo C conjugada.
   d. Vacina contra a poliomielite inativada, pentavalente, meningococo C conjugada, pneumocócica 10-valente
   e. Vacina contra a poliomielite inativada, pentavalente, pneumocócica 10-valente e tetravalente viral.

2. Criança de 4 meses evoluiu com um episódio convulsivo nas primeiras 36 horas após a vacinação com a vacina pentavalente na Unidade Básica de Saúde. Aos 6 meses, deverá receber:
   a. DPT acelular.
   b. DPT celular com paracetamol profilático.
   c. dT.
   d. DT.
   e. não receberá mais proteção contra a difteria.

3. Em relação à vacina BCG, pode-se afirmar que:
   a. É administrada por via intramuscular.
   b. É administrada em duas doses, sendo a primeira ao nascimento.
   c. É composta por antígenos do Mycobacterium tuberculosis (vacina viva).
   d. Não devem ser aplicadas em RN com menos de 2000 g.
   e. Protege contra todas as formas de tuberculose na infância e na adolescência.

4. Mateus completou 12 meses de idade e foi levado a Unidade Básica de Saúde para realizar as vacinas preconizadas nessa idade. De acordo com o PNI, que vacinas receberá, considerando-se todas as vacinas anteriores corretamente administradas?
   a. Pentavalente, pneumocócica-10 valente, meningococo C, hepatite A e tríplice viral.
   b. Pneumocócica-10 valente, meningococo C, hepatite A e tetravalente viral.
   c. Pneumocócica-10 valente, meningococo C e tríplice viral.
   d. Varicela, pneumocócica-10 valente, meningococo C, hepatite A e tríplice viral.
   e. Poliomielite oral, pneumocócica-10 valente, meningococo C, pentavalente e tríplice viral.

5. Gabriela, 13 anos de idade, procura consultório pediátrico para orientação sobre vacinas disponíveis para sua idade. Das condutas, vacinas e esquemas abaixo relacionados, quais poderiam ser orientados para Gabriela, em um esquema ideal de imunização, considerando-se que Gabriela está atualizada com as vacinas do PNI até os 10 anos de idade:
   I. Vacina para HPV, duas doses, 0 e 6 meses.
   II. Vacina contra pertussis.
   III. Vacina para meningococo A, C, W e Y.
   IV. Coleta de sorologia para hepatite B para checagem de resposta vacinal.
   V. Vacina para pneumococo (23-valente).

   a. I, III e IV.
   b. I, II e IV.
   c. I, III, IV e V.
   d. I, III e V.
   e. I, II e III.

Gabarito comentado

1. O quadro de infecção de vias aéreas superiores que a criança apresenta não contraindica qualquer vacina nessa ocasião. Não se deve perder oportunidades de vacinar. Segundo o PNI atual, as vacinas a serem oferecidas são para a poliomielite (inativada), pentavalente e meningococo C conjugada. Não há, no calendário atual, recomendação da terceira dose da antipneumocócica no primeiro ano de vida, apenas o reforço aos 12 meses. Resposta c.

Imunizações

2. Questão clássica sobre a contraindicação a receber novamente a DPT celular: crise convulsiva após alguma dose da vacina. Essa criança recebe no CRIE a vacina acelular. Resposta a.

3. A vacina BCG é intradérmica e administrada ao nascimento (uma dose apenas). É composta por *M. bovis* atenuado e protege, fundamentalmente, contra formas graves de tuberculose. Resposta d.

4. De acordo com as recomendações atuais do PNI, a criança com 12 meses receberá o reforço antipneumocócico, antimeningocócico C e a vacina contra sarampo, rubéola e caxumba. Resposta c.

5. Quanto mais cedo realizar a vacina para o HPV, na adolescência, melhor será. Idealmente, a proteção contra coqueluche e para doença meningocócica ampliada também é indicada. Não se indica, rotineiramente, a realização de sorologia para hepatite B com intuito de checagem da resposta na adolescência, exceto grupos especiais. Resposta e.

Fontes consultadas e leitura recomendada

Ministério da Saúde. *Programa Nacional de Imunização – calendário vacinal atualizado.* Disponível em: http://portalms.saude.gov.br/saude-de-a-z/vacinacao/vacine-se.

Ministério da Saúde. *Manual de Normas e Procedimentos para Vacinação,* 2014. Disponível em: http://bvsms.saude.gov.br/bvs/publicacoes/manual_procedimentos_vacinacao.pdf.

Ministério da Saúde. *Manual dos Centros de Referência para imunobiológicos especiais (CRIE),* 2014. Disponível em http://portalarquivos2.saude.gov.br/images/pdf/2014/dezembro/09/manual-cries-9dez14-web.pdf.

Ministério da Saúde. *Manual de Vigilância Epidemiológica d eventos Adversos Pós-vacinação,* 2014. Disponível em http://portalarquivos2.saude.gov.br/images/pdf/2014/dezembro/10/manual-eventos-adversos-pos-vacina--ao-dez14-web.pdf.

Sociedade Brasileira de Pediatria. *Documento Científico. Calendário de Vacinação da SBP 2018.* Disponível em http://www.sbp.com.br/fileadmin/user_upload/21273e-DocCient-Calendario_Vacinacao_2018-final2.pdf.

PARTE II

TEMAS DE ESPECIALIDADE PEDIÁTRICAS E URGÊNCIAS

Raquitismo e deficiência de micronutrientes

12

Benito Lourenço

O Brasil tem passado nas últimas décadas pelo fenômeno da transição nutricional (TN), em que observou-se queda da desnutrição e aumento da obesidade em diversos grupos etários. Estranho pensar assim, mas mesmo em pessoas que comem muito (e estão engordando) pode haver fome, a fome oculta. O termo "fome oculta", "fome silenciosa" ou deficiência marginal é utilizado para designar a deficiência de micronutrientes, que pode ser, ao mesmo tempo, extremamente deletéria e difícil de diagnosticar, pois pode ocorrer em crianças com peso normal ou mesmo, excessivo. As deficiências de ferro, zinco, vitamina A, vitamina D e iodo são as principais carências de micronutrientes que ainda pairam sobre a população, particularmente a mais pobre. A anemia carencial, por exemplo, afeta quase que 50% da população pediátrica brasileira e determina repercussões no crescimento estatural, na função imunológica e no desenvolvimento cognitivo.

Vitaminas são compostos orgânicos essenciais, necessários em pequenas quantidades para as funções metabólicas normais. Devem ser fornecidas pela dieta, visto que não podem ser sintetizadas totalmente ou em quantidade suficiente pelo organismo. Exceção se faz à vitamina D, que, em sua grande parte, é sintetizada fotoquimicamente. A clássica divisão das vitaminas por sua solubilidade identifica dois grupos: as hidrossolúveis (complexo B, vitamina C e folato) e as lipossolúveis (A, D, E e K). As vitaminas lipossolúveis têm sua absorção relacionada à absorção de gorduras da dieta e são armazenadas em quantidades apreciáveis, principalmente nas vísceras (em especial no fígado); isso cria um potencial para a toxicidade quando essas vitaminas são ingeridas em grandes quantidades por períodos prolongados. As hidrossolúveis são absorvidas com a água da *luz intestinal*. Devem ser fornecidas diariamente, pois seu armazenamento é limitado (exceto B12); as quantidades excedentes são excretadas pela urina. De forma geral, as vitaminas agem em processos específicos no metabolismo de unidades estruturais (metabolismo ósseo e visão, por exemplo) ou como cofatores em reações bioquímicas essenciais (síntese de DNA e RNA, por exemplo). As vitaminas lipossolúveis não se dissolvem na água de cocção, ao contrário das hidrossolúveis. Por isso, recomenda-se cozer as hortaliças em sua própria água de composição. Uma dieta bem balanceada assegura um bom fornecimento vitamínico. A suplementação terapêutica de vitaminas está indicada quando ocorre baixa ingestão na dieta, na vigência de má absorção intestinal e em doenças ou uso de medicamentos que exercem efeitos negativos sobre os micronutrientes. Ressalta-se essas indicações apresentadas, pois não é incomum na prática clínica a solicitação dos familiares para a complementação vitamínica em forma medicamentosa. A maior parte das disvitaminoses já foram quase que completamente eliminadas dos países desenvolvidos, embora ainda assombrem alguns países em desenvolvimento. Outro aspecto que se tem desenvolvido nesse assunto é o papel das vitaminas na prevenção de doenças como câncer, doença cardíaca, infecções respiratórias altas e outras doenças comuns.

Os minerais participam de menos de 5% da dieta do ser humano, mas também são essenciais para a saúde. Os macrominerais são definidos como minerais cuja necessidade em adultos é maior que 100 mg/dia, como sódio, potássio, cálcio, fósforo e magnésio. Os elementos-traço (minerais-traço) são aqueles que são requeridos na quantidade de menos de 100 mg/dia, como ferro, zinco, cobre, iodo, selênio, etc.

Na análise da qualidade nutricional da alimentação considera-se o atendimento às necessidades de nutrientes e energia, determinadas de acordo com as características de sexo e idade de indivíduos saudáveis. Assim, são estabelecidos valores de referência para ingestão de nutrientes que são periodicamente revisados à luz de novos conhecimentos. As *Dietary Reference Intakes* (DRI) constituem-se em valores de recomendação de nutrientes adotados pelos Estados Unidos e Canadá. Essas publicações atualizam as cotas dietéticas recomendadas e apresentam um sistema de aplicação de quatro categorias de valores de referência para avaliação e planejamento de consumo, rotulagem e fortificação de alimentos. Estas categorias são:

TEP – Título de Especialista em Pediatria

• *Estimated Average Requirement* (EAR): valor de referência que corresponde à mediana da distribuição das necessidades de um nutriente em um grupo de indivíduos saudáveis do mesmo sexo e estágio de vida; por essa razão, atende às necessidades de 50% da população.

• *Recommended Dietary Allowances* (RDA): categoria que deriva do EAR e deve atender às necessidades de um nutriente para 97% dos indivíduos saudáveis do mesmo sexo e estágio de vida.

• *Adequate Intake* (AI), valor de consumo recomendável, baseado em levantamentos, determinações ou aproximações de dados experimentais, ou ainda de estimativas de ingestão de nutrientes para grupos de pessoas sadias e que, a priori, se consideraria adequado. Nem sempre o conjunto de informações sobre o nutriente é suficientemente consistente para o estabelecimento de EAR. Nesses casos, deve-se empregar o valor de AI, projetado como possivelmente superior ao valor de RDA, mas sobre o qual ainda há considerável incerteza. Assim, o valor de AI é usado quando os valores de EAR ou de RDA não podem ser determinados.

• *Tolerable Upper Intake Level* (UL): definido como o mais alto valor de ingestão diária prolongada de um nutriente que, aparentemente, não oferece risco de efeito adverso à saúde em quase todos os indivíduos de um estágio de vida ou sexo.

Raquitismo

O osso é um órgão dinâmico que está em constante formação e remodelação, sendo o maior reservatório de cálcio e fósforo do organismo. O esqueleto humano consiste de uma matriz formada por colágeno, contendo proteína (osteoide), sobre a qual se depositam cristais minerais de cálcio e fósforo. A formação do osso inicia-se nos osteoblastos, células responsáveis pela produção da matriz e sua subsequente mineralização. Essas células contêm grande quantidade de fosfatase alcalina. Os osteoclastos são células responsáveis pela reabsorção óssea; secretam enzimas que dissolvem e removem a matriz e os minerais. No esqueleto em desenvolvimento, a espessura da placa de crescimento é determinada por dois processos: por um lado, proliferação de condrócitos e hipertrofia, e, por outro, invasão vascular, seguida por conversão em osso esponjoso. A invasão vascular requer a mineralização da placa de crescimento e é atrasada ou impedida pela deficiência de cálcio ou fósforo. Nestas circunstâncias, a cartilagem de crescimento se espessa e os condrócitos

tornam-se desorganizados. No tecido ósseo abaixo da placa de crescimento (metáfise), o defeito de mineralização leva ao acumulo de osteoide.

Raquitismo e osteomalácia são doenças caracterizadas por defeito de mineralização do osso. Usualmente, elas coexistem na criança até o fechamento das cartilagens de crescimento. Osteomalácia ocorre por defeito de mineralização da matriz óssea; se apresenta na vida adulta e é uma das causas de baixa densidade mineral óssea. Raquitismo é o defeito de mineralização das cartilagens de crescimento na criança.

Os defeitos de mineralização óssea são classificados de acordo com o mineral faltante. No quadro 12.1 estão resumidos os principais diagnósticos etiológicos que podem interferir na mineralização óssea. Raquitismos por deficiência de calcificação frequentemente se devem à insuficiência da vitamina D. Raquitismo hipofosfatêmico geralmente se deve à doença renal perdedora de fósforo. O raquitismo hipocalcêmico pode ou não estar associado a níveis séricos baixos de cálcio (pelo efeito do hiperparatireioidismo secundário); nos hipofosfatêmicos, sempre os níveis séricos de fósforo estarão baixos e o cálcio sérico geralmente é normal. No raquitismo hipocalcêmico há aumento dos níveis de hormônio da paratireoide (PTH); nos hipofosfatêmicos, de forma geral, a concentração de PTH é normal.

Quadro 12.1 – Classificação etiológica dos raquitismos em Pediatria

Raquitismos hipocalcêmicos (mais comuns)
Deficiência nutricional e/ou de produção de vitamina D (raquitismo carencial)
Deficiência nutricional de cálcio (associada ou não à deficiência de vitamina D)
Deficiência de vitamina D secundária à má absorção intestinal
Deficiência de vitamina D secundária ao uso de glicocorticosteroides e
Anticonvulsivantes
Deficiência de vitamina D secundária à falência hepática (falha da primeira hidroxilação)
Falência renal (osteodistrofia renal)
Deficiência de alfa-1 hidroxilase (previamente conhecida como raquitismo dependente de vitamina D tipo 1) – rara condição onde a enzima que faz a hidroxilação renal da vitamina d é deficiente
Resistência à vitamina D (previamente conhecida como raquitismo dependente de vitamina D tipo II) – rara condição em que há uma alteração genética no receptor de vitamina D

(continua)

Raquitismo e deficiência de micronutrientes

(continuação)

Raquitismos hipofosfatêmicos (menos comuns, quase sempre causados por perda renal de fósforo)
Doenças tubulares renais (síndrome de Fanconi, por exemplo)
Raquitismo hipofosfatêmico hereditário ligado ao cromossomo X (causa mais comum de perda renal isolada de fósforo) – raquitismo resistente à vitamina D
Raquitismo hipofosfatêmico hereditário autossômico dominante
Raquitismo hipofosfatêmico hereditário com hipercalciúria

Para o diagnóstico das formas de raquitismo secundárias à perda renal de fósforo, é importante o cálculo da taxa de reabsorção tubular de fósforo (TRP) pela fórmula:

TRP: (1-fração de excreção de fósforo) × 100 = (1-Pu × Creatp/Pp × Creatu) × 100

Em que:

• Pu: concentração de fósforo urinária;

• Creatp: concentração de creatinina plasmática;

• Pp: concnetração de fósforo plasmática;

• Creatu: concentração de creatinina urinária;

A fosfatúria é considerada aumentada (hiperfosfatúria) quando a TRP está acima de 85% em pacientes com hipofosfatemia. A hipofosfatemia renal é diagnosticada quando o nível sérico de PTH é normal em paciente hipofosfatêmico com hiperfosfatúria.

Todas as anormalidades de mineralização alteram a arquitetura global dos locais do esqueleto envolvidos, conduzindo a aumentos secundários nos diâmetros da placa de crescimento e metáfise; a estabilidade óssea fica comprometida e, se a condição subjacente não melhorar, encurvamentos e deformidades ocorrerão.

As manifestações ósseas iniciais ocorrem em antebraço distal, joelhos e junções costocondrais (locais de rápido crescimento). Os achados esqueléticos mais comuns são: atraso no fechamento de fontanelas, craniotabes (fragilidade dos ossos do crânio, com sensação tátil, à compressão, como a de uma bola de tênis de mesa, pesquisada no osso parietal ou occipital após os três meses de idade), alargamento das junções costocondrais (rosário raquítico), sulco de Harrison (causado pela tração muscular do diafragma nas costelas inferiores), alargamento do punho e arqueamentos de rádio, ulna e membros inferiores (varismos e valgismos). O tipo de deformidade depende da idade da criança e de seu momento maturacional (se deambula ou não) e das forças biomecânicas nas extremidades inferiores, no momento em que a alteração estrutural se desenvolve.

As alterações raquíticas radiográficas são melhor visualizadas nas placas de crescimento dos ossos que crescem rapidamente. Assim, nos membros superiores, a ulna distal é o local que melhor demonstra os primeiros sinais de diminuição da mineralização; metáfises acima e abaixo dos joelhos são os locais mais úteis nas extremidades inferiores. Alargamento da placa de crescimento e perda da definição da zona de calcificação na interface epífise/metáfise são os primeiros sinais. Conforme a doença progride, a desorganização da placa de crescimento torna-se mais evidente. Os eixos dos ossos longos são osteopênicos. Nos raquitismos graves, deformidades e fraturas patológicas podem ocorrer.

Outras manifestações raquíticas descritas são: diminuição do tônus muscular, retado na dentição e atraso do desenvolvimento motor.

A fosfatase alcalina (atividade osteoblástica) participa da mineralização de osso e cartilagem da placa de crescimento e é um excelente marcador de atividade de doença raquítica. Encontra-se elevada em todos os tipos de raquitismo. Nas formas hereditárias de raquitismos hipofosfatêmicos, tende a ser moderadamente elevada (400 a 800 UI/L), enquanto que, no raquitismo carencial, os valores podem chegar a níveis mais elevados (até 2000 UI/L).

Deficiência de vitamina D e raquitismo carencial

Na natureza ocorrem dois tipos de vitamina D: D2, de natureza vegetal, e D3, derivada de precursores animais. Os precursores da vitamina D provenientes da dieta são o ergosterol (origem vegetal) e o colesterol (origem animal). São absorvidos pela mucosa intestinal, na qual o colesterol é convertido em 7-diidrocolesterol. Na pele, sob ação dos raios ultravioleta B (UVB) da irradiação solar, transformam-se em pró-vitamina D2 (ergocalciferol) e D3 (colecalciferol). Essas são transportadas (ligadas à proteína) ao fígado, e sofrem uma primeira hidroxilação, dando origem ao 25-OH D2 ou D3 (calcidiol), formas circulantes da vitamina D, consideradas índice de reserva de vitamina D do indivíduo. Sofrem, posteriormente, uma segunda hidroxilação nas células corticais renais, gerando 1,25 diidroxi D2 ou D3 (calcitriol), que são os metabólitos ativos da vitamina D, com ações antirraquíticas na mucosa intestinal, no rim e no tecido ósseo. No intestino (principalmente no duodeno e no jejuno), estimula a absorção de cálcio e fósforo. No rim, estimula a reabsorção de fósforo. No osso, dependendo de sua concentração, pode produzir deposição de cálcio e fósforo (efeito anabólico ou antirraquítico). De forma esquemática, o metabolismo da vitamina D é apresentado na Figura 12.1.

Quantidades inferiores a 10% são provenientes de fontes dietéticas. Poucos alimentos contém vitamina D; entre eles, peixes mais gordurosos, óleo de fígado de peixe, gema de ovo e fígado, alimentos que, grande parte das vezes, não fazem parte do cardápio habitual de uma criança.

Portanto, mais importante ainda é a síntese endógena da vitamina e a integridade de todo o circuito produtor, com destaque especial para a exposição solar aos raios UVB. Em um adulto de pele clara totalmente exposto por 10 a 15 minutos em um mês de verão, estima-se que haja produção de 10.000 a 20.000 UI de vitamina D dentro de 24 horas.

Figura 12.1 – Metabolismo da vitamina D

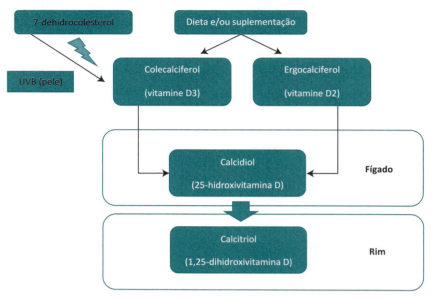

A vitamina D desempenha papel essencial na manutenção da saúde óssea e na regulação da calcemia. Durante muito tempo pensava-se que a função da vitamina D era exclusivamente para o metabolismo do cálcio e para a preservação do osso. Hoje sabemos que é muito mais que isso; pode participar na modulação do risco para doenças cardíacas, neoplasias, esclerose múltipla, obesidade, asma e diabetes, embora as evidências ainda sejam inconclusivas e sua verdadeira relação causa-efeito ainda precise ser comprovada na faixa etária pediátrica.

O raquitismo carencial é uma forma de distrofia por deficiência grave de vitamina D, configurando-se em doença generalizada do tecido ósseo em crescimento. É uma doença fundamentalmente da infância, de um ser em crescimento, com pico de incidência entre três e dezoito meses de idade. Obviamente, um estado de deficiência de vitamina D ocorre algum tempo antes do raquitismo ser claro ao exame físico da criança. O estado de deficiência de vitamina D pode também se apresentar com um quadro de convulsões que acompanham a hipocalcemia, falência do crescimento, letargia, irritabilidade e propensão a infecções respiratórias na infância. Assim, classicamente descrevem-se duas formas de apresentação de deficiência de vitamina D: uma forma de hipocalcemia sintomática que ocorre durante períodos de rápido crescimento (primeiro ano de vida) e uma forma mais crônica de deficiência com manifestações raquíticas ou de comprometimento da mineralização óssea, com normocalcemia ou hipocalcemia assintomática.

Crianças amamentadas com o leite materno não recebem quantidades adequadas de vitamina D, pois a concentração desse micronutriente nessa fonte é de cerca de 25 UI/litro, uma quantidade baixa. Mesmo sabendo-se que o lactente manifesta desde cedo a habilidade de sintetizar sua vitamina D necessária por meio da exposição solar sobre sua pele, vários fatores interferem nessa síntese endógena e colocam-no em risco de hipovitaminose D, particularmente se for dos seguintes grupos de risco:

• crianças que moram em altas latitudes (quanto mais próximas dos polos, maior risco);

• crianças que moram em locais com condições climáticas desfavoráveis (altos níveis de poluição, grande densidade de nuvens);

• crianças com excesso de cobertura da pele (roupas) ou com uso excessivo de filtros de proteção solar;

• crianças de pele mais escuras (descreve-se que elas precisam de 5 a 10 mais vezes tempo de exposição para produção de mesma quantidade de vitamina D).

Além disso, atualmente existe grande preocupação em saúde pública quanto ao risco de câncer de pele e, portanto, a exposição solar tem sido recomendada que seja feita com cautela. Todos esses fatores associados à baixa concentração de vitamina D no leite materno e nos alimentos, em geral, oferecidos ao bebê, tornam fundamental a suplementação profilática para muitas dessas crianças.

Raquitismo e deficiência de micronutrientes

A vitamina D, em conjunto com o paratormônio, tem a função de manter a concentração sérica de cálcio e fósforo em níveis adequados para permitir a mineralização óssea. A homeostase do cálcio e do fósforo depende da absorção intestinal de cálcio e fósforo alimentares. A absorção máxima de cálcio ocorre quando a proporção do cálcio para o fósforo na dieta é de cerca de 2:1, relação encontrada, por exemplo, no leite materno.

Em situações de hipocalcemia, haverá estímulo para produção e liberação do PTH, cujas ações são de aumento da reabsorção óssea de cálcio, inibição da reabsorção renal de fosfato e estímulo da enzima hidroxilase renal, responsável pela segunda hidroxilação da vitamina D, que determina aumento na absorção intestinal do cálcio. O raquitismo carencial inicia-se com a redução da absorção de cálcio e fósforo no intestino. Nessa fase, tem-se cálcio sérico baixo, fósforo sérico normal e atividade da fosfatase alcalina em níveis normais. A secreção do PTH aumenta a reabsorção óssea na tentativa de manter o nível sérico de cálcio. Simultaneamente, tem-se hiperfosfatúria (inibição da reabsorção renal de fósforo). Nesse segundo estágio, tem-se concentração sérica de cálcio normal ou levemente diminuída, concentração de fósforo baixa e ocorre aumento da fosfatase alcalina. Nessa fase, é possível detectar alterações ósseas nas radiografias.

No atendimento de primeira linha, o diagnóstico pode ser feito pela dosagem de cálcio, fósforo e da fosfatase alcalina. O cálcio pode apresentar-se normal ou diminuído, o fósforo diminuído e a fosfatase alcalina elevada.

O melhor indicador do estado nutricional da vitamina D é a concentração sérica de 25-hidroxiviamina D (25-OHD). A Academia Americana de Pediatria e a Sociedade Brasileira de Pediatria (SBP) consideram a deficiência quando as concentrações de 25-OHD estão abaixo de 50 nmol/l (20 ng/ml), independentemente do método laboratorial empregado. É importante salientar que a medida da 1,25 diidroxivitamina D ao invés da 25-OHD pode levar à confusão e conclusões errôneas; sua meia-vida é curta e a concentração do calcitriol pode ser normal como resultado do hiperparatireoidismo secundário.

Além das situações ambientais anteriormente apresentadas, alguns pacientes são de maior de risco para hipovitaminose D, como a má absorção de gorduras, as crianças em uso de drogas como rifampicina, isoniazida e anticonvulsivantes (fenitoína e fenobarbital) e as obesas (sequestro de vitamina D no tecido adiposo). Nesses grupos de risco, a avaliação das concentrações de vitamina D se justificam, não devendo o exame ser incluído de forma indiscriminada na rotina de atenção pediátrica.

O tratamento da deficiência de vitamina D, indicado para todos com concentrações séricas abaixo de 20 ng/ml, sejam sintomáticos ou não, consiste na suplementação de vitamina D em doses diárias ou semanais, eventualmente combinada com a suplementação de cálcio quando este não for suprido pela dieta. Tratamento com dose diária pode ser realizado, em crianças entre um e doze meses, com 1.000 a 5.000 UI/dia por 2 a 3 meses e, nos maiores de doze meses, com 5.000 UI/dia, seguindo-se de dose de manutenção de 400 a 1000 UI/dia. O tratamento com dose semanal pode ser realizado com 50.000 UI/semana por 6 semanas (até atingir concentração de 25-OHD acima de 30 ng/ml), seguida de uma dose de manutenção adequada à idade.

A profilaxia da hipovitaminose D faz-se por meio da exposição ao sol e suplementação medicamentosa. A dose atualmente recomendada pelo Departamento de Nutrologia da SBP é de 400 UI/dia a partir da primeira semana de vida até os 12 meses, e de 600 UI/dia dos doze aos vinte e quatro meses, inclusive para crianças em aleitamento materno exclusivo, independentemente da região do país (recomendação publicada em 2014). Para os recém-nascidos prematuros, a suplementação oral de vitamina D (400 UI/dia) deve ser iniciada quando o peso for superior a 1500 g e houver tolerância plena à nutrição enteral.

Recomenda-se a exposição direta da pele à luz solar a partir da segunda semana de vida, sendo suficiente a cota semanal de 30 minutos se a criança estiver usando apenas fraldas (6 a 8 minutos por dia, três vezes por semana) ou de 2 horas (17 minutos por dia) se só a face e as mãos estiverem expostas ao sol. Crianças e adolescentes devem ser estimulados à prática de atividades físicas ao ar livre e ao consumo regular de alimentos fonte de vitamina D.

Com respeito ao horário de exposição ao sol, cabe salientar que, antes das 10 e após as 15 horas, o ângulo de incidência é mais oblíquo, semelhante ao que ocorre no inverno, e, por isso, pouca vitamina D3 é sintetizada pela pele. Por outro lado, a exposição ao sol no período das 10 às 15 horas pode ser associada ao aumento no risco de câncer de pele. Em vista disso, mais ainda a suplementação de vitamina D é altamente recomendável.

Tecnicamente, filtros solares podem, sim, reduzir significativamente a produção de vitamina D sob condições de estrita fotoproteção, mas o uso habitual não resulta em insuficiência de vitamina D, especialmente devido à aplicação inadequada (inferior a 2 mg/cm^2) praticada pela maior parte dos indivíduos. Mais do que o filtro solar, o comportamento de fotoproteção pode contribuir para a insuficiência de vitamina D (p. ex. evitar ao máximo a exposição ao sol, utilizar mangas longas e bonés, entre outros).

A Academia Americana de Pediatria não recomenda a suplementação com vitamina D se a criança ingere fórmula infantil (pelo menos 1000 ml/dia).

A prevenção da deficiência da vitamina D e a ingestão de quantidades satisfatórias de vitamina D e cálcio durante a infância pode reduzir o risco de osteoporose futuro e de outras doenças associadas que gradativamente tem sido descobertas.

Deficiência de ferro

A anemia carencial de ferro (estado em que a concentração de hemoglobina no sangue está anormalmente baixa, em consequência da carência do precursor ferro) é, indiscutivelmente, um dos mais graves problemas nutricionais mundiais em termos de prevalência. Estima-se que aproximadamente 90% de todos os tipos de anemias no mundo ocorram por causa da deficiência de ferro. Esse tópico será abordado no capítulo *Diagnóstico Diferencial das Anemias*.

Deficiência de vitamina A

A vitamina A é a mais estudada das vitaminas, já que sua deficiência prolongada causa uma grave doença carencial, que, não tratada a tempo, acarreta uma síndrome ocular a qual poderá conduzir a um quadro de cegueira irreversível. A hipovitaminose A é, portanto, a principal causa de cegueira evitável em crianças, além de ser uma condição que aumenta o risco de doença e morte por infecções graves, como doenças diarreicas e sarampo. Dados mais recentes da Organização Mundial da Saúde (*Global prevalence of vitamin A deficiency in populations at risk* 1995–2005) apontam que cerca de 45 países do mundo tem a deficiência de vitamina A como um problema de saúde pública, particularmente do continente africano e do sudeste asiático.

A importância do adequado estado nutricional de vitamina A é incontestável, uma vez que ela possui papel fisiológico muito diversificado, atuando no bom funcionamento do processo visual (é componente da rodopsina, responsável pela visão em baixa luminosidade), na diferenciação e integridade do tecido epitelial e no sistema imunológico, como principais ações.

Os agentes precursores da vitamina A fazem parte de um grande grupo conhecido genericamente como carotenoides (provitamina A), que fazem parte de um grupo de pigmentos naturais, roxos, alaranjados e amarelos encontrados em plantas e animais. Desses elementos, alguns são capazes de converter-se em vitamina A, particularmente o beta-caroteno (100% de conversão).

A melhor fonte de vitamina A é o leite materno (a secreção de vitamina A no leite materno está diretamente relacionada ao estado de vitamina a da mãe). Outras fontes de provitamina A são as folhas de cor verde-escura (principal fonte em quantidade), frutos amarelo-alaranjados (como manga e mamão), raízes de cor alaranjada (como cenoura) e óleos vegetais (como o dendê). Muito pouco da gema do ovo é beta-Caroteno. Com relação à vitamina A pré-formada, os óleos de fígado de peixe são fontes de concentradas; leite e derivados e ovos são fontes moderadas.

São compostos lipossolúveis, relativamente estáveis à cocção e absorvidos no intestino delgado, onde os carotenos são transformados em vitamina A. São armazenados principalmente no fígado, e, no hepatócito, é produzida uma proteína específica transportadora de retinol (RBP), que se acopla à vitamina; o conjunto é encaminhado aos órgãos-alvo para a sua utilização.

A deficiência de vitamina A ocorre em populações cuja dieta é de baixo conteúdo energético e quando faltam alimentos ricos em caroteno. Pode-se considerar, de modo geral, as crianças de dois a seis anos (pré-escolares) como o grupo mais exposto ao risco das alterações e sequelas da hipovitaminose A.

A deficiência crônica de vitamina A pode manifestar-se em alterações oculares e cutâneas, sendo as primeiras mais graves, devido ao risco potencial de cegueira. A alteração ocular mais precoce é a cegueira noturna onde ocorre retardo no tempo de adaptação à obscuridade (nictalopia), de difícil avaliação em crianças pequenas. Surge, a seguir, a xerose conjuntival ("olho seco"), na qual a conjuntiva apresenta-se seca, enrugada e sem brilho. Pode ser acompanhada da mancha de Bitot, em forma de triângulo, com superfície espumosa ou caseosa, de cor levemente acinzentada, instalada sobre a conjuntiva bulbar. Nos pré-escolares, essas são sugestivas, quando acompanhadas de xerose conjuntival. Progredindo a carência, surgem lesões da córnea (inicialmente xerose/secura) seguindo-se de ceratomalácia (enrugamento e opacificação), úlcera e perfuração. Os sinais cutâneos são a xerodermia (pele com aspecto seco, áspero e escamoso) e a hiperqueratose folicular (pequenas pápulas acuminadas nos folículos pilossebáceos – aspecto de pele arrepiada). O diagnóstico é feito pelo quadro clínico, em crianças que apresentem fatores predisponentes para a carência.

Os indicadores que definem a deficiência de vitamina A clínica, sempre que possível, devem ser reforçados por evidências de níveis séricos inadequados de retinol. A vitamina A circula no sangue como retinol, ligada à RBP. O nível de retinol sérico está sob controle homeostático e reflete as reservas corporais somente quando estas são muito baixas ou muito altas; assim, a dosagem do retinol não é um bom indicador para o diagnóstico individual da deficiência de vitamina A. Para avaliação populacional, classifica-se o nível de importância como problema de saúde pública, acordo com a prevalência de níveis menores ou iguais a 0,70 µmol/L.

Entre diversos compromissos assumidos por dirigentes de diversos países em encontros internacionais sobre saúde estava a meta de eliminar a deficiência de vitamina A e suas consequências até o ano 2000, compromisso claramente não atingido. Dentre as estratégias adotadas, está a suplementação ou distribuição periódica de vitamina A em altas doses nas populações em risco. A utilização dessas doses é segura e tem baixa incidência de efeitos colaterais. No Brasil, nos locais onde a carência dessa vitamina é muito prevalente, geralmente em populações mais carentes (municípios da região nordeste e norte e cerca de 585

Raquitismo e deficiência de micronutrientes

municípios das demais regiões integrantes do plano Brasil sem Miséria e distritos indígenas), recomenda-se a suplementação com a vitamina A em crianças, seguindo um programa do Ministério da Saúde apresentado no Quadro 12.2.

Quadro 12.2 – Programa de megadoses de vitamina A do Ministério da Saúde

Programa Nacional de Suplementação de Vitamina A		
A partir dos 6 meses, todas as crianças até 59 meses de idade, que residam em área de risco da deficiência, devem receber doses de vitamina A nos contatos com os serviços de saúde. Para tanto, pode-se verificar no cartão da criança a data da última aplicação de suplemento de vitamina A.		
Período	Dose	Frequência
Crianças de 6 a 11 meses	100.000 UI	Uma vez
Crianças de 12 a 59 meses	200.000 UI	Uma vez a cada 6 meses
Puérperas	200.000 UI	Antes da alta, para garantir adequação das reservas maternas e suprimento suficiente para bebês amamentados nos primeiros seis meses

Excesso de vitamina A

Sendo uma vitamina lipossolúvel, de armazenamento nos órgãos internos, em altas doses pode tornar-se tóxica. Os sintomas agudos de intoxicação são náuseas, vômitos, sonolência e abaulamento de fontanela. Diplopia, papiledema e paralisia de nervos cranianos são sintomas de hipertensão intracraniana, sugestivos de pseudotumor cerebral. A intoxicação crônica caracteriza-se por irritabilidade, insônia, anorexia, hepatomegalia, queda de cabelos e descamação cutânea. A ingestão excessiva de carotenos não leva à hipervitaminose, mas ao aparecimento de carotenemia, com coloração amarelada da pele.

Deficiência de zinco

Depois do ferro, o zinco é o elemento-traço mineral com distribuição mais abundante no corpo humano. A maior parte das reservas de zinco no organismo está no espaço intracelular (citoplasma) ligadas à metaloproteínas. Este metal se encontra em grandes quantidades em todos os tecidos, especialmente na musculatura esquelética e nos ossos.

A ingestão de zinco está intimamente relacionada à ingestão proteica. Para crianças de seis meses a três anos, a RDA é de 3 mg/dia, de quatro a oito anos, 5 mg/dia, de nove a treze anos, 8 mg/dia e para adolescentes maiores é 11 mg/dia para os meninos e 9 mg/dia para as meninas. As fontes dietéticas primárias de zinco incluem produtos de origem animal como carnes, fígado, frutos do mar (as ostras são a maior fonte de zinco) e leite. Obviamente, uma grande preocupação existe para os vegetarianos que necessitam maior quantidade de ovos, leite, grãos e legumes para suprir suas necessidades de zinco.

A absorção intestinal do zinco pode ser inibida pela presença de fitatos, conhecidos como fatores antinutricionais, encontrados em alimentos de origem vegetal, como cereais integrais, no feijão e na soja. Os fitatos têm a propriedade de associar-se a alguns minerais, como o cálcio, zinco e ferro, formando complexos insolúveis e diminuindo sua disponibilidade. Este é um problema de grande importância, tendo em vista que as dietas típicas de países em desenvolvimento são baseadas em alimentos de origem vegetal; é comum o consumo elevado de leguminosas e cereais, enquanto que o consumo de alimentos de origem animal, que têm alto conteúdo de zinco, é mais difícil devido ao seu elevado custo. Uma maneira simples de diminuir a quantidade de fitatos dos grãos é deixá-los de molho em água previamente à cocção.

A concentração sérica de zinco é de 70 a 120 mcg/dl. Valores deficientes são considerados quando menores que 60 mcg/dl no plasma.

O zinco desempenha funções cruciais em diversos processos biológicos do organismo; é um metal que participa como componente ou cofator de ativação de mais de 100 sistemas enzimáticos, incluindo anidrase carbônica, fosfatase alcalina e enzima conversora da angiotensina. Está envolvido na regulação de nucleoproteínas e na atividade de várias células inflamatórias, participando do processo de crescimento, reparo tissular, tolerância aos carboidratos, síntese de hormônios testiculares e na resposta imunológica.

Historicamente, as primeiras descrições da deficiência de zinco foram em meninos iranianos e egípcios, que apresentavam retardo do crescimento, anemia, hipogonadismo, alterações na pele e apatia/letargia, reversíveis após a administração desse nutriente. A partir dessa observação, diversos estudos passaram a verificar melhora na recuperação do crescimento em crianças desnutridas suplementadas com zinco.

Os quadros leves de deficiência estão associados com anorexia, comprometimento do sistema imune, comprometimento do paladar e olfato e diminuição da espermatogênese. Os sintomas atribuídos à deficiência grave de zinco incluem letargia, comprometimento do crescimento, hipogonadismo, dermatite pustular/bolhosa, comprometimento da imunidade com diminuição da resistência à infecções, diarreia e alopecia. Apesar da forma grave ser pouco frequente, é provável que as formas mais leves sejam relativamente comuns. Embora não se saiba a prevalência mundial da deficiência, embora alguns autores a considerem tão prevalente quanto a do ferro.

TEP – Título de Especialista em Pediatria

A dose de reposição oral é de, geralmente, 1 a 2 mg/kg/dia do elemento zinco. Alguns autores propõem também a suplementação do zinco para pacientes com doenças de base que predispõem à deficiência de zinco, como para doença de Crohn, fibrose cística e doenças hepáticas.

A suplementação de zinco para populações com risco de deficiência desse mineral parece exercer efeito benéfico sobre a incidência e o desfecho de algumas sérias infecções pediátricas, em países em desenvolvimento. Numerosos estudos nesses locais demonstram que a suplementação rotineira de zinco reduz a incidência de doença diarreica e pneumonia.

Muitos estudos também demonstram os efeitos da suplementação do zinco para o quadro de diarreia aguda em países em desenvolvimento, reduzindo a severidade e a duração dos sintomas nas populações onde a deficiência desse elemento é comum. Baseada nesses achados, a Organização Mundial de Saúde (OMS) atualmente recomenda a suplementação de zinco, na dose de 20 mg/dia para crianças maiores de seis meses e 10 mg/dia para as menores, por 10 a 14 dias, nos quadros de diarreia aguda.

Uma estratégia pensada para evitar a deficiência precoce de zinco é a participação da carne e fígado na dieta complementar (após o desmame) do bebê. O incentivo a essa prática deve ser regular a as barreiras culturais, sociais e econômicas devem ser vencidas.

Vale a pena lembrar que existe uma rara doença genética que causa defeito parcial na absorção intestinal do zinco. Os bebês e crianças acometidos desenvolvem uma clássica dermatite eritematosa e vesicobolhosa em face e periorificiais, alopecia, diarreia, intenso comprometimento do crescimento e retardo de maturação sexual, manifestações neuropsiquiátricas e infecções frequentes. O quadro é conhecido como acrodermatite enteropática. Nesses casos, a dose terapêutica de zinco é mais alta, em torno de 3 mg/kg/dia.

Deficiência de iodo

A deficiência de iodo é a causa mais comum e prevenível de retardo mental e danos cerebrais do mundo (Conselho Internacional para o Controle das Doenças causadas pela Deficiência de Iodo – ICCIDD).

A deficiência ocorre principalmente nas regiões montanhosas ou sujeitas a frequentes inundações, que retiram o iodo do solo, prejudicando a ingestão desse mineral por parte da população. O iodo esteve presente na crosta terrestre durante os primórdios do desenvolvimento da Terra; com o passar dos anos, grandes quantidades desse mineral foram levadas da superfície pela glaciação e pela chuva e carregadas pelos ventos e rios em direção ao mar. O conteúdo de iodo nos vegetais varia muito, sendo proporcional ao seu conteúdo no solo e na água da região. As fontes naturais de iodo atualmente são os produtos do mar, leite e ovos das regiões onde os animais são alimentados com rações ricas em iodo ou pastaram em regiões com adequada quantidade.

Estima-se que, no mundo, 1,6 bilhão de pessoas vivem em áreas onde essa deficiência é prevalente e cerca de 650 milhões de pessoas são afetadas pelo bócio (aumento da glândula tireoide) e 11 milhões pelo comprometimento mental. Estima-se que, mesmo formas mais amenas do bócio também estejam associadas a alguns níveis de retardo mental. Muitas consequências da deficiência de iodo não são evidenciadas claramente, como apatia e letargia, e contribuem para a repetência e evasão escolar, redução da capacidade de trabalho e comprometimento do crescimento e desenvolvimento infantis.

O iodo é um elemento-traço adequado ao funcionamento da glândula tireoide, uma vez que é parte constituinte dos hormônios tireoidianos.

As atuais recomendações de iodo (RDA) são: para lactentes de um a doze meses, 50 mcg/dia, de um a oito anos, 90 mcg/dia, de nove a treze anos, 120 mcg/dia e, para os mais velhos, 150 mcg/dia. Apesar da quantidade de iodo requerida pelo organismo ser mínima, o fato do iodo não poder ser estocado no organismo por longos períodos faz com que pequenas quantidades sejam necessárias diariamente. Em áreas onde as fontes de iodo são escassas, programas de suplementação têm surtido efeitos positivos.

Uma estratégia adotada por vários países foi a adição de iodo ao sal, alimento amplamente consumido pela população. Em 2013, a Agência Nacional de Vigilância Sanitária (Anvisa) reduziu a quantidade de iodo adicionado no sal que era de 20 a 60 mg/kg de sal para 15 a 45 mg/kg. A medida foi tomada a partir de pesquisas que revelam que a população brasileira consome uma taxa de iodo maior do que a recomendada pela OMS. Os novos valores também seguem a orientação do Ministério da Saúde, que tem acompanhado o perfil de consumo de sal no Brasil (que é excessivo). O estímulo ao consumo de sal iodado é necessário como estratégia de prevenção e controle da deficiência de iodo e não deve ser encarado como potencial fator de risco para elevação do consumo de sódio, uma vez que a dieta normossódica (até 5 g de sal por dia) permite atender às recomendações de iodo para a população.

Uma vez que a iodação do sal é método de escolha para prevenir a deficiência de iodo, é importante que todos os indivíduos consumam apenas o sal iodado e saibam armazená-lo corretamente. Dois anos é o prazo máximo de armazenamento do sal nos pontos de venda, em local fresco e ventilado. É importante não consumir o sal destinado para animais, que é parecido com o sal refinado comum, vendidos em sacos maiores, mais baratos, mas que não apresentam a mesma quantidade de iodo (menos de 10 mg/kg). Deve-se ter cuidado com temperos completos para preparo dos alimentos que podem não ser preparados com sal iodado.

Outras deficiências vitamínica

Tiamina – vitamina B1

Os cereais (germe) são as fontes mais importantes de tiamina; outras fontes excelentes são a levedura, a carne suína magra e a gema de ovo. Em alguns países, a farinha de trigo e de arroz são enriquecidos com tiamina, já que ela se perde durante o processamento. Derivados do leite e vegetais são pobres em tiamina. Em grupos populacionais com dietas baseadas em arroz polido e farinha de trigo refinada historicamente há maior risco de sua deficiência. Sua falta resulta na doença beribéri, caracterizada por alterações nos sistemas nervoso e cardiovascular. A forma aguda da doença, mais comum em lactentes jovens, pode ter curso rápido e fulminante: é caracterizada por insuficiência cardíaca abrupta, com dispneia, cianose e taquicardia. Um sinal característico é a rouquidão ou a disfonia por disfunção do nervo laríngeo. Os sintomas de carência moderada em crianças incluem: fadiga, apatia, inapetência, náuseas, irritabilidade e atraso de crescimento. Com a cronicidade, há desenvolvimento de polineuropatia, distúrbios sensoriais e fraqueza muscular.

Riboflavina – vitamina B2

Participa como coenzima em uma série de reações de oxidorredução celulares. As vísceras são as melhores fontes alimentares, além de carnes, leite, ovos e queijos. Pescados e hortaliças verdes também são boas fontes. A falta de vitamina acarreta uma constelação de achados: dor de garganta com hiperemia, estomatite angular, queilite, língua edematosa com hipertrofia ou atrofia das papilas (glossite), fotofobia, blefarite, ceratoconjuntivite, dermatite seborreica em sulco nasolabial, região retroauricular, temporal ou perineal e anemia normocítica e normocrômica. A deficiência de riboflavina na criança está frequentemente associada às deficiências de outras vitaminas do complexo B.

Niacina – vitamina B3

É parte das coenzimas nicotinamida adeninadinucleotídeo (NAD) e NAD fosfato (NADP), para grande número de reações de oxidorredução no organismo (mecanismo respiratório celular e biossíntese de ácidos graxos e esteroides, por exemplo). Pode ser obtida diretamente na dieta ou biossintetizada por um aminoácido essencial, o triptofano. São fontes de niacina: fígado, carnes, peixes, aves, amendoim e cereais integrais. O leite, embora não a tenha em grande quantidade, tem elevado teor de triptofano, podendo ser considerado boa fonte de equivalentes de niacina. A deficiência de niacina (pelagra) é rara no mundo moderno e é encontrada nas regiões onde o milho é o alimento básico, pois o triptofano é um aminoácido limitado nesse alimento. A deficiência dessa vitamina inclui manifestações na pele, no trato gastrointestinal e no sistema nervoso central. É frequentemente descrita como doença dos três "D": dermatite, diarreia e demência. As queixas iniciais são falta de apetite, fraqueza e desconforto abdominal, seguidos de lesões na pele (eritemas simétricos que progridem para descamação e hiperpigmentação, principalmente das áreas expostas – mãos, pés e pescoço). Podem surgir estomatite, glossite, diarreia e vômitos. Quadro neurológico é menos comum em crianças.

Piridoxina – vitamina B6

Termo genérico para um grupo de compostos que apresenta atividade da piridoxina, cuja função mais conhecida é sobre o metabolismo de aminoácidos e de alguns neurotransmissores. É muito difundida nos alimentos (fígado, carnes, aves, peixes, cereais integrais, feijões e ervilhas são particularmente ricos). A deficiência raramente ocorre isoladamente, mas em associação com deficiências de outras vitaminas do complexo B. Dentre as principais manifestações clínicas das deficiências marginais figuram a dermatite seborreica nasolabial, glossite, queilose, desconforto abdominal, anemia microcítica e irritabilidade.

Folato

O ácido fólico é o composto básico de um grupo de substâncias estruturalmente relacionadas e de ocorrência natural, conhecidos como folatos. Muitas vezes, os termos "folato" e "ácido fólico" são usados de formas intercambiáveis; entretanto, a vitamina é encontrada *in natura* como folato (ácido fólico é forma terapêutica sintética). Folatos são amplamente encontrados em produtos de origem animal, verduras de folhas verde-escuras, leguminosas e frutas cítricas. Os folatos atuam como coenzimas em diversos aspectos do metabolismo celular, sendo essenciais na síntese de ácidos nucleicos e fundamental no metabolismo de aminoácidos. O leite materno fornece uma quantidade suficiente para a criança em desenvolvimento. O conteúdo no leite de vaca é pobre e extremamente baixo no leite de cabra. A deficiência de folato pode ser devida à ingesta inadequada ou, em adultos, ao alcoolismo. As reservas são baixas e as apresentações da deficiência são rápidas; manifesta-se com anorexia, perturbações gastrointestinais, estomatite, glossite e anemia megaloblástica. Laboratorialmente, observa-se anemia macrocítica, podendo ocorrer leucopenia e/ou trombocitopenia. Os leucócitos polimorfonucleares se apresentam hipersegmentados.

Cobalamina – vitamina B12

Produtos de origem animal (carne e derivados lácteos) são as únicas fontes de vitamina B12 para o ser humano. Uma dieta habitual ocidental contém cerca 5 a 7 mcg/dia, que é o requerimento mínimo diário. Os estoques corpóreos de vitamina B12 são de cerca de 2 a 5 mg (2.000 a 5.000 mcg), sendo a metade armazenada no fígado. Portanto, demora-se algum tempo (cerca de 5 anos) para que se desenvolva a deficiência dessa vitamina nos casos de dietas inadequadas (vegetarianismo) ou deficiências de absorção.

A vitamina B12 é liberada pela digestão de proteínas de origem animal, sendo então capturada por uma proteína R (produzida na saliva e no estômago). Esse complexo é posteriormente degradado pelas proteases pancreáticas com consequente transferência da molécula de vitamina B12 para um fator intrínseco (FI) gástrico, uma glicoproteína. Esse complexo se adere a receptores específicos das células epiteliais do íleo terminal, quando a vitamina B12 é absorvida.

A vitamina B12, no organismo humano, funciona como um cofator essencial para o metabolismo da homocisteína e dos folatos, cofator fundamental na síntese do DNA, como visto anteriormente. A deficiência de vitamina B12 pode estar associada a uma inadequada absorção (anemia perniciosa) e não é uma situação muito comum em Pediatria, pois as doenças que determinam comprometimento de alguma das fases de absorção citadas são mais frequentes em adultos e idosos. A deficiência dessa vitamina pode ocasionar transtornos hematológicos, neurológicos e cardiovasculares, estando ela diretamente relacionada à hiperhomocisteinemia, um fator de risco cardiovascular e de danos neuronais estudado em adultos.

Vitamina C

O ácido ascórbico, ou vitamina C, é uma substância com propriedades redutoras, que participa de vários processos metabólicos, sendo particularmente importante na hidroxilação da prolina e da lisina, indispensável à formação do colágeno normal. Também age na absorção do ferro não heme da dieta. Suas fontes principais são os alimentos de origem vegetal, especialmente as frutas cítricas e as hortaliças verdes, e sua inativação é facilitada pela exposição ao ar, à luz solar e pelo aquecimento (é uma das vitaminas mais lábeis).

Sua deficiência é conhecida como escorbuto, cujo quadro clínico está relacionado às alterações do colágeno (degeneração generalizada do tecido conjuntivo). Para que se evidencie, é necessário tempo prolongado (meses) de carência. Na atualidade, a doença é rara, encontrada quase sempre associada à desnutrição. No escorbuto dos adultos predominam as manifestações hemorrágicas cutâneo-mucosas, enquanto que, na criança, ainda que ocorram essas manifestações, destacam-se as lesões ósseas. Na fase inicial, surge anorexia, perda de peso, apatia e irritabilidade, em seguida, edema duro dos membros e as hemorragias subperiostais (hematomas não calcificados). Na deficiência da vitamina C, o osteoide não é produzido adequadamente, e a ossificação não se processa normalmente. As hemorragias, atribuídas ao defeito da substância intercelular, quando subperiostais, dão maior ênfase à sintomatologia óssea.

Suspeita-se da deficiência em crianças de seis meses a dois anos de idade que se apresentam com dor à manipulação dos membros, principalmente inferiores, em consequência das lesões ósseas, acompanhadas por vezes de incapacidades motoras. As posições de defesa originadas de dor podem assumir a forma de pseudoparalisias (por exemplo: posição de batráquio – rã).

PONTOS PRÁTICOS

- Embora o Brasil tenha passado pelo fenômeno de transição nutricional, com diminuição da prevalência da desnutrição e aumento do excesso nutricional, atenção do pediatra deve se dar ao fenômeno da "fome oculta", onde existe deficiências de micronutrientes (vitaminas e minerais).
- A profilaxia da hipovitaminose D faz-se por meio da exposição ao sol e suplementação medicamentosa. A dose atualmente recomendada pelo Departamento de Nutrologia da SBP é de 400 UI/dia a partir da primeira semana de vida até os 12 meses, e de 600 UI/dia dos 12 aos 24 meses, inclusive para crianças em aleitamento materno exclusivo, independentemente da região do país.
- No Brasil, nos locais onde a carência da vitamina A é muito prevalente, geralmente em populações mais carentes (municípios da região nordeste e norte e cerca de 585 municípios das demais regiões integrantes do plano Brasil sem Miséria e distritos indígenas), recomenda-se a suplementação com a vitamina A em crianças.
- Embora não se saiba a prevalência mundial da deficiência de zinco, alguns a consideram tão prevalente quanto a do ferro. A suplementação de zinco para populações com risco de deficiência parece exercer efeito benéfico sobre a incidência de doença diarreica e pneumonia em países em desenvolvimento. Além disso, a OMS atualmente recomenda a suplementação de zinco, na dose de 20 mg/dia para crianças maiores de 6 meses e 10 mg/dia para as menores, por 10 a 14 dias, nos quadros de diarreia aguda.
- O estímulo ao consumo de sal iodado é necessário como estratégia de prevenção e controle da deficiência de iodo; atualmente, no Brasil, a quantidade de iodo adicionado no sal que é de 15 a 45 mg/kg.

Raquitismo e deficiência de micronutrientes

Questões de Treinamento

1. Para cada desordem nutricional apresentada na primeira coluna da tabela abaixo, correlacione com o quadro clínico mais clássico da segunda coluna:

A. Deficiência de calorias	**1.** Dermatite, diarreia e demência
B. Deficiência de tiamina	**2.** Perda de peso progressiva, constipação, hipotrofia muscular, alteração do turgor da pele e hipotermia
C. Deficiência de niacina	**3.** Insuficiência cardíaca congestiva, neurite periférica e irritabilidade
D. Deficiência de vitamina D	**4.** Alargamento da junção costocondral, craniotabes, verismo.
E. Deficiência de vitamina C	**5.** Anemia megaloblástica
F. Deficiência de vitamina B12	
G. Deficiência de vitamina B6	

   a. A1 – B3 – C5 – D4 – F5
   b. A2 – B3 – C1 – D4 – F5
   c. G1 – B3 – C1 – D4 – F5
   d. G3 – B1 – C5 – D4 – E4
   e. G4 – B2 – C3 – D5 – E1

2. Considere as quatro formas de vitamina D, abaixo.
   I. Sintetizada na pele e também presente na dieta.
   II. Fornecida por dieta e suplementos.
   III. Sintetizada no fígado.
   IV. Sintetizada nos rins.
   1. 25-OH vitamina D.
   2. 1,25- (OH) 2 vitamina D.
   3. ergocalciferol.
   4. colecalciferol.

   A correlação **correta** é:
   a. 1 – III; 2 – IV; 3 – II; 4 – I
   b. 1 – I; 2 – II; 3 – III; 4 – IV
   c. 1 – III; 2 – II; 3 – IV; 4 – I
   d. 1 – IV; 2 – II; 3 – I; 4 – III
   e. 1 – IV; 2 – III; 3 – I; 4 – II

3. A principal causa de anemia ferropriva em lactente de 11 meses de idade é a(o):
   a. deficiência de vitamina lipossolúvel.
   b. uso de leite de vaca.
   c. pouca aceitação de hortaliças.
   d. deficiência de vitamina hidrossolúvel.
   e. sangramento gastrointestinal.

4. As seguintes substâncias são encontradas em vegetais e prejudicam a absorção do ferro e zinco:
   a. fosfato e oxalatos.
   b. nicotina e oxalatos.
   c. fitatos e nitrosaminas.
   d. fosfatos e nitrosaminas.
   e. fitatos e oxalatos.

Gabarito comentado

1. A deficiência de calorias se associa à desnutrição energético-proteica, fundamentalmente em sua forma marasmática. A deficiência de tiamina se associa ao beribéri, que no lactente se apresenta com insuficiência cardíaca. A deficiência d eniacian, rara no mundo moderno, se associa à pelagra (doença dos "3 D") e a deficiência de vitamina D ao raquitismo carencial. Resposta B

2. O colecalciferol é fornecido na dieta ou sintetizado, a partir do colesterol, pela exposição da pele aos raios ultravioleta B. O ergocalciferol é obtido de fontes vegetais (dieta). A primeira hidroxilação da vitamina D ocorre no fígado e a segunda, no rim. Resposta A

3. A principal causa de ferropenia e/ou anemia ferropriva em lactentes é o erro alimentar, com baixa ingesta de ferro e excesso de consumo lácteo (fundamentalmente o leite de vaca que tem baixíssima disponibilidade do ferro). Resposta B

4. Fitatos e oxalatos são considerados (em grandes quantidades) anti-nutrientes, pois formam compostos isolúveis e comprometem absorção do ferro e zinco. Resposta E

Fontes consultadas e leitura recomendada

American Academy of Pediatrics. *Fat-Soluble Vitamins.* In: Kleinman, R.E.; Greer, F.R. eds. Pediatric Nutrition. Elk Grove Village, IL: American Academy of Pediatrics, 2014. p. 495–516.

Holick, M.F.; Binkley, N.C.; Bischoff-Ferrari, H.Á., et al. *Evaluation, treatment and prevention of vitamin D deficiency: an Endocrine Society Clinical Practice Guideline.* The Journal of Clinical Endocrinology & Metabolism, 2011. 96: p. 1911–30.

Lee, J.Y.; So, T.Y.; THACKRAY, J. *A review on vitamin D deficiency treatment in pediatric patients.* The Journal of Pediatric Pharmacology and Therapeutics, 2013. 18 (4): p. 277–91.

World Health Organization. *Vitamin and mineral requirements in human nutrition (2e).* 2004. Disponível em: <http://www.who.int/nutrition/publications/micronutrients/9241546123/en/>. Acesso em:

Ministério da Saúde. *Manual de Condutas Gerais do Programa Nacional de Suplementação de Vitamina A.* 2013. Disponível em: <http: //189. 28. 128. 100/dab/docs/portaldab/publicacoes/manual_vitamina. pdf>. Acesso em:

Refluxo gastroesofágico

Gabriel N. Benevides

13

A doença do refluxo gastroesofágico (DRGE) em crianças tem ganhado crescente importância. Diante de qualquer dificuldade diagnóstica, culpa-se o refluxo gastroesofágico; porém, a real importância na gênese de doenças do refluxo ainda é duvidosa na literatura. Por essa doença estar na moda e presente em um quarto das consultas com o pediatra para crianças menores de seis meses, o pediatra deve saber as suas características, bem como seu tratamento adequado e quando encaminhar para o especialista. Boa parte das DRGE atendidas pelo gastroenterologista poderia ser resolvida pelo pediatra geral. A maioria dos conceitos na mídia não acadêmica estão errados e comumente atrapalham o pediatra que não está atualizado.

Definições

Refluxo gastroesofágico (RGE) é definido como a passagem do conteúdo gástrico para o esôfago. Esse fenômeno é fisiológico e acontece na maioria das pessoas. Porém, nos primeiros meses de vida, o RGE está exacerbado; acontece com muito mais frequência e com maior intensidade, mas isso é fisiológico. Isso pode ser explicado pelo menor tônus do esfíncter esofágico inferior (porção muscular na transição esofagogástrica que funciona como válvula) e pela criança permanecer muito tempo deitada.

Um RGE só se torna uma DRGE quando ele causa sintomas que atrapalham a qualidade de vida ou complicações. Claro que, quanto menor a criança, mais difícil é diferenciar um refluxo fisiológico do patológico. Essa diferenciação é mandatória também para guiar o tratamento, que é intervencionista na DRGE e conservador no RGE. Mas lembre-se: o RGE é sempre mais comum do que a DRGE.

A regurgitação é diferente do vômito. Regurgitação é a exteriorização de conteúdo gástrico sem preensão abdominal e não é precedido de náusea. Isso é muito comum em bebês depois de mamarem muito e logo após deitarem para trocar a fralda. Vômito também é a exteriorização de conteúdo gástrico, mas que apresenta preensão abdominal e é precedido de náusea. Vômitos em jato são os vômitos (preensão abdominal) não precedidos de náuseas, comumente associado a hipertensão intracraniana. Tanto a regurgitação quanto os vômitos podem estar associados a uma DRGE.

Fisiopatologia

Como já citado, o RGE é um processo fisiológico, que acontece em todas as idades, várias vezes por dia, decorrente do relaxamento do esfíncter esofágico inferior. Geralmente, acontece nos adultos após a alimentação, dura poucos minutos e é pouco sintomático. Já em Pediatria, sabemos que ocorre por volta de 50% de todos os lactentes.

É muito tênue a linha que distingue de um RGE para DRGE. A agressão da mucosa esofágica por uma solução ácida vinda do estômago não vai levar a sintomatologia ou complicações na maioria das pessoas. Já em um paciente com susceptibilidade genética para lesão esofágica, que apresenta muita exposição da sua mucosa ao ácido, isso pode levar a erosão esofágica e gerar os sintomas.

Os sintomas da DRGE podem ser devidos tanto a lesão direta da mucosa pelo ácido (erosão) como manifestações extraesofágicas. Sabemos que erosão esofágica leva a dor; em uma criança mais velha pode ser relatada como pirose (queimação retroesternal) ou em lactente como uma irritabilidade inespecífica.

Uma provável explicação para manifestação respiratória da DRGE é a excitação do nervo vago no terço superior do esôfago e faringe que leva a um reflexo neurológico, acarretando tosse ou sibilância. Notem que não ocorre microaspirações. Se os sintomas respiratórios fossem causados por microaspirações, esperaríamos pneumonias de repetição, fato que não ocorre na maioria dos casos.

A constante injúria do esôfago pelo ácido leva inicialmente a uma erosão que pode ir se aprofundando e aumentando de tamanho. Se o paciente não é tratado e a mucosa esofágica continua sendo exposta ao ácido, a célula do esôfago vai achar que está dentro do estômago. Isso é o gatilho para a modificação da mucosa do esôfago para um epitélio parecido com o estômago, processo chamado de metaplasia. Essa região depois pode iniciar várias mitoses descontroladas, por achar que não está na localização correta (displasia). Essa é uma lesão pré-cancerígena que no futuro pode levar a um adenocarcicoma.

Há algumas situações que propiciam a DRGE como obesidade, asma, acometimento neurológico (encefalopatia crônica não evolutiva), hérnia hiatal, acalasia, prematuridade e desordens respiratórias (como fibrose cística e displasia broncopulmonar).

Quadro clínico

Os sintomas esofágicos podem ser vômitos, regurgitações, perda de peso, disfagia, dor abdominal ou retroesternal e esofagite. Os sintomas podem variar de acordo com a idade. Os sintomas extraesofágicos mais chamativos são os sintomas respiratórios como tosse, laringite e sibilância em lactentes.

Em crianças menores de um ano de idade, sintomas sugestivos de DRGE são vômitos ou regurgitações recorrentes associadas com perda de peso, anorexia ou recusa alimentar, irritabilidade, disfagia, dor para engolir presumida, distúrbios do sono e síndrome de Sandifer (hiperextensão dor pescoço com arqueamento do dorso – comumente confundida com convulsão, posicionamento que retifica o esôfago e diminui os sintomas de queimação). Além disso, nessa idade são comuns a tosse, engasgos e sibilância. Apesar dessa sintomatologia rica é muito difícil fazer o diagnóstico de DRGE, porque muitos desses sintomas se sobrepõem com doenças mais frequentes e a DRGE de lactentes respondem pouco à supressão ácida. Sabemos que a incidência de DRGE é muito menor em crianças em aleitamento materno. A incidência, geralmente, tem um pico por volta dos quatro meses de vida e diminui progressivamente até um ano de vida, quando por volta de 5% dos pacientes tem DRGE.

Em crianças de um a cinco anos, manifestações comuns incluem a regurgitação, vômitos, dor abdominal, anorexia e recusa alimentar. Como a criança quando se alimenta pode sentir dor, ela recusa a alimentação, que, juntamente com as regurgitações, pode determinar déficit no ganho de peso e estatura.

Em crianças mais velhas e adolescentes, a sintomatologia é semelhante aos adultos: pirose, epigastralgia, dor torácica, disfagia e dor noturna (paciente ao se deitar apresenta pirose). Sintomas extraesofágicos nesta faixa etária podem ser tosse, dor de garganta, sibilância, rouquidão, erosão dentária, laringite ou sinusite crônica.

O refluxo não ácido, que decorre de um refluxo vindo do duodeno para o estômago e esôfago, pode levar a uma erosão muito mais intensa na mucosa esofágica. Somente lembrar que pacientes que ingerem acidentalmente hipoclorito de sódio (água sanitária) ou outros produtos de limpeza muito básicos levam a lesões extremamente graves na mucosa esofágica. Porém, o conhecimento sobre o refluxo alcalino é muito escasso na literatura médica e não vamos abordá-lo neste capítulo.

Exames complementares

Não há exame complementar que diagnostique ou exclua 100% dos casos de DRGE. Esses exames devem ser utilizados de maneira estratégica pelo pediatra, a partir de uma suspeita clínica. E sempre devem ser interpretados com o olhar clínico.

Esses exames complementares devem ser usados para: correlacionar temporalmente sintomas quando há presença de conteúdo gástrico no esôfago, detectar complicações, avaliar a eficácia terapêutica e descartar outras doenças.

Endoscopia digestiva alta

A endoscopia digestiva alta (EDA) é o método primário para avaliar a mucosa esofágica, excluindo outros diagnósticos e visualizando a injúria ácida ao esôfago (erosões). Porém, é um procedimento invasivo, que requer sedação (maior é o risco quanto menor for a criança, apesar do risco ser pequeno). É necessário um endoscopista treinado para realizar uma EDA em lactentes, profissionais que faltam no Brasil. Portanto, o pediatra deve sempre pesar os riscos e benefícios ao solicitar esse exame. Comumente solicitamos na dúvida diagnóstica ou para pesquisar complicações.

A visualização da mucosa esofágica pode nos ajudar a entender qual o grau de esofagite por DRGE que o paciente apresenta. Os achados macroscópicos vistos em uma EDA podem ser resumidos na classificação de Los Angeles, que foi criada para graduar a erosão esofágica devido à DRGE:

a. uma ou mais solução de continuidade da mucosa (erosão) confinada às pregas mucosas, não maiores que 5 mm;

b. pelo menos uma solução de continuidade maior que 5 mm em comprimento, confinada às pregas mucosas e não contígua entre os topos de duas pregas;

c. pelo menos uma solução de continuidade da mucosa contígua entre o topo de duas ou mais pregas mucosas, mas não circunferencial (ocupa menos que 75% da circunferência do esôfago;

d. pelo menos uma solução de continuidade da mucosa circunferencial que ocupa mais de 75% da circunferência do esôfago.

Refluxo gastroesofágico

Outros achados que podem ser identificados na EDA são o esôfago de Barret (metaplasia) e estenoses cicatriciais. A biópsia da mucosa esofágica pode ajudar a diferenciar outras doenças como a esofagite eosinofílica (discutida no capítulo de Alergia Alimentar).

Uma endoscopia normal não exclui DRGE e nem esofagite microscópica; portanto, biópsias devem sempre ser realizadas. Se, na EDA, for identificada uma erosão típica de DRGE o diagnóstico está fechado.

Radiografia contrastada do trato gastrointestinal superior

O clássico exame EED (esôfago, estômago e duodeno) é uma radiografia seriada do trato gastrointestinal superior (antes do ângulo de Treitz) após a criança ingerir bário (contraste). Esse exame demarca toda a anatomia e avalia também motilidade. Portanto, ele não é útil no diagnóstico da DRGE. Ele serve somente para descartar alterações anatômicas; entretanto, é constantemente e erroneamente solicitado para diagnosticar a DRGE. O exame pode até evidenciar um episódio de refluxo, vendo a passagem do contraste do estômago para o esôfago. Porém, isso não quer dizer que esse refluxo seja patológico (falso-positivo).

Monitoração do pH esofágico

Também conhecida como pHmetria esofágica. Esse também é um exame invasivo, em que se passa uma sonda nasoesofágica em cuja ponta existe um sensor de pH que fica no terço distal do esôfago. O paciente deve permanecer com essa sonda por, no mínimo, 18 horas e tem que praticar as suas atividades habituais e se alimentar normalmente. O sensor mede o pH ácido (não serve para o diagnóstico do refluxo alcalino). Toda vez que o pH cair para abaixo de 4,0 suspeitamos que haja passagem do conteúdo gástrico para o esôfago. Utilizamos esse estudo para monitorar quantos episódios de refluxo ocorreram, qual a duração dos episódios de refluxo, qual o índice de refluxo (cálculo complexo com vários parâmetros) e a correlação dos episódios de refluxo com sintomas e posições. Por exemplo, podemos correlacionar o refluxo no mesmo horário que o paciente relatou crise de tosse (há relatório para o paciente preencher durante o exame com todos os sintomas, suas atividades, posição e alimentação).

Lembrem-se que o RGE é fisiológico, então a DRGE somente está presente quando os episódios de refluxo extrapolam a avaliação normal. A reprodutibilidade da pHmetria como diagnóstico da DRGE tem diminuído nos últimos anos, devido a ser um exame difícil de realizar e interpretar e de acrescentar poucas informações. Hoje está restrito para a dúvida diagnóstica ou avaliação da terapêutica.

Monitoração da impedância esofágica

Também conhecida como pH-impedanciometria esofágica. É um exame semelhante à pHmetria, com uma sonda nasoesofágica que monitora o pH (ácido e básico) no terço esofágico distal e a impedância (resistência) de cada segmento esofágico. Portanto, além de avaliar a existência de refluxo ácido ou básico também avalia motilidade esofágica. Esse é o exame de escolha para o diagnóstico de DRGE."

Cintilografia gastroesofágica

Nesse exame, um líquido ou sólido marcados com tecnécio radioativo é ingerido e realizada uma cintilografia. Nele, avalia-se o tempo de esvaziamento gástrico e ocorrência de refluxo. Não se sabe se o refluxo observado é fisiológico ou não. Portanto, não é recomendável na investigação da DRGE.

Diagnóstico

O diagnóstico da DRGE é clínico. Porém, quando há dúvida diagnóstica pode-se realizar alguns exames complementares. Não há um grupo de sintomas, tampouco critérios diagnósticos específicos, que diagnosticam os casos de DRGE bem como sua probabilidade de resposta ao tratamento. O diagnóstico da DRGE em crianças mais velhas, maiores de cinco anos ou adolescentes é fácil a partir de uma história clínica e exame físico detalhados. Porém, apesar dos sintomas parecerem típicos, tem-se de descartar sinais de alarme que podem sugerir uma patologia mais grave que se apresenta como uma DRGE (Quadro 12.1). Crianças e adolescentes que apresentam pirose podem receber tratamento medicamentoso empírico como teste terapêutico.

Já em crianças menores de cinco anos o diagnóstico é muito mais difícil. Temos que saber que somente regurgitações ou vômitos repetitivos, se não vêm acompanhados de outros sintomas sistêmicos, não configura-se uma DRGE. Essa confusão é muito comum pelos pais. Portanto, na suspeita de DRGE em lactentes, devemos procurar sintomas de comprometimento sistêmico. Uma grande dica são os pacientes que apresentam regurgitação ou vômitos recorrentes e evoluem com déficit no ganho de peso ou que apresentam sibilância recorrente prolongada sem justificativa clara de doença viral.

Quadro 12.1 – Sinais de alarme na investigação de uma criança com DRGE

Vômitos biliosos
Sangramento do trato gastrointestinal (hematêmese ou hematoquezia)
Vômitos forçados consistentes
Febre
Letargia
Hepatoesplenomegalia
Fontanela abaulada
Macro/Microcefalia
Convulsões
Dor ou distensão abdominal
Síndrome genética/metabólica documentada ou suspeita
Doença crônica associada

Adaptado de Lightdale.

Tratamento

Essa é mais uma área controversa da DRGE. Há grande pressão da indústria farmacêutica para o uso de medicamentos que podem não ajudar no tratamento da DRGE. A principal recomendação é a mudança nos hábitos de vida (comportamento e alimentação), seguido do uso da terapia medicamentosa adequada; a cirurgia fica restrita para casos intratáveis ou complicações.

Modificações no estilo de vida em lactentes

Em lactentes as intervenções incluem modificações do padrão alimentar e nas posições. De modo geral, recomendamos que a criança se alimente em menor quantidade mais vezes ao dia. É comum encontramos uma criança que mama muito no peito ou ingere uma grande quantidade de leite e apresenta regurgitações ou vômitos sempre depois de se alimentar. Portanto, essa é uma intervenção muito efetiva. Além disso, lembremos que o esfíncter esofágico inferior dos lactentes tem menor tônus; após a alimentação a criança deve evitar se deitar. É comum um bebê com reflexo gastrocólico exacerbado (normal para idade), logo após amamentação evacuar e apresentar uma grande regurgitação após deitar para trocar a fralda.

A educação dos responsáveis é fundamental no tratamento não farmacológico da DRGE. Sempre depois de mamar a criança deve ficar em pé por um tempo, para que ocorra um pouco do esvaziamento gástrico.

Outra questão muito controversa é a relação entre alergia à proteína do leite de vaca (APLV) e a DRGE. Em um lactente em que já há uma complicação da DRGE (perda de peso, por exemplo) pode ser interessante pedir para a mãe fazer restrição de leite e derivados e ovo ou ofertar uma fórmula extensamente hidrolisada por cerca de um mês e ver se há melhora das regurgitações. Jamais faça isso naquele paciente "regurgitador feliz" em que não há complicação da DRGE e está ganhando peso bem.

Existem, no mercado, diversas fórmulas "antiregurgitação". Elas contém espessantes ou substâncias que, em contato com a acidez, determinam "gelatinização" do leite. Essas fórmulas melhoram o refluxo visível (regurgitações) mas não impedem o RGE (não tratam a DRGE). Podem ser indicadas nos casos de muita regurgitação que interfere bastante na rotina da casa. O uso de espessantes no leite, farinha de arroz ou amido de milho, tem o mesmo efeito e levam ao aumentado da oferta calórica.

Deitar a criança em posição prona diminui os episódios de refluxo; porém, o risco de morte súbita do lactente suplanta qualquer intervenção para tratamento da DRGE. Assim, o lactente menor de um ano deve sempre dormir na posição supina. A posição prona só pode ser utilizada quando a criança está sob supervisão e acordada.

Para crianças maiores e adolescentes, as recomendações são semelhantes às dos adultos: perder peso, cessar o tabagismo e evitar abuso de álcool. As intervenções dietéticas incluem evitar cafeína, chocolate, alimentos muito temperados, especiarias, molho de tomate e outros alimentos gordurosos.

Terapia farmacológica

Dois efeitos farmacológicos são levados em consideração no tratamento da DRGE: a supressão ácida e o efeito pró-cinético. As novas recomendações têm evidenciado que a supressão ácida é o real objetivo. O efeito pró-cinético melhora pouco os sintomas, não trata a doença e determina muitos efeitos colaterais.

Os antiácidos são medicações que têm efeito tampão imediato e são comumente usados para aliviar a pirose ou a epigastralgia. Porém, há pouca evidência de que o uso de antiácidos cause diminuição da lesão esofágica e tratamento da DRGE. Essas medicações também não são inócuas; o hidróxido de alumínio, por exemplo, pode levar a intoxicação por alumínio no seu uso repetitivo. Portanto, essa classe de drogas não é recomendada para o uso em crianças.

Os inibidores anti-H2 (ranitidina e cimetidina) revolucionaram o tratamento da DRGE. Eles antagonizam competitivamente os receptores de histamina 2 (H2) das células parietais do estômago suprimindo a secreção gástrica. Eles são muito bem tolerados, podem ser prescritos em lactentes e têm bom efeito no tratamento de uma crise aguda de pirose ou epigastralgia. Porém, o seu efeito terapêutico pode diminuir a longo prazo (6 semanas). As medicações e doses mais utilizadas são:

Refluxo gastroesofágico

• ranitidina: 5 a 10 mg/kg/dia dividido em 2 ou 3 tomadas. Disponível em formulação de 15 mg/ml;

• Cimetidina: 30 a 40 mg/kg/dia dividido em 4 tomadas. Indicada a partir dos dezesseis anos de vida. Disponível em comprimidos de 200 e 400 mg.

Os inibidores de bomba de próton (IBP) são a classe de escolha para supressão ácida e tratamento da DRGE e suas complicações. Eles se ligam na bomba de próton ativada antes de atingir a membrana apical, diminuindo muito a secreção ácida. Porém, a sua administração deve ser feita no momento correto para que se tenha o efeito terapêutico desejado. A medicação deve ser ingerida 30 minutos antes da refeição. Para dar tempo de ser absorvida e pela corrente sanguínea alcançar a célula parietal no estômago. A medicação não vai ter efeito terapêutico se a criança não comer 30 minutos após ingerir o medicamento (já que não vai ter bomba de próton ativada dentro da célula parietal) ou ingerir a medicação junto com a alimentação (quando a medicação chegar na célula parietal a bomba de próton já vai estar na membrana apical). Lembremos que o IBP só se liga à bomba de próton que está no citoplasma e ativada. O IBP não é uma medicação para uso agudo na crise de pirose ou epigastralgia. O seu uso crônico pode predispor ao câncer gástrico e aumento do risco de alergia alimentar. E não há formulação líquida (xarope) ; é instável em meio líquido. Portanto, a administração em criança é difícil. As medicações e doses mais utilizadas são:

• omeprazol: 0,7 a 3,3 mg/kg/dia. A partir de dois anos de vida. As cápsulas são de 10, 20 e 40 mg. Pode-se ofertar para crianças abrindo a cápsula e misturando as "bolinhas" internas em uma solução pastosa (iogurte). Não se deve estourar as "bolinhas". Pode-se pedir formular o xarope, mas apresenta durabilidade de poucas semanas;

• lansoprazol: 0,7 a 3,0 mg/kg/dia. A partir de um ano de vida. Cápsulas de 15 e 30 mg;

• esomeprazol: 0,7 a 3,3 mg/kg/dia. A partir de um ano de vida. Comprimidos de 20 a 40 mg;

• pantoprazol: 40 mg/dia. Uso adulto, somente.

Os efeitos esperados dos pró-cinéticos são o aumento do tônus do esfíncter esofágico inferior e a diminuição do tempo de esvaziamento gástrico. Efeitos adversos são muito comuns nessa classe e incluem sintomas extrapiramidais, tontura e agitação. Não são recomendados no tratamento da DRGE. Mas infelizmente, ainda muito prescritos para crianças.

Cirurgia para DRGE

Sua indicação em crianças é para refluxo intratável, dependentes da medicação de supressão ácida ou que tenham complicações. A cirurgia mais realizada é a fundoplicatura (em que se envolve o esfíncter esofágico inferior com o fundo gástrico, aumentando o tônus do esfíncter e angulando mais ou ângulo de His, diminuindo assim o RGE). A escolha do paciente candidato à cirurgia deve ser criteriosa.

PONTOS PRÁTICOS

• O refluxo gastroesofágico é fisiológico e só se caracteriza como doença quando impacta a qualidade de vida ou leva a complicações.

• O quadro clínico da DRGE é mais típico quanto maior for a criança. Em lactentes, um bom sinal de alarme para a DRGE é o déficit de ganho de peso.

• O diagnóstico da DRGE é clínico.

• Crianças maiores de 5 anos e adolescentes que apresentam pirose podem receber tratamento medicamentoso empírico como teste terapêutico.

• O exame complementar de escolha é a EDA, que deve ser reservada na dúvida diagnóstica ou na pesquisa de complicações. O achado de erosão em terço distal de esôfago é diagnóstico de DRGE.

• Todo paciente deve ser submetido ao tratamento comportamental (posicional) e alimentar. O tratamento medicamentoso de escolha é a supressão ácida por meio do uso dos IBP ou do anti-H_2.

Questões de Treinamento

1. Criança de 3 meses vai ao seu consultório com suspeita, pelos pais, de doença do refluxo gastroesofágico. A mãe fala que a criança regurgita em grande quantidade sempre depois de mamar. O paciente não está em aleitamento materno. O paciente está com ganho de peso de 35 g/dia no último mês; agora o paciente está pesando 7 kg. A mãe refere que oferece fórmula láctea 200 ml de 3 em 3 horas. Qual das condutas abaixo é a mais adequada para a situação descrita?

   a. Solicitar endoscopia digestiva alta.
   b. Receitar fórmula antirefluxo.
   c. Orientar mãe a fazer dieta de leite e derivados.
   d. Começar a ofertar somente fórmula extensamente hidrolisada.
   e. Orientar os pais a diminuírem a oferta em cada mamada.

2. Paciente de 13 anos de idade com obesidade grave, vai ao seu consultório com queixa de pirose e epigastralgia pós-prandial. Qual a conduta mais adequada?

   a. Iniciar teste terapêutico com omeprazol.
   b. Introduzir medicamente pró-cinético (bromoprida).
   c. Solicitar endoscopia digestiva alta.
   d. Solicitar pHmetria.
   e. Solicitar impedanciometria.

3. Paciente com 2 anos e meio de idade com suspeita de doença do refluxo gastroesofágico por apresentar regurgitações recorrentes. Paciente apresenta bom ganho de peso e nega qualquer outra comorbidade. Realizou endoscopia digestiva alta recentemente que evidenciou esofagite erosiva distal grau B de Los Angeles. Qual das condutas a seguir é a mais adequada?

   a. Para confirmar o diagnóstico de doença do refluxo é necessário uma pHmetria esofágica.
   b. Está dercartada doença do refluxo; dar orientações gerais.
   c. Receitar omeprazol e orientar a respeito de alimentação e alterações posicionais.
   d. Repetir endoscopia em 1 mês.
   e. Receitar ranitidina e orientar a respeito de alimentação e alterações posicionais.

4. Paciente de 5 anos de vida com suspeita de doença do refluxo gastroesofágico. Apresenta regurgitação frequente e pirose. Não apresentou outras comorbidades e está ganhando peso adequadamente. Qual dos exames abaixo não ajudaria na investigação diagnóstica específica da doença do refluxo gastroesofágico?

   a. Radiografia contrastada de esôfago, estômago e duodeno (EED).
   b. Monitoração de pH esofágico.
   c. Monitoração de pH e impedância esofágica.
   d. Endoscopia digestiva alta.
   e. Nenhuma das anteriores.

5. Qual das recomendações abaixo não deve ser dada a uma criança de 5 meses com doença do refluxo gastroesofágico?

   a. Fracionar a ingesta de leite em mais vezes durante o dia.
   b. Deitar na posição prona.
   c. Deixar o paciente na posição ereta após se alimentar.
   d. Evitar trocar a fralda do paciente logo após se alimentar.
   e. Suspender aleitamento materno.

Gabarito comentado

1. Nosso paciente está recebendo uma impressionante oferta hídrica de mais de 200 ml /kg/dia. Não há estômago que tolere tanto volume; por isso, regurgita tanto. Outro sinal de benignidade é que a criança está ganhando adequadamente peso (até demais!). A adequação do volume da dieta resolveria esse problema. Resposta E

2. A primeira conduta diante de um quadro típico de DRGE é iniciar um inibidor de bomba de prótons (ex. omeprazol) e avaliar a resposta. Não é necessário, em um primeiro momento, realizar uma EDA. Resposta A

3. Paciente apresenta sinais clínicos (regurgitações frequentes) e endoscópicos (erosão ácida distal – esofagite erosiva) de DRGE. O tratamento adequado é com inibidor de bomba de prótons (omeprazol), alimentação adequada e demais orientações comportamentais. Resposta C

4. A radiografia contrastada de esôfago, estômago e duodeno é um exame que analisa somente a anatomia gastrointestinal. Ele não tem valor na investigação de DRGE. Resposta A

5. Todas as medidas das alternativas A, B, C e D diminuem a chance de ocorrência de uma regurgitação. Basta lembrar que o esfíncter esofágico inferior do lactente tem tônus diminuído; portanto, qualquer aumento de pressão na região da cárdia pode levar a um episódio de refluxo. Resposta E

Fontes consultadas e leitura recomendada

Jung, A.D. *Gastroesophageal reflux in infants and children*. American Family Physician, 2001. 64: p. 1853–60.

Puntis, J.W. *Gastro-oesophageal reflux in young babies: who should be treated?* Archives of Disease in Childhood. 2015. 100: p. 989–93.

Vandenplas, Y.; Rudolph, C.D. et al. *Pediatric Gastroesophageal Reflux Clinical Practice Guidelines: Joint Recommendations of the North American Society for Pediatric Gastroenterology, Hepatology, and Nutrition (NASPGHAN) and the European Society for Pediatric.*Journal of Pediatric Gastroenterology and Nutrition, 2009. 49: p. 498–547.

Lightdale J.R., Gremse D.A., *Gastroesophageal reflux: management guidance for the pediatrician*. Pediatrics. 2013; 131: 1684–95.

Diarreia aguda

14

Anne L. Galastri
Gabriel N. Benevides
Benito Lourenço

A síndrome diarreica é uma das causas mais importantes de morbidade e mortalidade na infância em todo o mundo. Nas regiões carentes, onde é baixo o poder aquisitivo, onde não existem água encanada e esgoto sanitário, a mortalidade infantil é alta e a diarreia é responsável por muitos desses óbitos. Nessas situações de miséria, a diarreia aguda, na grande maioria das vezes, é desencadeada por um agente infeccioso que, ao entrar em contato com um hospedeiro espoliado nutricionalmente, encontra um meio propício para proliferar e gerar desequilíbrio. Por outro lado, nas regiões urbanas, com infraestrutura de saneamento básico, educação em saúde e alto poder aquisitivo, a mortalidade infantil é baixa e a diarreia, geralmente de causa viral, responde por poucos óbitos. No Brasil vive-se paradoxalmente essas duas situações, razão que torna não tão simples a interpretação etiológica dos casos. A diarreia aguda é de ocorrência universal, atingindo todas as camadas sociais e, dependendo de sua etiologia e das condições sanitárias do ambiente, pode se revestir de aspectos endêmicos ou epidêmicos. As precárias condições de saneamento básico (água potável, tratamento de esgoto e lixo) e a manipulação e preparo inadequado dos alimentos constituem fatores predisponentes à doença diarreica.

A doença diarreica aguda (DDA) secundária à gastroenterite ou gastroenterocolite aguda (GECA), é um processo normalmente autolimitado, cuja duração varia de horas a dias. A desidratação, consequência da perda de líquidos e eletrólitos pelas fezes é a repercussão clínica imediata mais séria da diarreia aguda. Já a sucessão ou recorrência dos episódios diarreicos, comprometem negativamente o estado nutricional. No Brasil, durante muito tempo, a doença diarreica aguda foi uma das principais causas de mortalidade infantil. Quando se fala em mortalidade infantil por diarreia, pensamos nas diarreias primariamente infecciosas, ocorrendo o óbito na fase aguda por desidratação ou, mais tarde, pela tríade diarreia persistente com desnutrição e sepse por enterobactérias.

Além das condições ambientais facilitadoras para diarreia, outro fator de risco é o desmame precoce. Os episódios são em maior número, duração de doença e gravidade dos sintomas nas crianças desmamadas.

Conceito e classificação das diarreias

A diarreia pode ser definida como uma alteração do hábito intestinal caracterizada por aumento do número de evacuações e/ou diminuição da consistência fecal, por aumento do teor de água e eletrólitos, decorrentes de um distúrbio nas funções de digestão, absorção ou secreção intestinal. Embora exista uma definição da Organização Mundial de Saúde (OMS) de três ou mais evacuações amolecidas por dia, esses limites são de difícil definição; qualquer mudança no padrão evacuatório de uma criança pode caracterizar-se como diarreia e nos trazer algum grau de preocupação, particularmente se acompanhado de comprometimento do estado geral, houver presença de produtos patológicos nas fezes ou a criança estiver desidratada.

A diarreia pode ser um fenômeno isolado, reflexo de uma alteração local, ou representar a manifestação de uma condição sistêmica. A diarreia, de acordo com seu comportamento evolutivo, pode ser caracterizada nas seguintes formas:

• Diarreia aguda: quando o início é abrupto e sua duração não ultrapassa 15 dias, mais frequentemente durante até 7 dias. O exemplo padrão dessa condição é representado pelas diarreias infecciosas.

• Diarreia persistente (síndrome pós-enterite): quando uma diarreia aguda, potencialmente autolimitada, ultrapassa 15 dias de duração. Um exemplo dessa condição costuma ocorrer em lactentes jovens desnutridos e tem como causa subjacente uma intolerância secundária temporária à lactose, por destruição da enzima lactase.

• Diarreia crônica: diarreia de duração superior a 30 dias, de início variável (abrupto ou insidioso); constitui a situação mais frequente de má absorção intestinal. O seu comportamento evolutivo pode seguir diferentes modelos de curso: surtos curtos de diarreia entremeados de fases de acalmia (curso intermitente), diarreia constante ou, ainda, constante com períodos de reagudização.

Deve-se ter especial atenção na caracterização de diarreia em recém-nascidos ou lactentes jovens, particularmente em aleitamento materno, que podem ter normalmente evacuações frequentes e amolecidas. Nesses casos, na caracterização da diarreia, deve-se levar em conta o hábito intestinal da criança e outros parâmetros, tais como: comprometimento do estado geral, diminuição da ingesta alimentar, febre, vômitos e irritabilidade.

Fisiologia básica da absorção e secreção de eletrólitos

A imensa superfície absortiva da mucosa intestinal se deve às pregas circulares da mucosa, às vilosidades e microvilosidades e a uma estrutura especializada na borda luminal do enterócito, a borda em escova. Os enterócitos migram das criptas para o ápice das vilosidades e apresentam funções diferentes, dependendo de sua localização. Enquanto os enterócitos da cripta têm função predominantemente secretora, os do ápice têm função de absorção. A vida média do enterócito é de cerca de três dias e as células do ápice são, então, descamadas. O tubo digestivo executa um grande trabalho para a absorção de água e eletrólitos, uma vez que diariamente, chegam à luz intestinal do adulto, aproximadamente 6 litros de líquido e são eliminados nas fezes apenas 100 a 200 ml. Portanto, a função de absorção predomina sobre a de secreção e toda vez que ocorrer desequilíbrio ocorrerá diarreia.

Há vários mecanismos para a absorção de sódio no intestino delgado. O principal é o de difusão eletrogênica à custa de um gradiente elétrico e de concentração. A concentração de sódio (Na^+) é mantida baixa dentro da célula graças à ação da bomba de sódio e potássio (Na^+-K^+-ATPase) que transporta ativamente o Na^+ para o extracelular através da membrana basolateral. Além disso, a carga elétrica dentro das células é negativa em relação ao conteúdo da luz intestinal. Dessa forma, o Na^+ entra na célula, mas é rapidamente eliminado para o compartimento interno do organismo através da ação da Na^+-K^+-ATPase, mantendo a concentração intracelular de Na^+ baixa e criando gradiente negativo em relação à luz. A absorção de Na^+ provoca absorção de cloro e ocorre difusão passiva de água para manter o equilíbrio osmótico. Esse mecanismo ativo de absorção fica comprometido quando existe uma agressão ao enterócito. Outro mecanismo de absorção de Na^+ é o acoplado a algum nutriente, particularmente aos açúcares e aminoácidos. Ocorre ligação do soluto, p. ex., a glicose a um transportador de membrana criando um sistema que é energizado pelo Na^+, que, juntos, são movidos para o intracelular. Como descrito anteriormente, o Na^+ é transportado ativamente para fora da célula, através da membrana basolateral. Esse mecanismo está sempre funcionante e é a base da terapia de reidratação oral (ver capítulo sobre desidratação e fluidoterapia).

A secreção intestinal ocorre principalmente pelos enterócitos da cripta, existindo um aumento da permeabilidade da membrana apical ao cloro, mediados por AMP-cíclico e GMP-cíclico. O aumento destes mediadores estimula a secreção para a luz intestinal de cloro e água pelos enterócitos da cripta.

Mecanismos básicos de patogênese da diarreia

Esses mecanismos podem agir concomitantemente, embora quase sempre um deles, na prática, predomina sobre os outros. São eles:

• Adesão de micro-organismos à mucosa intestinal e lesão da borda em escova, onde há desarranjo e dissolução dessa, com grande redução da superfície de absorção e produção de citotoxinas locais. A *Escherichia coli enteropatogênica* clássica (Epec) é um exemplo de agente que utiliza esse mecanismo de virulência para causar doença.

• Adesão de micro-organismos à mucosa intestinal e produção de enterotoxinas, que, ao atingirem o meio intracelular, estimulam a secreção de cloro (e, consequentemente, de Na^+ e água), por ativação do AMP-cíclico ou outros mediadores, instalando-se um quadro conhecido como diarreia secretora. O agente da cólera e a *Escherichia coli* enterotoxigênica são exemplos de agentes que atuam com esse mecanismo.

• Invasão da mucosa, cuja proliferação é intracelular, alterando o funcionamento da célula e causando sua morte. A *Escherichia coli enteroinvasora* (Eiec) e a *Shigella* atuam dessa forma.

• Invasão da mucosa e proliferação na lâmina própria e nos gânglios mesentéricos, podendo determinar quadros sépticos. A *Salmonella* e *Campylobacter* podem causar doença por esse mecanismo.

• Mecanismo osmótico (diarreia osmótica), quando o fenômeno encontrado é a retenção de substâncias solúveis na luz intestinal que provocam um retardo na absorção de água e eletrólitos, além de, pelo efeito osmótico, induzir movimentos de água do plasma para a luz intestinal. A diarreia osmótica pode ocorrer por ingestão de substâncias solúveis não absorvíveis (laxantes e erros alimentares p.ex.) ou por defeitos na digestão de nutrientes, cujo modelo é a intolerância aos dissacarídeos, em especial a intolerância secundária à lactose (alteração da lactase), situação muito frequente em Pediatria.

• Mecanismo motor, por hipermotilidade ou por hipotonia muscular intestinal.

De maneira geral, os agentes que atuam com os mecanismos de adesão e toxigênese acometem o intestino delgado alto, quando então, o quadro clínico caracteriza-se pela presença de fezes copiosas e aquosas, ricas em eletrólitos, sem produtos patológicos (sangue ou pus) e sem dor à evacuação. Para os agentes que expressam o fator de virulência da invasividade, a predileção é pelo íleo terminal e cólon; nesses casos, o quadro é disentérico, revelando-se com fezes de menor volume, mas com maior frequência, com muco e sangue (colites), tenesmo e, geralmente, febre.

Etiologia das diarreias agudas

A maioria dos quadros diarreicos agudos é representada pelas diarreias toxi-infecciosas. Esses agentes diarreicogênicos diferem dos milhões de germes que habitam normalmente o intestino (microbiota ou flora normal), por apresentarem mecanismos de virulência anteriormente citados: adesividade, toxigênese e invasividade.

Tem-se poucos dados sobre perfil microbiológico das DDA. Estima-se que a maioria dos casos sejam causados por vírus, sendo o norovírus e o rotavírus os mais fre-quentemente envolvidos; em seguida, pensamos nos agentes bacterianos. Os principais agentes diarreicogênicos variam dependendo da idade do paciente e da região geográfica (há nítida diferença no perfil etiológico quando se considera um país desenvolvido ou uma região mais carente). No Brasil, encontra-se ainda uma mistura de bolsões de pobreza com padrão etiológico das diarreias de países subdesenvolvidos (um número grande de diarreias bacterianas) e regiões muito desenvolvidas, com uma imensa maioria de quadros virais.

Vírus

A ação viral caracteriza-se pela invasão de enterócitos dos vilos, determinando sua necrose. Há ascensão de células ainda imaturas das criptas, que são secretantes e pouco aptas à absorção, especialmente da lactose. Há diarreia aquosa acompanhada de vômitos e febre. As lesões são geralmente focais, poupando áreas que permanecem normais. Os principais vírus causadores de diarreia são: rotavírus, norovírus, sapovirus, adenovírus e astrovírus. A importância do rotavírus sobrepuja, pela gravidade do quadro, em muito, a dos outros vírus, tendência que pode ser mudada após a introdução da imunização contra esse agente. A gastroenterite viral aguda é usualmente uma doença autolimitada, com recuperação histológica do epitélio intestinal em 7 a 10 dias após ter cessado a excreção do vírus. A recuperação funcional do intestino ocorre pouco depois. Ocasionalmente em lactentes com menos de doze meses de idade, pode ocorrer uma enterite pós-viral (comprometimento da dissacaridade – lactase) que dura até 6 a 12 semanas. O rotavírus é causa de diarreia nas áreas urbanas em climas temperados, no outono e inverno, principalmente em crianças entre seis e vinte e quatro meses. As manifestações mais frequentemente associadas à diarreia líquida importante são vômitos (quase todas infecções), febre (10 a 40%), infecção de vias aéreas superiores (20% a 40%) e desidratação. A excreção de partículas virais nas fezes, na fase aguda da doença é grande e como o vírus é resistente e estável às condições ambientais, há um grande potencial para infecções cruzadas, principalmente em ambientes fechados, como berçários, creches e hospitais. Rotineiramente o diagnóstico pode ser estabelecido por meio da pesquisa de antígenos virais nas fezes, utilizando-se ensaio imunoenzimático. Seguidamente aos rotavírus e com importância epidemiológica cada vez maior, tem-se os norovírus, que podem acometer pessoas de todas as idades, ao longo do ano todo (mas também com pico no outono/inverno). Crianças mais velhas e adolescentes com Geca, especialmente pós-surto comunitário (comida ou água contaminadas) tem grande probabilidade de terem os norovirus como agentes causais.

Bactérias

Escherichia coli enteropatogênica clássica (Epec): é considerada a principal bactéria relacionada a diarreias endêmicas em países em desenvolvimento. Ela adere intimamente ao enterócito e elabora uma citotoxina que causa dissolução dos microvilos adjacentes a elas, provocando alterações morfológicas e funcionais secundárias importantes. Juntamente com os rotavirus são os agentes mais relacionados ao risco de persistência da diarreia (> 15 dias), com características osmóticas por comprometimento das dissacaridases apicais da borda em escova do enterócito.

Escherichia coli enterotoxigênica (Etec): bactéria não invasora que produz toxinas que estimulam o AMPc, provocando graves diarreias secretoras. A ETEC exerce papel importante na diarreia dos viajantes.

Escherichia coli enteroinvasora (Eiec): é muito semelhante à *Shigella*; invade o intestino grosso e o íleo terminal, penetra nas células epiteliais, prolifera no seu interior e as destrói. O processo determina reação inflamatória da mucosa intestinal de intensidade variável.

Escherichia coli enterohemorrágica (EHEC): causa colite hemorrágica, podendo também associar-se à síndrome hemoliticourêmica (SHU). A observação de uma criança com diarreia, em especial lactente, que se mostre oligo-anúrica, com anemia e trombocitopenia e sinais de insuficiência renal, deve, de modo invariável, alertar para a possibilidade de SHU típica. A presença de sangue nas fezes diarreicas é um sinal que amplia esta possibilidade, considerando-se que a verotoxina de E. coli O157-H7, parece estar fisiopatologicamente relacionada a grande parte desses quadros. Outros germes, capazes de determinar diarreia com sangue, como *Shigella*, *Salmonella* e *Campylobacter*, têm sido relacionados, porém, de modo menos consistente. As principais informações sobre a síndrome hemolítico-urêmica encontram-se no Quadro 14.1.

Quadro 14.1 – Síndrome hemolítico-urêmica

Doença aguda de crianças pequenas que, geralmente, ocorre após um episódio de gastroenterite aguda (menos comumente, pode relacionar-se a uma infecção do trato respiratório superior); tipicamente ocorre 5 a 10 dias após o início da diarreia. O evento primário na patogenia da síndrome parece ser lesão das células endoteliais. A lesão endotelial dos capilares e arteríolas renais acarreta coagulação localizada. Comumente não se observam evidências de coagulação intravascular disseminada. A anemia microangiopática resulta de lesão mecânica das hemácias quando elas atravessam a vasculatura alterada. A trombocitopenia advém de aderência ou lesão intrarrenal das plaquetas. As hemácias e as plaquetas danificadas são removidas da circulação pelo fígado e baço. Surgem sinais de anemia hemolítica, trombocitopenia e insuficiência renal aguda. Os sintomas surgem após 5 a 10 dias do quadro intestinal, com palidez súbita, irritabilidade, letargia, oligúria, desidratação e hepatoesplenomegalia. O diagnóstico baseia-se nos achados da tríade: anemia hemolítica microangiopática (hemácias fragmentadas e de formas bizarras: esquizócitos), trombocitopenia e insuficiência renal aguda. É um quadro grave que necessita de acompanhamento em terapia intensiva e muitas vezes leva ao óbito, principalmente nos quadros de SHU atípica (quando a infecção inicial não é por diarreia pela E. coli O157–H7).

A *Shigella*, embora atinja qualquer idade, a infecção é mais comum no segundo ou terceiro ano de vida. Essa bactéria é o protótipo do organismo invasor que produz disenteria. Do gênero *Shigella*, destacam-se a *S. dysenteriae* e a *S. flexneri*. A primeira é responsável por quadros mais graves. Sua capacidade de invadir e lesar anatomicamente a mucosa intestinal (intracelular) constitui seu principal fator de virulência, embora essas bactérias também elaborem enterotoxinas. É transmitida principalmente pelo contato com a pessoa infectada (baixo *inoculum* infectivo), mas pode ocorrer também por meio da contaminação de elementos da dieta com fezes de portadores. A propagação dentro de famílias, internatos e creches demonstra a capacidade de baixos números de micro-organismos causarem a doença num esquema de transmissão interpessoal. As manifestações clínicas das shigeloses são representadas por febre, vômitos, anorexia, toxemia, manifestações neurológicas de causa não compreendida (cefaleia, convulsões, meningismo, letargia ou alucinações), diarreia (fezes inicialmente líquidas e volumosas, seguidas de fezes disentéricas que podem prolongar-se até 4 semanas), dor abdominal e tenesmo.

A *Salmonella*, exibe distribuição universal, com incidência relacionada à disponibilidade de água potável, destinação do esgoto e práticas de preparação e conservação alimentar. Ocorrem mais frequentemente nos meses quentes e, em virtude de um grande tamanho de inóculo, a ingestão de alimentos é considerada a principal fonte de infecção. Quando ingeridas, as bactérias invadem o intestino delgado e o cólon; atravessam o epitélio mucoso, estabelecendo-se na lâmina própria, causando microabscessos, podendo proliferar-se dentro de macrófagos e atingir várias partes do organismo, causando quadros sépticos graves. Após a infecção, as salmonelas não tifoides são excretadas nas fezes por um período mediano de 5 semanas, período mais longo nos casos graves e em lactentes pequenos.

As diarreias causadas por protozoários são apresentadas no capítulo "Parasitoses intestinais".

Uma causa não infecciosa a ser considerada nos casos de DDA é a intoxicação alimentar, após ingestão de toxinas pré-formadas (estafilocócicas, *Bacillus cereus*). São quadros de rápida instalação (após horas da ingestão) e o processo evolui para cura dentro de um a dois dias.

Colite pseudomembranosa

A colite pseudomembranosa é uma condição grave, vista em pacientes que recebem antibioticoterapia, especialmente clindamicina, ampicilina e cefalosporinas. O *Clostridium difficile* é o agente mais implicado. O diagnóstico no lactente é mais difícil devido à taxa relativamente elevada de portadores do *C. difficile* (cerca de 20% nos neonatos, 30% a 40% nos lactentes, 10% nas crianças maiores e 5% nos adolescentes). O quadro clínico se caracteriza por febre, queda do estado geral associado a diarreia profusa, que pode ser aquosa ou mucoide, sendo geralmente esverdeada, fétida e sanguinolenta. Na sigmoidoscopia, observa-se placas ou nódulos pseudomembranosos. Se a doença não é agressiva, as crianças poderão ser tratadas com a retirada do antibiótico e os cuidados de suporte adequados. As crianças mais gravemente enfermas deverão ser tratadas com metronidazol e, em casos graves, vancomicina por via oral. A complicação mais grave e letal é o megacólon tóxico e suas complicações perfurativas e sépticas.

Diarreia aguda

Exames complementares

A DDA geralmente não requer investigação diagnóstica específica. Crianças que apresentam quadro diarreico agudo não necessitam de rotina investigação etiológica. Pesquisa microbiológica pode ser considerada em crianças com doenças crônicas (oncológicos, doença intestinal inflamatória), em pacientes graves, ou naqueles com sintomas prolongados nos quais o tratamento específico é considerado. Exame macroscópico, pesquisa de elementos anormais, exame parasitológico, dosagem de pH fecal e substâncias redutoras, coprocultura e pesquisas virais nas fezes estão recomendados nesses casos. A dosagem de eletrólitos é recomendada, em ambiente hospitalar, nos pacientes gravemente desidratados que necessitem de terapia intravenosa, para adequado controle dos níveis de sódio.

Diagnóstico presuntivo das diarreias agudas

Diarreia aquosa em crianças pequenas, com apresentação de fezes líquidas, sem muco, sangue ou pus, evacuadas sem dor, com vômitos frequentes, que podem preceder a diarreia em 1 ou 2 dias e predominar no quadro clínico, acompanhada de febre (na maior parte dos casos) por 24 a 48 horas, sua causa provável é viral (rotavírus ou norovírus).

Diarreia aquosa com características de secretora: fezes líquidas, abundantes, claras, sem sangue, muco ou pus, com desconforto abdominal (muita cólica), mas sem dor à evacuação, com grande tendência à desidratação e vômitos/febre não clinicamente relevantes, sua causa provável é enterotoxina da ETEC, EPEC ou fase inicial de uma bactéria invasora.

Diarreia exsudativa com apresentação aquosa de grande volume inicialmente (pode nem ocorrer), que rapidamente evolui para fezes disentéricas, mucopiossanguinolentas, eliminadas repentinamente, em pequenos volumes e acompanhadas de dor à evacuação (tenesmo), com febre alta e achados neurológicos (convulsões, cefaleia, letargia, meningismo ou alucinações) eventuais, sua causa provável é bactéria invasora (_Shigella_, EIEC).

Aparecimento simultâneo de vários casos de diarreia após ingestão de um mesmo alimento, sua causa provável é intoxicação alimentar.

Bases terapêuticas da DDA

O tratamento efetivo da diarreia aguda precisa ser considerado sob os aspectos globais de profilaxia, terapia de reidratação, tratamento dietético, tratamento sintomático e tratamento específico (etiológico).

Profilaxia

Genericamente é o conjunto de medidas que asseguram as melhores condições de defesa ao hospedeiro e um meio ambiente o menos contaminado possível, que seria obtido com programas de estímulo ao aleitamento materno e política de saneamento básico adequado. Com a introdução da vacina para rotavírus no calendário nacional de imunização houve uma significativa redução nos casos graves de doença diarreica aguda. Isto foi notado principalmente na redução de internações por desidratação de lactentes.

Terapia de reidratação

Toda criança com diarreia aguda deve receber atenção no sentido de evitar-se a instalação da desidratação ou, frente a evidências clínicas de algum grau de depleção de volume, deve-se instalar prontamente a terapia de reidratação oral (TRO). Veja o capítulo específico sobre o manejo da fluidoterapia em Pediatria.

Tratamento dietético

Objetiva a preservação ou recuperação do estado nutricional do paciente, o que pode ser conseguido mantendo o aleitamento materno sempre que possível, evitando o jejum para o paciente além da fase de reidratação (4 a 6 horas), realimentando a criança com dieta normal e caloricamente adequada para a idade o mais prontamente possível. Portanto, via de regra, não se indica modificação da dieta para uma criança com diarreia aguda. A manutenção da alimentação durante a doença diarreica tem os seguintes aspectos positivos: protege a mucosa intestinal, evitando a atrofia induzida pelo jejum e possibilitando a recuperação mais rápida da mucosa intestinal, evita-se o aumento da permeabilidade intestinal associada à diarreia (diminui a translocação bacteriana), além de prevenir danos sobre o estado nutricional causados pela doença.

Tratamento sintomático e adjuvante

Felizmente, pouco prescritas, mas ainda muito utilizadas por automedicação, não há evidências de que as chamadas drogas sintomáticas tragam benefícios reais para os pacientes. Pelo contrário, o risco de efeitos colaterais e o fato de inibirem respostas fisiológicas contraindicam sua prescrição. Drogas inibidoras da motilidade (antiespasmódicas), por aumentarem o tempo de trânsito representam um risco maior para os pacientes, principalmente se infectados com agentes invasivos. Drogas adsorventes, que dão consistência às

TEP – Título de Especialista em Pediatria

fezes, não alteram a perda de água pelas evacuações e espoliam eletrólitos. Por fim, a ação sedativa de alguns antieméticos pode dificultar a terapia de reidratação oral. A hidratação da criança é o melhor tratamento antiemético. Eventualmente, a ondansetrona (via oral ou intravenosa) pode ser utilizada.

O uso de probióticos é eficaz na redução da duração e intensidade dos sintomas de gastroenterite, sendo que a maior parte dos estudos foram feitos em crianças hospitalizadas, com redução de aproximadamente um dia de internação. Várias cepas foram testadas, mas as evidências (que são fracas) são para *Lactobacillus rhamnosus GG* e *S. boulardii*. Podem, então, ser considerados, particularmente em pacientes com uso de antibioticoterapia.

Vários estudos demonstram que a suplementação de zinco reduz a severidade e duração da diarreia, além de reduzir a incidência de episódios subsequentes por alguns meses. Assim, a OMS recomenda administração de zinco para crianças menores de cinco anos com diarreia (10 mg/dia para crianças menores que seis meses e 20 mg/dia para crianças entre seis meses e cinco anos). Alguns autores, entretanto, dizem que nas regiões em que a deficiência de zinco é rara, não há qualquer benefício na suplementação desse elemento.

Tratamento etiológico

Os antimicrobianos não devem ser utilizados rotineiramente na Geca de etiologia não determinada. A diarreia aguda é, normalmente, um processo autolimitado. A antibioticoterapia não altera o quadro clínico da maior parte dos casos e pode prolongar o tempo de eliminação de determinadas bactérias. Os antimicrobianos promovem alteração da microbiota intestinal, podendo selecionar uma população bacteriana resistente, além da possibilidade dos efeitos colaterais. Disenteria não é indicação de antibioticoterapia na DDA. Basicamente, as indicações de antimicrobiano são:

- pacientes imunodeprimidos ou imunossuprimidos;

- recém-nascidos, particularmente prematuros;

- suspeita de disseminação do processo intestinal (sepse);

- cólera;

- surto epidêmico de *Shigella* em crianças institucionalizadas, com o intuito de diminuir o tempo de eliminação de bactérias pelas fezes.

Em relação ao tratamento da shigelose, embora algumas autoridades recomendem a omissão da terapia antibacteriana, há uma lógica convincente em favor do tratamento de crianças. Ainda que não seja fatal na maioria dos casos, a doença não tratada é de evolução mais prolongada (mínimo duas semanas), podendo sobrevir diarreia persistente. O risco de piora da desnutrição nos casos prolongados e o risco de excreção continuada e infecção subsequente de contatos familiares ou institucionais são outros argumentos contra a estratégia de omitir os antibióticos. Outro ponto interessante: a *Shigella* também pode determinar SHU. O tratamento antimicrobiano não se associa ao aumento de produção de toxinas e, portanto, maior risco de SHU, em contraste como que ocorre com a administração de antibióticos para a E. coli enterohemorrágica, em que alguns trabalhos correlacionam aumento de risco para SHU após terapêutica antimicrobiana. As diretrizes internacionais e nacionais recomendam antibiótico como medida complementar no tratamento da criança com diarreia aguda com sangue nas fezes causada por *Shigella*, respeitando os perfis de sensibilidade regionais aos antimicrobianos. Porém, geralmente a prescrição dos antimicrobianos antecede o conhecimento do resultado da coprocultura e antibiograma de um determinado paciente. No Brasil, ainda, no manual do Ministério da Saúde, é preconizada a associação sulfametoxazol trimetoprima como opção terapêutica. A OMS recomenda a ciprofloxacina em qualquer faixa etária (como opções, sugere outras fluoroquinolonas, e nos casos de multirresistência, a ceftriaxona). A Sociedade Europeia de Gastroenterologia, Hepatologia e Nutrição (ESPGHAN) recomenda a azitromicina como primeira escolha. Tanto a OMS como a ESPGHAN não recomendam o emprego de sulfametoxazol trimetoprima.

Um último conceito é importante sobre as diarreias em Pediatria. Embora, como estudamos neste capítulo, os quadros infecciosos são frequentes e os quadros de Geca enchem diariamente os pronto-atendimentos pediátricos, a apresentação clínica da diarreia, assim como do vômito em Pediatria não necessariamente indica um acometimento do trato gastrointestinal. Assim, diarreia e vômito não são obrigatoriamente sintomas/sinais localizadores de doença na criança, ainda mais quando pouco frequentes. Inúmeras condições na criança podem se acompanhar de diarreia e vômitos, como infecções à distância (otites, pneumonias, infecções do trato urinário), quadros virais sistêmicos (dengue, varicela, influenza) e afecções potencialmente cirúrgicas como apendicite ou intussuscepção (diarreia sanguinolenta em geleia de framboesa).

Diarreia aguda

> **PONTOS PRÁTICOS**
>
> - A diarreia aguda tem duração de menos de 15 dias, e, mais comumente menos de 7 dias; desmame precoce, falta de saneamento básico, falta de estrutura em cuidados de saúde e desnutrição são os principais fatores de risco para quadros graves, principalmente em lactentes
> - A etiologia infecciosa é sua principal causa, principalmente rotavírus, norovírus e bactérias enteropatogênicas
> - Exames complementares são necessários somente em casos graves, paciente imunos-suprimidos ou com doenças de base.
> - Os antimicrobianos não devem ser utilizados rotineiramente na Geca de etiologia não determinada. Disenteria não é indicação de antibioticoterapia na DDA. Basicamente, as indicações de antimicrobiano são: pacientes imunodeprimidos, suspeita de disseminação do processo intestinal (sepse), cólera e surto epidêmico de Shigella em crianças institucionalizadas, com o intuito de diminuir o tempo de eliminação de bactérias pelas fezes.

Questões de Treinamento

1. Menino de 3 anos, previamente hígido, é levado ao UBS pela mãe por quadro de 3 episódios de diarreia sem produtos patológicos há 2 dias, associado a 1 episódio de vômito por dia. Apresentou um pico febril há 12 h de 39,3 °C. Mãe nega outros sintomas. Exame físico dentro da normalidade. Qual é a melhor conduta frente ao caso?
   a. Trata-se de um quadro autolimitado; orientar sinais de alerta e alimentação.
   b. Como febre > 39 °C, realizar triagem infecciosa com hemograma, PCR, urina tipo 1, urocultura e coprocultura.
   c. Orientar a mãe quanto evolução natural da doença e sinais de alerta, para nova avaliação médica; introdução de SRO, orientar dieta, sintomáticos e alta para casa.
   d. Orientar a mãe quanto evolução natural da doença e sinais de alerta, para nova avaliação médica; introdução de SRO (100 a 200 ml após perdas), orientar dieta, suplementar zinco e sintomáticos. Alta para casa e afastar da creche.
   e. Orientar a mãe quanto evolução natural da doença e sinais de alerta, para nova avaliação médica. Introdução de SRO (100 a 200 ml após perdas), orientar dieta, ciprofloxacino (pensando em diarreia causada por bactéria devido à febre alta). Alta para casa e afastar da creche.

2. Paciente de 3 meses, apresentou 3 episódios de diarreia hoje e 5 episódios de vômitos. Encontra-se taquicárdico, choro sem lágrima e última diurese há 2 horas. Encontra-se com sucção ativa em mamadeira com leite de vaca. Quais das afirmativas abaixo está(ão) **correta(s)**?
   I. O desmame precoce pode ser um dos fatores de risco para aquisição de doença atual.
   II. Como o paciente já recebeu 1 dose de vacina de rotavírus, está imunizado e esta não é uma causa da doença atual.
   III. O paciente deve receber volume endovenoso no momento devido à desidratação.
   IV. Pode-se manter a oferta de mamadeira com leite, não sendo necessário soro de reposição oral.

   a. IV.
   b. II e IV.
   c. II, III e IV.
   d. I e IV.
   e. I.

3. Bernadete, 4 anos, 15 kg, previamente hígida, deu entrada no pronto-socorro com história de disenteria há 1 dia, com 9 evacuações nas últimas 6 horas, 3 vômitos e sem diurese há 1 dia. Ao exame: em mau estado geral, FC 150, febril (39 °C), pulsos presentes, porém finos. Glasgow 13, TEC: 7 seg. Já recebeu 3 expansões com 20 ml/kg cada uma de SF e antitérmico. Apresenta FC 90, diurese 100 ml concentrada na sonda vesical de demora, TEC: 3 a 4 seg, afebril. As condutas abaixo estão corretas, **exceto**:
   a. coleta de hemograma, hemocultura, eletrólitos, gasometria, coprocultura, pesquisa de rotavírus e adenovírus.
   b. realizar nova expansão com 20 ml/kg.
   c. introduzir ceftriaxone 50 mg/kg/dia.
   d. oferecer soro de reposição oral.
   e. solicitar internação.

4. Analise as seguintes informações:
   I. A principal causa de diarreia aguda em crianças desnutridas é por parasitas.
   II. A atenção e orientação ao grau de desidratação é uma das principais medidas diante de uma diarreia aguda.
   III. O uso de antidiarreicos é contraindicado.
   IV. Em todo quadro com diarreia e febre é indicada a coleta de exames complementares.
   V. O uso de antibiótico é indicado para pacientes com febre > 39 °C ou disenteria.
   A(s) alternativa(s) **correta(s)** é(são):
   a. I
   b. II e III
   c. III
   d. III e V
   e. II

TEP – Título de Especialista em Pediatria

Gabarito comentado

1. Mesmo sendo um quadro agudo e, possivelmente, autolimitado não se admite apenas uma conduta expectante: previna a desidratação, introduza o zinco e sintomáticos, se necessário, oriente a família e não mude a dieta. Facilmente você encontrará a resposta mais completa. Resposta D

2. Desmame precoce e ausência de aleitamento materno é claro fator de risco para doença gastrointestinal infecciosa. A vacina para rotavírus é protetora contra formas graves da doença e não para todas as infecções pelo vírus. Não há indicação de sinais de gravidade na questão; o paciente deve ser hidratado com TRO, com jejum durante a sua realização. Resposta E

3. Trata-se de um paciente grave, onde o diagnóstico de sepse se impõe e há rebaixamento do nível de consciência. Tratamento deve ser por via intravenosa e, obviamente, a via oral será utilizada após a melhora do paciente. Resposta D

4. A principal causa de diarreia aguda em desnutridos é a causa infecciosa (vírus e bactérias). Não é em todos os quadros de diarreias febris que os exames devem ser colhidos e não é a febre ou a característica das fezes que, isoladamente, define a necessidade de antibioticoterapia. Resposta B

Fontes consultadas e leitura recomendada

Guarino et al. *European Society for Pediatric Gastroenterology, Hepatology, and Nutrition/European Society for Pediatric Infectious Diseases.* Evidence-Based Guidelines for the Management of Acute Gastroenteritis in Children in Europe: Update 2014. Journal of Pediatric Gastroenterology and Nutrition, 2014. 59: p. 132–152.

World Health Organization. *The treatment of diarrhoeae: a manual for physicians and other senior health workers.* WHO/FCH/CAH/05. 1. Geneva: World Health Organization, 2005.

National Institute for Health and Clinical Excellence. *Diarrhoea and vomiting in children.* Diarrhoea and vomiting caused by gastroenteritis: diagnosis, assessment and management in children younger than 5 years. 2009.

ELLIOTT, E.J. *Acute gastroenteritis in children.* The BMJ, 2007. 334: p. 35–40.

Diarreia crônica 15

Gabriel N. Benevides

A maioria dos episódios de diarreia em crianças dura menos do que uma semana; alguns casos prolongam e uma minoria são consideradas crônicas, ou seja, apresentam-se como diarreia contínua. O perfil social é importante no momento da investigação da diarreia crônica, porque em países em desenvolvimento a etiologia infecciosa é mais importante. Nesses casos pensamos em diarreias recorrentes infecciosas, em que a criança não tem tempo de recuperar seu trato gastrointestinal e que é agravado pela desnutrição e insuficiência de micronutrientes como zinco e vitamina A. Em países desenvolvidos, pensamos mais em casos inflamatórios, disabsortivos e alérgicos. É claro que no Brasil, dependendo da sua região, temos os dois padrões e isso altera o nosso algoritmo de investigação.

A diarreia pode ser definida por fezes pastosas ou aquosas que ocorrem pelo menos 3 vezes ao dia, com perda maior que 10 g/kg/dia em lactentes e pré-escolares e 200 g/dia em crianças mais velhas. Entretanto, essa definição não é prática; consideramos diarreia quando há mudança do hábito intestinal normal para um padrão de amolecimento da consistência das fezes e aumento no número dos episódios de evacuação. A diarreia crônica tem duração maior que quatro semanas.

É uma condição com prevalência considerável (acomete de 3 a 20% de todas as crianças em algum momento da vida), mortalidade (metade das causas de morte por diarreia no mundo são por diarreia crônica) e baixa relevância como uma doença grave para a população (somente 25% das crianças com diarreia crônica procuram atendimento médico).

Fisiopatologia

Há quatro mecanismos descritos que podem levar a diarreia (com risco de cronificação): osmótico, secretor, associado à dismotilidade e inflamatório. De modo geral, uma redução de somente 1% da capacidade total de absorção de água já pode levar a diarreia.

O mecanismo osmótico é o que ocorre mais comumente e o mais simples de ser entendido. Nessa situação o conteúdo de solutos é alto na luz intestinal e excede a capacidade absortiva do intestino. Isso leva a saída de água do intestino para a luz intestinal, amolecimento das fezes e consequente diarreia. O protótipo desse mecanismo ocorre quando ofertamos um laxante osmótico a criança. Tomamos como exemplo a lactulose; esse dissacarídeo (galactose com frutose) não é digerido pelo nosso corpo, permanece na luz intestinal e determina amolecimento das fezes. Outro exemplo clássico é o da intolerância a lactose. Geralmente, após uma enterite há lesão da borda em escova dos enterócitos, onde se encontram as dissacaridases. A lactose não consegue mais ser quebrada em glicose e galactose para ser absorvida e isso determina o aumento da osmolaridade. Outra causa comum da diarreia osmótica é a saturação da capacidade de absorção dos enterócitos (por exemplo, com frutose ou sorbitol, em crianças que ingerem grande quantidades de sucos de frutas). O jejum melhora o mecanismo osmótico de diarreia.

No mecanismo secretor, os enterócitos secretam eletrólitos (principalmente cloro) para a luz intestinal concomitantemente à água, mesmo na ausência de um gradiente osmótico. A causa dessa secreção inapropriada pode ser tanto por defeitos congênitos quanto adquiridos (infecções ou medicamentos). Nessa situação, a criança tem diarreia mesmo em jejum. Outra explicação da diarreia secretora é a perda da capacidade de absorver cloro ou sódio pelo enterócito.

O mecanismo associado à dismotilidade é melhor entendido quando oferecemos um laxante irritativo (senna, picosulfito de sódio ou bisadocil, por exemplo). Ele provoca uma irritação na mucosa entérica com aumento do peristaltismo intestinal. Há diminuição da capacidade de absorção e, por conseguinte, diarreia. O cólon irritável com diarreia predominante é uma doença que tipicamente tem esse mecanismo exacerbado.

Finalmente, na diarreia inflamatória, a inflamação da parede intestinal determina seu edema e diminuição da capacidade de absorção. Além disso, alguns agentes inflamatórios levam secreção ativa e o sangue na luz intestinal altera o peristaltismo. Exemplos típicos são as doenças inflamatórias intestinais e doença celíaca.

Avaliação laboratorial da diarreia

Entramos, agora, em um tópico muito nebuloso para o pediatra geral. Comumente, na avaliação de uma diarreia crônica solicitamos exames de fezes para nos ajudar no caminho diagnóstico. Mas muitos profissionais não sabem interpretar os exames realizados e outros tampouco sabem o que pedir.

Avaliação microbiológica para bactérias e parasitas

Esse tópico inclui a cultura aeróbia de fezes, a pesquisa específica de antígenos e o protoparasitológico de fezes (em alguns lugares do Brasil é chamado de exame parasitológico de fezes – EPF).

A cultura aeróbia é utilizada para pesquisar bactérias que estejam sendo excretadas pelo trato gastrointestinal. Muitas vezes, o achado de uma bactéria não necessariamente é diagnóstico de infecção, pois existem bactérias comensais. Assim, temos de reconhecer pela clínica e pela epidemiologia de cada região quais são as bactérias mais patogênicas. No Brasil, considera-se a *Yersinia spp, E. coli* e *Salmonella spp* como espécies capazes de causar diarreia crônica.

O EPF compreende uma série de provas diagnósticas para a investigação de parasitas. Nele conseguimos investigar uma gama de verminoses e protozoários. Devido a sua baixa sensibilidade, o ideal é a coleta de amostras em 3 episódios evacuatórios diferentes.

A pesquisa direta de antígenos nas fezes é indicada, principalmente, no Brasil, para Giardia e o *Cryptosporidium* devido a sua prevalência e importância. De modo geral tem uma sensibilidade melhor do que o EPF para pesquisar ovo e parasitas.

Pode-se pesquisar também se há a toxina do *Clostridium*. Mas lembre-se que essa é uma bactéria comensal do trato gastrointestinal em crianças, ao contrário dos adultos. Deve ser considerada patogênica em paciente internados, imunossuprimidos ou em uso de antibioticoterapia.

Ânion *gap* fecal

Para quem sofreu muito para calcular o ânion *gap* sérico enquanto estudava distúrbios ácido-básicos, saiba que há também o ânion *gap* fecal. Ele é de mais simples interpretação e com menor aplicabilidade clínica. Consiste na diferença entre a osmolaridade medida e a soma do sódio e potássio fecal. A fórmula é: ânion *gap* fecal: $290 - 2([Na+]$

$+ [K+])$. Essa fórmula é preferida que a mensuração da osmolaridade da fecal por um aparelho (osmômetro), já que a última pode vir elevada por alterações pós-coleta ou contaminação com urina. Em uma situação de diarreia crônica se vier maior que 50 mOsm, a diarreia é osmótica (provavelmente, outras substâncias, como a lactose ou sorbitol, levam ao aumento da osmolaridade). Caso a diferença seja menor que 50 mOsm sugere-se uma diarreia secretora.

Avaliação da disabsorção

Na incapacidade do organismo de absorver qualquer nutriente, esse nutriente "solto" na luz intestinal pode levar a diarreia osmótica. Um dos exames mais solicitados é a avaliação de substância redutoras nas fezes. As substâncias redutoras são os carboidratos não digeridos. Em uma criança com intolerância a lactose, após um episódio de diarreia grave, pode haver substâncias redutoras positivas nas fezes. Esse é apenas um exame qualitativo (positivo ou negativo). Ele pode facilitar uma investigação diagnóstica caso venha positivo, mas não apresenta boa sensibilidade e especificidade. Deve-se sempre correlacionar com dados clínicos.

Outro exame para avaliar a disabsorção de carboidratos é o pH fecal. Geralmente na presença de carboidratos não digeridos pelo corpo o pH fecal é menor que 5,5 ou 6,0, pois esses carboidratos serão transformados em ácidos pelas bactérias colônicas.

Para avaliar se o paciente está perdendo gordura nas fezes (esteatorreia) podemos solicitar uma análise qualitativa (também chamado de Sudam III) ou quantitativa (chamada de Van Der Kammer). Na análise quantitativa damos uma dieta rica em gordura para o paciente e coletamos fezes em 72 horas.

Comumente a esteatorreia é devida à insuficiência pancreática exócrina. Nessa situação não se secreta a lipase para fazer a digestão da gordura. Um exame muito mais sensível para avaliar insuficiência pancreática do que as dosagens de gordura nas fezes é a quantificação da elastase fecal. A elastase é secretada pelo pâncreas; quando baixa nas fezes consideramos insuficiência pancreática exócrina.

Avaliação da inflamação intestinal

Na avaliação de leucócitos nas fezes, se estiverem aumentados em número, sugere-se uma inflamação, principalmente no cólon. Um novo exame que já está sendo bastante usado na prática do gastroenterologista é a dosagem da calprotectina fecal. A calprotectina é uma enzima que existe somente dentro de neutrófilos; quando está elevada nas fezes indica infiltração de neutrófilos na parede intestinal, o que sugere inflamação.

Teste do hidrogênio expirado

Esse é um teste muito utilizado na prática clínica para investigação de supercrescimento bacteriano de intestino delgado. Sabemos que a maior parte das bactérias do nosso corpo encontra-se no intestino grosso; no intestino delgado as bactérias existem em menor número. O teste de hidrogênio (H2) expirado diagnostica uma condição de excesso de crescimento bacteriano no intestino delgado. Oferecemos uma medida conhecida de lactulose para o paciente. A lactulose não absorvida e é digerível pelas bactérias do intestino. Quando uma bactéria digere a lactulose ela libera H2. Após oferecer a lactulose pedimos para a criança soprar num aparelho medidor de H2. Em situações normais o nível de H2 expirado vai ser baixo até a lactulose atingir o intestino grosso (no intestino grosso as bactérias vão digerir a lactulose). Sabemos que esse tempo dura por volta de uma hora. Se o nível de H2 começar a subir muito antes de atingir uma hora do início do exame, sabemos que há supercrescimento bacteriano de intestino delgado.

Endoscopias

De modo simples e direto a visualização macroscópica do trato gastrointestinal com a realização de biópsias é de extrema importância para investigação e diagnóstico de diversas doenças. A endoscopia digestiva alta (EDA) visualiza esôfago, estômago e duodeno e é útil no diagnóstico de doença celíaca em que há atrofia vilositária no duodeno e linfócitos intraepiteliais na biópsia. Já a colonoscopia visualiza canal anal, reto, todo intestino grosso e íleo terminal. É extremamente útil no diagnóstico de doenças inflamatórias intestinais.

Exames radiológicos

Na maioria das vezes uma radiografia simples de abdome não traz grandes informações na investigação de uma diarreia crônica. O indicado seria uma enterotomografia (enteroTC) ou uma enteroressonância (enteroRNM), realizadas com contraste (oral e venoso), para contraste das alças intestinais. É útil para analisar comprometimento de parede intestinal de paciente com doença inflamatória intestinal.

Exames séricos

Na avaliação de uma diarreia crônica solicitamos comumente:

- hemograma, proteína C-reativa (PCR) e velocidade de hemossedimentação (VHS): para avaliar padrão inflamatório e anemia;
- imunoglobulinas: investigação de imunodeficiências;
- antitransglutaminase com dosagem de IgA sérica total: para descartar doença celíaca, usamos antitransglutaminase por ser mais sensível e específico e de melhor custo benefício (veja sobre Doença celíaca);
- proteínas totais e frações: para avaliar desnutrição e perda proteica;
- Vitaminas lipossolúveis (A, D, E e K): para avaliar desnutrição e esteatorreia.

Causas infecciosas de diarreia crônica

A infecção pode determinar diarreia crônica pela própria ação do agente, repetição dos quadros ou complicação secundária. Essa é a principal causa de diarreia crônica em países em desenvolvimento. Praticamente toda infecção em intestino delgado leva a diminuição das dissacaridases, principalmente da lactase, que se encontra no topo das vilosidades intestinais na borda em escova que foi danificada pela diarreia. Além disso, outros danos nas vilosidades intestinais levam a diminuição da área absortiva. Os vírus são a principal causa de diarreia; geralmente causam diarreia de curta duração. Entretanto, o rotavírus pode levar a um quadro mais arrastado porque ele lesa gravemente a borda em escova.

Bactérias também determinam lesão das vilosidades intestinais. Comumente causam um quadro de colite (diarreia com muco ou sangue). A *Salmonella spp* é uma das causas mais comuns. Após uma infecção essa bactéria pode ser excretada nas fezes por semanas e em alguns casos – crianças desnutridas - até por 1 ano. Entretanto, mesmo quando evidenciada em um caso de diarreia crônica, não há necessariamente motivo para indicação de antibioticoterapia, já que não interfere na duração dos sintomas e pode prolongar ainda mais o período de excreção. Portanto, siga as instruções de terapia antimicrobiana na diarreia conforme discutido no capítulo Diarreia Aguda Infecciosa.

A *Shigella spp* é particularmente muito agressiva e pode levar a uma desregulação da resposta imune intestinal prolongando a sua inflamação. A Yersinia enterocolitica e *Y pseudotuberculosis* são transmitidas, geralmente, por ingestão de comida contaminada. A sua diarreia pode conter muco, sangue e leucócitos e estar associada a intensa dor abdominal e, assim, mimetizar uma apendicite ou uma doença de Crohn. A E coli (enterotoxigênica e Epec) é um dos principais agentes etiológicos em países em desenvolvimento. Suas diversas formas podem levar a dor abdominal intensa, sangramento nas fezes, vômitos e febre.

A desnutrição leva a uma disfunção imune do paciente que acarreta episódios diarreicos mais graves e de maior duração. A deficiência específica de zinco e de vitamina

A contribuem também para esse mecanismo. Infecções recorrentes, desnutrição e incapacidade imune do paciente podem levar a diarreia crônica ambiental, situação na qual se perpetua o mecanismo da diarreia, evoluindo para atrofia vilositária.

Parasitas também são comumente causa de diarreia crônica. A Giardia e o *Criptosporidium* são os principais agentes no Brasil. Sua transmissão é relacionada a contaminação da água e de alimentos. Acomtem o duodeno ao intestino delgado, levando ao achatamento dos vilos e à disfunção das dissacaridases, acarretando uma diarreia secretora e osmótica. A giardíase deve ser sempre tratada (veja capítulo Enteroparasitoses). Já o *Criptosporidium* deve ser tratado somente em imunodeprimidos com azitromicina ou nitazoxanida.

Alguns antibióticos podem levar a diarreia; fenômeno comum na amoxicilina e na amoxicilina com clavulanato.

Diarreia intratável do lactente

É caracterizada por diarreia persistente após um quadro prévio de diarreia infecciosa, também conhecida como diarreia pós-enterite ou enteropatia pós-enterite. É um diagnóstico sindrômico para um acometimento pós-diarreico em países ricos. Há grande inflamação do intestino, geralmente acompanhada de um componente secretor e lesão de enterócitos (que leva a disabsorção). Diferencia-se da diarreia crônica inespecífica do lactente (veja a seguir) por apresentar perda de peso e características de má absorção e evidência histológica de enteropatia. Fatores de risco que levam a esse quadro são a desnutrição, baixa idade ou imunodepressão. Deve ser suspeitada em diarreias que continuam após uma gastroenterite e a terapia nutricional deve ser iniciada prontamente, principalmente evitar dissacarídeos que podem piorar a diarreia. Tende a resolver em 2 a 3 semanas.

Diarreia crônica sem perda de peso ou atraso do crescimento

A perda de peso e o atraso do crescimento (*failure to thrive*) é um bom divisor entre diarreias crônicas em criança. Doenças inflamatórias ou doenças graves geralmente comprometem o crescimento; outras causas, não.

Diarreia crônica inespecífica do lactente ou da criança (diarreia funcional)

É a causa mais comum de diarreia persistente entre um e quatro anos de vida, pouco falada nos meios acadêmicos devido a sua benignidade. O seu início, geralmente,

é ao redor de um a três anos e pode durar até os cinco anos de vida. A sua suspeita inicia quando os pais notam que o padrão evacuatório do seu filho difere das outras crianças. O paciente começa a evacuar 4 a 10 vezes por dia fezes pastosas, mas sem muco ou sangue, com, no máximo, dor abdominal leve, que alivia com a evacuação, e sem comprometimento do desenvolvimento. Geralmente, a criança não evacua enquanto está dormindo. A primeira evacuação da manhã é de maior quantidade com fezes formadas ou semi-formadas e que evolui ao longo do dia para evacuações pastosas e posteriormente aquosas. O tempo de trânsito entérico pode estar curto e isso explica a evidência de fezes contendo restos alimentares. O mecanismo é devido ao aumento da motilidade intestinal para idade ou ao excesso de carboidratos na luz intestinal (condição vista em crianças que ingerem grande quantidade de suco).

Não existe tratamento específico, mas é necessária a orientação dos pais sobre a benignidade do quadro, já que a criança está crescendo bem e não há nenhum comprometimento sistêmico. É adequado realizar uma intervenção nutricional para minimizar a ingesta de sucos de frutas ricas em sorbitol e frutose (maçã, ameixa, cereja ou pera e alimentos *sugar-free* ricos em sorbitol), evitar ingesta excessiva de água, não restringir fibras e aumentar a oferta calórica com a ingestão de gorduras.

Intolerância aos dissacarídeos

A intolerância aos dissacarídeos é incomum em crianças, mas hoje é muito discutida na mídia leiga. A intolerância à lactose é a forma mais comum. Sabemos que a lactase varia em relação a etnia e idade. Entretanto, a alactasia congênita é extremamente rara. Essa intolerância pode ser primária (perdendo sua atividade com o progredir dos anos) ou secundária (após uma enterite que leva a perda da borda em escova das vilosidades). A lactose não digerida chega ao cólon, é metabolizada e leva a distensão abdominal e flatulência. O diagnóstico pode ser feito com a tentativa de retirar lactose da dieta por 2 semanas e observar sintomas após sua reintrodução. O tratamento consiste na restrição da lactose da dieta. Mas lembre-se que essa é uma doença dose-dependente e a criança pode tolerar pequenas quantidade de leite no seu dia. Outra opção é a reposição da enzima lactase antes da alimentação.

Supercrescimento bacteriano do intestino delgado

Como já discutido acima, no intestino delgado a quantidade de bactérias é menor do que no cólon. Quando há aumento do número de bactérias do intestino delgado, essas bactérias vão desconjugar ácidos biliares e whidroxilar ácidos graxos, o que leva a diarreia osmótica, distensão e dor abdominal e flatulência. Geralmente, há uma causa prévia como pseudobstrução intestinal ou desnutrição. Mas crianças sem comorbidades que entraram recentemente na creche podem apresentar esse quadro. O diagnostico é realizado com o teste de H2 expirado com lactulose. Trata-se essa doença com metronidazol, por via oral; alguns serviços associam cefalosporinas.

Síndrome do intestino irritável

É a diarreia funcional de escolares e adolescentes. É caracterizada por dor abdominal recorrente acompanhada de alteração no hábito intestinal, que geralmente se inicia na adolescência, sem uma fisiopatologia definida. É caracterizada como uma doença funcional. As doenças orgânicas são todas descartadas. No Quadro 14.1 estão os critérios diagnósticos de acordo com o Roma IV. Classicamente, o que sugere o diagnóstico é a dor abdominal que melhora após defecação. O tratamento é extremamente difícil. Diversas opções terapêuticas estão sendo tentadas até o momento sem uma resposta consistente.

Quadro 14.1 – Critérios de Roma IV para o diagnóstico de síndrome do intestino irritável

Devem incluir todos os abaixo, em um período mínimo de 2 meses de sintomas:
1. Dor abdominal pelo menos 4 vezes por mês, associada com um ou mais dos seguintes:
• dor relacionada a defecação;
• mudança na frequência evacuatória;
• mudança na forma (aparência) das fezes.
2. Em crianças com constipação, a dor não resolve com a resolução da constipação (em crianças que a dor resolve o diagnóstico é de uma constipação funcional e não síndrome do intestino irritável).
3. Após avaliação adequada, os sintomas não podem ser totalmente explicados por outra condição médica.

Fonte: Critérios de Roma IV

Diarreia crônica com perda de peso ou atraso do crescimento

Nessa situação, temos sempre de estar atentos para doenças graves; e ser mais invasivos na investigação e no tratamento.

Doença inflamatória intestinal

Esse grupo de doenças merece sempre atenção na investigação de uma diarreia crônica com comprometimento sistêmico. Infelizmente, a incidência da doença inflamatória intestinal em crianças vem aumentando nas últimas décadas, principalmente em países desenvolvidos, sem uma causa aparente. São doenças que levam a um evidente comprometimento na qualidade de vida dos pacientes, com diversas faltas em escola e necessidade de cirurgias, e de alto gasto – medicações caras e equipe especializada. A grande peculiaridade dessas doenças em crianças em relação aos adultos é o atraso no crescimento e na maturação sexual que elas acarretam.

Lembremos que há 2 fenótipos clássicos: a doença de Crohn e a retocolite ulcerativa. Em casos que não se encaixam em nenhuma dessas, estamos diante de uma colite indeterminada.

A retocolite ulcerativa é uma doença da mucosa colônica e seu comprometimento é classicamente distal para proximal. Assim, sempre há doença no reto e ela caminha, de maneira contínua, até o ceco. Genericamente, não há comprometimento de outra parte do trato gastrointestinal por essa doença inflamatória. Mas lembre-se que a retocolite ulcerativa pode vir com manifestações extra intestinais como o eritema nodoso ou artrites.

Já a doença de Crohn envolve toda a parede do intestino. Pode comprometer qualquer porção do trato gastrointestinal, da boca ao ânus. Classicamente acomete íleo terminal e ceco. Algumas características distinguem a doença de Crohn: comprometimento inflamatório fora do cólon, presença de úlceras serpinginosas e granulomas na biópsia, aftas orais, acometimento de toda parede intestinal ou acometimento não contínuo da mucosa (pedra em calçamento). A doença de Crohn também pode vir acompanhada de manifestações extra intestinais.

A história típica é de uma criança com diarreia crônica, comumente com sangue e/ou muco, acompanhada de febre intermitente, com parada do crescimento e da maturação sexual. A criança pode apresentar anemia com leucocitose às custas de uma neutrofilia com plaquetose. As provas inflamatórias (PCR e VHS) estarão elevadas. Um bom exame de triagem é a calprotectina fecal, que tem um ótimo valor preditivo negativo para doenças inflamatórias intestinais; vindo baixa, não solicitamos endoscopias. Caso venha elevada, solicitamos endoscopia alta e colonoscopia com biópsia segmentar. A enteroRNM também é muito útil na caracterização da doença de Crohn, que pode avaliar espessamento de parede de alças intestinais. As sorologias (Anca e Asca), classicamente solicitadas em adultos, não apresentam boa utilidade clínica em crianças.

O tratamento da doença inflamatória intestinal é realizado com imunossupressão. Medicações comumente utilizadas são os salicilatos (mesalazina ou sulfassalazina), corticosteroide, tiopurinas (azatioprina ou 6-mercaptopurina) e imunobiológicos como o anti-TNF-alfa.

Doença celíaca

A doença celíaca, pela sua importância, será abordada em capítulo específico.

Imunodeficiências

Geralmente apresentam-se com diarreia crônica por estarem mais sujeitas a infecções. A deficiência de IgA é a forma mais comum. Também lembrar da agamaglobulinemia ligada ao X, síndrome hiperIgM e síndrome da imunodeficiência adquirida.

Alergia alimentar

Nem sempre é fácil a suspeita de alergia alimentar em crianças que tenham como única manifestação diarreia crônica. Mas a enteropatia alérgica induzida por proteína alimentar a ou enteropatia eosinofílica são causas alérgicas que podem mimetizar esse quadro. Induzida mais comumente por alimentos como leite e soja. O dano no intestino delgado causa falha na absorção de proteínas, que por sua vez, pode causar edema. Não se espera uma IgE elevada já que a resposta imunológica é celular. Veja capítulo específico.

Fibrose cística

A diarreia se deve a insuficiência pancreática exócrina, presente em aproximadamente 90% dos pacientes, com disfunção de lipase, amilase e proteases que estão no suco pancreático que não foi secretado. O diagnóstico de insuficiência pancreática exócrina é feito com a dosagem da elastase fecal, que vem baixa. O tratamento é com a reposição das enzima pré-refeição.

Investigação diagnóstica

A história e exame físico cuidadosos são essenciais na investigação de um paciente com diarreia crônica. Deve-se conhecer o nível socioeconômico e o ambiente sanitário do paciente. No primeiro momento, deve-se descartar ou tratar empiricamente causas infecciosas. Depois disso, sempre descartar, pela prevalência, diarreia funcional do lactente/pré-escolar, funcional do escolar/adolescente (síndrome do intestino irritável) e doença celíaca. Por fim, investigar as causas orgânicas mais raras e graves, particularmente se houver comprometimento do crescimento e desenvolvimento da criança.

Tratamento

O tratamento específico vai ser voltado para cada diagnóstico. Mas é importante não esquecermos do tratamento comum à uma diarreia crônica. Sempre atentar para nutrir adequadamente a criança o mais breve possível; se necessário iniciar nutrição parenteral. Crianças podem ser deficientes em vitamina A, zinco, selênio e cobre. É recomendável sempre a reposição de zinco. Não há evidência atual para o uso de probióticos. Na dieta, atentar para sempre restringir o alimento intolerante ou alérgico. Educar o paciente e responsáveis a lerem os rótulos dos alimentos. Os anti-diarreicos, como a loperamida, podem levar a diversos efeitos colaterais como sedação e risco de megacólon tóxico; de forma geral, não devem ser utilizados.

PONTOS PRÁTICOS

- Diarreia crônica é definida como uma alteração no número de evacuações e consistência das fezes por um período mínimo de 4 semanas; pode ser de mecanismo osmótico, secretor, inflamatório ou de dismotilidade. A caracterização do mecanismo ajuda na investigação diagnóstica.

- As causas infecciosas são as mais comuns em países mais pobres; deve-se considerar principalmente bactérias e parasitas (em especial Giardia).

- Sempre devemos descartar a possibilidade de doença celíaca na investigação de uma diarreia crônica.

- Se há comprometimento do crescimento ou do ganho de peso em um paciente com diarreia crônica, devemos pensar em causas mais graves como: doença inflamatória intestinal, alergia alimentar e imunodeficiências.

Questões de Treinamento

1. Criança de três anos de vida iniciou há 3 meses um quadro de diarreia. O paciente apresenta diarreia 5 vezes por dia, alguns episódios com restos alimentares. Pela manhã, geralmente, as fezes são mais pastosas, mas à noite são aquosas. O paciente não apresenta déficit de crescimento e seu ganho de peso é adequado. Qual das opções abaixo é o próximo passo mais adequado?
   a. Realizar colonoscopia com biópsia.
   b. Encaminhar ao gastroenterologista.
   c. Orientar mais ingesta de gorduras e reduzir carboidratos livres e sorbitol.
   d. Realizar investigação para alergia alimentar.
   e. Realizar enteroressonância.

2. Criança com 5 anos de vida em investigação para diarreia crônica. Coletado exame de fezes que veio com presença de *Giardia* em grande quantidade. Qual é a droga mais adequada para o tratamento segundo o Ministério da Saúde do Brasil?
   a. Metronidazol.
   b. Albendazol.
   c. Mebendazol.
   d. Vancomicina via oral.
   e. Cefuroxima.

3. Qual das opções abaixo não é característica da retocolite ulcerativa?
   a. Granuloma na biópsia do cólon.
   b. Úlceras na mucosa colônica.
   c. Acometimento contínuo do reto para proximal.
   d. Acometimento somente da mucosa.
   e. Fezes com sangue.

4. Criança com diarreia crônica foi recentemente diagnosticada com fibrose cística. Qual das características abaixo não é típica de uma diarreia em um paciente com fibrose cística?
   a. Diarreia com muco, que boia no vaso.
   b. Avaliação qualitativa de gordura fecal alta.
   c. Dosagem de elastase fecal alta.
   d. Avaliação quantitativa de gordura fecal alta.
   e. Esteatorreia.

5. Qual causa de diarreia crônica abaixo não determina comprometimento do crescimento?
   a. Doença celíaca.
   b. Fibrose cística.
   c. Diarreia secretora congênita.
   d. Doença inflamatória intestinal.
   e. Diarreia crônica inespecífica do lactente.

Gabarito comentado

1. A história sugere um quadro de diarreia inespecífica da criança. Nesses pacientes, uma grande ingesta de sucos (que contém muitos açúcares e sorbitol) determina uma diarreia osmótica. Muitas vezes, uma modificação alimentar é suficiente para melhorar o quadro. Ponto importante na questão, é que a criança apresenta ganho pôndero-estatural adequado, descartando doenças mais graves. Resposta C

2. Metronidazol, secnidazol e tinidazol são as drogas de escolha para o tratamento da giardíase conforme orientação atual do Ministério da Saúde. Resposta A

3. Granulomas são achados altamente sugestivos de doença de Crohn e não de retocolite ulcerativa. Resposta A

4. A elastase é uma enzima secretada pelo pâncreas; como na fibrose cística há uma insuficiência pancreática exócrina, esperamos valores baixos na dosagem fecal. Resposta C

5. A diarreia crônica inespecífica do lactente é um quadro benigno, devido a um aumento do tempo de trânsito intestinal para a idade ou a um aumento de consumo de carboidratos livres ou sorbitol, que melhora com o avançar da idade sem determinar comprometimento pôndero estatural. Resposta E

Fontes consultadas e leitura recomendada

Levine, A.; Koletzko, S.; Turner, D.; Escher, J.C.; Cucchiara, S.; De Ridder, L., et al. *Espghan revised porto criteria for the diagnosis of inflammatory bowel disease in children and adolescents*. Journal of Pediatric Gastroenterology and Nutrition, 2014. 58: p. 795–806.

Hyams, J.S.; Di Lorenzo, C.; Saps, M.; Shulman, R.J.; Staiano, A.; Van Tilburg, M. *Childhood functional gastrointestinal disorders: Child/adolescent*. Gastroenterology, 2016. 150: p. 1456–1468.

Ministério da Saúde (Brasil). Doenças infecciosas e parasitárias: Guia de Bolso. 8.ed. Brasília-DF; 2010.

Zella, G.C.; Israel, E.J. *Chronic Diarrhea in Children*. Pediatrics in Review, 2012. 33: p. 207–18.

Doença celíaca

16

Marcela Seoane
Gabriel N. Benevides

A doença celíaca (DC) é definida como uma sensibilidade permanente ao glúten encontrado em grãos como o trigo, o centeio e a cevada. Ela ocorre em indivíduos geneticamente susceptíveis e se manifesta como uma enteropatia imunomediada, definida por alterações características observadas na histologia intestinal.

Dados epidemiológicos indicam que a DC é comum, ocorrendo em 0,5 a 1% da população geral. Sua prevalência em pediatria está entre 3 a 13 casos/1000 crianças. Há leve predominância no sexo feminino.

Manifestações clínicas

Como a DC é caracterizada por lesão intestinal, as manifestações clínicas são, com frequência, gastrointestinais. No entanto, muitos pacientes abrem o quadro completamente assintomáticos, oligossintomáticos, ou apresentando sinais e sintomas não relacionados ao aparelho digestivo.

A forma da DC clássica em crianças consiste em sintomas que se iniciam entre seis e vinte quatro meses de idade, após a introdução do glúten na dieta, e se caracterizam tipicamente por: diarreia crônica, anorexia, distensão abdominal, baixo ganho ponderal, perda de peso ou vômitos. Em alguns casos, ainda pode-se observar alterações de comportamento e de humor, sendo comum a irritabilidade. Desnutrição grave, e até mesmo caquexia, podem ocorrer caso o diagnóstico demore a ser feito.

Algumas crianças ainda podem apresentar um quadro mais grave, chamado de crise celíaca, caracterizada por diarreia aquosa explosiva, distensão abdominal importante, desidratação, hipotensão e letargia, com frequente associação com distúrbios hidroeletrolíticos, como hipocalemia grave.

Apesar do início dos sintomas ser mais frequente em lactentes, é importante ressaltar que eles podem ocorrer em qualquer idade, sendo esta variabilidade provavelmente relacionada à quantidade de glúten oferecida na dieta ou a outros fatores ambientais, como duração do aleitamento materno.

Dentre as manifestações não gastrointestinais, existem as que se associam com menor ou maior evidência (Quadro 16.1).

Quadro 16.1 – Manifestações gastrointestinais da doença celíaca e seu grau de evidência de associação quando presente

Maior Evidência	Dermatite herpetiforme, hipoplasia do esmalte dos dentes permanentes, osteopenia/osteoporose, baixa estatura, atraso puberal e anemia ferropriva não responsiva ao tratamento com ferro
Menor Evidência	Hepatite (elevação de enzimas hepáticas), artrite e epilepsia com calcificações occipitais

Associação com outras doenças

A DC está relacionada a uma série de doenças autoimunes e não autoimunes, dentre elas a diabetes tipo 1 (DM1), a tireoidite autoimune e a síndrome de Down. Cerca de 8% dos pacientes com DM1 tem alterações características da DC na biópsia intestinal e naqueles com síndrome de Down a prevalência pode chegar a 12%. Uma associação também foi vista em indivíduos com síndrome de Turner e síndrome de Williams, além de pacientes com deficiência de IgA e em parentes de primeiro grau de casos confirmados de DC.

Diagnóstico

Apesar da biópsia intestinal ser necessária para confirmar o diagnóstico, testes sorológicos são usados rotineiramente para identificar os indivíduos indicados a realizar o procedimento.

Os testes disponíveis no mercado são:

• Antigliadina IgA e IgG: não é mais utilizado pela baixa especificidade e menor acurácia em relação aos demais testes disponíveis. Resultados falso-positivos podem ser encontrados em uma grande variedade de doenças gastrointestinais, como esofagite, gastrite, gastroenterite, doença do intestino irritável, fibrose cística e intolerância a proteína do leite de vaca.

• Anticorpo anti-endomísio IgA (EMA): alta sensibilidade (90%) e especificidade (95%). Exame de custo mais alto e com interpretação operador-dependente.

• Anticorpo anti-transglutaminase IgA (Anti-TTG): alta sensibilidade (90%) e especificidade (95%). Realizado por método ELISA, utiliza proteína recombinante humana e apresenta custo mais baixo. Deve-se fazer dosagem de IgA sérica concomitante e, em caso de IgA baixa, deve-se testar o anticorpo anti-transglutaminase da classe IgG. EMA e anti-TTG têm desempenho diagnóstico semelhante e, geralmente, apresentam concordância.

• Teste genético: a susceptibilidade à DC é determinada em parte pela associação HLA – DQ2 e DQ8. Dessa forma, um resultado negativo torna o diagnóstico bastante improvável, apesar de o resultado positivo não confirmar a doença, sendo necessário outros subsídios diagnósticos de natureza clínica, sorológica ou histológica.

Estes testes são particularmente úteis em pacientes que não apresentam um quadro clássico com sintomas gastrointestinais, ou naqueles pacientes assintomáticos que possuem condições associadas a uma alta prevalência de DC, como DM1 ou parentes de primeiro grau de casos confirmados de DC.

Uma comparação entre os testes disponíveis aponta o anti-endomísio IgA e o anti-transglutaminase IgA como superiores em relação ao anti-gliadina, ambos com alta sensibilidade e especificidade para identificar indivíduos doentes. No entanto, levando em consideração o menor custo, facilidade em realizar o teste e credibilidade, o anticorpo anti-transglutaminase IgA é o teste de escolha para a triagem inicial dos pacientes suspeitos.

Em pacientes com diagnóstico prévio de deficiência de IgA e sinais e sintomas característicos de doença celíaca, os testes sorológicos são de pouca utilidade, sendo recomendada então a realização direta de biópsia intestinal para o diagnóstico. Em contrapartida, nos pacientes com deficiência de IgA, mas baixa suspeição clínica, o teste anti-transglutaminase IgG é uma boa opção para identificar os indivíduos que deverão prosseguir investigação com biópsia.

A biópsia intestinal é considerada o padrão-ouro para o diagnóstico de DC e deve ser realizada em todos os casos suspeitos. Apesar de os testes sorológicos serem altamente sensíveis e específicos, ainda não são suficientemente confiáveis para diagnosticar uma condição cujo tratamento é uma rígida restrição alimentar para o resto da vida.

Manejo clínico e tratamento

O único tratamento atualmente disponível para DC ainda é a exclusão completa do glúten da dieta por toda a vida. A aderência prolongada ao tratamento reduz a morbimortalidade dos doentes para níveis semelhantes aos da população geral.

Os grãos sabidamente conhecidos por conter peptídeos causadores de DC são o trigo, o centeio e a cevada. Outros alimentos prejudiciais são a semolina, o couscous e o amido de trigo. A aveia ainda é motivo de discussão na literatura, já que apesar de comprovadamente segura na sua forma pura, tem-se observado contaminação com glúten durante o processo de colheita e moagem e, portanto, a não ser que sua pureza possa ser confirmada, a segurança de ingerir este alimento ainda é questionável.

Quando crianças sintomáticas aderem à dieta sem glúten, geralmente observa-se uma resolução dos sintomas gastrointestinais, recuperação nutricional, retomada do crescimento chegando a peso e estatura adequados para a idade e normalização dos parâmetros hematológicos e bioquímicos. Além disso, existem evidências de que a adesão ao tratamento reverte a desmineralização óssea em crianças. Dessa forma, o tratamento é recomendado para todas as crianças sintomáticas com alterações histopatológicas na biópsia intestinal sugestivas de DC.

Os pacientes com sintomas sugestivos de DC, sejam eles gastrointestinais ou não, devem realizar a dosagem do anticorpo anti-transglutaminase IgA. Se o resultado vier negativo, é pouco provável que a criança seja celíaca e outras doenças devem ser investigadas. Se o exame vier positivo, deve-se encaminhar o paciente para um gastroenterologista pediátrico para seguimento e realização de biópsia intestinal. Aqueles com alterações histológicas características devem iniciar dieta livre de glúten e, se houver resolução completa dos sintomas, o diagnóstico é confirmado. Os pacientes com clínica sugestiva, anti-transglutaminase IgA positivo, mas cuja biópsia não apresenta alterações significativas, são um desafio clínico e podem se encaixar em uma das seguintes possibilidades: a) a criança não tem DC e o anti-TTG foi um falso positivo; b) a criança tem DC mas as alterações histológicas não foram vistas pelo patologista, ou a biópsia, foi inadequada e não abrangeu segmentos acometidos ou a doença encontra-se ainda em estágio inicial, manifestada apenas pela positividade sorológica. Nesses casos, deve-se reavaliar cuidadosamente o paciente, coletar uma anamnese detalhada e avaliar a necessidade de revisão da lâmina por um patologista mais experiente, dosagem de outros testes sorológicos como o anti-endomísio IgA (EMA), repetir a biópsia para obtenção de múltiplas amostras ou avaliação genética do HLA DQ2 e DQ8.

Os pacientes assintomáticos que apresentam condições associadas a um aumento na prevalência de DC devem ser investigados após os três anos de idade, quando já foram expostos a uma dieta com glúten por pelo menos 1 ano. O teste de escolha é o anti-TTG. Os pacientes com exames positivos devem ser encaminhados para um gastroenterologista pediátrico para realização de biópsia intestinal e seguimento semelhante ao dos pacientes sintomáticos. Aqueles pacientes que apresentarem resultados negativos, têm uma baixa probabilidade de serem celíacos, mas não se pode excluir o diagnóstico, já que as manifestações clínico-laboratoriais podem ter início mais tardio, principalmente naqueles portadores de diabetes tipo 1 e síndrome de Down. Nesses casos, a conduta mais adequada seria realizar o teste genético ou repetir o Anti-TTG em intervalos de alguns anos ou em caso de sintomas sugestivos da doença.

Pacientes com diagnóstico confirmado e que iniciaram o tratamento dietético devem ser acompanhados periodicamente pelo gastroenterologista e por um nutricionista para monitoramento da resolução dos sintomas, do desenvolvimento neuropsicomotor, da adesão ao tratamento e dos títulos do anticorpo.

A persistência ou recorrência dos sintomas ou a ausência de queda nos títulos do anti-TTG após 6 meses de dieta livre de glúten são altamente sugestivos de não adesão ao tratamento. Nesses casos, o paciente e seus familiares devem ser reorientados quanto à importância do tratamento e a morbimortalidade associados a diminuição da qualidade de vida nos pacientes não tratados.

PONTOS PRÁTICOS

- A doença celíaca leva a lesão intestinal e comumente se inicia entre 6 e 24 meses de idade, após a introdução do glúten na dieta, com diarreia crônica, anorexia, distensão abdominal, baixo ganho ponderal, perda de peso ou vômitos.
- Pode estar associada a manifestações grastrointestinais: dermatite herpetiforme, hipoplasia do esmalte dos dentes permanentes, osteopenia/osteoporose, baixa estatura, atraso puberal, anemia ferropriva não responsiva ao tratamento com ferro via oral, hepatite (elevação de enzimas hepáticas), artrite e epilepsia com calcificações occipitais.
- O diagnóstico pode ser reforçado por exames sorológicos, sendo o principal o anti-TTG. Mas só é confirmatório em vigência da biópsia intestinal.
- O tratamento é a exclusão de alimentos que contenham glúten (trigo, cevada e centeio) da dieta.

Questões de Treinamento

1. Paciente de 18 meses, sexo feminino, com quadro de diarreia, irritabilidade e distensão abdominal há 3 meses, associado a perda de peso. Buscou o pediatra que fez hipótese diagnostica de doença celíaca. Qual o primeiro exame que deve ser solicitado para este paciente?
   a. Anti-cardiolipina IgM.
   b. Anti-transglutaminase IgA.
   c. biópsia intestinal.
   d. Teste genético.
   e. Não é necessário exame. Deve-se fazer teste terapêutico com dieta isenta de glúten.

2. Paciente de 4 anos, masculino, com antecedente de síndrome de Down, vai ao pediatra com queixas de diarreia crônica, perda de peso e vômitos. Feita suspeita diagnóstica de doença celíaca. Além da síndrome de Down, que outras doenças mostraram maior associação com Doença Celíaca?
   a. Diabetes tipo 1, síndrome de Guillain-Barré e Hepatite auto-imune.
   b. Deficiência de IgA, síndrome de Patau e síndrome de Klinefelter.
   c. Tireoidite auto-imune, Diabetes tipo 1 e síndrome de Turner.
   d. Síndrome de Williams, Vitiligo e Atresia de Vias Biliares.
   e. Diabetes tipo 2, síndrome de Edwards e doença de Crohn.

3. Paciente de 2 anos, feminino, em seguimento no posto de saúde, com quadro de anemia ferropriva apesar de alimentação adequada. Teste do pezinho normal. Feita reposição adequada com sulfato ferroso por via oral, mas ao coletar exames de controle 6 meses após, o menor mantinha anemia associada elevação de transaminases e baixo ganho ponderal. Que hipótese diagnóstica deve ser feita para este paciente?
   a. Anemia falciforme.
   b. Diabetes tipo 1.
   c. Hepatite auto-imune.
   d. Doença celíaca.
   e. Leucemia.

4. Paciente de 3 anos, sexo masculino, acaba de ser diagnosticado com doença celíaca. O pediatra orientou dieta isenta de glúten e retorno após 6 meses para reavaliação. No retorno, o médico constatou que o menor mantinha sintomas gastrointestinais e os exames mostraram altos títulos de anticorpo anti-transglutaminase IgA. Qual a primeira hipótese:

   a. houve um erro no diagnóstico e o paciente provavelmente não tem doença celíaca.

   b. deve ter havido erro no laboratório e o exame deve ser repetido.

   c. o paciente não aderiu ao tratamento.

   d. o paciente deve ter outra doença associada, como doença de Crohn.

   e. houve falha terapêutica com a dieta e deve ser iniciada terapia medicamentosa.

5. Paciente com 2 anos e 6 meses, com quadro de diarreia crônica, anorexia, distensão abdominal, baixo ganho ponderal, perda de peso e vômitos iniciado após 1 ano de idade quando começou a receber alimentação igual à da família. Durante investigação o pediatra fez hipótese diagnóstica de doença celíaca e solicitou o anticorpo anti-transglutaminase IgA, que veio negativo. Que outra condição clínica este paciente deve apresentar que justifique este resultado laboratorial?

   a. Osteoporose.

   b. Dermatite herpetiforme.

   c. Síndrome de Down.

   d. Hipoplasia do esmalte dos dentes permanentes.

   e. Deficiência de IgA.

Gabarito comentado

1. A dosagem de anti-transglutaminase IgA é o teste de triagem de escolha para a doença celíaca, por ter boa sensibilidade e especificidade e ampla disponibilidade. O paciente não pode entrar empiricamente em dieta isenta de glúten, porque nesse caso os testes sanguíneos e a biópsia intestinal podem vir falsamente negativos. Resposta B

2. É imperativo conhecer as doenças que têm alta associação com doença celíaca, entre elas: diabetes tipo 1, síndrome de Down, síndrome de Turner, síndrome de Williams e tireoidite auto-imune. Resposta C

3. Como o resultado do teste do pezinho deu normal, podemos descartar anemia falciforme. Pelos dados fornecidos na questão, a hipótese mais provável é a doença celíaca que pode levar a anemia ferropriva refratária e à reposição de ferro. As demais doenças citadas teriam evoluções diferentes, mais severas e típicas. Resposta D

4. A causa mais comum de falência no controle da doença celíaca é a baixa aderência na dieta sem glúten. Isso é muito comum durante o diagnóstico, quando a família ainda não está habituada e ainda não tem o hábito de oferecer ao paciente uma dieta adequada. São comuns contaminações durante o preparo do alimento e a oferta de alimentos industrializados que contêm glúten (que o responsável não leu o rótulo). Resposta C

5. Sabemos que a antitransglutamina-se dosada no diagnóstico da doença celíaca é uma IgA. Portanto, pacientes com deficiência de IgA podem ser celíacos mas apresentarem dosagem de antitransglutaminase IgA baixa. Resposta E

Fontes consultadas e leitura recomendada

Porta, G.; Koda, Y.K.L. *Doença Celíaca.* Gastroenterologia e Hepatologia – Coleção Pediatria do Instituto da Criança HC–FMUSP. Editora Manole, 2011. Capítulo 22: p. 301–317.

Hill, I.D.; Dirks, M.H.; Liptak, G.S. et al. *Guideline for the Diagnosis and Treatment of Celiac Disease in Children:* recommendations of the North American Society for Pediatric Gastroenterology, Hepatology and Nutrition. Journal of Pediatric Gastroenterology and Nutrition, 2005 Jan. 40 (1): p. 1–19.

Rubio-Tapia, A.; Hill, I.D.; Kelly, C.P. et al. *ACG clinical guidelines:* diagnosis and management of celiac disease. The American Journal of Gastroenterology, 2013 May. 108 (5): p. 656–76.

Husby, S.; Koletzko, S.; Korponay-Szabo, I.R. et al. *European Society for Pediatric Gastroenterology, Hepatology and Nutrition guidelines for the diagnosis of coeliac disease.* Journal of Pediatric Gastroenterology and Nutrition, 2012 Jan. 54 (1): p. 136–60.

Constipação intestinal 17

Gabriel N. Benevides

A constipação intestinal é uma doença que tem ganhado importância crescente na Pediatria. Isso se deve ao reconhecimento pelos pediatras de que a constipação é uma doença que acarreta grande morbidade biopsicossocial, tem elevada prevalência, tem tratamento específico com novas drogas que muda sua história natural e um prognóstico ruim se não adequadamente tratada.

Há diversos termos médicos e leigos para designar essa doença: constipação, obstipação ou prisão de ventre. Neste capítulo usaremos o termo constipação, que é um termo médico correto da língua portuguesa e usado nos artigos e *guidelines* internacionais (*constipation*).

A prevalência da constipação em Pediatria, no Brasil, varia de 25 a 35%, dependendo do estudo e dos critérios de definição adotados. É uma doença que pode iniciar-se no primeiro ano de vida, tendo um pico de prevalência em pré-escolares. Na maioria dos casos não é identificada uma causa específica e a chamamos de constipação funcional (95% das crianças saudáveis que tem constipação tem a funcional). A constipação é comumente subdiagnosticada, e mesmo nos casos diagnosticados é subtratada. O escape fecal é uma complicação frequente em crianças constipadas e causa enorme frustração e hostilidade nas famílias, bem como repercussões psicológicas. Portanto, conduzir adequadamente os casos de constipação na infância é fundamental para que possamos contribuir na qualidade de vida dessas crianças e de seus familiares. Outro dado preocupante é que 25% das crianças com constipação serão ainda sintomáticas na vida adulta.

Definições

Constipação pode ser genericamente definida como a alteração do padrão habitual de evacuação que leva a diminuição dos números de episódios evacuatórios e alteração da consistência das fezes para mais endurecidas e com dificuldade para evacuação.

Na constipação funcional, há dificuldade de evacuar sem que haja um motivo patológico para tal. É o diagnóstico mais frequente e será o foco deste capítulo. Também é comumente chamada de constipação idiopática. Atualmente é definida de acordo com os critérios de Roma-III, conforme Quadro 17.1. Os critérios de Roma constituem um sistema desenvolvido para classificar as desordens gastrointestinais funcionais, distúrbios do sistema digestivo em que os sintomas são classificados pela apresentação clínica e não podem ser explicados pela presença de qualquer doença orgânica ou anormalidade estrutural.

Quadro 17.1 – Critérios diagnósticos para constipação funcional

> Diagnosticar quando 2 ou mais critérios dos seguintes ocorrem pelo menos uma vez por semana, por no mínimo, um mês. Descartar síndrome do intestino irritável ou outra condição médica que justifique os sintomas.
> - 2 ou menos evacuações no vaso por semana em crianças com desenvolvimento compatível com 4 anos de vida
> - Pelo menos um episódio de incontinência fecal por semana
> - História de postura retentora ou retenção fecal excessiva voluntária
> - História de cólicas intestinais
> - Presença de grande massa fecal no reto
> - História de fezes de grande diâmetro que podem obstruir o vaso

Fonte: Adaptado de Rome Foundation – Rome IV Diagnostic Criteria for Functional Gastrointestinal Disorders

A disquesia do lactente, comum nos primeiros seis meses de vida (comumente aos dois meses), consiste na eliminação de fezes de consistência normal (pastosas ou semilíquidas), antecedida por episódios de esforços, gemidos e choro, por 10 a 20 minutos. O bebê pode evacuar a cada 3 ou 4 dias. Este distúrbio da defecação resolve-se com o desenvolvimento do lactente. Portanto, apenas tranquilize os pais. Uma pseudoconstipação do lactente em aleitamento natural, consiste na evacuação de fezes macias, em frequência menor que 3 vezes por semana.

Define-se constipação crônica como o quadro de duração maior que 8 semanas; a constipação intratável é a que não responde após 3 semanas da terapia convencional.

Na impactação fecal existe uma massa endurecia no abdome inferior identificada no exame físico pela palpação abdominal de uma massa cilíndrica endurecida e modelável em quadrantes à esquerda, ou toque retal com reto dilatado preenchido por grande quantidade de fezes endurecidas ou, ainda, excessiva quantidade de fezes no cólon distal na radiografia de abdome. Essa situação se deve a fezes retidas em reto ou cólon por longos períodos, que levam a ressecamento do bolo fecal e grande dificuldade evacuatória. Deve-se avaliar a possibilidade de impactação em todos os pacientes constipados.

A encoprese ou *soiling* constituem-se distúrbios de defecação com incontinência fecal por retenção. Há perda repetitiva de fezes e muco (escape fecal) nas roupas, de modo involuntário, em lugares inapropriados. O material, em geral, é líquido ou semilíquido. O quadro é comumente confundido pelos pais como diarreia, mas na verdade se deve a passagem de fezes amolecidas ao redor de um bolo fecal endurecido impactado no reto. A incontinência fecal também pode ser decorrente de causas orgânicas, como as disfunções neurológicas (meningomielocele) e as anomalias anorretais. Nestes casos, ocorre perda involuntária de fezes sólidas e/ou líquidas, pela incapacidade de controlar a eliminação das fezes. Em uma outra forma de encoprese, ocorre a evacuação completa em sua plena sequência fisiológica em local ou momento inapropriado, sem associação com a obstipação, sendo de natureza psicológica ou psiquiátrica.

Fisiologia da evacuação

Para que ocorra a evacuação é necessário que algumas estruturas anatômicas estejam funcionando harmoniosamente. Entre elas há algumas de musculatura lisa (esfíncter anal interno e reto) e estriada (esfíncter anal externo e músculo puborretal). Quando não há fezes no reto, este encontra-se colapsado e os esfíncteres anais, interno e externo, se encontram contraídos, garantindo uma continência. Quando a ampola retal é distendida pelas fezes, há um reflexo de contração do reto com relaxamento do esfíncter anal interno, empurrando o material fecal para dentro do canal anal, o qual está agora em uma posição pronta para descarregar. Ocorre então vontade para defecar. Assim, a partir de agora, por controle voluntário o indivíduo toma uma decisão: evacuar ou postergar a defecação. Se a decisão é evacuar, inicia-se a defecação com o relaxamento do músculo puborretal, o que resulta em uma retificação da angulação anorretal e abertura do canal anal A distensão retal provoca uma onda de contrações no reto e a defecação é completada pelo aumento voluntário da pressão intra-abdominal a fim de conduzir as fezes através do canal anal. Se a decisão é postergar a defecação

há necessidade da contração do esfíncter anal externo e músculo puborretal para que as fezes não progridam no canal anal e retornem ao reto. Se a contração é mantida, o reflexo da defecação é eliminado após alguns minutos e não retorna até que uma nova quantidade de fezes entre no reto. Logo, se houver demora para evacuar, uma contração voluntária dos músculos abdominais será necessária, a fim de empurrar as fezes dentro do canal anal para que a evacuação se concretize.

Um lactente nas primeiras semanas de vida evacua praticamente após cada mamada; com o passar dos meses tende a evacuar cada vez menos. Mas genericamente, até os dois anos, esperamos que o lactente evacue de 3 a 4 vezes por dia, o pré-escolar de 2 a 3 vezes e a partir dos 4 anos a criança já tem o hábito intestinal similar ao que terá na vida adulta.

Fisiopatologia da constipação funcional

Uma criança pode não querer evacuar por qualquer motivo: falta de interesse porque quer continuar a brincar, tem medo ou ansiedade de ir ao banheiro, tem medo de evacuar fezes endurecidas que machucam, apresenta comportamento oposicionista aos pais ou mesmo tem déficit de habilidade evacuatória. Ela irá contrair seu esfíncter anal externo e sua musculatura glútea e deixará que as fezes retornem ao reto. Se isso acontecer repetidamente, o bolo fecal acomodado distenderá a parede retal diminuindo a capacidade de contração retal e quanto mais tempo as fezes ficarem "guardadas" no reto, mais água será reabsorvida (fezes mais endurecidas), levando a uma impactação das fezes. O movimento peristáltico do cólon em encontro com a massa fecal poderá determinar dores em cólicas e a passagem de fezes semilíquidas ao redor dessa massa impactada leva a episódios de *soiling* e incontinência. O círculo vicioso da constipação envolve fezes endurecidas, dor para evacuar e retenção fecal. A retenção fecal pelo medo de sentir dor é ponto crucial no problema da constipação na infância. A causa mais comum de constipação na infância é a decisão feita pela criança para retardar a evacuação após uma experiência dolorosa. Em alguma ocasião da vida a criança pode apresentar fezes endurecidas: dieta pobre em fibra, pouca ingestão hídrica, falta de desejo de ir ao banheiro da escola ou prática inadequada do treinamento de toalete. As fezes mais consistentes e maiores podem estirar e irritar o canal anal e, se o trauma persistir, pode ocorrer a formação de uma fissura no canal anal, o que torna a evacuação dolorosa. As crianças, em sua maneira concreta de pensar, evitam a experiência dolorosa e, assim, quando sentem desejo de evacuar decidem postergar a defecação.

Constipação intestinal

Uma grande quantidade de fezes endurecidas no cólon pode comprimir a uretra e levar a um esvaziamento vesical incompleto; isso, junto com as fezes líquidas (*soiling*) em contato com a uretra externa podem levar a episódios de infecção do trato urinário de repetição.

Quadro clínico e sinais de alerta

Existem alguns sinais que o pediatra atento pode perceber na criança constipada. Uma criança com fezes impactadas tenta sempre manter a musculatura glútea contraída – ela senta com a pernas esticadas e cruzadas, anda com as pernas esticadas, evita agachar por medo de evacuar, evita subir a escada do seu consultório até a maca. Normalmente, os pais não referem um hábito intestinal, porque a criança vai ao banheiro em momentos erráticos. Quando evacua, evacua fezes em pequenas quantidades e em síbalos. Comumente se contorce, devido as cólicas abdominais. Os pais não percebem que a criança está constipada; acham que a pequena evacuação endurecida é suficiente para a criança, e só procuram ajuda médica, por constipação, quando a criança fica dias sem evacuar. Frequentemente, levam seus filhos por queixas relacionadas a *soiling*, dor abdominal, comportamento estranho, "parou de brincar", e cabe ao pediatra reconhecer prontamente a constipação. Outro achado comum é a família culpar a criança pela constipação, dizendo que ela não quer evacuar porque tem medo e que evacua fezes líquidas na calça para chamar atenção. Fases de transição são geralmente o gatilho para o início ou descontrole da constipação (introdução ou modificação da alimentação complementar, início das atividades escolares, pais se separaram ou início de treinamento de toalete). Portanto, é fácil de se imaginar o importante comprometimento biopsicossocial da criança constipada e é papel do pediatra para quebrar esse ciclo vicioso.

Para o diagnóstico da impactação intestinal a palpação abdominal é suficiente, fezes endurecidas em quadrantes a esquerda. Caso haja dúvida, pode-se realizar o toque retal a procura de fezes endurecidas em ampola ou radiografia simples de abdome.

A constipação é raramente o único sintoma de uma doença sistêmica (hipotireoidismo, doença celíaca ou megacólon congênito) como veremos a seguir. Portanto, deve-se suspeitar de outra doença sempre que se aparenta haver algum motivo patológico para a constipação ou se o quadro de constipação vem acompanhado de outros sinais ou sintomas. É importante diferenciar doenças que são fatores de risco para a constipação funcional, como encefalopatia crônica não evolutiva ou síndrome de Down, e os dois diagnósticos frequentes que determinam a constipação patológica: megacólon congênito ou fibrose cística.

Veja, no Quadro 17.2. os sinais de alerta ou red flags da constipação. Quando qualquer um deles estiver presente deve-se iniciar uma investigação clínica direcionada.

Quadro 17.2 – Sinais e sintomas de alarme na constipação

- Constipação de início extremamente cedo na vida (<1 mês)
- Passagem de mecônio após 48 horas de vida
- História familiar de doença de Hirschsprung (megacólon congênito)
- Fezes em fita
- Sangramento nas fezes na ausência de fissuras anais
- Comprometimento da velocidade do crescimento
- Febre
- Vômitos biliosos
- Glândula tireoide anormal
- Distensão abdominal grave
- Fístula perianal
- Posição anormal do ânus
- Ausência de reflexo anal ou cremastérico
- Diminuição da força/tônus/reflexo de membros inferiores
- Tufo de cabelo na coluna
- Abaulamento sacral
- Desvio da prega interglútea
- Medo extremo durante inspeção anal (pensar em abuso sexual)
- Cicatrizes anais

Tratamento

O tratamento da constipação funcional deve ser de preferência multidisciplinar, já que, como descrito acima, a patogênese da doença se deve a fatores biológicos, psíquicos e sociais. O objetivo do tratamento é produzir fezes amolecidas, com evacuação indolor e impedir reacumulação das fezes. E isso é alcançado por meio da desimpactação e combinação de educação, modificação comportamental, uso diário de laxantes e alterações dietéticas.

Desimpactação

Sempre que a impactação for diagnosticada deve-se iniciar o tratamento de retirada daquela grande massa de fezes endurecida do cólon. Caso não seja realizada a desimpactação, o tratamento de manutenção não vai ser efetivo e a criança continuará com os mesmos sintomas, ou até piora dos sintomas já que pode aumentar a quantidade de *soiling*.

A desimpactação pode ser realizada por via oral, por enema, manual com quebra das fezes ou internado com administração nasogástrica de laxantes. Prefere-se, sempre, a medicação por via oral, já que qualquer manipulação anal pode ser traumática para criança e ser um estímulo para que a criança fique com mais medo de evacuar.

Há uma nova droga no mercado brasileiro, chamada polietilenoglicol (PEG/macrogol), que tem mecanismo de ação de um laxativo osmótico. Ela é mais efetiva que a lactulose e tem efeito igual, se usada na dose correta, que os enemas por 3 dias consecutivos.

Inicia-se com uma dose maior que a de manutenção (1 a 1,5 g/kg/dia) por três dias. Depois, inicia-se a dose de manutenção. Caso o PEG não esteja disponível, pode-se iniciar ou acrescentar a lactulose ou dar preferência ao enema, este último deve ser realizado por 3 a 6 dias consecutivos.

Medicamentos de manutenção

Sempre deve-se tratar a constipação com medicações laxativas. É importante quebrar o antigo paradigma de que os laxantes são medicações "irritantes" para a mucosa, que levam a graves efeitos colaterais. Hoje os laxantes foram muito bem compreendidos e há laxantes novos, seguros e efetivos. Tal afirmação é tão verdadeira que não se trata mais a constipação funcional somente com alterações comportamentais ou dietéticas. É imperativo sempre associar uma medicação.

Há várias drogas laxativas disponíveis no mercado brasileiro. O PEG tem a maior eficácia, menos efeitos colaterais, maior facilidade de uso e de titulação, além de ser seguro em menores de 18 meses. A dose, geralmente, é de um terço a metade da dose de desimpactação (0,5 g/kg/dia) e pode ser titulado até a presença de uma evacuação não endurecida todos os dias. O pediatra deve garantir um acompanhamento bem próximo, já que é comum a parada do uso de medicação nas primeiras semanas, e isso pode levar ao retorno de todo mecanismo novamente. Caso não se tenha PEG disponível, pode-se optar pela lactulose (1 a 3 ml/kg, 2 vezes ao dia). Nesse caso, há o inconveniente da flatulência. Outras medicações de segunda linha são o óleo mineral (derivado do petróleo com risco de pneumonite se aspirado – cuidado extremo em menores de dois anos), hidróxido de magnésio e os laxantes estimulantes (prescritos após avaliação do especialista). Também não é recomendado o uso crônico de enemas. Geralmente, a medicação é mantida por um período de 2 a 6 meses. O Paciente s tem que ficar sem sintomas por um mês para descontinuar o tratamento.

Educação, orientações comportamentais e dietéticas

A educação da criança e de seus familiares é essencial para a boa resposta e aderência ao tratamento. Deve-se explicar à criança, aos pais e/ou aos responsáveis o que é constipação e incontinência fecal. Detalhar a fisiologia da evacuação e quais são as razões de a

doença ter se instaurado. Os pais têm de ser educados que a incontinência fecal, não é uma ação voluntária da criança. Salientar que todo o mecanismo que gera a constipação não é de responsabilidade somente da criança, mas sim de toda a família. Aconselhar para uma atitude positiva e de suporte durante todo o tratamento. A punição da criança pode piorar a evolução da doença ou dificultar o seu tratamento.

É importante salientar novamente de novo que as alterações comportamentais e dietéticas não devem ser usadas isoladas e tampouco como primeira linha de tratamento; todas têm pouca evidência, mas são sim benéficas se usadas de modo positivo e não punitivo. Algumas sugestões são: agendar horário de toalete (geralmente 1h após almoço, permanecendo de 5 a 10 minutos sentado), garantir que a criança fique confortável e apoiada quando estiver evacuando (com suporte para apoiar os pés), facilitar o acesso (escada até o assento sanitário), dar alguma coisa para a criança fazer enquanto estiver sentada (ler gibis, por exemplo), discutir sobre o diário intestinal, encorajar a criança e dar prêmios quando objetivos forem alcançados.

Alterações dietéticas clássicas são o aumento da ingestão de fibras e água; porém, apenas a ingestão adequada para a idade de fibras e fluidos é necessária. É importante também encorajar a prática de atividades físicas.

Diagnóstico Diferencial

Doença de Hirschsprung

A doença de Hirschsprung ou megacólon congênito ocorre devido à falta de células gangliônicas na parede mioentérica ou submucosa do plexo intestinal; sem inervação, a parede intestinal fica constantemente contraída. Deve-se suspeitar em toda criança com passagem tardia de mecônio (>48h). A idade de apresentação depende do tamanho do segmento intestinal agangliônico, sendo que grandes segmentos podem levar a manifestações precoces e potencialmente graves, como obstrução intestinal (distensão intestinal, vômito, irritabilidade, letargia) e com potencial para uma complicação fatal que é uma enterocolite que progride para megacólon tóxico. Crianças com segmento menor acometido podem fazer o diagnóstico somente no período pré-escolar/escolar, sendo que apresentam como quadro uma constipação e encoprese crônica, pouco responsiva a medicação, geralmente acompanhada de déficit pondero-estatural e que pode apresentar fezes explosivas após o toque retal (dilata-se o segmento constrito e o conteúdo intestinal sai em alta velocidade). Lembre-se que a síndrome de Down é um fator de risco para megacólon congênito assim como para constipação funcional.

A manometria anorretal é um exame que pode descartar o megacólon congênito. Coloca-se um balão no reto e um sensor na topografia do esfíncter anal interno, quando se dilata o balão retal se espera uma dilatação reflexa do esfíncter, caso isso não aconteça pode-se suspeitar de megacólon congênito. Porém, o padrão ouro é a biópsia retal que evidencia ausência de células gangliônicas.

Doenças obstrutivas e outras doenças

Outras doenças que também podem levar a constipação no início da vida são:

• Estenose anal: ocorrem evacuações difíceis e dolorosas em crianças com esfíncter reduzido em tamanho.

• Distopia anal: há localização anteriorizada do ânus, visualizado mais próximo da genitália; na posição em que o ânus deveria estar há uma mácula (impressão anal). A criança não evacua de forma eficaz já que não há correlação entre a musculatura perineal/anal com a localização do orifício.

• Íleo meconial: é o abdome agudo obstrutivo do recém-nascido devido a uma "rolha" de mecônio ressecada; é altamente sugestivo de fibrose cística.

• Hipotireoidismo: há uma diminuição da peristalse intestinal podendo determinar constipação. Entretanto, deve vir acompanhado de outros sinais e sintomas que ajudam a diferenciar a doença: fadiga, ganho de peso, déficit no crescimento e alterações em pele e fâneros.

• Doença celíaca: a variabilidade clínica da doença celíaca é tão grande que deve ser descartada na constipação que não responde à terapia otimizada com laxantes.

PONTOS PRÁTICOS

• A idade em que os hábitos intestinais da criança ficam similares ao adulto é a partir dos quatro anos.

• A constipação funcional é a causa mais comum de constipação em crianças saudáveis e deve ser suspeitada em crianças que apresentam diminuição do número de evacuações com alteração da consistência das fezes (endurecidas) e evacuação dolorosa, sem nenhum sinal clínico patológico na história ou exame físico.

• Sempre suspeitar de constipação não funcional na presença de *red flags*, genericamente: alterações sistêmicas, neurológicas, anatômicas ou comportamentais.

• A impactação deve ser sempre reconhecida (fezes endurecidas palpáveis em quadrantes abdominais a esquerda, toque retal com grande quantidade de fezes endurecidas ou RX de abdome com grande quantidade de fezes em cólon distal) e tratada prontamente.

• O polietilenoglicol (PEG) é a medicação de escolha para a desimpactação e para a manutenção.

• A terapia de manutenção deve ser multiprofissional e envolver sempre medicações laxativas, educação, orientações comportamentais e dietéticas.

Questões de Treinamento

1. Lactente de 2 meses de vida, em aleitamento materno exclusivo, há 7 dias com quadro de dores abdominais. Mãe relata que filho chora muito no final da tarde, que se contorce muito para evacuar e que quando evacua apresenta fezes endurecidas e em síbalos. O pediatra, ao examinar a criança, percebeu que tinha ganhado 17 g/dia desde o nascimento e ao toque retal a criança apresentou evacuação explosiva. Qual das afirmativas abaixo é **verdadeira** sobre o quadro?

    a. Trata-se de uma cólica do lactente e deve-se orientar a mãe.

    b. Provavelmente a mãe mentiu e deve estar dando outros tipos de leite.

    c. É uma iatrogenia realizar toque retal em menores de seis meses.

    d. Há uma suspeita de constipação patológica e deve-se investigar o quadro.

    e. A principal suspeita é de fibrose cística já que evacuação explosiva após toque retal é típica dessa doença.

2. Criança com cinco anos de idade vem ao pronto-socorro infantil por queixa de dor abdominal. Realizado RX de abdome que evidenciou grande quantidade de fezes em cólon distal. Qual a conduta é a mais **correta**?

    a. Realizar lavagem intestinal com solução glicerinada 20 ml/kg, lentamente.

b. Prescrever PEG em dose alta e orientar retorno ambulatorial.
c. Orientar sobre constipação e iniciar medidas dietéticas (suco de ameixa e maçã).
d. Prescrever óleo mineral em altas doses para desimpactação.
e. As alternativas C e D estão corretas.

3. Criança de nove anos com queixa de dificuldade para evacuar há 2 anos. Qual das alternativas a seguir não é um sinal de alarme?
   a. Evacuar fezes em fita.
   b. Alteração de reflexo cremastérico.
   c. Apresentar tufo de cabelo em região sacral.
   d. Sempre evacua fezes que entopem o vaso.
   e. Posição anteriorizada do ânus.

4. Qual das orientações comportamentais abaixo não é adequada para uma criança com constipação?
   a. Criar mecanismo de recompensa para quando a criança alcançar seus objetivos.
   b. Cobrar da criança para sempre ficar sentada por 15 minutos duas vezes ao dia no assento sanitário.
   c. Criar diário sobre as evacuações.
   d. Garantir ingesta normal de fibras e fluidos.
   e. Promover atividade física.

5. Um recém-nascido com síndrome de Down, de três dias de vida, apresentou eliminação tardia de mecônio. Após 48 horas de vida evacuou mecônio em fita. Qual o diagnóstico mais provável?
   a. Fibrose cística.
   b. Acalasia retal.
   c. Constipação funcional.
   d. Megacólon chagásico.
   e. Doença de Hirschsprung.

Gabarito comentado

1. Uma criança de 2 meses de vida em aleitamento materno exclusivo deve evacuar fezes pastosas e ter bom ganho de peso. A criança em questão evacua em síbalos, apresenta ganho inadequado de peso e apresentou fezes explosivas após toque retal. O quadro é sugestivo de doença de Hirschsprung. Resposta D

2. Sempre que for diagnosticada impactação intestinal deve-se tentar a desimpactação por via oral, nas constipações funcionais. Resposta B

3. Evacuar fezes que entopem o vaso é um dos critérios diagnósticos de constipação funcional, mas que, isoladamente não é um sinal de alarme. Resposta D

4. A criança com constipação funcional já se encontra em um ambiente de grande cobrança pessoal, familiar e social. Portanto, devemos enfatizar que o apoio dos responsáveis é essencial, evitando cobranças adicionais. Resposta B

5. A síndrome de Down é fator de risco para a doença de Hirschsprung. O paciente em questão teve eliminação tardia de mecônio e evacuou em fita. Todos esses fatores são altamente sugestivos da doença de Hirschsprung. Resposta E

Fontes consultadas e leitura recomendada

Biggs, W.s.; Dery, W.h. *Evaluation and treatment of constipation in infants and children*. American Family Physician, 2006. 73 (3): p. 469–77.

Colombo, M.j.; Wassom, M.c.r.j. *Constipation and encopresis*. Pediatrics in Review, 2015. 36 (0): p. 392–402.

Greenwald, B.j. *Clinical practice guidelines for pediatric constipation*. Journal of the American Association of Nurse Practitioners, 2010. 22 (7): p. 332–8.

Nurko, S.; Zimmerman, L.A. *Evaluation and treatment of constipation in children and adolescents*. American Family Physician, 2014. 90 (2): p. 82–90.

Tabbers, M.M.; Dilorenzo, C.; Berger, M.Y.; Faure, C.; Langendam, M.W.; Nurko, S. et al. *Evaluation and Treatment of Functional Constipation in Infants and Children:* Evidence-Based Recommendations From Espghan and Naspghan. Journal of Pediatric Gastroenterology and Nutrition, 2014. 58 (2): p. 265–81.

Rome Foundation – Rome IV Diagnostic Criteria for Functional Gastrointestinal Disorders em himan, J.S.; Di Lorenzo, C.; SAPS, M. et al. *Childhood Functional Gastrointestinal Disorders:* Child/Adolescent. Gastroenterology, 2016. 150: p. 1456-68.

Dor abdominal crônica

18

Benito Lourenço

A queixa de dor abdominal é uma queixa bastante comum e se inicia na faixa etária pediátrica, tão logo a criança já seja capaz de fornecer dados descritivos mais precisos de sua dor, o que ocorre por volta dos seis ou sete anos de idade. Geralmente, antes dessa idade, crianças têm dificuldades de separar o desconforto emocional da dor física.

Cerca de 10 a 20% das crianças apresentam-se com queixas de dores abdominais recorrentes ou crônicas. O grande desafio diagnóstico do pediatra é identificar o que é realmente uma doença orgânica ou potencialmente grave e fazer o diferencial entre inúmeros quadros benignos e sem qualquer gravidade.

Realizar um diagnóstico da dor abdominal aguda parece mais compreensível, uma vez que é mais comumente gerada a partir de uma única fonte periférica. Existem características em relação à descrição, à localização, à evolução no tempo e aos fatores que a agravam ou aliviam. Entretanto, é mais difícil aplicar um modelo de dor aguda em pacientes com dor crônica. Aqui, os sintomas podem não se comportar da maneira esperada, são mal localizados, associados a testes negativos de diagnóstico; as opções diagnósticas e terapêuticas deixam o pediatra confuso e a própria legitimidade destas condições pode ser questionada.

O termo "dor abdominal crônica" tem sido preferido para descrever o quadro de dor intermitente ou constante, de causas funcionais ou orgânicas. Por definição, a dor abdominal crônica ocorre pelo menos quatro vezes ao mês por, pelo menos, dois meses. Alguns autores consideram a duração de três meses, mas preferimos usar nesse capítulo a definição da Academia Americana de Pediatria (AAP) e da Sociedade Norte-americana de Gastroenterologia, Hepatologia e Nutrição Pediátrica (NASPGHN), consistente com os critérios de Roma-IV. Atualmente, na Gastroenterologia, as desordens funcionais são definidas e diagnosticadas pelos seus sintomas, por meio de critérios. Desenvolvidos inicialmente em um encontro de especialistas em Roma (critérios de Roma), hoje esses critérios encontram-se em sua quarta versão.

O termo "dor abdominal crônica" engloba também o termo "dor abdominal recorrente", que é uma expressão genérica que engloba uma gama complexa de diagnósticos possíveis, funcionais ou orgânicos. Assim, dor abdominal recorrente é mais uma descrição do que um diagnóstico.

Fisiopatologia da dor abdominal crônica

Tanto a causa precisa como a fisiopatologia da dor abdominal funcional crônica são mal conhecidas. No entanto, as interações cérebro/intestino desempenham um papel crucial na maioria dessas dores. A percepção da dor é um processo que envolve experiências físicas e sensoriais (componente discriminativo), emocionais e cognitivos (componentes afetivos), modulada pelas experiências anteriores e pelo ambiente cultural. Dessa forma, cada indivíduo reage à dor de uma maneira.

Quando ocorre lesão na pele de qualquer parte do corpo, a dor resulta claramente da lesão neural periférica com sinal aferente nociceptivo aumentado para o cérebro. Isso também ocorre para a inflamação aguda ou lesão visceral, como em uma apendicite ou obstrução intestinal. No entanto, quando um distúrbio gastrointestinal se torna crônico, a experiência da dor é cada vez mais influenciada pela função do sistema nervoso central (SNC). Em distúrbios gastrointestinais funcionais os sintomas tornam-se mais ainda associados com a desregulação do centro amplificador da dor, para além da disfunção intestinal. Finalmente, na síndrome da dor funcional, pode haver pouca ou nenhuma perturbação gastrintestinal e o principal distúrbio é uma percepção anormal da função intestinal normal.

A dor crônica é frequentemente causada por sensibilização primária dos nervos aferentes viscerais (hiperalgesia primária) por estímulos mecânicos (distensão ou pressão) e químicos (mediadores inflamatórios, por exemplo). Os receptores para dor no trato gastrointestinal encontram-se nas serosas (mesentério) e nas paredes das vísceras ocas. Segue-se, após o estímulo inicial, uma amplificação da dor em áreas cerebrais (hiperalgesia secundária). Quando esse impulso doloroso é intenso demais, mensagens dolorosas alcançam o córtex sensorial. A amplificação central da dor periférica e da náusea hoje representam aspecto fundamental no entendimento da dor abdominal crônica. Em indivíduos com boas habilidades de enfrentamento da dor, sinalizações do lobo frontal podem reduzir a transmissão dolorosa daqueles centros excitatórios da dor. Ao contrário, em pacientes que não tenham essas habilidades, diante de experiências dolorosas ruins anteriores, ansiedade e depressão, essa atividade do córtex piora e perpetua a sensação dolorosa. Portanto, crianças com pobres habilidades de enfrentamento, diante de fatores estressores familiares e escolares ou com coexistência de doença mental, têm maior risco de dores recorrentes. Dentre as pobres habilidades de enfrentamento, por exemplo, tem-se a catastrofização, onde a criança acredita que seus sintomas são severos, que não haverá melhora e que a dor tenderá a piorar.

Assim, de forma bem simplificada, o cérebro envia estímulos intensificando ou aliviando a dor. Ansiedade ou depressão pioram a experiência da dor, que fica mais intensa e incômoda. Em pacientes pouco tolerantes à dor, o receio em senti-la novamente pode gerar a sensação e intensidade maior do que a crise anterior. O reconhecimento do SNC como modulador da dor é essencial para se compreender as manifestações clínica e para o desenvolvimento de estratégias de diagnóstico e terapêuticas. O tratamento da dor crônica objetiva tanto seus mecanismos periféricos quanto centrais.

A dinâmica complexa da dor crônica engloba ainda outros aspectos. Um episódio de dor aguda pregresso como, por exemplo, em uma simples passagem de sonda nasogástrica pode predispor ao aparecimento de dor crônica; uma gastroenterite aguda bacteriana pode ser seguida de uma dor abdominal funcional em 30% das crianças. Dor abdominal crônica nos pais aumenta chance de dor nos filhos.

Pacientes com dor abdominal crônica funcional não têm conhecimento sobre a causa e o prognóstico das crises dolorosas; mantêm a expectativa de que as dores sempre recorrerão. Não conseguem impedir novos episódios dolorosos e não dominam técnicas que os amenizem. Como consequência, ocorre o aumento do estresse emocional, predispondo a maior percepção dolorosa. O pouco conhecimento sobre dor leva os pais a atribuírem a certos fatores externos o desencadeamento das crises, como alimentos, condições do ambiente e as atividades cotidianas normais da vida infantil. A ansiedade da criança frente a esses falsos gatilhos desencadeia ou intensifica a dor. O paciente passa a ter comportamento fóbico com atividades sociais e escolares, levando uma vida muito diferente da de outras crianças. Isso pode determinar um ciclo vicioso que amplifica mais ainda a dor. O que a criança sabe sobre dor vem de sua própria experiência, do conhecimento de seus pais e familiares e da sociedade. Aprende a comunicar as crises com palavras e mudanças de comportamento e adquire técnicas para aliviar o processo doloroso. Geralmente, os pais não sabem como lidar com a dor. Eles respondem de maneira ambígua à crise dolorosa. Algumas vezes dispensam grandes cuidados físicos e emocionais. Em outros episódios sugerem que o paciente seja o único responsável no manejo da dor. A criança entende que as manifestações dolorosas devem ser comunicadas com atitudes exageradas para receber um melhor suporte parental.

Abordagem da criança com dor abdominal crônica

A anamnese adequada e o exame físico são mandatórios e, frequentemente, suficientes na avaliação da criança com dor abdominal crônica. Textos fornecem tabelas extensas sobre o diagnóstico diferencial da dor abdominal, mas fazer um diagnóstico apenas por tentativa de encaixar os sintomas do paciente em uma lista não é suficiente. É a habilidade de escuta atenta e integração dos dados de história com o quadro conceitual que orienta a estratégia do diagnóstico.

Desordens orgânicas e funcionais não são condições mutualmente excludentes de explicação para a dor crônica; podem coexistir e interagir.

Um primeiro ponto importante é avaliar a duração de cada episódio doloroso. Se a dor dura menos de cinco minutos, mesmo que ocorra várias vezes ao dia, é improvável que a causa da dor seja preocupante. Dores de curta duração podem se relacionar com a musculatura da parede abdominal ou cólicas por contrações colônicas de grande amplitude. Essas últimas são comuns e seguem-se de uma sensação de urgência evacuatória de cerca de dois minutos. Crianças mais sensíveis podem percebê-las e referirem dor abdominal.

Um segundo ponto fundamental é a localização da dor. Quanto mais próxima ao umbigo, menos provavelmente a dor é consequência de uma doença.

Um terceiro ponto é o momento do dia em que a dor aparece. Crianças com quadros funcionais (não orgânicos) frequentemente se queixam ao acordar ou nos momentos que antecedem ao sono e não manifestam suas queixas durante suas atividades rotineiras (brincadeiras, atividade física, entretenimento). Muitos especulam que os períodos após acordar e imediatamente antes de dormir são os de maior atenção da criança para suas sensações de desconforto.

A maior parte das dores abdominais crônicas e/ou recorrentes não se devem a doenças orgânicas; a maior parte delas tem critérios para desordens funcionais do trato digestivo (70 a 90%).

Dor abdominal crônica

Na anamnese de uma dor abdominal crônica é necessário saber se a dor é constante ou intermitente; a dor constante não se relaciona com eventos fisiológicos como a alimentação ou a evacuação e, provavelmente, relaciona-se a origem central da dor. Se a dor for intermitente, procure avaliar, conforme já referido, quão frequente é a sua duração.

Deve-se avaliar a interferência da alimentação sobre a dor. Dor que piora com a alimentação sugere fenômeno gástrico (dispepsia) ou resposta gastrocólica. Outra avaliação necessária é sobre a repercussão da evacuação sobre a dor. Na síndrome do intestino irritável, há melhora da dor com a evacuação. A influência do exercício sobre a dor também deve ser investigada. Se a alimentação e a evacuação não interferem com a dor, mas o exercício a piora, a dor provavelmente relaciona-se à parede abdominal, sem relação com o trato gastrointestinal. Se a dor não muda com o exercício, com a evacuação, alimentação ou qualquer outro evento fisiológico, pode ser considerada uma dor abdominal funcional não especificada. Devemos procurar saber como o paciente enfrenta sua dor: medicamentos, repouso, alimentação, distrações, etc. _Bullying_ e estressores familiares também devem ser identificados. O aspecto geral da criança com dor deve ser avaliado; frequentemente, o paciente com dor crônica/recorrente quando observado parece estar bem, mas, paradoxalmente, referindo intensidade de dor na escala de 8 ou 9. É importante que o médico não desafie ou questione a intensidade de dor do paciente, pois, diferentemente da dor aguda, na dor crônica a aliança e confiança terapêutica pode se fragilizar diante desse confronto. Em uma dor aguda a criança está chorando, com pernas fletidas, taquicárdica, irritada, elementos que não se observam nesses quadros de dores funcionais.

Deve-se ter bastante cuidado na não rotulagem do paciente com "quadro psicológico", a não ser que as evidências mostrem a presença de psicopatologia.

Aos pais deve-se perguntar o que pensam da dor e o que temem, pontos que o médico deve abordar direta e objetivamente. Os mitos e a preocupação com doenças graves, inclusive neoplásicas, pairam sobre as queixas dolorosas em geral.

Para alguns pacientes, a solicitação de um recordatório (informações pormenorizadas sobre a dor devem ser descritas e anotadas) pode ser útil para melhor caracterização do contexto e características da dor, assim como a repercussão nas atividades rotineiras da criança e do adolescente.

Distúrbios funcionais gastrointestinais

A maior parte das dores abdominais crônicas relacionam-se com distúrbios funcionais. Os sintomas funcionais não são imaginários, fingidos ou inventados; eles ocorrem sem que nenhuma doença subjacente seja identificada. De forma geral, o diagnóstico de dor abdominal funcional se faz diante de um quadro com ausência de sinais de alarme e normalidade do exame físico.

A classificação de Roma IV sugere um sistema de diferenciação funcional das desordens gastrointestinais que se associam com dor abdominal. São incluídos os diagnósticos de dispepsia funcional, síndrome do intestino irritável, dor abdominal funcional e migrânea (enxaqueca) abdominal. No Quadro 18.1, estão apresentados os critérios mais atuais para os distúrbios funcionais associados à dor abdominal crônica em Pediatria.

Quadro 18.1 – Critérios diagnósticos para desordens funcionais que cursam com dor abdominal na infância e adolescência.

Critério universal: os sintomas não são explicados por qualquer outra condição médica
1. Dispepsia funcional
Critério universal + pelo menos dois meses, com 4 ou mais dias/mês com 1 ou mais dos seguintes sintomas: • plenitude pós-prandial • saciedade precoce • dor epigástrica ou queimação, não associada à evacuação
2. Síndrome do intestino irritável
Critério universal + pelo menos dois meses, com 4 ou mais dias/mês com dor abdominal com 1 ou mais dos seguintes sintomas: • melhora com a evacuação • mudança na frequência das evacuações (diarreia ou constipação) • mudança na forma/aspecto das fezes Obs: Em crianças com síndrome do intestino irritável com constipação, a dor não melhora com a resolução da constipação; se a dor melhora, indica constipação funcional).
3. Migrânea abdominal
Critério universal + todos os seguintes aspectos: • episódios paroxísticos de **dor abdominal** intensa, aguda, periumbilical, na linha média ou difusa, durando uma hora ou mais (a dor abdominal é o mais importante dos sintomas), pelo menos duas vezes, nos últimos seis meses • episódios com intervalos de semanas a meses • dor incapacitante que interfere nas atividades normais da criança • estereotipias • a dor é associada com dois ou mais desses sintomas: anorexia, náusea, vômito, dor de cabeça, fotofobia e palidez cutânea
4. Dor abdominal funcional não especificada
Critério universal + todos os seguintes aspectos: • ocorre 4 ou mais vezes por mês, por dois ou mais meses • **dor abdominal** episódica ou contínua que não ocorre somente durante eventos fisiológicos (alimentação, menstruação, evacuação, por exemplo) • critérios insuficientes para síndrome do intestino irritável, dispepsia funcional ou migrânea abdominal

(continua)

175

(continuação)

5. Constipação funcional (*)

Critério universal + 1 ou mais vezes por semana, por mais de 1 mês, com dois ou mais dos seguintes:
- 2 ou menos evacuações em banheiro por semana em crianças com 4 ou mais anos
- 1 ou mais episódios de incontinência fecal por semana
- história de postura retentora ou comportamento de retenção de fezes
- presença de grande massa fecal no reto
- história de grande bolo fecal que entope a privada sanitária (não explicado por síndrome do intestino irritável)

(*) Constipação funcional não é caracterizada como uma desordem de dor abdominal funcional na classificação de Roma IV; entretanto, foi incluída nesse quadro, pois é uma causa comum de dor abdominal crônica em crianças.

Fonte: Roma – IV

No passado, havia grande preocupação em identificar a "causa" de todo o "sintoma" dor. Crianças com dores abdominais crônicas e recorrentes eram exaustivamente avaliadas. Para a maior parte delas nada se identificava e eram rotuladas de "dor abdominal recorrente", causando certa frustração para médicos e familiares. Na análise dessa queixa-problema em Pediatria, um modelo interessante de entendimento é o biopsicossocial, que reconhece que os sintomas podem ser modulados pela doença, pelos aspectos psicológicos do paciente, características de seu desenvolvimento, fatores sociais, genéticos e pelas desordens funcionais. Ao invés da abordagem dual "se não houver doença, o sintoma é imaginário", o entendimento biopsicossocial integra corpo e psiquismo num contexto social.

Os critérios diagnósticos baseados em sintomas (Quadro 16.1) permitem que o médico identifique o que está ocorrendo já em um primeiro encontro. Isso é importante: a descrição da apresentação clínica identifica uma situação conhecida, bem descrita, já estudada e benigna. Isso tranquiliza o paciente e reduz custos de investigação. Portanto, na presença de sintomas de dor abdominal que preencham os critérios de Roma, pode-se estabelecer o diagnóstico definitivo sem necessidade de investigação laboratorial adicional. Algumas vezes exames serão necessários. Por exemplo, diante de dor abdominal epigástrica ou náuseas, pode-se estar diante de uma doença péptica, uma esofagite eosinofílica ou uma giardíase. Uma endoscopia pode ser necessária, embora cerca de 85% delas não revelarão alterações na mucosa e o paciente será diagnosticado com uma dispepsia funcional. Justifica-se, portanto, diante de uma situação assim, orientar a família e iniciar o tratamento farmacológico de uma dispepsia (inibidor de bomba de próton, por exemplo) ; se os sintomas melhorarem, não haverá necessidade de endoscopia.

A avaliação mais aprofundada deverá ser realizada na criança que apresenta sinais de alarme (Quadro 18.2). Nessa circunstância, os exames devem ser criteriosamente escolhidos, pois cada um deles realizado com resulta-

dos negativos reforça ainda mais a ansiedade e preocupação dos pais, estimulando um pensamento de que algo "escondido" ainda vai ser identificado. Extensos estudos diagnósticos quando não existem *red flags* são injustificados e tendem mais a prejudicar a relação médico-paciente e a confiança terapêutica.

Quadro 18.2 – Principais sinais de alarme para investigação a dor abdominal

Dor localizada nos quadrantes direitos
Dor localizada longe da região umbilical
Sangue nas fezes (visível ou oculto)
Perda de peso
Retardo no crescimento ou evolução puberal
Dor para engolir
Dificuldade para engolir
Vômitos persistentes, repetidos e, especialmente, biliosos
História familiar de doença inflamatória intestinal ou doença celíaca
Febre
Artrites
Doença perianal, fissuras e fístulas
Hepatomegalia e esplenomegalia

Diagnósticos diferenciais

Fobia escolar e ansiedade de separação

Os sintomas abdominais podem decorrer de transtornos emocionais. A fobia escolar e a ansiedade de separação são duas entidades comuns que podem se apresentar com dor abdominal. Daí a importância de saber em que circunstâncias a dor ocorre.

Na fobia escolar, os sintomas são mais proeminentes pela manhã, antes do horário da escola, e melhoram ao longo do dia. Não ocorrem ou se atenuam nos fins de semana. *Bullying* e aspectos do desempenho acadêmico e do convívio escolar devem ser identificados.

Na desordem de ansiedade de separação, que ocorre no escolar (pico entre sete e nove anos), ocorre um inapropriado e exagerado medo de separação dos pais. Sintomas gastrintestinais de dor periumbilical, náuseas e vômitos intensificam-se com a aproximação do momento de separação dos pais (em uma excursão na escola, por exemplo). Situações de perdas ou mudanças (nova escola, casa, divórcio dos pais, morte de uma pessoa próxima) e superproteção dos pais podem piorar e exacerbar essa desordem. Nessas situações, a criança deve ir à escola; quanto mais ausentar-se, mais difícil será o retorno.

Dor abdominal crônica

Constipação funcional

Muitos pacientes têm dor abdominal e constipação. Pode haver confusão entre síndrome do intestino irritável com predomínio de sintomas de constipação e a constipação funcional (Quadro 16.1). Se o paciente diz que a constipação é pior que a dor, o diagnóstico é de constipação funcional; se a dor é o achado que mais incomoda, é provável ser uma síndrome do intestino irritável com constipação.

Dor da parede abdominal

Aproximadamente 1 em cada 30 crianças com dor abdominal tem dor na parede do abdome. A dor da parede pode ser confundida com dor visceral. Pode haver história de dor com o movimento, sem relação com alimentação e evacuação. O teste de Carnett pode ser realizado; o sinal de Carnett é um achado no exame clínico no qual a dor abdominal permanece inalterada ou aumenta quando os músculos da parede abdominal estão tensos (o paciente pode ser solicitado, em decúbito dorsal, a levantar a cabeça e os ombros da mesa de exame). Um teste positivo aumenta a probabilidade de que a parede abdominal e não a cavidade abdominal seja a fonte da dor.

Dispepsia e doença péptica

A manifestação de dispepsia é definida como dor recorrente como desconforto que ocorrem na parte superior do abdome, causada por doenças orgânicas (refluxo, doença péptica, doença de Crohn, por exemplo) ou funcionais. A dor funcional com dispepsia é influenciada pelos mesmos fatores ambientais e do comportamento que os paroxismos isolados de dor periumbilical. Não há sinais e sintomas que possam distinguir entre dispepsia orgânica e funcional. O diagnóstico do quadro funcional é feito quando houver história característica de dor recorrente com exame físico normal (exceto alguma dor à palpação no andar superior do abdome) e exames complementares inalterados, particularmente a endoscopia digestiva alta (EDA). Não há indicação de realização de EDA para todos pacientes. Está bem estabelecido que em crianças a probabilidade de se encontrar achados anormais macro e/ou microscópicos que justifiquem os sintomas dispépticos é muito menor que em adultos.

Os sinais sintomas de alerta para causas orgânicas são a dor epigástrica que irradia para as costas, sangue nas fezes ou nos vômitos, perda de peso, vômitos persistentes, disfagia, hepatomegalia, esplenomegalia, massa abdominal e edema articular.

Tratamento da dor abdominal funcional

Mais importante que a completa remissão da dor, o objetivo primordial do tratamento da dor abdominal funcional é o reestabelecimento das funções normais da criança e a sua reabilitação. É evidente que, diante de subtipos tão heterogêneos de desordens funcionais que se expressam com dor abdominal e, muitos, com fisiopatologia ainda não totalmente compreendida, o tratamento é desafiador. Ainda que o tratamento deva ser individualizado, de acordo com sintomas, disparadores e comportamentos familiares e da criança, as suas bases são:

1. Estabelecimento de uma relação terapêutica: Deve-se estabelecer um acompanhamento regular, com retornos periódicos para controle dos sintomas. O médico deve permanecer disponível para examinar a criança caso ocorram mudanças no padrão da dor ou no caso de famílias muito ansiosas. A base de qualquer estratégia terapêutica é a relação médico-paciente, que empaticamente se baseia no reconhecimento do sofrimento associado à condição dolorosa (legitimação da dor) e manutenção de uma postura objetiva e observadora. O foco é o "cuidado" ao invés da "cura". A atenção para o retorno para atividades normais é constante; permite-se e encoraja-se a realização das atividades normais da criança. Diante do absenteísmo escolar o retorno é crucial para o tratamento.

2. Educação do paciente e dos familiares: Durante o tratamento, é importante que o médico identifique os modelos explicativos, os mitos, temores e expectativas da família e da criança sobre seus sintomas. As expectativas devem ser abordadas de forma realística (talvez haja melhora sem resolução completa da dor). Muitos pais querem apenas se assegurar sobre a ausência de doença orgânica. Os pontos principais nas orientações devem ser: a ocorrência comum desse tipo de sintoma, a "realidade" da dor, o papel ambiental/social como disparador e amplificador da dor e a benignidade do quadro.

3. Modificação comportamental: Facilita-se o retorno da funcionalidade normal da criança com reforço de comportamentos saudáveis, em uma postura antidor e evitando-se o a postura pró-dor. Algumas orientações podem ser oferecidas pelo próprio médico ou, de uma maneira mais formal em uma psicoterapia cognitivo-comportamental, por exemplo). Elogios e recompensas pela frequência à escola ou atividades extracurriculares, identificação dos interesses e habilidades da criança (artes e esportes), reações mais saudáveis diante da dor (relaxamento, respiração lenta) e deslocamento do foco de atenção e cuidado dos pais em relação à dor (evitar perguntar à criança repetidamente sobre a dor, por exemplo).

4. Estratégias para melhorar tolerância à dor: Quando a criança aprende a lidar com sua dor, o quadro tende a melhorar. Algumas técnicas, como relaxamento e distrações, terapia cognitivo-comportamental e *biofeedback* podem ajudar.

5. Evitar os disparadores: Não se recomenda, rotineiramente, mudanças dietéticas ou restrições nesses pacientes. Entretanto, grande parte dos pacientes identificam alimentos específicos como desencadeantes de seu quadro doloroso. Obviamente, naquele que faz uma clara relação, o alimento deve temporariamente ser suspenso. As evidências sobre restrição do leite ou glúten para a melhora desses quadros funcionais são inconclusivas. Diante de casos mais graves de ansiedade/depressão, um profissional especializado deve ser acionado.

6. Manejo sintomático da dor: Embora não haja nenhuma medicação claramente indicada, probióticos (em pacientes com motilidade intestinal normal), probióticos associados à fibras exógenas (em pacientes constipados), inibidores de bomba prótons ou antagonistas dos receptores H1 (nos casos de dispepsia) são as estratégias mais utilizadas, mesmo com estudos que demonstram que a melhora dos sintomas é similar ao placebo. Estudos randomizados indicam resposta ao placebo em torno de 40%.

A condição mais comum de dor abdominal crônica funcional em Pediatria é a síndrome do intestino irritável. Não há consenso sobre tratamento seguro e efetivo para a síndrome do intestino irritável em Pediatria. Em adultos, há relativa evidência no uso de antidepressivos tricíclicos (amitriptilina) e terapia cognitivo comportamental, o que não ocorre em Pediatria.

O prognóstico da dor abdominal crônica funcional é bom; os casos resolvem-se na maior parte das vezes.

PONTOS PRÁTICOS

- A maioria das dores abdominais crônicas e recorrentes em crianças e adolescentes são funcionais, o que significa que não são factícias ou inventadas, mas condições onde uma causa orgânica não é identificada.
- Os critérios de Roma IV, baseados na apresentação clínica e nos sintomas, auxiliam na identificação das principais condições funcionais associadas à dor abdominal em Pediatria.
- Os sinais de alerta que devem ser pesquisados e que são sugestivos de doenças orgânicas são, entre outros, perda de peso, febre, sangramento nas fezes e sintomas sistêmicos. Na ausência de sinais de alerta, exames subsidiários não são necessários, além de causarem piora da ansiedade dos pais no processo diagnóstico.
- A condição mais comum de dor abdominal crônica funcional em Pediatria é a síndrome do intestino irritável.

Questões de Treinamento

1. A partir do melhor entendimento sobre a fisiopatologia da dor abdominal crônica e recorrente ocorrido nos últimos anos, é **correto** afirmar:

a. tem-se diminuído a indicação de avaliação e tratamento por profissionais de saúde mental para essa condição.

b. tem-se estimulado as habilidades do clínico utilizar a história e o exame físico para a diferenciação entre os quadros funcionais de dor abdominal.

c. aumentou-se a necessidade de encaminhamentos do profissional de atenção primária para gastroenterologistas pediátricos.

d. aumentou-se a indicação de testes diagnósticos mais específicos e de maior custo.

e. surgiram inúmeros questionamentos sobre o papel do estresse social como fator contribuinte para os quadros dolorosos.

2. Desde que iniciou na escolinha, Marcos queixa-se de dor abdominal periumbilical recorrente e náuseas pela manhã, ocasionalmente vomitando. Qual dos seguintes dados é indicativo que Marcos sofra de ansiedade de separação?

a. Ele se queixa de distensão abdominal, pirose e desconforto após o café da manhã.

b. Ele melhora, sentindo-se bem após permissão de não ir à escola.

Dor abdominal crônica

c. Seus sintomas ocorrem nos dias de semana e nos fins de semana.

d. Seus sintomas melhoram com a evacuação.

e. Seus sintomas pioram durante o dia na escola.

3. Clara, 12 anos, tem dor abdominal quase diária periumbilical, que dura cerca de uma hora, nos últimos dois anos. Ela raramente falta à escola. Tem ganhado peso normalmente e evolui bem em sua puberdade. Acabou de apresentar a primeira menstruação. Esforça-se para evacuar, fezes endurecidas a cada 2 dias. Segue-se discreta melhora da dor, sem remissão completa. Tentou usar polietilenoglicol sem melhora do quadro. Seu exame físico é normal. Qual é o diagnóstico provável?

a. Migrânea abdominal.

b. Constipação funcional.

c. Dispepsia funcional.

d. Síndrome do intestino irritável.

e. Síndrome do estresse pós-prandial.

4. Os pais de um paciente com dor abdominal crônica funcional te perguntam sobre as opções terapêuticas e sua efetividade para o quadro. Assumindo-se que você já estabeleceu uma aliança terapêutica efetiva com essa família e com a criança, assegurou que compreende que a dor sentida pela criança é real e, empaticamente, realiza estratégias educativas e de orientação sobre o quadro e sua benignidade. Qual do seguintes tratamentos pode melhorar o ainda mais a evolução do quadro?

a. Acupuntura.

b. Mudanças dietéticas.

c. Terapia cognitivo-comportamental.

d. Psicoterapia psicanalítica.

e. Prescrição de medicamento (s).

5. Helena, uma menina com 9 anos de idade, é trazida ao seu consultório com história de cerca de um ano de dor abdominal, que ocorre algumas vezes na semana. Você sabe que a dor abdominal recorrente é uma condição comum em crianças nessa faixa etária e que a maior parte dessas condições não é causada por doença orgânica. Das seguintes características da dor, qual exige pronta investigação para uma causa orgânica?

a. Distribuição periumbilical.

b. Associação com perda ponderal de cerca de 3 kg.

c. Ocorre comumente ao acordar.

d. Ocorre comumente antes da criança dormir.

e. Ocorre algumas vezes ao dia, com duração menor que 3 minutos.

Gabarito comentado

1. A grande vantagem do estabelecimento de critérios diagnósticos clínicos para as dores abdominais funcionais é a diminuição da solicitação de exames subsidiários e o esclarecimento, para pais e pacientes, de um quadro clínico bem conhecido e estabelecido. Resposta B

2. A melhora clínica quando o paciente não vai à escola é dado fundamental para ser avaliado nesse tipo de queixa. Resposta B

3. A paciente apresenta os critérios diagnósticos para a síndrome do intestino irritável: pelo menos dois meses, com quatro ou mais dias/mês com dor abdominal e com um ou mais dos seguintes sintomas: melhora com a evacuação, mudança na frequência das evacuações (diarreia ou constipação), mudança na forma/aspecto das fezes. Observe que em crianças com síndrome do intestino irritável com constipação, a dor não melhora com a resolução da constipação; se a dor melhora, indica constipação funcional. Resposta D

4. Facilita-se o retorno da funcionalidade normal da criança com reforço de comportamentos saudáveis, em uma postura antidor e evitando-se o a postura pró-dor. Algumas orientações podem ser oferecidas pelo próprio médico ou, de uma maneira mais formal, em uma psicoterapia cognitivo-comportamental. Resposta C

5. Os principais sinais de alarme para a dor abdominal são: dor localizada longe da região umbilical, sangue nas fezes (visível ou oculto), perda de peso, retardo no crescimento ou evolução puberal, dor para engolir, vômitos persistentes, repetidos e, especialmente, biliosos. A história familiar de doença inflamatória intestinal ou doença celíaca, febre, hepatoesplenomegalia, artrites, doença perianal, fissuras e fístulas são também sinalizadoras de quadros orgânicos. Resposta B

Fontes consultadas e leitura recomendada

Hyams, J.S.; Di Lorenzo, C.; Saps, M., et al. *Childhood functional gastrointestinal disorders: child/adolescent*. Gastroenterology, 2016. 150:1456.

American Academy of Pediatrics Subcommittee on Chronic Abdominal Pain. *Chronic abdominal pain in children*. Pediatrics, 2005. 115:812.

Lake, A.M. *Chronic abdominal pain in childhood: diagnosis and management*. American Family Physician, 1999. 59:1823.

Otite média aguda

19

Benito Lourenço

A inflamação da orelha média é a doença de maior incidência em crianças depois das infecções virais do trato respiratório e representa uma frequente situação em que há prescrição de antibióticos na infância. Um diagnóstico preciso e a abordagem terapêutica adequada para a otite média são fundamentais, não apenas porque a enfermidade é comum, como também por ser sucedida por complicações significativas agudas e crônicas, como disseminação intracraniana da infecção e meningite ou derrame local persistente durante um período de tempo variável, que pode acarretar significativa perda de audição condutiva, podendo prejudicar o desenvolvimento da fala e da linguagem. Ao mesmo tempo, excesso de prescrições de antibióticos para quadros que não necessitariam dessa terapêutica, tem contribuído para aumento da resistência bacteriana aos antimicrobianos, efeitos adversos e implicações econômicas significativas. Eis o grande desafio em otite média aguda (OMA): identificar os verdadeiros quadros que se beneficiarão do tratamento antimicrobiano, poupando um grande número de crianças de receber tratamento indevido.

Classicamente, descreve-se que, entre 60 e 80% das crianças terão pelo menos um episódio de OMA até um ano de idade e, 80 a 90% o terão até dois ou três anos de vida. A OMA é infrequente em crianças maiores e adolescentes. A crescente cobertura vacinal contra o pneumococo tem impacto o sobre a mudança do perfil etiológico e a diminuição de incidência da OMA e de outras afecções respiratórias.

Em 2013, a Academia Americana de Pediatria publicou um *guideline* que nos apresentou importantes mudanças conceituais relacionadas ao diagnóstico da OMA e ao seu manejo terapêutico que foram incorporados na redação deste capítulo. Recomendações anteriores eram criticadas pela existência de termos confusos como "dúvida diagnóstica" e "conduta expectante vigilante" que, agora, estão mais claros.

Fatores predisponentes

A alta incidência da OMA e sua recorrência em crianças provavelmente refletem uma combinação de fatores, dos quais os mais importantes são a disfunção tubária e a suscetibilidade infantil a infecções respiratórias altas recorrentes. A baixa idade da criança é o principal fator de risco para as otites, fundamentalmente pelas suas características anatômicas, funcionais e imunológicas, que as tornam suscetíveis às infecções de vias aéreas superiores (IVAS) e uma de suas mais comuns complicações: a infecção da orelha média.

A tuba auditiva infantil é diferente da adulta, pois é mais curta e horizontal: nos adultos, a tuba tem um ângulo de 45 graus em relação ao plano horizontal, enquanto que nas crianças esta inclinação é de somente 10 graus. Sua abertura (óstio) costuma ter numerosos folículos linfoides ao seu redor. A criança também tem adenoides que preenchem a nasofaringe, obstruindo mecanicamente o nariz e o óstio da tuba, ou atuando como foco de infecção, que pode contribuir para o edema e a disfunção tubária. Quando ocorrem alterações das funções de drenagem e de ventilação da tuba auditiva, há aumento da quantidade de líquido favorecendo a infecção e comprometimento da saída de secreções que podem, portanto, sofrer contaminação por bactérias que participam da microflora da região.

A incidência de otite é mais alta no outono e inverno e mais baixa no verão, que, epidemiologicamente, coincide com a maior incidência das IVAS. São descritos outros importantes fatores predisponentes para as otites: frequência de creches, ausência ou curta duração do aleitamento materno e exposição ao tabagismo passivo.

Etiologia

A microbiologia da OMA foi identificada a partir de aspirados da orelha média obtidos por timpanocentese. Infecções por bactérias, vírus ou coinfecções por esses dois tipos de agentes podem ocorrer. Os microrganismos bacterianos historicamente e mais comumente encontrados nas OMA são o *Streptococcus pneumoniae*, *Haemophilus influenzae* não capsulado (não-tipável) e a *Moraxella catarrhalis*. Essa tradicional ordem de frequência dos agentes bacterianos da OMA tem sofrido modificações recentes. Desde a introdução das vacinas conjugadas para

TEP – Título de Especialista em Pediatria

pneumococo (7-valente e, posteriormente, 10-valente ou 13-valente) houve uma mudança dos patógenos da OMA, com diminuição de casos causados pelo pneumococo e aumento relativo dos casos por hemófilos. Lembre-se que a vacinação para hemófilos não muda o perfil de morbidade das vias aéreas superiores pois a vacina é direcionada para *Haemophilus influenzae* tipo b causador de infecções graves e invasivas. Não existem trabalhos recentes brasileiros que estabeleçam a distribuição relativa entre esses agentes para a OMA; alguns autores sugerem que o pneumococo ainda seja o principal agente (aproximadamente 40%), enquanto outros já apontam equivalência na frequência entre o pneumococo e o hemófilos. *A M. catarrhalis* é menos frequente (10%). Esse aspecto deve ser levado em consideração na escolha da antibioticoterapia.

Outra informação a ser mencionada é a resistência antibiótica dos microorganismos responsáveis pelas OMA. Tem sido cada vez mais descrito, em distintos países, o aumento da prevalência de cepas do pneumococo penicilina-resistente, mediada por proteínas ligadoras de penicilina. Considera-se que, no Brasil, a resistência do *S. pneumoniae* não seja tão elevada quanto em outros países do mundo. Dados brasileiros mais recentes (2012) do estudo Sireva (grande estudo sentinela de vigilância epidemiológica conduzido pela Organização Panamericana de Saúde na América Latina para monitorar infecções invasivas causadas por *S. pneumoniae*, *H. influenzae* e *N. meningitidis*) identificou 92,5% de pneumococos (isolados e identificados em não meningites em menores de cinco anos) sensíveis à penicilina e 7,5% com resistência intermediária. A resistência ou a sensibilidade intermediária não representa uma limitação ao uso da penicilina, porque corresponde a cepas da bactéria que necessitam de níveis séricos mais elevados do antibiótico, os quais já são normalmente obtidos com as doses usadas habitualmente para o tratamento.

Tanto o *Haemophilus influenzae* quanto a *Moraxella catarrhalis* podem produzir as betalactamases, enzimas que hidrolisam a penicilina e seus derivados. Relata-se na literatura que 30 a 50% das cepas de *H. influenzae* e ao redor de 100% das *Moraxella catarrhalis* são atualmente produtoras de betalactamases, o que confere um problema importante à terapêutica das otites médias.

Curiosidade: dados recentes americanos apontam a seguinte distribuição dos otopatógenos bacterianos: *S. pneumoniae* 12% (20% resistentes à amoxicilina), *H. influenzae* 56% (50% resistentes à amoxicilina) e *M. catarrhalis* 22% (100% resistentes à amoxicilina). É importante destacar que esses dados são americanos o que não necessariamente corresponde à distribuição e padrão de resistência local.

Existe um quadro sindrômico particular, chamado de síndrome otite-conjuntivite. Trata-se de um quadro em que a dor de ouvido inicia-se ao mesmo tempo ou dentro de três dias após o início dos sintomas oculares (conjuntivite purulenta). O agente causador desse quadro é mais comumente o *H. influenzae*. Geralmente, os sintomas da OMA são mais leves e a febre é baixa.

Definições e diagnóstico

O termo "otite média" engloba dois subtipos em sua classificação: a otite média aguda (OMA) e a otite média com efusão (OME). Essa é uma subclassificação prática que facilita o entendimento do fenômeno patológico subjacente. A OMA é definida pelo aparecimento de fluido ou secreção na orelha média, associada a sinais ou sintomas agudos de inflamação da orelha média. Diferencia-se da OME, definida quando houver a presença de fluido na orelha média com ausência de sinais ou sintomas de infecção aguda do ouvido, situação também conhecida como otite média secretora ou otite média serosa.

Os critérios diagnósticos para OMA estão mais refinados nas publicações mais recentes. O Quadro 19.1 apresenta as principais informações sobre o diagnóstico de OMA publicados nas recomendações da Academia Americana de Pediatria.

Quadro 19.1 – Diagnóstico de OMA

> Os médicos devem diagnosticar OMA em crianças que apresentam moderada a grave abaulamento da membrana timpânica (MT) ou surgimento de otorreia não devido a otite externa aguda.
>
> Os médicos podem diagnosticar OMA em crianças que apresentam leve abaulamento da MT, recente (menos de 48 horas) aparecimento de dor de ouvido (ou criança não-verbal segurando, puxando ou esfregando a orelha) ou intenso eritema da MT.
>
> Os médicos não devem diagnosticar OMA em crianças que não têm efusão do ouvido médio.

Fonte: Academia Americana de Pediatria.

Pelo exposto nos critérios diagnósticos, o exame da membrana timpânica deve fazer parte da prática clínica rotineira em crianças. Note que o principal aspecto de consenso para a identificação da OMA está no achado otoscópico de abaulamento da MT, obviamente associado à presença de líquido na orelha média. O achado da MT abaulada é frequentemente descrita pelos americanos como membrana *bagel* ou membrana *donut* (Figura 19.1). Devido à inflamação e presença da efusão, tipicamente a membrana torna-se espessa e perde a translucência, podendo ficar completamente opaca. Portanto, a membrana transparente não é associada à OMA. A presença de transparência normal e líquido na orelha média é compatível com o diagnóstico de OME. A hiperemia isolada da membrana também não é um sinal muito valioso para o diagnóstico de otite; embora, em condições normais a MT não apresente vascularização visível, várias situações podem se apresentar com a membrana congesta, inclusive choro e febre da criança. Uma exceção seria a diferença de lateralidade da hiperemia, com presença de efusão na orelha média que poderia indicar o início do quadro inflamatório.

Figura 19.1 – Membrana timpânica abaulada

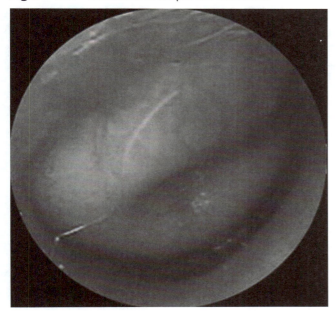

Historicamente, descreve-se o uso de otoscopia pneumática para melhorar a precisão diagnóstica. Para tanto, uma cabeça de otoscópio que permita a inserção de um insuflador, a adequada vedação do espéculo no conduto auditivo, contenção da criança e experiência técnica do examinador é necessária. A *pneumootoscopia* permite a vizualização da mobilidade da MT que encontra-se reduzida na presença de líquido na orelha média e, particularmente dolorosa na OMA.

As manifestações clínicas de uma OMA podem se confundir com as de uma IVAS; OMA quase sempre ocorre no contexto de uma infecção viral das vias aéreas superiores, entre o terceiro e sétimo dia. Assim, essas crianças tem rinorreia, congestão nasal, e, eventualmente temperatura corporal elevada. Podem estar irritadiças e dormindo mal. Os clínicos (e pais) presumem que uma criança puxando as orelhas tem uma OMA. No entanto, mesmo o puxar da orelha não é uma manifestação clínica exclusiva e clara de OMA ou OME. Quando a MT se retrai, como frequentemente ocorre nas IVAS, a mudança de posição da membrana causa desconforto e a criança pode apontar a orelha.

O diagnóstico de OMA baseia-se, portanto, no conjunto de achados da otoscopia associados aos sintomas de suspeição como otalgia, febre, irritabilidade, otorreia recente e outros sintomas inespecíficos como mão no ouvido, diarreia (muito comum), rinorreia e outras manifestações sintomáticas das vias aéreas superiores; na OME, a maioria das crianças é assintomática ou algumas se queixam de ouvido entupido ou de estalidos no ouvido, e têm o diagnóstico na consulta de rotina do pediatra.

Tratamento

Assunto controverso, embora o uso de antibióticos tenha tido pouco impacto sobre a incidência da OMA e seja sabido que a resolução espontânea, sem tratamento, acontece em 80% dos casos, ainda assim a antibioticoterapia tem a sua importância na OMA. Os antibióticos têm impacto sobre as complicações da OMA e na melhora mais rápida dos sintomas. Portanto, desde que o diagnóstico da OMA tenha sido criteriosamente realizado, a antibioticoterapia deve ser instituída, acompanhada de drogas analgésicas e antitérmicas.

Como consequência da imprecisão dos sintomas de OMA e sua semelhança com os sintomas de uma IVAS ou OME, assim como dificuldades em visualizar a MT e realizar otoscopia pneumática, às vezes o diagnóstico de OMA é incerto. Isto é especialmente verdadeiro em lactentes e crianças jovens, nos quais os sintomas são leves ou se sobrepõem com os sintomas de uma IVAS. Além disso, cerume pode impedir a visualização adequada da MT. Nos casos em que a incerteza ocorre, se a criança não está com dor e não tem febre, pode ser adotada uma conduta expectante, desde que haja possibilidade de acompanhamento e continuidade de cuidados. Ausentes quaisquer um desses elementos, a opção de observação não é aconselhável.

O uso de analgésicos orais é recomendado para todas as crianças com OMA e que tenham dor: dipirona, paracetamol ou ibuprofeno. O uso de analgésicos tópicos tem pouco benefício comprovado, não devendo ser prescrito rotineiramente.

Para a decisão de utilizar antibióticos, deve-se considerar a história natural de resolução espontânea da OMA, o risco de aumento das taxas de resistência bacteriana, e ainda a possibilidade de evolução com complicações (meningite, mastoidite, otite média com efusão). Os principais fatores a serem considerados para o tratamento antimicrobiano da OMA são: idade da criança menor que seis meses, bilateralidade da otite, temperatura maior ou igual a 39 °C nas últimas 48 horas, otalgia por mais de 48 horas, estado toxêmico/sintomas sistêmicos, membrana timpânica do ouvido infectado não intacta (otorreia), episódio prévio de OMA nos últimos três meses, sinais iminentes de perfuração do ouvido infectado e a percepção do médico de que a família não tem condições de avaliar a piora clínica da criança. O quadro 19.2 apresenta de forma sucinta e didática as recomendações mais atuais para o manejo antimicrobiano da OMA em Pediatria.

TEP – Título de Especialista em Pediatria

Quadro 19.2 – Conduta para OMA em Pediatria

Idade	OMA com otorreia	OMA bilateral sem otorreia	OMA unilateral sem otorreia
< 6 meses	antibiótico	antibiótico	antibiótico
6 m a 2 anos	favorável ao antibiótico	favorável ao antibiótico	antibiótico ou observação
>2 anos	favorável ao antibiótico	Antibiótico ou observação	favorável à observação

Obs: antibioticoterapia imediata também para: OMA complicada, aparência toxêmica, otalgia persistente por mais de 48h, temperatura > 39 graus (48h) e dúvidas quanto à possibilidade de seguimento da criança

Caso a conduta expectante seja cogitada é fundamental a discussão com os pais da criança e a verificação da possibilidade de reavaliação breve da criança. Crianças maiores de dois anos, imunocompetentes, sem anormalidades craniofaciais, com quadro leve de OMA unilateral sem otorreia pode ser acompanhada apenas com analgesia.

Embora a Academia Americana de Pediatria, para crianças de seis meses até dois anos, com OMA não grave, permita uma abordagem conservadora (vide Quadro 17.2) apenas com analgésicos, muitos autores sugerem também o tratamento com antibiótico nessa situação.

Na maioria das OMA, a amoxicilina tem sido a droga de escolha para tratamento inicial e nas recorrências esporádicas. A duração do tratamento antibiótico deve ser de 7 a 10 dias. Crianças pequenas (< 2 anos) e com quadros mais graves devem ser tratadas por 10 dias.

A dose de amoxicilina é de 50 a 90 mg/kg/dia, dividida em duas doses diárias. Para a escolha da dose maior de amoxicilina, considerar: exposição recente a antibióticos (≤ três meses), frequência em creche/educação infantil, estado vacinal e o perfil de resistência do *S. pneumoniae* em sua comunidade, que, conforme vimos anteriormente, é baixo no Brasil.

Uma segunda opção é a prescrição de amoxicilina-clavulanato (50 mg/kg/dia), que amplia a cobertura para os agentes produtores de beta-lactamase. Esse antibiótico é particularmente indicado em crianças com risco de infecção por agentes produtores da beta-lactamase (uso de beta-lactâmico nos últimos 30 dias), nos casos de síndrome otite-conjuntivite e quando há falha terapêutica.

Os macrolídeos (azitromicina, claritromicina e eritromicina) são alternativas para pacientes alérgicos à penicilina (anafilaxia, urticária, angioedema e manifestações IgE-mediada)

Pacientes com outras manifestações alérgicas podem ser tratados com cefalosporinas, como a cefuroxima (30 mg/kg/dia, 10 dias) ou ceftriaxone (50 mg/kg/dose, de 1 a 3 dias, mais comumente em dose única).

Não é recomendada outra terapêutica para OMA: antihistamínicos, corticosteroides, descongestionantes, antibióticos tópicos e anti-inflamatórios não hormonais.

Se iniciado somente o uso de analgésicos, uma reavaliação deve ser garantida em 48 a 72 horas, caso não haja melhora. O tratamento com antibiótico deve ser introduzido se após 48 a 72h os sintomas não se resolverem ou ocorrer piora.

Embora ocorra melhora da sintomatologia em 48 a 72 horas, é esperado que a efusão permaneça na orelha média por algumas semanas, após cada surto, sendo o fluido estéril (70% até a segunda semana, 40% até a quarta semana, 20% até o segundo mês e 10% até o terceiro mês). A efusão persistente (OME) não requer antibioticoterapia e não deve ser considerada falha terapêutica. A persistência de efusão por mais de três meses requer avaliação especializada. Esta complicação é de importante diagnóstico, já que está associada à perda auditiva condutiva, podendo estar relacionada também com o atraso no desenvolvimento da linguagem e mau rendimento escolar.

Recomendamos para crianças com OMA recorrente com menos de um mês do primeiro episódio ou que fez uso de antibióticos por outras razões no último mês e que apresenta OMA atual, a introdução de antibiótico alternativo à amoxicilina isolada: amoxicilina-clavulanato (90 mg/kg/dia amoxicilina e 6,4 mg/kg/dia clavulanato. Não há evidências para prolongar ou utilizar antibióticos profiláticos em OMA recorrente.

Deve-se ter critério ao analisar as recomendações internacionais para manejo antibiótico das OMA em virtude da diversidade de perfis de etiologia e de sensibilidade dos microorganismos aos antibióticos disponíveis. Nas recomendações da Academia Americana de Pediatria, por exemplo, verifica-se a introdução de altas doses de amoxicilina como terapêutica de primeira escolha, em virtude da maior prevalência de pneumococos parcialmente sensíveis à penicilina nos EUA, realidade ainda (e felizmente) não observada em nosso meio.

Otite média recorrente (OMR)

Define-se uma criança como propensa a desenvolver otite quando ela apresenta três ou mais diferentes e bem-documentados episódios de OMA em seis meses, ou quatro ou mais episódios em doze meses.

São fatores de risco descritos para as OMR: sexo masculino, irmãos com história de otite média recorrente, primeiro episódio de otite média muito precocemente, não ter sido amamentada, frequentar creche/berçário e exposição ao tabagismo passivo domiciliar. O médico deve reconhecer e controlar os fatores predisponentes; a quimioprofilaxia atualmente não tem sido indicada.

Sugere-se a avaliação otorrinolaringológica nas crianças com otites médias recorrentes, nas crianças que persistem com líquido na orelha média (OME) após 3 meses do episódio agudo e com alteração da audiometria, em crianças com membrana timpânica retraída e/ou com perfuração mantida por 6 semanas e nas crianças com OMA complicada (mastoidite, paralisia facial, déficit auditivo, por exemplo).

PONTOS PRÁTICOS

- O diagnóstico de OMA fundamenta-se na otoscopia. A identificação de abaulamento da membrana timpânica associado à presença de efusão na orelha média, em uma criança com sinais e sintomas de inflamação aguda das vias aéreas superiores apontam para a possibilidade de OMA.

- O diagnóstico adequado da OMA garante a conduta terapêutica mais apropriada, com prescrição de antibióticos para crianças que realmente se beneficiam de tais medicamentos, evitando-se prescrição de antimicrobianos para pacientes com OME, nos quais essa prescrição é desnecessária.

- O *H. influenzae* não tipável está desempenhando um papel cada vez mais importante como otopatógeno, equivalendo-se ou superando o pneumococo em algumas áreas. Deve-se lembrar que algumas cepas de hemófilos produzem beta-lactamase.

- O médico pode adotar uma conduta clínica expectante, apenas com analgesia, sem o uso de antibióticos, para alguns casos de OMA não grave e não complicada. Entretanto, devem ser tratados com antimicrobianos: crianças menores de seis meses, otites bilaterais, OMA com otorreia, OMA grave e OMA complicada.

- A amoxicilina pode ser adequada para o tratamento inicial de uma OMA não complicada

---

Questões de Treinamento

1. Criança com 2 anos de idade com otalgia súbita após dois dias de quadro de tosse e coriza. Não há vômitos e há regular aceitação alimentar. Nega qualquer doença de base e alergia à medicações. No exame físico está febril, com 39,3 °C. Além do desconforto aparente pela febre, sua única alteração no exame físico é a hiperemia e abaulamento da membrana timpânica direita. A terapêutica inicial deve ser:

   a. observação clínica sem antibioticoterapia.
   b. tratamento com 5 dias com azitromicina.
   c. tratamento com 10 dias com amoxicilina.
   d. tratamento com 10 dias com amoxicilina + clavulanato.
   e. tratamento de 10 dias com sulfametoxazol + trimetoprim.

2. Após 3 dias de antibioticoterapia, a criança da questão anterior mantém-se febril e o aspecto otoscópico mantido. Não há vômitos, diarreia ou qualquer sinal de desidratação. A conduta mais apropriada será:

   a. administrar 3 doses (3 dias) de ceftriaxone por via parenteral.
   b. encaminhar para otorrinolaringologista para timpanocentese.
   c. iniciar 10 dias de tratamento com fluorquinolona.
   d. iniciar 10 dias de tratamento com amoxicilina + clavulanato.
   e. manter o tratamento inicialmente prescrito.

3. O sinal otoscópico mais importante para identificar uma otite média aguda (OMA) e diferenciá-la de uma otite média com efusão (OME) é:

a. opacificação da membrana timpânica.
b. abaulamento da membrana timpânica.
c. retração da membrana timpânica.
d. diminuição da mobilidade da membrana timpânica.
e. hiperemia da membrana timpânica.

4. Lactente de 20 meses de idade, sexo feminino, é atendido com história de dois dias de coriza, tosse e febre de 38 °C. Essa bebê apresentou dois quadros compatíveis com otite média aguda nos últimos 8 meses, tendo recebido tratamento com antibióticos e e melhora total da clínica. Seu primeiro episódio de otite foi diagnosticado aos 12 meses de idade e a otoscopia realizada na consulta de 15 meses estava normal. Seu último quadro de otite foi há 3 meses, com melhora dos sintomas entre o segundo e terceiro dia de tratamento antimicrobiano. No exame físico atual ela está afebril, em bom estado geral. Ambas as membranas timpânicas estão com mobilidade reduzida e levemente opacas. Não há hiperemia nem abaulamento. Observa-se também discretas bolhas de ar por detrás da membrana timpânica esquerda (porção inferior). Qual é o diagnóstico?

a. Otite média aguda persistente (falência terapêutica).
b. Otite média aguda recorrente.
c. Otite média crônica supurativa bilateral.
d. Otite média com efusão bilateral.
e. Otite média aguda à esquerda.

5. Além do manejo da febre, na conduta para a criança da questão anterior, a melhor opção é:

a. antibioticoterapia por 10 dias com amoxicilina.
b. antibioticoterapia por 10 dias com amoxicilina + clavulanato.
c. timpanocentese.
d. antibioticoprofilaxia com sulfametoxazol-trimetoprim
e. observação clínica somente.

Gabarito comentado

1. Embora seja um diagnóstico de uma otite média aguda unilateral, sem otorreia, em criança de 2 anos, que definiria uma conduta mais polarizada para o acompanhamento clínico, observe que a criança apresenta febre alta, uma das indicações de antibioticoterapia para OMA. Resposta C

2. Diante da não melhora clínica com amoxicilina, deve-se pensar em um agente produtor de beta-lactamase (hemófilo ou moraxela), visto que a criança não tem fatores de risco para pneumococo resistente (são poucos no Brasil e a criança não tem história de uso recente de antibiótico). Portanto, associar um clavulanato é uma boa ideia. Resposta D

3. O sinal otoscópico mais importante para a identificação de uma otite média é o abaulamento. A existência de dor, alterações da mobilidade da membrana timpânica (exacerbando-se a dor) e os sintomas sistêmicos diferenciam-na da otite média com efusão. Resposta B

4. Trata-se de uma otite media com efusão: residual, a priori, das otites anteriores, pois a criança não apresenta abaulamento nem opacidade da membrana timpânica. Por enquanto tem uma infecção das vias aéreas superiores, possivelmente de causa viral. Resposta D

5. Na perspectiva de ser uma infecção viral das vias aéreas superiores e não havendo otite média aguda, não há necessidade de antibioticoterapia nesse momento. Resposta E

Fontes consultadas e leitura recomendada

Lieberthal, A.S.; Carroll, A.E.; Chonmaitree, t., et al. *The diagnosis and management of acute otitis media*. Pediatrics, 2013. 131 (3): e964–e999.

Shaikh, N.; Hoberman, A.; Kaleida, P.H., et al. *Otoscopic signs of otitis media*. The Pediatric Infectious Disease Journal, 2011. 30 (10): p. 822–826.

Pichichero, M.E. *Otitis media*. Pediatric Clinics of North America, 2013. 60 (2): p. 391–407.

Rothman, R.; Owens, T.; Simel, D.L. *Does this child have acute otitis media?* Jama, 2003. 290 (12): p. 1633–1640.

Rinossinusite aguda

Benito Lourenço

20

A infecção das vias aéreas superiores (IVAS) viral é a doença mais comum na população pediátrica e adulta. De caráter benigno e autolimitado, na maioria das vezes, tem sua importância sobretudo como uma entidade que determina inúmeros dias de absenteísmo escolar e no trabalho. A população pediátrica é particularmente suscetível às infecções respiratórias, sendo as creches e escolas espaços socialmente mais densos e palcos de alta prevalência dessas afecções virais.

De acordo com os atuais consensos, o termo rinossinusite tem sido preferido para denominar os processos infecciosos que acometem a mucosa nasal e os seios paranasais, uma vez que, quase sempre, a rinite e a sinusite são doenças em continuidade.

Os sintomas/sinais de tosse, coriza, espirros, obstrução e prurido nasais, caracterizam as infecções respiratórias altas que, em sua grande maioria são causadas por agentes virais. Crianças apresentem uma média de 6 a 8 IVAS/ano. Eventualmente, o quadro pode complicar-se (em cerca de 5%) com uma infecção bacteriana secundária dos seios da face, a rinossinusite bacteriana aguda. Sendo a IVAS a infecção de maior incidência e frequência na infância, tem-se, portanto, um grande número de complicações para sinusite ou otite média aguda (uma outra complicação da IVAS). Entretanto, chama a atenção, na prática, o excesso de diagnósticos de sinusites e, por consequência, da prescrição de antimicrobianos para quadros que, em uma análise mais detalhada, não mereciam nada mais além da higienização e lavagem nasal com soro fisiológico, analgesia e hidratação da criança. Alguns autores cunharam o termo "epidemia de sinusites" alertando a necessidade de melhores parâmetros para o diagnóstico e tratamento das verdadeiras complicações bacterianas sinusais. Diante dessa situação, recentes *guidelines* internacionais e consensos nacionais esclarecem critérios diagnósticos e condutas, visando ao uso racional de antibióticos em afecções de vias respiratórias pediátricas.

Resfriado comum

A rinossinusite infecciosa aguda viral (resfriado comum) é o tipo de rinite mais comumente observado. É a doença humana (adultos e crianças) mais frequente, embora se destaque o número de ocorrências na população pediátrica. É uma afecção aguda e autolimitada; entretanto representa situação na qual inúmeras prescrições inadequadas de antibióticos em todo o mundo são identificadas. Inúmeros medicamentos OTC (*over-the-counter*), difundidos pela mídia e vendidos sem orientação médica, também nos preocupam, por não apresentarem indicação precisa e serem responsáveis por quadros de intoxicação nas crianças.

O quadro clínico do resfriado comum é causado por representantes de inúmeras famílias de vírus; os mais comuns são cerca de 100 sorotipos de rinovírus, que representam cerca de 50% dos agentes dessa doença. Outros vírus implicados são o vírus sincicial respiratório, parainfluenza, adenovírus, coronavirus, enterovírus não-polio (*echovirus* e *coxsackievirus*) e metapneumovírus humanos. Embora alguns desses vírus produzam imunidade duradoura, como os rinovírus, isso, na prática, não interfere nos resfriados subsequentes pelo grande número de sorotipos de vírus existentes.

O resfriado comum ocorre em qualquer época do ano; todavia, é mais incidente nos meses chuvosos e de outono/inverno e tem alta prevalência familiar. Quanto à sazonalidade, devemos considerar a grande variabilidade em nosso país com dimensões continentais.

A disseminação parte de crianças, particularmente, que frequentam creche ou escola. As crianças com idade inferior a dois anos têm maior concentração de vírus na via aérea superior, por um período de tempo maior, assim, constituindo-se transmissores mais importantes do que os adultos.

A transmissão ocorre por via respiratória ou transferência do agente pelas mãos que entram em contato com as secreções respiratórias das mucosas. O principal mecanismo de disseminação das IVAS (particularmente

TEP – Título de Especialista em Pediatria

por rinovírus) é a transmissão de secreções infectadas de mãos contaminadas para membranas mucosas do nariz e olhos para um receptor suscetível. Daí a fundamental importância da higienização das mãos, particularmente de cuidadores de creches.

Adultos costumam ter dois a quatro resfriados por ano, com média de duração de três a cinco dias; crianças podem ter de seis a oito por ano, com média de duração de cinco a sete dias. O contato com outras crianças e a suscetibilidade individual a infecções do trato respiratório superior podem ocasionar múltiplos episódios ou complicações com eventuais infecções bacterianas secundárias.

A apresentação clínica varia com a idade da criança. O quadro pediátrico difere do adulto; esse último costuma ser menos sintomático. O resfriado comum geralmente inicia-se com dor ou desconforto na garganta. Nos escolares e adolescentes predominam a rinorreia, obstrução nasal, irritação faríngea, mal-estar, tosse e secreção retrofaríngea; entre 25 e 50% têm reações febris e conjuntivite.

Nos lactentes, a febre é mais frequente; de leve/moderada intensidade, no início da infecção, por cerca de 48 a 72 horas. Há irritabilidade, vômitos e/ou diarreia e a obstrução nasal e a coriza interferem na aceitação alimentar e no sono. Portanto, os resfriados são mais intensos (e com risco maior de complicações) em crianças pequenas, quando comparadas às maiores, adolescentes e adultos.

A descarga nasal inicia-se clara e aquosa, tornando-se mais espessa e mucoide e, depois, escura e opaca (purulenta), particularmente pela manhã por vários dias. Embora alguns acreditem que a rinite mucopurulenta indique a presença de sinusite bacteriana, este sinal pode ser reconhecido como parte da evolução natural de uma IVAS viral não específica; a coloração é devida à presença de leucócitos polimorfonucleares e não de bactérias.

Na IVAS, descreve-se uma disfunção mucociliar de duração de cerca de 10 dias; portanto, durante esse período é habitualmente esperado sintomas de tosse e rinorreia. Como veremos posteriormente, a possibilidade diagnóstica de rinossinusite bacteriana ocorrerá fundamentalmente em quadros mais prolongados do que esse.

O diagnóstico do resfriado comum é fundamentalmente clínico.

O resfriado comum é erroneamente denominado de gripe. O termo gripe (*influenza*) deveria ficar reservado à clássica doença causada pelo vírus influenza, com um maior comprometimento sistêmico, cefaleia, mialgia, além das manifestações catarrais altas, e de disseminação extremamente rápida (características epidêmicas). Frequentemente encontramos leigos e até médicos que, ao tentarem diferenciar as IVAS, dizem que gripe cursa com febre e resfriado não. Essa informação não tem nenhum substrato, pois a maioria das IVAS, causadas por diversos vírus, pode cursar com quadro febril, inclusive febre alta, mantendo-se a denominação de resfriado comum. Esse resfriado comum não deve ser tratado com antibióticos.

Evidências recentes sugerem que o resfriado comum inclui, obrigatoriamente, o acometimento sinusal, pois a mucosa que reveste internamente as cavidades paranasais é a mesma que recobre as fossas nasais. Na fase aguda do resfriado pode ocorrer hiperemia de membrana timpânica (sem a necessidade de haver otite bacteriana), hiperemia e odinofagia (agravada pelo ressecamento secundário à respiração bucal), mialgia pelo comprometimento sistêmico e tosse, sinais que não devem assustar o clínico.

Na terapêutica das rinossinusites agudas virais não há indicação de antibióticos, descongestionantes tópicos ou sistêmicos (principalmente em lactentes), mucolíticos, antitussígenos ou vitamina C. O tratamento se baseia em medidas de suporte, com hidratação, fluidificação e remoção de secreções.

Sinusite bacteriana aguda

Os seios paranasais se desenvolvem nos ossos faciais como células aeríferas revestidas com epitélio colunar pseudoestratificado ciliado e secretor de muco. Lembre-se da contiguidade mucosa do epitélio respiratório das vias aéreas superiores para o entendimento das afecções aí localizadas; assim, qualquer processo inflamatório que ocorre na mucosa nasal pode acometer a mucosa sinusal.

O desenvolvimento dos seios começa aos três a cinco meses de gestação, mas ocorre fundamentalmente após o nascimento. Os pequenos seios etmoidais e maxilares são os primeiros a se formar e são os principais acometidos nos processos infecciosos de lactentes. Deve-se lembrar, portanto, que sinusite em lactente é maxilo-etmoidal. Os seios frontais em geral começam sua ascensão no segundo ano; entretanto, tornam-se pneumatizados aos cinco/seis anos de idade (eles não são observáveis radiologicamente até essa idade).

Os seios maxilares, etmoidais anteriores e frontais drenam para uma área conhecida como complexo óstio-meatal (COM), no meato médio. Em particular, a via de saída do seio maxilar está em um posicionamento que dificulta a drenagem gravitacional; a remoção de secreções é, portanto, dependente da adequada drenagem mucociliar da mucosa.

Qualquer obstáculo de drenagem ou comprometimento no COM promove a estase das secreções dentro das cavidades paranasais. A manutenção dos óstios abertos é fundamental na rigidez dos seios paranasais, garantindo arejamento adequado e pronta eliminação de partículas ou microorganismos introduzidos na cavidade sinusal.

A retenção de secreções nos seios paranasais é devida a um ou mais dos seguintes fatores: diminuição da função mucociliar (disfunção do aparelho ciliar), obstrução dos óstios sinusais (edema de mucosa ou efeito mecânico direto) e hiperprodução ou mudança da viscosidade das secreções. O Quadro 20.1 apresenta os principais fatores predisponentes para sinusite. Deve-se lembrar que a IVAS determina uma disfunção mucociliar e perda de células ciliadas que pode persistir até dez dias após a cura do processo infeccioso viral; esse fato, portanto, representa um dos principais fatores facilitadores para a infecção sinusal. Processo inflamatório alérgico, espessamente de secreções na fibrose cística e outras alterações da função ciliar são exemplos de facilitadores para a infecção dos seios da face. A pressão negativa da cavidade sinusal obstruída, permite a migração de bactérias do nariz e nasofaringe, que associadas à produção de muco, contribui para o início da reação inflamatória.

Quadro 20.1 – Patogênese e fatores predisponentes para a rinossinusite bacteriana

1. Obstrução dos óstios sinusais	
Causas Funcionais	**Causas Mecânicas**
Edema da infecção viral da via aérea superior	Atresia coanal
Edema da rinite alérgica	Desvio do septo
Trauma facial	Corpo estranho
Natação ou mergulho	Hipertrofia de adenoide
Rinite medicamentosa	Pólipos nasais
Tabagismo passivo	
2. Espessamento de secreções nasais	
3. Disfunção mucociliar	
IVAS	
Fibrose cística	
Outras causas de imotilidade ciliar	

Etiologia

A aspiração do conteúdo sinusal, procedimento complexo e não realizado rotineiramente, permitiu o conhecimento da microbiologia da sinusite. Vários estudos da década de 1980 evidenciam que os principais agentes relacionados à etiologia da sinusite aguda são: *Streptococcus pneumoniae*, *Haemophilus influenzae* (não tipável) e *Moraxella catarrhalis* e patógenos virais. O pneumococo foi descrito como o agente mais comum, em 40 a 50% dos casos. Entretanto, poucos estudos de punção sinusal foram realizados posteriormente e, além disso, a microbiologia da flora da nasofaringe de crianças sofreu mudanças importantes na última década. Como a patogênese da otite média aguda (OMA) é semelhante à da sinusite, e, sendo a cavidade da orelha média, um dos seios paranasais, dados obtidos de timpanocentese ajudam a entender a mudança no perfil etiológico das otites e sinusites. Desde a introdução das vacinas conjugadas para pneumococo (7-valente e, posteriormente, 10-valente ou 13-valente) houve uma mudança dos patógenos da OMA, com diminuição dos casos causados pelo pneumococo e aumento relativo dos casos por hemófilos. Lembre-se que a vacinação antihemófilos não muda o perfil de morbidade das vias aéreas superiores pois a vacina é direcionada para *Haemophilus influenzae* tipo b causador de infecções graves e invasivas.

Diagnóstico

O principal desafio para o médico diante de uma criança com IVAS é distinguir um quadro viral simples de uma sinusite bacteriana aguda, que poderão se beneficiar de tratamento antimicrobiano.

Três padrões de apresentação são descritos para a sinusite bacteriana. O primeiro, mais comum, é o da IVAS que se prolonga. Os sintomas respiratórios, com congestão e secreção nasal, com graus variáveis de tosse, persistem por mais de dez dias (resfriado "arrastado"). A chave para reconhecer e distinguir essa apresentação de uma IVAS simples é a ausência de melhora após dez dias de quadro.

A segunda apresentação é a dos sintomas bifásicos (referida na literatura internacional como *double sickening*) ou de agravamento clínico. Esses pacientes apresentam uma melhora inicial de uma IVAS simples, seguindo-se de uma piora significativa, com exacerbação da tosse, congestão ou descarga nasal. Pode haver reaparecimento da febre.

A terceira apresentação da sinusite bacteriana é a de início grave. Os pacientes apresentam febre alta (39 °C) acompanhada de secreção nasal purulenta, por um período de três dias.

A sinusite bacteriana pode ter sintomas e sinais específicos de infecção, incluindo febre, dor facial e um certo grau de toxemia. Esse estado clínico geral da criança também ajuda na distinção de um quadro de IVAS viral. A cefaleia, muito comum no adolescente e no adulto, não é sintoma habitual da criança com sinusite, talvez porque a criança dificilmente verbalize. A tosse é um dos sintomas mais importantes em Pediatria: é presente durante o dia, mas, classicamente é relatada como sendo pior à noite.

Há descrição do clássico "sinal de gota", observado no exame da orofaringe da criança com uma espátula, provocando-se sutilmente um reflexo nauseoso no paciente quando então se observa secreção espessa escorrendo na região da retrofaringe, um verdadeiro véu purulento nessa região.

O diagnóstico de sinusite é essencialmente clínico. O estudo radiológico não é necessário para confirmar o diagnóstico de rinossinusite não complicada na criança. A radiografia simples para avaliação dos seios frontal e maxilares, embora seja uma alternativa à tomografia computadorizada (padrão-ouro para visualização dos seios da face), não deve ser realizada rotineiramente para o diagnóstico de sinusite, particularmente para lactentes menores de dois anos de idade. Os seios etmoidais e maxilares, que são mais acometidos nessa faixa etária, têm dimensões reduzidas, sendo frequentes os falsos velamentos. Os seios frontais raramente são acometidos antes dos seis anos de vida. Achados anormais da radiografia incluem a opacificação do seio, espessamento mucoso e presença de nível líquido. Entretanto, tem sido demonstrado que muitas crianças e adultos têm alterações em exames de imagem realizados até mesmo na vigência de uma IVAS viral não complicada o que torna o exame mais um elemento de confusão do que de ajuda.

A tomografia computadorizada (TC) pode ser útil na suspeita de complicações. As complicações podem ser orbitais (celulite peri e orbitária, abscesso), envolver o sistema nervoso central (meningite, abscesso cerebral, trombose do seio venoso) ou a estrutura óssea (osteítes). O seio frontal e etmoidal são os que mais comumente apresentam complicações, particularmente esse último devido às suas paredes finas que facilitam propagação da infecção para a órbita, que são as complicações mais comuns. Sinais de infecção orbital incluem edema palpebral, proptose e comprometimento da musculatura ocular. Os seguintes achados devem alertá-lo para a possibilidade de complicações orbitárias ou intracranianas:

- edema e hiperemia periorbital/orbital, com cefaleia persistente e vômitos;
- vômitos e cefaleia que necessitem de internação hospitalar, particularmente em crianças mais velhas;
- alteração do nível de consciência;
- déficits neurológicos focais;
- sinais de irritação meníngea.

Uma importante dica para diferenciar uma celulite periorbital (preseptal) de uma celulite orbital: nessa última, situação mais grave, além do edema e eritema de pálpebras, pode haver proptose, quemose, dor e limitação de movimento ocular. A investigação imagenológica (TC) é necessária para a detecção de um eventual abscesso subperiosteal.

Terapêutica

A necessidade de tratar a sinusite com antibióticos é controversa. De forma geral, o tratamento com antibióticos é benéfico quando as crianças são diagnosticas com sinusite utilizando critérios clínicos rigorosos.

As recomendações mais recentes para o tratamento das sinusites indicam o início do tratamento antimicrobiano nos casos de apresentação clínica grave ou nas crianças com quadros de IVAS com manifestações bifásicas, onde observa-se piora dos sintomas após a melhora inicial (double sickenning). Obviamente também se inicia a antibioticoterapia nos casos de complicações e em crianças com doenças de base facilitadoras de quadros infecciosos mais graves (imunodeficientes, asmáticos, anormalidades anatômicas, por exemplo).

Para a apresentação clínica da IVAS que se perpetua, por mais de 10 dias, e não há gravidade nem piora progressiva, pode-se adotar a estratégia de prescrição antimicrobiana ou de três dias de observação clínica (tratamento expectante), pois essas crianças podem melhorar sem o uso da medicação específica, apenas com intensificação da lavagem nasal e fluidificação das secreções.

Para que se entenda a melhor prescrição antibiótica para a sinusite (e outras doenças respiratórias), devemos compreender o padrão de suscetibilidade e resistência dos patógenos aos antimicrobianos disponíveis.

O pneumococo é a principal agente etiológico bacteriano de pneumonias e de doenças invasivas em crianças em países em desenvolvimento. O uso não judicioso de antibióticos para sinusites e otites tem-se associado ao surgimento de cepas resistentes aos antimicrobianos. A resistência dos pneumococos à penicilina deve-se a alterações na afinidade das proteínas ligadoras de penicilina ao antibiótico, decorrente de alterações cromossômicas da bactéria. Diferentemente de outras bactérias, lembre-se que a resistência do pneumococo à penicilina não envolve a produção de enzimas beta-lactamases, que destroem o anel beta-lactâmico do antibiótico, inativando-o. A frequência de pneumococos resistentes (resistência intermediária ou total) à penicilina varia entre as diversas comunidades, vem crescendo, mas ainda é pequena em nosso país. Assim, orientações sobre prescrição de antibióticos oriundas de outros países para as infecções respiratórias devem ser vistas com ressalvas. Além disso, a grande maioria dos estudos são realizados com cepas isoladas de infecções invasivas.

Dados brasileiros mais recentes (2012) do estudo Sireva (grande estudo sentinela de vigilância epidemiológica conduzido pela Organização Panamericana de Saúde na América Latina para monitorar infecções invasivas causadas por *S. pneumoniae*, *H. influenzae* e *N. meningitidis*) identificou 92,5% de pneumococos (isolados e identificados em não meningites em menores de cinco anos) sensíveis à penicilina e 7,5% com resistência intermediária. A resistência ou a sensibilidade intermediária não representa uma limitação ao uso da penicilina, porque corresponde a cepas da bactéria que necessitam de níveis séricos mais elevados do antibiótico, os quais já são normalmente obtidos com as doses usadas habitualmente para o tratamento.

A produção de beta-lactamase é o mecanismo de resistência antibiótica dos demais agentes de sinusite: entre 10 a 40% dos *H. influenzae* são produtores dessa enzima e virtualmente, em nosso meio, 100% da *M. catarrhalis* a produzem também.

Alguns fatores de risco para o desenvolvimento de resistência bacteriana são as crianças:

Rinossinusite aguda

• que habitam áreas com frequências altas de resistência;

• menores de dois anos;

• frequentadoras de creche;

• que fizeram uso de antibióticos nos últimos 30 dias;

• não imunizadas com a vacina para pneumococo.

Publicações internacionais sugerem altas doses de amoxicilina associada ao clavulanato (90 mg/kg/dia) como primeira linha para o tratamento da sinusite, visando-se melhor cobertura para pneumococo que têm resistência intermediária e para os hemófilos produtores de beta-lactamase. No Brasil, pode-se reservar a dose aumentada de amoxicilina para crianças com riscos de desenvolvimento de resistência: menores de dois anos, frequentadoras de creches e que receberam antibioticoterapia recentemente (< 30 dias).

Assim, no tratamento antimicrobiano, a droga de primeira escolha é a amoxicilina, na dose habitual de 45 a 50 mg/kg/dia, administrada duas vezes ao dia.

Dez dias de tratamento geralmente são suficientes para os pacientes que apresentam rápida resposta clínica; para aqueles que respondem em um ritmo mais lento, mantém-se sete dias de tratamento após a resolução clínica do caso.

Não havendo resposta clínica entre 48 e 72 horas, a associação da amoxicilina a um inibidor de beta-lactamase, como o clavulanato é uma opção justificável.

Não se deve esquecer do tratamento antipirético, analgésico e a lavagem nasal com solução fisiológica que ajuda prevenir formação de crostas, facilitando a liquefação dos fluidos sinusais. A redução na viscosidade e a melhora da qualidade do muco pode ajudar na resolução da infecção. Não existe recomendação de anti-histamínicos nas crianças que não tenham um componente alérgico subjacente; podem espessar a secreção contribuindo para a obstrução do óstio de drenagem. Descongestionantes tópicos devem ser evitados: seu uso prolongado (>5 dias) pode causar vasodilatação rebote e congestão, situação denominada rinite medicamentosa.

Breves considerações finais sobre sintomas nasais em crianças

Rinite é um termo genérico que define as alterações inflamatórias da mucosa de revestimento da cavidade nasal, caracterizadas pela presença de espirros, prurido, obstrução nasal e coriza. O diagnóstico diferencial da obstrução nasal e da rinorreia é amplo em Pediatria e deve incluir:

• rinite alérgica – os antecedentes pessoais e características da história clínica do paciente, com identificação dos fatores precipitadores dos sintomas auxiliam nesse diferencial. (veja capítulo específico);

• corpo estranho nasal – nos casos de rinorreia unilateral, a presença de corpo estranho deve ser sempre considerada. As crianças frequentemente introduzem alimentos ou objetos no nariz. Os sintomas iniciais são obstrução, espirros, desconforto leve e, raramente, dor. A irritação acarreta edema e, como alguns corpos estranhos são higroscópicos e aumentam de tamanho à medida que absorvem água, os sinais de obstrução local e desconforto podem aumentar com o tempo. Uma infecção geralmente sobrevém e a secreção nasal costuma ser purulenta, escurecida e de odor fétido;

• *"stuffy nose"* do recém-nascido – o sintoma de obstrução nasal deve ser adequadamente avaliado, particularmente no período neonatal, pois essas crianças apresentam uma característica especial da respiração devida à dimensão muito pequena da cavidade nasal e um grau de edema da mucosa respiratória (drenagem do líquido amniótico contido nas estruturas nasossinusais. Frequentemente têm respiração ruidosa e eventual dificuldade durante a mamada. Essa situação é conhecida como obstrução nasal fisiológica e é confundida com resfriado, mesmo com a criança bem e afebril;

• pólipo nasal – é um tumor pedunculado benigno, formado de mucosa nasal edematosa e cronicamente inflamada. Em geral, origina-se do seio etmoidal e se apresentam, na grande maioria das vezes, no meato médio. Pólipos muito grandes ou múltiplos podem obstruir completamente a via nasal. A fibrose cística é provavelmente a causa infantil mais comum de polipose nasal; até 25% dos pacientes apresentam pólipos. Toda criança com polipose nasal deve ser investigada para mucoviscidose, embora também possa estar associada à sinusite crônica, rinite alérgica crônica e asma. Pode ocorrer rinorreia mucoide. O exame das vias nasais evidencia massas cinza, reluzentes e semelhantes a uvas espremidas entre as conchas nasais e o septo. Os pólipos são facilmente distinguíveis do tecido bem vascularizado dos cornetos nasais, que é róseo ou vermelho.

PONTOS PRÁTICOS

- A rinossinusite aguda bacteriana em Pediatria pode ser diagnosticada em três cenários: 1. em uma criança com uma infecção aguda de vias aéreas superiores que apresente um quadro persistente, com duração superior a dez dias; 2. em uma criança com agravamento do quadro infeccioso de vias aéreas superiores, intensificação da tosse, piora ou nova secreção nasal ou febre após melhora inicial; 3. em uma criança com início de febre alta e secreção nasal purulenta por pelo menos três dias consecutivos.
- O *H. influenzae* está desempenhando um papel cada vez mais importante na etiologia da sinusite, superando o pneumococo em algumas áreas. Deve-se lembrar que algumas cepas de hemófilos produzem beta-lactamase.
- O diagnóstico de sinusite é eminentemente clínico; exames de imagem não são indicados rotineiramente para casos não complicados.
- O médico pode adotar uma conduta clínica expectante, sem o uso de antibióticos, para casos de sinusite não grave e não complicada. Assim, a observação adicional por três dias é medida que pode ser adotada atualmente. Os demais quadros, entretanto, devem ser tratados com antimicrobianos.
- A amoxicilina pode ser adequada para o tratamento inicial de uma sinusite bacteriana não complicada; antimicrobianos com espectro mais amplo de ação podem ser indicados como terapia inicial para aquelas infecções mais graves, pacientes com comorbidades e fatores de risco para resistência bacteriana.

Questões de Treinamento

1. **Qual dos seguintes mecanismos pode potencialmente levar a sinusite bacteriana?**
   a. Disfunção do aparelho mucociliar.
   b. Aumento da carga bacteriana na mucosa nasal.
   c. Aumento de pressão no seio paranasal em relação à atmosfera.
   d. Febre prolongada.
   e. Diluição de secreções no seio paranasal.

2. **Paciente, sexo masculino, 4 anos de idade vem ao consultório com uma história de três dias de febre baixa (temperatura máxima: 38.2 °C), tosse produtiva com catarro, rinorreia esbranquiçada e diminuição da ingestão oral, mantendo boa ingesta hídrica. Não tem cefaleia ou dor facial. A conduta ideal é:**
   a. amoxicilina (50 mg/kg/dias).
   b. observação clínica e acompanhamento.
   c. encaminhamento para aspiração do seio maxilar por otorrinolaringologista.
   d. obtenção de um *swab* de nasofaringe para cultura de secreção.
   e. radiografia simples dos seios da face.

3. **Após a introdução da vacina conjugada pneumocócica 7-valente e, subsequentemente da vacina conjugada pneumocócica 10-valente, o organismo mais comum causador da sinusite bacteriana é:**
   a. *Haemophilus influenzae*.
   b. *Mycoplasma pneumoniae*.
   c. *Moraxella catarrhalis*.
   d. *Streptococcus pneumoniae*.
   e. *Streptococcus pyogenes*.

4. **Adolescente de 14 anos, sexo feminino, apresenta quadro agudo de febre, dor facial, dor de cabeça e secreção nasal purulenta. Você a diagnostica com uma sinusite bacteriana. Não usou antibiótico recentemente. Qual dos seguintes antibióticos devem ser prescritos neste momento?**
   a. Amoxicilina (40 a 50 mg/kg/dias).
   b. Amoxicilina-ácido clavulânico (90 mg/kg/dias).
   c. Clindamicina (30 a 40 mg/kg/dias).
   d. Cefalexina (40 mg/kg/dias).
   e. Ciprofloxacin (30 mg/kg/dias).

5. **Qual a complicação mais comum da sinusite bacteriana em crianças?**
   a. Abscesso cerebral.
   b. Meningite asséptica.
   c. Celulite periorbital/orbital.
   d. Osteomielite do osso maxilar.
   e. Trombose do seio venoso.

Gabarito comentado

1. Os principais mecanismos relacionados à gênese da rinossinusite bacteriana relacionam-se às dificuldades na drenagem dos seios paranasais. Sendo o batimento mucociliar um dos mecanismos clássicos de limpeza das vias aéreas, seu comprometimento pode, sem dúvida, favorecer a estase de secreções e crescimento bacteriano nesse meio de cultura. Resposta A

2. A conduta mais aceita em relação ao quadro de rinossinusite aguda, com menos de dez dias de evolução, sem sinais de gravidade e complicações, com a febre baixa dentro das 72 horas habituais do quadro viral, é expectante, com lavagem nasal e fluidificação, sem antibióticos. Resposta B

3. A introdução da vacina antipneumocócica, embora tenha sido realizada com vistas à redução da doença pneumocócica invasiva, repercutiu sobre os pneumococos causadores das infecções de vias aéreas superiores - IVAS. Assim, os hemófilos não tipáveis (que em nada são atingidos pela vacina contra o *Haemophilus influenzae* tipo B), aumentaram em frequência relativa como causadores das IVAS. Resposta A

4. Ainda pensando em pneumococo e hemófilos como agentes principais da rinossinusite, e sendo esse último, ainda em sua maioria sensível à penicilina (cerca de 40 por cento já produzem beta-lactamase), a amoxicilina é, em nosso meio (e por enquanto), a primeira opção terapêutica. Resposta A

5. A principal complicação da infecção sinusal em Pediatria é a orbitária, particularmente quando consideram-se os seios maxilar e as células etmoidais como os mais comprometidos nessa faixa etária. Resposta C

Fontes consultadas e leitura recomendada

Brook, I. *Acute sinusitis in children*. Pediatric Clinics of North America, 2013. 60: p. 409–424.

Cherry, J.D.; Mundi, J.; Shapiro, N.L. *Rhinosinusitis. In: Feigin and Cherry's Textbook of Pediatric Infectious Diseases*. 7th ed, Cherry J.D., Harrison G.J., Kaplan S.L. et al (Eds), Elsevier Saunders, Philadelphia, 2014. p. 193.

Chow A.W., Benninger M.S., Brook I. et al. *IDSA clinical practice guideline for acute bacterial rhinosinusitis in children and adults*. Clin Infect Dis, 2012. 54: e72.

Thomas M., Yawn B.P., Price D. et al. *EPOS Primary Care Guidelines:* European Position Paper on the Primary Care Diagnosis and Management of Rhinosinusitis and Nasal Polyps 2007 – a summary. Prim Care Respir J, 2008. 17: 79.

Wald E.R., Applegate K.E., Bordley C. et al. *Clinical practice guideline for the diagnosis and management of acute bacterial sinusitis in children aged 1 to 18 years*. Pediatrics, 2013. 132: p. e262.

Infecções da garganta

21

Benito Lourenço

A dor de garganta é uma das queixas mais comuns em crianças e adultos, sendo as faringotonsilites afecções pediátricas extremamente frequentes. O grande desafio para o médico na avaliação dessa queixa é a análise cuidadosa dos dados clínicos e fatores epidemiológicos que diferenciam os pacientes que necessitam tratamento medicamentoso antimicrobiano da maioria dos pacientes que apresentam condições virais benignas e autolimitadas. Como consequência desse fato, ainda são inúmeras as situações de uso não criterioso e indiscriminado de antibióticos, justificado pelo medo das complicações supurativas e não supurativas (febre reumática e glomerulonefrite aguda) das infecções causadas pelo *Streptococcus pyogenes*. Embora a infecção da orofaringe por esse agente constitua indicação apropriada para a utilização de antimicrobianos, diversos estudos demonstram que apenas 10 a 20% das faringotonsilites em Pediatria são causadas por essa bactéria (menos frequentes ainda em adultos). Entretanto, apesar de a maioria das infecções das tonsilas e da faringe ser de origem viral, estima-se que, em todo o mundo, 30 a 70% das crianças com queixa de dor de garganta recebem prescrição de antibióticos.

Toda a superfície mucosa interna da faringe é revestida superficialmente por um epitélio de natureza cilíndrica ciliada vibrátil, ao nível da nasofaringe, e do tipo pavimentoso estratificado, ao nível da orofaringe e da hipofaringe. Abaixo da camada epitelial da mucosa, encontramos uma estrutura rica em glândulas mucíparas e folículos linfoides. A mucosa faríngea, em determinados pontos, sofre pregueamento múltiplo, abrigando no seu interior um conglomerado de nódulos linfocitários que constituem as chamadas tonsilas: linguais, palatinas, peritubárias e faríngeas (vegetações adenoides). Dessa forma, todo esse conjunto de formações amigdalianas forma um verdadeiro círculo: o anel linfático de Waldeyer, sendo que as tonsilas palatinas constituem, sem dúvida, o principal elemento deste conjunto. Existem fortes evidências de que esse anel seja responsável pela produção de células T e B e pela regulação e secreção de imunoglobulinas, constituindo um mecanismo de proteção das vias aerodigestivas superiores. As IgA secretoras presentes na superfície das adenoides e tonsilas palatinas funcionam como primeiro sistema de defesa do organismo contra agentes agressores.

Os quadros infecciosos faringoamigdalianos (faringotonsilites) que se apresentam clinicamente com dor e sensação de ardor eram também chamados de anginas (do latim *angere* = sufocar). Na angina eritematosa, que ocorre mais comumente nos quadros de origem viral, a mucosa faríngea apresenta-se congesta, edemaciada e hiperemiada, sendo o quadro eventualmente acompanhado de dores musculares, rinite, coriza, tosse, febre, conjuntivite, sintomas gastrointestinais e lesões aftoides. Na angina eritematopultácea (exsudativa), que pode ser caudada por agentes bacterianos ou virais, a mucosa tem aspecto semelhante à anterior, associada à presença de exsudato purulento (pontos e placas de pus) e petéquias no palato. Febre, odinofagia e adenite cervical dolorosa acompanham o quadro. Pela confluência do exsudato purulento, pode-se formar uma estrutura de aspecto pseudomembranoso (angina difteroide).

Faringotonsilite por adenovírus

O quadro clínico da infecção por adenovírus inclui sinais de infecção aguda de vias aéreas superiores, como febre, rinorreia e tosse; faringite exsudativa e conjuntivite. Descreve-se uma apresentação clássica da infecção por adenovírus, denominada febre faringoconjuntival, que se manifesta por febre, faringite, conjuntivite e adenopatia cervical. Ao contrário da maioria das faringotonsilites virais que ocorrem durante a estação das infecções respiratórias (meses mais frios), a febre faringoconjuntival causada pelo adenovírus comumente ocorre, em surtos, no verão, por água de piscinas contaminadas.

Faringotonsilite por enterovírus

As enterovírus representam um grande grupo de agentes virais que se transmitem pela via fecal-oral ou respiratória, cujas manifestações clínicas incluem febre, sintomas de via respiratória alta (coriza e tosse), dor de garganta (angina eritematosa), sintomas gastrintestinais (vômitos e diarreia) e exantema. Alguns representantes específicos, como o vírus de coxsackie pode apresentar-se com um quadro bastante clássico, a herpangina. Nessa condição observa-se edema com erupções vesiculares, com rompimento das mesmas e ulceração do palato mole, tonsilas palatinas e parede posterior da faringe, sem comprometimento da mucosa bucal. Outra manifestação da coxsackiose é a síndrome mão-pé-boca, na qual há associação das lesões orais com presença de vesículas nas palmas das mãos e na planta dos pés.

Faringotonsilite por herpesvírus simples

Os vírus herpes simples (HSV) são transmitidos por fluidos corpóreos por via oral ou genital. O HSV tipo 1 é mais comumente transmitido pela via oral e o HSV tipo 2, primariamente adquirido pelo contato genital, embora possa determinar faringite após contato orogenital. As manifestações clínicas da primo-infecção pelo HSV podem incluir febre, adenopatia cervical, faringite eritematosa e gengivoestomatite. Este último quadro, particularmente em crianças pequenas com a primo-infecção pelo HSV, caracteriza-se por lesões vesiculares que exulceram e que ocorrem disseminadamente na mucosa da boca, lábios, língua e gengiva, poupando a faringe posterior.

Faringotonsilite por vírus Epstein-Barr (EBV)

O EBV é um herpesvírus cuja manifestação da infecção primária em Pediatria se manifesta como mononucleose infecciosa. A transmissão ocorre por fluidos corpóreos, mais comumente pela via oral. É uma infecção insidiosa com período de incubação de 4 a 7 dias e duração clínica de até 3 semanas. Na mononucleose, pode haver uma angina do tipo eritematoso ou mesmo eritematopultáceo. Há linfadenopatia cervical, hepatoesplenomegalia, febre, cefaleia, fadiga e mal-estar generalizado. Pode haver exantema de morfologia variável, especialmente se o paciente receber antibioticoterapia com beta-lactâmicos. Situação comum em adolescentes e jovens. Comumente no hemograma há linfocitose com mais de 10% de linfócitos atípicos.

Faringotonsilite por estreptococo beta-hemolítico do grupo A

O estreptococo beta-hemolítico do grupo A, conhecido também como *Streptococcus pyogenes* continua sendo um grande problema no mundo inteiro, tendo como uma dentre as possíveis sequelas mais graves a febre reumática, com danos definitivos às válvulas cardíacas. A febre reumática (FR) ainda representa uma questão de Saúde Pública, em especial nos países em desenvolvimento. Além da FR, essa infecção pode complicar-se com glomerulonefrite difusa aguda, abscesso peritonsilar, escarlatina e infecções purulentas invasivas (síndrome do choque tóxico estreptocócico – fasciite necrosante). Embora seja a menos frequente causadora de infecções na garganta quando comparada aos agentes virais (10 a 20% das faringotonsilites), a gravidade e as possíveis complicações fazem dessa bactéria um agente que deve ser identificado e corretamente tratado.

É um agente raro de infecção de garganta antes dos dois a três anos de idade. Sempre desconfie de um diagnóstico de infecção bacteriana de garganta e com prescrição de antibióticos em uma criança pequena, particularmente antes dos dois anos de idade: ela é provavelmente viral, mesmo na vigência de exsudato (vide infecções virais acima). O pico de incidência da faringotonsilite purulenta pelo estreptococo é de cinco a onze anos.

Outro ponto que deve ser destacado é que o *Streptococcus pyogenes* do grupo A é altamente transmissível, disseminando-se rapidamente na família e em populações fechadas, como em escolas ou creches, e apresentando uma taxa de infecções de contatos íntimos de cerca de 35%. Um ponto a ser lembrado durante o tratamento é que o indivíduo passa a ser minimamente contagioso após 24 horas de início da antibioticoterapia com penicilina.

Existem portadores assintomáticos do estreptococo. O portador sadio é definido como uma criança assintomática que tem a presença do agente em sua via aérea superior, sem qualquer evidência de uma resposta sorológica para esse microorganismo, ou seja, manutenção dos títulos de anticorpos contra o estreptococo, como o ASLO (antiestreptolisina O), em um determinado momento e, novamente, 3 a 4 semanas após, mesmo que a criança tenha cultura positiva de orofaringe. Sabemos que cerca de 20% da população é portadora do *Streptococcus pyogenes* do grupo A, especialmente a população em idade escolar. No portador sadio, não há a ameaça da febre reumática ou da glomerulonefrite. Esse dado é um complicador na análise das culturas de orofaringe de indivíduos sintomáticos: o quadro é causado pelo agente ou ele é um simples colonizador?

A grande questão diagnóstica é, portanto: diante de uma faringite aguda, a causa é viral ou bacteriana? Prescrever ou não antibióticos diante de uma faringotonsilite? A maioria das faringotonsilites agudas é causada por vírus e, portanto, não suscetível aos antimicrobianos, tornando esse método terapêutico

Infecções na garganta

desnecessário e inócuo. Virtualmente, todas as infecções virais de garganta são benignas e autolimitadas no paciente imunocompetente.

Diante de um quadro abrupto de febre, dor de garganta com ausência de sinais sugestivos de infecção viral de vias aéreas superiores (rinite, conjuntivite, estomatite) e apresentação clínica de uma faringotonsilite exsudativa o quadro torna-se mais sugestivo de infecção estreptocócica. As cepas de estereptococo produtoras de toxina eritrogênica determinam quadro concomitante de escarlatina (veja o capítulo 41 de Doenças Exantemáticas).

Assim, alguns critérios devem ser considerados para a possibilidade do diagnóstico das faringotonsilites estreptocócicas:

• início abrupto da doença em criança maior de dois anos de idade. Nas faringoamigdalites que ocorrem antes dos dois anos de idade, raras serão pelo estreptococo; entre os cinco e oito anos essa frequência será bem maior.

• ausência de sintomas/sinais de infecções respiratórias virais como conjuntivite, tosse, coriza ou diarreia: esse é um aspecto importante a ser considerado para a identificação da possibilidade de doença bacteriana da garganta – a faringotonsilite não é uma complicação de uma infecção viral das vias aéreas superiores (IVAS).

• febre elevada com dor de garganta, com hiperemia e presença de lesões petequiais em palato e pilares tonsilares, acompanhada de exsudato tonsilar. É importante que se considere essa tríade no exame físico da tonsilite purulenta. Há, entretanto, alguns vírus que produzem um exsudato semelhante aos de infecção bacteriana, como o adenovírus.

• linfonodos cervicais anteriores aumentados e doloridos, de aparecimento, por vezes, prévio ao exsudato tonsilar.

• frequente aparecimento de náuseas, vômitos e dor abdominal.

Frequentemente, nos guidelines sobre tratamento da febre reumática (uma possível consequência da infecção pelo estreptococo), verifica-se que o escore de Centor modificado (quadro 21.1) é uma ferramenta validada para o diagnóstico de faringite estreptocócica. Indica-se o tratamento (que serve como profilaxia primária da FR) sempre que somar mais de 3 pontos. Se houver somente 2 pontos, o tratamento depende da realização do teste rápido, o que pode ser impraticável em nosso meio, justificando o tratamento (profilaxia de FR) em populações de médio e alto risco.

Quadro 21.1 – Escore de Centor Modificado

Escore de Centor modificado	
3 a 14 anos	+1
15 - 44 anos	0
≥ 45 anos	+1
Edema ou exsudato tonsilar	+1
Linfoadenomegalia	+1
Ausência de tosse	+1
Presença de tosse	0

Os princípios do uso cuidadoso de antibióticos nas faringotonsilites devem observar:

1. o diagnóstico feito com testes laboratoriais (cultura/teste rápido antigênico), associados a achados epidemiológicos e clínicos compatíveis.

2. o tratamento apenas das infecções causadas pelo *Streptococcus pyogenes* ou outras etiologias bacterianas específicas.

3. a seleção da penicilina, que continua sendo o antimicrobiano de eleição.

O diagnóstico laboratorial da faringotonsilite pelo *Streptococcus pyogenes* pode ser difícil. O padrão-ouro para o diagnóstico é a cultura da faringe/tonsila (sensibilidade > 90%). Quando a criança já está em uso de antibióticos há redução da colonização da orofaringe, tornando mais difícil a detecção do estreptococo. Atenção especial deve ser dada à coleta, no sentido de não colher material da base da língua (não tocando-a, na retirada do *swab*), e sim das tonsilas e da parede posterior da faringe. O grande problema é que a cultura positiva não consegue distinguir a infecção da colonização bacteriana.

As dosagens de antiestreptolisina O (ASLO), antiDNAse e anti-hialuronidase não têm valor na fase aguda, já que os anticorpos séricos aumentam na fase de convalescença.

Um grande avanço no diagnóstico da faringite estreptocócica foi a disponibilização dos testes rápidos de detecção do antígeno. Geralmente, eles têm alta especificidade (95 a 99%), com sensibilidade que varia de 70 a 90%. Consequentemente, um resultado positivo confirma o diagnóstico de faringite estreptocócica e a antibioticoterapia deve ser iniciada. Um resultado negativo, entretanto, não exclui a possibilidade desse diagnóstico e um exame confirmatório deve ser solicitado (cultura). Outro ponto a ser lembrado: assim como uma cultura positiva, um teste rápido positivo não diferencia infecção de um estado de portador.

Na prática, sugere-se que, se a apresentação clínica for sugestiva de quadro viral, nenhum teste seja solicitado. Caso o quadro seja sugestivo de infecção pelo estreptococo (veja descrição já apresentada), realize o teste rápido (se disponível). Caso esteja positivo, trate seu paciente; se estiver negativo, solicite a cultura e particularize a conduta.

Os objetivos terapêuticos para a faringotonsilite estreptocócica devem ser: redução da intensidade e duração de sintomas/sinais, prevenção de complicações e prevenção do contágio (erradicação do agente). O benefício clínico desse tratamento (melhora clínica) está relacionado à introdução precoce do antibiótico, preferencialmente primeiras 48 horas da doença. Entretanto, como em qualquer infecção de vias aéreas superiores, existe descrição de resolução espontânea dos sintomas em cerca de 72 horas. Porém, a persistência da bactéria no trato respiratório pode desencadear resposta imune do organismo e, caso seja uma cepa reumatogênica, em um indivíduo geneticamente predisposto, há o subsequente risco da febre reumática aguda. Portanto, uma justificativa mais importante para a introdução de antibióticos é a redução das complicações supurativas e não supurativas, como a febre reumática. O papel da antibioticoterapia na redução da glomerulonefrite pós-estreptocócica ainda não é claro. Outro aspecto fundamental na eficácia da prevenção primária da febre reumática é a necessidade da erradicação completa do agente da via aérea superior, que deverá ocorrer com o uso de antimicrobiano.

O tratamento com antibioticoterapia para as infecções estreptocócicas é realizado com as penicilinas, antibióticos de eleição para esses casos, não havendo, ainda, descrição de qualquer resistência. São as seguintes opções terapêuticas para as faringotonsilites estreptocócicas:

- penicilina benzatina em dose única intramuscular (600.000 UI nas crianças com menos de 25 kg e 1.200.000 UI nas maiores de 25 kg) ;
- amoxicilina (50 mg/kg/dia – 2 doses diárias), via oral, durante 10 dias.

A via intramuscular é uma via preferencial, pois, a via oral tem um inconveniente: assim que há melhora, a tendência de alguns pacientes é abandonar o tratamento, não respeitando a recomendação de 10 dias de tratamento por via oral. Cefalosporinas de primeira geração são opções aceitáveis, mas não são a primeira opção de tratamento.

Nos casos de hipersensibilidade à penicilina ou derivados, cefalosporinas de segunda ou terceira geração podem ser utilizadas, na ausência de história de anafilaxia ou eventos graves. Macrolídeos – claritromicina (15 mg/kg/dia em 2 doses), azitromicina (12 mg/kg, dose única) e eritromicina também estão indicados em casos de alergia. Deve-se lembrar que os macrolídeos podem induzir resistência, existindo atualmente bolsões de resistência dos estreptococos. A terapêutica com azitromicina é a única que pode ser considerada eficaz com 5 dias; as demais, serão realizadas por 10 dias. Cefalosporinas ou azitromicina representam terapêutica de maior custo, maior risco de pressão seletiva sobre as bactérias (favorecendo a disseminação de cepas resistentes) e de efeitos adversos.

Outras faringotonsilites

Faringotonsilite gonocócica

A *Neisseria gonorrhoea* é um agente de transmissão sexual. Embora as infecções gonocócicas comumente estejam associadas com doença no trato genital, o agente também pode causar faringite em adolescentes do sexo masculino e feminino que tem contato sexual oral-genital. A infecção pode ser totalmente assintomática ou apresentar-se com febre, dor de garganta, eritema e exsudato, com linfadenopatia cervical.

Angina de Ludwig

Caracteriza-se pela presença de celulite gangrenosa dos espaços submandibular e sublingual. Normalmente tem origem em um foco bucal (infeccioso ou traumático). Os agentes etiológicos podem ser aeróbios, anaeróbios ou fusoespiroquetas. A celulite pode estender-se por vários planos e obstruir as vias aéreas superiores. É rara em crianças.

Indicações de tonsilectomia

Nos últimos anos houve grandes avanços no entendimento e controle das infecções do anel linfático de Waldeyer e houve uma redução drástica das indicações das tonsilectomias. Por outro lado, os danos decorrentes da respiração bucal crônica na estrutura craniofacial e os riscos da apneia obstrutiva do sono passaram a ser mais bem estudados. Atualmente, a maior proporção das tonsilectomias é realizada por causas obstrutivas. A hipertrofia fisiológica do anel de Waldeyer ocorre até os quatro ou cinco anos, com posterior involução desse tecido. A hipertrofia de adenoides constitui a principal causa de obstrução nasal em pré-escolares. (a partir da faixa etária escolar e na adolescência, os quadros alérgicos sobrepujam-se em frequência). A maioria das amígdalas hipertróficas está na verdade de tamanho normal; o erro de interpretação advém da incapacidade de constatar que as amígdalas normalmente são maiores durante a infância do que em anos posteriores.

Cor pulmonale pode decorrer de uma obstrução crônica das vias aéreas superiores que causa anomalias pulmonares na relação ventilação/perfusão, em que a existência de áreas hipoventiladas (hipercapnia e hipoxemia crônicas e acidose respiratória) conduzem à vasoconstrição arterial pulmonar, com aumento da resistência vascular e sobrecarga crônica ao ventrículo direito, com instalação de um quadro de insuficiência cardíaca. O quadro pode ser reversível quando retirada a causa obstrutiva. A apneia obstrutiva do sono também pode causar alterações cardiovasculares, arritmias e insuficiência cardíaca direita. Dessa forma, constituem-se indicações absolutas para a tonsilectomia: *cor pulmonale*, apneia obstrutiva do sono, dificuldade significativa para alimentação e hemorragias recorrentes.

Uma criança com hipertrofia de tonsila palatina (e também adenoideana) pode também manifestar:

• história de ronco noturno e respiração bucal e, quando ocorrem episódios de pausas respiratórias e apneia, manifesta sonolência excessiva durante o dia e queda do rendimento escolar.

• disfunção da tuba auditiva e otites recorrentes.

• rinossinusites recorrentes.

• problemas de deglutição.

• redução de olfato e paladar – pode não comer, pois não consegue sentir o odor do alimento.

• problemas de fala.

• anormalidades no crescimento facial. A criança com hipertrofia geralmente manifesta respiração bucal, facies adenoidiano típico (face alongada, dificuldade de fechamento bucal, fala hiponasalada e distorcida, alterações dentárias, palato fundo), necessitando quase obrigatoriamente de tratamento ortodôntico funcional em algum momento de seu desenvolvimento.

É evidente que, uma criança com os achados descritos anteriormente deve ser avaliada para a possibilidade da tonsilectomia. A avaliação da obstrução pode ser realizada com a nasofibroscopia, que permite um exame dinâmico da adenoide e de quanto ela obstrui as coanas. A radiografia de perfil da nasofaringe (cavum) somente fornece uma ideia estática da adenoide.

PONTOS PRÁTICOS

• As infecções virais constituem-se as maiores causas de faringotonsilites em Pediatria, particularmente em bebês e pré-escolares. O pico da infecção pelo estreptococo beta-hemolítico do grupo A ocorre em escolares.

• Crianças com manifestações de vias aéreas superiores (IVAS), como coriza, espirros, tosse e conjuntivite associados à dor de garganta muito provavelmente não têm infecção bacteriana.

• O diagnóstico de faringotosilite por estreptococo é favorecido pelos achados de um quadro abrupto de febre, sem concomitância de IVAS, com a tríade de hiperemia, exsudato e petéquias no palato, náuseas, vômitos, dor abdominal e adenopatia cervical pouco dolorosa.

• Na suspeita de faringotonsilite por estreptococo, um teste rápido para detecção do antígeno pode ser solicitado; sua positividade indica tratamento.

• O tratamento ideal é aquele que melhora clinicamente o paciente, impede complicações e erradica o estreptococo: penicilina benzatina intramuscular, dose única, garante esses objetivos. Caso opte pelo tratamento por via oral, a amoxicilina deve ser administrada por 10 dias.

Questões de Treinamento

1. Pré-escolar de 2 anos e 6 meses apresenta febre de 39 graus e vômitos. No exame físico apresenta-se com moderada hiperemia de orofaringe e pequenas úlceras nos pilares anteriores das amígdalas. Sua principal hipótese diagnóstica é faringoamigdalite causada por:

   a. Adenovírus

   b. Coxsackie A

   c. Vírus Epstein-barr

   d. *Corynebacterium diphteriae*

   e. Estreptococo beta-hemolítico do grupo A

2. Caio, sexo masculino, oito anos, retorna ao ambulatório quatro dias após ter sido atendido com quadro progressivo de febre, dor de garganta, hipertrofia de tonsilas, hiperemia em orofaringe, com exsudato e petéquias em palato. Apresentava também linfadenopatia cervical anterior e posterior bilateral. Houve prescrição de amoxicilina por dez dias no primeiro atendimento. A mãe relata exantema no terceiro dia de tratamento, sem melhora do quadro clínico. Diante dessa evolução, suspeita-se de:

   a. faringite por micoplasma

   b. infecção por enterovírus coxsackie

   c. faringite por associação fuso-espiralar

   d. faringite por estreptococo beta-hemolítico do grupo A

   e. mononucleose infecciosa pelo vírus Epstein-Barr

3. Pré-escolar, 3 anos, com febre há 4 dias, acompanhada de fraqueza, mal-estar, dor de garganta, lacrimejamento, edema de conjuntivas e linfadenopatia cervical e pré-auricular. O provável agente etiológico é:

   a. adenovírus

   b. vírus Epstein-Barr

   c. vírus herpes simples tipo 1

   d. *Streptococcus pyogenes*

   e. hemófilos tipo b

4. Dentre as descrições dos aspectos clínicos a seguir, aquele mais provável de tratar-se de uma amigdalite purulenta causada pelo estrepto do grupo A é:

   a. lactente de uma ano com febre, hiperemia em orofaringe e vômitos

   b. pré-escolar de dois anos com febre, coriza, tosse e hiperemia de orofaringe

   c. escolar com febre, exsudato em tonsilas e petéquias no palato

   d. adolescente com mal-estar, cefaleia, hiperemia com

exsudato em orofaringe, adenopatia cevical e esplenomegalia

e. escolar com febre, tosse, rinorreia e orofaringe hiperemiada com vesículas.

5. Lactente de 12 meses é atendido com quadro de infecção respiratória aguda. Segundo relato da mãe, o quadro teve início há dois dias, com tosse, febre baixa. Evoluiu com recusa parcial dos alimentos e discreta irritabilidade. Exame físico: bom estado geral; ativo; hidratado; FR: 36 irpm; FC: 108 bpm; sem tiragem; roncos esparsos; hiperemia de orofaringe com discreto exsudato; otoscopia com membrana timpânica hiperemiada, translúcida e com movimentos. A conduta indicada é:

a. amoxicilina
b. miringotomia
c. antitérmico
d. antiinflamatório não hormonal
e. penicilina benzatina

Gabarito comentado

1. Trata-se de uma descrição clássica de uma herpangina, infecção viral causada pelo coxsackie. Hiperemia em região posterior de orofaringe e pilares amigdalianos com vesículas que exulceram (aftas). Pode haver discreta quantidade de fibrina sobre as lesões que não devem confundir com exsudato. Resposta B

2. Um quadro que pode confundir-se com a faringotosnilite estreptocócica é a infecção pelo EBV (doença mononucleose). Faixa etária de crianças mais velhas/ adolescentes, adenopatia cervical, hepatoesplenomegalia, hemograma com atipia linfocitária, não melhora com uso de antibióticos (o estreptococo é sensível à penicilina) e aparecimento de exantema após introdução de um derivado penicilínico, são sugestivas de mononucleose. Resposta E

3. É bastante improvável uma infecção pelo estreptococo beta hemolítico do grupo A em crianças pequenas (menores de 2 anos), com manifestações de vias respiratórias altas (rinite, tosse, conjuntivite, dor de ouvido). Esse caso é provavelmente de origem viral; o mais clássico é a chamada febre faringoconjuntival pelo adenovírus, como descrito na questão. Resposta A

4. Alguns critérios devem ser considerados para a possibilidade do diagnóstico das faringotonsilites estreptocócicas, como início abrupto da doença em criança maior de 2 anos de idade (em faringoamigdalites que ocorrem antes dos 2 anos de idade, raras serão pelo estreptococo; entre os 5 e 8 anos essa frequência será bem maior). A ausência de sintomas/sinais de infecções respiratórias virais como conjuntivite, tosse, coriza ou diarreia é um aspecto importante a ser considerado para a identificação da possibilidade de doença bacteriana da garganta – a faringotonsilite não é uma complicação de uma infecção viral das vias aéreas superiores (IVAS). Geralmente, na faringoamigdalite bacteriana há febre elevada com dor de garganta, com hiperemia e presença de lesões petequiais em palato e pilares tonsilares, acompanhada de exsudato tonsilar. A presença de linfonodos cervicais anteriores aumentados e doloridos, de aparecimento, por vezes, prévio ao exsudato tonsilar e o frequente aparecimento de náuseas, vômitos e dor abdominal, são outros achados da infecção estreptocócica. Resposta C

5. Questão clássica onde o examinador provoca o candidato, mostrando um lactente com "garganta vermelha" e febre. Mesmo com exsudato, a probabilidade é muito maior de ser um quadro viral nessa idade. Resposta C

Fontes consultadas e leitura recomendada

Fine AM, Nizet V, Mandl KD. *Large-Scale Validation of the Centor and McIsaac Scores to Predict Group A Strepcococcal Pharyngitis*. Arch Intern Med. 2012;172:847.

BETH, A. *Diagnosis and treatment of streptococcal pharyngitis*. Journals – American Academy of Family Physicians, 2009. 79 (5): p. 383–390.

Gereige, R.; de Sautu, B.C. *Throat infections*. Pediatrics in Review, 2011. 32: p. 459–469.

Shulman, S.t.; Bisno, A.L.; Clegg, H.W.; Gerber, M.A.; Kaplan, E.l.; Lee, G.; Martin, J.M.; Van Beneden C. *Infectious Diseases Society of America*. Clinical practice guideline for the diagnosis and management of group A streptococcal pharyngitis: 2012 update by the Infectious Diseases Society of America. Clinical Infections Diseases, 2012. 55 (10): p. e86–102.

WESSELS, M.R. *Clinical practice*. Streptococcal pharyngitis. The New England Journal of Medicine, 2011. 364 (7): p. 648–655.

Afecções de vias aéreas médias

22

Benito Lourenço

As afecções agudas – particularmente as inflamatórias – das vias aéreas médias (da faringe aos brônquios principais) têm importância maior em lactentes e crianças pequenas do que em crianças maiores. Alguns fatores anatômicos tornam as vias aéreas pediátricas potencialmente colapsáveis, mais suscetíveis a complicações respiratórias: narinas estreitas, língua proporcionalmente grande, epiglote mais alongada e menos rígida, além da laringe mais cefalizada com formato de funil, estando sua porção mais estreita localizada na cartilagem cricoide. Estridor é o som respiratório produzido pela passagem de ar em uma via aérea de grosso calibre estreitada. Diferentes partes das vias aéreas podem sofrer colapso com maior facilidade que outras, o que explica as diversas apresentações clínicas. O tecido supraglótico não contém cartilagem, por isso, sofre colapso mais facilmente na inspiração (o estridor observado geralmente é inspiratório). Por este motivo, doenças que causam obstrução supraglótica são as que têm potencial mais letal. Por outro lado, a glote e a traqueia, por serem compostas por cartilagem, sofrem menos colapso (o estridor ocorre tanto na inspiração quanto na expiração, pois a forma e o tamanho desta parte da via aérea se alteram pouco nas duas fases da respiração). As obstruções de vias aéreas médias intratorácicas geram estridor mais audível durante a expiração, pois durante a inspiração, essa via tende a se expandir, diminuindo a ausculta dos ruídos respiratórios.

Crupe é um termo genérico que abrange um grupo heterogêneo de distúrbios relativamente agudos (em sua maioria infecções), caracterizados por tosse peculiar ou crupoide que pode ser acompanhada de estridor, rouquidão e sinais de dificuldade respiratória secundária a graus variáveis de obstrução. De modo geral, a tosse ladrante e o estridor são características marcantes do lactente e da criança pequena, enquanto a rouquidão predomina nas crianças mais velhas e nos adultos. A infecção em lactentes e crianças pequenas raramente é limitada a uma única área do trato respiratório; em vez disso, compromete em graus variáveis a laringe, a traqueia e os brônquios. Quan-

do há envolvimento suficiente da laringe para produzir sintomas, a parte laríngea do quadro clínico costuma ofuscar as outras manifestações.

No Quadro 22.1 estão relacionadas as principais condições pediátricas que cursam com obstrução laríngea e estão no diagnóstico diferencial do estridor laríngeo e da síndrome do crupe.

Quadro 22.1 – Diagnóstico diferencial do estridor

Laringotraqueobronquite viral aguda (causa mais comum)
Crupe espasmódico
Epiglotite
Traqueíte bacteriana
Abscesso peritonsilar
Abscesso retrofaríngeo
Inflamação laríngea causada por queimadura
Obstrução por corpo estranho
Neoplasia/Hemangioma
Laringite diftérica

Os principais sintomas de uma obstrução respiratória alta caracterizam-se pelo esforço acentuado dos movimentos respiratórios (retração supraclavicular, esternal e intercostal durante a inspiração) e cianose, com ou sem estridor. O choro e a obstrução nasal concomitantes podem agravar os sintomas de uma criança com a via aérea já reduzida.

Os agentes virais são responsáveis pela maioria das obstruções infecciosas das vias aéreas superiores, exceção feita aos casos de difteria, traqueíte bacteriana e epiglotite.

Basicamente, em infecções agudas, o ponto crítico é diferenciar uma laringite viral benigna e autolimitada, bastante comum em qualquer plantão pediátrico, de problemas mais sérios de etiologia bacteriana – como a traqueíte e a epiglotite – que são claramente ameaçadoras à vida.

Laringotraqueobronquite viral aguda

Também denominada de laringite ou crupe viral, é um processo inflamatório agudo da laringe e das vias aéreas inferiores, com edema subglótico e obstrução respiratória subsequente. Ocorre geralmente na faixa etária entre seis meses e três anos, com o pico de incidência observado entre um e dois anos de idade. Ocorre mais comumente no sexo masculino. Predomina nos meses de outono e inverno (particularmente nas madrugadas) e é a causa infecciosa mais comum de estridor em crianças.

Em geral, os vírus responsáveis pelo quadro pertencem à família *Paramyxoviridae*. O vírus *parainfluenzae* tipo 1 é o responsável por mais de 50% dos casos; os vírus parainfluenzae tipos 2 e 3 e o vírus sincicial respiratório causam 5 a 15% dos casos. Outros vírus ocasionalmente envolvidos são: vírus influenza, adenovírus, rhinovírus, coxsackie ou outros enterovírus.

A transmissão se faz por contato direto, com período de incubação variando de dois a seis dias até duas semanas, no caso do vírus *parainfluenza* tipo 1. Esse agente tem tropismo pelo epitélio ciliado e caracteristicamente o principal local envolvido é a região subglótica, já que na região glótica o epitélio é do tipo pavimentoso estratificado. Além do processo inflamatório agudo, com edema, exsudato e destruição epitelial (e consequente estreitamento), o espasmo muscular laríngeo também contribui para a obstrução das vias aéreas. A mucosa da região subglótica é pouco aderente, permitindo a formação de um edema importante, com potencial comprometimento das vias aéreas. Em lactentes, 1 mm de edema na região subglótica causa 50% de diminuição luminal. Pode envolver somente a laringe (laringite), ou extender-se também para a traqueia e os brônquios, sendo que, nesses casos, pode ocorrer quadro de sibilância pulmonar associada (algumas séries fazem referência à presença de tal achado em cerca de metade dos casos).

Normalmente, o quadro é precedido por pródromo de IVAS (coriza hialina, febre e tosse leve) por um período de dois a três dias, após o qual a criança acorda rouca à noite, com tosse de cachorro característica e estridor inspiratório. O estado geral da criança está preservado. Em obstruções mais graves pode haver estridor bifásico, taquipneia, retração xifoide, tiragem intercostal e supraesternal. A criança apresenta-se apreensiva, agitada, o que piora ainda mais o estridor e também a angústia dos pais. Mais tarde, pode ocorrer a diminuição do estridor (fadiga) e cianose.

A avaliação do estridor é um ponto-chave na determinação da gravidade do quadro: estridor no repouso é um sinal significativo de comprometimento obstrutivo das vias aéreas. Há vários sistemas de escores propostos para avaliar a gravidade da obstrução, baseados em achados clínicos como nível de consciência, cianose, estridor, expansibilidade pulmonar e retrações. Um dos escores mais clássicos para o crupe é o de Westley (Quadro 22.2), que é largamente utilizado. Crupe leve é definido com escore menor ou igual a dois; crupe moderado caracteriza-se por escore entre três e sete. Crupe grave é definido quando o escore é maior ou igual a oito.

Quadro 22.2 - Escore de Westley para avaliação da gravidade do estridor

Nível de consciência	
Normal ou dormindo	0
Desorientado	5
Cianose	
Nenhuma	0
Com agitação	4
Em repouso	5
Estridor	
Nenhum	0
Com agitação	1
Em repouso	2
Entrada de ar	
Normal	0
Diminuída	1
Muito diminuída	2
Retrações	
Nenhuma	0
Leve	1
Moderada	2
Grave	3

Radiografias da região cervical geralmente não são indicadas. Poderiam ser solicitadas, quando há dúvida diagnóstica ou quando há suspeita de aspiração de corpo estranho radiopaco. O achado radiológico classicamente descrito na laringite viral é, na radiografia em incidência ântero-posterior, o aspecto em ponta de lápis da região subglótica (ou sinal da torre de igreja). Nos casos leves não há necessidade de exames laboratoriais; porém em quadros mais graves o leucograma revela discreta leucocitose, com acentuada linfocitose. Não há desvio à esquerda, o que ajuda o diferencial com a epiglotite e a laringotraqueobronquite membranosa (infecções bacterianas típicas).

O tratamento a ser instituído depende da gravidade do quadro. Crianças mais velhas, com pouca tosse e sem obstrução das vias aéreas, sem estridor e sem taquipneia, podem ser tratadas em domicílio, com os pais orientados quanto aos sinais de agravamento. Porém, em crianças menores que apresentem qualquer grau de dispneia, o tratamento deve ser realizado em ambiente hospitalar, para maior segurança.

O tratamento domiciliar, na maioria dos casos leves, se baseia em umidificação do ar inspirado, geralmente feito no banho quente com vapor ou nebulizações com soro

Afecções de vias aéreas médias

fisiológico, tranquilização da criança, hidratação e, eventualmente, antitérmicos. A duração do quadro é curta, com flutuações (melhora pela manhã e piora à noite).

No tratamento hospitalar, as seguintes medidas deverão ser adotadas:

• repouso – deve-se evitar a manipulação excessiva da criança, pois o choro piora o padrão respiratório;

• umidificação do ar (vaporização, nebulização) com oxigenoterapia – nenhum trabalho ainda foi capaz de documentar um benefício realmente significativo da umidificação; o procedimento deverá ser desencorajado se a criança se tornar mais agitada e chorosa com a inalação. Em crianças mais graves, a oxigenoterapia poderá ser realizada em crianças com saturação menor que 92% em ar ambiente;

• hidratação (crianças com intenso desconforto não devem ser alimentadas e receber hidratação parenteral). Deve-se lembrar que a taquipneia determina perda de água livre por perspiração aumentada;

• nebulização com epinefrina racêmica 0,05 mL/kg (máximo 0,5 mL). A epinefrina determina vasoconstrição, com diminuição do edema subglótico e relaxamento da musculatura lisa dos brônquios. Estudos bem conduzidos têm demonstrado que doses farmacologicamente semelhantes do L-isômero da adrenalina (0,5 mL/kg – máximo 5 mL – de solução 1:1.000) produzem o mesmo efeito clínico benéfico. Esse achado é muito importante, porque a adrenalina racêmica não está disponível comercialmente em nosso meio. A epinefrina é oferecida via nebulização em cerca de 15 minutos, podendo ser repetida após 20 a 30 minutos se houver indicação clínica. É necessária a observação da criança por um período de duas a três horas, pois, após o término do efeito do fármaco, a criança pode retornar ao seu estado de desconforto inicial; o tratamento com epinefrina pode não alterar a história natural da doença, mas pode adiar ou eliminar a necessidade de uma via aérea artificial, além de promover alívio sintomático agudo;

• corticoterapia – age por diminuição do edema da mucosa laríngea devido à ação anti-inflamatória. Dexametasona (0,6 mg/kg – máximo 10 mg, via intramuscular, dose única) é um dos fármacos mais utilizados, por ser barato e ter duração prolongada. Existe extensa discussão na literatura sobre outras doses, vias de administração ou mesmo utilização de outras drogas, como a budesonida inalatória.

O uso de antibióticos é desnecessário. Se ocorrer hipoxemia não responsiva às medidas iniciais, a criança poderá ser sedada, sob monitorização, em uma Unidade de Terapia Intensiva (UTI). Intubação orotraqueal é raramente necessária nos casos de laringite viral, sendo sua indicação considerada quando sinais crescentes de insuficiência respiratória, apesar do tratamento adequado, piora do estado neurológico, decréscimo da frequência respiratória (fadiga).

Deve ser empregado o menor tubo possível que garanta a ventilação adequada, em geral 0,5 mm menor que o recomendado para idade (cálculo do diâmetro do tubo a ser utilizado para uma criança: dividir a idade da criança por 4 e, a seguir, adicionar 4).

Traqueíte bacteriana ou crupe membranoso

A etiologia é bacteriana – cocos gram-positivos, em geral. É possivelmente uma infecção bacteriana sobreposta a uma virose de vias aéreas superiores. Acomete principalmente crianças até 6 anos de idade. O principal agente é o *Staphylococcus aureus*, embora o *Streptococcus* do grupo A e pneumococo também podem estar implicados.

Geralmente, há antecedentes de infecção de vias aéreas superiores ou laringite viral e a criança desenvolve, após algumas horas, estridor inspiratório, rouquidão, tosse, agitação e febre. A ausência de salivação e a capacidade de a criança se posicionar em decúbito dorsal ajudam a diferenciar o quadro de epiglotite aguda.

Radiografias simples da região cervical, nas incidências AP e de perfil, evidenciam densidades focais (correspondentes às crostas) na traqueia (coluna traqueal de ar irregular), em associação com estreitamento subglótico. Se possível, a nasofaringoscopia deve ser realizada para observar a presença de secreção purulenta na subglote e glote. Há uma película membranosa purulenta espessa e abundante, que deve ser aspirada e removida.

Diante da suspeita de traqueíte bacteriana, o paciente deve ser admitido em UTI, pois a intubação é frequentemente necessária. Deve haver cuidado com a cânula, pois ela é comumente obstruída pela secreção traqueal. A laringotraqueobronquite bacteriana não responde bem à nebulização com epinefrina nem à corticoterapia; a introdução de antibióticos (cefalosporina de terceira geração) deve ser realizada.

Epiglotite aguda (supraglotite)

É uma afecção dramática e potencialmente letal que teve sua incidência diminuída drasticamente nos últimos anos. De ocorrência mais rara que a laringotraqueobronquite viral, caracteriza-se por uma celulite rapidamente progressiva da região supraglótica (epiglote e estruturas adjacentes), configurando-se numa verdadeira emergência médica. Ocorre principalmente em crianças entre 3 e 6 anos de idade, havendo predomínio no sexo masculino. A epiglotite aguda é causada primariamente pelo *Haemophilus influenzae* tipo b (Hib) e a diminuição de cerca de 80 a 90% de sua incidência deve-se à cobertura vacinal para esse agente (hoje incorporada na vacina pentavalente). Eventualmente, alguns pacientes não vacinados ou imunodeprimidos (deficiência de IgA e IgG que determinam falha vacinal) ainda podem apresentar-se com esse grave quadro da via aérea média causado pelo Hib. Hoje, outros poucos casos identificados são causados por outros hemófilos tipáveis (a ou f, por exemplo), *Streptococcus pyogenes*, *S. pneumoniae* e *Staphylococcus aureus*.

O início dos sintomas é súbito, com a criança apresentando febre alta, calafrios, dor de garganta, dispneia com estridor inspiratório. Os primeiros sintomas são odinofagia e disfagia progressiva, com salivação intensa (sialorreia). O grau de toxemia sistêmica é intenso, com febre alta e prostração. Pródromo viral é ausente. Em inglês, é conhecida pelos 4 "Ds" de manifestação: *dysphagia*, *drooling*, *dysphonia* e *distress*.

Se não for diagnosticada e tratada, a epiglotite aguda apresenta curso fulminante, com dispneia crescente, mesmo em repouso, que se desenvolve em 4 a 8 horas.

O estridor inspiratório piora com a posição recostada e a criança prefere a denominada postura trípode: sentar no leito, com pescoço hiperestendido e com mento protruso, apoiando os braços (posição que maximiza o tamanho da região supraglótica). A epiglotite aguda cursa em geral sem tosse e com qualidade vocal alterada (abafada) – voz de "batata quente".

O exame físico deve ser realizado por meio de avaliação endoscópica direta pré-intubação. É possível observar edema e eritema em todas as estruturas supraglóticas. O achado mais evidente é a epiglote muito avermelhada e edemaciada. A epiglote está tumefeita, rígida, de coloração vermelho-cereja. A faringe pode estar inflamada, havendo grande quantidade de muco e saliva, que também geram roncos auscultatórios. Alguns pacientes apresentam laringoespasmo reflexo e obstrução total aguda, aspiração de secreções e parada cardiorrespiratória durante ou logo após o exame da faringe com um abaixador de língua, manobra que deve ser evitada. Quanto a esse aspecto do exame físico, algumas considerações merecem ser feitas. Existem apenas raros relatos de casos com epiglotite que apresentaram obstrução completa da via aérea após inspeção direta da epiglote; as circunstâncias antes e durante o exame não foram descritas detalhadamente, sendo impossível determinar se foi uma complicação do exame ou o curso natural da infecção (Pediatr Infect Dis J. 1998). Assim, em pacientes com obstruções menos dramáticas, quando existe dúvida diagnóstica pelos dados epidemiológicos e de história clínica, um exame simples da cavidade oral excluiria certas patologias que poderiam mimetizar a apresentação da epiglotite, como os abscessos peritonsilar e retrofaríngeo.

Radiografias simples de pescoço em perfil não são recomendadas, pelo risco de obstrução respiratória rápida e, quando realizadas na sala de emergência, evidenciam aumento de volume das partes moles na projeção da epiglote (sinal do polegar) com subglote normal. Hemocultura e cultura da epiglote podem ser positivas em 30 a 70% dos casos. O hemograma mostra leucocitose com desvio à esquerda.

A obstrução respiratória é decorrente de dois fatores: primeiro, uma epiglote edemaciada, causando estreitamento da supraglote e, segundo, um excesso de secreção espessa e viscosa na oro e hipofaringe, que se acumula devido à odinofagia.

Sem tratamento, a epiglotite aguda evolui para insuficiência respiratória. A criança deve prontamente ser atendida e internada, com vigilância intensiva ao padrão respiratório. Devem ser evitados procedimentos que provoquem agitação na criança ou mudança de posição que pode precipitar a obstrução total da via aérea. Os pacientes com suspeita clínica de epiglotite devem ser minimamente manuseados. Diante da suspeita clínica, a visualização direta da epiglote com laringoscopia e a intubação, para garantia da permeabilidade da via aérea devem ser realizadas. Deve ser feita a intubação preventiva, imediatamente após o diagnóstico, de preferência no centro cirúrgico ou na UTI, se possível. Deve ser feita a intubação preventiva, imediatamente após o diagnóstico, de preferência no centro cirúrgico ou na UTI, se possível. Trata-se de uma intubação difícil, reservada ao médico mais experiente do plantão. Cerca de 6% das crianças com epiglotite sem uma via artificial morrem, em comparação com menos de 1% daquelas com via aérea artificial.

A base terapêutica consiste na administração precoce de antibióticos. Levando-se em conta que alguns hemófilos são produtores de betalactamases, tem-se adotado o esquema de, preferencialmente, cefalosporinas de terceira geração (ceftriaxone), eventualmente associado à um antibiótico anti-estafilococo. Uma vez que o agente causador e o padrão de sensibilidade são identificados em culturas, a antibioticoterapia é ajustada. Evidência sobre o uso de corticosteroides é insuficiente, benéfico em pacientes selecionados.

Afecções de vias aéreas médias

Crupe espasmódico ou laringite estridulosa

Também conhecido como falso crupe, em virtude de o quadro clínico ser semelhante ao da laringotraqueobronquite aguda (crupe verdadeiro). Talvez seja a situação clínica que mais se confunda com a LTVA. Caracteriza-se por um edema não inflamatório dos tecidos subglóticos, sugerindo que não há envolvimento viral no epitélio da traqueia. Acomete principalmente crianças do sexo masculino, de um a três anos de idade, sem antecedente algum de infecção de vias aéreas superiores ou inferiores, ou seja, sem pródromo viral. Subitamente ocorre agitação, tosse seca, rouca, do tipo "de cachorro", dispneia, tiragem, estridor inspiratório, geralmente durante a noite. A tosse acorda o paciente, que até então estava assintomático; a criança demonstra-se ansiosa e assustada. É uma situação alarmante principalmente para os pais, que normalmente ficam angustiados. Após pouco tempo (minutos ou horas), o quadro sintomático entra em declínio e se normaliza, com exceção da tosse, que geralmente permanece por alguns dias. O grande marcador dessa situação é a recorrência muito habitual do quadro; por isso, a doença é também chamada de laringite espasmódica recorrente.

Ocorre principalmente em crianças com respiração bucal por hipertrofia adenoidiana ou rinite alérgica. O prognóstico é benigno. Acredita-se que sua etiologia seja alérgica ou relacionada com o refluxo gastroesofágico, que sempre deve ser investigado nos quadros de estridor recorrente. A maioria dos casos apresenta resolução espontânea ou alívio com umidificação do ar. O tratamento durante a apresentação aguda do estridor (particularmente nos momentos iniciais) pode ser semelhante ao da laringite viral.

Laringomalácia

A laringomalacia é a anormalidade laríngea congênita mais comum e resulta de deformidade ou flacidez congênitas da epiglote, abertura supraglótica e fraqueza das paredes da via aérea, levando ao colapso e a um certo grau de obstrução da via aérea à inspiração. É a causa mais comum de estridor em lactentes, sendo muito fácil de diagnosticar, pois ocorre logo após a primeira semana de vida, tendendo a uma leve piora entre três e seis meses. Manifesta-se com uma respiração ruidosa, sobretudo na fase inspiratória, que desaparece quando a criança está em decúbito ventral e piora no decúbito dorsal, bem como na vigência de infecções de vias aéreas superiores. A voz e o choro são normais. Desaparece em torno dos doze aos dezoito meses de idade, com o crescimento e desenvolvimento da via aérea. O diagnóstico é clínico e confirmado pela laringoscopia direta (que exclui outras malformações ou tumores) e, geralmente, não requer tratamento.

PONTOS PRÁTICOS

• Na prática clínica durante o atendimento de crianças com quadro de estridor, o ponto mais desafiador ao pediatra é a diferenciação entre um quadro corriqueiro e benigno, a laringite viral, dos quadros infecciosos mais graves e potencialmente ameaçadores, a traqueíte bacteriana e a epiglotite.

• Laringite viral (laringotraqueobronquite) caracteriza-se por tosse rouca e estridor, em uma criança com antecedentes de sintomas de infecção de via respiratória alta. Não há toxemia e o tratamento depende da intensidade do estridor, basicamente se é audível e perceptível no repouso. Inaloterapia com adrenalina e corticoterapia são as ações mais indicadas.

• A epiglotite é uma doença cada vez menos comum, porém, potencialmente fatal. O estridor ocorre abruptamente acompanhado de um quadro toxêmico grave, febre alta, sialorreia e postura viciosa da criança para conseguir respirar. A intubação está indicada o mais rapidamente possível.

• Laringomalácia é a principal causa de estridor congênito em crianças. Ela deve evoluir bem ao longo do crescimento da criança no primeiro ano de vida; estridor que piora com o crescimento não é laringomalácia.

Questões de Treinamento

1. Lactente de 16 meses é levado a serviço de emergência devido a quadro de tosse, dispneia intensa e estridor. A mãe informa que o quadro vem evoluindo há cinco dias com coriza, rouquidão e tosse ladrante que pioraram nas últimas 24 horas concomitantemente ao aparecimento de estridor e febre alta (39 °C). Exame físico: FR: 52 irpm, estridor acentuado em repouso, tiragem subcostal e supraesternal. Após a nebulização com adrenalina o quadro se mantém inalterado. A hipótese diagnóstica mais provável é:
   a. laringite viral.
   b. epiglotite aguda.
   c. laringite estridulosa.
   d. laringotraqueíte bacteriana.
   e. aspiração de corpo estranho.

2. Lactente de seis semanas apresenta estridor desde o nascimento, agravado por quadro respiratório viral há dois dias. O estridor desaparece quando a criança está calma ou dormindo. Este quadro é sugestivo de:
   a. epiglotite.
   b. laringite viral.
   c. laringomalácia.
   d. atresia das coanas.
   e. paralisia das cordas vocais.

3. Lactente de três meses é atendido com história de estridor inspiratório desde o nascimento. Vem apresentando piora progressiva do estridor e dificuldade de alimentação. Exame físico: afebril, dispneico com retração esternal. O diagnóstico mais provável é:
   a. epiglotite.
   b. anel vascular.
   c. laringomalácia.
   d. refluxo gastroesofágico.
   e. laringotraqueobronquite.

4. Lactente de 18 meses apresenta-se com quadro súbito de febre elevada, estridor, salivação intensa, tosse rouca e tiragem intercostal. Não há placas com pus na orofaringe. Não há antecedente de infecção de vias aéreas superiores e o aspecto da criança é de toxemia. O diagnóstico mais provável é:
   a. laringite estridulosa.
   b. virose respiratória.
   c. epiglotite.
   d. bronquiolite.
   e. difteria.

Gabarito comentado

1. Alguns pontos apresentados na questão apontam contra um quadro viral: febre alta, não melhora com a inalação de adrenalina (secreção/pus na via aérea). O início com IVAS e a descrição clínica descarta epiglotite. Resposta D

2. A principal causa de estridor congênito na criança é a laringomalácia. Classicamente piora durante os quadros de infecção das vias aéreas superiores e melhora durante o sono. Resposta C

3. Estridor congênito que não melhora durante o primeiro ano de vida não é laringomalácia. A possibilidade de uma malformação vascular (anel) deve ser cogitada (piora do estreitamento com o crescimento da via aérea). Resposta B

4. Pontos fundamentais para o diagnóstico: quadro grave e abrupto, febre alta, toxemia e sialorreia. Resposta C

Fontes consultadas e leitura recomendada

Cherry, J.D. *Clinical Practice. Croup*. The New England Journal of Medicine, 2008. 358:384.
Bjornson, C.L; Johnson, D.w. *Croup*. Lancet, 2008. 371:329.
Tibballs, J.; Watson, T. *Symptoms And Signs Differentiating Croup and Epiglottitis*. Journal of Paediatrics and Child Health, 2011. 47:77.
Spiegel, J.r.; Hawkshaw, M.; Markiewicz, A. Et Al. *Acute Laryngitis*. Ear, Nose & Throat Journal, 2000. 79:488.

Bronquiolite

23

Gabriel N. Benevides

Infecções do trato respiratório inferior em crianças têm sido grande motivo de preocupação para a saúde pública mundial. Aproximadamente 20% das crianças terão infecções pelo vírus sincicial respiratório (VSR) antes dos dois anos de idade; destes, 40% terão bronquiolite ou outras infecções do trato respiratório inferior. No mundo, o VSR é responsável por 50.000 a 200.000 mortes anualmente, a maioria em países em desenvolvimento.

Grande atenção tem sido dada à bronquiolite e diversas novidades e revisões têm sido publicadas (*Pediatrics, New England Journal of Medicine e Cochrane*) nos últimos anos. Portanto, é imperativo conhecer com detalhes essa doença tão comum e importante.

Fisiopatogenia e Etiologia

Diversos vírus podem causar um quadro semelhante de pródromo viral em vias aéreas superiores seguido de sibilância e desconforto respiratório. Porém, o VSR é o vírus mais frequentemente responsável e que leva ao quadro mais típico. Outros vírus também prevalentes são: metapneumovírus humano, rinovírus, influenza, parainfluenza, coronavírus e adenovírus. A bronquiolite apresenta um padrão sazonal, sendo o pico de incidência no outono e inverno (no Brasil, nos meses de abril a agosto, porém grande número de casos tem aparecido já em março).

A doença é gerada tanto por ação direta do vírus, quanto pela resposta inflamatória do indivíduo. Primeiramente, o VSR é inoculado na mucosa nasal ou conjuntival por contato direto (coçar os olhos com a mão, por exemplo) ou inalação de gotículas. Após 4 a 5 dias de incubação, a replicação viral e a resposta imune determinam um quadro de coriza, congestão nasal, tosse (manifestações comuns de infecções de vias aéreas superiores), irritabilidade e inapetência com febre em metade dos casos. Posteriormente, o vírus alcança o epitélio respiratório inferior e isso é o gatilho para o início da inflamação brônquica. A inflamação determina edema da parede, aumento da secreção de muco, necrose e descamação de células epiteliais e diminuição do batimento ciliar. Todas essas alterações diminuem a luz do brônquio, gerando restrição ao fluxo de ar, aparecendo então a sibilância e desconforto respiratório. Genericamente, o desconforto tende a ser mais grave em torno do 4° dia após início da sibilância.

Definições e quadro clínico

De acordo com a *American Academy of Pediatrics* (AAP) a bronquiolite é um quadro de sinais e sintomas típicos de rinite e tosse que progridem para taquipneia, sibilância, estertores, uso de musculatura acessória e batimento de asa de nariz. Porém, grandes centros educacionais do Brasil definem bronquiolite como o primeiro episódio de pródromo viral alto (IVAS) seguido de sibilância e/ou desconforto respiratório obstrutivo em menores de dois anos de idade. Em crianças prematuras com menos de 2 meses de vida, apneia pode ser uma manifestação inicial da bronquiolite.

Fatores de risco

Crianças nascidas a termo, sem fatores de risco, são responsáveis pela maioria das hospitalizações em números absolutos. A idade cronológica baixa é o maior fator de risco: 2/3 das internações ocorrem em crianças menores de cinco meses de vida, sendo o pico entre 30 a 90 dias (queda dos títulos maternos de IgG contra o VSR). Prematuridade é um fator de potencial gravidade, principalmente em menores de 29 semanas. Outras comorbidades determinam também um risco maior de bronquiolite grave, como:

- cardiopatia hemodinamicamente significante (cardiopatia congestiva e hipertensão pulmonar);
- anormalidades congênitas clinicamente significantes;
- pneumopatias crônicas, como displasia broncopulmonar;
- imunodeficiências;

Tratamento

Essa é a área de maiores mudanças e dúvidas. Em 2014 a AAP, em um novo *guideline* retirou o uso de beta-2 agonistas como recomendação terapêutica. Vejamos abaixo as principais recomendações atualizadas, bem como demais medicações e indicações de internação.

O curso da bronquilite é altamente variável, sendo a maioria autolimitada; porém alguns casos evoluem com insuficiência respiratória grave, com necessidade de intubação e até com óbito.

Tratamento recomendado

A bronquiolite requer somente medidas de suporte na maioria dos casos. Isso inclui garantir hidratação adequada, oxigenioterapia se necessário e fluidificação; sendo a última recomendação ainda duvidosa.

A hidratação deve ser garantida preferencialmente por via oral. Em alguns casos, com desconforto respiratório grave deve se garantir hidratação intravenosa. Oxigenioterapia é indicada para manter a saturação maior que 90% em ar ambiente, devendo ser realizada da maneira mais confortável ao paciente (cateter nasal ou tenda de oxigênio). Não é necessária oximetria contínua para se pesquisar quedas da saturação. A fluidificação inclui inalação e lavagem nasal com soro fisiológico, sendo que isso não é garantia para melhora dos sintomas.

A maioria dos pacientes é tratada ambulatorialmente. Orientar os pais da evolução da doença e dos sinais de gravidade – batimento de asa de nariz, dificuldade de alimentação, diminuição da diurese, febre mantida por mais que 72h – é importantíssimo para pronto retorno ao serviço de emergência.

Uso de broncodilatador

Até 2014 era realizado, em todos os casos de bronquiolite, um teste terapêutico com beta-2 agonista (salbutamol ou fenoterol). Caso a criança respondesse, iria continuar fazendo inalações com o broncodilatador; caso não respondesse continuaria inalando somente com soro fisiológico. Atualmente, a AAP contraindica o teste com beta-2 agonista, alegando que não há evidência suficiente do seu benefício, já que estudos não viram diferença entre a inalação com ou sem broncodilatador.

Uso de corticosteroide

Não é recomendado há anos. Diversos estudos e metanálises comprovaram que o uso de corticoide na bronquiolite não diminui a chance ou duração da internação.

Inalação com salina hipertônica

A inalação com solução salina hipertônica a 3% diminuiu a duração da internação e os escores de gravidade da bronquiolite. Essa solução, por ser hipertônica, leva água da parede brônquica para sua luz, diminuindo o edema e fluidificando a secreção. Portanto, é recomendada para ser utilizada somente em pacientes com bronquiolite internados.

Fisioterapia respiratória

Diversas técnicas de fisioterapia respiratória já foram estudadas e nenhuma mostrou benefício até o momento. Portanto, não é recomendada.

Indicações de internação

É indicada a internação de pacientes pediátricos nos seguintes casos:

- crianças menores de três meses de vida;
- insuficiência respiratória grave (batimento de asa de nariz, agitação, torpor, quedas de saturação, cianose) ;
- instabilidade hemodinâmica;
- incapacidade de ingesta por via oral;
- prematuridade (avaliar cada caso) ;
- descompensação de doença de base (pneumopatia, cardiopatia, nefropatia, hepatopatia).

Prevenção

Apesar da importância do VSR na saúde pública, ainda não foi possível criar uma vacina contra ele. Isso se deve à reação imune que o VSR causa no hospedeiro, impedindo a formação de memória imunológica. Porém, em crianças suscetíveis à doença grave podemos podemos administrar a imunoglobulina monoclonal contra o VSR (palivizumabe), ou seja, um soro (imunidade passiva) específico contra o VSR. A aplicação é intravenosa e a proteção dura 30 dias e deve ser aplicada nos meses de pico do VSR. O seu uso reduziu de 45 a 55% as internações por bronquiolite, nos grupos de risco.

De acordo com a portaria nº 522 de 13 de maio de 2013, é indicado o uso de palivizumabe nos meses de pico (primeira aplicação um mês antes do pico e por mais 4 meses, sendo que o pico de doenças respiratórias é específico para cada comunidade) nas seguintes situações:

- crianças com menos de um ano de idade que nasceram prematuras com idade gestacional menor ou igual a 28 semanas;
- crianças com até dois anos de idade com doença pulmonar crônica ou doença cardíaca congênita com repercussão hemodinâmica demonstrada.

Complicação

Com o suporte adequado, inclusive ventilatório quando necessário, a grande maioria dos casos de bronquiolite tem evolução favorável. A letalidade é pequena em países desenvolvidos. Porém é interessante saber alguns fatos. A complicação infecciosa mais comum da bronquiolite é otite média aguda (OMA). Pneumonia como complicação da bronquiolite é raríssima; só é um pouco mais frequente em casos de infecção pelo vírus influenza (nesse caso preocupar-se com pneumonia por *Staphylococcus aureus*). Adenovírus é outro vírus agressivo que pode levar à bronquiolite obliterante – doença na qual o mecanismo inflamatório pulmonar se perpetua evoluindo para pneumopatia crônica.

PONTOS PRÁTICOS

- Bronquiolite é definida como o primeiro episódio de uma infecção prodrômica viral alta (coriza, congestão nasal, inapetência) seguida de acometimento obstrutivo de vias aéreas inferiores (sibilância e desconforto respiratório).
- O principal vírus responsável é o vírus sincicial respiratório (VSR), seguido pelos demais: metapneumovírus, rinovírus, parainfluenza, influenza e adenovírus.
- É uma doença autolimitada e seu tratamento é de suporte (hidratação, oxigenioterapia e fluidificação).
- Não é recomendado o uso de corticosteroide, inalação com beta-2 agonista ou fisioterapia.
- A inalação com salina hipertônica é indicada em pacientes internados por reduzir o tempo de internação.
- É indicada internação em menores de 3 meses, doença grave (respiratória ou hemodinâmica) ou descompensação de doença de base.
- O palivizumabe é uma imunoglobulina monoclonal contra o VSR, disponibilizada para menores de um ano nascidos com menos de 28 semanas de idade gestacional ou menores de dois anos com cardiopatia com repercussão ou pneumopatia crônica, nos meses de pico.

Questões de Treinamento

1. Lactente de 2 meses de vida, em aleitamento materno exclusivo, há 3 dias com tosse e febre e hoje iniciou desconforto respiratório. No exame físico se encontra com sibilos inspiratórios e expiratórios, tiragem intercostal e de fúrcula e saturação de 90% em ar ambiente. Qual das condutas abaixo é a mais recomendada?

   a. Teste terapêutico com fenoterol e, se boa resposta manter inalação de 2 em 2 horas.
   b. Prednisolona via oral e 3 inalações com salbutamol em 1 hora.
   c. Internação, inalação com soro fisiológico e avaliar para garantir hidratação adequada.
   d. Radiografia de tórax, corticoide oral e inalação com beta 2 agonista.
   e. Solicitar fisioterapia respiratória e inalação com soro fisiológico.

2. Qual das afirmações abaixo não é indicação de palivizumabe nos meses de pico de VSR? De acordo com o Ministério da Saúde.

   a. Menor de um ano nascido com 27 semanas de idade gestacional.
   b. Menor de dois anos com displasia broncopulmonar.
   c. Criança de 6 meses de vida com tetralogia de Fallot em uso diuréticos.
   d. Criança com 13 meses de vida nascida com 26 semanas de idade gestacional.
   e. Alternativas B e C.

3. Criança de 1 ano de vida internada na enfermaria por bronquiolite. No quarto dia de internação, apesar da melhora do padrão respiratório, evoluiu com febre e irritabilidade. Qual o principal motivo da febre?

   a. Otite média aguda.
   b. Infecção do Trato Urinário.
   c. Pneumonia.
   d. Doença diarreica aguda.
   e. Desidratação.

4. Criança de 1 ano de vida internada na enfermaria por bronquiolite. No segundo dia de internação, mantém desconforto respiratório apesar das inalações com soro fisiológico e oxigenioterapia. Qual seria o próximo passo terapêutico?

a. Intubação orotraqueal.
b. Teste terapêutico com inalação com fenoterol.
c. Prednisolona via oral.
d. Prednisolona via oral + inalação com fenoterol.
e. Inalação com salina hipertônica a 3%.

Gabarito comentado

1. Em um quadro de bronquiolite não utilizamos inalação com beta-2-agonista ou prednisolona como tratamento. Este deve ser somente com fluidificação das secreções, hidratação, oxigenioterapia e fisioterapia respiratória. Como o paciente está com saturação de oxigênio baixa, devemos interná-lo. Resposta C

2. De acordo com o Ministério da Saúde, o palivizumabe está indicado para crianças com menos de 1 ano de idade que nasceram prematuras com idade gestacional menor ou igual a 28 semanas e nas crianças com até 2 anos de idade com doença pulmonar crônica ou doença cardíaca congênita com repercussão hemodinâmica demonstrada. Resposta D

3. Lembrem-se que a principal complicação da bronquiolite é otite média aguda. Resposta A

4. Inalação com beta-2-agonista ou administração de corticosteroide não fazem parte do arsenal terapêutico da bronquiolite. Mas, em crianças internadas, podemos utilizar a inalação com salina hipertônica (3 por cento) para tentar diminuir o escore de gravidade e a duração da internação. Resposta E

Fontes consultadas e leitura recomendada

Zorc, J.J.; Hall, C.B. *Bronchiolitis: recent evidence on diagnosis and management.* Pediatrics, 2010. 125 (2): p. 342–9.

Ingelfinger, J.R.; Meissner, H.C. *Viral bronchiolitis in children.* The New England Journal of Medicine [Internet], 2016. 374 (1): p. 62–72.

Ralston, S.; Lieberthal, A.H.M.; Alverson, B.; BALEY, J.; Gadomski, A. et al. *Clinical practice guideline: the diagnosis, management, and prevention of bronchiolitis.* Pediatrics, 2014. 134: e1474–502.

Ministério da Saúde do Brasil. Ministério da Saúde do Brasil Portaria Nº 522, DE 13 de maio de 2013, 2013. p. 1–8.

Pneumonias na infância

Gabriel N. Benevides

24

Pneumonia é a principal causa de morte em crianças no mundo. Estima-se que ocorram mais de 150 milhões de casos e 2 milhões de mortes/ano em crianças menores de 5 anos por pneumonia no mundo, sendo a maioria dos casos e óbitos em países em desenvolvimento. No Brasil, essa doença é, ainda, importante causa de morte, particularmente quanto menor for a criança. Entretanto, com a grande cobertura vacinal para agentes que causam a infecção (vacinas para *Haemophilus* tipo b, pneumococo e influenza), têm-se reduzido sua mortalidade.

Definições

Pneumonia adquirida na comunidade (PAC) é definida como qualquer infecção do trato respiratório inferior associada a febre, sintomas respiratórios e evidência de comprometimento de parênquima pulmonar (exame físico ou radiológico), adquirida na comunidade.

Pneumonia de aquisição hospitalar ou nosocomial é definida como ocorrência de pneumonia após 48 horas de hospitalização ou após um período recente da alta (geralmente até 7 dias).

Etiologia

Os principais agentes causadores de pneumonia variam conforme a idade do paciente. Até os três meses de vida, os patógenos mais prevalentes em estudos são da flora vaginal materna (*Streptococcus agalactie* e *Escherichia coli*). Porém, lembramos que eles são os responsáveis por pneumonias até as setenta e duas horas de vida e que, depois desse período, agentes que a criança teve contato são os mais prevalentes, como o *S. aureus* e Gram-negativos, se o neonato ainda está internado, e pneumococo e vírus se já está na comunidade.

Após os três meses de vida o pneumococo (*Streptococcus pneumoniae*) é a bactéria mais comum em todas as idades; entretanto, até os dois anos de vida os vírus são os maiores responsáveis (até 80% dos casos) no âmbito geral. O vírus sincicial respiratório (VSR), discutido no capítulo de bronquiolite, é o principal vírus causador de pneumonia em crianças (aproximadamente 40% dos casos). O metapneumovírus humano (MPVh), descoberto em 2001, é o segundo agente viral mais frequente e responsável por quadros em crianças mais velhas do que o VSR (19 meses em comparação a 9 meses) e que apresentam sibilância e sintomas gastrointestinais.

Em crianças maiores de cinco anos, os agentes da pneumonia atípica são importantes (3 a 23% dos casos), sendo os principais: *Mycoplasma pneumoniae* e *Chlamydophila* (antigamente chamada *Chlamydia*) *pneumoniae*. A pneumonia por *C. pneumonia* é mais comum em lactentes e *M. pneumoniae*, em escolares e adolescentes. Lembrem que *Legionella spp* é um importante agente de pneumonias atípicas em adultos (não em crianças)

Os agentes causadores da pneumonia hospitalar dependem da flora de cada serviço, com principal nota para *S. aureus* resistentes a meticilina (MRSA, sigla em inglês) e Gram-negativos.

Quadro clínico

O quadro clínico é extremamente variável, dependendo da idade da criança, do grau de comprometimento pulmonar, da imunidade do hospedeiro e do agente etiológico (vírus × bactérias típicas × bactérias atípicas). Os grandes sinais que caracterizam pneumonia são febre e tosse, acompanhada de taquipneia com ou sem desconforto respiratório (retração subcostal, intercostal e fúrcula e batimento de asa de nariz) e dessaturação.

Pneumonias atípicas são caracterizadas por progressão lenta de tosse não produtiva, astenia, mialgia, cefaleia, fotofobia, dor de garganta e febre baixa por 3 a 5 dias. *C. pneumoniae* pode determinar rouquidão.

Pneumonia no lobo superior pode vir acompanhada de meningismo (rigidez de nuca, por exemplo) e no lobo inferior, de dor abdominal.

Crianças em ventilação mecânica podem apresentar pneumonias associadas a ventilação (VAP, sigla em inglês) caso apresentem maior necessidade de oxigênio ou parâmetros ventilatórios e/ou secreção traqueal purulenta.

TEP – Título de Especialista em Pediatria

É praticamente impossível diferenciar pneumonias bacterianas e virais por parâmetros clínicos; sabemos que pneumonias bacterianas se apresentam mais graves, com quadro mais abrupto e podem vir depois de quadros virais de via aérea superior. Sibilância é mais comum em pneumonias virais.

Deve-se avaliar o estado geral da criança, sinais vitais, incluindo saturação, e presença de cianose. O exame pulmonar é imperativo e muitas vezes elucidador. Os achados comuns são: crepitações, diminuição do som pulmonar, egofonia, broncofonia, macicez à percussão e frêmito toraco-vocal aumentado.

Diagnóstico

Revisaremos o diagnóstico da pneumonia antes de estudarmos os exames complementares; isso porque o diagnóstico da pneumonia é clínico e os exames ajudam na dúvida diagnóstica ou para pesquisar complicações.

De acordo com a Organização Mundial da Saúde (OMS) e as diretrizes AIDPI (Atenção Integrada às Doenças Prevalentes da Infância) do Ministério da Saúde, realiza-se o diagnóstico de pneumonia na presença de tosse ou dificuldade respiratória e taquipneia. O aumento da frequência respiratória é o sinal mais sensível para se diagnosticar uma pneumonia. No Quadro 24.1, encontram-se os valores de referência para taquipneia em crianças.

Quadro 24.1 – Valores para taquipneia em crianças

Idade	Respirações por minuto*
< 2 meses	≥ 60
2 a 12 meses	≥ 50
1 a 5 anos	≥ 40
Maior que 5 anos	≥ 20

Contadas durante 1 minuto com a criança tranquila (mesmo que com febre)
Fonte: adaptado do Manual de Normas para o Controle e Assistência das Infecções Respiratórias Agudas

O AIDPI também define situações de pneumonia grave, como segue:

• criança menor de 2 meses com tosse ou dificuldade para respirar e tiragem subcostal e/ou taquipneia;

• criança maior de 2 meses com tosse ou dificuldade para respirar e tiragem subcostal e taquipneia;

Exames complementares

Na maioria das crianças o tratamento da pneumonia é ambulatorial e não requer nenhum exame de imagem. Porém, caso a criança esteja com um quadro inconclusivo, grave (instabilidade hemodinâmica ou insuficiência respiratória), que evoluiu com piora ou ausência de melhora dos sintomas, deve-se solicitar exames.

Exames de imagem

A radiografia de tórax é o exame de escolha; é extremamente disponível, barata e, relativamente, fácil de avaliar. Um achado de infiltrado acompanhado de suspeita clínica de pneumonia já é suficiente para se fechar o diagnóstico.

Vale lembrar que a radiografia deve ser realizada em PA (póstero-anterior) em crianças menores de quatro anos e AP (antero-posterior) em maiores. Sempre que possível solicitar radiografia lateral (perfil). Na suspeita de derrame pleural solicitar radiografia em decúbito lateral com raios horizontais (Laurell).

A ultrassonografia de tórax tem sido cada vez mais utilizada para diagnóstico de pneumonia na beira do leito, mas sua prática ainda tem que ser mais divulgada e validada.

No Quadro 24.2, encontram-se, resumidos, os tipos de achados radiográficos nas pneumonias.

Quadro 24.2 – Achados radiográficos da pneumonia e suas correlações

Achados	Correlações
Infiltrado lobar ou segmentar	Pneumonias típicas, geralmente causadas pelo pneumococo
Broncogramas aéreos	"Desenho" do brônquio ao redor de uma condensação e é altamente sugestivo de pneumonia
Infiltrado intersticial	Aumento da trama vasobrônquica e é característico de pneumonias atípicas ou virais
Pneumonia redonda	Típica do pneumococo

Exames laboratoriais

Geralmente não são necessários e devem ser solicitados para pacientes graves que irão internar. Um hemograma completo pode ser necessário na hospitalização do paciente, mas ele não diferencia uma pneumonia viral de uma bacteriana típica ou atípica. A presença de eosinofilia sugere pneumonia por *Chlamydia trachomatis* em crianças com suspeita de pneumonia afebril do lactente (descrita mais a frente). Outros exames como Proteína C-reativa (PCR), Velocidade de hemossedimentação (VHS) e pró-calcitonina são úteis para avaliar a evolução do quadro e não para elucidação diagnóstica.

Exames microbiológicos

A hemocultura deve ser solicitada para todo paciente internado. Apresenta positividade de 30 a 40 % nos casos com derrame parapneumônico.

Resultados de cultura ou PCR (*polymerase chain reaction*) de aspirado de nasofaringe ou traqueal ou análise de escarro podem não correlacionar com o agente etiológico da pneumonia, por isso não devem ser colhidos de rotina.

Pesquisas de vírus respiratórios por PCR ou imunofluorescência indireta de *swab* nasal têm sido cada vez mais disponíveis no Brasil e são úteis para confirmar pneumonias virais e guiar o tratamento (retirada da antibioticoterapia).

Análise do líquido

Sempre que existir derrame pleural ele deve ser puncionado para investigação e alívio, se possível. A sua análise se baseia em diferenciar transudatos/exsudatos de empiemas. O empiema sempre requer uma abordagem cirúrgica (drenagem pleural). Os achados do líquido pleural que sugerem empiema são:

- coloração opaca/amarelada/leitosa/purulenta;
- bacterioscópico positivo;
- cultura positiva;
- pH < 7,1;
- glicose < 40 mg/dL;
- DHL > 1.000 IU/mL.

Conduta e tratamento

A maioria das pneumonias requerem tratamento ambulatorial e, portanto, raramente temos a confirmação etiológica da doença e nosso tratamento deve ser iniciado empiricamente. Como a principal bactéria causadora de pneumonia é o pneumococo e, no Brasil, ainda é infrequente a ocorrência de pneumococos parcialmente resistentes a penicilinas, o nosso tratamento de escolha é com amoxicilina em dose habitual (45 mg/kg/dia) por 7 dias.

Na ocorrência de um quadro mais grave, ainda sem necessidade de internação, ou uso recente de antibioticoterapia podemos ampliar nosso tratamento para tratar bactérias resistentes. O mecanismo de resistência dos pneumococos é por mutação da proteína ligadora de penicilinas (PBP, sigla em inglês), de modo que, para pneumococos parcialmente resistentes, o aumento na dose de amoxicilina (para 90 mg/kg/dia) é capaz de ter um efeito terapêutico. Já para pneumococos resistentes à penicilina, o tratamento de escolha é a mudança da classe do antibiótico. Felizmente, no Brasil, é raríssima a ocorrência dessa resistência total. Outras bactérias, como o *H. influenzae*, produzem betalactamases como mecanismo de resistência. Nesses casos, associamos ao antibiótico um bloqueador de betalactamase (clavulanato, por exemplo) ou trocamos por uma classe que não é clivada por betalactamases (cefalosporinas). Portanto, na suspeita de resistência bacteriana, podemos tratar com amoxicilina + clavulanato (em dose dobrada de amoxicilina) ou axetilcefuroxima (30 mg/kg/dia).

Em recém-nascido temos que ampliar a cobertura antimicrobiana para Gram-negativos e Gram-positivos, incluindo o *S. aureus*. Cada serviço tem o seu protocolo, mas, geralmente, associa-se um aminoglicosídeo (amicacina ou gentamicina) à oxacilina. Caso haja envolvimento do sistema nervoso central, ou não se consiga coleta de líquor, ampliamos para cefotaxima. Lembrem-se que não podemos administrar ceftriaxone para recém-nascidos devido a maior ocorrência de barro biliar e do ceftriaxone liberar a bilirrubina indireta que está ligada à albumina, aumentando a toxicidade bilirrubinêmica.

Em crianças com quadro grave e suspeita de síndrome gripal, lembre-se de introduzir o antiviral (oseltamivir), preferencialmente em até 48 horas após início do quadro.

Indicações de internação

É imperativo saber as indicações de internação de pneumonia:

- saturação de oxigênio < 90 a 92% em ar ambiente.
- criança < três a seis meses na suspeita de pneumonia bacteriana.
- desconforto respiratório grave: apneia, gemência, batimento de asa de nariz.
- desidratação e recusa alimentar/hídrica.
- aparência tóxica e instabilidade hemodinâmica (taquicardia mantida, pulsos distais fracos, perfusão periférica lentificada, hipotensão).
- falência de tratamento ambulatorial otimizado após 48 a 72 horas.
- complicações (derrame pleural, por exemplo).
- suspeita de infecção por bactéria extremamente virulenta: MRSA da comunidade.
- cuidador incapaz de garantir tratamento em casa.
- descompensação da doença de base (cardiopatia, pneumopatia, hepatopatia, nefropatia).
- diagnóstico de pneumonia grave de acordo com o AIDPI.

Tratamento hospitalar

Para o paciente hospitalizado a indicação é de antibioticoterapia intravenosa. A cobertura inicial é para os mesmos agentes. Portanto, penicilina é o tratamento de escolha. Nas situações de falta de penicilina, uma alternativa é o uso parenteral de amoxicilina/clavulanato ou cefuroxima. Na suspeita de resistência bacteriana ou caso o paciente chegue com quadro grave optamos, empiricamente, iniciar ceftriaxone. Caso a criança apresenta evolução abrupta de sintomas para um quadro muito grave, com complicações, precisamos cobrir *S. aureus* associando oxacilina. O tratamento deve durar de 7 a 10 dias, sendo que a alta para término da antibioticoterapia, por via oral, está condicionada após 24 horas da defervescência com melhora do padrão respiratório e laboratorial.

Pneumonia atípica

Devido ao fato das bactérias atípicas não apresentarem parede celular, elas são naturalmente resistentes aos betalactâmicos. A melhor opção terapêutica são os macrolídeos (azitromicina e claritromicina). Lembre-se de evitar o uso de eritromicina em menores de dois meses pelo risco de estenose hipertrófica de piloro.

Pneumonia afebril do lactente

Essa pneumonia se apresenta como uma pneumonia atípica que acomete crianças até três a quatro meses de vida. Ela é causada pela *Chlamydia trachomatis* passada do canal vaginal materno para a criança. A história clássica é de uma mãe que apresentou corrimento durante a gestação e deu à luz por parto vaginal ou cesárea com bolsa rota. A criança evoluiu com conjuntivite nas primeiras semanas de vida (presente em metade dos casos) e posteriormente com tosse seca e desconforto respiratório progressivo, refratário a tratamentos anteriores. No exame físico, a criança se encontra hipoxêmica, com estertores difusos e, raramente, sibilos. A radiografia de tórax demonstra infiltrado intersticial difuso e o hemograma apresenta eosinofilia. O tratamento de escolha para pneumonia afebril do lactente é azitromicina ou claritromicina.

Complicações

A complicação mais frequente da pneumonia é a síndrome da secreção inapropriado do hormônio antidiurético (SIADH). Felizmente, na maioria dos casos ela é assintomática.

As complicações ocorrem mais nas pneumonias bacterianas típicas do que nas virais e atípicas e variam de 40 a 50% dos pacientes internados. Deve-se suspeitar de complicações em crianças que evoluem sem melhora clínica após 48 a 72 horas de antibioticoterapia ou que já apresentem quadro graves com deterioração progressiva.

Derrame pleural

É a principal complicação sintamática das pneumonias. Pode ocorrer tanto por inflamação parapneumônica da pleura (transudato ou exsudato) ou por invasão microbiana direta (empiema). A principal bactéria causadora de derrame pleural em termos relativos é o *S. aureus*. Porém, como as infecções por pneumococos são muito mais frequentes, em número absoluto, o pneu-

mococo é o maior responsável por derrames pleurais. O derrame é suspeitado clinicamente em uma criança com febre prolongada apesar do tratamento adequado para pneumonia e que pode apresentar dor torácica, às vezes abdominal, e piora do desconforto respiratório. No exame físico há murmúrio vesicular e broncofonia abolidos na região afetada, macicez à percussão e egofonia na região logo acima do derrame. Sempre que diagnosticado deve ser puncionado. Na dúvida se o derrame é puncionável ou não pode se solicitar uma ultrassonografia de tórax ou radiografia em Laurell (uma lâmina maior que 1 cm de derrame o torna puncionável).

O tratamento é parenteral, de acordo com as orientações já citadas empiricamente e depois, guiado pelas culturas. A duração do tratamento é mais prolongada e não há consenso na literatura. Geralmente, completa-se 4 semanas, no total, ou, pelo menos, 2 semanas após a defervescência. O paciente deve estar, pelo menos, 72 horas afebril e com melhora clínica e laboratorial para troca para o antibiótico por via oral.

É importante lembrar as indicações para drenagem do derrame:

• empiema

• derrame maior que metade do hemitórax

• derrame entre ¼ a ½ do hemitórax com desconforto respiratório grave devido ao derrame

Pneumonia necrosante

A pneumonia necrosante é suspeitada em um paciente que se mantém febril e uma nova radiografia de tórax demonstra atenuação em parte do infiltrado anterior (coloquialmente falamos que está "esburacando" a pneumonia). Tal necrose pode se resolver de diversas maneiras: abscesso pulmonar, bronquiectasia, pneumatocele e fístula broncopleural.

Suspeitamos de abscessos pulmonares quando, na radiografia de tórax, há nível líquido (tanto em AP quanto em perfil) que "escorre" quando o paciente realiza outra radiografia em decúbito lateral ou dorsal e há um tecido evidente de fibrose ao redor do líquido ("carapaça"). Em crianças, temos que ampliar a antibioticoterapia para bactérias anaeróbias; associamos clindamicina ou metronidazol ao antibiótico prévio. Quase a totalidade dos casos de abscesso pulmonar são adequadamente tratados com a antibioticoterapia, não necessitando de intervenção cirúrgica.

As bronquiectasias (dilatação dos brônquios) decorrem da cicatrização pulmonar após um evento prévio (pneumonia bacteriana ou tuberculose) e levam a um aumento do número de infecções bacteriana pulmonares, por gerarem uma área de estase de secreção. São diagnosticadas, geralmente, pela tomografia computadorizada.

Pneumonias na infância

Pneumotaceles são complicações comuns de pneumonias necrosantes; elas decorrem da inflamação pulmonar que leva a uma dissecção da parede dos bronquíolos/alvéolos levando a um sistema valvular de entrada de ar para o interstício, que vai dissecando o parênquima. Notem que esse processo não há destruição alveolar (situação chamada de enfisema). Na radiografia há suspeita quando existem "bolsões" de ar, fora da pleura, em que não há uma delimitação nítida (se estivesse bem delimitada poderia ser um abscesso). A maioria das pneumatoceles se resolvem espontaneamente. Porém, quando há desconforto respiratório ou instabilidade hemodinâmica em uma pneumatocele grande, o raciocínio é como um pneumotórax hipertensivo; a drenagem do tórax é emergencial.

Quando, após a drenagem da pneumatocele se mantém um pneumotórax, provavelmente ocorreu uma fístula broncopleural que pode requerer tratamento conservador (observação) ou cirúrgico (decorticação).

PONTOS PRÁTICOS

- Os agentes etiológicos variam com a idade. No período neonatal bactérias do canal de parto (S. agalactie e E. coli) são os mais frequentes. Até os 2 anos, os principais são os vírus (VSR e Metapneumovírus humano). Após essa idade sempre pensar no pneumococo como principal agente. Na idade escolar e adolescentes pneumonias atípicas são prevalentes (M. pneumoniae e C. pneumonia)
- O diagnóstico da pneumonia se faz pelo exame físico ao se comprovar taquipneia. Não é necessária radiografia de tórax de rotina.
- O tratamento ambulatorial se faz com amoxicilina na dose habitual.
- A internação hospitalar é necessária nos casos de insuficiência respiratória, instabilidade hemodinâmica e complicações. O antibiótico intravenoso de escolha é penicilina cristalina e, em casos graves, ceftriaxone.
- A principal complicação é o derrame pleural, que deve ser sempre puncionado e drenado se houver desconforto respiratório, derrame maior que metade do hemitórax ou empiema.

Questões de Treinamento

1. Você atende num pronto-socorro um lactente de 2 meses de vida com quadro de tosse progressiva há 3 semanas. Mãe relata que o parto foi cesárea com bolsa rota de 12 horas. Relata que tratou corrimento no 2° trimestre da gestação. Ao exame físico: BEG, afebril, dispneico (retração subcostal e de fúrcula), taquipneico (65 bpm), saturação de O_2 em ar ambiente de 90%. Ausculta pulmonar com estertores difusos. RX de tórax evidenciando infiltrado intersticial bilateral. Hemograma demonstra eosinofilia. Qual o tratamento mais adequado?

   a. Inalação com soro fisiológico e oxigenioterapia.
   b. Inalação com beta-2 agonista e oxigenioterapia.
   c. Penicilina cristalina, inalação com beta2 agonista e oxigenioterapia.
   d. Azitromicina e oxigenioterapia.
   e. Ceftriaxone e oxiogenioterapia.

2. Você avalia um escolar de 6 anos, previamente hígido, que há 3 dias está com tosse, febre e coriza. Ao exame físico: BEG, febril (39 °C), FC 120 bpm, FR 30 irpm, eupneico. Ausculta pulmonar com estertores em bases direita. Qual a conduta mais adequada?

   a. Antitérmico e reavaliar paciente sem febre.
   b. Inalação com soro fisiológico e retorno em 48 – 72 horas se manutenção da febre.
   c. Inalação com salbutamol e reavaliar ausculta após.
   d. Amoxicilina via oral e alta com orientações.
   e. A e C estão corretas.

3. Qual das afirmativas abaixo não é indicativa de drenagem pleural?

   a. Bacterioscópico com cocos Gram-positivos.
   b. pH do líquido pleural de 6,7.
   c. Derrame maior que 50% do hemitórax sem desconforto respiratório.
   d. Cultura do líquido pleural positiva para pneumococo.
   e. ADA do líquido pleural maior que 500.

4. Lactente de 15 dias de vida dá entrada em seu serviço com quadro de febre e cansaço há 2 dias. Ao exame físico: REG, febril (38°C), corado, hidratado, dispneico (retração subcostal e de fúrcula). FC 120 bpm FR 65

irpm. Ausculta pulmonar com estertores em base direita. Pulsos periférico cheios com boa perfusão periférica. Radiografia de tórax demonstra opacidade de 2cm de diâmetro em lobo superior. Qual a antibioticoterapia de escolha?

a. Penicilina intravenosa.
b. Azitromicina via oral.
c. Amicacina e oxacilina intravenosa.
d. Amoxicilina via oral.
e. Cefotaxima intravenosa.

5. Escolar de 6 anos com tosse não produtiva progressiva há 30 dias. No início do quadro queixou-se de dor de garganta. Ao exame físico só apresentava de alteração uma frequência respiratória de 22 irpm. O RX de tórax demonstrava infiltrado intersticial difuso que chegava até o terço distal pulmonar. Qual alternativa abaixo melhor relaciona o agente etiológico e tratamento? Referente ao caso acima.

a. Rinovírus, inalação com soro fisiológico.
b. Pneumococo, amoxicilina.
c. *M. pneumoniae*, axetilcefuroxima.
d. *H. Influenzae*, amoxicilina e clavulanato.
e. *C. pneumoniae*, azitromicina.

Gabarito comentado

1. Claramente estamos diante de uma pneumonia afebril do lactente. O seu tratamento é feito com macrolídeos; o único da lista de alternativas é a azitromicina. Resposta D

2. Temos que estar atentos às diretrizes do Ministério da Saúde, que levam em consideração taquipneia como diagnóstico de pneumonia, mesmo em pacientes com febre. Portanto, das opções apresentadas, a melhor é iniciar antibioticoterapia (primeira escolha - amoxicilina) e alta hospitalar. Resposta D

3. Sempre que, em um derrame pleural houver critérios para empiema (pH menor que 7,1, evidência de bactérias em bacterioscópio ou cultura) ou desconforto respiratório devido à empiema, esse deve ser drenado. ADA maior que 500 não é indicação. Resposta E

4. Apesar de termos diagnosticado uma pneumonia, estamos diante de uma criança com sepse neonatal tardia de origem da comunidade. Por isso, nossa antibioticoterapia inicial deve ser ampla. Resposta C

5. Vo, com sinal clínico de pneumonia (taquipneia) e evidência radiográfica de pneumonia intersticial nos faz diagnosticar uma pneumonia atípica. O tratamento de escolha para esse tipo de pneumonia é com macrolídeos. Das alternativas, somente a que junta um germe atípico (*Chlamydophila Pneumoniae*) com um macrolídeo (azitromicina) é a correta. Resposta E

Fontes consultadas e leitura recomendada

Manual de Normas para o Controle e Assistência das Infecções Respiratórias Agudas. Disponível em: <http://bvsms.saude.gov.br/bvs/publicacoes/partes/infeccoes_respiratorias1.pdf>.
RUSSELL, G. *Community acquired pneumonia.* Archives of Disease in Childhood, 2001. 85: p. 445-6.
GEREIGE, R.S.; LAUFER, P.M. *Pneumonia.* Pediatrics in Review [Internet], 2013; 34(10): p. 438-56.
BRADLEY, J.S.; BYINGTON, C.L.; SHAH, S.S.; ALVERSON, B.; CARTER, E.R.; HARRISON, C. et al. *The management of community-acquired pneumonia in infants and children older than 3 months of age: Clinical practice guidelines by the pediatric infectious diseases society and the infectious diseases society of America.* Clinical Infectious Diseases, 2011. 53(7): p. 1-52.
BIONDI, E.; MCCULLOH, R.; ALVERSON, B.; KLEIN, A.; DIXON, A.; RALSTON, S. *Treatment of Mycoplasma Pneumonia: A Systematic Review.* Pediatrics [Internet], 2014. 133(6): p. 1081-90.
AMPOFO, K.; BYINGTON, C. *Management of parapneumonic empyema.* The Pediatric Infectious Disease Journal, 2007. 26(5): p. 445-6.

Diagnóstico diferencial da sibilância na infância 25

Gabriel N. Benevides

Sibilância recorrente em crianças é uma entidade enigmática para o pediatra. Estima-se que um terço dos pacientes menores de 3 anos de idade irão sibilar alguma vez na vida. Por ser frequente e sinal comum de muitas doenças diferentes, o pediatra deve entender quando investigar situações potencialmente graves e tratáveis ou quando orientar a família sobre a benignidade do quadro. Uma anamnese e um exame físico detalhados com uma análise laboratorial direcionada é suficiente para o diagnóstico da maioria das doenças.

Sibilância recorrente em crianças (anteriormente "síndrome do bebê chiador" ou "do lactente sibilante") é definida em uma criança que apresentou pelo menos 3 episódios de sibilância até os três anos de idade ou que sibila continuamente por, pelo menos, 30 dias.

Fisiopatologia da sibilância

Sibilos são sons de timbre agudo, resultante do turbilhonamento do ar ao passar por uma passagem estreita. Portanto, sibilos existem por diminuição da luz brônquica, por qualquer motivo. Os sibilos são mais frequentemente na expiração (Figura 25.1); quando presentes na inspiração podem indicar maior gravidade

Figura 25.1 – Por que os sibilos são mais frequentemente expiratórios?

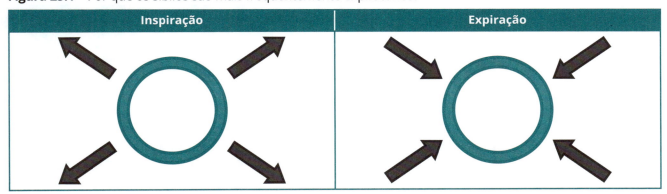

O círculo representa o brônquio e as setas as pressões intrapulmonares. Observe que, na inspiração, a pressão intratorácica é negativa e expande o brônquio. Na expiração, a pressão é positiva e o comprime, diminuindo a sua luz e aumentando a chance de sibilos.

Diversas são as razões para que ocorra a diminuição da luz brônquica:

- compressão extrínseca causada por tumores, cardiomegalia ou linfonodomegalia;
- fatores relacionados à parede brônquica como constricção por contração da musculatura lisa peribrônquica (crise de broncoespasmo), edema ou uma bronquiomalácia (em que o anel cartilaginoso do brônquio ainda não está devidamente formado e não sustenta o brônquio sempre aberto quando há grandes pressões intratorácicas);
- muco ou resíduos de necrose de parede brônquica ocupando sua luz;
- ingestão de corpo estranho.

Geralmente não há um único mecanismo envolvido que determina sibilância, mas uma combinação de causas. Uma divisão didática na etiologia da sibilância recorrente considera as causas estruturais e as causas funcionais (asma ou fibrose cística, por exemplo).

Deve-se ter atenção pois é comum, em consultas no pronto-socorro, os familiares das crianças relatarem que perceberam que o paciente está "chiando". Esse termo não é específico e muitas vezes não está relacionado a sibilância e sim a outros ruídos adventícios (roncos, estertores, gemidos e estridor).

Sibilância recorrente induzida por vírus

Genericamente chamada de "crise de sibilância", essa doença sem um nome específico é a principal causa de sibilância recorrente em crianças, principalmente nos menores de dois anos. Para entendermos essa entidade precisamos saber sua fisiopatologia, que por muitos anos foi, desconhecida e foi elucidadada em estudos recentes.

O vírus sincicial respiratório (VSR) é o principal vilão dessa história. Além de ser a causa mais frequente da bronquiolite é também o responsável pela sibilância recorrente pós-viral. Após a infecção por VSR, não há só o quadro agudo de geração de muco, edema e necrose de parede brônquica da bronquiolite; há também uma "cicatriz imunológica". O VSR é um vírus que imunomodula a resposta inflamatória do hospedeiro. Isso é tão evidente que o nosso organismo não gera memória imunológica para o VSR. Assim, explica-se as várias infecções repetidas pelo mesmo VSR, e esse é o motivo por ser tão difícil fazer uma vacina contra esse vírus. Após essa primo-infecção a resposta inflamatória pulmonar fica exacerbada para novas infecções, ou seja, a criança fica em um estado pró-inflamatório se novas infecções ocorrerem. Uma nova infecção, por qualquer outro agente etiológico (vírus ou bactérias), mesmo que de vias aéreas superiores, pode ser o gatilho para que ocorra uma inflamação pulmonar exacerbada que determina sibilância.

Por curiosidade, se fizermos uma biópsia pulmonar em uma criança com um quadro de sibilância recorrente pós-viral veremos que há edema e necrose de parede e infiltração por linfócitos. Esse dado é importante para depois diferenciarmos de asma.

O quadro clínico de sibilância quase sempre está relacionado a um quadro respiratório alto e é raro o gatilho ser por um alérgeno ambiental.

O tratamento da crise é diferente da bronquiolite. Por acreditarmos que a inflamação é mais exacerbada, indicamos corticosteroide oral para caso moderado a grave. Mesmo que a criança seja ainda muito nova para ter musculatura brônquica madura, o uso de beta-2 agonista parece benéfico por diminuir o edema da mucosa. Entretanto, como há pouco componente de broncoconstrição, não temos ótimos resultados.

O tratamento ambulatorial é realizado com corticosteroide inalatório, no mesmo esquema da asma, e também com orientação e prescrição de um plano de ação para as crises. Espera-se que a criança não tenha uma grande resposta ao corticoide inalatório se for sibilância recorrente pós-viral pura, já que não há uma inflamação crônica pulmonar e, sim, episódios esporádicos de hiperinflamação. Caso a criança não tolere corticoide por via inalatória podemos optar por montelucaste, como alternativa.

Há vários fenótipos dessa doença. Algumas crianças terão quadro de sibilância até os seis anos de vida e nunca mais sibilarão (sibilante transitório) ; outras voltarão ou somente sibilarão na adolescência ou idade adulta (início tardio) e outras ainda continuarão sibilando (sibilante contínuo).

Um fato interessante e muito estudado é se a infecção por VSR é fator de risco para a criança desenvolver asma no futuro ou a criança teve a infecção precoce pelo VSR, porque já tinha predisposição a asma. Muitos estudos já demonstraram que as duas afirmações são plausíveis, mas ainda não sabemos a verdade. Porém, algumas características da primo-infecção por VSR aumentam o risco de asma: infecção em menores de dois meses de vida e infecção graves que levam o paciente à UTI e intubação.

Asma

Essa doença está melhor detalhada no capítulo Asma. Neste momento, é importante diferenciar essa doença da sibilância recorrente induzida por vírus.

A prevalência da asma é inversamente proporcional em relação à sibilância viral. Em menores de três anos a sibilância viral é o maior responsável por crises de e, progressivamente, vai perdendo importância com o avançar da idade. Após os três anos, a asma é o principal diagnóstico e sua prevalência só aumenta. A maturidade do sistema imune faz com que diminuam as sibilâncias que tenham como gatilho vírus; entretanto, uma modificação da resposta imune para Th2 leva a existência de quadros atópicos.

A asma é uma doença inflamatória crônica, que apresenta períodos de exacerbações. O principal componente da sibilância não é a mais o edema da parede e a geração de muco, e sim a contração da musculatura brônquica (broncoespasmo). Se fizermos uma biópsia dessa criança veremos que há uma musculatura brônquica hipertrofiada e infiltração de eosinófilos com moléculas de IgE ligadas e mastócitos com grânulos de histamina. Compare essa biópsia com a da doença anterior para entender a diferença entre inflamação linfocitária (viral) e eosinofílica (alérgica). É por esses motivos que

Diagnóstico diferencial da sibilância na infância

a criança asmática é muito mais responsiva a inalação com beta - 2 agonista e ao uso de corticosteroide, tanto oral quando inalatório.

Logo, se crianças com asma respondem ao corticosteroide e, se introduzirmos o tratamento precocemente, preveniríamos diversas exacerbações, internações e, futuramente, o remodelamento pulmonar. Separar crianças menores de cinco anos que sibilam induzidas por infecções virais das que apresentam asma é o grande desafio da pediatria. Para isso, vários critérios foram propostos. O mais usado em centros acadêmicos do Brasil são os critérios de Castro, ou, como os americanos chamam, o índice preditivo de asma (Quadro 25.1). Esses critérios demonstraram uma sensibilidade muito baixa para predizer asma; porém, apresentam um valor preditivo negativo alto. Assim, se vierem negativos há pouca chance desse paciente ter asma.

Quadro 25.1 – Critérios de Castro ou índice preditivos de asma

Maiores
Pais com asma
Presença de eczema (dermatite atópica)
Menores
Rinite alérgica
Eosinofilia $\geq 4\%$
Sibilância na ausência de IVAS

É considerado positivo na presença de um critério maior ou de dois critérios menores.

Fonte: adaptado de Castro et al.

Existem diversos outros critérios para avaliar a probabilidade de asma em menores de cinco anos. Mas nenhum critério se mostrou significativamente superior. Outros dados que levamos em consideração para avaliar risco futuro de asma são: evidência de sibilância sempre quando exposto a um agente ambiental (por exemplo, a criança sibila sempre que visita uma casa com gato); e controle da sibilância com corticoesteroide inalatório por 2 a 3 meses, com retorno dos sintomas após sua retirada.

Doença do refluxo gastroesofágico

É comum a responsabilização do refluxo gastroesofágico por diversos acontecimentos, mesmo alguns fisiológicos, em crianças menores de dois anos. Essa entidade será abordada em um capítulo à parte, mas é importantíssimo falarmos da sua relação com a sibilância recorrente. Mais pela sua relevância "midiática" do que pela sua prevalência.

É normal um lactente regurgitar. Sabemos que essa regurgitação é mais frequente nos primeiros meses de vida e vai diminuindo progressivamente. O refluxo gastroesofágico raramente é doença. O sinal mais indicativo para predizer doenças nesses casos é a perda ou estabilização (retificação) de peso na curva de crescimento.

O mecanismo com que a doença do refluxo gastroesofágico (DRGE) se manifesta por sibilância não é devido a microaspirações recorrentes! Refluxos que chegam somente no terço proximal do esôfago, ou seja, não são externados, já são suficientes como gatilho para inflamação brônquica ou broncoespasmo. A presença de secreção ácida, vinda do estômago, nas terminações nervosas no terço proximal do esôfago e na hipofaringe estimulam o nervo vago a levar uma resposta brônquica, seja broncoespasmo ou inflamação.

Suspeitamos de DRGE em uma criança quando fica evidente que ela sibila após um episódio de refluxo visível ou após se alimentar, quando não há evidencia de outro diagnóstico mais claro. Testes confirmatórios de DRGE são raramente realizados nessa faixa etária pela falta de disponibilidade ou dificuldades de realização do exame.

Fibrose cística

A fibrose cística (mucoviscidose) é um grande diagnóstico diferencial da sibilância recorrente no lactente por ser uma doença com prognóstico reservado e tratamento específico.

Admite-se uma incidência de 1 caso para cada 3.500 nascidos vivos. A maioria dos casos eram diagnosticados até os dois anos de vida; porém, quase um quarto dos pacientes só eram diagnosticados após essa faixa etária. Hoje, com o advento da triagem neonatal para fibrose cística, a maioria dos casos já são diagnosticados no primeiro trimestre de vida.

É uma doença autossômica recessiva, causada por uma mutação no gene CFTR (_cystic fibrosis transmembrane conductance regulator_). A mutação mais comum é uma deleção (ΔF508) ; entretanto, mais de 1.500 mutações já foram descritas.

A proteína CFTR é um canal transmembrana que permite que o cloro migre, na maioria dos casos, dos meios intracelular para o extracelular. Ele está presente em todos os órgãos secretores exócrinos (pulmão, pâncreas, fígado, intestino e pele, entre outros). A saída de cloro da célula para a luz aumento o poder osmótico extracelular e possibilita a saída de água para a luz, hidratando e fluidificando secreções exócrinas.

No pulmão, a ausência da CFTR faz com que a secreção brônquica fique desidratada e espessa. Esse caldo viscoso e cheio de açúcar deu o nome à doença (mucoviscidose) e é perfeito para alojar bactérias. Infecções pulmonares de repetição levam ao remodelamento da arquitetura pulmonar, que acarretam sibilância recorrente, com progressiva perda de função pulmonar a cada infecção. Como o antibiótico é menos efetivo para bactérias que estejam dentro do muco, bactérias cada vez mais resistentes aparecem, e são indicativas da piora do prognóstico. Bactérias comuns são: *Staphylococcus aureus*, *Pseudomonas aeruginosa* e *Burkholderia cepacia*. Um dos objetivos do tratamento é iniciar antibioticoterapia o mais rápido possível e algumas vezes erradicar a bactéria (se for *P. aeruginosa*). Utiliza-se, inclusive, tobramicina inalatória e cultura de secreção respiratória periódica. Outro objetivo é evitar a progressão da doença pulmonar, fluidificando o muco com inalação com salina hipertônica ou com alfadornase (cliva as moléculas de DNA dos neutrófilos), além das medidas de broncodilatação e fisioterapia respiratória.

No pâncreas, a secreção espessa não sai pela ampola de Vater para a luz duodenal. Logo, as enzimas pancreáticas não exercerão a sua função e o paciente terá uma diarreia crônica desabsortiva (com muco) e desnutrição. Essa fisiopatologia leva a um sinal quase patognomônico da doença que é o íleo meconial: recém-nascido que apresentam abdome agudo obstrutivo e durante a cirurgia é diagnostica uma "rolha" de mecônio endurecido que obstrui o intestino. O tratamento da disfunção pancreática é com reposição de enzimas por via oral antes das alimentações. Inicialmente, somente o pâncreas exócrino está acometido, porém, com o avançar da idade aumenta a chance de lesão pancreática endócrina e início de diabete *mellitus* insulinodependente. Outros achados da fibrose cística são: pólipos nasais, infertilidade masculina e lesão de ductos hepáticos (icterícia obstrutiva).

O diagnóstico da fibrose cística, no Brasil, é feito pela triagem neonatal universal com a dosagem do tripsinogênio imunorreativo (IRT). A inflamação pancreática por "entupimento" dos ductos devido a secreção espessa, faz com que o tripsinogênio seja liberado no sangue e dosado com grande aumento no teste do pezinho. Por ser muito sensível, caso venha alterado, deve-se repetir mais uma vez o teste. Caso venha alterado novamente, o teste confirmatório – que é a dosagem de cloro no suor deve ser feito. Se o cloro no suor vier aumentado se fecha o diagnóstico da doença. Ora, se não há o CFTR para levar cloro para fora da célula o cloro no suor não deveria estar baixo? Essa é uma dúvida muito comum do estudante. O suor é formado por uma glândula sudorípara apócrina, que libera na pele um ultrafiltrado do sangue. Na formação do suor não há participação do CFTR. O seu corpo, como não quer perder cloro pelo suor, tem na pele o CFTR invertido, com o intuito de reabsorver o cloro. Como na fibrose cística não há CFTR, o cloro não será reab-

sorvido e a sua dosagem será elevada. Essa situação leva aos relatos clássicos da fibrose cística como a doença do suor salgado, há ainda em alguns livros fotos de crianças com cristais de sal na pele.

A fibrose cística é uma doença multissistêmica que causa diversas outras manifestações e requer tratamento com o pneumologista especialista em fibrose cística e uma equipe multiprofissional.

Outras causas estruturais

Anomalias da árvore traqueobrônquica

Broncomalácia ou traqueomalácia são as anomalias mais comuns. A cartilagem de sustentação da árvore brônquica é ainda imatura e leva a diminuição da luz com a variações da pressão intratorácica. A criança normalmente já nasce com sibilância ou estridor constantes, que pioram quando chora ou tem uma infecção (infecção de via aérea superior, por exemplo). Geralmente, radiografia de tórax é feita para descartar outras compressões brônquicas. Tomografia ou ressonância magnética (RNM) de tórax determinam uma forte suspeita, que é confirmada pela broncoscopia. Com o avançar da idade a cartilagem anômala pode se tornar mais rígida e resolver espontaneamente o problema. Casos mais graves são cirúrgicos.

Doenças cardiovasculares

Doenças cardíacas que levam a dilatação das artérias pulmonares (*grave shunt* esquerda-direita, por exemplo) ou dilatação atrial esquerda podem comprimir os brônquios e determinar sibilância.

A falência do ventrículo esquerdo (insuficiência cardíaca congestiva), que leva a congestão e dilatação do leito venoso pulmonar, edema bronquiolar, e provável ativação de substâncias que levam a broncoespasmo podem levar a sibilância recorrente, a chamada "asma cardíaca". Anéis vasculares podem levar a sibilância ou estridor recorrentes e futuramente até a atelectasia ou hiperinsuflação. Pode ser suspeitada na broncoscopia ao se visualizar uma compressão da árvore traqueobrônquica por uma massa pulsátil. Angiotomografia e RNM são bons exames para investigação.

Massas mediastinais

Incluem tumores, crescimento e lesões tímicas, cistos broncogênicos, anormalidade angiomatosas e aumento de linfonodos. A exata localização da massa ajuda nas suspeitas diagnósticas. A radiografia simples de tórax já

Diagnóstico diferencial da sibilância na infância

identifica a presença ou não de uma massa mediastinal. Lembrem-se que, no Brasil, a tuberculose é endêmica e pode levar a linfadenopatia mediatinal e compressão brônquica. A compressão do ducto lobar médio pode levar a famosa síndrome do lobo médio, em que existem pneumonias de repetição sempre no lobo médio devido a compressão extrínseca pelo linfonodo aumentado. Portanto, deve-se avaliar com cuidado a radiografia, os contatos do paciente e realizar um teste tuberculínico em crianças em investigação para sibilância recorrente.

Outras causas funcionais

Síndromes aspirativas

Aspiração de corpo estranho determina sibilância de início agudo e tosse, sem concomitância com quadro infeccioso viral. Se não for diagnosticada no início, pode levar a pneumonias recorrentes com sibilância por obstrução e até a atelectasia e pneumotórax por mecanismo valvular.

Alterações da deglutição em pacientes com doenças neurológicas ou musculares podem levar a microaspirações. Avaliar a criança deglutindo é o primeiro passo. Depois, solicitamos avaliação de uma fonoaudióloga e a realização de uma videofluoroscopia com bário deglutido confirma se há aspiração.

Fístulas traqueoesofágicas em qualquer altura podem levar a sibilância e pneumonias recorrentes. Fístulas traqueoesofágicas em "H" podem levar anos para serem diagnosticadas. A videofluoroscopia com bário deglutido ou uma broncoscopia podem ser confirmatórios.

Anormalidades da defesa do hospedeiro

Infecções das vias respiratórias superiores e inferiores recorrentes podem determinar quadros de sibilância. As imunodeficiências humorais, principalmente IgG e IgA, são as mais frequentes; suspeita-se quando há sinusites, otites e pneumonias de repetição. Deficiências celulares ou do complemento são menos frequentes. Discinesia ciliar primária é uma doença rara que acarretada a sibilância recorrente, e deve ser suspeitada em infecções bacterianas graves supurativas de vias aéreas superiores e inferiores. Lembre-se da síndrome de Kartagener que é caracterizada por discinesia ciliar e desxtrocardia.

Displasia broncopulmonar

Também conhecido como doença pulmonar crônica do recém-nascido é uma doença multifatorial em que há alteração da arquitetura pulmonar. Há algumas décadas acreditava-se que era devido ao efeito lesivo das altas pressões da ventilação mecânica e da alta oferta de oxigênio. Hoje, com melhores ventiladores específicos para recém-nascidos e cuidado na titulação da oxigenioterapia, ainda há diversos casos de displasia broncopulmonar, principalmente quanto mais prematura a criança e nas menores que 1.250 g. Isso se deve ao fato da criança prematura extrema nascer com um pulmão ainda em fase precoce de evolução (fase sacular) em contato com o teor mais alto de oxigênio do ambiente extrauterino. São crianças com risco para sibilância em vigência de qualquer estresse, principalmente uma infecção viral.

Bronquiolite obliterante

É uma doença causada pelo remodelamento do epitélio respiratório que resulta em obstrução e obliteração das vias aéreas distais. Pode ser consequente a infecção, agentes químicos ou doenças imunológicas. A causa infeciosa é a mais comum, e o agente etiológico mais frequente é o adenovírus. A criança apresenta um quadro de taquipneia, desconforto respiratório e sibilância que não responde a broncodilatadores. Geralmente é suspeitada quando um quadro de sibilância dura mais que 30 dias. O diagnóstico pode ser suspeitado na radiografia de tórax que mostra áreas isoladas de hiperinsuflação ou confirmada na tomografia de tórax com padrão de mosaico.

Investigação e sinais de alerta

O primeiro passo é realizar anamnese e exame físico minuciosos. O pediatra tem de estar atento para alguns sinais de alarme que podem indicar doenças graves e assim acelerar a investigação. (Quadro 23.2) A radiografia de tórax deve ser o primeiro exame solicitado; ela ajuda a excluir massas mediastinais e prováveis malformações vasculares. Além disso, a avaliação do parênquima pulmonar pela radiografia pode sugerir outras doenças, como fibrose cística ou bronquiolite obliterante se existirem áreas isoladas de hiperinsuflação.

Videofluoroscopia de deglutição de bário pode ajudar a identificar síndromes aspirativas e fístulas traqueoesofágicas. A prova de função pulmonar pode ser muito útil na diferenciação de patologias obstrutivas e restritivas pulmonares. Porém a falta de cooperação do paciente lactente praticamente impossibilita a sua realização.

Outra análise é a identificação de infecção (prova tuberculínica se suspeita de tuberculose, por exemplo) com coletas de sorologias e dosagem de cloro no suor para pesquisar fibrose cística.

Quadro 23.2 – Sinais de alerta na sibilância recorrente e suas respectivas doenças

Sinais de Alerta	Doenças
Ausência de reposta ao tratamento medicamentoso	Não específica. Sempre investigar.
Problemas respiratórios desde o nascimento ou do período perinatal	Anormalidades congênitas
Sibilância associada a alimentação ou regurgitação/vômito	Síndromes aspirativas ou DRGE
História prévia de engasgo	Aspiração de corpo estranho
Sibilância sempre sem tosse	Malácias ou anéis vasculares
Sintomas que variam com a posição da criança	Malácias ou anéis vasculares
Baixo ganho ponderal e otite média ou sinusites de repetição	Fibrose cística, imunodeficiências ou disfunção ciliar

PONTOS PRÁTICOS

- Sibilância recorrente é definida como 3 episódios de sibilância em crianças até os 3 anos de vida ou um único episódio de sibilância com duração maior que 30 dias.
- A principal dúvida diagnóstica é a diferenciação de sibilância recorrente pós-viral e asma.
- Alguns critérios sugerem asma e considera-se positividade com um critério maior ou dois menores. Os critérios maiores são pai ou mãe com asma e dermatite atópica no paciente e, os menores, rinite alérgica, eosinofilia > 4% e sibilância na ausência de infecção de vias aéreas superiores.
- Boa resposta à corticoterapia inalatória e piora após a sua cessação sugere asma.
- Fibrose cística é uma doença atualmente diagnosticada pela triagem neonatal que apresenta quadro clínico de sibilância recorrente, perda ponderal, lentificação do crescimento e infecções de vias aéreas superiores de repetição.
- Anamnese e exame físico são essências para guiar a investigação para doenças de causa funcional ou estrutural.

Questões de Treinamento

1. Qual alternativa de sinais clínicos abaixo é indicativa de maior risco para desenvolver asma em uma criança de 3 anos de idade com sibilância recorrente, de acordo com os critérios de Castro?

   a. Pais com dermatite atópica e criança com rinite alérgica.
   b. Antecedente pessoal de rinite alérgica.
   c. Antecedente pessoal de dermatite atópica.
   d. Pais com dermatite atópica e rinite alérgica.
   e. Criança com rinite alérgica e basofilia maior que 5%.

2. Criança de 7 meses de idade, já apresentou 4 episódios de sibilância prévios, sem necessidade de internação e vem para consulta ambulatorial de rotina. Mãe relata que paciente desde o nascimento regurgita muito e que isso está deixando-a muito preocupada. No seu exame físico você vê a criança regurgitando bastante e com presença de sibilos que apareceram após a regurgitação. A criança ganhou 10 g/dia desde a última consulta há 1 mês. Qual a conduta mais adequada?

   a. Orientar a mãe que como a criança está com bom ganho de peso a causa da sibilância não é o refluxo gastroesofágico.
   b. Orientar medidas posturais como decúbito ventral e berço inclinado.
   c. Orientar medidas posturais como decúbito dorsal e berço inclinado.
   d. Iniciar tratamento com ranitidina.
   e. Iniciar tratamento com domperidona.

3. Recém-nascido com 72 horas de vida necessitou de cirurgia de emergência por abdome agudo obstrutivo. Achado cirúrgico foi de mecônio espesso obstruindo a válvula ileocecal. Qual o diagnóstico mais provável?

- a. Megacólon congênito.
- b. Tiflite.
- c. Fibrose cística.
- d. Enterocolite necrosante.
- e. Válvula ileal.

4. Criança de 3 anos de idade procura o pronto-socorro por episódio de cansaço e febre. Mãe refere que paciente já teve 4 episódios prévios de pneumonia nos últimos 6 meses. Você repara que em todas as radiografias que a mãe trouxe e a que você realizou hoje há um velamento pericardíaco à direita. Qual o diagnóstico mais provável?
   - a. Bronquiolite obliterante por adenovírus.
   - b. Bronquiectasia.
   - c. Síndrome de Kartagener.
   - d. Tuberculose.
   - e. Imunodeficiência.

5. Criança de 1 mês de idade vem ao pronto-socorro por quadro de estridor. Pais referem que desde o nascimento criança apresenta estridor que piora sempre que ela chora, mas melhora espontaneamente após. Hoje procuram o PS porque criança iniciou quadro de coriza e evidente piora do estridor. Qual o diagnóstico mais provável?
   - a. Broncomalácia.
   - b. Imunodeficiência.
   - c. Estenose de esôfago.
   - d. Estenose hipertrófica de piloro.
   - e. Traqueomalácia.

Gabarito comentado

1. Dermatite atópica é um critério maior dentre os critérios de Castro e sua presença em uma criança com sibilância recorrente aumenta muito a probabilidade de asma. Lembre-se que pais com asma é o único antecedente familiar dentre os critérios de Castro; pais com outras doenças atópicas não são levados em consideração. Resposta C

2. A história contada no enunciado é sugestiva de um quadro de doença do refluxo gastroesofágico (DRGE) que gera sibilância recorrente e baixo ganho ponderal. Sempre devemos tratar a DRGE com medicação, nesse caso a ranitidina, como primeira escolha. As medidas posturais e orientações alimentares são complementares. Resposta D

3. A ocorrência de íleo meconial é claramente indicativa da fibrose cística. Resposta C

4. A criança apresenta pneumonias de repetição sempre no mesmo lugar, no lobo médio. A tuberculose pode levar ao aumento dos linfonodos hilares que comprimem o brônquio lobar médio, levando à pneumonias de repetição. Quadro comumente chamado de síndrome do lobo médio. Nenhuma outra alternativa justificaria pneumonias na mesma localização. Resposta D

5. Está descrito no enunciado um quadro típico de traqueomalácia, que pode melhorar com a idade ou necessitar de intervenção. O estridor é um som originário da laringe e da traqueia, portanto nenhuma das outras alternativas faz sentido como resposta. Resposta E

Fontes consultadas e leitura recomendada

Tenero, L.; Piazza, M.; Piacentini, G. *Recurrent wheezing in children*. Translational Pediatrics, 2016. 5: p. 31–6.
Gregory, S. *Montgomery and Michelle Howenstine*. Cystic Fibrosis. Pediatrics in Review, 2009. 30: p. 302–10.
Global Initative for Asthma. Pocket Guide for Asthma Management for children 5 Years and Younger. A Guide for Health Care Professionals Update 2015" para "Global Initiative for Asthma. Global Strategy for Asthma Management and Prevention, 2017.

Rinite alérgica

Benito Lourenço

26

As rinites podem ser classificadas com base em critérios clínicos, frequência e intensidade de sintomas, citologia nasal e fatores etiológicos. Segundo a sua duração podem ser classificadas em: aguda e crônicas. A classificação etiológica parece ser a mais adequada, pois está diretamente relacionada à terapêutica (viral, bacteriana, alérgica, induzida por drogas, hormonal, etc.). A rinite alérgica (RA) é a manifestação mais comum dos distúrbios alérgicos, conhecendo-se hoje a nítida predisposição atópica familiar. Trata-se de uma inflamação da mucosa nasal, mediada por anticorpos IgE, que ocorre após exposição a alérgenos. Uma vez que o revestimento das cavidades nasossinusais pode ser considerado único e contínuo, todo o processo inflamatório que acomete a mucosa nasal determina alteração da mucosa sinusal; daí o termo preferencial rinossinusite alérgica, hoje mais difundido.

A RA encontra-se entre as doenças mais prevalentes da atualidade com expressivo impacto na qualidade de vida dos pacientes. O *International Study of Asthma and Allergies in Childhood* (estudo ISAAC) que envolveu mais de um milhão de crianças e adolescentes em mais de noventa países demonstrou que sintomas recentes de rinoconjuntivite estiveram presentes em 12 a 25% em escolares brasileiros e de 15 a 34% em adolescentes brasileiros (grande variação entre os centros participantes).

Os sintomas imediatos após a exposição alergênica são consequência da ativação imunológica e da liberação de mediadores no muco e na mucosa nasal. Os antígenos difundem-se para dentro do epitélio e, em indivíduos atópicos, geneticamente predispostos, desencadeiam a produção de IgE local. A liberação (estimulada pela IgE) de mediadores dos mastócitos (pré-formados e neoformados), determina o subsequente recrutamento de elementos inflamatórios. As reações subsequentes acarretam muco, edema, inflamação, prurido e vasodilatação. Os principais alérgenos ambientais desencadeantes são: ácaros, baratas, fungos, pólens e epitélio de animais. Os ácaros da poeira domiciliar têm muitos componentes alergênicos identificados; contudo a fonte mais importante de aeroalérgenos destes insetos são as partículas fecais cobertas por proteases. Os três ácaros mais comuns e identificados como sensibilizantes em estudos brasileiros são o *Dermatophagoides pteronyssinus*, o *Dermatophagoides farinae* e a *Blomia tropicalis*. A proliferação excessiva destes ocorre principalmente no colchão e travesseiros onde se alimentam de descamações da pele humana, sendo seu crescimento especialmente favorecido em ambientes com umidificadores, carpetes, almofadas e cobertores. As baratas continuamente desprendem proteínas oriundas da renovação corporal, da saliva, secreções e material fecal, que podem compor a poeira domiciliar, mesmo em locais que parecem estar livres de infestação. Apesar disto, a sensibilização a estes insetos parece ser mais frequente em famílias de classes sociais desfavorecidas e tem sido associada à manifestação clínica de rinite alérgica acompanhada de asma de maior gravidade. As espécies mais comuns no Brasil são a *Blatella germanica* e a *Periplaneta americana*. A sensibilização a alérgenos liberados de animais pode ocorrer por exposição direta (presença do animal no ambiente) ou mesmo indireta (transporte passivo do aeroalérgeno). O alérgeno principal do gato é produzido pelas glândulas sebáceas e secretado na pele. Excreção semelhante ocorre nos cães, apesar deste ser uma fonte menos potente de alérgeno. Proteínas de animais roedores como os *hamsters,* são altamente alergênicas.

O tabagismo e vários fatores relacionados a atividades recreativas (por exemplo: natação em piscinas cloradas) atuam como potenciais agravantes da rinite alérgica (irritantes).

Diagnóstico e classificação da RA

Os principais sintomas da RA são espirros em salva, prurido nasal, rinorreia aquosa e congestão nasal. Prurido ocular, hiperemia conjuntival, lacrimejamento e fotofobia podem estar associados. Frequentemente a criança alérgica pode ser reconhecida por alguns maneirismos faciais: franzimento do nariz (nariz de "coelho") e saudação alérgica (hábito frequente de fricção nasal), prega transversa nasal (crista horizontal na junção da ponta bulbosa com a ponte nasal mais rígida), e olheiras por estase venosa decorrente da mucosa nasal edemaciada. Essas características da expressão nasal são raramente observadas antes dos quatro ou cinco anos de idade. Há um aumento progressivo das manifestações alérgicas com a idade e suas formas mais típicas são observadas nos adolescentes. Em crianças podem ocorrer episódios recorrentes de epistaxe relacionados à friabilidade da mucosa, episódios de espirros ou ao ato de assoar o nariz vigorosamente. A obstrução nasal é queixa frequente, podendo ser intermitente ou persistente, bilateral ou unilateral, alternando com o ciclo nasal e tende a ser mais acentuada à noite. A congestão nasal grave pode interferir com a aeração e com a drenagem dos seios paranasais e tuba auditiva, resultando em cefaleia ou otalgia, respectivamente. Alguns pacientes também referem diminuição da acuidade auditiva ou sensação de ouvido tampado ou de estalidos durante a deglutição. A congestão nasal crônica acarreta respiração oral, roncos, voz anasalada e alterações no olfato. A respiração oral de suplência provoca irritação e secura na garganta.

Dependendo da intensidade dos sintomas, as crianças com rinite podem ter alteradas suas condições de vida diária, sua capacidade de concentração, apresentar irritabilidade ou sono alterado, diminuindo, assim, a sua qualidade de vida.

A investigação detalhada das condições ambientais é ponto importante na avaliação clínica da criança. O conhecimento do ambiente em que vive, incluindo o domicílio e a vizinhança, a ida à creche e escola, quanto aos aspectos: idade do prédio, ventilação, tipo de piso, presença de carpete ou tapete, cortinas, estantes, materiais e revestimentos de colchão, travesseiros e cobertores, convívio com animais de pelo, presença de baratas, tabagismo passivo, exposição a irritantes inespecíficos, (produtos de limpeza), aparelhos de ar condicionado e sua manutenção, plantas intradomiciliares, vegetação na área externa e poluentes extradomiciliares, deve ser investigado.

O exame da cavidade nasal (rinoscopia anterior) evidencia uma mucosa edemaciada, coloração pálida e a presença de secreção aquosa principalmente se a criança estiver em crise.

A classificação da rinite alérgica está baseada na frequência dos sintomas e na gravidade do quadro clínico. Segundo o Allergic Rhinitis and Its Impact on Asthma (ARIA – 2008), a classificação da RA está apresentada na Figura 26.1.

Figura 26.1 – Classificação atual da rinite alérgica

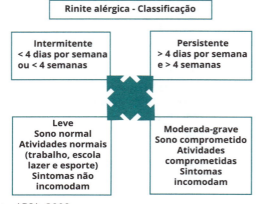

Fonte: ARIA, 2008

Embora a rinite alérgica seja doença de diagnóstico predominantemente clínico, na investigação do paciente alérgico, alguns exames laboratoriais podem ser úteis. Os exames subsidiários mais importantes no diagnóstico da rinite alérgica, tanto pela especificidade como sensibilidade, são os testes cutâneos de hipersensibilidade imediata (TCHI) pela técnica de punctura e a avaliação dos níveis séricos de IgE alérgeno-específica. O diagnóstico de alergia e a identificação dos alérgenos mais relevantes em cada caso, são importantes pela perspectiva de intervenções preventivas dirigidas, como o controle ambiental, pelas opções de tratamento farmacológico e, finalmente, pela alternativa da imunoterapia específica com alérgenos. O hemograma pode apresentar eosinofilia. Embora a determinação dos níveis séricos de IgE total seja rotineiramente na pesquisa de sensibilização atópica, outras condições podem ocasionar aumento desse anticorpo, como a exposição crônica ao tabaco e parasitoses intestinais. Assim, a determinação de IgE sérica total não deve ser utilizada como parâmetro diagnóstico de rinite alérgica.

Tratamento da rinite alérgica

A terapêutica da rinite alérgica envolve a identificação e a remoção dos alérgenos, tratamento farmacológico e, eventualmente, a imunoterapia.

O afastamento do paciente aos alérgenos seria uma possível terapêutica para doenças alérgicas. Isto inclui medidas de higiene ambiental, como eliminação de pelos de animais, controle da poeira doméstica, especialmente no quarto da criança. Por outro lado, o médico deve estar ciente das limitações de suas recomendações, especialmente quando realizadas isoladamente, na decorrência da baixa adesão do paciente, ou mesmo por motivos financeiros.

A primeira fase da reação alérgica ocorre minutos após um antígeno combinar duas moléculas de IgE próximas que estão ligadas à membrana de mastócito ou basófilo, com degranulação e liberação de mediadores iniciando a cascata da reação alérgica. A histamina é o principal mediador liberado nessa degranulação das células. Os anti-histamínicos são as principais substâncias usadas para o tratamento dos sintomas que então podem ocorrer. Entretanto, apesar da variedade de medicamentos disponíveis, a ação sobre obstrução nasal costuma ser pobre. Os anti-histamínicos são classificados em dois grupos: clássicos ou de primeira geração que podem apresentar também sedação (cetotifeno, clemastina, hidroxizina, dexclorfeniramina, entre outros), e os não clássicos, de 2ª ou 3ª geração, que não promovem sedação (loratadina, desloratadina, cetirizina, ebastina, fexofenadina, rupatadina, entre outros). Nas crianças maiores, preferimos os não sedantes.

Os descongestionantes tópicos nasais (pseudoefedrina, por exemplo) devem ser evitados e, quando usados, limitados no máximo por até 5 dias. Sua utilização por período mais prolongado induz vasodilatação capilar (efeito rebote) podendo provocar rinite medicamentosa. Tais medicamentos são proscritos em lactentes pelo risco de intoxicação grave.

Como a RA é marcada por um processo inflamatório da mucosa nasal, o tratamento baseia-se principalmente em fármacos com propriedades anti-inflamatórias, como os corticosteroides tópicos intranasais (CI). Esses medicamentos também são o tratamento de escolha na rinite não alérgica, além de serem utilizados em pólipos nasais, controle de sintomas oculares e da asma se esta estiver associada. A vantagem dos CI consiste na aplicação local de altas concentrações da droga, minimizando os efeitos sistêmicos.

Atualmente são disponíveis no Brasil: dipropionato de beclometasona, budesonida, ciclesonida, acetonido de triancinolona, propionato de fluticasona, furoato de mometasona e furoato de fluticasona. Todas essas medicações cumprem seu objetivo no uso para RA: diminuem o processo inflamatório. Suas diferenças resultam em sua potência (afinidade ao receptor de glicocorticoide) e sua biodisponibilidade.

A absorção sistêmica e a biodisponibilidade de um CI se dá pela absorção direta na mucosa nasal e ou pela absorção oral do material deglutido. Parte da droga administrada no nariz será deglutida e grande parte metabolizada pelo efeito de primeira passagem no fígado. Dos componentes mais antigos (beclometasona e budesonida), de um terço a metade da dose administrada atingirá a circulação sistêmica. Os mais recentes são mais lipofílicos e eliminados mais rapidamente pelo fígado, contribuindo para a baixa absorção sistêmica. As biodisponibilidades dos CI disponíveis são: beclometasona: 44%, budesonida: 32%, propionato de fluticasona: < 1%, furoato de fluticasona: < 0,5%, ciclesonida e furoato de mometasona: < 0,1%.

Os CI apresentam mínimos efeitos adversos locais, sem ação sobre o eixo hipófise-adrenal e sem comprometimento do crescimento da criança. Efeitos colaterais locais dos CI ocorrem entre 5 a 10%, sendo os mais frequentes o ressecamento e atrofia da mucosa nasal, irritação, queimação e epistaxe, que cessam com a interrupção da medicação.

Atenção deve ser redobrada quando se somam as doses de CI com a dose do corticosteroide inalado para o controle da asma, pois efeitos sistêmicos podem ser observados na dependência das doses usadas.

Recomenda-se a dose equivalente a 300 a 400 mcg diários de beclometasona. No caso de sintomas persistentes leves, recomenda-se a dose de 100 a 200 mcg/dia. A redução da dose ocorre após a estabilização do quadro do paciente.

O processo alérgico produz leucotrienos (embora não seja o único mediador). Portanto, o inibidor de leucotrienos (montelucaste) pode ser indicado nas RA intermitentes leves/moderadas e persistentes leves.

Soluções hipertônicas não têm utilidade no dia a dia; podem ser interessantes para quadros de secreção espessa.

A imunoterapia ou terapia de hipossensibilização consiste em provocar aumento progressivo de anticorpos circulantes bloqueadores e uma redução na liberação de histamina dos mastócitos, com a administração gradativa e crescente de antígenos específicos após serem previamente identificados por meio de testes cutâneos.

PONTOS PRÁTICOS

- A rinite alérgica (RA) é a manifestação mais comum dos distúrbios alérgicos.
- Os principais alérgenos ambientais desencadeantes são: ácaros, baratas, fungos, pólens e epitélio de animais.
- Os principais sintomas da RA são espirros em salva, prurido nasal, rinorreia aquosa e congestão nasal. Prurido ocular, hiperemia conjuntival, lacrimejamento e fotofobia podem estar associados.
- O tratamento medicamentoso da RA se fundamenta na utilização de um anti-histamínico (preferencialmente não sedante) que atua fundamentalmente nos sintomas mais agudos do quadro (coriza, espirros e prurido) e um corticosteroide tópico intranasal que tem a principal ação no tratamento crônico da rinite: o efeito anti-inflamatório.

Questões de Treinamento

1. Com relação aos aeroalérgenos na rinite alérgica não podemos afirmar que:

a. há evidências de que a exposição a animais domésticos como gato e cão em uma fase precoce da vida, antes da ocorrência da sensibilização, pode ter efeito protetor quanto à sensibilização atópica.

b. os principais aeroalérgenos relacionados à rinite alérgica são os ácaros da poeira domestica e os alérgenos provenientes de baratas

c. em lactentes, a alergia alimentar pode se manifestar por rinite.

d. sintomas persistentes que se agravam com o tempo frio e úmido sugerem hipersensibilidade ao mofo.

e. no Brasil, a alergia ao pólen foi documentada no sul do país.

2. Em relação ao tratamento da rinite alérgica é correto afirmar que:

a. os anti-histamínicos são agentes bloqueadores H1 da histamina, sendo que os de primeira geração foram retirados do comércio pelos seus efeitos arritmogênicos e efeitos cardiotóxicos.

b. os corticosteroides constituem os anti-inflamatórios mais importantes no tratamento da inflamação alérgica, reduzindo o número de células inflamatórias.

c. os antileucotrienos são mediadores pró-inflamatórios e associados a outros mediadores inflamatórios e citocinas, agem na sintomatologia do prurido nasal.

d. a imunoterapia subcutânea é bem efetiva, especialmente em crianças abaixo de 3 anos de idade, quando são utilizados extratos bem padronizados e específicos.

e. a desloratadina é medicação preferível à loratadina pelos seus efeitos menos sedantes.

3. Escolar de oito anos é levado ao consultório com quadro de espirros em salvas, prurido e coriza clara hialina. Apresenta inúmeros maneirismos faciais. O tratamento e as orientações iniciais nesse momento incluem, **exceto**:

    a. higiene ambiental do quarto onde vive o paciente; este deve ser limpo muito frequentemente com vassoura e espanador de pó.
    b. introdução de anti-histamínico de segunda geração por 3 semanas.
    c. não há necessidade de qualquer exame laboratorial previamente ao tratamento.
    d. introdução de corticoterapia intranasal.
    e. reavaliações frequentes para possível redução ou aumento da dose das medicações de acordo com a evolução clínica.

4. Com relação à rinite alérgica, não podemos afirmar que:

    a. a radiografia simples dos seios paranasais não é indicada para o diagnóstico de rinite alérgica devido a sua alta sensibilidade e especificidade.
    b. no tratamento da rinite alérgica, a vantagem da aplicação dos esteroides intranasais é a redução/ausência de efeitos sistêmicos, observados com os corticosteroides sistêmicos.
    c. os ácaros da poeira domiciliar têm vários componentes alergênicos identificados; contudo, a fonte mais importante de aeroalérgenos desses insetos são as partículas fecais.
    d. vários estudos demonstraram associação entre tratamento da rinite e redução da morbidade por asma.
    e. dosagem de IgE total elevada, eosinofilia no sangue periférico e na secreção nasal são dados específicos da rinite alérgica, o que permite o diagnóstico mesmo diante de sintomas atípicos

Gabarito comentado

1. Não há manifestação respiratória nasal da alergia alimentar. Resposta C

2. Os anti-histamínicos de primeira geração ainda existem à disposição do médico e caracterizam-se pelos seus efeitos sedantes. Os antileucotrienos agem contra alguns mediadores inflamatórios. Desloratadina e loratadina são anti-histamínicos de segunda geração, ambos não sedantes. Resposta B

3. Pela importância da poeira doméstica (com ácaros), o quarto do paciente deve ser limpo com pano úmido e não com algo que espalhe mais o alérgeno no ambiente. Resposta A

4. Dosagem de IgE total elevada, eosinofilia no sangue periférico e na secreção nasal são dados inespecíficos da rinite alérgica, que não permitem o diagnóstico. Resposta E

Fontes consultadas e leitura recomendada

Associação Brasileira de Otorrinolaringologia e Cirurgia Cérvico-Facial. *III Consenso Brasileiro sobre Rinites*. Brazilian Journal of Otorhinolaryngology, 2012. 75 (6). Disponível em: <http://www.aborlccf.org.br/imageBank/Consenso_sobre_rinite_-SP-2013-04.PDF>.

Wheatley, L.M.; Togias, A. *Allergic Rhinitis*. The New England Journal of Medicine; 2015. 372: p. 456–463.

Asma 27

Crislaine B. Ambrosim
Vinícius C. Destefani

A asma é uma das doenças crônicas mais comuns do mundo. Estima-se que existam 300 milhões de pessoas afetadas sendo uma das principais causas de absenteísmo no trabalho e na escola. Sua real incidência não é conhecida, em parte pela sobreposição de vários quadros da infância que se manifestam com sibilos; porém, estudos locais estimam sua prevalência em cerca de 10% na população geral.

Asma é uma doença inflamatória crônica das vias aéreas, na qual muitas células e elementos celulares têm participação. A inflamação crônica está associada à hiperresponsividade das vias aéreas inferiores, que determina episódios recorrentes de sibilos, dispneia, opressão torácica e tosse, particularmente à noite ou no início da manhã. Esses episódios são uma consequência da obstrução ao fluxo aéreo intrapulmonar generalizada e variável, reversível espontaneamente ou com tratamento.

Diagnóstico

Diferentemente das crianças maiores, quadros de sibilância recorrente ocorrem em uma grande proporção de crianças menores de cinco anos, tipicamente acompanhados de infecções virais do trato respiratório superior (IVAS). Decidir quando esta é a apresentação inicial da asma pode ser difícil. O desafio diagnóstico fica maior ainda quando se considera que metade dos asmáticos iniciaram o quadro de asma na infância. O chiado é o sintoma mais comum associado à asma em crianças menores de cinco anos. Deve-se ter atenção na anamnese, pois os pais podem descrever qualquer respiração ruidosa como "chiado".

Algumas infecções virais (vírus sincicial respiratório e rinovírus) estão associadas com sibilos recorrentes durante toda a infância. Assim, sibilância nessa faixa etária é uma condição altamente heterogênea, e, portanto, nem toda sibilância nessa faixa etária indica asma. Além disso, não é possível avaliar rotineiramente limitação do fluxo aéreo neste grupo etário. Uma abordagem baseada em probabilidade, com base no padrão dos sintomas durante e entre infecções respiratórias virais pode ser útil. Assim, em crianças pequenas com sintomas de duração menor que 10 dias, durante episódios de IVAS, cerca de dois a três episódios/ano e nenhum sintoma entre os episódios, maior a probabilidade de crianças com chiado induzido por infecção viral. Duração e frequência maiores, com sintomas intercríticos e antecedentes pessoais de atopia ou familiares de asma, sinaliza maior probabilidade de propensão ao diagnóstico de asma.

O diagnóstico de asma se baseia na identificação de um padrão característico de sintomas respiratórios como chiado, dispneia, aperto no peito e tosse, e variável limitação do fluxo aéreo expiratório. A tosse devido à asma não é produtiva, pode ser recorrente ou persistente, e acompanhada por chiado e dificuldade respiratória. Tosse noturna (quando a criança está dormindo) ou tosse que ocorre com o exercício, riso ou choro, na ausência de uma infecção respiratória aparente, aponta para o diagnóstico de asma. Pode haver descrição de "falta de ar", "dificuldade para respirar" e "aperto no peito". Nas crianças pequenas, a observação da atividade reduzida (brinca menos, não ocorre e não sorri como outras crianças) pode ser indicativa do seu comprometimento funcional. A associação de sintomas (sibilos, tosse, dispneia e desconforto) também é um padrão característico da asma. Os sintomas, muitas vezes, apresentam piora à noite ou no início da manhã e variam ao longo do tempo e em intensidade. Os sintomas são desencadeados por infecções virais, exercício, risadas, choro, exposição à alérgenos, mudanças no clima, ou irritantes, como fumaça, cigarro ou odores fortes.

Reitera-se que, o início de sintomas respiratórios na infância, uma história de atopia (rinite alérgica ou eczema), ou uma história familiar de asma ou alergia, aumentam a probabilidade de que os sintomas respiratórios sejam devidos à asma. Os doentes com rinite alérgica ou dermatite atópica devem ser perguntados sobre sintomas respiratórios.

TEP – Título de Especialista em Pediatria

O exame físico em pessoas com asma muitas vezes é normal. A alteração mais frequente são os sibilos expiratórios na ausculta, mas isso pode ser ausente ou só ser auscultado na expiração forçada. Chiados no peito também podem estar ausentes durante as exacerbações de asma grave, devido ao fluxo de ar gravemente reduzido ("tórax silencioso") ; em tais ocasiões, há outros sinais físicos de insuficiência respiratória. Crepitações e chiado inspiratório não são características da asma. O exame do nariz pode revelar sinais de rinite alérgica ou pólipos.

A asma é caracterizada por limitação do fluxo aéreo expiratório variável, ou seja, a função pulmonar varia ao longo do tempo e em magnitude a uma extensão maior do que nas pessoas saudáveis. Os exames de função pulmonar informam sobre a intensidade da limitação ao fluxo aéreo, sua reversibilidade e variabilidade. A espirometria é útil para o diagnóstico (a partir dos cinco anos), avaliação da gravidade, monitorização e avaliação da resposta ao tratamento. O volume expiratório forçado no primeiro segundo (VEF1) de espirometria é mais confiável do que pico de fluxo expiratório (PEF). O VEF1 pós-broncodilatador é o melhor parâmetro espirométrico para avaliar mudanças em longo prazo na função pulmonar, sendo um indicador de progressão da doença. Os achados funcionais pulmonares compatíveis com asma são:

• Espirometria demonstrando limitação ao fluxo aéreo do tipo obstrutivo, variável; VEF1/capacidade vital forçada CVF) menor que 80% em adultos e 90% em crianças, com reversibilidade (resposta ao broncodilatador), definida por aumento do VEF1 após inalação de beta-2 agonista de curta duração (10 a 15 minutos após 400 mcg de salbutamol) de pelo menos 12% em relação ao valor pré-broncodilatador e de, pelo menos, 200 ml em valor absoluto (em crianças, apenas aumento maior de 12% do previsto).

• Teste de broncoprovocação positivo (pacientes maiores), realizado em serviços especializados.

Avaliação da asma

O nível de controle da asma é a medida em que as manifestações da asma podem ser observadas no paciente ou que tenham sido reduzidas ou removidas pelo tratamento. A avaliação do nível de controle da asma compreende dois aspectos: o controle atual dos sintomas (referente às últimas 4 semanas) e os fatores de risco futuro, ou seja, os fatores de risco de resultados insatisfatórios, que compreende o risco de exacerbações, de instabilidade, de declínio da função pulmonar e de efeitos colaterais das medicações usadas.

A avaliação do controle dos sintomas da asma é baseada nos sintomas, na limitação das atividades e na utilização de medicação de resgate. Devemos realizar avaliação cuidadosa do impacto da asma nas atividades diárias de uma criança, incluindo esportes, brincadeiras e vida social. Muitas crianças com asma mal controlada evitam exercícios para que a sua asma possa parecer bem controlada, que pode determinar maior risco de obesidade.

As "perguntas-chave" para a avaliação do controle dos sintomas e a subsequente classificação do controle da asma estão apresentadas no Quadro 27.1, seguindo-se as recomendações atuais da Global Initiative for Asthma (Gina – atualizado em 2016) e pelas Diretrizes da Sociedade Brasileira de Pneumologia e Tisiologia para o Manejo da Asma (SBPT – 2012)

Quadro 27.1 – Avaliação do controle dos sintomas da asma nas últimas 4 semanas

Sintomas diurnos de asma mais que duas vezes por semana?	( ) S	( ) N
Despertar noturno devido à asma?	( ) S	( ) N
Necessidade de medicação para alívio dos sintomas mais que 2x/semana	( ) S	( ) N
Limitação de alguma atividade devido à asma	( ) S	( ) N

Classificação da asma
Nenhum desses critérios: Asma bem-controlada
1 a 2 desses critérios: Asma parcialmente controlada
3 a 4 desses critérios: Asma não controlada

Adaptado de GINA–2016 e SBPT–2012

Na análise do nível de controle de asma também deve-se avaliar todos os fatores de risco para desfechos ruins ou resultados insatisfatórios. Nesse ponto, inclui-se os fatores de risco para exacerbações, para limitação fixa de fluxo remodelação da via aérea) e para efeitos adversos das medicações.

Os fatores de risco mais conhecidos para exacerbações são: falta de controle dos sintomas, não utilização da corticoterapia inalatória, VEF1 baixo, problemas psíquicos ou sociais, exposição ao tabaco (atenção aos adolescentes), eosinofilia, ter presentado mais de uma exacerbação grave no último ano e ter sido intubado. Os fatores de risco para limitação fixa de fluxo na via aérea são: não utilização de corticoterapia inalatória, baixo VEF1 no início do tratamento, hipersecreção crônica de muco e eosinofilia. Os principais fatores de risco para efeitos adversos da terapêutica são: uso frequente de corticosteroide oral e uso prolongado de altas doses de cortiscosteroides inalatórios.

Assim, para um determinado paciente pode haver um bom controle da asma e, entretanto, com um grande risco futuro de crises (por ter, por exemplo, apresentado uma grave exacerbação no último ano). Importante lembrar que os dois domínios (controle do sintomas e fatores de risco futuros) devem ser avaliados para cada asmático.

Além dos aspectos anteriormente apresentados, para cada paciente com asma, a consulta deve contemplar a análise da técnica de administração da medicação (incluindo aderência e efeitos adversos), comorbidades associadas (que podem contribuir para os sintomas e o comprometimento da qualidade de vida) e a existência de um plano de ação para as exacerbações (crises).

Na prática, os principais pontos a serem avaliados no asmático estão resumidos no quadro 27.2.

Quadro 27.2 – Avaliação do controle da asma

Controle dos sintomas e risco futuro de resultados adversos
Avaliar o controle dos sintomas durante as últimas 4 semanas
Identificar todos os outros fatores de risco para exacerbações, limitação do fluxo aéreo fixo ou efeitos colaterais

Avaliar questões relacionadas ao tratamento
Documentar atual etapa de tratamento do paciente
Avaliar técnica de inalação (utilização do dispositivo), adesão e efeitos colaterais
Verificar se o paciente tem um plano de ação para crises (por escrito)

Avaliar comorbidades
Rinite alérgica, refluxo gastroesofágico, obesidade, apneia obstrutiva do sono, depressão e ansiedade, alergia alimentar.

Adaptado de GINA–2016

A gravidade da asma é avaliada de forma retrospectiva a partir da etapa de tratamento (ver próximo tópico) necessário para controlar sintomas e exacerbações. Portanto, a classificação de gravidade, em tese, é realizada depois que o paciente já estiver em tratamento por algum tempo. A gravidade não é estática e pode mudar ao longo dos meses ou anos. Os níveis de gravidade da asma são;

• asma leve: bem controlada com as etapas 1 e 2;

• asma moderada: bem controlada com a etapa 3;

• asma grave: bem controlada com as etapas 4 e 5;

Atenção atual tem-se dado para a identificação do risco quase fatal ou fatal da asma. Em maiores de cinco anos, os fatores de risco são: crise grave prévia com necessidade de ventilação mecânica ou internação em Unidade de Terapia Intensiva (UTI), três ou mais visitas à emergência ou duas ou mais hospitalizações por asma nos últimos doze meses, uso frequente de corticosteroide sistêmico, uso de dois ou mais frascos de aerossol dosimetrado de broncodilatador por mês, problemas psicossociais (depressão, baixo nível socioeconômico, dificuldade de acesso à assistência, falta de aderência a tratamentos prévios), presença de comorbidades (doença cardiovascular ou psiquiátrica) e má percepção do grau de obstrução por parte do paciente. Nos menores de 5 anos, crise grave prévia com necessidade de ventilação mecânica ou internação em UTI, idade inferior a 12 meses, doses repetidas e não usuais de beta-2 agonistas de curta ação nas primeiras horas após a instalação das anormalidades clínicas e recidiva abrupta do quadro clínico apesar de tratamento adequado.

Tratamento da asma

Os objetivos de longo prazo do tratamento da asma são o bom controle dos sintomas e redução (minimização) dos riscos futuros de exacerbações, limitação fixa do fluxo aéreo e efeitos colaterais da medicação. O manejo do paciente inclui:

• medicações: – as drogas utilizadas podem ser de dois tipos: as de controle, utilizadas para o tratamento de manutenção regular e que reduzem a inflamação das vias aéreas, controlando sintomas e reduzindo os riscos futuros e as medicações de resgate, para alívio conforme a necessidade, inclusive durante o agravamento da asma ou exacerbação. Essas últimas também são indicadas para a prevenção de curto prazo de asma induzida pelo exercício.

• Tratamento dos fatores de risco modificáveis: como a exposição ao tabaco ou outros elementos desencadeantes.

• Outras medidas não farmacológicas, como incentivo para a prática de atividade física.

A educação, associada ao manejo farmacológico é fundamental na abordagem da asma, devendo ser parte integral do cuidado. O médico deve auxiliar o paciente e sua família na aquisição de motivações, habilidades e confiança. Um plano escrito de automanejo permite melhor controle da asma e reduz hospitalizações.

Tratamento de manutenção

No manejo da asma, tratamento farmacológico é ajustado em um ciclo contínuo que envolve avaliação, prescrição e revisão. O orientação de vários *guidelines* existentes divide o tratamento da asma em etapas (*steps*) que podem ser progressivas ou regressivas a depender da evolução clínica do paciente. A primeira medicação a ser prescrita deve ser o cortiscoteroide por via inalatória.

As etapas do tratamento são apresentadas a seguir. Uma vez que um bom controle de asma é obtido por 2 a 3 meses, regressão na etapa de tratamento pode ser cogitada; diante da falta de controle, uma das etapas de tratamento apresentado a seguir deve ser instituída.

Etapa 1 – Apenas medicação inalada de alívio conforme a necessidade

A opção que preferimos são os beta-2 agonista de curta duração (SABA), conforme a necessidade. SABA são altamente eficazes para o alívio de sintomas da asma. Essa opção deve ser reservada para pacientes com sintomas pouco frequentes (menos de duas vezes por mês), de curta duração e sem fatores de risco para exacerbações.

Etapa 2 – Baixa dose de medicação de controle + SABA de alívio conforme a necessidade

Essa costuma ser a etapa inicial de tratamento para a maior parte dos pacientes. A dose baixa de corticosteroides inalatórios reduz os sintomas, os riscos de exacerbações, hospitalização e mortes relacionadas à asma.

Atualmente, as medicações disponíveis na forma de *sprays* dosimetrados (nebulímetros) são livres de gás propelente clorofluorcarbono (CFC), "ambientalmente incorretos" (lesam a camada de ozônio). Uma alternativa ao CFC foi o HFA (hidrofluoralcano) que é inerte, atóxico, não acumula na atmosfera, tem rápida absorção e eliminação pulmonar, liberação de dose mais consistente, força de disparo menor do aerossol e temperatura maior. Outro conceito que o médico deve ter é o da potência do cortiscosteroide; dependendo da dose administrada, ela é classificada em baixa, média ou alta dose diária total. O Quadro 27.3, apresenta, de forma resumida as doses dos principais CI disponíveis em nosso meio. Não é uma tabela de equivalência, mas, sim, de comparação clínica estimada. A maior parte dos benefícios clínicos do CI é observada em doses baixas.

Quadro 27.3 – Doses baixa, média e alta de alguns corticosteroides inalados

Corticosteroi-de inalatório	Idade	Dose baixa (mcg/dia)	Dose média (mcg/dia)	Dose alta (mcg/dia)
Dipropionato de beclometasona (HFA)	> 12 anos	100 a 200	200 a 400	> 400
	6 a 11 anos	50 a 100	100 a 200	> 200
	< 5 anos (espaçador)	100		
Budesonida	>12 anos	200 a 400	400 a 800	> 800
	6 a 11 anos	100 a 200	200 a 400	> 400
	< 5anos (espaçador)	200		
Propionato de fluticasona	> 12 anos	100 a 250	250 a 500	> 500
	6 a 11 anos	100 a 200	200 a 500	> 500
	< 5 anos (espaçador)	100		
Ciclesonida	> 12 anos	80 a 160	160 a 320	> 320
	6 a 11 anos	80	80 a 160	> 160

Eventualmente, na etapa 2, podem ser prescritos antagonistas de receptores de leucotrienos (LTRA) com SABA conforme a necessidade. Os LTRA são menos eficazes que doses baixas de CI. Podem ser usados para alguns pacientes que têm asma e rinite alérgica ou caso o paciente não vá usar CI.

Etapa 3 – Um ou dois medicamentos de controle + SABA de alívio conforme a necessidade

Deve-se lembrar que, antes de considerar a etapa seguinte devemos verificar a técnica de uso do inalador e a adesão ao tratamento. A maioria das falhas de tratamento é por má uso da técnica. Nessa etapa 3, a opção preferida para crianças é dose média de CI com SABA conforme a necessidade. Para adultos e adolescentes, a opção preferida é a combinação de dose baixa de CI com LABA (beta-2 agonista de longa duração), com efeito semelhante ao de aumentar CI. Em nosso meio, os LABA existentes são o formoterol e o salmeterol.

Asma

Etapa 4 – Dois ou mais medicamentos de controle + SABA de alívio conforme a necessidade

Visto que a asma passa a ser classificada como grave devemos, preferenciamente, encaminhar o paciente para avaliação de um especialista.

Nessa etapa, tenta-se a combinação de dose alta de CI/LABA, porém há poucos benefícios adicionais e existem riscos aumentados de efeitos colaterais. Na população pediátrica (<5 anos), a melhor opção terapêutica ainda não foi estabelecida. Poder-se-ia tentar, por exemplo, o aumento da dose de CI, com doses mais frequentes por algumas semanas. Eventualmente, cogita-se uma dose baixa de corticosteroide por via oral até melhora dos sintomas. Não há dados suficientes sobre eficácia e segurança da combinação de CI e LABA em menores de 5 anos.

Etapa 5 – referir para um centro especializado e/ou tratamento adjuvante

Se mesmo com dois ou mais medicamentos de controle a criança permanecer sintomática sugere-se tratamento adjuvante com omalizumabe (anti-IgE) para pacientes com asma grave que não seja possível controlar com o tratamento da Etapa 4.

Técnica inalatória e escolha dos dispositivos

Existem vários dispositivos para uso de medicamentos para asma: micronebulização, inalador pressurizado dosimetrado (IPD, conhecidos como nebulímetros, "bombinhas" ou *"spray"*), com ou sem espaçador acoplado, valvulados ou não, e inaladores de pó seco (IPS). Na nossa prática pediátrica, o mais utilizado é o IPD com espaçador valvulado. O uso do espaçador valvulado apresenta como vantagem principal a eliminação da necessidade de coordenar o jato com a respiração. Isso permite que crianças pequenas e aquelas em crise moderada a grave consigam utilizar o IPD. Além disso, o espaçador funciona como um "filtro" que retém partículas grandes e libera partículas respiráveis, reduzindo a deposição de medicamento na orofaringe e, consequentemente, os efeitos sistêmicos. Na orientação à família da criança asmática, é importante ensinar a técnica correta de uso do IPD com espaçador valvulado, seguindo os seguintes passos:

1. montar corretamente o espaçador;
2. encaixar o IPD no espaçador;
3. agitar o IPD por 5 segundos;
4. colocar a peça bucal ou máscara bem ajustados ao rosto da criança, na posição sentada;
5. estimular a respiração pela boca quando possível;
6. acionar o jato;
7. tempo de respiração: 10 a 30 segundos (5 a 10 incursões respiratórias) ;
8. aguardar 15 a 30 segundos entre cada aplicação;
9. realizar apenas um jato de cada vez.

O choro prejudica a deposição pulmonar, mas não é um impedimento para a realização. A indicação do uso de micronebulizadores está restrita a lactentes muito pequenos em que não se consegue boa adaptação da máscara do espaçador à face e/ou cujo volume corrente não for suficiente para abrir a válvula do espaçador e, nas formas graves em que há necessidade de oxigenoterapia concomitante.

Tratamento da exacerbação

O objetivo principal da abordagem da criança ou adolescente asmáticos deve ser proporcionar suporte para que as exacerbações ("crises", para os pacientes) não resultem em atendimentos em serviços de urgência, internações (inclusive em UTI) e mesmo óbitos. Na maioria das vezes, quando o paciente e a família conhecem a doença e seus fatores desencadeantes, têm acesso regular aos medicamentos e sabem como utilizá-los com tranquilidade e no momento certo (diante das primeiras manifestações de uma exacerbação), é possível reduzir significativamente a morbidade relacionada à asma. Entretanto, ainda é uma triste realidade no nosso país, serviços de pronto-atendimento muito sobrecarregados com crianças e adolescentes em crise de asma.

Todos os pacientes devem ter um plano de ação, por escrito, para a asma, e devem ser educados sobre como reconhecer e agir diante de um agravamento da doença.

Uma breve história é importante para caracterizar a gravidade de crises pregressas quanto ao uso de corticosteroides sistêmicos, hospitalizações e necessidade de oxigenoterapia ou de terapia intensiva. O exame físico deve avaliar os sinais de gravidade e os sinais vitais (nível de consciência, temperatura, frequência cardíaca, frequência respiratória, pressão arterial, capacidade de completar frases, uso de músculos acessórios e sibilos). Além disso devemos procurar por fatores complicadores (anafilaxia, pneumonia, pneumotórax, atelectasia ou pneumomediastino). Sempre devemos afastar condições alternativas que poderiam explicar a falta de ar aguda (por exemplo, insuficiência cardíaca, aspiração de corpo estranho ou embolia pulmonar). A oximetria de pulso deve ser aferida; níveis de saturação menores que 90% em crianças ou adultos sinalizam a necessidade de terapia agressiva.

TEP – Título de Especialista em Pediatria

Classificação da crise

O quadro 27.4 apresenta a classificação da crise asmática em leve, moderada e grave, por meio de dados da história e do exame físico.

Quadro 27.4 – Classificação da crise asmática

	Leve	Moderada	Grave	Insuficiência respiratória
Falta de ar	Quando anda	Quando fala	Em repouso	Em repouso
Fala	Respira entre sentenças	Respira entre frases	Respira entre palavras	Muito cansado para falar
FR	Normal ou aumentada	Aumentada	Aumentada	Aumentada, normal ou diminuída
FR normal em crianças acordadas: **Idade** **FR** < 2 meses < 60/min 2 a 12 meses < 50/min 1 a 5 anos < 40/min 6 a 8 anos < 30/min				
Estado geral	**Normal**	**Prostrado se crise prolongada**	**Prostrado ou agitado**	**Sonolento, confuso**
Peak flow (em relação ao previsto ou ao basal)	> 70%	50% a 70%	< 50%	Não é possível realizar
Musculatura acessória	Não	Leve a moderada	Intensa	Variável de intensa a sem desconforto (fadiga)
Ausculta	Sibilos expiratórios	Sibilos inspiratórios e expiratórios	Sibilos inspiratórios e expiratórios	Murmúrio vesicular diminuído, sem sibilos (tórax silencioso)
Sat O_2 (oximetria)	> 95%	90% – 95%	< 90%	< 90%

Medicações e condutas

Para exacerbações leves, a administração repetida de SABA inalado a moderada (até 4 a 10 puffs a cada 20 minutos na primeira hora) geralmente é a maneira mais eficaz e eficiente para atingir rápida reversão do fluxo de ar. Administração de SABA através de um espaçador leva a uma melhora semelhante como via nebulizador. O corticosteroide sistêmico deve ser administrado na crise de asma. A dose recomendada de prednisolona é de 1 a 2 mg/kg/dia para crianças, até um máximo de 40 mg/dia. Deve ser continuada por 5 a 7 dias. A administração oral é tão eficaz como intravenosa. A via oral é preferida porque é mais rápida e menos invasiva; uma formulação líquida é a preferida. Exigem, pelo menos, 4 horas para produzir uma melhora clínica. Corticosteroides intravenosos podem ser administrados quando os pacientes estão muito dispneicos, vomitando, ou quando os pacientes necessitam de ventilação não invasiva ou intubação. Altas doses de corticosteroides inalatórios ofertadas dentro da primeira hora reduz a necessidade de hospitalização em pacientes que não receberam corticosteroides sistêmicos.

Quando administrados em adição ao corticosteroide sistêmico, a evidência é conflitante. Para adultos e crianças com exacerbação moderada-grave, o brometo de ipratrópio, que tem ação anticolinérgica, foi associado com menos hospitalizações e uma maior melhora VEF1 comparado com SABA isoladamente.

A aminofilina e a teofilina não devem ser utilizadas no tratamento de exacerbações asmáticas, tendo em conta sua fraca eficácia. A utilização de aminofilina intravenosa está associada a efeitos colaterais graves e potencialmente fatais. O sulfato de magnésio por via intravenosa não é recomendada para uso rotineiro em exacerbações de asma. No entanto, quando administrado, reduz admissões hospitalares em alguns pacientes, incluindo adultos e crianças que não respondem ao tratamento inicial e têm hipoxemia persistente.

Gasometria arterial não é rotineiramente necessária. Deve ser considerada para aqueles que não respondem ao tratamento inicial ou estão se deteriorando. Oxigênio deve ser prescrito enquanto exames são obtidos. PaO2 <60 mmHg ou aumento da PaCO2 (especialmente > 45 mmHg) indicam insuficiência respiratória. A radiografia de tórax não é recomendada rotineiramente, porém deve ser considerada se um processo cardiopulmonar alternativo é suspeito ou para pacientes que não estão respondendo ao tratamento ou caso haja sinais físicos sugestivos de pneumotórax, doença do parênquima pulmonar ou um corpo estranho inalado.

Os Algoritmos 27.1 a 27.3 apresentam, de forma sucinta, o tratamento das crises asmáticas leves, moderadas e graves.

Algoritmo 27.1 – Manejo da crise asmática leve. Se o paciente estiver em uso de corticosteroide ou β2-agonista regular em casa, considerar tratamento da crise asmática moderada.

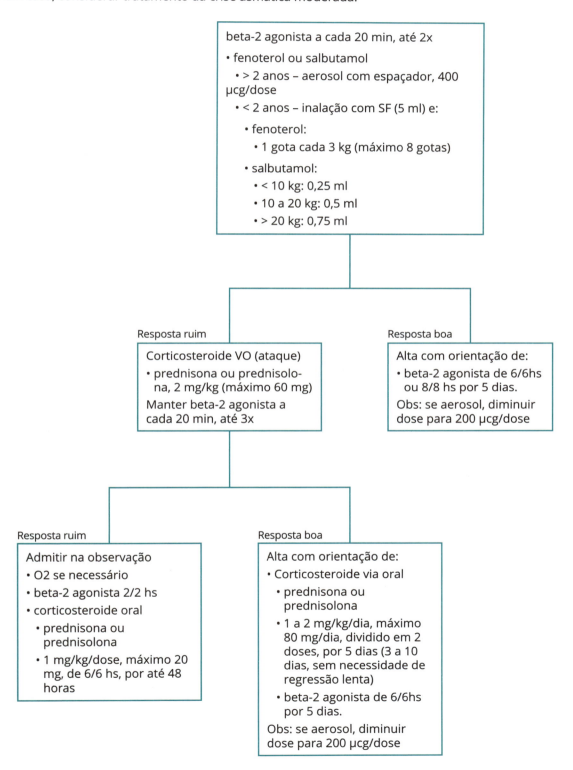

TEP – Título de Especialista em Pediatria

Algoritmo 27.2 – Manejo da crise asmática moderada.

beta-2 agonista a cada 20 min, até 3x

- fenoterol ou salbutamol
  - > 2 anos – aerosol com espaçador, 400 µcg/dose
  - < 2 anos – inalação com SF (5 ml) e:
    - fenoterol:
      - 1 gota cada 3 kg (máximo 8 gotas)
    - salbutamol:
      - < 10 kg: 0,25 ml
      - 10 a 20 kg: 0,5 ml
      - > 20 kg: 0,75 ml

Corticosteroide (ataque) via oral
  - na entrada: uso recente de corticosteroide, ou uso de beta-2 agonista de horário em casa
  - após a primeira dose de beta-2 agonista, se não houver resposta imediata
  - prednisona ou prednisolona, 2 mg/kg (máximo 60 mg)

Resposta ruim

Admitir na observação

- O_2 100%
- β_2-agonista inalatório associado a bromento de ipratrópio (3 inalações seguidas)
- dose do ipratrópio:
  - < 1 ano: 10 gotas
  - 1 a 12 anos: 20 gotas
  - > 12 anos: 40 gotas
- corticosteroide oral ou endovenoso
  - prednisona, prednisolona ou metilprednisolona
  - 1 mg/kg/dose, máximo 20 mg, de 6/6 hs, por até 48 horas

Resposta parcial

Admitir na observação

- O_2 se necessário
- β_2-agonista 2/2 hs
- corticosteroide oral
  - prednisona ou prednisolona
  - 1 mg/kg/dose, máximo 20 mg, de 6/6 hs, por até 48 horas

Resposta boa

Alta com orientação de:

- Corticosteroide via oral
  - prednisona ou prednisolona
  - 1 a 2 mg/kg/dia, máximo 80 mg/dia, dividido em 2 doses, por 5 dias (3 a 10 dias, sem necessidade de regressão lenta)
- beta-2 agonista de 6/6hs por 5 dias.

Obs: se aerosol, diminuir dose para 200 µcg/dose

Resposta boa

Resposta ruim

- O_2 100%
- beta-2 agonista a cada 20 min (3x seguidas)
- sulfato de magnésio
  - 50 mg/kg, máximo 2g, endovenoso, em 30'
- corticosteroide oral ou endovenoso
  - prednisona, prednisolona ou metilprednisolona
  - 1 mg/kg/dose, máximo 20 mg, de 6/6 hs, por até 48 horas

Resposta ruim

Considerar

- UTI
- Ipratrópio 6/6 hs
- beta-2 agonista endovenoso contínuo
- aminofilina endovenoso

Algoritmo 27.3 – Manejo da crise asmática grave.

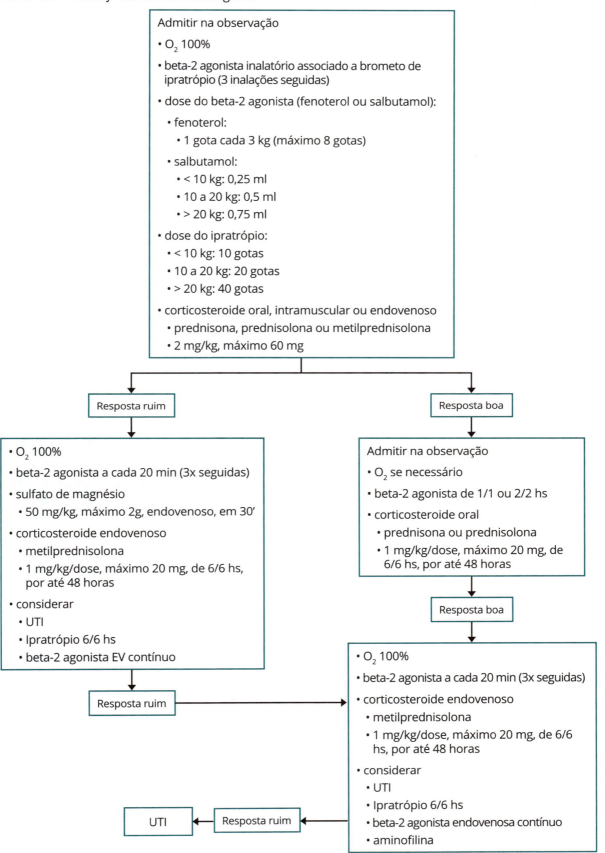

Prevenção

O desenvolvimento e persistência da asma são dependentes de interações gene-ambiente. Para as crianças, uma "janela de oportunidade" existe no útero e no início da vida, mas estudos de intervenção ainda são limitados. A sensibilização pelos alérgenos é um dos mais importantes fatores de risco para o desenvolvimento de asma. Algumas medidas de prevenção primária têm sido propostas, embora nenhuma dessas medidas tenha demonstrada inequívoca certeza que interferem na redução do desenvolvimento ou modificação da história natural da asma. As recomendações atuais, com base em consensos, incluem: evitar a exposição ao tabaco durante a gravidez e no primeiro ano de vida e incentivar o parto vaginal e a amamentação. Além disso, sempre que possível, evitar o uso de paracetamol e antibióticos de largo espectro durante o primeiro ano de vida.

PONTOS PRÁTICOS

- A asma é uma doença crônica, caracterizada por inflamação das vias aéreas.

- O diagnóstico de asma se baseia na identificação de um padrão característico de sintomas respiratórios como chiado, dispneia, aperto no peito e tosse, e variável limitação do fluxo aéreo expiratório.

- A abordagem do tratamento da asma é dividida em tratamento da crise ou exacerbação e tratamento de manutenção. As crises de asma podem ser comparadas à ponta de um iceberg, ou seja, a parte mais visível do problema. Mas, dentro do conceito de asma como doença crônica, o mais importante é o seguimento longitudinal e a avaliação da necessidade de tratamento de manutenção, contínuo a médio ou longo prazo.

- Medicamentos de controle são utilizados para o tratamento de manutenção regular. Medicações de resgate são fornecidos a todos os pacientes para alívio conforme a necessidade, inclusive durante o agravamento da asma ou exacerbação.

- Ao se deparar com uma criança com asma, o médico deve procurar acompanhar sua evolução, perceber as dificuldades existentes e observar a resposta à proposta terapêutica, reavaliando e adaptando às demandas e possibilidades do paciente e da família. Conversar sobre a real possibilidade de controle da doença e remissão dos sintomas pode ser reconfortante e encorajador.

- No tratamento de manutenção, para a maior parte dos pacientes, introduz-se, após o diagnóstico de asma, as orientações da etapa 2: corticosteroides inalatórios em doses baixas.

Questões de Treinamento

1. Escolar de seis anos com asma é avaliado pelo pediatra em consulta de revisão pós-alta hospitalar há quatro semanas, por crise de asma. A criança tem apresentado nas últimas quatro semanas sintomas noturnos, limitação das atividades e sintomas diurnos três vezes semana. Qual a classificação da asma desse paciente?

   a. Asma controlada.
   b. Asma não controlada.
   c. Asma parcialmente controlada.
   d. Asma controlada se os sintomas noturnos forem ≤ 2 por semana.
   e. Faltam parâmetros para análise: PFE ou VEF1 e medicação de alívio.

2. Pré-escolar de seis anos, com história positiva de asma, é atendido em unidade de pronto-atendimento com crise de asma moderada/grave. As técnicas mais adequadas para administração do broncodilatador são:

   a. inalador com pó seco/nebulização com O_2.
   b. *spray* com espaçador e bocal/nebulização com O_2.
   c. *spray* sem espaçador/nebulização com ar comprimido.
   d. *spray* com espaçador e máscara/inalador com pó seco.
   e. nebulização com ar comprimido/spray com espaçador e máscara.

3. Escolar de oito anos é levado ao pronto-socorro em crise de asma iniciada na noite anterior. A mãe relata tosse, chiado, dispneia e vômitos. Exame físico: lúcido, orientado, acianótico, temperatura de 36,7 °C, FR: 38 irpm, FC: 118 bpm, SatO$_2$: 91%, dispneia moderada com retrações intercostais e sibilos expiratórios. O tratamento inicial indicado neste momento é:

   a. corticosteroide via oral.
   b. aminofilina intravenosa.
   c. corticosteroide intravenoso.
   d. anticolinérgico por via inalatória.
   e. β2-agonistas de ação curta por via inalatória.

4. Pré-escolar de três anos é atendido em ambulatório pediátrico devido a história de pneumonia de repetição. As radiografias dos três episódios, todos nos últimos 12 meses, mostram infiltrados na mesma topografia pulmonar. A hipótese diagnóstica principal é:

   a. fibrose cística.
   b. discinesia ciliar.
   c. asma brônquica.
   d. imunodeficiência primária.
   e. corpo estranho endobrônquico.

Gabarito comentado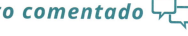

1. Sintomas diurnos de asma mais que duas vezes por semana, despertar noturno devido à asma, necessidade de medicação para alívio dos sintomas mais que 2x/semana e limitação de alguma atividade devido à asma, são critérios para avaliar o seu controle. Resposta B

2. As técnicas mais adequadas para administração de broncodilatador no resgate de crianças são o spray com espaçador e bocal/nebulização com O2. O inalador com pó seco é reservado para administração de medicamentos em crianças que coordenam o movimento de expirar totalmente e inspirar profundamente. Resposta B

3. Questão simples, mas que deve usada para fixar o tratamento da crise de asma. O tratamento inicial básico de qualquer crise é o uso de B2 de curta duração por via inalatória. No caso da questão, a saturação < 95 por cento já classifica a crise em moderada. Resposta E

4. A principal causa de pneumonia de repetição na faixa etária pediátrica é a asma. Porém, a presença de infiltrados sempre em mesma topografia deve suscitar o diagnóstico de corpo estranho. Resposta E

Fontes consultadas e leitura recomendada

Global Strategy for Asthma Management and Prevention (2016 update). Disponível em: <http://ginasthma.org/2016-gina-report-global-strategy-for-asthma-management-and-prevention/>.

Sociedade Brasileira de Pneumologia e Tisiologia. *Diretrizes da Sociedade Brasileira de Pneumologia e Tisiologia para o Manejo da Asma*. Jornal Brasileiro de Pneumologia, 2012. 38 (1). Disponível em: <http://www.jornaldepneumologia.com.br/detalhe_suplemento. asp?id = 88>.

Alergia Alimentar

Gabriel N. Benevides

28

Alergia alimentar é tema cada vez mais frequente no dia a dia do pediatra. Pensamos nela em recém-nascidos internados, no consultório, no pronto-socorro e, em casos extremos, até na sala de emergência ou UTI pediátrica (nos casos de anafilaxia ou FPIES – enterocolite induzida por proteína alimentar). O conhecimento sobre esse tema aumentou muito nos últimos anos. Agora entendemos melhor os sintomas, temos exames diagnósticos mais confiáveis e sabemos como confirmar a doença por meio do teste de provocação oral (TPO) e até como tratá-la, deixando o organismo tolerante com exposição recorrente ao antígeno.

Definições

De modo genérico toda reação indesejável e patológica a algum alimento pode ser chamada de reação adversa aos alimentos. Tal reação pode ser tóxica ou não tóxica. Reações tóxicas podem ser por ingestão de microrganismos (Salmonella spp) ou toxinas (toxina botulínica em enlatados) contidos em um determinado alimento.

As reações não tóxicas incluem a hipersensibilidade (alergia alimentar) e a intolerância. A intolerância alimentar é decorrente de uma incapacidade de digestão de certo alimento que leva a sintomas pela sua má-absorção, sendo o seu protótipo, a intolerância à lactose.

É fundamental esclarecer: a intolerância à lactose não é uma alergia alimentar. A lactose é um carboidrato e, portanto, não leva a reações alérgicas. Na intolerância a lactose, a falta da enzima lactase faz com que não consigamos "quebrar" a lactose (dissacarídeo) em glicose e galactose (monossacarídeos). Como não conseguimos absorver diretamente a lactose, esse açúcar vai ser fermentado pelas bactérias colônicas e levar a distensão, cólica abdominal e diarreia. A atividade da lactase diminui progressivamente com o avançar da idade. Portanto, há pessoas que ficarão intolerantes durante a adolescência, vida adulta ou idosa; mas também existem pessoas que nunca serão intolerantes. O defeito da produção da lactase congênita é extremamente raro.

Patogênese da alergia alimentar

A sintomatologia da alergia alimentar se deve a uma resposta alérgica exacerbada do organismo em resposta a um antígeno. No âmbito da alergia alimentar um antígeno é uma partícula proteica (nunca é um carboidrato ou gordura), podendo ser uma proteína inteira ou apenas parte dela (epítopos). O antígeno alimentar é muito específico para cada paciente. Vamos tomar como exemplo as proteínas do leite. Sabemos que em algumas pessoas com alergia ao leite podemos oferecer alimentos que contenham leite mas que foram levados ao forno (assados). Essas pessoas não toleram tomar um copo de leite, mas toleram comer um bolo, bolachas ou outras massas que contenham leite. Já uma minoria dos pacientes também terá sensibilidade ao leite mesmo que tenha passado por processo de cocção; nesse caso, não adianta oferecer qualquer tipo de leite, porque o paciente sempre terá sintomas. A explicação para esses casos é que o epítopo (parte da proteína) que o paciente é alérgico pode sofrer degeneração quando aquecido; porém, há epítopos que não sofrem degeneração com o aquecimento.

Outro conceito importante é saber que um epítopo de uma proteína alimentar só vira um antígeno em um paciente que tem suscetibilidade para tal. "O paciente tem a alergia que pode ter, não a alergia que quer". No intestino está a maior porção do nosso sistema imune. Sempre que nos alimentamos as nossas células de defesa interagem com os alimentos e decidem se temos que tolerar ou ataca-los. Na grande maioria das vezes nosso sistema imune deixa o alimento penetrar no nosso corpo (tolerância). Porém, em algumas vezes, o nosso sistema imune escolhe uma proteína alimentar como antígeno e vai atacá-la sempre que entrar em contato com ela. Esse "ataque" pode levar a lesões secundárias nos enterócitos, resultando em sintomas gastrointestinais, ou mesmo à distância por uma imunoglobulina circulante (uma anafilaxia, por exemplo).

A resposta imune alérgica frente a um antígeno pode ser de três maneiras: mediada por anticorpos IgE, mediada por uma resposta celular (chamada de IgE não-mediada) e mista (envolve o mecanismo humoral e celular).

TEP – Título de Especialista em Pediatria

Das três formas de resposta, a IgE mediada é a mais frequente e mais profundamente conhecida. Quando somos expostos pela primeira vez a um antígeno alimentar as nossas células apresentadoras de antígenos (células dendríticas) apresentarão essa proteína a um linfócito. O linfócito produzirá imunoglobulinas IgE que vão se ligar à superfície externa dos mastócitos. Nessa primeira exposição, provavelmente, a criança não terá nenhum sintoma ou somente sintomas leves. Na segunda exposição a esse mesmo antígeno alimentar, rapidamente o antígeno se ligará ao anticorpo IgE sinalizando para o mastócito se "ativar" e produzir e degranular histamina. A histamina por onde passa tem uma ação vasodilatadora e pode levar a sintomas locais ou sistêmicos (anafilaxia). Geralmente, do início da exposição ao início dos sintomas há um intervalo de minutos a poucas horas.

A alergia não-IgE mediada tem sido cada vez mais diagnosticada. Nela, o corpo, após contato com um antígeno, iniciará uma resposta celular de defesa; os eosinófilos, principalmente, mas também linfócitos CD8 e macrófagos, invadirão o intestino para inflamar onde o antígeno está, com efeito colateral da injúria intestinal. Para iniciarem os sintomas de uma resposta imune celular podem ser necessárias diversas exposições ao antígeno. Os sintomas podem ocorrer após horas ou dias e existem relatos, inclusive, após semanas de exposição ao antígeno. Pela resposta ser celular por invasão da mucosa intestinal os sintomas são, geralmente, localizados no trato gastrointestinal.

A alergia mista é decorrente de uma mescla de resposta humoral e celular. O protótipo dessa doença é a esofagite eosinofílica, quando o esôfago é invadido por eosinófilos. Essa é uma doença relativamente rara e que deve ser encaminhada ao especialista quando da sua suspeita. A dermatite atópica como manifestação de alergia alimentar também é devida a componente misto.

Os alimentos mais comuns causadores de alergia são o leite de vaca, ovo, amendoim, outras oleaginosas, soja, peixes e frutos do mar.

Alergia alimentar IgE-mediada

Essa é a causa mais comum de alergia alimentar. É a causa também mais típica e fácil de ser diagnosticada. Uma alergia IgE-mediada a um alimento pode aparecer em qualquer momento da vida.

Quadro clínico

Como já apresentado, a degranulação dos mastócitos liberará histamina. A histamina se liga nos receptores H1 e determina vasodilatação (hiperemia), extravasamento de líquido para fora do vaso (edema) e prurido. Os sintomas se iniciam após minutos a poucas horas da exposição do alimento, geralmente menos de duas horas. A relação causal entre o alimento e sintomas geralmente é fácil.

A ação da histamina leva a sintomas específicos em cada órgão afetado e cada paciente suscetível tem seu próprio padrão de manifestação clínica após a exposição a um antígeno. O órgão mais comumente acometido é a pele. A urticária – placas edematosas, pruriginosas, hiperemiadas e fugazes – e o angioedema – edema de subcutâneo – são as manifestações cutâneas típicas de uma alergia IgE-mediada. A histamina no sistema respiratório pode levar a sintomas altos e baixos. O acometimento respiratório alto é caracterizado por edema de glote que leva a estridor e desconforto respiratório com predomínio de retração de fúrcula. Esse é um dos grandes medos do pediatra em relação a uma alergia, porque o desconforto pode ser tanto que pode determinar a parada respiratória. Já o acometimento respiratório baixo é caracterizado por sibilância, tosse, tempo expiratório prolongado e desconforto (primariamente, retração subcostal e intercostal). O acometimento gastrointestinal pode levar a vômitos, diarreia e dor abdominal, por edema de alças. A histamina na circulação pode levar a vários sintomas cardiovasculares pela vasodilatação, como queda da pressão arterial, taquicardia e até choque. A histamina também pode ter leve efeito no sistema nervoso central (SNC) determinando confusão e tontura.

Diagnóstico

O diagnóstico de uma alergia IgE-mediada tem a clínica como seu principal parâmetro. Muitas vezes a história é clara. Por exemplo, quando uma criança, há 2 anos apresentou urticária poucos minutos após comer amendoim e hoje ela foi a uma festa junina e comeu pé-de-moleque e apresentou novamente urticária. Entretanto, a história e exame físico não são suficientes para o diagnóstico. A dosagem de IgE-específica para cada alimento e o prick-test são os exames mais solicitados para investigação de alergia IgE-mediada.

A dosagem de IgE-específica é um exame laboratorial que avalia a quantidade de anticorpo IgE contra um determinado antígeno. Hoje, há uma gama de antígenos que podemos avaliar, desde diversos alimentos até a antígenos aéreos como ácaros ou pelos de animais. Podemos quantificar IgE-específica contra leite de vaca ou contra uma proteína específica do leite (somente caseína ou alfa-lactoalbumina, por exemplo). Mas a pergunta é: como posso interpretar a dosagem de IgE-específica? É muito frequente encontrar paciente com dosagem de IgE-específicas elevadas para algum antígeno e não apresentarem qualquer sintoma quando expostos a ele. Portanto, sabemos que, sem a suspeita clínica, a importância da IgE-específica é nula. A sua elevação indicada sensibilização, mas não alergia clinicamente.

Outro teste muito utilizado é o prick-test. Nele coloca-se um extrato do antígeno (extrato de leite ou ovo, por exemplo) na pele do paciente e se faz uma pequena abrasão (prick) na pele, geralmente com uma agulha. Esperamos alguns minutos e vemos se o paciente faz uma reação cutânea, com hiperemia e placa edematosa. Mensura-se o tamanho dessa lesão e compara-se com uma outra região da pele que foi usada para controle negativo, onde foi colocada uma solução que não determina reação alérgica. Em outra região da pele colocamos histamina para servir de controle positivo e validar o teste. Se, na região onde está o extrato do antígeno que estamos pesquisando, houver uma placa maior do que o controle positivo, consideramos que o paciente tem sensibilização para aquele alimento. Do mesmo modo, como na dosagem IgE-específica, o exame indica somente sensibilização a um alimento e não alergia. Portanto, uma correlação clínica com os achados é mandatória para o diagnóstico.

Apesar dos testes relatados acima terem evoluído muito nos últimos anos o padrão ouro para comprovar ou excluir alergia alimentar ainda é o teste de provocação oral (TPO). Nesse teste é dado o alimento referido como "causador de alergia" para a criança e observa-se o seu efeito. Logo, manifesta-se a alergia na criança e assim é possível fechar o diagnóstico. Esse teste é mais evidente na alergia IgE-mediada, que tem seus sintomas se iniciando minutos a poucas horas após a exposição. O TPO deve sempre ser realizado num ambiente controlado, preferencialmente em um hospital que contenha uma vaga em unidade de terapia intensiva pediátrica (risco de anafilaxia). O teste pode ser realizado de diversas maneiras:

- TPO aberto: em que paciente, familiares e médico sabem o alimento que está sendo ofertado. Esse é o tipo de TPO mais comum, porém que tem os maiores vieses (não descarta-se, por exemplo, sintomas subjetivos do paciente após a exposição ao antígeno). Porém, é simples de ser realizado e pode ser aplicado com eficiência em crianças menores de 3 anos de idade, pois, nesses casos, o paciente não apresenta sintomas subjetivos.

- TPO simples cego: em que apenas o médico sabe o alimento que está sendo ofertado.

- TPO duplo cego placebo controlado: tanto o paciente quanto o médico não sabem o alimento ofertado. Esse é o método de escolha, porém é o mais oneroso e com maior dificuldade técnica (tanto o placebo quanto o alimento em questão têm que ter a mesma consistência e sabor, para o paciente não identificar o que está ingerindo). Esse teste é mais aplicado em protocolos de estudos.

Tratamento

O principal componente do manejo clínico de criança com alergia alimentar é garantir uma dieta de exclusão para o alimento alérgico. Pode parecer óbvia essa afirmação, mas, muitas vezes, é necessária uma conversa franca e detalhada com o paciente e os responsáveis para conseguir uma dieta restrita plena com sucesso. Primeiro, temos que garantir que a dieta restritiva para aquele alimento tenha valores energéticos e nutricionais adequados para o crescimento e desenvolvimento. E isso depende da cultura de cada lugar. Por exemplo, uma dieta restrita de soja é fácil de ser realizada no Brasil, mas dificílima em países orientais em que alimentos com soja são a base da dieta. O segundo ponto é orientar os pais a sempre lerem os rótulos dos alimentos cuidadosamente. Porque o mesmo alimento pode ter nomes diferentes em cada rótulo e, apesar de um alimento não conter determinado ingrediente, este pode conter traços de alérgeno que foram fabricados no mesmo local. E isso já é suficiente para não o oferecer.

Um terceiro ponto é que toda a família e contatos do paciente devem estar cientes da sua alergia. Seria interessante o pediatra chamar na consulta de orientação todos os responsáveis mais próximos do paciente. Porque é comum um terceiro oferecer alimentos ao paciente que contenham um alérgeno. Isso é comum em festas ou confraternizações. É fundamental orientar os sintomas que aparecerão caso o paciente seja exposto novamente, para os responsáveis levarem a criança rapidamente a um serviço de saúde na suspeita de anafilaxia.

Após o sucesso na terapia restritiva é possível fazer mais alguma coisa para o paciente? Será que o paciente ficará com a restrição na dieta até o final da vida? A alergia alimentar na criança é dinâmica. Com o passar dos anos o perfil da imunidade da criança varia muito e isso leva a tolerância alimentar. Quanto menor a criança mais rapidamente ela pode ficar tolerante a um certo alimento. Após um ano da dieta restritiva já se pode avaliar novamente o paciente. Alimentos como ovo e leite são tolerados mais precocemente do que castanhas, peixes e frutos do mar. Para avaliar a tolerância pode-se dosar novamente IgE-específica ou realizar um prick-test, porém eles podem resulta em muitos falsopositivos ou negativos. O método ouro para avaliar tolerância é o TPO. Caso venha positivo, espera-se mais alguns anos para retestagem.

Uma opção terapêutica nova é a imunoterapia. Ela consiste em ofertar pequenas doses do antígeno todos os dias, aumentando sua dose progressivamente. O intuito é treinar o corpo a ficar tolerante ao alimento testado. É um método que teve ótimos resultados, mas leva a alto risco de reações graves (anafilaxia). Se for bem-sucedido pode levar a um grande aumento na qualidade de vida da criança.

Anafilaxia

A anafilaxia pode ser definida como uma alergia IgE mediada de início rápido com repercussão sistêmica grave. A fisiopatologia da anafilaxia se inicia como a alergia IgE-mediada, porém, a liberação de histamina é tamanha que leva a efeitos graves em vários órgãos. O diagnóstico da anafilaxia é clínico. É mandatório o pediatra ter esses critérios conhecidos (quadro 28.1).

TEP – Título de Especialista em Pediatria

Quadro 28.1 – Critérios diagnósticos da anafilaxia

> É necessária a presença de 1 desses três critérios para a probabilidade de anafilaxia ser alta:
>
> 1. Início agudo de sintomas, minutos ou horas, envolvendo a pele e/ou mucosa e pelo menos um dos seguintes:
> - comprometimento respiratório;
> - comprometimento cardiovascular com redução da pressão arterial ou comprometimento associado de órgão-alvo (incontinência urinária ou síncope, por exemplo).
> 2. Após exposição a antígeno provável, início agudo de comprometimento em 2 ou mais dos sistemas seguintes:
> - pele ou mucosa;
> - respiratório;
> - redução da pressão arterial ou comprometimento associado de órgão-alvo;
> - sintomas gastrointestinais persistentes.
> 3. Após exposição a antígeno conhecidamente alérgico para aquele paciente, início agudo de queda da pressão arterial.
> - Queda da pressão arterial sistólica (específica para idade). Pressão sistólica baixa é definida como:
>   - < 70 mmHg de 1 mês a 1 ano
>   - 70 mmHg mais duas vezes a idade de 1 a 10 anos
>   - < 90 mmHg de 10 a 17 anos

Fonte: Waibel KH. Anaphylaxis. Pediatr Rev. 2008;29 (8): 255–63.

Assim, citamos alguns exemplos dos critérios de anafilaxia:

- Critério 1: criança apresentou-se no pronto socorro com envolvimento alérgico de pele ou mucosa típico (urticária, eritema difuso, edema de lábios) e envolvimento respiratório ou cardiovascular. Não apresenta história de ingestão de alimentos com potencial alérgico; somente pelo quadro clínico podemos fechar o diagnóstico.

- Critério 2: criança que não apresentava história de alergia alimentar, mas foi a uma festa junina e comeu paçoca (amendoim). Iniciou então dor abdominal de forte intensidade, persistente e diarreia. No exame físico estava com sibilos difusos. Esse é um quadro típico de anafilaxia sem o envolvimento da pele. Portanto, não é obrigatória lesão de pele ou mucosa para se diagnosticar uma anafilaxia.

- Critério 3: a criança é conhecidamente alérgica a soja. Foi a um restaurante japonês com os amigos. A mãe quando soube ficou preocupada e levou o filho para a emergência. Na entrada o paciente se apresenta taquicárdico, com queda da pressão arterial, mas sem envolvimento de pele, sistema respiratório e trato gastrointestinal. Portanto, é diagnosticada anafilaxia. Notem que com um antígeno conhecido, apenas uma queda de pressão arterial já é diagnóstica.

Lembre-se que o choque anafilático tem características diferentes do choque séptico de crianças. Por ser um choque distributivo, além da taquicardia, os pulsos vão estar amplos, o tempo de enchimento capilar vai ser curto e a pressão arterial estará baixa.

Antígenos

De todas as exposições possíveis, os alimentos são os que levam mais comumente à anafilaxia. Qualquer alimento pode levar a reação alérgica, mas a lista dos alimentos responsáveis mais frequentes varia para cada região do globo. No Brasil, as proteínas do leite são as mais frequentemente responsáveis; segue-se o ovo. Outros alimentos também prevalentes são as castanhas de modo geral (amendoim, nozes, avelã), peixes e frutos do mar, soja e trigo. Em algumas situações raras, o paciente somente apresenta reação alérgica quando se exercita após ingerir o alimento alérgico. Não há uma explicação satisfatória ainda para essa relação alimentação/exercício, mas cada vez diagnosticamos mais casos com essa apresentação.

Outros antígenos, não alimentares, que podem determinar anafilaxia são:

- medicações: os antibióticos são os mais frequentemente responsáveis pela reação alérgica a medicamentos, principalmente os betalactâmicos. Outros medicamentos importantes são aos anti-inflamatórios não esteroidais (AINEs), quimioterápicos e imunobiológicos;

- picadas de inseto: os animais da ordem Hymenoptera (abelha, vespa e formiga) são os mais comuns;

- látex: muito comum em populações que se expõem recorrentemente ao látex (funcionários da saúde);

- vacinas: apesar de raro é um fator que pode levar a anafilaxia.

Reação anafilactoide

Também conhecida como reação anafilática não-alérgica. A reação anafilactoide diferencia-se da anafilaxia por não ter o sistema imune envolvido. O antígeno penetra no mastócito e ativa, diretamente, a degranulação da histamina. Não há intermediação de IgE. Apesar da diferença fisiopatológica, o quadro clínico é o mesmo da anafilaxia. As medicações que mais comumente levam a reação anafilactóide são os opioides, contrates radiológicos e anti-inflamatórios não esteroidais. O tratamento é o mesmo da anafilaxia.

Tratamento

O tratamento da anafilaxia consiste numa abordagem emergencial, para retirar o paciente do risco de vida, e

Alergia Alimentar

depois uma abordagem investigativa e educacional para evitar a recorrência.

Assim que diagnosticado o paciente deve ser levado a uma sala de emergência. Devemos lembrar de retirar a causa da reação. Muitas vezes o paciente estava recebendo um antibiótico novo intravenoso e esquecemos de pausar a infusão, por exemplo. A única medicação que tira o paciente do quadro grave e que muda a sobrevida é a epinefrina. Esta deve ser aplica intramuscular, no vasto lateral da coxa, na dose de 0,01 mg/kg, até 0,5 mg, sem diluir. Espera-se por volta de 15 minutos e, se não houver reversão do quadro, pode-se repetir a dose.

Após a aplicação da epinefrina o tratamento continua focado nos sintomas do paciente. Caso o paciente se encontre com estridor fazemos uma inalação com adrenalina. Se apresentar sibilos inalamos com beta 2-agonista. E garantimos oxigênio, se necessário. Caso o paciente apresente instabilidade hemodinâmica, expandimos com solução salina.

Outras medicações que também fazemos para evitar o rebote da alergia: anti-histamínico intravenoso (difenidramina, por exemplo) e corticoesteroide (como metilprednisolona).

Após o controle do quadro emergencial podemos avaliar a possibilidade de alta. Se foi um quadro leve com reversão rápida, antígeno conhecido e responsáveis bem orientados podemos dar alta após 12 horas de observação. Caso o quadro seja moderado, mas com melhora rápida e prolongada podemos pensar em alta por volta de 24 horas de internação. Mas caso o quadro tenha sido com repercussão grave ou refratário é interessante transferir o paciente para uma UTI pediátrica.

Temos que garantir no momento da alta que sabemos qual foi o antígeno causador. Podemos utilizar dos exames citados acima para nos ajudar na investigação. Além disso temos que orientar muito bem os responsáveis para evitar uma nova exposição. E, caso o paciente apresente novamente os sintomas, deverá procurar o serviço de saúde mais próximo. No Brasil (disponível apenas com importação) e em outros países há uma caneta de epinefrina que fica com o responsável ou com o próprio adolescente; ocorrendo sintomas, pode-se aplicar para o tratamento precoce da anafilaxia.

Alergia alimentar não IgE-mediada

A alergia alimentar causada por um mecanismo celular é classicamente chamada de alergia não IgE-mediada. Os sintomas da reação alérgica celular podem demorar de horas a dias para se iniciar após a exposição. Logo, a relação causal entre o alérgeno e o aparecimento dos sintomas é muito mais difícil. Além disso, os sintomas não são típicos como nas alergias IgE-mediada. Essa forma de alergia alimentar foi por muitos anos considerada rara. Mas, com o avançar dos estudos, sua prevalência está aumentando muito. Qualquer alimento também pode levar a esse tipo de alergia, mas frequentemente são os mesmos alimentos da alergia IgE-mediada.

Quadro clínico

Os sintomas são característicos conforme a parte do trato gastrointestinal que está inflamada.

A proctocolite alérgica, inflamação do reto e intestino grosso, é a forma mais comum. Lembremos que essa região é extremamente vascularizada e tem pouca função de digestão e absorção de nutrientes, já que a maioria das substâncias já foram absorvidas no intestino delgado. Uma inflamação celular dessa região leva a sangramento nas fezes com ou sem muco e a criança não apresenta atraso no seu crescimento; é uma criança que se encontra feliz, não apresenta irritabilidade, e desenvolve-se normalmente. Um aspecto importante é que somente muco nas fezes não é sinal de alergia alimentar ou outra alteração intestinal; muco nas fezes pode ser normal.

A enteropatia ou enterite induzida por proteína alimentar é um quadro mais grave, mas bem menos frequente. Nele a criança inflama todo seu intestino delgado, diminuindo drasticamente a sua capacidade de digestão e absorção. Apresenta diarreia aquosa em grande quantidade e evidente comprometimento sistêmico. É uma criança que não cresce, não ganha peso e se encontra irritada.

A gastrite induzida por proteína alimentar é um quadro clínico bem mais raro e de difícil diagnóstico, já que se confunde com a doença do refluxo gastroesofágico.

A enterocolite induzida por proteína alimentar (FPIES) é um quadro extremamente grave. Após a ingestão do alimento há tamanha reação inflamatória intestinal que a criança apresenta um quadro sistêmico de início rápido (minutos a horas após exposição). A criança inicia com letargia repentina, seguido de diversos episódios de vômitos em jato e depois apresenta diarreia profusa. Esse quadro é grave o suficiente para levar risco à vida. Há tamanha inflamação e liberação de citocinas que a criança pode desenvolver instabilidade hemodinâmica e necessitar de cuidados intensivos.

Diagnóstico

História e exame físico cuidadosos são essenciais para o diagnóstico de uma alergia não IgE-mediada. Temos que saber todos os detalhes da alimentação e sintomas com os responsáveis e valorizar as opiniões deles, já que entre exposição e sintomas há um grande intervalo de tempo. Por causa disso, normalmente temos mais de um alimento suspeito.

Os exames complementares que usamos na investigação de uma alergia IgE-mediada não são úteis nesse caso. Assim que fazemos uma suspeita de um alimento o primeiro passo é suspendê-lo da dieta. Caso seja mais de um alimento suspeito, temos que suspender todos, considerando

TEP – Título de Especialista em Pediatria

a qualidade nutritiva da alimentação; que é sempre um desafio para o pediatra. Após isso, reavaliamos o paciente após algumas semanas. Caso o quadro não melhore talvez não seja alergia alimentar ou o paciente não seja alérgico àqueles alimentos que restringimos. Quando não temos nenhuma suspeita forte contra um alimento determinado começamos restringindo o leite, depois o ovo, e assim por diante, retirando os principais alimentos alergênicos (castanhas, soja, trigo, peixes e frutos do mar).

Após o paciente melhorar do quadro com a restrição alimentar temos que provocar a exposição ao alimento de novo, realizar um TPO. Caso o paciente volte com sintomas após o TPO confirmamos o diagnóstico.

O tratamento, portanto, é muito semelhante ao da alergia IgE-mediada. A base é a restrição alimentar e educação do paciente e responsáveis. Após meses podemos avaliar a tolerância do paciente com um novo TPO. Há grandes chances de uma criança com alergia alimentar nos primeiros meses de vida se tornar tolerante àquele alimento dos 9 aos 12 meses.

Já no caso do FPIES agudo, o tratamento é de emergência em que realizamos expansão volêmica e corticoterapia.

Alergia alimentar mista

Nessa situação, tanto o mecanismo IgE e não IgE-mediado estão envolvidos. Ela é caracterizada por uma invasão de eosinófilos na mucosa, que ficam ativados, formam abscessos e determinam a injúria do tecido. A forma mais comum é a esofagite eosinofílica. O quadro clínico típico é uma criança que pode ser apresentar com sintomas muitos parecidos com doença do refluxo ou com recusa alimentar e disfagia esofágica. O diagnóstico é suspeito pela história, exames laboratoriais (que podem apresentar eosinofilia no hemograma) e achados endoscópicos. Uma contagem de mais de 15 eosinófilos por campo de grande aumento é diagnóstica de esofagite eosinofílica. Os eosinófilos ainda podem "invadir" o estômago e intestino delgado (gastroenteropatia eosinofílica) e o intestino grosso (colite eosinofílica). Essas formas são ainda mais raras, com conhecimento ainda insipiente.

Alergia à proteína do leite de vaca (APLV)

Cada alimento tem a sua particularidade alérgica; leva a alterações específicas laboratoriais e tolerância de forma diferente dos outros alimentos. Portanto, cada alimento deveria ter o seu consenso. Como isso é praticamente impossível, os alimentos que mais comumente levam a alergia são os mais estudados. Assim, a APLV é a mais estudada de todas as formas de alergia alimentar. Não sabemos ao certo quais são os fatores de risco para uma criança apresentar APLV. A predisposição genética, o histórico familiar de alergia alimentar e os fatores ambientais são importantes.

Quanto antes a criança for exposta a proteína do leite de vaca ela pode ter maior chance de desenvolver alergia.

Das formas de APLV a IgE-mediada é a comum; porém, à criança pode se apresentar com uma alergia mista ou não IgE-mediada. A caseína e as proteínas do soro do leite (alfa-lactoalbumina e beta-lactoglobulina) são os principais alérgenos do leite. Sabemos que as proteínas do soro podem ser modificadas com o aquecimento. Portanto, uma criança que apresenta uma dosagem de IgE-específica contra uma proteína do soro pode tolerar alimentos assados que contenham leite. O tratamento em si com a dieta de restrição em lactentes é amplamente discutido na comunidade médica, por causa da oferta de vários tipos de fórmulas lácteas. O diagnóstico de APLV é o mesmo que o já discutido acima, porém a Sociedade Brasileira de Pediatria publicou um novo consenso em 2018 com, basicamente, as seguintes recomendações:

1. Realiza-se a restrição por 2 a 4 semanas (podendo chegar até 8 semanas) da seguinte forma:

   a. Caso o lactente esteja em aleitamento materno pedimos para a mãe fazer a restrição total de leite e derivados.

   b. Caso não esteja em aleitamento materno e seja menor que 6 meses introduzir fórmula com proteínas extensamente hidrolisadas.

   c. Se o paciente for maior que 6 meses, introduzir fórmula de soja.

   d. Caso continue apresentando sintomas, trocamos para a fórmula com proteínas extensamente hidrolisadas e, se não melhorar, fórmula de aminoácidos.

   e. Está indicado iniciar a restrição com uma fórmula de aminoácidos apenas nos casos graves (anafilaxia, FPIES e desnutrição).

2. Após a melhora, realiza-se o TPO diagnóstico

3. Confirmado a alergia mantemos a nova fórmula ou a restrição de leite e derivados na dieta materna até os 9 a 12 meses.

Atualização sobre fórmulas lácteas hipoalergênicas

A primeira fórmula hipoalergência criada foi a fórmula de soja. É uma ótima opção, que é palatável e nutritiva. Porém, nos casos de alergia não IgE-mediada, a proteína de soja tem chance alta de reatividade cruzada com as proteínas do leite de vaca. Além disso, as fórmulas de soja são contraindicadas para crianças menores de 6 meses de vida. Portanto, essa fórmula está restrita para crianças maiores de 6 meses com alergia IgE-mediada.

As fórmulas a base de proteína do leite de vaca podem ser hipoalergênicas se tiver suas proteínas hidrolisadas (quebradas). Há no mercado uma linha de fórmulas com proteínas parcialmente hidrolisadas. Essa fórmula não apresenta proteínas quebradas o suficiente para impedir os sintomas de alergia alimentar. Por isso estão contraindicadas nesse contexto. As fórmulas extensamente hidrolisadas, com proteínas muito quebradas, são capazes de "tratar" por volta de 90% dos pacientes.

A última opção de fórmulas é a base de aminoácidos. Ela não é feita da proteína quebrada, mas sim de uma composição de aminoácidos (a menor partícula unitária de uma proteína) parecida com o leite materno. O aminoácido é uma partícula tão pequena que é impossível de se fazer alergia contra ele, sendo capaz de "tratar" 100% das alergias.

> **PONTOS PRÁTICOS**
>
> • A alergia alimentar pode ser IgE-mediada, não IgE-mediada (celular) ou mista.
>
> • A forma IgE-mediada é mais comum e pode ter como sintomas o envolvimento de pele e sistemas respiratório, cardiovascular e gastrointestinal.
>
> • Os alimentos mais comumente envolvidos na alergia alimentar são: leite, ovo, castanhas, soja, trigo, peixes e frutos do mar.
>
> • A anafilaxia (alergia com repercussão sistêmica grave) precisa ser diagnosticada rapidamente e a adrenalina intramuscular deve ser aplicada o quanto antes.
>
> • A alergia não IgE-mediada apresenta sintomas predominantemente no trato gastrointestinal e pode levar a déficit de crescimento da criança.
>
> • A base do tratamento de toda alergia alimentar é a restrição daquele alimento da dieta e educação do paciente e dos responsáveis.

Questões de Treinamento

1. Adolescente de 13 anos vem ao consultório com queixa de que há 2 anos percebe que logo depois que ingere leite apresenta distensão abdominal e diarreia aquosa. Nega perda de peso ou febre recorrente. Quando não toma leite não apresenta sintomas. A mãe do paciente está preocupada e com medo que o paciente esteja desenvolvendo uma alergia à proteína do leite de vaca. Você acalma a mãe e explica que os sintomas são provavelmente devido à:

    a. Realmente a alergia à proteína do leite de vaca, mas é preciso somente fazer a restrição e tudo vai ficar bem.

    b. Parasitose.

    c. Virose por rotavírus..

    d. Doença inflamatória intestinal.

    e. Intolerância à lactose e você orienta a ingerir leite sem lactose como teste terapêutico.

2. Criança com 3 meses de idade, em aleitamento materno exclusivo, com forte suspeita clínica de alergia alimentar ao leite de vaca. Apresenta prick-test com área em contato com o leite de vaca 10 mm maior que a área controle com histamina. Qual das opções terapêuticas abaixo é a mais recomendada?

    a. Dieta materna com restrição de leite de vaca e derivados.

    b. Prescrever fórmula láctea parcialmente hidrolisada.

    c. Prescrever fórmula láctea extensamente hidrolisada.

    d. Prescrever leite de arroz.

    e. Prescrever leite de soja.

3. Criança de 9 anos de idade está passeando de férias em Fortaleza. Procura agora pronto-socorro com início recente de dor abdominal. Há uma hora paciente estava almoçando, onde comeu camarão, peixe e mandioca. No seu exame físico você nota que a criança está com sibilos expiratórios, mas sem desconforto ou dessaturação. Qual das opções abaixo é a melhor conduta para o caso?

    a. Alta hospitalar com inalação com fenoterol, por ser tratar de uma virose.

    b. Salbutamol 200 mcg, repetir 2 vezes com intervalo de 20 minutos.

    c. Prednisolona 1 mg/kg, via oral.

    d. Adrenalina 0,01 mg/kg no vasto lateral da coxa, sem diluir.

    e. Adrenalina 0,1 ml/kg, diluída 1:10.000 no vasto lateral da coxa.

4. Criança de 5 anos de idade em investigação para alergia alimentar IgE-mediada. Como pela história não foi possível identificar o alimento causador foi realizada dosagem IgE-específica para vários alimentos. De todos os alimentos testados, veio alterado somente IgE levemente elevado para maxixe. Qual das interpretações abaixo é mais correta?

    a. Pode-se se fechar o diagnóstico de alergia alimentar para maxixe.

    b. IgE-específica elevada indica sensibilização e não alergia. Para fechar o diagnóstico seria necessário realizar o teste de provocação oral.

    c. É necessário iniciar a dieta com restrição de maxixe por 1 ano. Não é necessário realizar teste de provocação oral.

    d. As alternativas A e C estão corretas.

    e. Nenhuma das anteriores.

5. Uma criança de 1 ano de vida está em investigação para alergia à proteína do leite de vaca. Estava em restrição de leite de vaca há 9 meses. Foi realizada um teste de provocação oral (TPO) para avaliar tolerância. 30 minutos após a ingesta de leite o paciente iniciou com letargia, vômitos em jato e posteriormente diarreia aquosa. Não apresentou febre. O exame foi, então, suspenso. Qual das opções abaixo seria a interpretação do TPO e conduta mais corretas?

a. O paciente ainda apresenta alergia à proteína do leite de vaca (APLV) da forma não IgE-mediada, continuar a restrição do leite de vaca da dieta.

b. O paciente não apresenta mais APLV, já que esse quadro é compatível com uma virose; pode-se liberar leite de vaca na dieta.

c. O paciente não apresenta mais APLV, já que esse quadro é compatível com uma virose, mas é necessário a dosagem de IgE-específica para leite de vaca para tomar uma conduta.

d. O paciente não apresenta mais APLV, mas é necessária a realização do prick-test para leite de vaca para tomar uma conduta.

e. O paciente ainda apresenta APLV da forma mista, continuar a restrição do leite de vaca da dieta.

Gabarito comentado

1. Quadro muito sugestivo de intolerância à lactose. Já que sintomas são logo após a ingestão do alimento e não há nenhum outro comemorativo. A ingestão de leite sem lactose pode ser diagnóstica caso o paciente não apresente sintomas. Resposta E

2. Em um quadro de alergia alimentar em criança menor de 6 meses, devemos sempre tentar manter o aleitamento materno. Portanto, restringimos leite e derivados da dieta da mãe como primeira escolha. Resposta A

3. Paciente preenche critérios diagnósticos para anafilaxia: exposição a antígeno provável com dois sistemas envolvidos (gastrointestinal e respiratório). A conduta principal é a adrenalina intramuscular, que é feita pura na dose de 0,01mg /kg no vasto lateral da coxa. Resposta D

4. A dosagem de IgE específica é somente um dado laboratorial que não fecha diagnóstico para alergia alimentar. Sempre devemos correlacionar esses dados com a clínica. Portanto, um teste de provocação oral para maxixe seria um próximo passo mais adequado de acordo com as alternativas propostas. Resposta B

5. O paciente apresentou uma enterocolite induzida por proteína alimentar (FPIES) após exposição ao leite, que é uma alergia do tipo não-IgE mediada grave. Portanto, devemos continuar com a restrição de leite e derivados da dieta. Resposta A

Fontes consultadas e leitura recomendada

Consenso Brasileiro sobre Alergia Alimentar: 2018 – Parte 1 e 2 - Diagnóstico, tratamento e prevenção. Documento conjunto elaborado pela Sociedade Brasileira de Pediatria e Associação Brasileira de Alergia e Imunologia. Arquivos de Asma, Alergia e Imunologia, 2018.

Solé D, Amancio OMS, Jacob CMA et al. *Guia prático de diagnóstico e tratamento da Alergia às proteínas do leite de vaca mediada pela imunoglobulina e. Revista Brasileira de Alergia e Imunopatologia,* 2012;35: 203.

Lock RJ, Unsworth DJ. *Food allergy: which tests are worth doing and which are not? Annals of Clinical Biochemistry* 2011;48:300.

Burks AW, Jones SM, Boyce JA et al. *NIAID-Sponsored 2010 guidelines for managing food allergy: Applications in the pediatric population.* Pediatrics 2011;128 : 955

Waibel KH. Anaphylaxis. Pediatrics in Review 2008; 29:255.

Dermatite atópica

29

Luciana Maragno

A dermatite atópica (DA) é uma dermatose inflamatória crônica, que acomete, sobretudo, crianças, de causa multifatorial e gravidade variável, com importante prejuízo à qualidade de vida dos pacientes. Caracteriza-se por apresentar prurido constante, caráter recidivante e lesões com morfologia e distribuição típicas.

A frequência da DA vem aumentando nas últimas décadas, principalmente nos países industrializados. No Brasil, o estudo ISAAC (International Study of Asthma and Allergy Diseases in Childhood) demonstrou uma prevalência média para dermatite atópica de 7,3% e dermatite grave de 0,8% na faixa etária de 6 e 7 anos de idade. Na idade de 13 e 14 anos, a prevalência média foi de 5,3% e da forma grave, 0,9%. Até 85% dos casos ocorrem nos primeiros 5 anos de idade, sendo que 60% iniciam no primeiro ano de vida.

Acredita-se que a DA seja uma das manifestações da atopia, como a asma e a rinite alérgica. A história de atopia nos pais e/ou irmãos constitui um importante fator de risco ao desenvolvimento de DA. Quando ambos os pais possuem antecedente de atopia, a chance de um filho desenvolvê-la é próxima a 80%; se só um dos pais tem DA, a probabilidade do filho ser atópico cai para próximo a 50%.

Até um terço das crianças com DA podem desenvolver asma ou rinite alérgica, sendo que, normalmente, a manifestação cutânea é a primeira a se apresentar. O conceito de marcha atópica é uma tentativa de se explicar a inter-relação entre as doenças atópicas, assim como as características da história natural de cada uma delas. Tal conceito baseia-se em estudos clínicos que demonstraram que, em cerca de 50% dos indivíduos predispostos, as doenças atópicas ocorrem de forma sequencial, sendo a dermatite atópica considerada como o primeiro passo desta marcha. Segundo a teoria da marcha atópica, a DA se iniciaria em torno dos 6 meses de idade e tenderia a remitir na puberdade (50 a 70%) ; a segunda manifestação de atopia seria a asma, que permaneceria entre a primeira infância e a puberdade; por último, a rinite alérgica, que iniciaria na adolescência e se manteria na vida adulta. De forma geral, início mais precoce dos sintomas, asma e rinite alérgica associadas, gravidade da doença e história familiar de atopia são fatores preditivos de um curso mais persistente de DA.

Outra teoria interessante sobre DA é a da higiene; estudos epidemiológicos demonstraram que crianças de famílias menores, com nível socioeconômico melhor, habitantes de áreas urbanas e com mães de escolaridade maior teriam maior risco de desenvolver essa doença. Segundo a teoria, a ausência de exposição a antígenos infecciosos na infância precoce, aumenta a suscetibilidade a doenças alérgicas.

Etiopatogenia

Há quatro grandes pilares na etiopatogenia da DA: genético, imunológico, microbiano e a alteração da barreira cutânea.

Existem inúmeras evidências da influência de fatores genéticos no desenvolvimento da DA, como a concordância maior em gêmeos monozigóticos. De forma geral, o padrão de herança da atopia mostra um grande polimorfismo, ainda não totalmente conhecido, que pode estar associado a características específicas da doença, assim como resposta terapêutica e prognóstico. A maioria dos estudos de genes candidatos concentraram-se em genes da resposta imune adaptativa e inata, mas há cada vez mais interesse em genes relacionados à disfunção da barreira da pele. Vários estudos em DA apontam vários genes que supostamente contribuem para a manifestação da doença; destes, o gene que codifica a filagrina (FLG) tem sido o mais consistentemente relacionado. Recentemente, foram descritas mutações nesse gene, sobretudo, nos pacientes com início precoce da doença. A filagrina está envolvida na formação do fator de hidratação natural e, portanto, na função da barreira cutânea, assim como na diferenciação epidérmica. Estima-se que metade dos pacientes com DA, moderada a grave, possuam essa mutação. Ademais, um grupo de genes identificados nos pacientes com DA estão relacionados com a produção de citocinas relacionadas à imunoglobulina E (IgE). Aproximadamente 80% dos atópicos tem níveis elevados de IgE e esses títulos podem estar associados à gravidade da doença e à doença respiratória.

A resposta imune presente nesses doentes também é complexa, pois conta com a participação de células inflamatórias e dos queratinócitos. Atualmente se reconhece a capacidade do queratinócito produzir e secretar quimiocinas e citocinas que levam ao estado pró-inflamatório, assim como de síntese de linfopoetinas, que tem ação na maturação de células dendríticas, apresentadoras de antígenos aos linfócitos T. Além desse papel imunológico, os queratinócitos também são fontes importantes de peptídeos antimicrobianos, que atuam impedindo a proliferação bacteriana e viral. A resposta imunológica envolvida na DA é bifásica; na fase aguda, os antígenos ativam as células de Langerhans (apresentadoras de antígenos), com consequente estimulação de linfócitos Th2, com produção de interleucina (IL) 4, IL–5 (promove migração de eosinófilos) e IL–13 (indutora de crescimento celular), entre outras, que induzem os linfócitos B a produzirem IgE. Posteriormente (fase crônica), ocorre uma resposta predominantemente do tipo Th1, cujo maior representante é o IFN–gama e IL–12. A manutenção desse processo inflamatório libera histamina, citocinas e ativa neurotransmissores que contribuem para as queixas de prurido e a piora da integridade cutânea.

Entre 80 a 100% dos atópicos são colonizados por *S. aureus*, em contraste com 5 a 30% dos indivíduos não atópicos. Toxinas dessa bactéria atuam como superantígenos, estimulando de forma policlonal os linfócitos T. Além desse efeito, os estafilococos também estimulam a geração de anticorpos IgE específicos, assim como influenciam as células apresentadoras de antígenos e eosinófilos, modulando a resposta de antígenos de superfície celulares e liberação de toxinas, que levam ao dano citotóxico nos queratinócitos.

Muitos estudos abordam a alteração da barreira cutânea como um dos pontos iniciais para o desenvolvimento da DA. Além da função de barreira mecânica, o estrato córneo tem função de barreira contra invasão de patógenos (pH ácido, lipídios da camada córnea, papel da microbiota), controle da perda transepidérmica de água, assim como função imunológica. A disfunção da barreira cutânea na DA é inata e as alterações do estrato córneo devem-se tanto a alterações na sua composição, com diminuição de ceramidas e sulfato de colesterol e aumento de esfingosilfosforilcolina, assim como alteração do citoesqueleto de queratina, devido à mutação da filagrina, levando a uma maior perda de água transepidérmica e, consequentemente, desencadeamento do processo inflamatório.

Finalmente, a influência dos fatores emocionais no desencadeamento da DA é evidente; 40 a 70% dos atópicos identificam o estresse psicológico como um dos principais desencadeantes da crise.

Quadro clínico

A DA pertence ao grupo dos eczemas, conjunto de doenças dermatológicas caracterizadas por eritema, pápulas, edema, infiltração, vesículas, secreção, crostas, escamas e liquenificação (aumento de espessura cutânea, hipercromia e aumento dos sulcos naturais da pele). De acordo com as lesões elementares, define-se eczema agudo como um quadro composto por eritema, edema, vesículas e secreção; eczema subagudo com presença das crostas e eczema crônico, no qual a liquenificação predomina. O prurido é o principal sintoma associado, fundamental para caracterizar a DA e o fator de maior impacto na qualidade de vida desses doentes. Nos pacientes com dermatite atópica ocorre diminuição do limiar pruriginoso nas áreas acometidas e o prurido apresenta um ritmo diário em seu máximo à noite, acarretando inversão do sono.

Na DA as manifestações clínicas variam de acordo com a idade. De maneira didática, o quadro clínico da DA é dividido em três fases:

1. Fase infantil (até 2 anos): as lesões, predominantemente agudas, ocorrem, sobretudo, na face, fronte e regiões malares, poupando o maciço centro-facial (Figura 29.1).

2. Fase pré-puberal (2 a 12 anos): as dobras flexoras, principalmente cubital e poplítea, e o pescoço são as regiões mais acometidas; as lesões subagudas são as mais observadas (Figura 29.2).

3. Fase puberal ou do adulto (a partir dos 12 anos): Lesões crônicas, tendendo à liquenificação, podem estar presentes em qualquer localização, porém são mais frequentes nas superfícies flexoras (Figura 29.3).

Figura 29.1 – Dermatite atópica – fase infantil: eritema, edema, secreção, escamas e crostas nas regiões malares

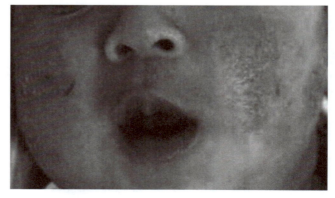

Fonte: acervo da autora.

Figura 29.2 – Dermatite atópica – fase pré-puberal: eritema, e crostas na face e região cervical

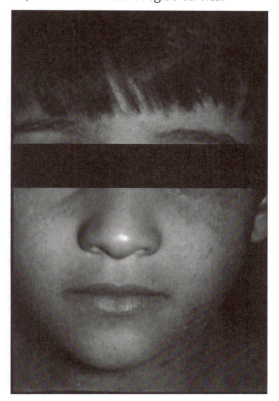

Fonte: acervo da autora.

Figura 29.3 – Dermatite atópica – fase puberal: eritema, crostas e liquenificação nas dobras antecubitais

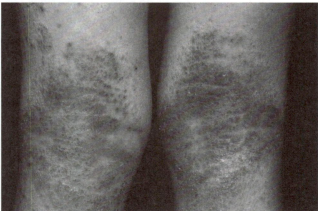

Fonte: acervo da autora.

A DA surge, de maneira geral, por volta dos 3 a 6 meses de idade, como lesões vesico-secretantes-crostosas, localizadas nas regiões malares e couro cabeludo, mas nunca liquenificadas, na fase infantil. Pode permanecer localizada, assim como estender-se para as dobras antecubitais e poplíteas e, nos casos mais graves, generalizar-se. Na maioria das vezes, a área das fraldas é poupada. A complicação mais comum é a infecção secundária bacteriana e, menos frequentemente, pelo vírus herpes simples 1 ou 2 (erupção variceliforme de Kaposi). A evolução mais comum ocorre por surtos, predominando em geral até os 2 anos de idade, quando tende a melhorar. Na fase pré-puberal, as regiões mais comprometidas são as de dobras, poplítea e pré-cubital, assim como face, pescoço, punhos, dorso das mãos, nádegas, face posterior das coxas e pés. Predominam as lesões subagudas e liquenificadas e, raramente, há infecção secundária. O prurido é variável, assim como a evolução, podendo agravar-se ou desaparecer. Por fim, na fase puberal há comprometimento preferencialmente nas áreas flexoras, antecubital e poplítea, região cervical e punhos. A face, quando acometida, apresenta lesão eczematosa periorbital e palidez frequente. As lesões tendem a ser mais difusas, descamativas e pouco exsudativas. A impetiginização não é muito frequente.

Além das manifestações clássicas, outras manifestações podem estar presentes: dermatite crônica das mãos, polpite descamativa crônica, eczema de mamilos e vulva, disidrose, eczema numular e eritrodermia.

Lesões não eczematosas completam o quadro clínico da DA, assim como queratose pilar (pápulas ou pústulas de 1 a 2 mm de diâmetro, ásperas e foliculares nas faces pósterolaterais dos antebraços e parte anterior das coxas), xerose, ictiose, hiperlinearidade palmar, pitiríase alba (áreas hipopigmentadas, de forma arredondada, limites difusos e finamente descamativas), queilite, fissuras pré-auriculares, prega de Dennie-Morgan, entre outras.

Diagnóstico

O diagnóstico da DA é eminentemente clínico, baseado na história pessoal e familiar de atopia, na morfotopografia das lesões e na presença de prurido. Entretanto, para fins didáticos ou científicos, existem vários critérios diagnósticos para essa dermatose, sendo os de Hanifin e Rajka os mais aceitos (Quadro 29.1).

Quadro 29.1 – Critérios De Hanifin e Rajka modificados

A. Critérios clínicos maiores (três ou mais)
Prurido
Morfologia e distribuição típica das lesões
Dermatite crônica e recidivante
História pessoal ou familiar de atopia
B. Critérios clínicos menores ou relativos (três ou mais)
Asteatose (pele seca)
Hiperlinearidade palmar
Queratose pilar
Ictiose vulgar (aparência de escamas)
Pregas infraorbitais de Dennie-Morgan (dupla prega nas pálpebras inferiores)
Pitiríase alba

Palidez ou eritema facial
Queilite
Eczema de mamilo
Escurecimento periorbital
Sinal de Hertog (rarefação lateral das sobrancelhas)
Início precoce da doença
Tendência a infecções cutâneas
Conjuntivites recorrentes
Curso influenciado por fatores ambientais
Tendência a dermatites inespecíficas de mãos e pés
Curso influenciado por fatores emocionais
Hipersensibilidade alimentar
Prurido com sudorese
Elevação de IgE sérica
Catarata
Ceratocone

Fonte: Adaptado de Hanifin JM and Rajka G. Diagnosis features of atopic dermatites. Acta Dermatol Venerol (Stockh) 1980; 92 (Suppl): 44–7.

Deve-se suspeitar de superinfecção (*Staphylococcus aureus*) quando estiverem presentes crostas melicéricas sobre os eczemas.

Tratamento

O tratamento da DA fundamenta-se no estabelecimento de uma boa relação médico-paciente-cuidador. As orientações sobre a doença, seu curso natural, fatores agravantes, cuidados gerais, tratamentos e prognóstico são fundamentais. O envolvimento familiar e a compreensão de todos são necessários para o sucesso terapêutico.

Entre as principais orientações estão o cuidado com o banho e o uso de hidratantes. Diretamente relacionado à barreira cutânea e, consequentemente, à perda de água transepidérmica, o banho dessas crianças deverá ser, rápido, com água morna, sabonetes líquidos, preferencialmente com pH próximo ao fisiológico da pele, sem esponjas e, preferencialmente, uma vez ao dia. O banho deverá ser seguido, em até 3 a 5 minutos, pela aplicação generosa de um hidratante.

A hidratação da pele deverá ser feita, pelo menos, duas vezes ao dia, de maneira contínua, com hidratantes neutros, de preferência, sem corantes ou perfumes. Em concentrações adequadas, as ceramidas, os ácidos graxos, o colesterol e o glicerol são componentes importantes dos hidratantes dos atópicos. Os cremes com ureia (acima de 5%) deverão ser evitados, sobretudo, nas fases de atividade inflamatória, por serem irritantes.

Deve-se evitar o uso tecidos sintéticos, sobretudo lã, além do cuidado ao enxaguar as roupas, para não deixar sabão ou amaciante em contato com a pele do atópico.

Com relação aos alérgenos aéreos e a DA, há evidências clínicas de melhoria do quadro cutâneo com modificações do ambiente do atópico, por exemplo, com afastamento de poeira, ácaros e fungos. As unhas devem estar curtas para evitar a infecção secundária pela coçadura.

Um aspecto que deverá ser abordado nas consultas é o psíquico. Além da qualidade de vida comprometida, o desconforto do prurido, a possibilidade ou necessidade de hospitalizações, associados a distúrbios do sono e prejuízo na autoimagem tornam o impacto emocional importante. Apoio psicológico especializado, terapia de grupo (grupos específicos de apoio) podem ajudar.

Com relação à dieta, ainda é muito controversa a relação de alérgenos alimentares e DA. Entretanto, eles podem contribuir para a exacerbação dos sintomas de DA em até 30% dos casos graves, sobretudo, em crianças abaixo dos 3 anos de idade. Os casos de DA associada à alergia respiratória parecem ser mais propensos à alergia alimentar. Os alimentos mais relacionados são: ovos, trigo, leite de vaca, soja, amendoim, nozes e peixes. No entanto, não há indicação de dietas restritivas.

Os corticosteroides tópicos são efetivos no controle da DA, pois inibem a atividade das células dendríticas e dos linfócitos, impedindo a síntese de interleucinas. É importante esclarecer o tipo ideal de corticosteroide para o local a ser tratado, a frequência e a duração do tratamento. É aconselhável a aplicação de corticosteroides de baixa potência, por exemplo, hidrocortisona, nas áreas de dobras e face e, os de média e alta potência, tais como, desonida, mometasona, valerato de betametasona, nas demais regiões. Os cremes estão mais indicados nas lesões agudas e subagudas, enquanto que as pomadas, nas lesões crônicas.

Entre os efeitos colaterais que devem ser avaliados estão estrias, atrofia da pele, alteração da pigmentação, erupção acneiforme, telangiectasias, hipertricose, catarata, ceratocone e os efeitos causados pela absorção sistêmica, raramente observados, porém comuns nos casos de uso inadvertido do esteroide potente em áreas extensas e por períodos prolongados.

Os imunomoduladores tópicos, inibidores da calcineurina (impedem transcrição de interleucinas inflamatórias), são alternativas aos corticosteroides, pela ação mais seletiva, pelo menor risco de absorção sistêmica e pelo perfil de segurança. Entretanto, pelo início de ação lento e custo elevado, eles são direcionados, principalmente, para o uso na face e nas áreas de dobras. O pimecrolimo 1%, em creme, foi aprovado no Brasil para uso a partir dos 3 meses de idade; o tacrolimo, em pomada, é indicado para indivíduos acima dos 2 anos (concentração de 0,03%) e acima dos 12 anos (concentração 0,1%).

Os anti-histamínicos são as medicações sistêmicas mais utilizadas para o controle do prurido na DA; seus benefícios clínicos ainda não estão comprovados. Vários estudos demonstram que o prurido é resultado da interação de citocinas, neurotransmissores e outros peptídeos, independentes da histamina. Recentemente, tem-se estudado muito a relação da IL-31 com o prurido da DA; além de ser a citocina mais relacionada a esse sintoma, há evidências de que as exotoxinas estafilocóccicas estimulariam diretamente a liberação da IL-31, agravando assim a DA.

Classifica-se os anti-histamínicos como sedantes (primeira geração ou clássicos) e os não sedantes. Os sedantes apesar de serem mais eficazes contra o prurido da DA e minimizarem os episódios de coçadura à noite, causam sonolência durante o dia e, alterando as fases do sono, prejudicam o aprendizado das crianças. Com relação aos anti-histamínicos não sedantes, há estudos avaliando a eficácia com doses mais elevadas, porém são drogas de metabolização hepática e, em doses não recomendadas, podem favorecer o aparecimento de efeitos colaterais. Para doentes com outras manifestações alérgicas, por exemplo, rinite, conjuntivite, urticária, o benefício do uso dos anti-histamínicos é mais evidente.

Entre as terapias sistêmicas, medidas de exceção no arsenal terapêutico da DA, a fototerapia (UVA ou UVB) pode ser indicada em casos moderados a graves, com cautela, devido ao risco de câncer de pele. A corticoterapia sistêmica deve ser evitada pela possibilidade dos efeitos colaterais do uso crônico, assim como pela falta de evidências em relação ao seu real benefício no tratamento da DA.

Para os casos de DA graves, refratárias ao tratamento padrão, estão indicados os imunossupressores sistêmicos; ciclosporina é a medicação imunossupressora mais estudada. Azatioprina, micofenolato mofetila, metotrexato são alternativas. Atualmente, as drogas biológicas (anticorpos monoclonais anti-interleucinas, por exemplo) abrem possibilidades interessantes para o tratamento de casos graves de DA.

Se houver infecção secundária das lesões, a terapia antimicrobiana está indicada. Devido ao menor efeito sensibilizante, a terapia tópica com ácido fusídico ou mupirocina é a preferência; às vezes, é necessária a associação com antibióticos de uso sistêmico-cefalosporina, clindamicina ou macrolídeos (eritromicina). Nos casos de erupção variceliforme de Kaposi, terapia antiviral sistêmica, com aciclovir ou valaciclovir, está indicada até controle das lesões, assim como avaliação oftalmológica, nos casos de lesões muito próximas aos olhos.

PONTOS PRÁTICOS

- As manifestações clínicas da DA são divididas em três fases: infantil (até os 2 anos), pré-puberal (2 aos 12 anos) e puberal (acima dos 12 anos).
- O diagnóstico é clínico baseado na história pessoal e familiar de atopia, morfotopografia das lesões cutâneas, queixa de prurido e evolução crônica, marcada por surtos.
- O sucesso do tratamento depende da compreensão sobre a dermatose e da disciplina em relação às orientações, sobretudo, com respeito aos banhos e uso de emolientes, que deverão ser contínuos.
- Entre as opções terapêuticas para a DA, destacam-se os corticosteroides e imunomoduladores tópicos que, associados, tratam a maioria dos pacientes atópicos.

Questões de Treinamento

1. Em relação às características clínicas da dermatite atópica pode-se afirmar, **exceto**:

    a. os atópicos apresentam pele seca, xerose, com descamação fina e áspera ao tato; menos comumente pode haver ictiose.

    b. o prurido está presente, sobretudo, nos lactentes e nas crianças.

    c. na forma infantil da DA observa-se pápulas ou pápulo-vesículas eritematosas e exsudativas, sobretudo, na face, regiões malares e couro cabeludo.

    d. as lesões apresentam morfologia e distribuição típicas, acometendo principalmente indivíduos com antecedentes pessoais ou familiares de atopia.

    e. não há regra quanto à evolução das manifestações de atopia durante a infância, podendo ser a dermatite, a asma ou a rinite a primeira, ou a segunda, ou a última manifestação da doença.

2. Eduarda é uma adolescente de 12 anos que apresenta um quadro de lesão de pele que a incomoda e atrapalha muito em suas atividades diárias e na

escola. Ela tem asma. Qual das seguintes descrições de lesões é a mais compatível com o diagnóstico de dermatite atópica e permitem o diferencial com psoríase ou dermatite de contato, outras causas de lesões em pele que podem acometer essa adolescente?

a. Placas não demarcadas não pruriginosas.
b. Lesões bem definidas, pruriginosas em região antecubital.
c. Lesões bem definidas, pruriginosas em mãos.
d. Placa espessa em couro cabeludo.
e. Pústulas em nádegas.

3. Dentre os critérios diagnósticos da dermatite atópica não estão:

a. tendência a dermatites inespecíficas das mãos e dos pés.
b. urticária e dermatite de contato.
c. dupla prega ou prega infraorbital de Dennie-Morgan.
d. caráter crônico e recidivante.
e. hipersensibilidade alimentar.

4. Sobre a terapêutica para dermatite atópica, pode-se afirmar que:

a. os anti-histamínicos são fundamentais para o controle do prurido e da inflamação associados a alergia atópica.
b. o uso de corticoterapia sistêmica está indicado sobretudo nas agudizações da DA, de causa desconhecida, por períodos de 2 a 4 semanas.
c. os imunomoduladores tópicos (pimecrolimo e tacrolimo) não estão indicados para lesões na face e regiões de dobras, pela falta de estudos de segurança nessas áreas.
d. a manutenção do uso constante de hidratantes adequados mantém a remissão e diminuem o número de recidivas de DA.
e. supressão adrenal secundária e retardo de crescimento resultantes da absorção sistêmica de corticosteroides tópicos explicam a relativa contraindicação das formulações de moderada a alta potência nos casos de DA.

Gabarito comentado

1. O prurido é um sintoma cardinal da dermatite atópica, em qualquer faixa etária. Xerose e liquenificação são fatores determinantes para que apareça o prurido espontâneo. O conceito de marcha atópica baseia-se em estudos clínicos que demonstraram que, em cerca de 50 por cento dos indivíduos predispostos, as doenças atópicas ocorrem de forma sequencial, sendo a dermatite atópica considerada como o primeiro passo desta marcha. Resposta E

2. Quando a dermatite atópica se manifesta na puberdade, predomina a morfologia liquenoide, com formação de placas que acometem, principalmente, as superfícies de flexão, punhos, dorso das mãos e pescoço. Resposta B

3. Urticária e dermatite de contato são diagnósticos de condições que nada se correlacionam com a dermatite atópica. Resposta B

4. A base terapêutica da DA é a efetiva e contínua hidratação da pele. Anti-histamínicos controlam o prurido e a corticoterapia tópica ou uso de imunomoduladores controlam o processo infamatório local. Resposta D

Fontes consultadas e leitura recomendada

Boguniewicz, M.; Leung, D.Y.M. *Atopic dermatitis:* A disease of altered skin barrier and Immune dysregulation. Immunological Reviews, 2011. 242 (1): p. 233–246.

Eichenfield, L.F.; Tom, W.L.; Chamlin, S.L. et al. *Guidelines of care for the management of atopic dermatites. Part 1. Diagnosis and assessment of atopic dermatitis.* Journal of the American Academy of Dermatology, 2014. 70 (2): p. 338–51.

Eichenfield, L.F.; Tom, W.L.; Berger, T.G. et al. *Guidelines of care for the management of atopic dermatites. Section 2. Management and treatment of atopic dermatites with topical therapies.* Journal of the American Academy of Dermatology, 2014. 71: p. 116–32.

Saeki, H.; Nakahara, T.; Tanaka, A. et al. *Clinical practice guidelines for the management of atopic dermatitis 2016.* The Journal of Dermatology, 2010. 1111/1346–8138: 13392.

Diagnóstico das artrites

30

Daniela M. R. Lourenço

A dor articular é um sintoma rotineiro para os pediatras e, frente a uma criança com comprometimento articular, é necessário inicialmente diferenciarmos uma artralgia de uma artrite. A primeira, caracteriza-se por dor difusa em toda a articulação, sem qualquer outra alteração no exame físico. Em algumas doenças, a artralgia pode preceder a artrite. Essa manifesta-se com sinais inflamatórios que, no exame físico, caracteriza-se pela presença de derrame (edema) articular e/ou dois ou mais dos seguintes sinais: dor à palpação, dor a movimentação e limitação do movimento articular. Vermelhidão (hiperemia) e aumento da temperatura local também podem ser identificadas no comprometimento inflamatório da articulação. A doença periarticular (tendinites, bursites, entesites, lesões ligamentares e/ou meniscais), por sua vez, pode manifestar-se por dores localizadas, podendo simular artralgia ou artrite. O paciente com artrite pode apresentar-se com uma marcha claudicante ou com recusa à movimentação do membro acometido (pseudoparalisia); entretanto, nesses casos, doenças ortopédicas que cursam com dor e limitação devem ser pesquisadas.

A classificação das artrites se baseia nos seguintes critérios:

1. Duração de comprometimento articular:
   - aguda: até seis semanas;
   - crônica: superior a seis semanas.
2. Número de articulações envolvidas:
   - monoarticular: apenas uma articulação;
   - pauciarticular (oligoarticular): duas a quatro articulações;
   - poliarticular: cinco ou mais articulações.
3. Tipos de articulações envolvidas:
   - periféricas: grandes ou pequenas;
   - axiais: coluna e articulações sacroilíacas;
4. Padrão de envolvimento e evolução:
   - simétrico ou assimétrico;
   - migratório ou aditivo.
5. Ritmo da dor:
   - mecânica: piora com o movimento;
   - inflamatória: piora após repouso.

Embora exista um amplo diagnóstico diferencial das artrites em crianças e adolescentes, uma história completa e um exame físico minucioso oferecem informações suficientes para direcioná-lo na investigação e manejo do paciente com artrite. Neoplasias como leucemia linfoide aguda, devem ser consideradas em crianças com manifestações musculoesqueléticas agudas ou crônicas (artrite, artralgia e dor óssea), sendo que estas podem ser a primeira manifestação da doença. Assim, o pediatra deve sempre avaliar sintomas sistêmicos associados como perda de peso, febre, astenia além de alterações laboratoriais sugestivas.

Artrites agudas
Artrite séptica

A artrite séptica ou piogênica é uma das principais causas de artrite aguda e é decorrente da invasão de um agente infeccioso na cavidade articular. Deve ser a primeira doença a ser pesquisada diante de um paciente com monoartrite aguda febril e dolorosa.

O pico de incidência ocorre na criança entre dois a três anos de idade e acomete predominantemente os meninos. O *Staphylococcus aureus* é o principal agente causador, exceto no período neonatal onde há predomínio do estreptococo do grupo B, seguido pelo *S. aureus* e bacilos Gram-negativos. Outros patógenos comuns são o *Streptococcus pyogenes* e o pneumococo. *Neisseria gonorrhoeae*, *N. meningitidis* e *Salmonella sp* devem ser lembradas, particularmente quando há mais de uma articulação acometida.

A via de contaminação mais comum é a hematogênica devido à intensa vascularização da membrana sinovial. Pode haver também contaminação da articulação por contiguidade (osteomielite, celulite, abscesso) ou outros mecanismos como trauma, instrumentação e injeção intra-articular.

O paciente com artrite séptica pode apresentar dor, edema, dificuldade para deambular ou movimentar a articulação acometida, e sintomas sistêmicos como febre, mal-estar, perda do apetite. O aspecto de uma criança doente, toxêmica e febril pode ser identificado durante o exame físico. As articulações dos membros inferiores são as mais acometidas, principalmente os joelhos. Naturalmente, a criança pode assumir uma postura que otimiza o volume articular para aliviar sua dor; daí a importância da observação da posição dos membros inferiores em repouso. O joelho pode ficar moderadamente fletido enquanto que o quadril fica fletido, em rotação externa e abduzido.

A punção articular (artrocentese) é obrigatória quando há suspeita de uma artrite séptica, para descompressão e para análise do líquido sinovial (contagem de leucócitos) e cultura. A cultura do líquido sinovial é positiva em 70 a 80% dos casos; entretanto uma cultura negativa não exclui artrite séptica. Leucocitose com desvio à esquerda e aumento de provas inflamatórias também são sinais importantes para o diagnóstico de artrite séptica. A hemocultura pode ser positiva em um terço dos casos. Se houver suspeita de *N. gonorrhoeae* em paciente adolescente sexualmente ativo, a cultura de secreção vaginal, uretral e retal pode ser solicitada.

A radiografia simples pode revelar edema de partes moles e aumento do espaço articular nas primeiras 48 horas de doença; porém as erosões subcondrais só serão vistas após duas semanas de evolução da doença. Assim, uma radiografia normal não exclui artrite séptica. A ultrassonografia é rápida e não invasiva e pode identificar e quantificar o líquido sinovial e auxiliar na punção articular. A ressonância magnética é o exame mais sensível para a detecção precoce da artrite séptica, já que pode revelar anormalidades no tecido mole, osso e avaliar o dano à cartilagem articular.

A artrite séptica neonatal e em crianças muito jovens é mais difícil de ser diagnosticada, os sintomas são mais inespecíficos, eventualmente sem elevação de provas inflamatórias. O quadril é a articulação mais acometida. Pseudoparalisia é frequentemente observada. Infecção urinária, prematuridade, e cateterização umbilical são fatores de risco para esta população.

O comprometimento inflamatório do quadril é mais desafiador para o médico: achados do exame físico, como o edema, não são evidentes. Entretanto, o diagnóstico da artrite séptica do quadril não deve ser postergado, pois a pressão sobre a precária vascularização da cabeça do fêmur pode favorecer sequelas tardia como necrose avascular, disparidades de comprimento dos membros e deformidades.

A antibioticoterapia empírica (parenteral na primeira semana) deve ser iniciada logo após a punção articular e coleta de culturas e será mantida por 2 a 6 semanas, a depende da resposta individual. A idade, os fatores de risco e o resultado da bacterioscopia poderá guiar a escolha do antimicrobiano.

Artrite reativa

Artrite reativa é um tipo de artrite associada a uma infecção à distância. É mais comum em adolescentes e adultos do que nas crianças. Sua patogenia é desconhecida e está mais relacionada a patógenos sexualmente transmitidos como *Chlamydia trachomatis* e *Neissseria gonorrhoeae*, ou a outros patógenos geniturinários, gastrointestinais e do trato respiratório superior. Uma das artrites reativas bem conhecidas, por exemplo, é conhecida como síndrome de Reiter, consiste em uma tríade: artrite, uretrite e conjuntivite mucopurulenta bilateral.

Os pacientes com artrites reativas se apresentam com mono ou oligoartrites, frequentemente acompanhadas de outros sintomas musculoesqueléticos, oftalmológicos, dermatológicos e geniturinários. É normalmente assimétrica envolvendo grandes articulações como joelhos, quadril, tornozelos, e os sintomas podem aparecer poucos dias até 6 semanas após a infecção. A artrite reativa pode ser diagnosticada baseada em dois critérios: a presença de mono ou oligoartrite em membros inferiores e a exclusão de outras causas de artrite como artrite séptica, febre reumática e trauma. Se os dois critérios foram preenchidos e o paciente apresentar história de infecção por clamídia (uma das doenças sexualmente transmissíveis mais prevalentes), por exemplo, o diagnóstico de artrite reativa é de 90%. O tratamento é de suporte e realizado com anti-iflamatórios não hormonais, compressas frias e repouso articular. Cerca de 10% das artrites reativas podem se cronificar, constituindo-se um alerta para as doenças reumatológicas.

Sinovite transitória do quadril (sinovite tóxica)

Sinovite transitória do quadril é uma causa relativamente comum de dor aguda que se caracteriza por inflamação da sinovial do quadril, geralmente autolimitada e que acomete crianças de três a dez anos de idade. A fisiopatologia do processo é incerta. Entretanto, a maioria das crianças que apresentam esta patologia apresentaram pródromo de sintomas respiratórios ou gastrointestinais ou tem uma infecção concomitante. Geralmente as crianças não apresentam febre e no exame físico encontramos claudicação, dor local, associada à limitação da adução e rotação interna do quadril. Na prática clínica há uma certa dificuldade em distinguir a artrite séptica da sinovite transitória do quadril, já que os sintomas são parecidos. Habitualmente, as crianças que apresentam sinovite transitória não estão toxemiadas, podem apresentar momentos de melhora da dor e conseguem sustentar seu próprio peso, além de não apresentarem alterações laboratoriais como aumento de provas inflamatórias ou leucocitose. Sugere-se, segundo alguns autores, a avaliação de quadro

Diagnóstico das artrites

parâmetros no diagnóstico diferencial entre a artrite séptica e sinovite transitória do quadril: história de febre, incapacidade de suportar o peso, velocidade de hemossedimentação maior que 40 mm/hora e leucometria maior que 12.000/mm³ como indicadores de maior probabilidade de um quadro infeccioso da articulação. (Quadro 30.1) Ressaltamos que, sempre que houver dúvidas diante de uma artrite aguda, a artrocentese deve ser realizada. A pouca quantidade de líquido sinovial aspirado na sinovite transitória será claro, amarelado, fluido, com ausentes ou poucos leucócitos.

O tratamento da sinovite transitória se baseia no uso de anti-inflamatórios e repouso, quando então os sintomas se resolverão em cerca de duas semanas.

Quadro 30.1 – Diagnóstico diferencial entre artrite séptica e sinovite transitória (quadril)

	Artrite séptica	Sinovite transitória do quadril
Aspecto geral	Comprometido e toxemiado	Bom estado geral
Febre	Comumente presente	Comumente ausente ou baixa
Limitação de movimentação	Presente e significativa	Presente, porém em menor intensidade
Leucometria	Leucocitose com desvio à esquerda	Habitualmente normal
VHS	Elevada (> 40 mm/h)	Normal ou pouco elevada (< 40 mm/h)
PCR	Maior que 1 mg/dl	Menor que 1 mg/dl
Análise líquido sinovial	Amarelado, opaco, esbranquiçado, com > 50.000 leucócitos/mm³	Amarelado e fluido, com 5.000 a 15.000 leucócitos/mm³
Cultura do líquido sinovial	Positiva em 50 a 80% dos casos	Negativa

VHS: velocidade de hemossedimentação; PCR: proteína C reativa

Artrites crônicas

A artrite crônica em Pediatria é basicamente caracterizada pela artrite idiopática juvenil (AIJ) que é a doença reumatológica crônica mais comum na infância. AIJ não se caracteriza por ser uma doença única, mas sim um grupo de doenças que se apresentam por artrite crônica (aumento do volume articular ou dor associado a limitação ao movimento articular por mais que seis semanas) que ocorre em crianças ou adolescentes até dezesseis anos de idade. Foi anteriormente denominada de artrite reumatoide juvenil; essa nomenclatura foi modificada para distinguir a artrite na infância e enfatizar o fato que é uma entidade distinta da artrite reumatoide do adulto. A AIJ é um diagnóstico de exclusão e inúmeras doenças devem ser excluídas antes de afirmarmos o diagnóstico, como doenças infecciosas, oncológicas, trauma, artrites reativas, doenças do tecido conectivo e imunodeficiências. Sua etiologia é incerta, mas certamente autoimune e multifatorial. Existem sete subtipos de AIJ que são baseados em sua forma de início, marcadores sorológicos, sintomas sistêmicos e evolução durante os seis primeiros meses da doença.

AIJ forma sistêmica

O mais grave subtipo de AIJ, respondendo por 10 a 15% dos quadros, é definido por artrite em uma ou mais articulações associada a febre de no mínimo 2 semanas de duração sendo diária em pelo menos 3 dias e acompanhada de pelo menos um dos seguintes sinais: exantema evanescente, linfadenopatia generalizada, hepatomegalia ou esplenomegalia ou serosite (pericardite).

Acomete igualmente meninas e meninos e o pico de incidência é de um a cinco anos de idade. É obrigatória a presença da febre, que ocorre geralmente no fim do dia, com picos de aproximadamente 39 °C. A febre normalmente vem acompanhada de um *rash* reumatoide migratório não pruriginoso, caracterizado por maculas eritematosas de aproximadamente 2 a 5 mm, evanescentes. Geralmente, o exantema aparece ou piora durante o banho. A febre e o *rash* podem preceder a artrite por várias semanas, dificultando o diagnóstico. O estado geral costuma ser bom entre os picos febris.

A hiperplasia do sistema reticulo endotelial ocorre na AIJ sistêmica e pode levar ao aumento significativo do baço, fígado e linfonodos, podendo sugerir neoplasias.

Laboratorialmente, encontramos anemia, leucocitose, trombocitose, aumento de transaminases e de provas inflamatórias de fase aguda (PCR, VHS e ferritina).

As complicações da AIJ sistêmica incluem as infecções devido a terapia imunossupressora, distúrbios do crescimento, osteoporose, doença cardíaca, amiloidose e a síndrome de ativação macrofágica (SAM) que é a complicação mais temida da AIJ sistêmica. A SAM ocorre em 5 a 8% das crianças acometidas e é caracterizada por ativação das células T e macrófagos levando a uma intensa resposta inflamatória sistêmica. A SAM pode ser desencadeada por agentes infecciosos virais, tais como: vírus varicela-zoster, vírus da hepatite A, Epstein-Barr vírus e coxsackie B e drogas como, ácido acetilsalicílico, anti-inflamatórios não hormonais, metotrexate, sulfassalazina. A SAM manifesta-se por febre persistente, hepato e esplenomegalia, adenomegalia generalizada, sangramentos, disfunção hepática que pode evoluir com insuficiência hepática aguda, sintomas neurológicos, coma, coagulação intravascular disseminada e falência de múltiplos órgãos. Laboratorialmente, observa-se pancitopenia, alterações do coagulograma, elevação de triglicérides, ferritina e D-dímero, hipofibrinogenemia e disfunção hepática. O aspirado da medula óssea dos pacientes com SAM pode revelar macrófagos fagocitando células hematopoiéticas. A taxa de mortalidade é de 20 a 30%, e o diagnóstico precoce e a instituição rápida do tratamento com corticosteroide e ciclosporina é importante para prevenir a falência de múltiplos órgãos.

AIJ forma poliarticular com fator reumatoide negativo

Responde por cerca de 20% das AIJ. Define-se por artrite em 5 ou mais articulações durante os 6 primeiros meses de doença e ausência de positividade do fator reumatoide.

Normalmente, o envolvimento articular ocorre insidiosamente, nas pequenas articulações das mãos e dos pés, acompanhado de rigidez matinal e com aumento progressivo do envolvimento articular. O acometimento de pequenas articulações pode estar presente sendo um sinal de gravidade levando a deformidade e contraturas a médio ou longo prazo.

AIJ forma poliarticular com fator reumatoide positivo

Reponde por aproximadamente 5% das AIJ. Define-se como artrite em 5 ou mais articulações durante os seis primeiros meses de doença, sendo a identificação do fator reumatoide positiva, em pelo menos 2 vezes com intervalo de 3 meses entre as dosagens. É o subtipo que mais se assemelha a artrite reumatoide do adulto, podendo essas crianças desenvolverem nódulos reumatoides e sinovite erosiva precoce.

AIJ forma oligoarticular

É o subtipo mais comum, correspondendo a aproximadamente 50% dos casos da AIJ. É definida por artrite em 4 ou menos articulações durante os primeiros seis meses da doença. Pode ser subclassificada em oligo-persistente, onde não há o envolvimento evolutivo de mais que 4 articulações ou oligo-estendida onde ocorre o comprometimento de mais que 4 articulações após os seis primeiros meses da doença.

As meninas são as mais acometidas, com pico de incidência entre 2 e 4 anos. As manifestações extra-articulares são incomuns exceto pela uveíte anterior crônica, que ocorre em até 30% dos casos, que potencialmente pode determinar a perda da visão. Essa condição ocorre mais frequentemente em meninas com início precoce da doença (< 6 anos) que apresentam positividade do fator antinúcleo (FAN). Tipicamente, os pacientes têm a iridociclite assintomática; entretanto, o rastreamento oftalmológico regular deve fazer parte da rotina de atendimento ao paciente. Indivíduos com oligoartrite têm identificação de FAN positivo em 70% dos casos.

AIJ relacionada à entesite

É caracterizada por artrite e entesite (inflamação no sitio de inserção do ligamento, fascia, tendão ou capsula articular ao osso). Este subtipo ocorre mais em meninos e na infância tardia ou adolescência e apresenta uma forte associação familiar e com a presença do antígeno HLA-B27. Seu diagnóstico é sugerido quando o paciente refere fortes dores em locais de êntese como tuberosidade anterior da tíbia, na patela, na inserção do calcâneo ou fáscia plantar e na cabeça dos 5 metatarsos.

AIJ forma psoriásica

Caracterizada por artrite e psoríase ou artrite associada a duas das seguintes condições: dactilite (edema da articulação digital e tecidos periarticulares – "dedo em salsicha"), onicólise (pequenas erosões rasas na unha – *nail pitting*), ou história familiar de psoríase em parente de primeiro grau. Os pacientes acometidos por esse tipo de AIJ têm doença mais crônica, erosiva, com pior evolução, tornando a terapêutica precoce necessária. Corresponde a cerca de 5% das artrites crônicas na infância, em geral acomete poucas articulações, podendo haver associação com uveíte anterior assintomática.

AIJ forma indiferenciada

Inclui os pacientes que não se encaixam nos critérios de nenhuma categoria de AIJ ou que apresentam critérios para mais de um subtipo.

Tratamento da AIJ

O manejo terapêutico da AIJ, como em qualquer doença crônica, inclui a abordagem multiprofissional, na qual a terapia física e ocupacional, farmacoterapia e intervenções psicossociais tem seus papeis estabelecidos. O objetivo do tratamento farmacológico da AIJ é o controle da dor e preservação da amplitude do movimento e força muscular, impedindo deformidades articulares. AINH são as medicações iniciais para pacientes com AIJ. Infiltrações articulares com triancinolona podem ser realizadas para pacientes com comprometimento de poucas articulações. Os reumatologistas utilizam corticosteroides sistêmicos em situações específicas (AIJ sistêmica ou SAM), não sendo, portanto, o tratamento de escolha a longo prazo para AIJ. Deve-se tomar cuidado com a corticoterapia que pode, inclusive, mascarar ou piorar condições graves subjacentes, como leucemia e infecções crônicas.

Não havendo boa resposta ou remissão da doença após o início do AINH está indicada a introdução de drogas modificadoras de doença (DMD) ou drogas remissivas, que retardam a progressão da AIJ. O metotrexato (antagonista do folato) é a principal droga de segunda linha no tratamento da AIJ por ter início de ação rápido, facilidade de administração e toxicidade aceitável. Outras drogas possíveis são o leflunomide e a sulfassalazina.

O uso de imunobiológicos tem significativamente melhorado a morbidade associada à AIJ. Drogas imunobiológicas têm ação direcionada para componentes específicos envolvidos na cascata inflamatória. Etanercept e adalimumab são exemplos de drogas imunobiológicas com ação contra o fator de necrose tumoral (anti-TNF) e podem ser usadas no tratamento da AIJ para os pacientes refratários aos AINH e DMD. Novas drogas estão em estudo e demonstram-se promissoras no tratamento da AIJ, particularmente, da forma sistêmica, como tocilizumab (anti-interleucina 6) e anakinra (anti-interleucina-1).

PONTOS PRÁTICOS

- Artrites podem ser manifestação de inúmeras doenças; embora com diagnóstico diferencial amplo, uma história completa e exame físico conduzem a um adequado raciocínio diagnóstico, para posterior investigação laboratorial e tratamento.

- No diagnóstico diferencial das atrites agudas, a artrite séptica deve ser sempre considerada; na suspeita dessa condição, a artrocentese diagnóstica (análise do líquido sinovial) e terapêutica (descompressão) deve ser sempre realizada.

- A artrite idiopática juvenil constitui-se a doença reumatológica crônica mais comum da infância. Suspeita-se dessa condição quando existe aumento do volume articular ou dor associada a limitação ao movimento articular por mais que seis semanas, em crianças ou adolescentes até dezesseis anos de idade.

- Na avaliação das artrites é imperativo que o médico amplie o diagnóstico diferencial para além das doenças infecciosas e musculoesqueléticas; deve-se considerar as doenças autoimunes e oncológicas.

Questões de Treinamento

1. Adolescente de 15 anos, sexo masculino, apresenta-se com sinais e sintomas e artrite em tornozelo direito há cerca de 10 dias. A dosagem de antiestreptolisina-O é negativa. A artrocentese da articulação evidencia um líquido sinovial claro. O garoto também queixa-se de discreta secreção ocular e crostas em pálpebras pela manhã ao acordar. Qual exame abaixo você solicitaria?
   a. Hemocultura.
   b. Exame de urina tipo 1.
   c. Cultura de uretra e pesquisa de agente específico.
   d. Cultura de escarro.
   e. Protoparasitológico de fezes.

2. Qual dos achados abaixo não ajuda diferenciar uma artrite séptica de uma sinovite transitória de quadril?
   a. Leucocitose significativa.
   b. Febre alta.
   c. Elevação de VHS e PCR.
   d. Dificuldade de sustentar peso o corpo.
   e. Efusão e derrame articular.

3. Menina 9 anos refere dor articular associado a edema de mãos e pés que piora pela manhã, ha dois meses, sem febre. No exame físico você nota edema simétrico de interfalangianas proximais de mãoes e pés e dor a palpação de articulação temporomandibular, o restante do exame fisico é normal. Qual é o diagnóstico mais provavel para esta paciente?
   a. AIJ oligoarticular.
   b. AIJ relacionada à entesite.
   c. Artrite psoriásica.
   d. AIJ poliarticular.
   e. AIJ sistêmica.

4. Qual dos pacientes a seguir que apresenta artrite idiopativa juvenil tem maior chance de desenvolver uveíte?

   a. Menino, 15 anos, com artrite relacionada à entesite e FAN negativo.

   b. Menina, 3 anos, com AIJ oiligoarticular e FAN negativo.

   c. Menina, 12 anos, com AIJ poliarticular e FAN positivo.

   d. Menina, 6 anos, com AIJ oligoarticular e FAN positivo.

   e. Menino, 5 anos, com AIJ sistêmica e FAN negativo.

5. Menina, 7 anos, com quadro de claudicação de membro inferior e dor em joelho direito, associado a calor e edema local. Seus pais referem febre, porém, no momento de sua avaliação ela está afebril. Você suspeita de AIJ oliogarticular porém ainda não descarta infecção. Dentre os exames a seguir, qual ajudaria elucidar seu diagnostico?

   a. Detecção de fator antinúcleo (FAN).
   b. Dosagem de VHS.
   c. Artrocentese.
   d. Detecção de fator reumatoide.
   e. Hemograma.

Gabarito comentado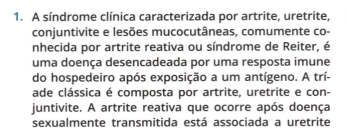

1. A síndrome clínica caracterizada por artrite, uretrite, conjuntivite e lesões mucocutâneas, comumente conhecida por artrite reativa ou síndrome de Reiter, é uma doença desencadeada por uma resposta imune do hospedeiro após exposição a um antígeno. A tríade clássica é composta por artrite, uretrite e conjuntivite. A artrite reativa que ocorre após doença sexualmente transmitida está associada a uretrite ou cervicite, que podem ser assintomáticas, mas normalmente se manifestam com disúria ou secreção uretral/vaginal. Resposta C

2. Ambas as artrites se caracterizam por inflamação da membrana sinovial. Na prática clínica há uma certa dificuldade em distinguir a artrite séptica da sinovite transitória do quadril, já que os sintomas são parecidos. Habitualmente, as crianças que apresentam sinovite transitória não estão toxemiadas, podem apresentar momentos de melhora da dor e conseguem sustentar seu próprio peso, além de não apresentarem alterações laboratoriais como aumento de provas inflamatórias ou leucocitose. História de febre, incapacidade de suportar o peso, velocidade de hemossedimentação maior que 40 mm/hora e leucometria maior que 12.000/mm³ são indicadores de maior probabilidade de um quadro infeccioso da articulação. Resposta E

3. A AIJ poliarticular se define por artrite em cinco ou mais articulações. Normalmente, o envolvimento articular ocorre insidiosamente, nas pequenas articulações das mãos e dos pés, acompanhado de rigidez matinal e com aumento progressivo do envolvimento articular. O acometimento de pequenas articulações pode estar presente, sendo um sinal de gravidade e levando à deformidade e contraturas a médio ou a longo prazo. Resposta D

4. A AIJ oligoarticular é o subtipo mais comum, correspondendo a aproximadamente 50 por cento dos casos da AIJ. As manifestações extra-articulares são incomuns exceto pela uveíte anterior crônica, que ocorre em até 30 por cento dos casos, que pode potencialmente determinar a perda da visão. Essa condição ocorre mais frequentemente em meninas com início precoce da doença (< 6 anos), que apresentam positividade do fator antinúcleo (FAN). Tipicamente, os pacientes têm a iridociclite assintomática; entretanto, o rastreamento oftalmológico regular deve fazer parte da rotina de atendimento ao paciente. Resposta D

5. Na dúvida sobre a causa de uma artrite aguda, sempre deve-se realizar a punção e análise do líquido articular. Resposta C

Fontes consultadas e leitura recomendada

John, J.; Chandran, L. *Arthritis in Children and Adolescents*. Pediatrics in Review, 2011. 32 (11): p. 470.

Petty, R.E.; Southewood, T.R.; Manners, P.; Baum, J.; Glass, D.N.; Goldenberg, J., et al. *International League of Associations for Rheumatology*. International League of Associations for Rheumatology classifications of juvenile idiopathic arthritis: second revision, Edmonton, 2001. The Journal of Rheumatology, 2004. 31 (2): p. 390-2.

Ravelli, A.; Martini, A. *Juvenile idiopathic arthritis*. The Lancet, 2007. 369: p. 767–778.

Gutierrez, K. *Bone and joint infections in children*. Pediatric Clinics of North America, 2005. 52: p. 779–794.

Febre reumática

Daniela M. R. Lourenço

31

A febre reumática (FR) e sua principal complicação, a cardiopatia reumática crônica, são doenças inflamatórias, não supurativas, que ocorrem após uma infecção da orofaringe pelo estreptococo beta-hemolitico do grupo A de Lancefield (EBGA *Streptococcus pyogenes*), decorrentes de uma resposta imune tardia, em indivíduos geneticamente predispostos. É uma doença associada à pobreza e más condições de assistência à saúde de países em desenvolvimento. Apesar de uma global queda de prevalência, ainda é a principal causa de doença cardiovascular adquirida na infância e adolescência, configurando-se em um dos muitos problemas de saúde pública dessas regiões.

É uma doença que acomete principalmente indivíduos entre cinco e dezoito anos, sendo rara antes dos três ou após os vinte anos. Devemos lembrar que a faringotonsilite e o impetigo são as infecções mais frequentemente provocadas pelo EBGA. Durante muito tempo acreditava-se que a FR era uma consequência apenas da infecção em orofaringe. Embora isso seja o mais clássico e frequente, no entanto, publicações recentes, associam o quadro agudo de FR também a infecções de pele em regiões tropicais.

Existem duas formas primárias de apresentação da FR. A mais comum (75% dos casos) é uma enfermidade febril aguda com manifestações articulares e, muito comumente, cardite. A forma menos comum de apresentação é uma desordem neurológica e comportamental, com coreia de Sydenham (com manifestações articulares comumente ausentes e cardite, quando presente, frequentemente subclínica).

A patogenia da doença envolve um processo de mimetização celular, uma reação cruzada de anticorpos produzidos contra o estreptococo que passam a reagir com as células do hospedeiro, iniciando um processo de autoimunidade.

Na cardite reumática, por exemplo, anticorpos reativos ao tecido cardíaco por reação cruzada com antígenos de uma proteína estrutural do estreptococo, se ligam à parede valvar e aumentam a expressão da molécula de adesão VCAM I, que atrai citocinas que favorecem a infiltração celular por neutrófilos, macrófagos e, principalmente células T, levando à inflamação local e futura destruição tecidual com necrose.

A lesão articular também é decorrente do mesmo processo, devido à semelhança do ácido hialurônico do estrep tococo com o dos tecidos humanos, ocorrendo a formação de anticorpos que atuam contra a cartilagem das articulações. Além disso, esses anticorpos podem agir contra o citoplasma de neurônios localizados nos núcleos caudados e subtalâmicos do cérebro (coreia de Sydenham).

Diagnóstico da FR

O diagnóstico da FR é clinico e se baseia nos clássicos critérios de Jones, propostos em 1944 e algumas vezes revisados, sendo que a última modificação ocorreu em 2015, com novos parâmetros e recomendações diagnósticas e estratificação se o paciente é proveniente de uma população de baixo risco (incidência de FR menor ou igual a 2/100000 casos em escolares (5 a 14 anos) ou incidência de cardite reumática menor que 1/1000 casos na população geral) ou de moderado/alto risco para a doença (frequências maiores que essas). O Brasil é considerado um país de moderado/alto risco. Essa divisão foi criada pois a estrita aderência aos critérios clássicos de Jones para o diagnóstico em populações com alta prevalência de FR resultava em subdiagnósticos.

Não existe sinal patognomônico ou exame específico para a doença. A divisão dos critérios, em maiores ou menores, justifica-se pela especificidade de cada critério e não pela frequência de cada manifestação.

As manifestações articulares (artrite e artralgia) e cardíacas (cardite e aumento do intervalo PR) somente são contabilizadas uma vez, como critério maior ou menor. Assim, por exemplo, a presença de artrite como critério maior não permite a inclusão da artralgia como critério menor.

A probabilidade de FR é alta quando há evidência de infecção estreptocócica prévia, seja por prova rápida positiva em orofaringe para o estreptococo, pela cultura positiva ou, pela presença de títulos elevados da antiestreptolisina O (ASLO) ou de outros marcadores sorológicos do estreptococo (valores interpretados com cautela, idade-relacionados e comparativos entre fase aguda e de convalescença), além da presença de pelo menos dois critérios maiores ou um critério maior e dois menores. O pico da ASLO ocorre, geralmente, 3 a 5 semanas após a faringite estreptocócica (primeira e terceira semana da FR).

Ressalta-se que a confirmação da infecção pregressa pelo EBGA é muito útil, mas não é absolutamente

TEP – Título de Especialista em Pediatria

necessária, diante de quadros muito sugestivos de FR (crianças com sinais de artrite e cardite)

A ASLO não é exame de atividade inflamatória, como o são a VHS ou a proteína C-reativa e, portanto, não serve como marcador de atividade da FR. É por essa razão que esse exame deve ser solicitado apenas uma vez e não serve como parâmetro de seguimento de pacientes com FR. Não cometa, portanto, um erro comum: procurar algum quadro clínico de FR após receber o resultado de um título elevado de ASLO no sangue.

No Quadro 31.1 estão apresentados os critérios atuais para o diagnóstico da FR. Destaca-se que, em populações de alto risco, o critério maior de artrite inclui monoartrite ou poliartralgia juntamente com a poliartrite. Obviamente, poliartralgia somente deve ser considerada como critério maior para FR após exclusão de outras causas. Outras modificações recentes (para populações de alto risco): o critério menor de envolvimento articular é monoartralgia (e não poliartralgia), um valor menor de febre é considerado (38 graus e não mais 38,5 graus) e valores menores de VHS (> ou = 30mm/h), sem mudanças nos valores do PCR (>ou= 3mg/dL).

Quadro 31.1 – Critérios maiores e menores para o diagnóstico de FR

Populações de alto risco	Populações de baixo risco
Critérios maiores	**Critérios maiores**
Cardite (clínica ou subclínica)	Cardite (clínica ou subclínica)
Artrite (poliartrite, poliartralgia e/ou monoartrite	Artrite (apenas poliartrite)
Coreia	Coreia
Eritema marginado	Eritema marginado
Nódulo subcutâneo	Nódulo subcutâneo
Critérios menores	**Critérios menores**
Monoartralgia	Poliartralgia
Febre > ou = 38 graus	Febre > ou = 38,5 graus
Elevação do VHS (> ou = 60mm na primeira hora e/ou PCR > ou = 3mg/dL	Elevação do VHS (> ou = 60mm na primeira hora e/ou PCR > ou = 3mg/dL
Intervalo PR prolongado, corrigido para idade	Intervalo PR prolongado corrigido para idade

Existe uma circunstância especial em que o diagnóstico presuntivo de FR pode ser feito sem a consideração estrita dos critérios de Jones.: quando excluídos outros diagnósticos, a presença isolada da coreia.

Para pacientes que já tenham tido o surto inicial de FR, os critérios permanecem os mesmos relacionados acima para as populações de baixo risco e de risco moderado/alto. Na recente modificação de 2015, o que mudou é o número mínimo de critérios a serem preenchidos. Para esses indivíduos, além do preenchimento de dois critérios maiores ou de um maior e dois menores (como no surto inicial0, pode-se considerar também a possibilidade de haver três critérios menores como diagnóstico

da recidiva da doença, independentemente do grupo de risco do paciente.

Na abordagem do paciente com suspeita de FR, uma conduta mais recentemente proposta é que todos os pacientes devem realizar avaliação ecocardiográfica (além do eletrocardiograma), mesmo sem evidência clínica de cardite. Isso vale, por exemplo, até para aquele paciente com coreia como manifestação isolada.

Critérios maiores

Artrite

A artrite é a manifestação precoce mais comum da FR, presente em quase 75% dos pacientes. Ocorre geralmente após 3 semanas da infecção esteptocócica. Caracteristicamente, acomete grandes articulações, principalmente (e inicialmente) de membros inferiores (joelhos, tornozelos), podendo evoluir para cotovelos e punhos. É autolimitada e não deixa sequelas. A artrite típica da FR é uma artrite aguda (em geral não ultrapassa uma semana), assimétrica e migratória (várias articulações, sucessivamente comprometidas com duração de 1 a 2 dias até 1 semana, cada). A doença costuma ser mais intensa em adolescentes do que em crianças. A dor articular tipicamente é mais proeminente do que os sintomas inflamatórios; mas pode haver quadro severo que interfere na funcionalidade da articulação. O quadro total cede em aproximadamente um mês. A história natural, entretanto, pode sofrer alteração com o tratamento empírico. Há excelente resposta aos anti-inflamatórios não hormonais e, normalmente, a dor intensa e limitante, desaparece em 24 horas; o processo inflamatório se resolve em 2 a 3 dias, cessando-se o componente "migratório". Daí a preocupação com a terapêutica precoce com AINH da "monoartrite", dificultando o diagnóstico clássico da poliartrite da FR.

Cardite

Esta é a manifestação mais grave da FR e é a única que pode deixar sequelas e causar a morte. Está presente em cerca de 50 a 70% dos pacientes com FR. Também é uma manifestação precoce e já pode ser diagnosticada nas três primeiras semanas da fase aguda.

O fato da cardite ser uma manifestação predominantemente celular faz com que ela possa não estar associada a outros sintomas como artrite e/ou coreia, que são manifestações predominantemente humorais, dificultando, assim, o reconhecimento da doença. Nas cardites leves ou subclínicas o estudo ecocardiográfico pode auxiliar o diagnóstico. Outras manifestações celulares, como os nódulos subcutâneos, podem acompanhar a cardite, sendo, por isso, classicamente marcadores de cardite grave.

A cardite reumática é descrita como uma pancardite, pois pode envolver o endocárdio, o epicárdio e o miocárdio. A pericardite é menos comum e está sempre associada a lesão valvar e pode ser diagnosticada pela presença de atrito e/ou derrame pericárdico, abafamento de bulhas, dor ou desconforto precordial. A cardite marcada pelo acometimento do endocárdio (expressão mais comum), apresenta-se na forma de valvulite, especialmente mitral e aórtica. A apresentação clínica mais comum é o de cardite subclínica ou oligossintomática, o que torna difícil o diagnóstico da cardite aguda. A presença de valvulite é estabelecida por ausculta (sopro cardíaco decorrente do edema e amolecimento do tecido valvar) ou achados ecocardiográficos (regurgitação mitral ou aórtica). O dano às válvulas cardíacas pode ser progressivo e crônico, resultando em descompensação cardíaca. A valvulite aguda leva a uma insuficiência mitral aguda, que determina os aumentos do volume em átrio esquerdo e do fluxo sanguíneo na diástole atrial; esse último faz vibrar a valva espessada pelo processo inflamatório agudo. O sopro mais comum na cardite reumática é o sopro sistólico regurgitativo mitral. O ECG pode revelar sobrecarga de câmaras esquerdas e, por vezes, arritmias atriais. Um sinal importante nesse exame é a presença de bloqueio atrioventricular do primeiro grau, que, inclusive, é um critério menor de Jones para o diagnóstico. A radiografia de tórax, em geral, apresenta aumento da área cardíaca e congestão pulmonar. O ecocardiograma, especialmente o transesofágico, além do espessamento valvar e das insuficiências valvares, pode mostrar as pequenas verrucosidades reumáticas na borda das valvas, características de atividade reumática.

Na cardite leve, o paciente tem quadro de taquicardia desproporcional à febre, abafamento da primeira bulha, sopros sistólicos regurgitativos discretos em área mitral e aumento do intervalo PR no eletrocardiograma (ECG), com área cardíaca normal à radiografia. Na quase totalidade dos casos, é assintomática.

Na cardite moderada são acrescidos os sintomas de pericardite (dor precordial que melhora com a posição genopeitoral e piora com o decúbito e a inspiração somada ao atrito pericárdico à ausculta). Os sopros em geral são mais intensos e há aumento discreto a moderado da área cardíaca, podendo haver imagem cardíaca sugestiva de derrame pericárdico. O ECG pode revelar prolongamento do intervalo QT, complexos QRS de baixa voltagem e sobrecarga de câmaras esquerdas. A maioria dos pacientes que não apresentam pericardite é assintomática.

Na cardite grave, o principal sintoma é a insuficiência cardíaca. Pode ocorrer já no primeiro surto de FR, mas é mais comum nas recorrências. Pode iniciar-se de forma inespecífica, a partir de anorexia, astenia, palidez e taquipneia. Tais sintomas logo são somados àqueles da insuficiência cardíaca, como edema de membros inferiores, ortopneia, dispneia paroxística noturna e hepatomegalia. O exame físico na cardite grave em geral revela taquicardia, sendo característicos os sopros mitrais. Um aumento do volume de sangue proveniente do átrio esquerdo pode também gerar um sopro diastólico, especialmente quando os folhetos mitrais estão espessados, como acontece na doença reumática.

Coreia de Sydenham

Esta é a manifestação do envolvimento inflamatório dos núcleos da base e núcleo caudado do sistema nervoso central (SNC). Ocorre em 15% dos casos de FR, acometendo predominantemente o sexo feminino e permanecendo por aproximadamente 3 meses. É uma manifestação tardia aparecendo até 8 meses após a infeção pelo estreptococo.

A coreia é uma desordem neurológica caracterizada por movimentos rápidos, não-rítmicos, involuntários e incoordenados, que desaparecem durante o sono e pioram em situação de estresse ou esforço. Os movimentos podem ser generalizados ou acometer apenas face, lábios ou língua. Podem ocorrer também disartria e distúrbios da escrita. As queixas são de tropeços à deambulação, fala arrastada ou "enrolada" e deixar cair ou jogar objetos. É comum a associação com fraqueza muscular e alterações emocionais do paciente (facilidade para alternância entre choro e riso). A fraqueza muscular é melhor revelada pedindo ao paciente para apertar as mãos do examinador. Verifica-se que a pressão aumenta e diminui continua e caprichosamente, um fenômeno nomeado como "sinal da ordenha".

A coreia pode ser a única manifestação da FR; porém está associada a quadros de cardite e, mais raramente, a artrite. Na maioria dos pacientes os sintomas são autolimitados e se resolvem em alguns meses.

Nódulos subcutâneos

Os nódulos subcutâneos se apresentam como nódulos endurecidos, moveis e indolores, sem características inflamatórias, variando de 1 a 2 cm de diâmetro. Comumente são localizados sobre proeminências ósseas ou articulações e próximos a tendões. A pele suprajacente não está inflamada e pode ser mobilizada sobre os nódulos. Representam uma manifestação mais rara, presentes em apenas 5 a 10% nos casos de FR. Estão fortemente associados à cardite grave.

Eritema marginado (ou *marginatum*)

Esta é a manifestação mais incomum; ocorre em menos de 5% das FR. Caracteriza-se por um eritema róseo com bordas nítidas, centro claro, contornos irregulares, não-pruriginosos, que se estende de forma centrípeta, principalmente em tronco, abdome e região interna de membros. Não acomete face. Tem caráter migratório. Ocorre, geralmente, no início da doença e pode permanecer por meses.

Critérios menores

Artralgia

Acomete normalmente grandes articulações e tem o mesmo padrão da artrite, com acometimento poliarticular, migratório e assimétrico.

Febre

É frequente no quadro agudo e está presente em quase todos os quadros de artrite. Não apresenta um padrão característico, mas respondem bem aos anti-inflamatórios não hormonais.

Intervalo PR aumentado

O ECG deve ser solicitado aos pacientes com suspeita de FR, para avaliação do espaço PR que pode estar aumentado (acima de 0,20s e adolescentes e adultos). Este sinal pode estar presente mesmo na ausência da cardite sintomática.

Provas de fase aguda elevadas

O aumento do VHS e da proteína C-reativa (PCR), assim como alfa-1-glicoproteina ácida e alfa-2-globulina, não são específicos da FR, mas auxiliam no monitoramento da presença do processo inflamatório e da sua remissão.

Tratamento

O tratamento objetiva a diminuição do processo inflamatório, minimizando as repercussões cardíacas, articulares e do SNC, além de erradicar o estreptococo da orofaringe e evitar futuras infecções pela bactéria, prevenindo a recorrência dos surtos.

A profilaxia primária é baseada no diagnóstico precoce dos portadores de infecções de orofaringe por estreptococos beta-hemolíticos do grupo A, e o tratamento é feito com antibióticos bactericidas. A erradicação do estreptococo, deve ser feita na vigência da infecção ou quando houver suspeita da FR, independente do resultado da cultura da orofaringe. Sabemos que o uso de penicilinas até o nono dia da infecção é capaz de erradicar o estreptococo e evitar o primeiro surto da febre reumática. A droga de escolha para a profilaxia primária é a penicilina benzatina, tendo como opções a penicilina V, amoxicilina ou macrolídeos em pacientes alérgicos. A abordagem das infecções estreptocócicas também passa pela melhora das condições de vida da população, especialmente as pessoas de renda mais baixa que, pelas condições favoráveis à disseminação dos estreptococos (precárias condições de higiene, aglomerações e maior promiscuidade) e pelo não acesso ao sistema de saúde, são as mais suscetíveis à FR.

O tratamento da artrite é realizado de modo geral com anti-inflamatórios não-hormonais. O ácido acetilsalicílico (AAS), 80 a 100 mg/kg/dia dividido em 4 tomadas diárias, é a primeira escolha; caso paciente responda bem (e a resposta costuma ser muito boa), após duas semanas, diminui-se a dose para 60 mg/kg/dia por mais 4 semanas, cobrindo assim todo o período de atividade da doença. Se houver suspeita de um quadro viral concomitante, o uso do AAS é desaconselhado devido ao risco de desencadear a síndrome de Reye. Um bom substituto é o naproxeno, que apresenta a mesma eficácia, com posologia de 10 a 20mg/kg/dia em duas tomadas diárias, com duração aproximada de 4 semanas. É importante salientar que o uso precoce de anti-inflamatórios deve ser evitado ao máximo quando tratamos um paciente com artrite de etiologia não definida. De preferência, nos primeiros dias do quadro articular, o paciente deve ser mantido com analgésicos com pouca ação anti-inflamatória,

como o paracetamol. Durante este período, devemos documentar o padrão da artrite e se ocorre remissão espontânea do quadro. Muitas artrites reativas virais têm duração inferior a uma semana; dessa forma, artrites que entram em remissão em período inferior a sete dias sem uso de anti-inflamatórios são, provavelmente reativas e não necessitarão de investigação.

A cardite é indicação de corticoterapia. O esquema preconizado é com prednisona 1 a 2 mg/kg/dia, no máximo 60 mg/dia. O corticosteroide deve ser mantido em sua dose plena de 2 a 3 semanas, e, dependendo da resposta do paciente (redução de provas inflamatórias e melhora clínica), podemos reduzir gradativamente, aproximadamente 25% da dose por semana, sendo a duração total de 12 semanas. Também destacamos que, apesar de a maioria (mais de 80%) dos casos de cardite reumática aguda ser assintomática, a identificação desta, mesmo que subclínica, demonstra que há grande inflamação miocárdica que deve ser tratada vigorosamente por sua gravidade. A pulsoterapia pode ser uma opção em casos de cardite grave ou refratária a terapia inicial. Nestes casos de insuficiência cardíaca, o uso de diuréticos, digoxina, anticoagulantes e restrição hídrica pode ser necessário, e o seguimento em conjunto com o cardiologista está indicado.

Na coreia, por haver uma evolução benigna e autolimitada, o repouso e permanência em ambientes calmos podem ser suficientes para controle desta manifestação. O tratamento está indicado apenas para coreia grave, quando os movimentos incoordenados interferem na atividade diária do paciente. Os fármacos mais utilizados são haloperidol, ácido valproico e carbamazepina. Alguns estudos recentes mostram que, corticosteroides também podem ser úteis no tratamento da coreia.

A profilaxia secundária é a administração de antibiótico periodicamente aos pacientes portadores de febre reumática, com o objetivo de prevenir a colonização ou reinfecção da via aérea superior pelo estreptococo, evitando assim recorrência da doença e diminuindo a severidade da cardiopatia residual. Deve ser instituída logo após o diagnóstico da FR. A droga de escolha é a penicilina benzatina, pois possui baixo custo, poucos efeitos colaterais, estreito espectro antimicrobiano, além de não haver relatos de cepas de resistentes. A dose recomenda da é de 600.000 UI em pacientes menores que 20 kg, e 1.200.000 UI nos maiores de 20 kg, via intramuscular, a cada vinte e um dias. Medicação oral deve ser prescrita apenas em casos excepcionais, em paciente com contraindicação à via intramuscular, devido à dificuldade de aderência. Em casos de alergia a penicilina benzatina, a sulfadiazina pode ser utilizada.

A duração da profilaxia é baseada na idade do paciente, intervalo do último surto, presença ou não de cardite, cardiopatia reumática residual e número de recidivas, e estão discriminadas no Quadro 31.2

Febre reumática

Quadro 31.2 – Recomendações para duração da profilaxia secundária da FR

Categoria	Duração
FR sem cardite prévia	Até 21 anos ou 5 anos após o último surto, valendo o que cobrir maior período (a opção que durar mais)
FR com cardite prévia; insuficiência mitral leve residual ou resolução da lesão valvar	Até 25 anos ou 10 anos após o último surto, valendo o que cobrir maior período
Lesão valvar residual moderada a severa	Até 40 anos ou por toda a vida
Após cirurgia valvar	Por toda a vida

Fonte: Diretrizes Brasileiras para o diagnóstico, tratamento e prevenção da febre reumática, 2009

PONTOS PRÁTICOS

- A FR ainda consiste em um dos principais problemas de saúde pública em países em desenvolvimento e é considerada a principal causa de cardiopatia crônica adquirida na infância e adolescência.
- A FR é o resultado de uma resposta imune humoral e/ou celular normal do hospedeiro geneticamente predisposto a infecção estreptocócica.
- Considerando-se a alta prevalência da doença, especialmente nos países em desenvolvimento, a utilização dos critérios de Jones recentemente revistos foi uma importante medida para aumentar a sensibilidade diagnóstica.
- O diagnóstico precoce e o tratamento correto da faringotonsilite estreptocócica é a melhor maneira de evitar a FR.
- A profilaxia secundária deve ser instituída logo após o diagnóstico de FR.

Questões de Treinamento

1. Escolar de oito anos do sexo feminino apresenta quadro agudo de febre alta, dor e sinais inflamatórios em joelho direito e exantema serpiginoso evanescente e não pruriginoso em tronco, que piora com o calor. Exames complementares: leucocitose e elevação da VHS. Neste caso, a hipótese diagnóstica mais provável é:
   a. Artrite reativa.
   b. Febre reumática.
   c. Lúpus eritematoso.
   d. Artrite reumatoide.
   e. Doença de Kawasaki.

2. Escolar de nove anos é levado a atendimento médico. Vem apresentando, há cerca de três semanas, dor de garganta, febre alta e prostração, tendo sido tratada apenas com antitérmicos. Há uma semana apresentou quadro de artrite de caráter migratório, acometendo tornozelos, joelhos, punhos e cotovelos. Há 48 horas iniciou o uso de ácido acetilsalicílico e hoje se encontra assintomática do ponto de vista articular, retornando à consulta porque surgiram caroços no corpo. Ao exame físico: articulações normais, ausculta cardíaca normal, nódulos indolores e móveis em algumas proeminências ósseas e topografia de alguns tendões. Exames laboratoriais de hoje: discreta leucocitose, plaquetas e série vermelha de valores normais; VHS: 50 mm/1ªh; antiestreptolisina O (ASLO): 1.250 U Todd. O médico ficou preocupado e solicitou o retorno da criança em uma semana. Dentre os dados descritos, aquele que alerta para possível evolução para cardite é:
   a. AVHS.
   b. ASLO.
   c. Idade.
   d. Nódulos.
   e. Hemograma.

3. Adolescente de 12 anos, sexo feminino, com história de faringite aguda há três semanas, tendo sido medicada com sulfametoxazol-trimetoprim. Há uma semana vem apresentando febre e dor articular. Exame físico: febril (38,9 °C), FC: 120 bpm, FR: 24 irpm, sem sopros ou alterações cardíacas, exantema macular, não pruriginoso, com círculo eritematoso e sinais inflamatórios em joelho esquerdo e tornozelo direito. O exame complementar indicado é:
   a. Ecocardiografia
   b. Radiografia de tórax
   c. Fatores reumatóide e antinuclear
   d. Biópsia percutânea do exantema
   e. Radiografia de membros inferiores

4. De acordo com as recomendações sobre prevenção da febre reumática da Sociedade Brasileira de Pediatria, pacientes com história prévia de cardite durante a fase aguda da febre reumática, sem cardiopatia crônica residual, devem receber profilaxia secundária com penicilina benzatina de 21 em 21 dias:
   a. Por tempo indeterminado, no mínimo até os 40 anos.
   b. Por tempo indeterminado, se mantidas titulações elevadas de Aslo.

c. Até a idade de 18 anos, caso não apresente novos episódios de faringoamigdalite.

d. Até a idade de 25 anos, por tempo mínimo de 10 anos, com preferência pelo período mais longo.

e. Até a idade de 21 anos, por tempo mínimo de 5 anos, preferência pelo período mais longo.

5. Adolescente de 12 anos, sexo feminino, apresentou febre, que durou seis dias, associada a artralgia em punhos e coluna cervical. O quadro articular evoluiu com edema e dor em joelhos, progredindo para limitação dolorosa de tornozelos no decorrer de duas semanas. Foi medicada com analgésicos, persistindo a dor, claudicação e limitação intermitente para deambulação e atividades diárias. No momento do exame físico, estava afebril e, além da artrite, foi observado sopro sistólico em foco mitral de 3+/6, FC: 120 bpm. Negava história pregressa de amigdalite. Exames complementares: Urina 1: normal, VHS: 58 mm/1ª hora, PCR: 15,8 mg/ dl, hemograma com Hb: 10,3 g/dl, leucócitos: 18.400/ mm³ (segmentados: 88,9%, linfócitos: 6,8%), plaquetas: 415.000/mm³, antiestreptolisina O: 1.220 UI/dl. Apresentava hemocultura e cultura de orofaringe negativas. O ECG era normal. Considerando a hipótese diagnóstica de febre reumática, pode-se afirmar que:

a. O diagnóstico de febre reumática se impõe apesar da ausência de evidência de estreptococcia prévia.

b. O diagnóstico de febre reumática é improvável pela ausência de evidência de estreptococcia prévia.

c. O diagnóstico de febre reumática somente poderá ser confirmado após o ecocardiograma.

d. Paciente preenche os critérios para o diagnóstico de febre reumática.

e. Não há critérios para diagnóstico de febre reumática.

Gabarito comentado

1. O paciente apresenta, pelos critérios de Jones, dois maiores (artrite e eritema marginado) e dois menores (febre e elevação de VHS). Com dois maiores ou um maior e dois menores pode-se realizar o diagnóstico de FR. Resposta B

2. Os nódulos subcutâneos são manifestações tardias (uma a duas semanas após a infecção pelo estreptococo) e se apresentam como nódulos endurecidos, móveis e indolores, sem características inflamatórias, comumente localizados sobre proeminências ósseas ou articulações. Estão fortemente associados à cardite grave. Resposta D

3. Paciente com história de faringite mal tratada (sulfa), evoluindo com artrites e febre. Diante da possibilidade de FR, além da solicitação de hemograma e prova inflamatória (para completar critérios), realiza-se o ecocardiograma para identificar cardite. Resposta A

4. Segundo recomendações atuais, a FR sem cardite prévia recebe profilaxia até os 21 anos ou cinco anos após o último surto, valendo o que cobrir maior período. A FR com cardite prévia, com insuficiência mitral leve residual ou resolução da lesão valvar recebe até os 25 anos ou dez anos após o último surto, valendo o que cobrir maior período. Na lesão valvar residual moderada a severa recebe até os 40 anos ou por toda a vida. Resposta D

5. A paciente preenche critérios para FR: dois sinais maiores (artrite e cardite), além de febre, leucocitose e elevação de VHS. Evidencia-se a infecção pregressa pelo estreptococo. Resposta D

Fontes consultadas e leitura recomendada

Gewitz MH, Baltimore RS, Tani Ly et al. *Revision of the Jones Criteria for diagnosis of acute rheumatic fever in the era of doppler echocardiography: a scientific statement from the American Heart Association.* Circulation 2015;131:1806. Disponível em: https://www.ahajournals.org/doi/pdf/10.1161/CIR.0000000000000205.

Sociedade Brasileira de Pediatria. *Novos critérios para o diagnóstico de Febre Reumática.* Disponível em: http://www.sbp.com.br/fileadmin/user_upload/2012/12/Novos-critrios-para-Febre-Reumtica-Site-003.pdf.

Sociedade Brasileira de Cardiologia. *Diretrizes brasileiras para o diagnóstico, tratamento e prevenção da febre reumática.* Arquivos Brasileiros de Cardiologia, 2009. 93: p. 1–18.

Vasculites

32

Natali Gormezano

O termo vasculite refere-se a um processo de inflamação e necrose dos vasos sanguíneos. A inflamação difusa vascular determina o aparecimento de sintomas gerais (febre, astenia, queda do estado geral) e desenvolvimento de manifestações orgânicas (sinais e sintomas neurológicos, disfunção renal, dor abdominal, etc.) como consequência da isquemia e do infarto visceral por oclusão dos vasos.

A etiologia é ainda desconhecida para a maioria das síndromes vasculíticas; a teoria mais provável é que ocorra depósito de imunocomplexos circulantes, com ativação do complemento e consequente inflamação vascular. Acredita-se que fatores ambientais, principalmente infecciosos podem desencadear esse processo em indivíduos suscetíveis.

As vasculites na infância são doenças raras, muito parecidas umas com as outras e com sinais e sintomas muito variados, tornando seu diagnóstico mais difícil. O diagnóstico inicial de uma vasculite deve ser sempre considerado diante de uma criança com doença multissistêmica, com febre de origem indeterminada ou sintomas constitucionais inexplicáveis. Felizmente há duas exceções: as principais vasculites da criança – púrpura de Henoch-Schönlein (PHS) e a doença de Kawasaki (DK) – são de diagnóstico clínico e têm sinais e sintomas característicos.

A localização e o tamanho dos vasos acometidos, assim como os aspectos histológicos da lesão, constituem as características que definem e classificam as diferentes vasculites. O Quadro 32.1 apresenta de forma simplificada a classificação das vasculites da infância, pelas principais associações de reumatologistas pediátricos do mundo: European League Against Rheumatism (EULAR), Paediatric Rheumatology European Society (PReS) e Paediatric Rheumatology International Trials Organisation (PRINTO) .

Quadro 32.1 – Classificação das vasculites na infância

Predomínio de grandes vasos	Arterite de Takayasu
Predomínio de médios vasos	Doença de Kawasaki* Poliarterite nodosa (PAN) PAN cutânea
Predomínio de pequenos vasos	GRANULOMATOSAS Poliangeíte granulomatosa (Wegener) Poliangeíte eosinofílica (Churg-Strauss) NÃO GRANULOMATOSAS Púrpura de Henoch-Schönlein* Poliangeíte microscópica
Outras vasculites	Doença de Behçet Vasculites secundárias a infecção, malignidade e drogas Vasculite isolada de SNC

*Fonte: adaptado de EULAR/PRINTO/PReS * Principais vasculites em Pediatria*

Púrpura de Henoch--Schönlein

A PHS, também chamada de púrpura anafilactoide, é a principal vasculite da infância. Ocorre em crianças predominantemente entre três a dez anos de idade e, na grande maioria dos casos, tem um curso benigno. Tem um predomínio discreto no sexo masculino, ao contrário do que acontece na grande maioria das doenças reumatológicas. A etiopatogenia ainda não é totalmente definida. Entretanto, agente infecciosos, vacinas, drogas e picadas de inseto podem ter um papel desencadeante.

Para uma criança ser diagnosticada com PHS, os critérios de classificação do Quadro 32.2 devem ser preenchidos.

Quadro 32.2 – Critérios diagnósticos de púrpura de Henoch-Schöenlein

Mandatório	Púrpura palpável ou petéquias com predomínio em membros inferiores, mais 1 dos 4 seguintes:
1	Dor abdominal difusa
2	Biópsia cutânea com depósito de IgA
3	Artrite ou artralgia aguda de qualquer articulação
4	Envolvimento renal (hematúria e/ou proteinúria)

Fonte: Adaptado de EULAR/PRINTO/PReS

TEP – Título de Especialista em Pediatria

A manifestação clínica característica e mandatória em todos os pacientes é a púrpura não plaquetopênica, localizada principalmente em membros inferiores e nádegas. A lesão aparece em áreas de maior suporte de pressão. Edema subcutâneo de mãos, pés e ao redor dos olhos pode ocorrer principalmente em crianças menores. O envolvimento articular geralmente é oligoarticular e ocorre nas grandes articulações (joelhos e tornozelos), com dor moderada a intensa.

A manifestação gastrintestinal pode ocorrer em média em 2/3 dos pacientes e normalmente aparece dentro de 1 semana após o início da lesão de pele. Os achados mais comuns nessas crianças são dor periumbilical, náuseas, vômitos e diarreia sanguinolenta. Em alguns casos a dor abdominal pode preceder a lesão de pele e pode mimetizar apendicite aguda. A complicação aguda mais grave da PHS é a invaginação intestinal, e a ultrassonografia é o exame mais indicado para reconhecer e acompanhar esses casos, nos quais serão encontrados espessamento da parede intestinal, obstruções e perfurações. Vale chamar atenção para o fato de que os meninos apresentam com frequência dor e edema escrotal; esses casos devem ser tratados com corticoterapia.

O envolvimento renal é o responsável pela cronicidade da doença e determina o prognóstico desses pacientes. A grande maioria apresenta lesão renal nos 3 primeiros meses de doença, mas alguns casos podem aparecer com até anos de evolução. As principais alterações observadas são a hematúria isolada e a hematúria associada à proteinúria; o risco de insuficiência renal crônica é muito baixo. Portanto, os exames de avaliação urinária e da função renal devem ser monitorados em longo prazo no seguimento dessas crianças.

Todos os sintomas da púrpura podem recorrer principalmente nos 3 primeiros meses após o surto inicial e após quadros infecciosos, mas, com o passar do tempo, a chance de recorrência diminui e somente a lesão renal passa a ser a maior preocupação.

Não existem testes laboratoriais ou exames de imagem específicos para o diagnóstico da PHS. Podem-se encontrar alterações inespecíficas sugestivas de inflamação, provas inflamatórias alteradas, leucocitose e trombocitose. Aumento dos níveis de IgA pode estar presente. A biópsia de pele não é necessária para o diagnóstico, mas, em apresentações atípicas, pode ser feita e revela vasculite leucocitoclástica com depósitos de IgA.

A doença tem um curso benigno e autolimitado, e a maioria das crianças não necessita de tratamento específico; somente repouso e sintomáticos. Dor abdominal intensa, nefrite grave, orquiepididimite e comprometimento de sistema nervoso central devem ser tratados com corticosteroides, e casos de nefrite refratária e prolongada podem necessitar de tratamento imunossupressor. As crianças com artralgia e artrite podem se beneficiar do uso de anti-inflamatórios não hormonais.

Doença de Kawasaki

A DK é uma condição clinica febril aguda da primeira infância e é a segunda vasculite mais comum na criança. Acomete principalmente crianças abaixo de cinco anos de idade e tem predomínio nos meninos. O diagnóstico é essencialmente clínico, e atrasos podem levar a graves complicações. A complicação mais temida é a lesão coronariana, podendo determinar doença cardíaca isquêmica, infarto do miocárdio e morte súbita. O maior risco de lesão coronariana ocorre em crianças menores de seis meses e maiores que cinco anos. Os critérios de diagnóstico da DK são apresentados no Quadro 32.3.

Quadro 32.3 – Critérios diagnósticos para doença de Kawasaki

Mandatório	Febre com duração maior que cinco dias, associada a quatro dos seguintes critérios:
1	Hiperemia conjuntival bilateral
2	Eritema labial e/ou fissura labial e/ou eritema difuso de orofaringe e/ou língua em framboesa
3	Alterações em extremidades (edema de mãos e pés e/ou eritema palmoplantar e/ou descamação periungueal)
4	Exantema polimorfo
5	Adenomegalia cervical maior que 1,5 cm

Fonte: adaptado de Centers for Disease Control: Revised diagnostic criteria for Kawasaki disease

A febre é alta, pouco responsiva aos antitérmicos, e a criança, muitas vezes, encontra-se irritada. Deve-se ter atenção, pois o diagnóstico pode ser esquecido pelo médico no pronto-socorro ou até mesmo confundido com outros quadros infecciosos. Não se deve descartar o diagnóstico de DK em crianças com sintomas comumente atribuídos à doença viral. Nem toda febre com rash é viral. Quanto antes o tratamento for estabelecido, melhor para a criança, que terá menos chances de complicações coronarianas.

A conjuntivite, que ocorre em mais de 85% dos pacientes, é bilateral e não exsudativa (secreção purulenta ocular sugere outro diagnóstico) . Pode haver fotofobia, e um achado interessante é que a região do limbus (ao redor da íris) é poupada. A lesão de mucosa oral normalmente é um eritema difuso com lábios fissurados e língua em framboesa. Vesículas, úlceras e exsudato tonsilar sugerem infecção viral ou bacteriana. O exantema é polimórfico; entretanto, vesículas e bolhas não são descritas. A adenopatia é o achado menos comum; é unilateral, indolor e costuma comprometer a cadeia cervical anterior. Múltiplos linfonodos pequenos palpados bilateralmente sugerem outros diagnósticos.

Vasculites

Outros achados descritos são: mialgia, artralgia/artrite, irritabilidade (inflamação meníngea), dor abdominal, vômito, diarreia, e vesícula hidrópica. Um aspecto curioso é que pode haver eritema e enduração no local de aplicação da vacina BCG.

As alterações laboratoriais são inespecíficas. Pode-se identificar leucocitose, eventualmente com desvio à esquerda, anemia, aumento de transaminases e piúria estéril em fases iniciais da doença e plaquetose (que pode ser importante com até 1 milhão de plaquetas) em uma fase mais tardia. A elevação das provas inflamatórias de fase aguda também é achado comum.

O tratamento deve ser instituído preferencialmente até o décimo dia da doença, o que reduz drasticamente o risco de aneurismas coronarianos. Deve ser administrada imunoglobulina endovenosa na dose de 2 g/kg associada a aspirina 50 a 80 mg/kg/dia dividido em quatro doses até que a criança esteja afebril e, após, 3 a 5 mg/kg/dia até comprovação da ausência de lesão coronariana e atividade inflamatória.

Embora não exista um protocolo universal, todo paciente com suspeita ou diagnóstico de DK deve realizar um ecocardiograma. Sabe-se que as lesões coronarianas se desenvolvem mais frequentemente entre a segunda e oitava semana após o início da febre. Recomenda-se um primeiro exame no momento do diagnóstico e um novo ecocardiograma entre a sexta e oitava semana após o início da doença.

Poliarterite nodosa

A PAN é uma vasculite necrosante de pequenos e médios vasos com envolvimento de múltiplos órgãos e que afeta indivíduos de todas as idades; é rara na faixa etária pediátrica. A etiologia não é totalmente esclarecida, mas são descritos desencadeantes infecciosos como a infecção pelo vírus da hepatite B e, nas crianças, a infecção pelo estreptococo beta-hemolítico do grupo A de Lancefield.

As manifestações clínicas são variadas; as crianças geralmente abrem o quadro com sintomas constitucionais como febre, perda de peso e mal-estar. Além disso, chamam a atenção lesões de pele variadas (exantema, petéquias, edema), dor abdominal, prostração, hipertensão, artralgia e mialgia difusa.

Esta é uma doença de quadro arrastado e diagnóstico difícil. Quadros infecciosos, autoinflamatórios e oncológicos devem ser sempre descartados. O diagnóstico só é bem definido após achado histopatológico de vasculite necrosante e achados radiológicos de alterações vasculares típicas.

As alterações laboratoriais são inespecíficas: leucocitose, plaquetose, aumento de provas inflamatórias e anemia. A demonstração de aneurisma de vasos de mé-dio e pequeno calibre é parte do diagnóstico. O tratamento tem como base a corticoterapia em altas doses associada a imunossupressor.

A PAN cutânea já é mais comum na criança do que a sistêmica e afeta vasos de pequeno e médio calibres limitados à pele. É uma doença caracterizada por febre e nódulos dolorosos sem sintomas sistêmicos associados. Com frequência, evidencia-se infecção estreptocócica prévia; daí a necessidade de penicilina benzatina profilática nessas crianças, como nos quadros de febre reumática, pois, a cada nova infecção, pode haver recorrência das manifestações da PAN.

Arterite de Takayasu

É uma vasculite granulomatosa de grandes vasos, que envolve aorta e seus ramos. Mais uma vez, a etiologia não é conhecida. Entretanto, existem evidências de participação de agentes infecciosos como o *Mycobacterium tuberculosis*. Os sintomas nas crianças são inespecíficos, como febre, mal-estar, fadiga, dor de cabeça, mialgia. O principal sintoma é hipertensão; os sopros e alterações do pulso também aparecem. Dessa forma, vale chamar a atenção para necessidade de um exame detalhado e minucioso com pesquisa de sopros em aorta e seus ramos em todas as crianças com hipertensão e sintomas constitucionais inespecíficos.

Os exames laboratoriais não ajudam muito no diagnóstico uma vez que inclusive as provas de atividade inflamatória podem estar normais nesses pacientes. A arteriografia de aorta e seus ramos é considerada o exame preferencial para o diagnóstico.

A base do tratamento é a corticoterapia e, nos casos resistentes, imunossupressão.

Doença de Behçet

A doença de Behçet é a única vasculite primária que afeta vasos de todos os tamanhos, tanto do sistema venoso como do arterial. Os meninos e as meninas são igualmente acometidos, por volta dos dez anos de idade. A tríade clássica desta doença inclui: úlceras orais, úlceras genitais e uveíte. Para o diagnóstico definitivo da doença devem-se ter úlceras orais recorrentes e mais 2 dos seguintes critérios: 1. úlcera genital; 2. doença ocular (lesões variadas como uveíte anterior, posterior, papilite, iridociclite); 3. lesões cutâneas (eritema nodoso, pústulas, úlceras, foliculite ou púrpuras); 4. teste da patergia positivo (introdução oblíqua de uma agulha estéril de calibre grosso na pele do antebraço até o subcutâneo; o aparecimento de nódulo eritematoso ou pustular após 24 a 48 horas representa a positividade do teste, associada a hiper-reatividade cutânea).

O envolvimento de sistema neurológico pode ocorrer e é considerado a manifestação mais grave da doença. A doença vascular é rara nas crianças, mas podem ocorrer trombose venosa e arterial, aneurismas e dilatação dos capilares periungueais. O tratamento é feito conforme a manifestação clínica apresentada. Corticosteroides e imunossupressores são indicados somente para manifestações graves da doença. Úlceras orais e genitais geralmente respondem com corticosteroide tópico e colchicina.

O Quadro 32.4 apresenta, de forma resumida, as principais informações sobre o diagnóstico diferencial das principais vasculites da infância.

Quadro 32.4 – Resumo das principais vasculites na infância

Vasculite	Vasos afetados	Idade de início	Manifestações clínicas
PHS	Pequenos	3 a 15	Púrpura, artralgia/artrite, dor abdominal, edema subcutâneo, orquite, lesão renal
DK	Médios	< 5 anos	Febre, conjuntivite, hiperemia de orofaringe com fissura labial, *rash*, linfadenopatia e eritema palmoplantar
PAN	Médios	7 a 12 anos	Febre, mialgia, livedo reticular, nódulos subcutâneos, artralgia/artrite, envolvimento renal e neurológico
AT	Grandes	10 a 30 anos	Diminuição de pulso periférico, diferença de pressão arterial > 10 mmHg entre os membros, sopro de aorta e hipertensão
Behçet	Todos os tamanhos Sistema venoso e arterial	10 anos	Úlceras orais, genitais, lesão ocular (uveíte), lesão de pele (eritema nodoso, foliculite, pústulas)

PONTOS PRÁTICOS

- A PHS e a DK são as principais vasculites da infância e, ao contrário da maior parte dessas doenças que são de difícil diagnóstico com sintomas inespecíficos, estas são de diagnóstico clínico e devem ser sempre lembradas no pronto-socorro pediátrico.
- Infecções são importantes fatores desencadeantes em todas as vasculites.
- A PHS é a vasculite mais frequente na criança, normalmente benigna e de curso autolimitado; deve-se lembrar da monitoração da função renal em longo prazo.
- A DK aparece de forma aguda, com febre alta com mais de 5 dias de duração e pode levar a sérias complicações coronarianas. Entretanto, se diagnosticada e tratada até o décimo dia de evolução, o risco dessas complicações diminui consideravelmente.

Questões de Treinamento

1. Bruno, três anos, sexo masculino, após quadro de infecção respiratória do trato superior há 12 dias, apresenta febre, astenia, exantema maculopapular que desaparece à digitopressão, evoluindo para petéquias mais concentradas em região de nádegas e membros inferiores. No quinto dia de evolução das lesões purpúricas, surgiu edema sob as lesões cutâneas e em pálpebras, lábios, dorso das mãos e pés. A conduta adequada frente ao edema observado é:

    a. prescrever anti-histamínicos por tratar-se de processo alérgico.
    b. solicitar ecocardiograma por tratar-se de insuficiência cardíaca.
    c. conduta expectante por tratar-se de evolução benigna da doença.
    d. prescrever corticosteroide por tratar-se de glomerulonefrite aguda.
    e. solicitar dosagem de albumina sérica por tratar-se de hipoproteinemia.

2. Daniela, nove anos, sexo feminino, apresenta, há aproximadamente 1 ano, quadro clínico de insuficiência cardíaca congestiva. Exame físico: PA: 170/110 mmHg no MSE, pulsos carotídeos, femorais e braquial direito impalpáveis. Radiografia de tórax: cardiomegalia; ECG: sobrecarga ventricular esquerda; ecocardiograma com dilatação acentuada das cavidades cardíacas esquerdas, com baixa fração de ejeção do ventrículo esquerdo e insuficiência mitral leve. O diagnóstico mais provável é:

    a. arterite de Takayasu.
    b. miocardiopatia dilatada.

c. cardite reumática.
d. coartação da aorta.
e. doença de Kawasaki.

3. Edmilson, dois anos de idade, foi levado, em estado grave ao pronto-socorro pediátrico. A mãe relata que a criança teve febre alta de etiologia indeterminada, com duração de 10 dias e infecção de garganta, além disso, apresentava língua avermelhada e eritema nas palmas das mãos e plantas dos pés, que depois descamaram. Não respondendo aos antibióticos, a criança morreu 2 dias depois. No exame anatomopatológico, constatou-se trombose de coronárias com aneurismas. O diagnóstico mais provável é:
   a. poliangeíte com granulomatose.
   b. ehler-Danlos.
   c. poliarterite Nodosa.
   d. doença de Kawasaki.
   e. cardiopatia reumática.

4. A doença vascular caracterizada por vasculite multissistêmica crônica, de etiologia desconhecida, que afeta pele, mucosas (aftas e úlceras genitais), articulações e, ocasionalmente, outros órgãos como aparelho ocular e sistema nervoso central é:
   a. poliarterite nodosa.
   b. síndrome de Klippel-Trenaunay.
   c. doença de Behçet.
   d. púrpura de Henoch-Schönlein.
   e. arterite de células gigantes.

5. Com base nos critérios de classificação das vasculites na infância, validados pelo EULAR, PReS e PRINTO, assinale a opção em que são apresentadas vasculites que comprometem predominantemente médios vasos:
   a. vasculite urticariforme e púrpura de Henoch-Schönlein.
   b. arterite de Takayasu e doença de Behçet.
   c. púrpura de Henoch-Schönlein e poliangeíte microscópica.
   d. poliarterite nodosa, poliarterite nodosa cutânea e doença de Kawasaki.
   e. granulomatose com poliangeíte e vasculite primária de sistema nervoso central.

Gabarito comentado

1. Na PHS, agentes infecciosos podem ter um papel desencadeante. A manifestação clínica característica e mandatória em todos os pacientes com PHS é a púrpura não plaquetopênica, localizada principalmente em membros inferiores e nádegas. Edema subcutâneo de mãos, pés e ao redor dos olhos pode ocorrer principalmente em crianças menores. A doença tem um curso benigno e autolimitado, e a maioria das crianças não necessita de tratamento específico; somente repouso e sintomáticos. Dor abdominal intensa, nefrite grave e orquiepididimite devem ser tratados com corticosteroides. Resposta C

2. A arterite de Takayasu é uma vasculite granulomatosa de grandes vasos, que envolve aorta e seus ramos. Os sintomas nas crianças são inespecíficos, como febre, mal-estar, fadiga, dor de cabeça, mialgia. O principal sintoma é hipertensão; os sopros e alterações do pulso também aparecem. Dessa forma, vale chamar a atenção para a necessidade de um exame detalhado e minucioso com pesquisa de sopros em aorta e seus ramos em todas as crianças com hipertensão e sintomas constitucionais inespecíficos. Resposta A

3. Embora não haja relato na questão de todos os critérios para o diagnóstico da doença de Kawasaki, a complicação mais temida, a vasculite coronariana com aneurisma é bem descrita. Resposta D

4. A tríade clássica da doença de Behçet inclui úlceras orais, úlceras genitais e uveíte. Resposta C

5. PHS e poliangeíte granulomatosa (Wegener) comprometem pequenos vasos e AT compromete grandes vasos. Resposta D

Fontes consultadas e leitura recomendada

Barut, K.; Sahin, S.; Kasapcupor, O. *Pediatric vasculitis*. Current Opinion in Rheumatology, 2016 Jan. 28 (1): p. 29–38.

Batu, E.D.; Ozen, S. *Pediatric vasculitis*. Current Rheumatology Reports, 2012 Apr. 14 (2): p. 121–9.

Ozen, S.; FUHLBRIGGE, R.C. *Update in paediatric vasculitis*. Best Practice & Research: Clinical Rheumatology, 2009 Oct. 23 (5): p. 679–88.

Dor em membros 33

Daniela M. R. Lourenço

Pediatras observam grande número de crianças e adolescentes que se queixam de dores recorrentes nos membros inferiores, geralmente não articulares, porém de intensidade capaz de incomodar, impedir o sono e fazê-las chorar. A dor musculoesquelética é uma das principais causas de dor crônica e recorrente na infância e adolescência. Algumas condições fazem diagnóstico diferencial com doenças reumáticas e ortopédicas e, portanto, devem ser de pleno conhecimento dos médicos. A maior parte dessas condições não apresentam causa orgânica subjacente identificada e estão incluídas nos quadros sindrômicos de amplificação dolorosa. Na prática, a dor parece excessiva ou amplificada quando comparada aos demais achados cínicos. Em Pediatria, os seguintes diagnósticos são os mais comuns e abordados neste capítulo de forma mais específica: dor de crescimento, síndrome de hipermobilidade articular, fibromialgia e síndromes de *overuse* (relacionada ao uso de computadores, por exemplo).

A abordagem das crianças com dores em membros, da mesma forma que a dos pacientes com outras dores recorrentes (abdominais e/ou cefaleia) constitui um desafio para a equipe de saúde, pois, geralmente esses pacientes e familiares já percorreram diversos serviços e trazem uma carga de angústia e de dúvidas. Assim, a avaliação implica em uma completa compreensão da queixa de dor, incluindo os aspectos emocionais envolvidos e ainda a habilidade de enfrentamento da dor e dos fatores que a influenciam.

A anamnese e exame físico minuciosos são fundamentais e, muitas vezes, algumas consultas são necessárias para uma melhor caracterização e diagnóstico definitivo do quadro. A análise do quadro deve ser global; as crianças variam muito quanto aos mecanismos que usam para lutar contra seu desconforto. Famílias nas quais existem muitos casos de dores crônicas podem ser modelos para a ampliação da resposta dolorosa.

São muitas as causas de dores que envolvem o sistema musculoesquelético, variando de causas localizadas a doenças sistêmicas, abrangendo uma pluralidade de condições, sendo, portanto, muito amplo o diagnóstico diferencial. Didaticamente, a dor musculoesquelética pode ser diferenciada em 5 grandes grupos (Quadro 33.1), classificação que se torna fácil após anamnese, exame físico detalhados e exames laboratoriais básicos.

Quadro 33.1 – Diagnóstico diferencial da dor musculoesquelética em Pediatria

Doenças inflamatórias: doenças difusas do tecido conjuntivo (lúpus eritematoso sistêmico, dermatomiosite), febre reumática, miosites, artrite idiopática juvenil, espondiloartropatias
Doenças mecânico-degenerativas: traumas, osteocondrites, fraturas de estresse, doença de Osgood-Schlatter, doença de Legg-Calvé-Perthes (osteonecrose), síndromes relacionadas a atividades físicas, laborais e ao uso do computador
Doenças metabólico-nutricionais: raquitismo, escorbuto, hipervitaminose A
Doenças onco-hematológicas: anemia falciforme, hemofilia, talassemia, leucemias, linfomas, tumores ósseos, tumores de partes moles, neuroblastoma
Síndrome de amplificação dolorosa: dor de crescimento, síndrome miofascial, hipermobilidade articular, fibromialgia

As dores crônicas recorrentes em membros são mais frequentes em escolares, com discreto predomínio nas meninas. O conceito utilizado no diagnóstico é o mesmo para as dores de outras localizações: pelo menos três episódios de dor, de intensidade suficiente para interferir nas atividades habituais da criança, por um período de pelo menos três meses. A ocorrência de causa orgânica é menos comum; dessa forma, em mais de 90% dos casos, trata-se de entidade clínica sem fisiopatologia definida. Em geral, as dores são difusas e não articulares, com acometimento dos membros inferiores. As condições incluídas nesse tipo de apresentação clínica configuram a síndrome de amplificação dolorosa. Em geral, o tempo gasto na avaliação dessas condições será maior do que na avaliação de uma doença orgânica; se o médico não representar o apoio e a atenção que a família procura, persistirá a peregrinação a vários serviços, tentando resolver o problema. É interessante lembrar que, em muitos casos, as crianças apresentam

TEP – Título de Especialista em Pediatria

o que se chama de *la belle indifférence*, em que a queixa de muita dor não corresponde a uma atitude de desespero, temor ou ansiedade. Geralmente, os pais estão mais preocupados do que a criança com esses quadros dolorosos.

Dor de crescimento

Quadro inicialmente descrito em 1823, essa denominação é reconhecidamente errônea, pois todos concordam que o processo de crescimento é indolor. Assim, ocorreram tentativas de novas denominações como "dores recorrentes dos membros inferiores" ou ainda "dores benignas da infância". Entretanto, esses nomes não foram incorporados e, atualmente, a utilização do termo "dores do crescimento" é consagrada e universal. Representa a principal causa de dor recorrente em membros, acometendo cerca de 5 a 20% das crianças entre 3 a 12 anos de idade (pico entre os 5 e os 7 anos) e com predomínio em meninas. Tem como características ser muscular (extra-articular), de intensidade variável, normalmente em membros inferiores (região anterior da tíbia, panturrilha, cavo poplíteo e região anterior da coxa). Quando ocorrem em membros superiores (menos frequentemente), há concomitância com a dor nas pernas. A dor forte dura de 10 a 15 minutos e depois regride lentamente na hora seguinte.

Ocorre principalmente no final do dia e à noite. A dor é, em geral, bilateral, difusa e "profunda", podendo alternar os membros, interromper o sono e em alguns casos interferir nas atividades diárias. É importante destacar o padrão difuso da dor; a criança não consegue apontar com precisão o ponto doloroso. Outro ponto notável é a capacidade dessa dor acordar a criança durante o sono; diferentemente de outras dores crônicas (cefaleia e dor abdominal), essa característica clínica é benigna e não constitui um sinal de alerta.

Observam-se fatores de piora como frio, atividade física e estresse e, de melhora, como calor, massagem e repouso. Em 50% dos casos a história familiar é positiva e, em geral, está associada a outras dores recorrentes na infância como dor abdominal (cerca de 15%) e cefaleia (cerca de 20%). Períodos livres de dor, de dias, semanas ou meses são comumente observados. O exame físico da criança costuma ser normal.

No diagnóstico diferencial dessa condição, os médicos devem estar atentos a sinais de alerta para doenças orgânicas potencialmente mais graves como dor localizada e intensa, manifestações sistêmicas, fraqueza muscular, alteração de marcha. O quadro 33.2 apresenta os sinais de alarme para a avaliação mais especializada de um quadro de dor em membros em Pediatria. O fato de a dor do crescimento ser bilateral afasta a maioria das doenças orgânicas graves, que costumam ser unilaterais.

Quadro 33.2 – Sinais de alarme para dor em membros

Presença de dor localizada em pontos fixos
Dor com características "diferentes" (parestesias, por exemplo)
Dor à palpação muscular
Dor à movimentação passiva
Diminuição da força muscular
Dificuldade ou alteração à marcha
Manifestações sistêmicas associadas ao quadro de dor – febre, palidez, *rash* cutâneo, perda de peso, presença de linfadenopatia e visceromegalias
Evolução com dor persistente e/ou que não responde a analgésicos

A causa da dor ainda é desconhecida, mas fatores como distúrbios emocionais são sempre mencionados como possíveis causas. De fato, sabe-se que algumas crianças com essa condição apresentam dificuldades emocionais, escolares, familiares ou sociais. O diagnóstico é clínico e após descartado causas orgânicas devemos acalmar os pais explicando o caráter benigno e o prognóstico favorável do quadro. Para a maior parte das crianças exames laboratoriais e de imagem não são necessários. Não existe um tratamento específico. Para alívio da dor está indicada massagem local, alongamentos e uso de analgésicos simples, quando necessário. A prática de atividade física regular deve ser incentivada, posto que também ajuda na atenuação e resolução dos sintomas.

Nos casos de crianças com quadro de dor em membros sem sinais de alerta, sem manifestações sistêmicas e com exames físico e laboratoriais normais, deve-se considerar, no diagnóstico diferencial outras dores que surgem no final do dia ou à noite, especificamente associada ao aumento da atividade física, como ocorre na síndrome de hipermobilidade articular ou na presença de variações esqueléticas comuns como anteversão do fêmur, joelho valgo e pés planos.

Síndrome da hipermobilidade articular

A hipermobilidade articular é definida como a capacidade de desempenhar movimentos articulares com amplitude maior do que o normal. Ela pode fazer parte da normalidade como uma condição benigna em crianças ou estar associada a doenças hereditárias do tecido conectivo. A simples presença de hipermobilidade pode não ter nenhuma consequência clínica e ainda conferir vantagens a bailarinos, artistas de circo e atletas. A síndrome da hipermobilidade articular (SHA) é o mais comum dos distúrbios hereditários do tecido conectivo, um grupo de doenças que também inclui a síndrome de Marfan e de

Dor em membros

Ehlers-Danlos (alguns autores consideram indistinguíveis as formas hipermóveis dessa doença com a SHA), entre outras. Estudos de prevalência de hipermobilidade articular associada à dor musculoesquelética crônica (condição típica dos pacientes com SHA), apontam para cerca de 3% da população. Apenas a hipermobilidade pode ser identificada, em vários graus, em 10 a 20% da população, mais comumente em crianças e adolescentes, no sexo feminino, diminuindo com o avançar da idade. A história natural da SHA é de lesões evolutivas de partes moles, fadiga, dor progressiva e comprometimento funcional; daí a importância dessa condição ser identificada. A fisiopatologia dessa condição não é conhecida.

As dores nos membros costumam ser difusas e surgem geralmente à tarde ou à noite, após um período de atividade física, algumas vezes a ponto de interromper as atividades que a criança está praticando. Podem manifestar-se como periarticulares ou como artralgias. Frequentemente, limitam-se a uma ou duas articulações e recorrem no mesmo local. As articulações mais acometidas são a dos quadris, joelhos, cotovelos e tornozelos. A artrite ocorre em 10% a 20% dos casos. Pode ocorrer recorrências de subluxações ou luxações. O exame físico caracteriza-se por uma frouxidão excessiva das estruturas ligamentares das articulações e maior elasticidade da pele (textura mais macia). O diagnóstico é confirmado pela presença de, pelo menos, cinco dos critérios (de um total de nove) apresentados no quadro 33.3 (critérios de Beighton).

Quadro 33.3 – Critérios diagnósticos para hipermobilidade articular

Aposição passiva do polegar até a face anterior do antebraço (1 ponto para cada lado)
Hiperextensão (dorsiflexão) dos dedos das mãos paralelamente à face extensora do antebraço, particularmente da quinta articulação metacarpofalangeana (1 ponto para cada lado)
Hiperextensão dos cotovelos, superior ou igual a 10° (1 ponto para cada lado)
Hiperextensão dos joelhos, superior ou igual a 10° (1 ponto para cada lado)
Apoio das mãos no chão durante a flexão do tronco com os joelhos em extensão

Fonte: Critérios de Beighton.

A hipermobilidade localizada, representada principalmente por pés planos, *genu recurvatum* e deslocamento recorrente da patela, também pode causar dores de origem mecânica nos membros.

O diagnóstico diferencial mais importante da hipermobilidade generalizada é com a síndrome de Marfan (cifoescoliose, dilatação do arco aórtico, alterações oftalmológicas como subluxação do cristalino) e com a síndrome de Ehlers-Danlos, um grupo de condições caracterizadas por aumento da elasticidade e fragilidade da pele e hipermobilidade articular. A distinção entre essas últimas condições pode ser muito sutil e não fazer diferença na prática.

Na SHA, em decorrência da maior possibilidade de microtraumas, ruptura de ligamentos, tendões e artrose precoce, atividades como balé, capoeira e ginástica olímpica devem ser evitadas. O tratamento deve ser realizado com fisioterapia e/ou terapia ocupacional, como a prática de esportes aquáticos para fortalecer a musculatura periarticular e melhorar a estabilidade da articulação. Os anti-inflamatórios não esteroidais só devem ser indicados nos casos de dor intensa.

Fibromialgia juvenil

A fibromialgia juvenil (FJ) também se enquadra nas síndromes de amplificação dolorosa e constitui-se uma síndrome dolorosa musculoesquelética difusa, crônica, sem acometimento inflamatório ou envolvimento articular. Predomina em adolescentes e no sexo feminino (3:1).

Apesar de ser considerada uma doença benigna, a FJ pode interferir nas atividades diárias e está associada a distúrbios do sono, fadiga e alterações do humor (ansiedade e depressão). Não há critérios diagnósticos validados em crianças e, portanto, são usados aqueles estabelecidos para adultos pelo American College of Rheumatology (ACR) em 1990 (Quadro 33.4). Esses critérios estão sujeitos a críticas no que diz respeito à faixa etária pediátrica, por exemplo, em relação à intensidade da pressão digital.

É interessante também avaliar o limiar de dor obtido em pelo menos 3 a 4 pontos-controle, ou seja, pontos supostamente não dolorosos.

Quadro 33.4 – Critérios diagnósticos de fibromialgia

Presença de dor difusa/generalizada Dor acima e abaixo da região umbilical, nos dimídios direito e esquerdo e no esqueleto axial.
Duração da dor Mínimo de três meses

Dor (e não sensibilidade) em 11 dos 18 pontos bilaterais (palpação digital com pressão de 4 kg/cm
- Occipital (inserção do músculo suboccipital)
- Cervical inferior (espaço transverso entre C5 e C7)
- Trapézio (no ponto médio do bordo superior)
- Escápula (bordo medial logo acima da espinha da escápula)
- Segunda costela (lateral da segunda junção costocondral)
- Epicôndilo lateral do cotovelo (2 cm distal)
- Glúteo (quadrante superior-externo)
- Grande trocânter (1 cm posterior a proeminência trocantérica)
- Joelho (no coxim gorduroso medial)

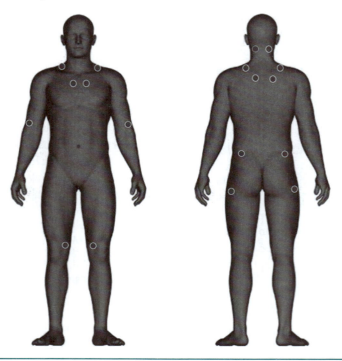

Fonte: American College of Rheumatology

As queixas de outras dores recorrentes, intestino irritável, edema subjetivo e parestesias são comuns. Os fatores de piora e sintomas associados têm relação com o modo de vida da criança e do adolescente e com situações de estresse e fadiga. Os exames laboratoriais são normais, e alguns autores chamam a atenção para o risco do superdiagnóstico da FJ. Não existe consenso quanto ao tratamento, mas tem sido referida melhora após medidas combinadas de aumento de atividade física, diminuição das situações de estresse e relaxamento. Exercício físico e fisioterapia são a parte mais importante do tratamento para alívio da dor e recuperação funcional. Os pacientes devem preocupar-se com a qualidade do sono. Alguns autores indicam terapia cognitivo comportamental. Raramente são indicados analgésicos e antiinflamatórios; são poucas as evidências que favorecem o uso dessas medicações.

Diagnóstico diferencial das dores ósseas localizadas

Nas dores localizadas, sem manifestações sistêmicas, a investigação direciona-se para o grupo das osteocondrites, síndromes de *overuse* e tumores ósseos.

As osteocondrites/osteocondroses são definidas como alterações localizadas na cartilagem dos ossos que geralmente afetam apenas um local, predominando nos membros inferiores. Acometem, mais comumente, os meninos, com idade entre 3 e 14 anos. Não se conhece bem sua etiopatogenia, mas supõe-se que traumatismos decorrentes de superuso e, em alguns casos, necrose avascular, não relacionada a traumatismo, possam ser fatores causais. O exame radiológico é necessário na detecção dessas condições. Os quadros mais comuns em pediatria são da tuberosidade anterior da tíbia (doença de Osgood-Schlatter), da epífise proximal do fêmur (doença de Legg-Calvé-Perthes) e da apófise do calcâneo (doença de Server).

É cada vez mais comum e precoce a participação de crianças e adolescentes em atividades esportivas, muitas vezes competitivas, com preparação física insuficiente. A sobrecarga de determinadas estruturas anatômicas, por esforço repetitivo, pode causar microtraumatismos, com inflamação e dor com incapacidade funcional. Início recente de uma atividade esportiva ou intensificação de treinamento algumas semanas antes da sintomatologia dolorosa fazem parte da história; no início do quadro, a dor piora aos esforços e melhora com o repouso. Evolutivamente, a dor persiste mesmo em repouso e torna-se constante, com exacerbação durante a atividade física.

A dor associada a um tumor ósseo inicia-se com um padrão intermitente, com progressão ao longo do tempo. Em contraste com a dor do crescimento, a dor do tumor ósseo é unilateral, além de, eventualmente, poder-se detectar massa palpável. Dentre os tumores benignos, o mais frequente é o osteoma osteoide que acomete área proximal do fêmur e tíbia, cuja dor piora à noite. Cerca de metade dos tumores ósseos primários da criança são malignos, constituindo 1% das neoplasias malignas da infância; os mais frequentes são o osteossarcoma e o sarcoma de Ewing. Obviamente, nessas condições ocorrem alterações radiológicas.

Investigação de condições não benignas

Dor musculoesquelética é frequentemente uma manifestação inicial de neoplasias. Dor musculoesquelética tem sido registrada em 20 a 60% dos pacientes com leucemia. A avaliação mais pormenorizada nos quadros de dor em membros é indicada para a exclusão de condições não benignas e mais graves e deve ser realizada nas crianças que apresentam os sinais de alarme, como sintomas sistêmicos (febre inexplicada, perda de peso, visceromegalias, adenomegalias), quadro persistente e progressivo de dor, dores intensas, claudicação e limitação funcional. Merecem atenção também os sintomas localizados (dor, massa palpável, sinais flogísticos) e dores isoladas em membros superiores. A investigação deve incluir a realização de um hemograma completo, a coleta de uma prova inflamatória (velocidade de hemossedimentação ou proteína C-reativa) e radiografias dos membros acometidos.

PONTOS PRÁTICOS

- A dor de crescimento ocorre principalmente no final do dia e à noite, é bilateral, difusa (criança não consegue apontar com precisão o ponto doloroso) e pode interromper o sono; diferentemente de outras dores crônicas (cefaleia e dor abdominal), essa característica clínica é benigna e não se constitui em um sinal de alerta.
- A hipermobilidade articular associada à dor musculoesquelética crônica ocorre mais comumente em crianças e adolescentes, no sexo feminino; as dores nos membros costumam ser difusas e surgem geralmente à tarde ou à noite, após um período de atividade física; o diagnóstico é confirmado pela presença de, pelo menos, cinco dos critérios Beighton (de um total de nove).
- Dor musculoesquelética é frequentemente uma manifestação inicial de neoplasias; a avaliação mais pormenorizada deve ser realizada nas crianças que apresentam os sinais de alarme, como sintomas sistêmicos (febre inexplicada, perda de peso, visceromegalias, adenomegalias), quadro persistente e progressivo de dor, dores intensas, claudicação e limitação funcional. Merecem atenção também os sintomas localizados (dor, massa palpável, sinais flogísticos) e dores isoladas em membros superiores.

Questões de Treinamento

1. Arthur, sete anos de idade, é levado ao pediatra devido a "queixa de dor nas pernas". A mãe informa que há cerca de três meses a criança vem acordando há várias noites referindo muita dor. A dor localiza-se no terço médio da coxa direita e cede sem a necessidade de analgésicos. O exame físico é normal, exceto pela presença de dor à digitopressão do terço médio da coxa direita. Qual é o dado da história apresentada que torna o diagnóstico de dor de crescimento menos provável?

    a. Frequência.
    b. Intensidade.
    c. Dor localizada.
    d. Idade do paciente.
    e. Predominância noturna.

2. Sofia, cinco anos de idade, é levado a consulta por apresentar queixa de dores nas pernas há um ano. As crises geralmente surgem no final do dia, e a mãe nunca observou edema ou limitação articular. Exame físico: ausência de sinais inflamatórios nas articulações e de sopro cardíaco. Exames laboratoriais: Hb: 11 g/dl, leucócitos: 8.000/mm^3, plaquetas: 300.000/mm^3, VHS: 12 mm/1ª hora; proteína C-reativa: negativa, antiestreptolisina O: 400 UI/dl (valor de referência: 200 UI/dl). Qual é a principal hipótese diagnóstica?

    a. Lúpus eritematoso sistêmico.
    b. Polimiosite crônica.
    c. Hipermobilidade articular.
    d. Vasculite leucocitoclástica.
    e. Febre reumática.

3. A fibromialgia juvenil é uma doença classificada dentro das síndromes de amplificação dolorosa. Ainda é uma doença diagnosticada por critérios, da mesma forma que nos adultos. Na pesquisa dos pontos dolorosos, em número de 18, não se encontram:
   a. região occipital.
   b. junção costocondral.
   c. glúteos.
   d. epicôndilo do cotovelo.
   e. tornozelo.

4. Adolescente de 12 anos de idade joga futebol todos os dias. Há dois anos apresenta dor no joelho direito. Exame físico: dor à palpação na tuberosidade anterior da tíbia, com aumento de volume. Qual é o diagnóstico provável?
   a. Fibromialgia.
   b. Osteocondrose dissecante.
   c. Doença de Sever.
   d. Doença de Osgood-Schlatter.
   e. Doença de Legg-Calvé-Perthes.

5. Adolescente masculino, 16 anos de idade, procura atendimento por apresentar dor na perna direita há um mês. Relata que a dor é localizada, sempre noturna e desaparece com anti-inflamatórios não hormonais. Informa ainda que não pratica nenhuma atividade física. Exame físico: ausência de sinais flogísticos na perna afetada, mobilidade preservada. Radiografia e TC de fêmur: pequena área osteolítica circundada por osso reacional denso. Cintigrafia óssea: presença de áreas hipercaptantes. Qual é a hipótese diagnóstica mais provável?
   a. Osteoma osteoide.
   b. Hipervitaminose D.
   c. Osteocondrite dissecante.
   d. Doença de Osgood-Schlatter.
   e. Dor de crescimento.

Gabarito comentado

1. A dor de crescimento ocorre principalmente no final do dia e à noite. A dor é, em geral, bilateral, difusa e "profunda", podendo alternar os membros, interromper o sono e em alguns casos interferir nas atividades diárias. É importante destacar o padrão difuso da dor; a criança não consegue apontar com precisão o ponto doloroso. Resposta C

2. Das dores crônicas recorrentes em membros, com amplificação dolorosa, sem sinais de alerta, a dor de crescimento e a hipermobilidade articular são as mais comuns. Resposta C

3. Os pontos pesquisados são: occipital, cervical inferior, trapézio, escápula, segunda costela, epicôndilo lateral do cotovelo, glúteo, grande trocanter e joelho. Resposta E

4. A doença é uma osteocondrite da tuberosidade tibial, uma apofisite de tração, comum durante a puberdade (fase de estirão). A dor é pontual, bem na inserção do tendão do quadríceps. A dor piora nos movimentos de flexão e extensão do joelho. Resposta D

5. Observe que o quadro é de uma dor localizada, sem relação com atividade física. A imagem radiológica confirma a hipótese de tumor. O osteoma osteoide é o tumor ósseo benigno mais frequente, ocorrendo predominantemente em pacientes jovens do sexo masculino. Na maioria das vezes, os pacientes referem dor de característica inflamatória, que piora à noite e é aliviada com o uso de anti-inflamatórios não esteroides. O osteoma osteoide é classicamente caracterizado na radiografia convencional ou na tomografia computadorizada por uma área lítica com limites bem definidos, com região central vascularizada, circundado por esclerose e espessamento cortical. Resposta A

Fontes consultadas e leitura recomendada

Fikree, A.; Aziz, Q.; GRAHANE, R. *Joint hypermobility syndrome.* Rheumatic Disease Clinics of North America, 2013. 39:419.

Junnila, J.L.; Cartwright, V.W. *Chronic Musculoskeletal Pain in Children:* Part I. Initial Evaluation. American Family Physician, 2006. 74: p.115–22.

Junnila, J.L.; Cartwright, V.W. *Chronic Musculoskeletal Pain in Children:* Part II. Reumatic causes. American Family Physician, 2006. 74: p. 293–300.

Lúpus eritematoso sistêmico juvenil 34

Natali Gormezano

O lúpus eritematoso sistêmico juvenil (LESJ) é uma doença autoimune multifatorial que acomete vários órgãos e sistemas. Ocorre com maior frequência no sexo feminino, e 10 a 20% dos casos de LES iniciam-se na faixa etária pediátrica.

As manifestações clinicas do LESJ são muito variadas e a doença pode se caracterizar por um acometimento crônico com períodos de ativação e remissão ou também apresentar-se de maneira aguda e abrupta com grave evolução. Normalmente as crianças têm uma doença mais ativa e mais grave do que os adultos.

O diagnóstico dos pacientes é um desafio, pois o lúpus é conhecido como o "grande imitador"; os sinais clínicos podem ser confundidos com inúmeras doenças e isso pode atrapalhar o médico. Dessa forma, recomenda-se que o pediatra pense em lúpus em crianças e adolescentes com sintomas constitucionais inespecíficos como fadiga, febre, mal-estar e mialgia associados com alterações urinárias, citopenias no hemograma e supostas infecções sem uma boa evolução.

Atualmente o diagnóstico é realizado com base nos critérios de classificação do lúpus eritematoso sistêmico (LES) validados pelo *American College of Rheumatology* (ACR). O Quadro 33.1 apresenta as 11 manifestações clínicas e laboratoriais, das quais devem-se ter presentes pelo menos 4 para que a doença seja estabelecida. Como o LESJ é uma doença com muitos diagnósticos diferenciais, é necessário sempre lembrar de excluir outras causas possíveis para os sintomas, principalmente as infecciosas e oncológicas, antes de fechar o diagnóstico.

Quadro 34.1 – Critérios do ACR para classificação do Lúpus Eritematoso Sistêmico

Pelo menos 4 presentes
1. Eritema malar
2. Eritema discoide
3. Fotossensibilidade

Pelo menos 4 presentes (cont.)
4. Úlcera de mucosa oral ou nasal
5. Artrite não erosiva
6. Serosites (pleurite e/ou pericardite)
7. Alterações renais (proteinúria superior a 500 mg/dia e/ou presença de cilindrúria
8. Alterações neurológicas (convulsão e/ou psicose na ausência de distúrbios metabólicos, hipertensão arterial ou infecções)
9. Alterações hematológicas [anemia hemolítica com reticulocitose e/ou leucopenia (menos que 4.000/mm³) e/ou linfopenia (menos que 1.500/mm³) e/ou plaquetopenia (menos que 100.000/mm³) , em duas ou mais ocasiões]
10. Alterações imunológicas [presença de anticorpos antifosfolípides (anticardiolipina IgM ou IgG e/ou anticoagulante lúpico e/ou reações sorológicas falsamente positivas para sífilis) e/ou anticorpo anti-DNA e/ou anticorpo anti-Sm]
11. Fator antinúcleo (FAN) positivo

Fonte: adaptado co Colégio Americano de Reumatologia

Mais recentemente, um grupo chamado SLICC (Systemic Lupus International Collaborating Clinics) validou novos critérios para a doença, que quando comparados aos critérios do ACR mostraram-se mais sensíveis, porém menos específicos para o diagnóstico de LES. Uma grande contribuição do novo critério é que o paciente que tem a biópsia renal compatível com nefrite lúpica na presença de FAN ou anticorpo anti-DNA dupla hélice é considerado com lúpus. Na nova classificação, deve-se ter a presença de 4 critérios, sendo no mínimo 1 clínico e 1 imunológico, ou o critério da biópsia renal citado acima. Os novos critérios ainda não são usados na prática clínica. O que se deve lembrar no dia a dia é que ambos são critérios de classificação para uma doença que pode mimetizar várias outras e, portanto, necessita-se conhecê-los bem para lembrar do lúpus no atendimento pediátrico e nos diagnósticos difíceis em crianças e adolescentes.

Quadro 34.2 – Critérios do SLICC para classificação do lúpus eritematoso sistêmico

Pelo menos 4 presentes (1 clínico e 1 imunológico, no mínimo)
Critérios clínicos
1. Lúpus cutâneo agudo (p. ex., eritema malar, lúpus bolhoso, fotossensibilidade) ou subagudo (p. ex., lesão psoriasifórmica não indurada)
2. Lúpus cutâneo crônico (p. ex., lúpus discoide, paniculite lúpica)
3. Úlcera de mucosa oral
4. Alopecia
5. Sinovite em duas ou mais articulações
6. Serosite (pleurite e/ou pericardite)
7. Alterações renais (proteinúria superior a 500 mg/dia e/ou presença de cilindros hemáticos)
8. Alterações neurológicas (convulsão, psicose, mononeurite multiplex, mielite, neuropatia cranial ou periférica, estado confusional agudo)
9. Anemia hemolítica
10. Leucopenia (menos que 4.000/mm^3) ou linfopenia (menos que 1.000/mm^3)
11. Plaquetopenia (menos que 100.000/mm^3)
Critérios imunológicos
1. FAN positivo
2. Anticorpo anti-DNA acima do valor de referência (se pelo método de ELISA, positivo se duas vezes o valor de referência)

Pelo menos 4 presentes (1 clínico e 1 imunológico, no mínimo) (cont.)
3. Presença de anticorpo anti-Sm
4. Presença de anticorpos antifosfolípides (anticardiolipina IgM, IgG ou IgA em títulos médios ou elevados, anti-β2 glicoproteína I IgM, IgG ou IgA, anticoagulante lúpico, reações sorológicas falsamente positivas para sífilis)
5. Níveis reduzidos de complemento (C3, C4 ou CH50)
6. Coombs direto positivo na ausência de anemia hemolítica

Fonte: adaptado de Systemic Lupus International Collaborating Clinics (SLICC) group

As diversas manifestações clínicas do LESJ podem estar presentes em um mesmo paciente, mas não necessariamente ao mesmo tempo. O comprometimento é cumulativo, e em média uma criança leva 4 meses para preencher os critérios diagnósticos. O acometimento mucocutâneo está presente em até 90% dos casos e pode ser com petéquias, vasculites, *rash* e até mesmo com lesões bolhosas. As articulações frequentemente são acometidas e, geralmente, melhoram sem deixar deformidades. O comprometimento renal é o principal responsável pela morbidade nas crianças.

O acompanhamento e manejo dessas crianças deve ser individualizado e multiprofissional, e o cuidado deve ser não somente baseado em medicações imunossupressoras mas também em medidas gerais como cuidados com o sol, prática de atividade física, nutrição e preocupações com a qualidade de vida.

PONTOS PRÁTICOS

- O LESJ é uma doença multifatorial e com comprometimento de múltiplos órgãos, o que torna o seu diagnóstico um desafio.
- O pediatra deve lembrar de LESJ em crianças e adolescentes com sintomas constitucionais inespecíficos e comprometimento de mais de um órgão ou sistema.
- A lesão renal no lúpus é a principal responsável pela morbimortalidade dos pacientes.

Questões de Treinamento

1. Maria, doze anos é trazida à emergência com história de adinamia há 3 meses, edema de membros inferiores percebido há um mês e diminuição do débito urinário. Apresenta febre desde o início do quadro. Nega amigdalite ou piodermite. Exame físico: hipocorada, em anasarca, PA: 160 × 100 mmHg, com estertores crepitantes em bases pulmonares, ausculta cardíaca com sopro sistólico em foco mitral (++/6+). Exames laboratoriais: hemograma: Hb: 9,2 g/dL; leucócitos: 2.900/mm^3; proteinúria de 24 horas: 3,5 g; EAS: proteinúria (4+) e hemácias: 4 por campo. O diagnóstico mais provável é:
   a. glomerulonefrite difusa aguda.
   b. nefrite lúpica.

c. síndrome hemolítico-urêmica.
d. granulomatose de Wegener.
e. pielonefrite aguda.

2. Bruno, catorze anos, queixa-se de dor e edema em joelhos há 40 dias, que se agravou nos últimos 15 dias, e aparecimento de úlceras orais e púrpuras palpáveis em membros inferiores. Exames físico: artrite de joelhos, alopecia e aftas orais indolores. Exames complementares: leucócitos: 3.000/mm³, linfócitos: 1.000/mm³, exame de sedimento urinário com hematúria e cilindrúria. O diagnóstico provável é:
   a. púrpura de Henoch-Schönlein.
   b. artrite idiopática juvenil.
   c. lúpus eritematoso sistêmico.
   d. doença de Behçet.
   e. poliarterite nodosa sistêmica.

3. O lúpus eritematoso sistêmico Juvenil (LESJ) é uma doença multissistêmica, autoimune e crônica. A principal causa de morbimortalidade no lúpus eritematoso sistêmico juvenil (LESJ) é decorrente do comprometimento do:
   a. sistema hematológico.
   b. sistema cardiovascular.
   c. comprometimento músculo esquelético.
   d. sistema renal.
   e. sistema nervoso central.

4. Ana, nove anos de idade, dor em joelho direito há aproximadamente 1 mês, que vem aumentando de intensidade lentamente. Refere também adinamia, inapetência e emagrecimento; febre esporadicamente (38,5°C). Há 2 meses, apresenta lesão na pele principalmente dos membros superiores e face, que piora nos dias mais quentes ou quando se expõe ao sol. Exame físico: regular estado geral, eupneica, descorada+/4, *rash* malar poupando o sulconaso labial, artrite em joelho direito e cotovelo esquerdo. Exames: hemograma com Hb: 8 g/dL, reticulócitos 12%, leucócitos de 4.000/mm³ e plaquetas 85.000/mm³. Urina 1 com hematúria e proteinúria, com relação proteína/creatinina = 1,5. O diagnóstico mais provável é:
   a. lúpus eritematoso sistêmico.
   b. artrite idiopática juvenil.
   c. púrpura de Henoch-Schönlein.
   d. doença linfoproliferativa.
   e. febre reumática.

Gabarito comentado

1. Quadro renal decorrente de uma doença com sinais sistêmicos e constitucionais crônicos (febre, adinamia), com alterações clássicas no hemograma (anemia e leucopenia) sugerem lúpus. Resposta B

2. Observe que esse adolescente apresenta quatro critérios clássicos definidos pelo Colégio Americano de Reumatologia para lúpus: úlceras orais, artrite, alterações renais (cilindrúria), alterações hematológicas (leucopenia e linfopenia). Dúvida poderia existir para PHS, mas os achados sistêmicos, alterações orais e o hemograma não são compatíveis, tornando a hipótese inicial de lúpus a mais provável. Resposta C

3. O comprometimento renal é o principal responsável pela morbidade nas crianças. Resposta D

4. Observe que essa criança apresenta mais de quatro critérios clássicos definidos pelo Colégio Americano de Reumatologia para lúpus: eritema malar, fotossensibilidade, artrite, alterações renais, alterações hematológicas (anemia e plaquetopenia). Resposta A

Fontes consultadas e leitura recomendada

Borgia, R.E.; Silverman, E.D. *Childhood-onset systemic lupus erythematosus: an update*. Current Opinion in Rheumatology, 2015 September. 27 (5): p. 483-92.

Sag, E.; Tartaglione, A.; BATU, E.D.; RAVELLI, A.; KHALIL, S.M.; Marks, S.D.; OZEN, S. *Performance of the new SLICC classification criteria in childhood systemic lupus erythematosus: a multicentre study*. Clinical and Experimental Rheumatology, 2014 May/June. 32 (3): p. 440-4.

MALATTIA, C.; MARTINI, A. *Paediatric-onset systemic lupus erythematosus*. Best Practice & Research: Clinical Rheumatology, 2013 June. 27 (3): p. 351:62.

Cardiopatias congênitas

35

Elisangela P. Gonçalves
Vinícius C. Destefani

Circulação fetal

A circulação fetal difere da extrauterina em muitos aspectos. A única conexão entre o feto e o meio externo é a placenta. Nos adultos as trocas gasosas ocorrem nos pulmões enquanto que nos fetos a placenta é responsável pela troca de gases e nutrientes.

Preste atenção nessa sequência de fluxo sanguíneo: o sangue oxigenado que retorna da placenta flui para o feto através da veia umbilical com uma pO2 de aproximadamente 30 a 35 mmHg. Cerca da metade deste sangue passa através dos sinusoides hepáticos, enquanto o restante é desviado do fígado e segue pelo ducto venoso para a veia cava inferior. Este fluxo combinado da parte inferior do corpo mais o sangue venoso umbilical (pO2 de aproximadamente 26 a 28 mmHg) penetra no átrio direito e é preferencialmente direcionado através do forame oval para o átrio esquerdo. O sangue então flui para o ventrículo esquerdo e é ejetado para a aorta ascendente. O sangue da veia cava superior fetal, que é consideravelmente menos oxigenado (pO2 de 12 a 14 mmHg) entra no átrio direito e preferencialmente atravessa a valva tricúspide, ao invés do forame oval, e flui primariamente para o ventrículo direito.

Cerca de 5 a 10% do volume que passa para o ventrículo direito é levado aos pulmões pelas artérias pulmonares, e deles volta ao átrio esquerdo através das veias pulmonares sem ser oxigenado. Uma parte deste sangue é desviada através do canal arterial para aorta, antes de alcançar os pulmões. No átrio esquerdo, o sangue que chega dos pulmões e o proveniente do forame oval se misturam, chegam ao ventrículo esquerdo e aorta ascendente. Assim as artérias do coração, da cabeça, do pescoço e dos membros superiores recebem sangue com maior teor de oxigênio do que o restante do corpo. Cerca de 40 a 50% do sangue da aorta descendente passam pelas artérias umbilicais e retornam à placenta para re-oxigenação. O restante suprirá as vísceras e a metade inferior do corpo. Como os pulmões do feto não são funcionantes, eles oferecem grande resistência à circulação proveniente do ventrículo direito, desta forma, as paredes do ventrículo direito e esquerdo têm praticamente a mesma espessura.

Ao nascimento, a expansão mecânica dos pulmões e um aumento na pO2 arterial resultam em uma rápida redução na resistência vascular pulmonar. Concomitantemente, a redução da circulação placentária de baixa resistência leva a um aumento na resistência vascular sistêmica. Assim, a circulação no canal arterial é reduzida quase completamente.

O canal arterial contrai-se ao nascimento e deixa de ser funcional nas primeiras 12 a 15 horas pós-parto, exceto em prematuros e naqueles com hipóxia persistente, situações em que pode permanecer aberto por mais tempo.

O oxigênio constitui o fator mais importante do controle do fechamento do canal arterial. Durante a vida fetal, a abertura deste é controlada pelo regime de hipóxia vigente e também por meio da produção de prostaglandinas durante a vida intrauterina; por esse motivo alguns inibidores da síntese de prostaglandinas, como a indometacina, são usados para promover o fechamento farmacológico do canal arterial.

A oclusão da circulação placentária provoca queda imediata da pressão sanguínea na veia cava inferior e átrio direito. Devido ao fluxo sanguíneo pulmonar aumentado, a pressão no interior do átrio esquerdo fica maior que a do átrio direito, o que acarreta o fechamento funcional do forame oval. Já o fechamento anatômico ocorre mais tardiamente. Quando defeitos cardíacos estruturais congênitos são superpostos a essas dramáticas alterações fisiológicas, eles frequentemente impedem essa transição suave e aumentam acentuadamente o ônus sobre o miocárdio do recém-nascido.

Aspectos clínicos

A incidência de cardiopatia congênita é de 8/1.000 nascidos vivos e tem um amplo espectro de gravidade. Os neonatos e lactentes que atendemos, são encaminhados geralmente por quatro alterações clínicas: cianose, insuficiência cardíaca, sopro e arritmia. Em crianças maiores e adolescentes, sintomas como dor precordial, tontura e síncope podem estar associados. Os sintomas são manifestações hemodinâmicas e estão associados fundamentalmente às alterações no fluxo pulmonar que levam ou não à cianose; por isso as cardiopatias congênitas são classificadas em: cardiopatias cianogênicas e cardiopatias acianogênicas. Além disso, sabemos que inúmeras doenças genéticas estão associadas com cardiopatias congênitas o que pode ajudar no diagnóstico (Quadro 35.1) .

Quadro 35.1 – Associações frequentes de doenças genéticas e cardiopatias

Condição	Cardiopatia associada
Trissomia 18 (síndrome de Edwards)	CIV, T4F
Trissomia 21 (síndrome de Down)	DSAV, CIV, CIA, T4F, PCA
Síndrome de Turner	Coarctação de aorta
Síndrome de Williams	Estenose aórtica supravalvar
Síndrome de Noonan	Estenose valvar pulmonar
Síndrome de DiGeorge	Truncus arteriosus, T4F, dextroposição do arco aórtico
Rubeola congênita	PCA, estenose pulmonar
Síndrome álcool-fetal	CIV, T4F

CIV: Comunicação interventricular; T4F: Tetralogia de Fallot; DSAV: Defeito do septo atrioventricular; CIA: Comunicação interatrial; PCA: Persistência do canal arterial.

Cardiopatias Congênitas Cianogênicas

Neste tipo de cardiopatia observa-se que o sangue proveniente do retorno venoso sistêmico passa diretamente do coração direito para o esquerdo sem passar pela circulação pulmonar (*shunt* direito-esquerdo) , por meio de uma comunicação entre os átrios, os ventrículos ou as grandes artérias, resultando em insaturação do sangue arterial sistêmico e cianose central. Para haver cianose devemos ter no mínimo 5g/dL de hemogloblina dessaturada. Por isso, crianças anêmicas, tem menor manifestação clínica de cianose, apesar de quando dispneico grave. Observe que o grau de cianose depende da gravidade da obstrução do fluxo pulmonar. O *shunt* direito-esquerdo pode ocorrer por obstrução ao fluxo pulmonar associado à comunicação intercavitária, como na tetralogia de Fallot, pela completa mistura dos retornos venosos, pulmonar e sistêmico, como na drenagem anômala total das veias pulmonares, e por um arranjo paralelo das circulações pulmonar e sistêmica, como na transposição das grandes artérias. Vamos analisar esses dois exemplos: tetralogia de Fallot e transposição das grandes artérias.

Tetralogia de Fallot

A Tetralogia de Fallot (T4F) é a cardiopatia cianogênica mais comum além do primeiro ano de vida e está presente em 3 a 5% das crianças portadoras de cardiopatia congênita. Não se confunda: a cardiopatia congênita mais comum de todas é transposição das grandes artérias. Mas é difícil uma transposição viver além do 1º ano de vida sem ser operada, e por isso o T4F é a cardiopatia

cianogênica mais comum após o 1º ano. Ela consiste em quatro achados resultantes do desvio antero-superior do septo infundibular: estenose pulmonar, comunicação interventricular (CIV), dextroposição ou cavalgamento da aorta e hipertrofia do ventrículo direito.

Fisiopatologia

A obstrução na via de saída do ventrículo direito leva a um aumento da pressão durante a sístole. Dessa forma, na dependência do grau da obstrução, há *shunt* direito-esquerdo entre os ventrículos, com hipofluxo pulmonar e hipoxemia severa. Frequentemente, o fluxo pulmonar é adequado ao nascimento, ocorrendo progressão da obstrução no decorrer das primeiras semanas ou meses de vida, assim como, aumento da cianose.

Manifestações clínicas

O quadro clínico depende do grau de obstrução ao fluxo pulmonar e pode variar de discreta cianose em mucosas, lábios e leitos ungueais, eventualmente visíveis apenas ao choro ou à mamada, e apresentar-se com baqueteamento digital e hipodesenvolvimento físico em casos mais expressivos. O exame físico pode evidenciar sopro sistólico ejetivo, 2ª bulha única e frêmito. Também é comum o desenvolvimento de policitemia secundária à hipoxemia crônica. Na infância, crises hipoxêmicas ocorrem com piora súbita da cianose, hiperpneia, irritabilidade e choro prolongado, podendo levar a síncope, convulsão e mesmo óbito. Tais crises podem ocorrer quando há aumento da resistência ao fluxo de saída do ventrículo direito ou diminuição da resistência sistêmica, pelo aumento do *shunt* direito-esquerdo e queda da oxigenação ainda maior do que a existente de base. E o que fazer nesse momento dramático? Deve-se colocar o paciente em posição genupeitoral, administrar oxigênio, adequar volemia, corrigir distúrbios metabólicos/hidroeletrolíticos, e administrar medicações como fenilefrina, noradrenalina, morfina e metoprolol que atuam respectivamente aumentando a resistência vascular sistêmica e relaxando o infundíbulo.

Diagnóstico

O diagnóstico, na maioria das vezes, é obtido intraútero por ultrassonografia, porém a doença não tem repercussão nesse período. Após o nascimento, o ecocardiograma continua a ser o exame de eleição, em virtude de sua facilidade e acurácia. A radiografia de tórax mostra área cardíaca normal ou discretamente aumentada, vasculatura pulmonar reduzida e arco médio escavado pela hipoplasia da artéria pulmonar. O eletrocardiograma (ECG) mostra sobrecarga ventricular direita com R dominantes em V1 e onda S dominante em V6.

Tratamento

Na maioria dos casos, a correção ocorre antes dos 12 meses de idade. Quando as artérias pulmonares são hipoplásicas, pode ser necessária a realização de um *shunt* sistêmico-pulmonar (operação de Blalock-Taussig), para aumentar fluxo pulmonar, permitindo o crescimento das artérias e adiando-se a cirurgia de correção total. Após a cirurgia, os pacientes devem ser acompanhados regularmente em centros especializados.

Crise de Hipóxia

As crises de hipóxia não são exclusivas da T4F. Toda cardiopatia congênita que tem hipofluxo pulmonar importante pode provocar crises de hipóxia. O marco central clínico é a cianose generalizada, mas o marco metabólico mais importante é a acidose metabólica por anaerobiose. O principal gatilho que desencadeia a crise é o choro. Com o choro. ocorrem mudanças abruptas no inotropismo (catecolaminas endógenas lançadas em resposta a dor), aumentam o consumo de O2 sistêmico (secundário à dor e ansiedade), levando a diminuição do conteúdo venoso misto de O2, diminuição aguda da resistência vascular sistêmica (principalmente em períodos de febre) e diminuição da pré-carga do VD, tudo isso associado a taquicardia. Ocorre então desbalanço agudo entre fluxo sistêmico e pulmonar resultando em uma espiral viciosa. Em casos graves há piora da cianose e dispneia que leva a perda da consciência e morte. O tratamento consiste em redirecionar o balanço de fluxo sanguíneo pulmão: sistêmico e romper a espiral com alívio da dor e ansiedade (reduzindo a FC e o consumo de O2), aumentar a resistência sistêmica e aumentar o fluxo sanguíneo pulmonar. Como a maioria das crises são iniciadas ou mantidas pelo choro, criança deve ser confortada assim que começar a chorar, idealmente sendo segurada em posição de joelho fletido para comprimir as femurais e aumentar a resistência vascular sistêmica (direcionando o sangue para os pulmões). Se houver ausência de melhora em minutos, proceder fornecimento de O2 e acesso venoso. As intervenções em ordem de intensidade devem ser:

- bolus de cristaloide ou coloide para aumentar o volume, melhorar a pré-carga e melhorar o débito cardíaco
- morfina IM ou IV (0,1 a 0,2mg/kg) para alivio da dor e da ansiedade, revertendo a liberação de catecolamina endógena, diminuindo a FC e diminuindo a FR
- propanolol (0,015 a 0,02 mg/kg) ou esmolol de curta duração. Beta agonistas diminuem a FC e melhoram o enchimento ventricular aumentando a pré-carga e a possibilidade de também atuarem agudamente diminuindo a resistência vascular sistêmica
- Bicabonato de sódio EV se evidência de acidose

Transposição das Grandes Artérias (TGA)

Fisiopatologia

Na TGA a aorta e a artéria pulmonar estão transpostas. A aorta emerge anteriormente, do VD, e artéria pulmonar emerge posteriormente, do VE. Há, portanto, separação dos 2 circuitos. Defeitos como CIA, CIV e PCA são necessários para vida. Com mistura pobre entre os dois circuitos, ocorre hipoxemia, acidose e morte.

Manifestação Clínicas

Os marcos da TGA são a presença de cianose e sinais de ICC no recém-nascido. Como não há mistura entre os dois circuitos, a hipoxemia não responde ao O2. A ausculta é pobre. O diagnóstico ecocardiográfico confirma a transposição. A história natural e prognóstico depende da anatomia. Se ausência de misturas há piora rápida, o que leva ao óbito precoce.

Tratamento

Deve-se ratar agressivamente a acidose metabólica, hipoglicemia e hipocalcemia. O objetivo principal e manter algum nível de mistura através do canal arterial. Portanto a infusão de PgE1 é imperativa. A abertura de uma comunicação interatrial (Rashkind) é indicada se mistura atrial inadequada e/ou intervenção imediata não pronta ou planejada.

A técnica cirúrgica mais utilizada no mundo é a cirurgia de Jatene, desenvolvida pelo professor brasileiro. A cirurgia corretiva é necessária antes da segunda semana de vida e consiste na troca da aorta para o VE e da artéria pulmonar para o VD.

Cardiopatias Congênitas Acianogênicas

As lesões mais comuns das cardiopatias congênitas acianogênicas são as que produzem sobrecarga de volume. As mais frequentes, e que daremos ênfase, são CIV, CIA e PCA. A segunda maior classe de lesões acianogênicas corresponde às que provocam aumento da carga pressórica, secundárias à obstrução do fluxo de saída ventricular (estenose pulmonar, estenose aórtica) ou estreitamento dos grandes vasos (Coarctação da Aorta – CoAo) .

No caso das lesões com sobrecarga de volume (CIV, CIA, PCA) , a fisiopatologia comum é a comunicação entre as circulações sistêmica e pulmonar, resultando em um *shunt* de sangue rico em oxigênio de volta para os pulmões gerando um hiperfluxo pulmonar.

O remodelamento do coração ocorre com predomínio de dilatação e, em menor grau, hipertrofia. Caso o hiperfluxo se mantenha, pode haver progressivamente um aumento da resistência vascular pulmonar e hipertensão venocapilar que provoca uma reação das arteríolas pulmonares, com espessamento e fibrose da camada média e aumento da pressão da artéria pulmonar e átrio direito.

Comunicação interventricular

A comunicação interventricular é a cardiopatia congênita mais frequente e não apresenta predileção por sexo. Nessa malformação congênita, há passagem de sangue do ventrículo esquerdo para o direito por intermédio de uma abertura no septo interventricular. O septo ventricular pode ser dividido em uma pequena porção membranosa e uma grande porção muscular. Assim, a CIV pode ser classificada de acordo com a sua localização podendo ser perimembranosa, muscular ou justa-arteriais duplamente relacionadas, sendo a CIV perimembranosa o defeito mais comum correspondendo a 70% dos casos.

Fisiopatologia

Após o nascimento, com o fechamento dos *shunts* fisiológicos (placenta, forame oval e canal arterial), ocorre queda na pressão pulmonar e aumento na pressão sistêmica, com passagem de sangue esquerda-direita.

O fluxo aumentado na circulação pulmonar chega ao átrio esquerdo e ao ventrículo esquerdo, dilatando-os e elevando a pressão diastólica, e, consequentemente, aumentando a pressão capilar pulmonar retrogradamente.

Esse aumento da pressão venocapilar é responsável pelos sintomas de taquipneia, dispneia aos esforços e interrupções às mamadas. Todas as cardiopatias com hiperfluxo pulmonar e aumento da pressão do átrio esquerdo apresentam esse mecanismo fisiopatológico.

Manifestações clínicas

O quadro clínico depende da magnitude do *shunt*, geralmente começa a se manifestar no final do 1º mês de vida, intensificando-se no 2º e no 3º mês. As manifestações iniciais podem restringir-se a apenas um sopro holossistólico na borda esternal esquerda, acompanhado ou não de frêmito. De acordo com a dimensão da CIV e queda da pressão pulmonar, podem advir às manifestações de insuficiência cardíaca, como dispneia, taquicardia e sudorese, dificuldade para mamar, infecções respiratórias e sibilância.

Diagnóstico

A radiografia de tórax pode evidenciar área cardíaca aumentada (principalmente o ventrículo esquerdo), além de aumento da trama vascular pulmonar e artéria pulmonar. O ECG pode mostrar alterações indicativas de sobrecarga de ventrículo esquerdo ou biventricular, onda T invertida em V1 ou onda T ascendente. O ecocardiograma evidencia o defeito anatômico bem como o

fluxo através do Doppler, fazendo também uma estimativa da pressão pulmonar.

Tratamento

A terapêutica medicamentosa está indicada para pacientes que apresentam sinais de insuficiência cardíaca. O uso clássico de digital e diurético provoca uma melhora substancial. Quando necessário, utiliza-se um vasodilatador associado, como o inibidor da enzima conversora de angiotensina. O fechamento espontâneo ocorre em 70% dos casos, a maioria no 1ª ano de vida, e acontece nas comunicações interventriculares perimembranosas, muscular pequenas e subaórtica (perimembranosa ou duplamente relacionada). A correção cirúrgica total está indicada em qualquer idade para pacientes que apresentam insuficiência cardíaca refratária ao tratamento clínico, retardo do desenvolvimento ponderoestatural e desenvolvimento de hipertensão pulmonar por hiperfluxo.

Comunicação interatrial

É uma cardiopatia caracterizada por um defeito no septo que separa os átrios, permitindo a ocorrência de um *shunt* da esquerda para direita, resultando em sobrecarga de volume das cavidades direitas e aumento do fluxo pulmonar.

Fisiopatologia

Na CIA, ocorre desvio do sangue do átrio esquerdo para o átrio direito devido à maior capacidade de distensão das paredes do átrio direito, menor resistência vascular pulmonar e maior complacência do ventrículo direito. Em razão do shunt da esquerda para direita pela CIA, há hiperfluxo pulmonar e um retorno de sangue aumentado para o átrio esquerdo. Diferentemente da comunicação interventricular, em que o aumento de volume no átrio esquerdo eleva as pressões dessa cavidade e do capilar pulmonar, na CIA há esvaziamento para o átrio direito, e a pressão desse sistema não se eleva. Por esse motivo, os pacientes não apresentam sinais de taquipneia, dispneia aos esforços e interrupção às mamadas.

Manifestações clínicas

Em geral, crianças portadoras de CIA são assintomáticas ou pouco sintomáticas. Na adolescência é raro o desenvolvimento de insuficiência cardíaca e da doença vascular pulmonar. Em contraste, a aparente benignidade da malformação pode transformar-se em uma situação relativamente grave quando adulto, com maior frequência após a 3ª e 4ª décadas de vida, na qual podem surgir insuficiência cardíaca, arritmias, eventos trombóticos, hipertensão pulmonar e outros.

Diagnóstico

A ausculta cardíaca varia em função do fluxo pulmonar e da pressão arterial pulmonar. Nos casos de comunicações com fluxo pulmonar moderado, o dado

Cardiopatias congênitas

característico é o desdobramento amplo e constante da segunda bulha devido ao atraso no fechamento da valva pulmonar. A radiografia de tórax revela aumento da área cardíaca e da trama vascular pulmonar de acordo com o grau de repercussão do defeito. No ECG o ritmo cardíaco é sinusal. O intervalo PR pode estar normal ou prolongado e o desvio do eixo elétrico para a direita está relacionado à sobrecarga ventricular direita. O ecocardiograma permite identificar o tipo, local e a dimensão do defeito, permitindo ainda verificar a conexão das veias pulmonares, o grau de dilatação da artéria pulmonar e das cavidades cardíacas, a magnitude do fluxo através do defeito e até mesmo estimar a pressão arterial pulmonar.

Tratamento

Observa-se fechamento espontâneo da CIA ou redução de seu diâmetro em alguns casos no 1º ano de vida. A correção cirúrgica é indicada nos pacientes sintomáticos com hiperfluxo pulmonar. Além da cirurgia convencional, há possibilidade de oclusão percutânea da CIA tipo *ostium secundum* dependendo da sua morfologia e diâmetro, com índices elevados de sucesso e baixo risco de complicações.

Persistência do canal arterial

O canal arterial desempenha função primordial durante a vida intrauterina, com fluxo da artéria pulmonar para artéria aorta. Após o nascimento seu fechamento funcional comumente ocorre entre 12 e 15 horas de vida, e o anatômico é completado entre o 5º e 7º dia de vida, prolongando, em alguns casos, até o 21º dia.

Fisiopatologia

Lembremos que no feto, quase todo débito do ventrículo direito passa pelo canal arterial para a aorta descendente e somente uma pequena porção desse sangue vai para os pulmões. Já o débito do ventrículo esquerdo direciona-se principalmente ao cérebro. Com o nascimento, eliminam-se os *shunts* fisiológicos e a circulação torna-se em série. A repercussão hemodinâmica dependerá, portanto do diâmetro do canal arterial e da resistência vascular pulmonar.

Manifestações clínicas

O quadro clínico da criança nascida a termo assemelha-se ao descrito para a CIV. No exame físico, o sopro típico é contínuo na região infraclavicular esquerda descrito como sopro em "maquinaria", com 2ª bulha hiperfonética e precórdio hiperdinâmico. Os pulsos periféricos são amplos.

Diagnóstico

A radiografia de tórax no canal arterial com repercussão hemodinâmica observa-se aumento da vasculatura pulmonar e da área cardíaca à custa das cavidades esquerdas. O eletrocardiograma é normal no PCA pequeno. O ecocardiograma com Doppler é o exame padrão para o diagnóstico dessa anomalia.

Tratamento

Todos os canais evidentes ao exame físico devem ser fechados, mesmo os pequenos, em razão do risco de endocardite infecciosa. Em prematuros a 1ª opção para casos que necessitam de fechamento é o tratamento medicamentoso com indometacina, ibuprofeno e atualmente o paracetamol que se tem mostrado como mais uma alternativa medicamentosa para o seu fechamento. O tratamento medicamentoso deve ser feito com cuidado para evitar complicações como falência renal, hemorragia cerebral e enterocolite necrotizante. A cirurgia está indicada quando houver falência no fechamento medicamentoso ou em condições em que o prematuro não possa receber a droga. Em crianças a termo, o fechamento está indicado em qualquer idade quando desenvolveram insuficiência cardíaca congestiva.

PONTOS PRÁTICOS

• As cardiopatias congênitas mais comuns acianóticas são CIV, CIA, PCA, estenose pulmonar, coartação da aorta e estenose aórtica. A cianótica mais comuns é a tetralogia de Fallot.

• A T4F se apresenta como sopro sistólico ejetivo no foco pulmonar e 2ª bulha única. Há hipertrofia do ventrículo direito no ECG e hipofluxo pulmonar no RX. Nas crises de hipóxia o tratamento consiste em aumentar a resistência vascular sistêmica e forçar o fluxo para o pulmão: O2, morfina, beta-bloqueador e alfa-adrenérgicos são drogas de escoha

• Na TGA, a aorta emerge do VD e a artéria pulmonar do VE. Caso não haja mistura através de CIA, CIV ou PCA há morte por hipoxemia refratária. O manejo inicial consiste em infusão de PgE1 para "abrir" o canal.

• Na CIV o sopro é holossistólico na borda esternal esquerda baixa. O ECG apresenta hipertrofia de VE e VD se houver hipertensão pulmonar. O RX de tórax cardiomegalia com hiperfluxo pulmonar.

• Na CIA o sopro é sistólico ejetivo no foco pulmonar com desdobramento fixo de B2. O ECG tem desvio do eixo para direita com aumento de átrio direito. O RX tem aumento do AD e VD. Aumento da trama vascular pulmonar.

• Na PCA o sopro contínuo na borda esternal esquerda alta. Há hipertrofia de VE no ECG e cardiomegalia com hiperfluxo pulmonar no RX de tórax.

Questões de Treinamento

1. Em qual das condições abaixo ocorre sopro contínuo?
   a. CIA.
   b. CIV.
   c. PCA.
   d. Tetralogia de Fallot.
   e. Transposição das grandes artérias.

2. Assinale a alternativa que contém apenas cardiopatias congênitas cianogênicas.
   a. Tetralogia de Fallot, comunicação interatrial, persistência do canal arterial.
   b. Comunicação interventricular, transposição das grandes artérias, defeito do septo atrioventricular.
   c. Coarctação de aorta, comunicação interatrial, persistência do canal arterial.
   d. Atresia pulmonar, transposição das grandes artérias, tetralogia de Fallot.
   e. Transposição das grandes artérias, defeito do septo atrioventricular, comunicação interventricular.

3. Dentre as seguintes alternativas, quais cardiopatias apresentam hiperfluxo pulmonar?
   a. Coarctação de aorta, persistência do canal arterial.
   b. Comunicação interventricular, defeito do septo atrioventricular.
   c. Tetralogia de Fallot, comunicação interatrial.
   d. Atresia pulmonar, tetralogia de Fallot.
   e. Estenose aórtica, comunicação interventricular.

4. A causa mais frequente de hipertensão arterial no 1º ano de vida é:
   a. Endocrinopatia.
   b. Coarctação de aorta.
   c. Trombose de artéria renal.
   d. Iatrogenia medicamentosa.
   e. Persistência do canal arterial.

5. Assinale a opção que indica a associação da síndrome congênita com sua cardiopatia mais comum:
   a. Síndrome de Down – defeito do septo atrioventricular.
   b. Síndrome de Turner – comunicação interatrial.
   c. Rubéola congênita – tetralogia de Fallot.
   d. Síndrome de Noonan – estenose aórtica supravalvar.
   e. Síndrome de Edwards – bloqueio atrioventricular.

Gabarito comentado

1. Na persistência do canal arterial o sopro é contínuo na borda esternal esquerda alta, podendo ser percebido como "em maquinaria". Na CIV, o sopro é holossistólico na borda esternal esquerda baixa. A TGA não apresenta sopro em sua forma simples. Resposta C

2. A tetralogia de Fallot (T4F), a atresia pulmonar como forma extrema de um T4F e a transposição das grandes artérias são todas cardiopatias cianogênicas. Resposta D

3. A CIV e o DSAV são cardiopatias de hiperfluxo pulmonar. A tetralogia de Fallot e a atresia pulmonar são cardiopatias de hipofluxo pulmonar. A coarctação da aorta e a estenose aórtica são cardiopatias do lado esquerdo. Resposta B

4. A síndrome de Down é classicamente associada com o DSAV. A síndrome de Turner com a coarctação da aorta. A rubéola congênita com a estenose de artérias pulmonares e a PCA. A síndrome de Noonan com a estenose supravalvar pulmonar. A síndrome de Edwards se relaciona com defeitos graves cardíacos e CIV. Resposta A

Fontes consultadas e leitura recomendada

ATIK, E. *Diagnóstico clínico e laboratorial das cardiopatias congênitas*. Em Serrano JR, C.V.; Timerman, A.; Stefanini, E.; Tratado de Cardiologia Socesp, 2a edição. Editora Manol: São Paulo, 2009.

Miocardites

36

Crislaine B. Ambrosim
Vinicius C. Destefani

Miocardite é a inflamação do miocárdio que pode ser causada por uma grande variedade de agentes infecciosos e não infecciosos, como toxinas ou drogas. Em razão de sua grande variedade de apresentação clínica inicial, não sabemos os números exatos da sua real incidência na população geral. A realização do diagnóstico de certeza de miocardite não é fácil, devido à ausência atual de um método diagnóstico não invasivo considerado "padrão-ouro". Estima-se uma incidência de 2 a 10% de prevalência em portadores de insuficiência cardíaca congestiva. A miocardite também pode ser uma das grandes responsáveis pelas mortes súbitas que ocorrem em adultos jovens com menos de 40 anos de idade.

Etiologia

A miocardite pode decorrer de diversas causas infecciosas e não infecciosas, sendo a miocardite secundária por infecção viral a forma mais comum.

Os vírus cardiotróficos mais prevalentes são adenovírus, enterovirus, parvovirus B19. Em outras formas de infecção não viral, podemos ter o desenvolvimento de miocardite por *Clostridium* e *Corynebacterium diphtheria*, *Streptococcus*, *Listeria* e *Borrelia burgdorferi* (doença de Lyme) . Em algumas regiões do Brasil a miocardite chagásica causada pelo protozoário *Trypanosoma cruzi* é a forma mais prevalente de miocardite ou cardiomiopatia dilatada.

Vários fármacos podem causar miocardite de hipersensibilidade hipereosinofílica ou a agressão tóxica direta do miocárdio, como a ciclofosfamida, a fenitoína, a zidovudina e as anfetaminas. A miocardite de células gigantes e a sarcoidose, embora raras, quando diagnosticadas precocemente podem ter o prognóstico alterado por meio de tratamento adequado.

Fisiopatologia

A miocardite viral, protótipo da agressão miocárdica externa, pode ser dividida em fase aguda, subaguda e crônica. A fase aguda caracteriza-se pela presença de viremia, com perda de miócitos por necrose graças a ação direta do vírus,

efeitos citotóxicos de mediadores inflamatórios e produtos do estresse oxidativo associado à disfunção endotelial e isquemia. Segue-se à agressão viral, um complexo mecanismo de ativação do sistema imune com importante infiltrado inflamatório com células *natural killer* e macrófagos. Anticorpos neutralizantes são responsáveis pela tentativa de *clearance* viral com pico no 14º dia. A fase subaguda inicia-se a partir do 4º dia da inoculação e estende-se até o 14º dia. O infiltrado de linfócitos T segue na invasão do miocárdio. Nessa fase ocorre maior dano celular do miocárdico. A reação cruzada de anticorpos entre antígenos virais e células miocárdicas também proporciona a lesão dos miócitos. A terceira fase inicia-se no 15º dia e segue até o 90º dia após a inoculação viral, e caracteriza-se pela deposição intensa de colágeno no interstício miocárdico com fibrose miocárdica evoluindo para dilatação, disfunção e insuficiência cardíaca.

No caso da miocardite bacteriana, além da agressão bacteriana direta aos miócitos, ocorre produção importante de toxinas (com níveis de toxicidade variáveis dependendo do agente etiológico) e resposta inflamatória intensa.

Na miocardite induzida por drogas, a resposta de sensibilidade pode variar de horas a meses. Parte da justificativa da hipersensibilidade se dá em resposta a componentes quimicamente reativos que se ligam a proteínas promovendo modificações estruturais.

A miocardite de células gigantes é uma forma autoimune de agressão miocárdica e caracteriza-se histologicamente por um infiltrado de células gigantes multinucleadas, além de infiltrado inflamatório de células T, eosinófilos e histiócitos. Essa condição encontra-se, em até 20% dos casos, associada a doenças autoimunes como tireoidite de Hashimoto, artrite reumatoide, miastenia *gravis*, arterite de Takayasu, entre outras.

Diagnóstico

Diagnóstico clínico

As manifestações clínicas da doença são bastante variáveis, podendo abranger formas subclínicas, como dilatação e disfunção ventricular assintomática, ou mesmo manifestações clínicas agudas de insuficiência cardíaca descompensada, fulminante, com quadro de choque cardiogênico, dor precordial, palpitações, síncope e morte súbita. A despeito do fato de que a maioria das formas de miocardite tem sua gênese em um quadro viral, a presença de infecção respiratória, gastrointestinal ou sistêmica de infecção viral é observada em somente cerca de 30% dos pacientes nas formas agudas de manifestação.

Nas formas agudas com dor torácica, pode se manifestar de modo similar à dor anginosa. Outras formas de apresentação clínica seriam como um quadro de insuficiência cardíaca aguda, arritmias ventriculares e atriais, choque cardiogênico e morte.

Em crianças e neonatos, a miocardite usualmente apresenta-se como insuficiência cardíaca aguda, por vezes fulminante e com menor frequência como cardiomiopatia dilatada oligossintomática.

Diagnóstico laboratorial

Marcadores séricos inespecíficos de inflamação como velocidade de hemossedimentação, proteína C-reativa e leucometria, podem estar elevadas ou inalteradas. A detecção da elevação dos biomarcadores de necrose miocárdica na miocardite aguda depende da fase evolutiva e da extensão da agressão inflamatória no momento da investigação diagnóstica. Os marcadores de necrose miocárdica na miocardite se mantêm em um platô por maior tempo. A elevação de troponinas (I ou T) é mais comum que da CK-MB, e níveis elevados conferem pior prognóstico.

A pesquisa do fator causal da miocardite por meio de exames complementares estará na dependência da suspeição clínica. A pesquisa de sorologias virais possui baixa sensibilidade e especificidade. No Brasil, a doença de Chagas, em razão de sua alta prevalência deve ser investigada de forma rotineira em todos os pacientes de áreas endêmicas.

Eletrocardiograma

Na fase aguda, as alterações mais comuns são os distúrbios de repolarização e bloqueios atrioventriculares, assim como padrão sugestivo de isquemia coronariana com infra ou supradesnível do segmento ST de região cardíaca específica ou difusa, sendo que a presença de onda Q indica pior prognóstico. Na fase subaguda ou crônica, predominam os sinais eletrocardiográficos de remodelamento de câmaras, como sobrecarga ventricular e presença de bloqueio de ramo esquerdo, ambos relacionados a pior prognóstico.

Exames de imagem

Os achados ecocardiográficos na miocardite são inespecíficos. As alterações ecocardiográficas espelham a agressão inflamatória miocárdica e as consequências desta sobre a função e remodelagem ventricular. Usualmente, encontramos importante disfunção sistólica. A ressonância magnética (RNM) permite identificar tanto a injúria miocárdica inflamatória das fases aguda e subaguda quanto às lesões cicatriciais frequentemente presentes na fase crônica da doença. Na técnica do realce global precoce, as imagens adquiridas nos primeiros minutos após a administração do gadolínio representam as áreas mais acometidas pela injúria inflamatória. A técnica do realce tardio, por sua vez, permite avaliar as regiões de injúria miocárdica irreversível. Está indicada na avaliação diagnóstica dos pacientes com suspeita de miocardite aguda e crônica e naqueles portadores de disfunção ventricular de início recente com suspeita de miocardite prévia, independentemente da forma de manifestação. A cintilografia com 67-Gálio tem como principais aplicações a avaliação da função ventricular esquerda, avaliação da presença de inflamação cardíaca, identificação de subtipos de miocardites e monitoração da resposta terapêutica.

Biópsia endomiocárdica

É o método "padrão-ouro" para o diagnóstico da miocardite, pesquisa de persistência viral cardíaca, assim como de outras doenças cardiovasculares não inflamatórias. Nas situações clínicas onde há insuficiência cardíaca de início recente (menos de 2 semanas) , com instabilidade hemodinâmica, sem resposta ao tratamento usual e/ou presença de arritmias ventriculares ou bloqueios cardíacos de alto grau, desempenha importante papel na investigação do fator causal, com impacto na terapêutica. Ela altera favoravelmente o prognóstico ao determinar o tratamento imunossupressor em cenários clínicos como miocardite de células gigantes e sarcoidose.

Tratamento

Medidas gerais no tratamento objetivam cuidados relacionados às formas sintomáticas ou não de insuficiência cardíaca. A restrição dietética do sódio é indicada na ausência de hiponatremia; a restrição hídrica é recomendada na fase sintomática.

A modulação do sistema renina-angiotensina-aldosterona atenua a progressão da disfunção ventricular, diminuindo a fibrose, necrose e inflamação miocárdica em modelos experimentais. O bloqueio beta-adrenérgico na miocardite baseia-se na necessidade de reduzir a atividade simpática e os níveis de noradrenalina, impedindo assim a progressão da disfunção miocárdica e um pior prognóstico. Os inibidores da enzima de conversão (IECA), bloqueadores do receptor da angiotensina (BRA) e beta-bloqueadores são utilizados em todos os casos de pacientes com disfunção ventricular, mesmo naqueles sem insuficiência cardíaca manifesta, salvo contraindicações, com doses progressivas até as máximas preconizadas.

O exercício físico, durante a fase aguda da doença, determina aumento de mortalidade. Em vista disso e sabendo-se que miocardite é causa de morte súbita em atletas jovens, os pacientes não devem realizar exercícios vigorosos por até seis meses após a fase aguda, e até por mais tempo na dependência dos sintomas e comprometimento da função ventricular.

A terapêutica antiviral tem como objetivo promover a eliminação viral como também impedir a sua replicação. Dentre as possibilidades terapêuticas, temos a infusão subcutânea de interferon-β (IFN-β) e a imunoglobulina intravenosa (IG-IV).

A terapêutica imunossupressora tem como objetivo suprimir a resposta inflamatória e a atividade autoimune, com consequente melhora clínica e da função ventricular, além de redução da mortalidade. Para indicação da terapêutica imunossupressora, faz-se necessária a comprovação de atividade inflamatória miocárdica através da biópsia endomiocárdica associada à pesquisa viral negativa. Nas miocardites autoimunes, eosinofílicas por hipersensibilidade, sarcoidose ou por células gigantes, a terapêutica com corticosteroides ou associada à ciclofosfamida melhora a função ventricular e a sobrevida. A terapêutica imunossupressora mais comumente utilizada nos pacientes com miocardite pós-viral é a associação de prednisona com azatioprina pelo período de seis meses.

O processo de imunomodulação tem como objetivo reduzir a agressão inflamatória e autoimune por meio da remoção e modulação de possíveis agentes agressores envolvidos na patogênese da miocardite. A terapia de através de plasmaférese seletiva visa à retirada de autoanticorpos específicos associada à terapia com IG-IV para imunomodulação inflamatória das citocinas e da produção dos autoanticorpos.

Os pacientes que se encontram na fase aguda de miocardite podem desenvolver tanto taquiarritmias como bradiarritmias. Essas arritmias frequentemente desaparecem após a fase aguda da miocardite, sendo a terapia, habitualmente, de suporte.

O implante de cardio-desfibrilador (CDI) está indicado, na presença de terapia medicamentosa otimizada, em pacientes que desenvolvem cardiomiopatia dilatada na fase crônica da miocardite.

Questões de Treinamento

1. Na miocardite aguda:

   a. o ecocardiograma estabelece o diagnóstico definitivo da doença.

   b. a biópsia endomiocárdica apresenta alta sensibilidade e é de fácil obtenção.

   c. o tratamento só deve ser iniciado após a definição do diagnóstico etiológico específico.

   d. o eletrocardiograma é exame inespecífico, mas classicamente observa-se taquicardia sinusal com complexo QRS de baixa voltagem.

2. Qual, dentre os vírus abaixo citados, mais frequentemente causa miocardite?

   a. Varicela-Zoster.

   b. Rubéola.

   c. Influenza B.

   d. Enterovírus.

   e. Parainfluenza.

3. Lactente de 11 meses é internado com quadro de dispneia e hipoatividade intensa. A anamnese revela que havia sido levado ao serviço médico há quatro semanas com queixa de febre baixa e discreto edema indolor no olho esquerdo. Exame físico: linfadenopatia generalizada, taquicardia, taquipneia, edema periférico e hepatoesplenomegalia. O exame complementar indicado é:

   a. eletroforese de hemoglobina.

   b. testes sorológicos treponêmicos.

   c. fixação do complemento para tripanosoma.

   d. pesquisa de plasmódio no sangue periférico.

   e. biópsia aspirativa de medula para pesquisa de leishmania.

4. Lactente, de 5 meses, previamente hígido, é levado ao pronto-socorro com história de febre (38°C) há três dias, acompanhada de tosse, coriza e irritabilidade. Há um dia vem apresentando vômitos, palidez cutânea e sudorese. Exame físico: FR: 45 irpm, FC: 190 bpm (em repouso), t.ax: 37,2°C, sopro cardíaco: 1+/6+, fígado: 3 cm do RCD; ausculta pulmonar: ester-

tores subcrepitantes e ausência de sibilos. Radiografia de tórax: cardiomegalia, congestão hilar moderada. O diagnóstico mais provável é:

a. miocardite aguda.
b. bronquiolite viral aguda.
c. taquicardia supraventricular.
d. endocardite bacteriana subaguda.
e. insuficiência cardíaca congestiva secundária à pneumonia bacteriana.

Gabarito comentado

1. Na miocardite aguda o diagnóstico definitivo é feito pela biópsia endomiocárdica invasiva, que tem sensibilidade limitada devido o tempo de instalação da doença e o procedimento. Por isso, o tratamento precoce empírico é de extrema importância, baseando-se nos achados sugestivos do ecocardiograma (diminuição da fração de ejeção) e do ECG (taquicardia sinusal e baixa amplitude). Resposta D

2. Os vírus mais implicados na miocardite são os enterovirus, adenovírus e parvovírus. Dos enterovírus alertamos para o coxsakie tipo A e B. Resposta D

3. Nunca se esqueça que nem toda miocardite é viral. A doença de Chagas associa-se à febre baixa, edema facial, linfadenopatia e sinal de Romaña (edema ocular indolor), um sinal da porta de entrada do parasita (chagoma). Pode cursar com astenia, cefaleia e o coração é gravemente afetado por miocardite difusa e inflamação do sistema de condução. A fixação do complemento é o método imunológico mais confiável para o diagnostico. Resposta C

4. Lactente que desenvolve insuficiência cardíaca congestiva precedida de quadro de infecção viral sugere miocardite aguda. É evolução rara em pacientes hígidos, mas comum em pacientes imunocomprometidos. Lembre-se disso! O suporte hemodinâmico é mais importante na fase aguda que o tratamento etiológico. Resposta A

Fontes consultadas e leitura recomendada

I Diretriz Brasileira de Miocardites e Pericardites. Arquivos brasileiros de cardiologia 2013. Disponível em: <http://publicacoes.cardiol.br/consenso/pocketbook/2011-2013/12.pdf>.

JCS Joint Working Group. *Guidelines for diagnosis and treatment of myocarditis (JCS 2009): digest version*. Circulation Journal, 2011. 75 (3): p. 734-43.

Insuficiência cardíaca 37

Benito Lourenço
Vinícius C. Destefani

A insuficiência cardíaca congestiva é um complexo evento final para muitas doenças cardíacas da infância; seu reconhecimento precoce pode reduzir a gravidade dos sintomas, interferindo no prognóstico da criança.

Os sinais e sintomas de insuficiência cardíaca em pediatria são frequentemente confundidos com outras doenças infantis comuns, tornando o seu reconhecimento mais desafiador.

Existem várias definições modernas possíveis para a insuficiência cardíaca, dependendo da análise clínica, fisiopatológica, celular e até molecular da falência cardíaca.

Para fins práticos, a insuficiência cardíaca (IC) é a condição na qual o débito cardíaco (DC) é inadequado para as necessidades metabólicas do organismo. A síndrome clínica da IC resulta de uma incapacidade do coração em dispor de um retorno venoso adequado, proporcionar um débito cardíaco e uma perfusão sistêmica capazes de manter a demanda metabólica. Para fins didáticos desse capítulo, o entendimento da insuficiência cardíaca é, grosso modo, o entendimento da disfunção ventricular.

Sabemos que as causas e a apresentação clínica da insuficiência cardíaca podem diferir consideravelmente de acordo com a idade da criança e entre a população pediátrica e a adulta. Em adultos a causa mais prevalente de IC é a doença miocárdica isquêmica e a hipertensiva. As causas de IC em pediatria variam com a faixa etária e podem ser causadas por distúrbios circulatórios causados por sobrecargas de volume (comunicação interventricular grande, por exemplo), obstruções ao fluxo (estenose aórtica, por exemplo), mesmo na presença de um miocárdio normal. Portanto, existem casos de IC na infância que não têm como causa a disfunção miocárdica primária.

Fisiopatologia

A resposta do organismo diante da IC tem por objetivo o aumento do DC. Quando os mecanismos de compensação se esgotam, instala-se a IC descompensada.

Durante a fase aguda da IC, o sistema nervoso simpático e o sistema renina-angiotensina-aldosterona atuam para manter o fluxo sanguíneo e a pressão para os órgãos vitais. O aumento da atividade neuro-hormonal resulta em aumento da frequência cardíaca, da contratilidade miocárdica, vasoconstricção periférica seletiva, retenção de sal e fluidos e manutenção da pressão arterial. Com a progressão da doença, esses mecanismos passam a causar efeitos adversos. A demanda miocárdica de oxigênio aumenta devido ao incremento da frequência cardíaca, da contratilidade e do estresse na parede ventricular. Ocorrem alterações na homeostase do cálcio e nas proteínas contráteis, resultando em resposta hipertrófica dos miócitos. Fatores neuro-hormonais e inflamatórios como renina, aldosterona, norepinefrina, peptídeo natriurético cerebral (BNP), NT-pro BNP, podem levar a cardiotoxicidade direta e necrose. Com o aumento da severidade da IC, são observados sinais de congestão venosa sistêmica e pulmonar. Estágios finais da IC são caracterizados por sinais e sintomas de baixo débito cardíaco e choque.

Lembre-se desse mecanismo: em situações de baixo débito cardíaco, o "rim" entende essa situação como diminuição da volemia. A renina é secretada (rins), que encontra o angiotensinogênio produzido pelo fígado, convertendo-o em angiotensina 1 (pouca ação). Essa angiotensina 1 é convertida nos pulmões em angiotensina 2 (por uma enzima chamada de conversora de angiotensina – ECA). Essa, sendo um potente vasoconstritor, eleva a pressão sanguínea, por meio do aumento de resistência vascular periférica. Ela também estimula a síntese e a secreção de aldosterona, que provoca retenção de sódio e, secundariamente, de líquidos.

A taquicardia e a sudorese resultam da estimulação adrenérgica. O aumento da pós-carga, que é importante na elevação da pressão sanguínea e na perfusão tecidual, pode aumentar a demanda metabólica do miocárdio já comprometido, com maior consumo de oxigênio, desencadeando hipertrofia e/ou dilatação ventricular.

Etiologia

As causas de IC em pediatria variam de acordo a faixa etária. Em recém-nascidos e lactentes, a doença cardíaca estrutural comumente leva à disfunção ventricular e à IC. As causas cardíacas mais frequentes de IC no recém-nascido são as lesões obstrutivas críticas das vias de saída dos ventrículos, principalmente do ventrículo esquerdo (VE), como a estenose aórtica, coarctação da aorta, interrupção do arco aórtico e hipoplasia do VE. A transposição dos grandes vasos da base também se manifesta por cianose e IC na primeira semana de vida. Estas cardiopatias são dependentes do canal arterial, que ao sofrer constrição fisiológica pós-natal, limita o fluxo sistêmico, levando ao choque. Causas não cardíacas também podem ocorrer: distúrbios metabólicos graves, erros inatos do metabolismo, distúrbios de oxidação de ácidos graxos e outros distúrbios mitocondriais podem levar a formas hipertróficas ou dilatadas de cardiomiopatia com função ventricular prejudicada.

A cardiomiopatia dilatada é outro processo miopático que leva à IC em crianças, podendo ser causada por mutações genéticas, doenças auto-imunes, doenças infecciosas ou exposições a medicamentos. Uma causa comum de IC adquirida em crianças é a miocardite. Miocardite aguda é geralmente atribuída a um agente viral (enterovírus, parvovírus e adenovírus são frequentemente implicados). Drogas ou toxinas, também podem causar miocardite e uma forma dilatada de cardiomiopatia. A doença de Kawasaki pode causar aneurismas de artérias coronárias que podem levar à trombose vascular e à isquemia do miocárdio, com disfunção ventricular na fase aguda ou, estenose e oclusões ao longo dos anos. Nas crianças maiores e adolescentes, além das causas descritas para os lactentes, são frequentes as lesões residuais após correção da cardiopatia congênita e as cardiopatias adquiridas como as miocardites e miocardiopatias de causas já descritas para os lactentes, surgindo aí as de origem tóxica ocasionadas pelo uso de drogas ilícitas, a febre reumática (lesões valvares severas e disfunção miocárdica) e a hipertensão arterial sistêmica. Meninos com distrofia muscular de Duchenne (ou outros distúrbios neuromusculares) podem desenvolver disfunção, geralmente na puberdade.

Manifestações clínicas, diagnóstico e classificação

Para o diagnóstico preciso da IC e de sua causa, além da análise dos sintomas com a classificação funcional e estágio da doença, é essencial o exame físico cuidadoso, incluindo a medida da pressão arterial nos membros superiores e inferiores, sinais de congestão venosa pulmonar e/ou sistêmica e exames complementares.

Em lactentes, os sintomas e sinais de IC mais comuns incluem taquipneia, taquicardia e cansaço às mamadas, hepatomegalia, dificuldade para respirar, náuseas ou vômitos. Os sinais de congestão venosa pulmonar (insuficiência cardíaca esquerda) incluem taquidispneia aos esforços (dificuldade para sugar), estertores e sibilos. Já os sinais de congestão venosa sistêmica (insuficiência ventricular direita) incluem hepatomegalia e edema.

Crianças maiores podem exibir taquicardia e taquipneia, porém a manifestação típica é fadiga e intolerância ao exercício, sendo que a falta de apetite e dificuldade de crescimento são frequentes.

Deve-se destacar que, em crianças, os sinais clínicos da IC podem não ser óbvios no exame físico. De forma geral, taquicardia de repouso e taquipneia estão comumente presentes em todas as idades. Pressão arterial geralmente é normal, exceto em pacientes com choque cardiogênico ou choque iminente. Sinais de sobrecarga de fluido, como hepatomegalia e ritmo de galope, são comuns em crianças; no entanto, outros achados de congestão como edema das extremidades inferiores, ascite, estertores e distensão venosa jugular, são identificadas com menor frequência. Sinais de má perfusão podem estar presentes, incluindo comprometimento do tempo de enchimento capilar e extremidades frias. Um sopro holossistólico apical pode ser auscultado em pacientes com câmara ventricular esquerda dilatada e incompetência da válvula mitral.

Ferramentas de diagnóstico, como radiografia de tórax e eletrocardiografia, podem ajudar a determinar se os sinais/sintomas de uma criança são atribuíveis à IC.

Na radiografia de tórax a silhueta cardíaca é geralmente aumentada. Uma grave insuficiência mitral pode levar ao aumento atrial esquerdo. Crianças com IC podem não apresentar alterações nos campos pulmonares nas radiografias; pode-se, entretanto identificar sinais de hiperfluxo e edema pulmonar. O eletrocardiograma comumente demonstra anormalidades inespecíficas, como hipertrofia ventricular; em pacientes com doença avançada, pode revelar distúrbios de condução elétrica. Distúrbios do ritmo também são comuns em pacientes com IC (taquicardia supraventricular, fibrilação/flutter atrial e taquicardia ventricular).

Biomarcadores laboratoriais de insuficiência cardíaca podem ajudar a estabelecer um diagnóstico. O uso do peptídeo natriurético cerebral (BNP) que já está generalizado nas diretrizes para adultos, tem seu uso sistemático controverso no diagnóstico e seguimento de crianças com IC. Os níveis de BNP são particularmente úteis para distinguir pacientes com IC congestiva daqueles com doenças pulmonares primárias em neonatos e crianças. Em IC aguda e descompensada os níveis estão

Insuficiência cardíaca

elevados e podem ser relacionados com a severidade dos sintomas. Níveis de BNP > 100pg/ml, estão associados com IC congestiva em adultos e crianças. Níveis acima de 300pg/ml são fortemente correlacionados com pior prognóstico, como morte ou necessidade de transplante, do que sintomas ou achados ecocardiográficos.

A avaliação de eletrólitos nos pacientes com IC pode revelar hiponatremia secundária a retenção hídrica. O potássio elevado pode significar comprometimento renal ou mesmo destruição tissular devido a baixo débito cardíaco. Em estágios mais severos de IC, os níveis elevados de uréia e creatinina podem estar relacionados à redução do fluxo renal.

O ecocardiograma está indicado em todas as crianças com IC, para diagnosticar lesões estruturais, acessar função cardíaca e identificar causas potenciais de IC. Entretanto como visto anteriormente, o diagnóstico de IC não é um diagnóstico ecocardiográfico e pode ser feito independente desse exame, com uma detalhada história, exame físico e o RX de tórax, sem que seja necessário perder o precioso tempo de iniciar a estabilização clínica o mais precocemente possível.

Em resumo, o que vemos na nossa prática médica é que nem todos os pacientes se apresentam da mesma forma. Isso ocorre devido às fases da IC. Na fase aguda, inicial, observa-se aumento da frequência cardíaca, aumento da contratilidade miocárdica, vasoconstrição periférica seletiva, retenção de sal e fluidos e manutenção da pressão arterial sistêmica. Já na fase crônica, final, há sinais de congestão venosa sistêmica e pulmonar com baixo débito cardíaco e choque.

O diagnóstico e a classificação da IC e a resposta ao tratamento são avaliados pelo uso das tabelas de classificação de severidade. Em adultos e adolescentes está muito bem estabelecida a classificação da New York Heart Association – NYHA (quadro 37.1). Sua aplicabilidade é, entretanto, limitada para lactentes e crianças.

Quadro 37.1 – Classificação da IC segundo New York Heart Association (NYHA) – adultos e adolescentes

Capacidade funcional
Classe I. Pacientes assintomáticos e sem limitações para atividade física cotidiana.
Classe II. Pacientes com sintomas leves desencadeados por atividades cotidianas, resultando em leve limitação à atividade física.
Classe III. Pacientes com sintomas desencadeados por atividades menos intensas que as cotidianas e resultando em moderada a importante restrição à atividade física.
Classe IV. Pacientes com sintomas em repouso, resultando na inabilidade de realizar qualquer atividade física sem desconforto.

Você percebeu que essa classificação se concentra na sintomatologia e na capacidade funcional da IC. Ela não discrimina bem pacientes em estágios iniciais de IC ou entre estágios compensados ou descompensados da doença. Foi então desenvolvida pelo American College of Cardiology (ACC) e American Heart Association (AHA), uma escala com estágios, adaptada para população infantil pela International Society for Heart and Lung Transplantation (quadro 37.2) que identifica pacientes com IC em risco, que necessitam de intervenção precoce para prolongar o estágio livre de sintomas e identifica pacientes que requerem tratamento agressivo dos sintomas logo que estes são manifestados.).

Quadro 37.2 – Estágios da IC para lactentes e crianças

Estágio A. Pacientes com risco aumentado de desenvolver IC, mas que tem função cardíaca normal e não há evidências de sobrecarga de volume da câmara cardíaca.
Estágio B. Pacientes com lesão cardíaca subjacente (morfologia ou função anormal), mas ainda assintomáticos.
Estágio C. Pacientes com lesão cardíaca subjacente (anatômica ou funcional) e sintomas de IC atuais ou pregressos.
Estágio D. Paciente com lesão cardíaca avançada e sintomas refratários a tratamento convencional, fase terminal e com demanda de intervenção especializada (transplante cardíaco, suporte circulatório mecânico)

Tratamento da insuficiência cardíaca

A maior parte da nossa compreensão do manejo da IC vem de estudos realizados em adultos com IC decorrente de cardiopatia isquêmica, etiologia diferente das causas pediátricas.

No estágio A, nenhuma terapia farmacológica específica é recomendada. Entretanto, a vigilância clínica e monitoramento regulares são importantes para pacientes com alto risco de IC. Por exemplo, pacientes com câncer que receberam tratamento com drogas cardiotóxicas (agentes quimioterápicos como por exemplo, antraciclinas) devem ser triados anualmente com ecocardiografia. Da mesma forma, pacientes com doença renal crônica e aqueles que necessitam de diálise, estão em risco de disfunção ventricular e IC e podem se beneficiar de acompanhamento.

Deve-se considerar restrição de sal em crianças maiores e adolescentes, vacinação especial para agentes causadores de maior morbimortalidade nessa população, correção da anemia, febre e infecção, já que aumentam as demandas de débito cardíaco, agravando a IC. Deve-se elevar a cabeceira ou bebê-conforto para aliviar a dispneia e prevenir refluxo. Deve-se manter oxigenação adequada nas crianças com dispneia e pneumopatias associadas. Na criança, portanto, com IC congestiva, que está hemodinamicamente estável e na qual a cardiopatia não possa ser imediatamente corrigida, as medidas acima são recomendadas.

As diretrizes atuais em adultos recomendam o uso de inibidores da enzima conversora de angiotensina (ECA) em pacientes adultos assintomáticos com função sistólica prejudicada para prevenir o desenvolvimento de IC sintomática. As evidências são menos robustas para crianças. O inibidor da ECA (captopril na dose 0,5 a 1 mg/kg/dia ou enalapril 0,1 a 0,5 mg/kg/dia) está indicado na presença de disfunção VE, mesmo assintomática. Os inibidores da ECA não só previnem o surgimento, mas podem reverter a fibrose miocárdica. O efeito no processo de remodelamento miocárdico torna essencial o uso de inibidor da ECA no tratamento da IC. Deve-se ter cuidado na titulação e na monitorização dos pacientes nos primeiros meses de vida, pelo risco de disfunção renal.

Os bloqueadores de receptores da angiotensina (losartan) constituem uma boa alternativa aos inibidores da ECA quando há efeitos colaterais indesejados como tosse e angioedema.

Portanto, o manejo atual da IC não inclui apenas a normalização do débito cardíaco e melhora dos sintomas. Outros aspectos fisiopatológicos, como a estimulação neuroendócrina e o remodelamento dos miócitos também devem ser considerados no planejamento do tratamento da IC compensada. A normalização do estado hemodinâmico permanece como principal objetivo do tratamento da fase aguda de descompensação da IC.

Os diuréticos são a droga de escolha para o tratamento da IC descompensada ou aguda. São responsáveis pela melhora dos sintomas e das condições hemodinâmicas dos pacientes com congestão pulmonar e sistêmica. Através da diminuição da pré-carga, há uma diminuição do stress da parede ventricular que funciona como um potente estímulo para o remodelamento miocárdico. No entanto, têm pouco efeito nos pacientes que não apresentam sintomas de congestão. Assim, os diuréticos podem ser associados se forem observados sinais de retenção hídrica como hepatomegalia, congestão pulmonar ou edemas. A furosemida é o diurético mais usado, na dose de 1mg/kg/dose dividida em 2 vezes ao dia, podendo ser aumentado para 3 vezes ao dia.

Para pacientes recebendo mais de 1mg/kg/dose de furosemida via oral, sem inibidores da ECA, pode ser adicionado espironolactona, por seu efeito de reter potássio e no remodelamento cardíaco. Todos os pacientes fazendo uso de altas doses de diurético devem ter o potássio monitorado. Tanto a espironolactona como os inibidores da ECA causam retenção de potássio.

Os beta-bloqueadores também representam um pilar no tratamento da IC. Os beta-bloqueadores melhoram a contratilidade miocárdica através de mudanças no miócito e reduzem o volume ventricular. A melhora da função ventricular ocorre lentamente. Pode causar inicialmente uma piora dos sintomas; esse efeito é mais comum com os betabloqueadores de primeira e segunda geração (propanolol, metoprolol). Os de terceira geração, como o carvedilol, (mais prescrito atualmente) têm propriedades vasodilatadoras que podem superar essas limitações. Assim, é razoável considerar os beta-bloqueadores em crianças assintomáticas com disfunção sistólica sistêmica. A terapia com carvedilol deve começar com uma dose pequena, 0,05 mg/kg, a cada 12 horas e titulá-la ao longo de algumas semanas.

Para pacientes com estágio C, que têm doença cardíaca funcional com sintomas de insuficiência cardíaca, os objetivos do tratamento são o alívio sintomático e a tentativa de limitar a progressão da doença. Inibidores da ECA e beta-bloqueadores são recomendados (podem ser introduzidos nessa sequência). Em pacientes que exibem sinais ou sintomas de congestão devido à sobrecarga de fluidos, os diuréticos podem ser administrados para o alívio sintomático. Os diuréticos de alça, como a furosemida, são os agentes de primeira linha preferidos para a maioria das crianças com IC.

Os antagonistas da aldosterona (espironolactona, por exemplo) são diuréticos relativamente fracos, mas tem características que beneficiam pacientes com IC. Existem fortes evidências em adultos de que antagonistas da aldosterona reduzem a mortalidade e aliviam os sintomas da IC. Por isso é razoável considerar seu uso em crianças com doença e disfunção ventricular e sintomas leves a moderados. A espironolactona é geralmente prescrita após um inibidor da ECA e beta-bloqueador já terem sido iniciados. A função renal e o potássio sérico devem ser cuidadosamente monitorizados, especialmente se co-administrados com um inibidor da ECA.

Alguns pacientes com sobrecarga de fluidos (congestão aguda) podem se beneficiar da restrição hídrica, especialmente no cenário de responsividade diurética diminuída. O grau de restrição de fluidos deve variar dependendo da gravidade da sobrecarga de fluidos, refratariedade aos diuréticos, estado nutricional do paciente e anormalidade eletrolíticas. No entanto, não há dados que mostram um benefício clínico da restrição de fluidos em crianças. É preciso também agir com cautela em bebês porque a ingestão limitada de líquidos também pode levar à restrição calórica. As demandas metabólicas do corpo geralmente aumentam durante a exacerbação da IC. Suplementação dietética pode ser necessária e um programa nutricional específico deve ser calculado por um especialista.

Historicamente, a digoxina era prescrita comumente em crianças com IC. A digoxina parece melhorar os sintomas de IC avançada e melhorar a qualidade de vida, mas não há dados mostrando melhora na sobrevida. Digoxina não é recomendada para pacientes com disfunção sistólica assintomática, porque não alterou sobrevida em grandes estudos de adultos com IC. O uso de digoxina pode ser realizado em pacientes com sintomas de IC, com disfunção ventricular, para aliviá-los. A dose usada é baixa, de cerca de 5mcg/kg/dia. O nível sérico deve ser monitorizado e deve estar bem controlado (0,5 a 0,8 ng/mL); a dose de digoxina deve ser reduzida na suspeita de intoxicação digitálica ou insuficiência renal. Os sinais de intoxicação digitálica em criança são recusa alimentar, náuseas e vômitos frequentes.

No estágio D, os pacientes desenvolveram IC sintomática refratária às terapias orais otimizadas, exigindo tratamentos hospitalares. Se a doença progride para sintomas refratários, o suporte inotrópico pode melhorar o débito cardíaco e a perfusão dos órgãos-alvo. Milrinone e amrinone (inibidores da fosfodiesterase) pertencem a uma classe de agentes inotrópicos não glicosídicos e não sinpaticomiméticos. Aumentam o débito cardíaco e reduzem a pressão de enchimento cardíaco, a resistência vascular pulmonar e a resistência vascular sistêmica com mínimo efeito na frequência cardíaca ou hipertensão arterial. São muito úteis no choque cardiogênico porque aumentam a contratilidade e reduzem a pós-carga por vasodilatação periférica, sem um aumento importante no consumo de O2 (diferentemente da dobutamina). O transplante cardíaco tem sido indicado como tratamento para o estágio D de insuficiência cardíaca, no qual o paciente tem sintomas persistentes mesmo em repouso, necessitando de infusão contínua de drogas vasoativas e/ou ventilação mecânica e/ou suporte circulatório mecânico.

> **PONTOS PRÁTICOS**
>
> • A insuficiência cardíaca na criança é uma condição potencialmente grave em função da magnitude da disfunção sistólica de um ou ambos os ventrículos, bem como da adaptação periférica e das potenciais causas desencadeantes.
>
> • As principais manifestações são taquicardia, taquidispneia, interrupção das mamadas, infecções respiratórias de repetição, baixo ganho ponderoestatural, irritabilidade, perda de massa muscular, sudorese e hepatomegalia.
>
> • No estágio A, nenhuma terapia farmacológica específica é recomendada. Entretanto, a vigilância clínica e monitoramento regulares são importantes para pacientes com alto risco de IC.
>
> • Evidências fortes apoiam o uso de um inibidor de conversão da angiotensina com ou sem um beta-bloqueador para o tratamento da disfunção sistólica ventricular assintomática.
>
> • Os diuréticos são a droga de escolha para o tratamento da IC descompensada ou aguda. São responsáveis pela melhora dos sintomas e das condições hemodinâmicas dos pacientes com congestão pulmonar e sistêmica.

Questões de Treinamento

1. Um menino de 2 anos com problemas respiratórios recorrentes e problemas gastrointestinais é trazido para a clínica para avaliação. Os pais relatam que ele está dormindo mais frequentemente do que alguns meses atrás. Ele está inapetente e parece cansado durante o dia. No exame cardíaco, ritmo em 3 tempos (galope). O paciente é encaminhado para cardiologia. Qual dos seguintes é o melhor teste inicial para o cardiologista avaliar esse paciente?

   a. Ecocardiograma.
   b. Avaliação da alimentação
   c. Monitorização (holter) por 1 semana.
   d. Estudo do sono.
   e. Teste terapêutico com beta-bloqueador

2. Um menino de 10 anos está sendo seguido na clínica de cardiologia por história de insuficiência cardíaca associada à regurgitação mitral. Ele permanece assintomático e tem bom crescimento e desenvolvimento. O cardiologista identifica que o menino tem função sistólica prejudicada. Qual dos seguintes é o próximo passo na gestão deste paciente?

   a. Utilização de inibidor de enzima conversora de antiotensina
   b. Cirurgia valvar de emergência
   c. Avaliação nutricional e restrição de sódio.
   d. Teste terapêutico com digoxina
   e. Teste terapêutico com milrinone

3. Em relação à insuficiência cardíaca (IC) na criança, é correto afirmar:

   a. Arritmias, tais como taquicardia supraventricular paroxística e bloqueio atrioventricular total podem desencadear descompensação cardíaca levando à IC.
   b. A ausência de sopro cardíaco no exame físico de um recém-nascido ou lactente com suspeita de IC permite descartar o diagnóstico de cardiopatia congênita.
   c. A avaliação da frequência cardíaca não é um parâmetro importante para o diagnóstico de IC, pois esse dado é variável nas diferentes faixas etárias.
   d. A hepatomegalia e o edema de membros inferiores

são sinais frequentes de congestão venosa sistêmica na criança, por insuficiência ventricular esquerda.

4. Uma menina de 9 anos com história de cardiomiopatia é acompanhada na clínica de cardiologia. Ela tem hepatomegalia no exame e fadiga com o exercício. Ela está tomando enalapril para tratamento de insuficiência cardíaca congestiva. Qual dos seguintes é a mais adequada medicação para ser adicionada ao seu regime de tratamento?

   a. Alprazolan.
   b. Carvedilol
   c. Dobutamina.
   d. Milrinone
   e. Furosemida.

Gabarito comentado

1. Todos os sinais são sugestivos de insuficiência cardíaca e o exame de imagem cardíaco é obrigatório para todos os pacientes. Resposta A

2. As diretrizes atuais recomendam o uso de inibidores da enzima conversora de angiotensina (ECA) em pacientes assintomáticos com função sistólica prejudicada para prevenir o desenvolvimento de IC sintomática. Resposta A

3. Devemos sempre lembrar que arritmias cardíacas também podem resultar em ICC. Taquicardias e bradicardias complexas podem levar à descompensação cardíaca aguda. Algumas cardiopatias em recém-nascidos não se apresentam com sopro, mas sim com cianose ou choque. Resposta A

4. Os beta-bloqueadores também representam um pilar no tratamento da IC. Os beta-bloqueadores melhoram a contratilidade miocárdica através de mudanças no miócito e reduzem o volume ventricular. Os de terceira geração, como o carvedilol, (mais prescrito atualmente) têm também propriedades vasodilatadoras. Assim, é razoável considerar os beta-bloqueadores em crianças assintomáticas com disfunção sistólica sistêmica. Resposta B

Fontes consultadas e leitura recomendada

I *Diretriz Brasileira de Insuficiência Cardíaca e Transplante Cardíaco, no Feto, na Criança e em Adultos com Cardiopatia Congênita, da Sociedade Brasileira de Cardiologia*. Arq Bras Cardiol 2014; 103(6Supl.2): 1-126.

Rosenthal D, Chrisant MR, Edens E, et al. *International Society for Heart and Lung Transplantation: practice guidelines for management of heart failure in children*. J Heart Lung Transplant. 2004;23:1313.

Das BB. *Current State of Pediatric Heart Failure*. Children (Basel) 2018;5:88.

Masarone D, Valente F, Rubino M et al. *Pediatric Heart Failure: a Practical Guide to Diagnoses and Management*. Pediatrics & Neonatology 2017;58:303.

Lindenfeld J, Albert NM, Boehmer JP, et al. *HFSA 2010 Comprehensive Heart Failure Practice Guideline*. J Card Fail. 2010. 16(6):e1-194.

Infecções de pele e partes moles

38

Benito Lourenço

Uma flora microbiana diversificada está associada à pele e às membranas mucosas de cada ser humano, desde o nascimento até a morte. Sabe-se, atualmente, que o número de agentes colonizadores residentes e temporários do corpo humano supera o seu número de células. A flora microbiana da pele normal é relativamente estável, com gêneros específicos povoando, de forma diferente várias regiões do corpo, durante períodos específicos na vida de um indivíduo. Alguns dos principais microorganismos identificados sobre a pele normal do ser humano são: *Staphylococcus epidermidis* e outros coagulase-negativos, *Staphylococcus aureus, Propionibacterium spp* e outros bacilos Gram-positivos difteroides, Streptococcus spp, Malassezia furfur e outros fungos. Algumas variações da quantidade e do tipo de colonizadores ocorrem em situações especiais. Um exemplo clássico é o aumento da quantidade de *Staphylococcus aureus* durante os quadros de agudização dos pacientes com dermatite atópica. Essa flora normal, de baixa virulência, convive com a pele do ser humano, cuja integridade funciona como uma barreira anatômica eficaz contra infecção. O principal determinante da infecção cutânea é o desequilíbrio entre a virulência do microorganismo e a defesa do hospedeiro. Por exemplo, se comprometida a função de barreira cutânea (traumas, ferimentos e abrasões, corpos estranhos), ou lesões ou traumas de coçadura em pacientes com dermatite crônica, ou se o paciente for imunodeprimido, o risco desses agentes atingirem camadas mais profundas da pele é maior, produzindo quadros infecciosos com variável grau de gravidade. A agressividade de algumas estirpes e mecanismos imunológicos mediados por superantígenos ou produção de toxinas podem determinar a evolução para quadros clínicos muito graves, como o choque tóxico estreptocócico e pelo estafilococo. O *S. pyogenes* (grupo A) distingue-se de outros estreptococos beta-hemolíticos pelos seus antígenos da parede celular e podem ser nefritogênicos. Dessa forma, uma série de fatores de virulência específicos são conhecidos desses agentes que, em circunstâncias facilitadoras, explicam quadros

de gravidade variável das infecções cutâneas. Outros aspectos também devem ser considerados na abordagem das infecções de pele, como a resistência antimicrobiana de alguns agentes: alguns *S. aureus,* por exemplo, transportam um gene que codifica uma proteína de ligação à penicilina que confere resistência à oxacilina, representando um desafio diagnóstico e de manejo terapêutico.

A infecção de pele pode ser mono ou polimicrobiana e pode ficar confinada às camadas mais superficiais da pele (epiderme) ou estender-se em profundidade aos tecidos moles subjacentes (derme, hipoderme, tecido subcutâneo, fascia muscular e músculos) e à corrente sanguínea com focos metastáticos à distância; daí o interesse das culturas dos exsudatos, dos produtos obtidos por drenagem cirúrgica e das hemoculturas quando ocorrem manifestações sistêmicas e quadros mais graves. Infecções de pele e tecidos moles podem ser, portanto, serem classificadas com base na extensão de envolvimento do tecido e na localização anatômica específica de infecção. As infecções superficiais, geralmente evoluem sem sintomas sistêmicos, curam sem sequelas. Algumas infecções podem ser de uma gravidade extrema, com envolvimento de regiões mais profundas, como a fascia muscular e o músculo, com extensas áreas de necrose e evolução rápida para choque séptico e o comprometimento sistêmico.

A obtenção de uma história detalhada, incluindo o estado imunológico da criança, é a chave para refinar o diagnóstico diferencial e a suspeita de agentes causais específicos. Deve-se pesquisar por exposições (contágios), traumas de pele, cuidados de saúde e presença de comorbidades facilitadoras da infecção. No exame físico, a extensão, profundidade e a localização de eritema, edema, calor ou sensibilidade são importantes, além da presença de flutuação, pústulas, bolhas, crepitação, necrose e sinais sistêmicos.

Em quadros leves e não complicados, pode-se realizar o tratamento diante da suspeita clínica. Deve-se lembrar que culturas da secreção, podem ser úteis, mas com o inconveniente da confusão com os agentes da microflora normal. Nos quadros complicados, a avaliação laboratorial mais completa, com hemograma, proteína C-reativa, hemocultura e bacterioscopia e cultura do aspirado da lesão (raspado sobre crostas ou escaras), deve ser realizada. Estudos de imagem podem ser úteis para determinar a profundidade da infeção grave ou complicada. Lembre-se que a obtenção da imagem nunca deve atrasar procedimento cirúrgico e debridamento desses quadros graves. Na radiografia simples pode-se evidenciar gás ou elevação do periósteo. Ultrassonografia pode ser usada para avaliar abscessos. Tomografia ou ressonância magnética tem importância para delinear planos de infecções mais profundas.

O reconhecimento rápido da infecção conjuntamente com o uso de antimicrobianos adequados minimiza a ocorrência de efeitos adversos e o surgimento de resistência antimicrobiana. S. aureus e S. pyogenes são os agentes mais comuns dessas infecções, sendo que o primeiro tem uma propensão para causar abscessos em qualquer tecido/órgão, mas principalmente na pele. Crianças que apresentam lesões com secreção purulenta têm uma alta taxa de colonização nasal pelo S. aureus. Assim como S. aureus representa a causa dominante de abscessos cutâneos, o S. pyogenes é o responsável pela maioria das lesões não purulentas, como celulite ou erisipela. Entretanto, o médico deve lembrar sempre que podem ocorrer infecções mistas.

Impetigo

Impetigo (piodermite) é a infecção bacteriana mais comum da pele e ocorre nas camadas superficiais da epiderme. É uma doença bastante contagiosa entre contatos íntimos, e ocorre frequentemente em crianças pré-escolares (pico de dois a cinco anos de idade), embora também possa ocorrer em crianças mais velhas. Ocorre com maior frequência associado a condições socioeconômicas precárias, convívio em aglomerações e em regiões quentes e úmidas, em especial, no período do verão. O impetigo pode ser classificado em primário (invasão bacteriana direta em uma pele saudável) ou secundário (infecção após traumas como abrasões, picadas de inseto ou eczemas subjacentes, por exemplo). O termo "impetiginização" muitas vezes é utilizado nos impetigos secundários. A colonização da pele ou narinas por S. pyogenes ou S. aureus normalmente precedem o desenvolvimento do impetigo. Dissemina-se por autoinoculação e pode transmitir-se por toalhas ou roupas. Pode haver co-infecção por escabiose. Classicamente, os impetigos são classificados em bolhosos, não bolhosos e ectima, cujas descrições se encontram no Quadro 38.1.

Quadro 38.1 – Classificação dos impetigos

> **Impetigo não bolhoso:** é a forma mais comum de impetigo. As lesões iniciam-se como pápulas eritematosas que evoluem rapidamente para pequenas vesículas (com eritema ao redor) e, posteriormente, para pústulas que rapidamente eclodem, apresentando-se com uma crosta grosseira, aderente e com coloração amarelada típica (cor de mel). Essa evolução ocorre em cerca de uma semana. As lesões típicas envolvem a face, com predomínio periorificial ou as extremidades, em pele previamente traumatizada. Cura sem sequelas. Podem ocorrer múltiplas lesões, mas são, geralmente, bem localizadas. Considerada classicamente como uma infecção por S. pyogenes.
>
> **Impetigo bolhoso:** é a forma de impetigo mais comumente observada em crianças pequenas (menores de dois anos) e caracteriza-se pela evolução do tamanho das vesículas, formando bolhas flácidas com conteúdo amarelado clássico que, aos poucos, adquire aspecto mais escuro e com maior turbidez. A ruptura dessas bolhas pode determinar a formação de uma fina crosta escura. As lesões são frequentemente localizadas em tronco. O agente predominante é o S. aureus (que produz uma toxina esfoliativa)
>
> **Ectima:** é a forma profunda e ulcerosa de impetigo, em que as lesões se estendem além da epiderme, em direção à derme. Tem evolução mais arrasada e progride para uma úlcera com crosta amarelada, circundada por borda elevada e violácea.

O principal patógeno relacionado ao impetigo é o S. aureus, seguido pelo estreptococo beta hemolítico do grupo A. Pode ocorrer uma infecção mista com a participação dessas duas bactérias.

Ocorre comumente em áreas expostas do corpo, como face e extremidades. Embora possa apresentar uma linfadenite regional, os sintomas sistêmicos estão ausentes. Não há características que distinguem os organismos causadores. O diagnóstico é eminentemente clínico e pode ser confirmado por bacterioscopia ou cultura da base da lesão após a remoção da crosta ou a partir das bolhas intactas. A dosagem de anti-estreptolisina O para o diagnóstico do estreptococo não é útil. A produção desses anticorpos é fraca nessas lesões de pele. Na prática, solicita-se outros testes sorológicos (anti-D-Nase B, por exemplo) apenas nas situações de confirmação de infecção pregressa de estreptococo nos casos de síndrome nefrítica.

Complicações supurativas do impetigo estreptocócico são incomuns. Infecções cutâneas pelo S. pyogenes são antecedentes de glomerulonefrite pós-estreptocócica (uma a duas semanas prévias). No entanto, não há nenhum estudo conclusivo de que o tratamento da infecção da pele possa impedir esse tipo de evolução.

Em lesões localizadas e de pequenas dimensões, a remoção das crostas com água e sabão é, muitas vezes, suficiente. A aplicação tópica de antimicrobianos (mupirocina ou ácido fusídico) parece ser um fator de indução de resistência bacteriana, e pode ser utilizada para lesões em áreas limitadas da pele. Além disso, não se deve utilizar com frequência no mesmo doente, também se evitando tratamentos prolongados. A aplicação tópica é feita, em geral, duas vezes ao dia, por cinco dias. No comércio existem combinações de antibióticos tópicos como a tradicional neomicina-bacitracina-polimixina B. embora haja alguma atividade contra os organismos causadores do impetigo, são descritos quadros de resistência e, portanto, não são recomendados em algumas publicações. Esses antibióticos também estão relacionados com quadros de dermatites de contato.

O tratamento sistêmico deverá ser efetuado quando a terapêutica tópica não for eficaz, nas lesões múltiplas e/ou recidivantes, no envolvimento de grandes áreas, ectima, ou quando há um contexto epidemiológico intrafamiliar ou escolar. Exceto se o resultado de uma cultura evidenciar o estreptococo, o tratamento sempre deve objetivar o tratamento conjunto com o estafilococo. O tratamento por 7 dias com cefalexina, pode ser indicado. Uma penicilina é o tratamento de escolha para o estreptococo. O retorno à escola pode ocorrer 24 após o início da antibioticoterapia.

S. aureus oxacilina-resistentes (MRSA – de methicilin-resistant S. aureus) começam a aparecer na comunidade (e não somente no ambiente hospitalar) e podem ser identificados em alguns casos de infecções de pele e partes moles, representando resistência contra os antibióticos beta-lactâmicos. Em locais onde há alta prevalência desses patógenos, pode haver atraso na introdução do tratamento efetivo antimicrobiano, com piora e possíveis desfechos negativos para o paciente. No Brasil, ainda pouco se conhece sobre a epidemiologia nacional desses estafilococos. Estudo recente em Ribeirão Preto (SP), confirma que esse é um problema emergente, representando aproximadamente um terço dos S. aureus isolados de crianças com infecções graves adquiridas na comunidade, incluindo quadros em pele e partes moles. Desencoraja-se também, nesses casos, o uso de eritromicina ou claritromicina. Nesses casos, algumas possibilidades terapêuticas são: sulfametoxazol-trimetoprim, clindamicina ou doxiciclina.

Foliculite/Furúnculos/Antraz

A foliculite consiste na inflamação dos folículos pilosos, manifestando-se como aglomerados de pequenas pápulas eritematosas ou pústulas Representam um microabscesso de um único folículo com reação tecidual mínima, embora possam ocorrem com um grande número de unidades foliculares comprometidas. São superficiais, o pus só está presente na epiderme, e o agente etiológico mais frequente é o S. aureus. Os locais mais comumente comprometidos incluem a região da barba (comum em adolescentes que reutilizam e compartilham lâminas), região pubiana, couro cabeludo, extremidades e região perinasal, bem como áreas da pele que estão ocluídas ou propensas a umidade e atrito, como as axilas. O furúnculo é resultado de foliculite que se estende através da derme para o tecido subcutâneo. É mais profundo, com necrose do folículo e tecidos adjacentes. Na pele, surge um "botão" endurecido, avermelhado, quente e doloroso que acaba por se transformar em um abscesso de pus. Com o tempo, este botão amolece e drena o "carnegão". O "carnegão" é uma massa de pus misturada com restos de pele. A furunculose é incomum na primeira infância, mas sua incidência aumenta em adolescentes, especialmente aqueles que vivem em condições com menos higiene. Esses abscessos dolorosos podem ocorrer em qualquer parte da pele, mas, mais comumente, são localizados em nádegas, coxas e extremidades. Os furúnculos da asa do nariz e lábio superior podem complicar-se com trombose do seio cavernoso.

Carbúnculos, também chamados de antraz, consistem em grupos de furúnculos caracterizados por múltiplos pontos de drenagem e alterações inflamatórias no tecido conjuntivo circundante. São comumente encontrados em áreas da pele como pescoço ou coxas. Podem progredir, com risco de celulite, bacteremia e focalização à distância. Febre e sintomas sistêmicos são muitas vezes presentes, e as lesões geralmente cursam com cicatriz.

Nos casos de foliculites superficiais, uma boa higiene local e antibioticoterapia tópica (mupirocina ou ácido fusídico, por exemplo) são suficientes. Não esquecer de fazer orientações específicas ao adolescente sobre depilação. Também deve-se orientar para não realizar perfuração e drenagem das pústulas, pelo risco de infecção secundária. Nos quadros refratários e mais profundos (furúnculos), o antibiótico sistêmico é necessário. Cefalexina é uma boa opção terapêutica (vide considerações no tópico: impetigo); amoxicilina-clavulanato e sulfametoxazol-trimetoprim são outras possibilidades diante de estafilococos sensíveis à oxacilina (meticilino-sensíveis). Compressas quentes (calor úmido) ajudam acelerar a drenagem e a cura. Um ponto importante a ser lembrado é que o estafilococo está naturalmente resistente às penicilinas (beta-lactamases); não se deve cogitar usar penicilina benzatina ou amoxicilina para esses casos.

Abscesso cutâneo

Abscessos cutâneos são coleções de pus localizadas na cavidade formada por necrose ou desintegração do tecido dentro da derme e da gordura subcutânea. Eles

TEP – Título de Especialista em Pediatria

são nódulos dolorosos que progridem para lesões salientes, muitas vezes rodeados por área edemaciada e eritematosa. Abscessos nas nádegas são mais frequentes em pré-escolares, enquanto abscessos em extremidades são mais encontrados em crianças mais velhas.

Para abscessos, incisão e drenagem são fundamentais. Para lesões superficiais com endurecimento localizado, compressas quentes podem ajudar antes da incisão e da drenagem. Recomenda-se realizar bacterioscopia e cultura de secreção de abscessos cutâneos e carbúnculos para tentar isolar o agente causal; porém, nos casos típicos, o tratamento pode ser realizado sem nenhuma pesquisa. A recomendação de administrar antibiótico sistêmico visando *S. aureus*, além da incisão e drenagem, baseia-se na presença da síndrome da resposta inflamatória sistêmica (febre, taquipneia, taquicardia e alterações da leucometria). Um abscesso na pele pode ser causado por mais de um patógeno; esse conceito é particularmente importante na abordagem dos abscessos em regiões perioral, perianal e perineal. Recomenda-se cobertura para *S. aureus* resistente à oxacilina nos pacientes que não obtiveram melhora com o esquema inicial.

Nos abscessos que recorrem no mesmo local, deve-se avaliar a presença de alterações locais tais como cisto pilonidal, hidradenite supurativa ou corpo estranho. Embora sem grande evidência científica, pode-se considerar a realização de descolonização para abscessos recorrentes (conceito válido também para furunculose recorrente) por *S. aureus*. Algumas formas de fazê-la é aplicar mupirocina na região anterior da narina por 5 dias ou banhos com solução degermante de clorexidina.

Erisipela/Celulite

Erisipela é uma infecção dolorosa superficial da derme e da camada superficial do tecido gorduroso subcutâneo. É, portanto, uma "celulite superficial", bem demarcada e com envolvimento linfático. A erisipela ocorre mais frequentemente em crianças pequenas e adultos mais velhos. Em recém-nascidos, erisipela pode se originar a partir do coto umbilical. É causada principalmente por *S. pyogenes*. Outros estreptococos (por exemplo *S. agalactiae*) ou *S. aureus* também podem estar associados. Manifesta-se como uma lesão abrupta, dolorosa, quente, intensamente eritematosa, com fronteiras bem demarcadas, com aspecto de "casca de laranja", por vezes com petéquias ou vesículas, associada à linfangite superficial, adenite satélite e febre. Não há, classicamente, evolução para supuração. Comumente envolve as pernas ou o rosto (aspecto de "borboleta").

A celulite é uma infecção aguda envolvendo a derme e o tecido celular subcutâneo. As lesões são caracterizadas por edema, dor, sensibilidade, calor, eritema e com margens menos nítidas e mais irregulares (diferencial com a erisipela). Pode ou não evoluir com supuração. Mais comumente, a celulite ocorre nas extremidades inferiores e pode ser precedida de trauma (muitas vezes imperceptível) da pele. Em crianças, aproximadamente 25% de casos de celulite estão associados com abscesso. Pode haver associação com osteomielite. A celulite causada por *S. aureus* é, em regra geral, mais localizada e mais rapidamente supurativa. A lesão por *S. pyogenes* (agente mais comum) tem uma distribuição mais difusa e sintomatologia sistêmica mais grave. A celulite por *Haemophilus influenzae* tipo b (rara após a introdução da vacina) surge no decurso de bacteremia e tem um aspecto mais violáceo. Existem alguns patógenos implicados em circunstâncias especiais; a *Pasteurella multocida*, por exemplo, presente na saliva de cães e gatos, pode causar, em horas, uma grave infecção que se manifesta por secreção purulenta local e que pode complicar com pneumonia, meningite e sepse.

Embora os quadros de celulites e abscessos em pele possam ocorrer em indivíduos sem fatores predisponentes, algumas situações facilitadoras são clássicas: lesão/perda da barreira cutânea (feridas, picadas de inseto, lesões entre os dedos dos pés, aplicação de injeções, úlceras de pressão, úlceras secundárias à insuficiência venosa), inflamações cutâneas (eczemas), imunossupressão, edema de extremidades, infecções de pele pré-existentes (tinea pedis, impetigo, varicela). Muitos desses fatores justificam a maior frequência das celulites na população adulta e mais velha, embora possam ocorrer em crianças.

As complicações dos quadros de celulite incluem bacteremia, endocardite, osteomielite, artrites sépticas e síndrome do choque tóxico. Celulites em face (áreas ao redor dos olhos e nariz) podem complicar com trombose do seio cavernoso. Portanto, particularmente em crianças, diante celulites em face ou em extremidades próximas às articulações, doenças de base que aumentam o risco de complicações ou pior resposta terapêutica, baixa idade (<12 meses), grandes lesões ou quando houver sinais de comprometimento sistêmico, sugere-se que o tratamento seja hospitalar.

A hemocultura é considerada o padrão ouro para o diagnóstico microbiológico das celulites. No entanto, culturas de sangue positivas são relatadas em menos de 1% dos casos simples e em cerca de 10% dos complicados. Não é recomendado, portanto, realizar de rotina, hemocultura, cultura de aspirado ou cultura de biópsia de lesão cutânea (reservado para pacientes oncológicos, imunossuprimidos, graves acidentes por mordedura de animais, por exemplo). Uma ultrassonografia pode ser necessária para identificação de um abscesso. Quadros de eritema em pele rapidamente progressivos associados

Infecções de pele e partes moles

com sinais sistêmicos de toxicidade alertam para o diagnóstico diferencial com a fasciite necrosante, síndrome do choque tóxico e gangrena gasosa.

Os casos típicos de celulite sem sinais sistêmicos de infecção devem receber cobertura antimicrobiana para estreptococos. Para celulites com sinais sistêmicos, deve haver cobertura para *S. aureus* oxacilina-sensível, a princípio. Recomenda-se elevar o membro acometido, bem como tratar os fatores predisponentes.

Síndrome da pele escaldada estafilocócica

Síndrome da pele escaldada é uma doença epidermolítica mediada por toxinas que resulta em vermelhidão, formação de bolhas e desprendimento generalizado das camadas superficiais da epiderme (áreas desnudas com aspecto de pele escaldada). A esfoliação é causada pela circulação de exotoxinas esfoliativas dos estafilococos. Inicia-se subitamente com febre alta, prostração, eritema difuso e doloroso. Essa condição ocorre predominantemente em crianças com menos de seis anos de idade, mais comumente em lactentes jovens. Pode ser limitada a algumas bolhas localizadas que se juntam e rompem e deixam uma base eritematosa (manifestação similar ao impetigo bolhoso), em crianças mais velhas, ou com esfoliação que pode envolver a superfície do corpo inteiro (doença de Ritter em recém-nascidos). Sua marca é a presença de separação da epiderme na zona da granulosa; com o atrito, a epiderme se desprende facilmente (sinal de Nikolsky), muitas vezes em grandes lâminas. As bolhas possuem predileção por áreas de fricção, como tronco e extremidades. O diagnóstico é essencialmente clínico. As membranas mucosas geralmente são poupadas. Essa situação, dada à gravidade clínica e risco de lesões extensas, exige tratamento hospitalar. Antibióticos por via sistêmica devem ser prescritos (penicilinas contra estafilococos, como a oxacilina). Desidratação, hipotermia e superinfecção podem ocorrer em esfoliações extensas. O prognóstico costuma ser bom, evoluindo com pouca ou nenhuma cicatriz.

Síndrome do choque tóxico

A síndrome do choque tóxico representa uma grave situação infecciosa, mediada por toxinas produzidas por *S. aureus* e por estreptococos beta-hemolíticos do grupo A. É caracterizada por febre alta, erupção cutânea (eritrodermia), hipotensão e choque de rápida instalação e falência de múltiplos órgãos e que evolui classicamente com descamação em mãos e pés após uma ou duas semanas do início do quadro. Pode ainda ocorrer

mialgia, vômitos, diarreia, cefaleia e sintomas neurológicos, como confusão mental e agitação. Essa doença foi historicamente descrita pela associação do uso incorreto de tampões menstruais (síndrome do choque tóxico estafilocócico), embora esse mecanismo patogênico, atualmente, seja menos frequente. Esse quadro pode associar-se com feridas em sítios cirúrgicos, queimaduras, osteomielites, fasciites e miosites, artrites e outras lesões de pele, como as celulites. São as toxinas produzidas por estreptococos e estafilococos, que são absorvidas sistemicamente, as responsáveis pelas manifestações clínicas, muitas das quais funcionam como superantígenos, causando uma intensa liberação de citocinas (muitas vezes numa produção absolutamente desregulada). A mortalidade relacionada, particularmente à síndrome do choque tóxico estreptocócico é bastante elevada (maior que 30%). Os princípios básicos do manejo clínico dessa síndrome são semelhantes ao do choque séptico e incluem: reconhecimento rápido, antibioticoterapia precoce, controle da fonte de infecção e debridamento das lesões de pele, ressuscitação hemodinâmica, controle glicêmico e assistência ventilatória. Penicilina combinada com clindamicina é uma possível estratégia para as infecções estreptocócicas que evoluem para o choque tóxico. Oxacilina ou vancomicina são possibilidades para os quadros estafilocócicos.

Fasciite necrosante

É uma infecção bacteriana do tecido celular subcutâneo que se inicia na camada mais profunda da fáscia superficial, mas que rapidamente se estende à epiderme, à fáscia profunda e ao músculo. Inicia-se por febre alta, prostração, toxemia, dor intensa, localizada, com poucos sinais inflamatórios na fase inicial, mas com evolução para uma tonalidade cutânea vermelho-arroxeada por trombose venosa e consequente necrose tecidual. O agente etiológico mais frequente é *S. pyogenes*, mas entre 30 e 50% dos casos a flora é polimicrobiana. Na criança há habitualmente uma afecção cutânea subjacente como eczema, queimadura e, principalmente, varicela. Tem uma elevada morbimortalidade, exigindo terapêutica cirúrgica com remoção de todos os tecidos necrosados. Antibióticos sistêmicos de amplo espectro para tratamento empírico de flora polimicrobiana (vancomicina ou linezolida + piperacilina-tazobactan ou carbapenêmico ou ceftriaxone + metronidazol) ou, para infecção documentada pelo estreptococo do grupo A, a associação penicilina + clindamicina. Suporte em Unidade de Terapia Intensiva também é indicado. A gangrena de Fournier é uma fasciite necrotizante agressiva, que acomete genitais e o períneo, causada por organismos aeróbicos e anaeróbicos.

Piomiosite

Piomiosite refere-se a abscesso desenvolvido dentro do músculo esquelético, por focalização bacteriana metastática no decurso da bacteremia. Pode ocorrer secundária a trauma (maior ou menor), varicela ou exercício vigoroso. O *S. aureus* é o agente mais provável. Infecção não tratada evolui com febre, dor muscular mais localizada com sintomas sistêmicos pronunciados. Crianças com piomiosite podem ter osteomielite concomitante ou artrite séptica. A drenagem cirúrgica do abscesso é diagnóstica e terapêutica, associada ao tratamento antimicrobiano.

Gangrena gasosa

É uma infecção bacteriana do músculo causada por *Clostridium perfringens* em 90 a 95% dos casos. Tem geralmente uma origem endógena por contaminação de feridas por anaeróbios do trato intestinal, mas pode surgir no decurso de bacteremia. Clinicamente, o doente apresenta toxemia, com dor intensa localizada no músculo afetado, que inicialmente se apresenta edemaciado e pálido e posteriormente violáceo, podendo aparecer bolhas de conteúdo purpúrico. Por vezes, há crepitação na região afetada. Observa-se uma evolução rápida para choque séptico. A exploração cirúrgica e o debridamento do tecido lesado é uma urgência. Recomenda-se, na ausência de diagnóstico definitivo etiológico, tratamento de amplo espectro com vancomicina + piperacilina + tazobactam ou ampicilina + sulbactam ou a um carbapenêmico. Para o tratamento da mionecrose por *Clostridium*, recomenda-se o uso de penicilina juntamente com clindamicina.

PONTOS PRÁTICOS

- *Staphylococcus aureus* (meticilino-sensíveis e meticilino-resistentes) e *Streptococcus pyogenes* são os agentes mais comuns associados às infecções supurativas de pele e de tecidos moles adjacentes. Celulites são mais causas pelos estafilococos (com parcela significativa causada por estreptococos) e as erisipelas são causadas pelo estreptococo beta-hemolítico.
- O principal determinante da infecção cutânea é o desequilíbrio entre a virulência do organismo e a defesa do hospedeiro, posto que os agentes podem ser colonizadores da pele.
- Infecções de pele e tecidos moles podem ser classificadas com base na extensão de envolvimento do tecido, na localização anatômica específica de infecção e pela presença de sinais sistêmicos. Esses fatores, analisados conjuntamente com os fatores de risco do hospedeiro e o perfil microbiológico e de sensibilidade local aos antimicrobianos, podem guiar mais adequadamente a abordagem terapêutica (tipo e via de administração do antibiótico).
- Para abscessos, incisão e drenagem são fundamentais.
- Antibióticos tópicos são reservados para doenças locais, enquanto antibióticos sistêmicos devem ser utilizados em doenças disseminadas e com maior potencial de gravidade.

Questões de Treinamento

1. Com relação às infecções bacterianas superficiais da pele, assinale a opção correta.

    a. O tratamento é expectante na maior parte das vezes, pois as lesões são auto-limitadas.

    b. A lesão cutânea inicial é uma vesícula ou bolha com conteúdo purulento que rapidamente desseca, evoluindo para crostas melicéricas características.

    c. No ectima, as lesões são menores e mais superficiais que no impetigo.

    d. No impetigo bolhoso, o agente infeccioso mais frequente é o estreptococo do grupo A.

2. A respeito de erisipela e celulite, assinale a opção correta.

    a. Na celulite, a infecção é superficial, sendo a antibioticoterapia sistêmica desnecessária.

    b. A supuração e a sepse são complicações frequentes na erisipela.

    c. A erisipela é uma forma de celulite superficial, mais frequentemente relacionada à infecção por estafilococos.

    d. Na erisipela, a área comprometida é eritematosa, edemaciada, quente e dolorosa, e o paciente geralmente apresenta sintomas gerais de infecção como febre e prostração.

3. Paciente de três anos de idade apresenta, após episódio de infecção das vias aéreas superiores, erupção cutânea eritemato-descamativa, que se inicia na região perioral e dobras inguinais. O quadro evolui para eritema difuso, com descolamento de grandes áreas epidérmicas. A pele apresenta-se extremamente sensível, com dor ao toque. A cultura para bactérias das lesões cutâneas é negativa e a histopatologia revela presença de clivagem intraepidérmica alta. O diagnóstico mais provável é:

    a. Impetigo bolhoso
    b. Síndrome de Lyell
    c. Síndrome de Stevens-Johnson
    d. Síndrome da pele escaldada estafilocócica

4. Em relação à gangrena de Fournier, é correto afirmar que se trata de uma:

a. Infecção supurativa aguda, que acomete a bolsa escrotal, causada pela Escherichia coli e originada de um processo infeccioso urinário.

b. Doença infecciosa, que acomete a pele da bolsa escrotal, causada exclusivamente por organismos anaeróbicos

c. Infecção necrotizante, agressiva, que acomete a genitália e o períneo, causada mais comumente pelo *Bacteroides fragilis*

d. Fasciite necrotizante agressiva, que acomete genitais e o períneo, causada por organismos aeróbicos e anaeróbicos.

Gabarito comentado

1. Essa é a característica clássica da lesão impetiginada: o conteúdo puru-lento que forma crostas amareladas. O tratamento não é expectante na maior parte das vezes; deve-se fazer limpeza e aplicação de antibióticos tópicos. O ectima é uma lesão profunda e ulcerosa de impetigo. No impetigo bolhoso, o agente infeccioso mais frequente é o S. aureus. Resposta B

2. A celulite envolve a derme e o tecido subcutâneo e a antibioticoterpaia é necessária. A erisipela é uma infecção mas superficial e a evolução ruim é menos co-mum; na erisipela, o agente mais comum é o Streptococcus pyogenes. Resposta D

3. Erupção cutâneo descamativa com descolamento e bolhas de grandes áreas epidérmicas lembra infecção por estafilococos. Resposta D

4. A gangrena de Fournier é uma celulite/fasciite grave que acomete região perineal; frequentemente uma associação de aeróbios e anaeróbios. Resposta D

Fontes consultadas e leitura recomendada

Larru B, Gerber JS. *Cutaneous Bacterial Infections Caused by Staphylococcus aureus and Streptococcus pyogenes in Infants and Children*. Pediatr Clin N Am 2014;61:457.

Ondusko DS, Nolt D. *Staphyloccoccus aureus*. Pediatr Rev. 2018;39:287.

Stevens DL, Bisno AL, Chambers HF, et al. *Practice guidelines for the diagnosis and management of skin and soft tissue infections: 2014 update by the Infectious Diseases Society of America*. Clin Infect Dis 2014;59:147.

Rush J, Dinulos JG. *Childhood skin and soft tissue infections: new discoveries and guidelines regarding the management of bacterial soft tissue infections, molluscum contagiosum, and warts*. Curr Opin Pediatr 2016;28:250.

Distúrbios da puberdade

39

Carloline G. B. Passone
Benito Lourenço

Puberdade precoce

Como todo fenômeno biológico, a puberdade apresenta um espectro variável de início, bem como de seu ritmo evolutivo. A puberdade precoce é definida com o aparecimento de caracteres sexuais secundários em idade abaixo de 2 desvios-padrão (DP) da média; é então caracterizada pelo aparecimento do botão mamário antes dos oito anos de idade no sexo feminino e o aumento do volume testicular (maior que 4ml) antes dos nove anos, no sexo masculino.

A idade definida como normal para o início da puberdade é baseada em 95% da população (2DP). Portanto, existe 2,5% de meninas e meninos normais que iniciam a puberdade abaixo desse parâmetro. Quando esta se instala entre sete e oito anos em uma menina, por exemplo, deve ser considerada precoce ou estaria dentro da faixa da normalidade? Embora existam controvérsias, importantes centros de Endocrinologia Pediátrica consideram ainda prematura a conclusão de que a puberdade normal tenha início mais precoce, e que haja mudança na definição dessa situação. Admite-se que, grande parte das crianças nesta idade limítrofe não necessita de tratamento, mas é enfatizada a associação da telarca ou pubarca precoces com futuras anormalidades endócrino-metabólicas, que necessitam de seguimento clínico.

Sinais puberais isolados (pubarca ou telarca) podem estar presentes em idade abaixo dos oito anos, sem que haja associação com aumento da velocidade de crescimento (VC) ou da idade óssea (IO), caracterizando variantes incompletas idiopáticas, como a adrenarca prematura e a telarca prematura. Estas situações não têm indicação de tratamento e não comprometem a estatura final.

Classifica-se a puberdade precoce em central ou periférica; na central (ou verdadeira), o desenvolvimento dos caracteres sexuais secundários ocorre por ativação prematura do eixo hipotálamo-hipofisário-gonadal (puberdade GnRh-dependente) e, na puberdade periférica, há produção autônoma dos hormônios sexuais (origem gonadal, adrenal ou exógena).

O correto diagnóstico da puberdade precoce é essencial para a preservação da estatura final e a prevenção de comorbidades psicológicas associadas.

A puberdade precoce central é idiopática em 80% das meninas e em apenas 40% nos meninos. As doenças responsáveis pela puberdade GnRH-dependente incluem tumores hipotalâmicos (hamartomas, astrocitomas, neurofibromas), hidrocefalia, trauma crânio-encefálico, asfixia perinatal, radioterapia do sistema nervoso central (SNC), síndromes convulsivas, infecções do SNC ou ainda maturação hipotalâmica secundária à exposição precoce aos esteroides sexuais exógenos. Ressaltamos que, no sexo masculino, torna-se essencial sempre investigação, pois a maior parte dos casos não é idiopática; deve-se excluir a presença de tumores do SNC, condição que pode interferir na sobrevida da criança.

As causas de puberdade periférica são mais raras; porém devem ser lembradas quando os exames não mostram ativação do eixo hipotalâmico ou, no sexo masculino, quando há aumento peniano sem aumento testicular. Entre elas destacam-se a hiperplasia adrenal congênita, síndrome de Mccune Albright, testotoxicose, tumores testiculares, tumores ovarianos e uso ou contato com hormônios exógenos (ex. testosterona tópica).

Na anamnese é importante avaliar o inicio do aparecimento e progressão dos caracteres sexuais, uso de medicamentos, época da menarca materna, o consumo de alimentos com soja e relatos de lesões do sistema nervoso central. O aumento da velocidade de crescimento precede o inicio da puberdade e é um importante parâmetro. Assim, avaliar a velocidade de crescimento nos últimos 6 meses em relação aos anos anteriores sempre pode ajudar.

Ao exame físico, realiza-se a classificação maturacional segundo os critérios de Tanner. Na menina, a palpação da mama avalia o broto mamário e, no menino, o orquidômetro é um importante instrumento para avaliação do tamanho testicular associado a mensuração do tamanho peniano. Raramente será necessária ultrassonografia para avaliação da mama.

Em ambos os sexos, o exame de imagem inicial será a radiografia de mãos e punhos para determinação da idade óssea que pode nos orientar sobre a ação hormonal prévia. Uma idade óssea avançada em mais de 2 anos chama a atenção nestes pacientes e está relacionada ao tempo de puberdade e ao prognostico.

No sexo feminino, os exames laboratoriais iniciais são dosagens do LH, FSH, estradiol basais e realização da ultrassonografia pélvica. Deve-se tomar cuidado com os níveis hormonais basais, pois estes demoram 6 meses a 1 ano para aumentar, não ajudando no diagnóstico precoce. Um LH maior que 0,6 mU/ml (ensaios imunofluorimétricos) mostra que o eixo central está ativado. No estágio inicial (M2) o ultrassom pélvico pode ajudar, sendo que um útero maior que 4 cm³, com ovários maiores que 2 cm³, demonstram ação estrogênica. Quando a hipótese principal é de uma puberdade precoce central, com evolução da mama, idade óssea avançada e/ou aumento uterino associado, utiliza-se o teste com análogo de GnRH para avaliar se o eixo hipotálamo-hipofisário está ativado. Uma dosagem de LH, 2 horas após estimulo, maior que 10 U/l, é diagnostica.

No sexo masculino, solicita-se LH, FSH, testosterona. Níveis de testosterona acima dos pré-puberais (>12 ng/dl) indicarão a necessidade de ampliar a investigação e avaliar um teste de estímulo com análogo de GnRH. Para avaliar se a puberdade é central ou periférica, avalia-se o LH basal e/ou estimulado. Outras dosagens hormonais dependerão dos sinais e da suspeita clínica.

O tratamento da puberdade precoce é feito com análogo de GnRH. Sua ação é se ligar ao receptor impedindo o pulso de LH e assim o estimulo puberal. O objetivo do tratamento é interromper a maturação sexual até a idade normal, regredir ou estabilizar os caracteres sexuais presentes, reduzir a aceleração da idade óssea, prevenir os problemas emocionais da criança, aliviar a ansiedade dos pais, reduzir o risco de abuso sexual, gestação precoce e câncer de mama associado a menarca precoce. Nos casos na qual há uma baixa previsão de estatura (-2DP) pode-se associar uso de hormônio de crescimento ao tratamento. Os critérios para parada do tratamento são: idade óssea de doze a doze anos e meio na menina e treze a treze anos e meio no menino e/ou queda na velocidade de crescimento. Assim, um paciente que se apresenta no serviço de saúde com idade superior a essa não tem mais indicação de bloqueio puberal. Os estudos geralmente também não mostram benefício do bloqueio puberal para ganho de estatura acima de oito anos nas meninas e nove anos nos meninos.

Retardo puberal

Caracteriza-se por atraso no início da puberdade e no aparecimento dos caracteres sexuais secundários. A puberdade pode iniciar-se em uma ampla faixa etária dentro da população normal. Entretanto, estabelecem-se os limites de treze anos para o sexo feminino e de catorze anos para o sexo masculino. O retardo puberal não é somente determinado pelo atraso do início, mas também pela não progressão da puberdade. Adolescentes que levam mais de 5 anos para completar o desenvolvimento pubertário (estágios de maturação do adulto) também apresentam retardo puberal. O atraso no aparecimento dos caracteres sexuais secundários é fonte de grande preocupação para pais e adolescentes. Estes, com frequência, têm tanta dificuldade para lidar com a situação, que nem chegam a expressar claramente seu problema, passando a apresentar dificuldades de relacionamento em casa ou na escola, ou mesmo vagas queixas de saúde. Algumas vezes, o exame físico cuidadoso é suficiente para "resolver" a questão, pois as manifestações iniciais da puberdade podem não ter sido reconhecidas pelo adolescente (aumento testicular e aparecimento do botão mamário).

Um conceito de interesse é o do "maturador tardio". São adolescentes que iniciam a puberdade após a média de idade da população, porém não ultrapassam os limites etários superiores estabelecidos. São, portanto, adolescentes que se enquadram à variabilidade normal que caracteriza a puberdade. Os distúrbios que atenuam o crescimento também podem resultar no atraso da puberdade. Na maioria das vezes, o retardo puberal é uma condição na qual não há lesão do eixo neuroendócrino, sendo, em geral, de caráter transitório. O retardo constitucional da puberdade (RCP) constitui o grande exemplo dessa situação. O adolescente apresenta, nesse caso, seu desenvolvimento físico mais atrasado e, já desde o período pré-puberal, trata-se de uma criança menor do que as outras da mesma idade. Essas diferenças tornam-se mais marcantes na adolescência, devido ao atraso do estirão puberal. A idade óssea é atrasada em relação à cronológica, sendo compatível com o estadiamento puberal. Há, em geral, história familiar positiva de menarca materna tardia e/ou atraso do desenvolvimento do pai. No seguimento, observa-se o desenvolvimento normal desses jovens. Outras causas comuns de atraso puberal em nosso meio são representadas pela desnutrição e pelas doenças crônicas, com as mesmas características descritas para a baixa estatura.

Em menor proporção, encontram-se os distúrbios do eixo neuroendócrino. Nesses casos, o problema pode situar-se na hipófise ou no hipotálamo, configurando-se os casos de hipogonadismo hipogonadotrófico, determinados por hipopituitarismo (tumores, traumas, irradiação) ou deficiência isolada de gonadotrofinas (síndrome de Kallmann), na qual caracteristicamente há referência de anosmia/hiposmia. Mais frequentemente, pode haver alteração na própria gônada (hipogonadismo hipergonadotrófico) como nas disgenesias gonadais (síndrome de Klinefelter e Turner, por exemplo) ou alterações secundárias à irradiação local.

Assim, de forma resumida, propõe-se a sistematização da investigação:

1. anamnese – avalia-se história de atraso puberal, doença crônica, criptorquidismo, alterações olfativas e anorexia.

2. exame físico – realiza-se medidas de peso, altura (com a avaliação velocidade de crescimento), envergadura, estadiamento puberal, presença de galactorreia e avaliação de características sindrômicas.

3. avaliação laboratorial – são indicados exames para detecção de doenças crônicas (hemograma, função renal, avaliação tireoidiana, perfil osteometabólico, anticorpos para doença celíaca, entre outros de acordo com a clínica) e exames específicos: idade óssea, dosagens de DHEAS, LH, prolactina, estradiol (meninas) e testosterona (meninos). Na menina, a ultrassonografia pélvica é um importante exame auxiliar e deve-se solicitar cariótipo quando há baixa estatura associada.

A diferenciação do RCP do hipogonadismo hipogonadotrófico (HH) é difícil, e em alguns casos somente a evolução espontânea da puberdade permitirá excluir o diagnóstico de HH. Porém, geralmente no RCP há atraso da idade óssea e no crescimento desde antes da puberdade com adrenarca também atrasada e, no HH, há apresentação eunucoide e adrenarca em tempo normal. A inibina B hoje é uma ferramenta útil na pratica clinica; níveis menores de 35 pg/ml são sugestivos de HH.

O tratamento do retardo puberal deve ser orientado de acordo com a etiologia.

PONTOS PRÁTICOS

- Embora haja alguma variação de definição na literatura, a puberdade precoce (PP) é definida com o aparecimento de caracteres sexuais secundários em idade abaixo de 2 desvios-padrão da média; é então caracterizada pelo aparecimento do botão mamário antes dos oito anos de idade no sexo feminino e o aumento do volume testicular antes dos nove anos, no sexo masculino.

- Diante de uma puberdade precoce, deve-se classificá-la em central (verdadeira) ou periférica; na central (mais comum), há ativação prematura do eixo hipotálamo-hipofisário-gonadal (puberdade GnRh-dependente) e, na puberdade periférica, há produção autônoma dos hormônios sexuais. Nas meninas, a maior parte das PP é idiopática; em meninos, embora a causa não definida possa ocorrer, sempre será necessário descartar causas patológicas mais graves.

- De definição mais unânime na literatura, define-se o retardo puberal como a ausência do início da puberdade após os treze anos para o sexo feminino e catorze anos para o sexo masculino.

- Grande parte dos adolescentes com atraso puberal, particularmente os meninos, são variações normais do espectro puberal (os atrasos constitucionais do crescimento e da puberdade), quando se identificam o atraso dos caracteres sexuais dos pais (história familiar), normalidade na velocidade de crescimento e idade óssea pouco atrasada (cerca de 2 anos).

Questões de Treinamento

1. Paciente, sete anos de idade, é levada por sua mãe para avaliação ginecológica. Ao exame, observa-se mamas bilateralmente, com projeção da aréola e das papilas, formando um monte secundário em relação ao seio (Tanner M4), pelos pubianos escuros e ásperos sobre vulva e o púbis (Tanner P4), estatura adequada para a idade, genitais normais. Sabendo que a menina ainda não apresentou a menarca e as radiografias do punho mostram idade óssea compatível com a idade cronológica, dê o diagnóstico e a conduta a ser adotada.

   a. Telarca precoce isolada. Como a idade óssea é compatível com a idade cronológica, não é necessário tratamento medicamentoso.
   b. Puberdade precoce. Acompanhar clinicamente e só iniciar tratamento com agonista do GnRH caso a paciente tenha menarca precoce.
   c. Puberdade normal. Tranquilizar a mãe quanto ao quadro clínico e desenvolvimento da paciente.
   d. Puberdade normal. Prescrever agonista do GnRh para bloqueio do eixo hormonal e retardar o fechamento das epífises ósseas.

TEP – Título de Especialista em Pediatria

e. Puberdade precoce. Prescrever agonista do GnRh para bloqueio do eixo hormonal e retardar o fechamento das epífises ósseas e assegurar crescimento em estatura.

2. Pré-escolar de dois anos é trazida à consulta por apresentar crescimento mamário discreto, iniciado há aproximadamente 6 meses. Não há história de sangramento vaginal. Ao exame: estatura 80 cm (p50), peso 12,5 kg (p50), mama direita medindo 2,5 × 2,5 cm e mama esquerda 2 × 2 cm; ausência de pelugem na região pubiana, sem anormalidades no restante do exame. A primeira hipótese diagnóstica é:

a. tumor de ovário.
b. puberdade precoce inicial.
c. telarca idiopática precoce.
d. uso de drogas estrogênicas.
e. hiperplasia adrenal congênita.

3. AAL, masculino, treze anos e dez meses, procura o médico preocupado com seu desenvolvimento puberal. AAL é um adolescente eutrófico, com peso e altura no percentil 25, nos estágios G2 P2, segundo os critérios de Tanner e com exame físico sem alterações dignas de nota. A respeito desse adolescente pode-se dizer que:

a. ele é eutrófico e apresenta um desenvolvimento puberal semelhante à maioria dos adolescentes da sua idade, não tem qualquer razão, portanto, para preocupar-se.
b. ele não deve se preocupar pois, estando em G2 P2, encontra-se na fase de aceleração do crescimento estatural e ponderal.
c. ele é provavelmente portador de retardo puberal uma vez que já tem quase catorze anos e ainda está no estágio 2 do desenvolvimento da genitália externa. Na ausência de história familiar positiva, cabe uma investigação endócrina.

d. ele é provavelmente um maturador tardio e ainda não entrou na fase de aceleração do crescimento estatural e ponderal.
e. os dados acima são insuficientes para a realização de qualquer hipótese.

4. Adolescente, sexo feminino, treze anos e oito meses, apresenta estadiamento puberal de Tanner M1P2. Não apresenta nenhum estigma sindrômico. Há relato de menarca materna por volta dos quinze anos. Não apresenta nenhuma alteração no exame físico. Estatura no percentil 25. Sobre a condução desse caso, é **correto** afirmar:

a. não existem dados suficientes para o estabelecimento do diagnóstico de retardo puberal e a dosagem de gonadotrofinas é imperiosa para tal.
b. a solicitação da idade óssea revelará o atraso de mais de 4 anos, corroborando a principal hipótese diagnóstica que é a de hipotireoidismo.
c. o caso possivelmente é de um retardo constitucional da puberdade, bastando, a princípio, apenas acompanhar a velocidade de crescimento.
d. objetivando uma estatura final mais adequada, indica-se a indução hormonal da puberdade.
e. doenças genéticas com apresentação em mosaico devem ser excluídas; portanto, avaliação do cariótipo deve ser indicada nesse caso.

5. Uma menina saudável de sete anos e seis meses é trazida ao consultório pois ela apresentou desenvolvimento mamário e discreta penugem em região pubiana. Não apresenta qualquer outra alteração no exame físico. Qual é a explicação mais provável para essa situação?

a. Um tumor ovariano.
b. Um tumor cerebral produtor de gonadotrofinas.
c. Uma lesão na hipófise.
d. Estrogênios exógenos.
e. Um adiantamento idiopático e benigno da puberdade.

Gabarito comentado

1. A descrição é clássica de uma menina que já entrou na puberdade, que está evoluindo (basta ver o estadiamento puberal). Há indicação de bloqueio puberal (que é feito com agonista do GnRH, que em doses suprafisiológicas, satura os receptores e promove fenômeno de *down regulation*, bloqueando a evolução puberal). Resposta E

2. Observe que existe apenas o desenvolvimento mamário que para o seu desenvolvimento. Não existem outros comemorativos para afirmar que a puberdade se iniciou. Resposta C

3. Aos treze anos e dez meses, esse adolescente já entrou na puberdade. Caso não tivesse entrado, apenas usaríamos a referência "retardo puberal" se chegasse aos 14 anos sem entrar na puberdade. Ele já é G2, entrou na puberdade, mas não iniciou a fase de aceleração do crescimento. O termo maturador tardio é usado nessas condições: indivíduo que faz os seus sinais puberais num momento distante da média, mas não preenchendo critérios para o diagnóstico de retardo puberal. Resposta D

4. Trata-se de uma paciente com retardo puberal; aos 13 anos ainda não entrou na puberdade. Diante da ausência de estigmas patológicos, possivelmente uma velocidade de crescimento compatível com a idade maturacional e com uma história de menarca tardia na mãe, a hipótese mais plausível é a de retardo constitucional do crescimento e da puberdade (lerdeza, para facilitar o entendimento). Resposta C

5. Embora não seja um critério universal, alguns autores entendem que o início puberal da menina após os 7 anos pode não se constituir uma puberdade precoce. Devido à ausência de estigmas e indícios patológicos, a maior parte dos adiantamentos puberais, nas meninas, é considerado idiopático. Resposta E

Fontes consultadas e leitura recomendada

Berberoglu, M. *Precocius puberty and normal variant puberty: definition, etiology, diagnosis and current management.* Journal of Clinical Research in Pediatric Endocrinology, 2009. 1(4): p. 164-74.

Palmert, M.R.; Dunkel, L., *Delayed Puberty*. The New England Journal od Medicine, 2012. 366: p. 443-453.

Traggiai, C.; StanhopE. R. *Delayed puberty*. Best Practice & Research Clinical Endocrinology & Metabolism, 2002. 16(1): p. 139-51.

Baixa estatura

40

Carloline G. B. Passone
Benito Lourenço

Embora seja queixa bastante comum no consultório do pediatra, muitas vezes o desconhecimento dos pais sobre a ampla variação normal do crescimento e a tendência das comparações com outras crianças, sem levar em consideração aspectos constitucionais, étnicos e sociais, fazem com que a criança seja considerada baixa, quando, na verdade, tem estatura normal. A pertinente orientação familiar em relação aos casos de crianças com estatura normal, cujos pais consideram-nas baixas, evitará erros alimentares (superalimentação), estigmas educacionais e erros terapêuticos (uso abusivo de medicamentos, particularmente dos hormônios).

Em contrapartida, a criança e o adolescente que verdadeiramente têm baixa estatura devem ser diagnosticados e tratados, dado suas repercussões psicoemocionais e sociais. A estatura interfere na dinâmica social em todas as idades.

Define-se, atualmente, como baixa estatura (BE) a altura situada abaixo do percentil 3 ou escore-Z menor que -2 na curva de referência estatura para idade. Outro conceito importante é o que considera estatura inadequada quando o paciente está mais de um desvio-padrão abaixo do esperado em relação a seus pais. Operacionalmente, crianças que se situam em canal baixo de crescimento, geralmente portadoras de baixo potencial de crescimento (quase sempre herdado), necessitam de supervisão pediátrica, a fim de que possam se utilizar do máximo de seu potencial. As crianças que se encontram nessa situação apresentam menos possibilidades de distúrbios patológicos associados ou determinantes do crescimento deficiente quando comparadas às de BE. Contudo, a avaliação sistemática proporciona subsídios para intervenção precoce ou investigação laboratorial mais detalhada, quando essas medidas mostrarem tendência à retificação ou inversão do perfil padrão.

Os novos pontos de corte e nomenclaturas adotados para a classificação do estado nutricional, com ênfase no parâmetro estatural, de crianças e adolescentes são apresentados nos Quadros 40.1 e 40.2.

Quadro 40.1 – Classificação da estatura de crianças pequenas

Para crianças de 0 a menos de 5 anos (Referência: OMS 2006) – Estatura para idade		
Valores críticos		**Diagnóstico nutricional**
< Percentil 0,1	< Escore-z -3	Muito baixa estatura para a idade
≥ Percentil 0,1 e < Percentil 3	≥ Escore-z -3 e < Escore-z -2	Baixa estatura para a idade
≥ Percentil 3	≥ Escore-z -2	Estatura adequada para a idade

Quadro 40.2 – Classificação da estatura de crianças maiores e adolescentes

Para crianças e adolescentes de 5 a 19 anos (Referência: OMS 2007) – Estatura para idade		
Valores críticos		**Diagnóstico nutricional**
< Percentil 0,1	< Escore-z -3	Muito baixa estatura para a idade
≥ Percentil 0,1 e < Percentil 3	≥ Escore-z -3 e < Escore-z -2	Baixa estatura para a idade
≥ Percentil 3	≥ Escore-z -2	Estatura adequada para a idade

BE é, portanto, um diagnóstico "gráfico" de um indivíduo, não representando necessariamente uma anormalidade ou doença. Dessa forma, a BE representa, na maioria das vezes, apenas uma variação normal do crescimento e não uma verdadeira doença do crescimento.

Devido aos inúmeros fatores que podem comprometer o crescimento e nem sempre são excludentes, a avaliação da criança com BE deverá ser feita de maneira cuidadosa, iniciando-se por boa anamnese e exame físico completo, os quais são muito mais esclarecedores em relação às possíveis causas do que qualquer avaliação laboratorial.

Na anamnese deve-se perguntar: desde quando a criança é pequena e/ou se em algum momento desacelerou o crescimento; se há história de traumatismo craniano (acidente), infecção do sistema nervoso central (SNC), desmaios; presença de alteração do desenvolvimento neurológico da criança; consanguinidade; uso de medicações, idade da menarca materna/ histórico de estirão puberal paterno (em especial para os meninos); peso/estatura/idade gestacional ao nascimento, estatura familiar para o cálculo da estatura alvo.

Para a determinação da estatura alvo, calcula-se a estatura média dos pais, corrigindo-se o sexo adicionando-se ou subtraindo-se 13 cm, nos meninos e nas meninas, respectivamente (estatura do pai + estatura da mãe + 13 cm, para meninos e estatura do pai – 13 cm + estatura da mãe/2, para meninas). Adiciona-se 5 cm para mais ou para menos para a definição da estatura alvo.

A obtenção de medidas seriadas permite o cálculo da velocidade de crescimento (VC), o parâmetro complementar mais importante para a avaliação dos casos de BE. Essas medidas devem ser tomadas em intervalos regulares de, no mínimo, 4 a 6 meses. Isso se deve ao fato de o crescimento não ocorrer de forma linear, existindo fases de crescimento rápido alternadas com intervalos nos quais quase não se detecta ganho estatural. No capítulo Crescimento Infantil é possível rever os valores normais da VC em Pediatria.

Nas situações em que há acentuada diminuição da VC ou padrão de distanciamento progressivo da altura da criança na curva de referência, com frequência existe alguma doença de base (um verdadeiro distúrbio do crescimento). Entretanto, crianças cujo crescimento segue paralelamente e próximo ao limite inferior da curva, com boa VC, apresentam apenas uma variação do crescimento normal, situação bem mais comum.

Outro elemento complementar para a avaliação do crescimento é a determinação da idade óssea (IO), que reflete o estágio de maturação do crescimento e pode ser obtida por meio de uma radiografia de mão e punho esquerdos (padrão descrito pela técnica). A idade é definida pela comparação dos núcleos de ossificação com mapas de referência (em nosso meio, o atlas de Greulich e Pyle é o mais utilizado). Em condições normais, encontra-se em estreita correlação com o grau de desenvolvimento puberal. Pode ser útil no diagnóstico de estados patológicos e possui grande importância no reconhecimento do potencial de recuperação do crescimento.

Vale esclarecer que o termo "nanismo" não tem sido mais utilizado para a referência da situação de BE, embora possa ser encontrado ainda em algumas publicações.

Variações do crescimento normal

Estima-se que 80% das crianças cujo crescimento siga um canal próximo ao limite inferior da normalidade não sofram de qualquer doença. Nessa situação, o mais comum é que a criança apresente os padrões de crescimento variantes do normal, com VC normal. Existem dois padrões de variação normal: a baixa estatura familiar (genética) e o atraso constitucional do crescimento.

Baixa estatura familiar – BEF

Engloba os casos de BE, com VC normal, IO compatível com a idade cronológica (IC) e desenvolvimento puberal, quando iniciado, normal. Na maioria das vezes, identifica-se padrão familiar de BE, no qual a altura final é geralmente compatível com a altura dos pais. O prognóstico quanto à altura final é, portanto, ruim. No entanto, em casos com estatura abaixo de -2,5 DP, mesmo com história familiar, cabe uma triagem inicial para outras causas de BE. O comportamento da estatura no gráfico de crescimento da BEF encontra-se esquematizado na Figura 40.1.

Figura 40.1 – Velocidade de crescimento de um caso de BE familiar.

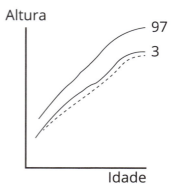

Retardo (atraso) constitucional do crescimento (RCC)

Também conhecido como crescimento lento, é um padrão variante do normal, em que a IO é atrasada em relação à IC. O canal de crescimento segue-se paralelo à curva. A maturação sexual é mais tardia, porém o período de crescimento é mais longo, e a altura final pode ser normal. Geralmente há padrão familiar de maturação tardia. As crianças com esse padrão de crescimento geralmente nascem com estatura normal, mas apresentam uma desaceleração do crescimento, geralmente entre os três e nove meses de idade, voltando a apresentar VC normal posteriormente, seguindo paralelamente à curva. Após o início do desenvolvimento puberal, observam-se aumento da VC e provável recuperação na curva. Essa condição associa-se comumente com o retardo constitucional da puberdade, uma das causas mais comuns de atraso puberal. O comportamento da estatura no gráfico de crescimento do RCC encontra-se esquematizado na Figura 40.2.

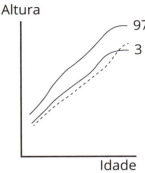

Figura 40.2 – Velocidade de crescimento de um caso de BE por RCC.

Baixa estatura patológica

É aquela em que o cálculo da VC não evidencia valores normais ou esperados. Nos países em desenvolvimento, a desnutrição crônica é importante causa de BE. Inicia-se por perda ponderal de tecido subcutâneo e massa muscular e é seguida por desaceleração do ganho estatural. Não pode haver um crescimento normal sem uma oferta adequada de proteínas, calorias, vitaminas e minerais, portanto, a anamnese alimentar de uma criança com BE deve ser feita de maneira cuidadosa. Na recuperação nutricional pode permanecer a BE, porém com VC normal.

Entretanto, cabe ressaltar que o diagnóstico de desnutrição é feito, sobretudo, por um índice de massa corpórea (IMC) abaixo de -2 DP; portanto é essencial o colocar o paciente na curva de IMC. Atualmente, o Brasil está passando por uma transição nutricional e essa causa tem se tornado cada vez menos frequente.

Além da desnutrição, más condições de ambiente físico, carência psicossocial e de exposição solar podem comprometer o crescimento estatural. Está plenamente aceito que crianças submetidas a agravos emocionais e/ou marginalizadas do ponto de vista biopsicossocial apresentam crescimento deficiente, além do reconhecido prejuízo de desenvolvimento.

O retardo de crescimento intrauterino é uma das causas também bastante comuns de BE. Entre 10 e 30% das crianças que nascem pequenas para a idade gestacional serão portadoras de BE, pelo mecanismo de resistência ao hormônio de crescimento (GH). Existem diferenças no padrão de crescimento dos recém-nascido (RN) pré-termos e dos RN pequenos para a idade gestacional (PIG). Os RNPIG, sem outras doenças associadas, costumam atingir a curva de crescimento normal até o fim do primeiro ano de vida. A proporcionalidade entre peso, estatura e perímetro cefálico nos RNPIG é um fator de mau prognóstico em termos de recuperação ponderal e estatural, pois reflete um comprometimento do feto em épocas mais precoces da gestação. Para os prematuros, espera-se uma normalização do perímetro cefálico por volta dos 18 meses, do peso, até os 24 meses, e de altura até os 36 meses, portanto, uma retomada mais lenta. Evidentemente, essa retomada estará na dependência dos antecedentes relacionados à prematuridade e/ou ao baixo peso, bem como da presença e da gravidade dos problemas neonatais decorrentes. Geralmente, os recém-nascidos de baixo peso, que até os três anos e meio não recuperaram o crescimento e não atingiram a curva de normalidade, serão portadores de BE na vida adulta. Dado esta constatação, o RNPIG sem movimento de "*catch-up*" (recuperação) tem indicação formal de uso de GH com boa resposta ao tratamento.

A BE das doenças crônicas é comumente acompanhada de outras manifestações clínicas denunciadoras do agravo de base. Entretanto, algumas patologias manifestam-se inicialmente apenas com a desaceleração do crescimento, precedendo o quadro característico da doença de base por vários anos. Isso ocorre, por exemplo, na doença celíaca, em doenças inflamatórias intestinais e em uma variedade de nefropatias crônicas, como a acidose tubular renal. A causa da BE nas doenças crônicas é multifatorial: anóxia, desnutrição, alterações hidroeletrolíticas e metabólicas (p. ex., a acidose impede a ação do IGF-1 na placa de crescimento), distúrbios circulatórios e de perfusão, infecções de repetição e o uso prolongado de medicações representam mecanismos, isolados ou combinados, possíveis da BE nessas doenças.

As deficiências hormonais representam causas pouco frequentes de BE (menos de 5% das BE patológicas). São muito mais frequentes as causas relacionadas aos problemas viscerais (doenças renais, cardíacas, pulmonares e gastrointestinais) do que as causas endocrinológicas.

As endocrinopatias devem, entretanto, ser lembradas como causas de BE patológica, e, dentre elas, chama a atenção o comprometimento tireoidiano, tanto o neonatal, que pode comprometer irreversivelmente o desenvolvimento neuropsicomotor, como o adquirido.

Na deficiência do GH (menos de 1% dos casos de BE), a IO está atrasada, e a VC está bem diminuída. As crianças com hipopituitarismo nascem com estatura normal, pois o crescimento fetal é regulado principalmente pelo suprimento de oxigênio, nutrientes e insulina (portanto, independe do GH ou até mesmo da herança), sendo a atenuação da estatura notada após os dois anos de idade. Algumas características clínicas podem ser notadas: crânio e face arredondados, nariz e mandíbula pequenos ("face de boneca"), voz fina, mãos e pés pequenos, genitais pouco desenvolvidos e desenvolvimento neuropsicomotor normal. Sabe-se que a secreção de GH ocorre em picos, com maiores elevações durante o período do sono e que, na maioria das vezes, os valores basais de GH são normais, mesmo quando a criança apresenta hipopituitarismo. Portanto, se existe um exame que o pediatra não deve solicitar para investigar BE é a dosagem basal de GH. Esse, quando necessário, deve ser dosado após testes de estimulação hipofisária (pós-clonidina, por exemplo), geralmente em duas amostras. As dosagens do fator de crescimento insulina-símile (IGF-1) e de sua proteína carreadora (IGFBP-3) podem ser usadas como triagem para avaliar a deficiência do GH.

Cerca de 50% dos casos de nanismo hipopituitário idiopático apresentam antecedente de parto anômalo e/ou asfixia neonatal. Portanto, é indispensável a pesquisa desses dados perinatais na anamnese de uma criança com BE.

Várias doenças genéticas, como a síndrome de Down (trissomia do cromossomo 21), têm, dentre seus estigmas clássicos, o atraso no crescimento. Os bancos de dados computadorizados mais usados para diagnóstico sindrômico listam cerca de oitocentas síndromes com BE. Baixa estatura de início pré-natal é listada em pouco menos de duzentas síndromes, daí a necessidade de caracterizar, quando possível, o início da BE. Embora a maioria das crianças com doença genética apresente sinais característicos (estigmas) da doença de base, muitas vezes eles não são percebidos. Na síndrome de Turner (cariótipo X0 em 50% dos casos; os demais são mosaicos), por exemplo, a única manifestação fenotípica na infância pode ser o comprometimento estatural e o atraso puberal. Quando não se tem um diagnóstico para a BE nas meninas, recomenda-se solicitar um cariótipo. Normalmente, nas doenças cromossômicas e nas síndromes dismórficas, a criança nasce com crescimento intrauterino retardado.

Análise do auxograma para o diagnóstico diferencial da BE

Identificado o caso de BE (critério gráfico) e definido o padrão de crescimento por meio da obtenção das medidas seriadas da altura, é importante estudar as relações entre IC, idade altura (IA), idade peso (IP), IMC, IO e idade mental (IM). Com esses dados, pode-se construir um sistema gráfico, o auxograma, que facilita a identificação e a triagem das possíveis causas da BE. Trata-se de um sistema de coordenadas, em que todos os parâmetros de crescimento são substituídos por uma única referência: o tempo.

A IA e a IP são obtidas pela referência da altura e do peso da criança ao percentil 50 da curva de crescimento. A IO é obtida pela análise do exame radiológico de mãos e punhos e reflete a maturação esquelética. Quanto à IM, se

possível, deverá ser obtida por meio da aplicação de testes específicos ou, então, de modo superficial, pelo próprio pediatra, por meio da observação da conduta da criança, informações da família e escolaridade.

Na adolescência, em especial, o exame dos genitais permite a avaliação da idade genital, que, por sua vez, tem um significado muito importante, semelhante ao da IO (avaliação maturacional). Assim, idade genital atrasada, de forma geral, melhora o prognóstico de adolescentes portadores de crescimento deficiente, porém, capazes de usufruir do estirão da puberdade.

Normalmente, os pontos correspondentes às idades (IA, IMC, IO e IM) estão relativamente nivelados em relação à IC. Na BE familiar, a IA está diminuída, e a IO é compatível com a IC (indicador de mau prognóstico). Nos casos de retardo do crescimento (ou crescimento lento), a IO também está atrasada em relação à IC, indicando que a criança terá mais tempo para crescer. Nas doenças endócrinas, também pode haver atraso da IO, porém ele é muito mais significativo, particularmente no hipotireoidismo. No nanismo hipofisário, geralmente, a IA e a IP são proporcionais (BE proporcionada) e, no hipotireoidismo, a IA é menor que a IP (BE desproporcionada). Na desnutrição, existe, inicialmente, maior comprometimento do IMC e, nas formas crônicas, há comprometimento do IMC e IA. Há também IO atrasada, geralmente compatível com a IA. A IM estará comprometida no hipotireoidismo congênito, em síndromes genéticas e em casos de algumas doenças do SNC.

A classificação da BE em relação às proporções corpóreas, ou seja, pelo cálculo da relação segmento superior/segmento inferior (SS/SI), pode indicar duas situações: a relação normal indica baixa probabilidade de a BE ser decorrente de alterações esqueléticas, e a relação anormal evidencia risco de afecção esquelética. É necessário lembrar que a relação SS/SI costuma ser alta ao nascimento (1,7), chegando na faixa dos 8–10 anos ao valor de 1.

Após essa avaliação inicial da IO, se o paciente não é diagnosticado como BEF ou retardo constitucional e não há sinais de doença crônica evidente, realiza-se uma triagem inicial laboratorial de BE para orientar os diagnósticos diferenciais. Em resumo, solicita-se: hemograma completo, anti-transglutaminase ou antiendomísio, avaliação hepática, dado que o IGF-1 é produzido no fígado (TGO, TGP, proteínas totais e frações), avaliação endocrinológica (IGF-1, IGF-BP3, TSH, T4 livre, glicemia de jejum), avaliação renal (gasometria venosa, ureia, creatinina, sódio, potássio, urina tipo 1), avaliação óssea (PTH, cálcio iônico, fósforo, fosfatase alcalina) e cariótipo em todas as meninas.

Baixa estatura

PONTOS PRÁTICOS

- Define-se baixa estatura (BE) como a estatura abaixo do percentil 3 ou escore-Z -2 para a referência de idade e sexo. BE é, portanto, uma condição gráfica. Outros dados clínicos são necessários para a definição se a condição é ou não patológica.

- A velocidade de crescimento (VC) é o parâmetro clínico inicial mais importante para a diferenciação entre uma BE normal e uma BE patológica. VC normal praticamente exclui doença do crescimento.

- Dentre as causas de variações da normalidade que cursam com BE (BE não patológicas), que representam a maioria das BE, existem a BE familiar (VC normal, idade óssea compatível com a cronológica e história familiar de BE) e o retardo constitucional do crescimento e da puberdade (VC normal, idade óssea atrasada cerca de dois anos em relação à cronológica e história familiar de atraso).

- Dentre as BE patológicas (VC comprometidas), atenção deve ser dada aos aspectos nutricionais e às doenças sistêmicas crônicas (rim, intestino, coração e pulmão). A doença endocrinológica pode ser explicação para a BE, mas representa apenas 5% das BE patológicas.

- Em toda menina com BE patológica de causa inexplicada, com ou sem estigmas, deve-se pensar na possibilidade de síndrome de Turner, que tem indicação do uso do hormônio de crescimento.

Questões de Treinamento

1. Várias informações são necessárias para a avaliação da baixa estatura. O melhor e mais importante dado clínico ou exame subsidiário para avaliação de uma criança de seis anos de idade com diagnóstico de baixa estatura é:
   a. idade óssea.
   b. dosagem de IGF-1.
   c. cálculo da velocidade de crescimento.
   d. determinação da estatura-alvo.
   e. realização de hemograma.

2. Paciente que foi RNT, PIG, avaliado aos cinco anos apresentando-se peso -2,5 DP, altura -2,8 DP, IMC -0,2 DP. Realizados exames iniciais para baixa estatura, sendo excluídas doenças crônicas e endócrinas. Qual seria a sua recomendação?
   a. Tratar a desnutrição atual do paciente.
   b. Realizar um teste de estímulo de GH.
   c. Pesquisar por doenças genéticas.
   d. Iniciar hormônio de crescimento.
   e. Considerá-lo bem e apenas acompanhar clinicamente.

3. BRF, sexo masculino, 14 anos, natural e procedente de Cabo Frio, Rio de Janeiro, procura o pediatra com queixa de sempre ser pequeno em relação aos meninos de sua idade, apresentando piora há 2 anos. Nasceu de parto normal, a termo, com peso de nascimento de 3,6 kg e 50 cm e Apgar de 9/9. Quanto aos antecedentes pessoais, nega patologias relevantes, traumas e cirurgias. Mãe hígida com 36 anos e 1,53 m de altura, tendo menarca aos 16 anos. Pai com 37 anos, obeso e 1,73 m de altura. Ao exame físico, apresentou: peso 40 kg (percentil 8% e escore-Z = -1,4) ; estatura 1,45 m (percentil 1% e escore-Z = -2,28) ; IMC 19,04 (percentil 50%) ; Tanner G1P1, tireoide palpável sem alterações. Traz uma idade óssea de 12 anos e 6 meses. Com base nesses dados, a hipótese diagnóstica mais provável é:
   a. baixa estatura por deficiência do hormônio de crescimento.
   b. atraso constitucional do crescimento e puberdade.
   c. baixa estatura familiar.
   d. hipotireoidismo.
   e. síndrome de Turner.

4. Elisa, 13 anos de idade, tem sua estatura abaixo do escore-Z -2 e IMC entre escores-Z -1 e 0 nas curvas de referência utilizada. Os pais são saudáveis, não consanguíneos e medem 170 e 160 cm. A menarca materna ocorreu aos 12 anos. A paciente apresenta desempenho intelectual normal, histórico de otites de repetição e ausência de qualquer sinal puberal. Diante desses achados, está indicada a seguinte conduta:
   a. solicitar radiografia de mão e punho esquerdos para avaliação da idade óssea.
   b. dosar o fator de crescimento semelhante à insulina (IGF-1).
   c. solicitar cromatina sexual e cariótipo.
   d. não solicitar exames e aguardar o início da puberdade.
   e. realizar exames par avaliação da função renal e hepática.

5. A estatura média dos pais de um menino filho de um pai com 168 cm de estatura e de uma mãe com 155 cm é:
   a. 155 cm.
   b. 161,5 cm.
   c. 164,5 cm.
   d. 168 cm.
   e. 169,5 cm.

Gabarito comentado

1. Conceito básico em auxologia pediátrica: o principal parâmetro a ser calculado e acompanhado durante a rotina pediátrica para a avaliação do crescimento é a velocidade de crescimento (VC). VC normal praticamente exclui doenças do crescimento. Resposta C

2. Paciente com baixa estatura (escore-Z < -2), com antecedente de ter nascido com restrição do crescimento (PIG), que aos 5 anos não teve recuperação significativa, tem indicação para uso de hormônio de crescimento. Resposta D

3. Embora não haja menção na questão à velocidade de crescimento, há informação sobre um padrão de maturação mais tardio na família (menarca materna aos 16 anos) e uma idade óssea não compatível com a idade cronológica, atrasada cerca de dois anos. O paciente ainda apresenta atraso puberal. Todos esses dados corroboram uma grande probabilidade de um retardo constitucional do crescimento e da puberdade. Resposta B

4. Trata-se de uma menina com baixa estatura, pais medianos, e que ainda não entrou na puberdade. Não existem muitos estigmas apontados na questão, apenas o fato de otites pregressas. O principal ponto a ser esclarecido é a velocidade de crescimento que necessita de um tempo de acompanhamento. Obviamente não será até o início puberal. Isso poderá nem ocorrer diante da hipótese diagnóstica para esse caso que é da síndrome de Turner. Essa possibilidade deve ser descartada em toda menina com BE patológica, sem causa plausível. Resposta C

5. Para calcular a altura-alvo de um menino, realiza-se a média da altura dos pais, ajustando-se o cálculo com a adição de 13 cm na altura da mãe (transformando-a em indivíduo do sexo masculino). Resposta D

Fontes consultadas e leitura recomendada

Allen D.B., Cuttler L . *Short stature in childhood — challenges and choices.* N Engl J Med, 2013. 368: 1220-28.

Argente J. *Challenges in the management of short stature.* Horm Res Paediatr, 2016. 85: 2–10.

Cohen P., Rogol A.D., Deal C.L. et al. *Consensus statement on the diagnosis and treatment of children with idiopathic short stature:* a summary of the Growth Hormone Research Society, the Lawson Wilkins Pediatric Endocrine Society, and the European Society for Paediatric Endocrinology Workshop. J Clin Endocrinol Metab, 2008. 93: 4210-7.

Grimberg A., DiVall S.A., Polychronakos C. et al. *Guidelines for growth hormone and insulin-like growth factor-I treatment in children and adolescents:* growth hormone deficiency, idiopathic short stature, and primary insulin-Like growth factor-I deficiency. Horm Res Paediatr, 2016. 86: 361-97.

Rose S.R., Vogiatzi M.G., Copeland K.C. *A general pediatric approach to evaluating a short child.* Pediatrics In Review, 2005. 26: 410-19.

Doenças exantemáticas 41

Benito Lourenço

As doenças exantemáticas são, em sua maioria infectocontagiosas, sistêmicas, acompanhadas de manifestações cutâneas agudas (*rash*) e sendo grande parte delas acompanhadas de febre. A erupção cutânea se deve a uma ação direta do agente causador ou de seus produtos. O diagnóstico diferencial da febre com erupção na pele é extremamente amplo. Entretanto, muito frequentes na faixa etária pediátrica, alguns quadros apresentam particularidades que podem tornar o diagnóstico dependente apenas de dados epidemiológicos e da história natural da doença (contato, tempo de incubação, pródromo e manifestação), dinamizando a terapêutica, facilitando a orientação aos pais e contactantes e permitindo ao profissional de saúde interromper ou diminuir a propagação de surtos. Outros quadros serão apenas diagnosticados precisamente com exames laboratoriais. Para facilitar o estudo deste tema, é fundamental a definição dos termos empregados para definir a alteração dermatológica e o seu mecanismo de lesão. O exantema é uma erupção aguda na pele, também muitas vezes referida como um *rash* cutâneo. Um enantema é uma erupção que ocorre em mucosas. Quase todas as doenças exantemáticas clássicas iniciam-se com um enantema, alguns inclusive patognomônicos, como o do sarampo. É importante lembrar que no diagnóstico diferencial de uma doença febril exantemática misturam-se doenças benignas, doenças infectocontagiosas ou doenças muito graves ameaçadoras à vida.

Os mecanismos de agressão à pele são: 1. invasão e multiplicação direta na própria pele (ex.: varicela, herpes); 2. ação de toxinas (ex.: escarlatina, estafilococcias); 3. ação imunoalérgica com expressão na pele (ex.: algumas viroses exantemáticas); 4. dano vascular, podendo causar extravasamento capilar, obstrução e necrose da pele (ex.: meningococcemia). Geralmente esses mecanismos coexistem, mas suas reações aparecem na pele como lesões distintas.

Quando se descrevem as lesões de pele, convenciona-se a utilização dos seguintes termos que definem as lesões dermatológicas elementares. Assim, de acordo com o tamanho, conteúdo e cor têm-se:

• máculas: áreas de coloração diferente, circundadas por pele sem alteração do seu plano ou da sua superfície. Não são palpáveis e podem ser hipercrômicas ou hipocrômicas. Neste capítulo, atenção especial será dada para a coloração róseo-avermelhada das lesões, que são mais comuns nos exantemas;

• pápulas: são lesões pequenas, circunscritas, geralmente de consistência sólida, que fazem relevo e são perceptíveis ao tato com até 1 cm de diâmetro;

• nódulos: são lesões perceptíveis ao tato, maiores que 1 cm de diâmetro, de consistência sólida;

• placas: confluência de pápulas ou nódulos;

• vesículas: elevações circunscritas na pele, pequenas, menores que 5 mm, decorrentes de coleção de líquido seroso;

• bolhas: lesões de conteúdo líquido com mais de 5 mm de diâmetro;

• pústulas: lesões de conteúdo purulento, independentemente do tamanho.

Na prática clínica é comum a associação de lesões maculopapulosas, vesicobolhosas, vesicopapulobolhosas, etc. Os exantemas podem ser eritematosos – róseos ou avermelhados e que desaparecem à vitro/digitopressão – e purpúricos, quando há extravasamento de sangue no vaso (não desaparece à vitro/digitopressão). As lesões desse último tipo de exantema podem ser pequenas (petéquias) ou maiores (equimoses). A crosta é o ressecamento da secreção serosa, purulenta, sanguínea ou mista. A escoriação é uma lesão epidérmica decorrente dos arranhões ou do ato de se coçar; denuncia, portanto, o caráter pruriginoso do exantema.

Abordagem da criança com exantema

À primeira vista, as doenças exantemáticas agudas são muito parecidas, o que dificulta o diagnóstico diferencial. Em uma primeira etapa é importante valorizar os dados característicos, como, a idade do paciente, seu estado nutricional (quadros são mais graves ou atípicos

TEP – Título de Especialista em Pediatria

em pacientes desnutridos), antecedentes de imunizações e de doenças exantemáticas prévias, dados epidemiológicos positivos para doenças infectocontagiosas, evolução da curva térmica, uso de medicamentos, localização geográfica, histórico de viagens, estação do ano, apresentação do período prodrômico e presença de sinais patognomônicos. Também é importante conhecer os períodos de incubação e de transmissão das principais doenças exantemáticas infecciosas.

Em um segundo passo, é importante avaliar o exantema, suas características, distribuição, tempo de início e duração. De acordo com suas características, os exantemas devem ser classificados em maculopapulares (os mais frequentes na prática clínica), papulovesiculares e petequiais ou purpúricos. Cada um desses tipos direciona para diferentes possibilidades diagnósticas. Os exantemas maculopapulares, por sua vez, são classificados em:

• morbiliforme: pequenas maculopápulas avermelhadas com preservação de áreas de pele sã entremeadas pelas lesões (é o exantema típico do sarampo);

• rubeoliforme: semelhante ao morbiliforme, porém róseo, com lesões menores e menos pápulas (exantema típico da rubéola, por exemplo);

• escarlatiniforme: eritema difuso, puntiforme, vermelho vivo, sem áreas de pele são entremeadas (exantema típico da escarlatina);

• urticariforme: erupção papuloeritematosa de contornos irregulares, com placas mais perceptíveis, róseas ou avermelhadas.

No Quadro 41.1, apresentam-se, de forma resumida, as principais doenças exantemáticas na infância, classificadas de acordo com o tipo de apresentação do exantema, separados por causas virais (bastante comuns) e outros agentes.

Quadro 41.1 – Principais doenças exantemáticas na infância, segundo etiologia viral e outras

Etiologia viral	Outras causas
Maculopapular	**Maculopapular**
Sarampo	Escarlatina
Rubéola	Síndrome do choque tóxico
Eritema infeccioso	Doença de Kawasaki
Exantema súbito	Febre maculosa brasileira
Mononucleose infecciosa	Reação medicamentosa
Exantemas por enterovírus	Toxoplasmose
Citomegalovirose	Eritema solar
Petequial	**Petequial**
Sarampo atípico	Febre maculosa brasileira
Febres hemorrágicas	Meningococcemia
Rubéola congênita	Coagulopatias
	Escorbuto
	Reação medicamentosa
	Endocardite subaguda
	Toxoplasmose congênita

Etiologia viral	Outras causas
Vesicular	**Vesicular**
Varicela	Impetigo
Herpes zoster	Picada de inseto
Herpes simples	Reação medicamentosa
Vírus coxsackie	

Os dois maiores grupos de exantemas (maculopapulares e papulovesiculares), em pediatria, abrangem as doenças exantemáticas; entretanto, esses dois tipos de erupção são encontrados em muitas outras doenças além das infecciosas exantemáticas agudas. Entre os exantemas maculopapulares, encontram-se os das cinco febres eruptivas clássicas: sarampo (primeira moléstia), escarlatina (segunda moléstia), rubéola (terceira moléstia), eritema infeccioso (quinta moléstia) e exantema súbito – *roseola infantum* (sexta moléstia). A doença de Filatow, que seria a "quarta moléstia", hoje não é mais considerada uma entidade clínica (escarlatina atípica). Entretanto, com o progresso dos conhecimentos e, principalmente, das técnicas laboratoriais de isolamento etiológico, muitas doenças tiveram seu agente conhecido e, atualmente, sabe-se que todas as doenças que evoluem com vasculite, sejam infecciosas ou não, podem, em algum momento, apresentar erupção cutânea.

Sarampo

O sarampo é uma doença viral exantemática aguda, altamente contagiosa, e que está em vias de erradicação no Brasil em virtude das estratégias de imunização, embora, até recentemente, ainda provoque alguns surtos. Assim, alguns países do mundo ainda sofrem com esse problema e, em virtude de deslocamentos de uma sociedade globalizada, atenção constante deve ser dada ao risco de propagação e reinserção da doença.

É causado por um vírus da família Paramyxoviridae (gênero *Morbillivirus*).

Os anticorpos contra o sarampo, do tipo IgG, atravessam facilmente a barreira placentária. Os lactentes adquirem imunidade por via transplacentária das mães que tiveram ou receberam imunização contra o sarampo, e as crianças nascem com título satisfatório de anticorpos e, portanto, protegidas. Essa proteção passiva vai desaparecendo à medida que os anticorpos de origem materna vão sendo catabolizados. Essa imunidade é completa pelos primeiros quatro a seis meses de vida e desaparece em uma velocidade variável. Assim, enquanto o sarampo é excepcional antes dos seis meses de idade, por volta de um ano quase todas as crianças já são suscetíveis à doença. A imunidade induzida é de longa duração, provavelmente persistindo por toda a vida.

A transmissão ocorre por via aérea, por meio de secreção ocular e das vias respiratórias do doente, por contato direto, pelas gotículas de Flügge (gotículas de saliva que são expelidas durante a conversação) e por disper-

Doenças exantemáticas

são de gotículas com partículas virais no ar, principalmente em ambientes fechados como creches, escolas e meios de transporte (incluindo aviões). A contaminação de um indivíduo suscetível parece fazer-se quase exclusivamente por meio do contato direto com pessoas doentes. A contagiosidade começa 2 dias antes do início do período prodrômico, alcança o máximo durante a fase catarral e estende-se até 4 dias após o aparecimento do exantema, diminuindo de tal maneira que, após 6 dias do seu início, o paciente não é mais contagioso. A disseminação máxima do vírus dá-se por aspersão de gotículas durante o estágio catarral, havendo necessidade de isolamento respiratório do indivíduo infectado nesse período. O sarampo é muito contagioso, salientando-se que a introdução de um caso da doença no ambiente familiar faz com que cerca de 90% dos contatos familiares suscetíveis se contaminem. Raramente é subclínico.

O sarampo é doença de notificação imediata e obrigatória; ou seja, diante de um caso suspeito, este deve ser notificado pelos profissionais que tiveram o primeiro contato com o paciente.

A infecção pelo vírus do sarampo pode causar uma variedade de síndromes clínicas, que incluem o sarampo clássico em pacientes imunocompetentes, o sarampo modificado em pacientes com anticorpos préexistentes, mas com incompleta proteção, as síndromes neurológicas após a infecção do sarampo, incluindo a encefalomielite aguda disseminada e a panencefalite subaguda esclerosante (PES) e sarampo grave, em imunocomprometidos.

As manifestações clínicas do sarampo são, de modo geral, suficientemente características para permitir o diagnóstico da doença sem o auxílio de qualquer exame laboratorial. O período de incubação (entre contágio e primeiras manifestações clínicas) inicia-se após a entrada do vírus pela mucosa respiratória ou conjuntiva e é de cerca de 10 dias. A disseminação do vírus do sarampo nesse período, devido à viremia, com infecção associada do endotélio, epitélio respiratório, monócitos e macrófagos, pode explicar a variedade de manifestações clínicas e as complicações que podem ocorrer. Uma segunda viremia ocorre alguns dias após a primeira, que coincide como aparecimento de sintomas indicativos do início da fase prodrômica.

O período prodrômico, que dura cerca de 3 a 4 dias, caracteriza-se por febre, geralmente elevada (muitas vezes excedendo 39°C ou mesmo 40°C), alcançando o máximo na época do aparecimento do exantema, para desaparecer, habitualmente em lise, 2 ou 3 dias depois. Nessa fase, sintomas gerais aparecem com grande frequência e variável intensidade: anorexia, cefaleia, dores abdominais, vômitos, diarreia, artralgias e mialgias, que associados a prostração e mesmo sonolência, que por vezes coexistem, dão a impressão de doença grave. Sintomas oculares estão presentes. A conjuntivite traduz-se por fotofobia, edema palpebral, secreção ocular, congestão e lacrimejamento. Todos esses sintomas geralmente são associados a sintomas catarrais altos: coriza e espirros. A coriza é abundante, inicialmente mucosa e torna-se mucopurulenta, às vezes com laivos de sangue, irritando o nariz e o lábio superior. Atinge o máximo de intensidade ao tempo do aparecimento da erupção e desaparece rapidamente após a defervescência. A tosse nunca falta. É inicialmente seca, intensa, contínua e incomoda o paciente. Como as demais manifestações do período prodrômico, atinge máxima intensidade à época do aparecimento do exantema, mas, ao contrário dessas, não desaparece quando surge erupção, podendo persistir por até quase 2 semanas.

Embora a coriza, a tosse e a conjuntivite muitas vezes confiram ao paciente um aspecto facial muito sugestivo de acometimento pelo vírus do sarampo (fácies "sarampenta"), são as manchas de Koplik, o enantema que precede à erupção da pele, que confirma o diagnóstico. O enantema é a primeira manifestação mucocutânea a aparecer e é característico. Em 50 a 80% dos casos, 2 a 3 dias depois do período prodrômico (catarral) aparece o característico sinal de Koplik (patognomônico do sarampo): há hiperemia da orofaringe (com um salpicado vermelho na região de palato) e na região oposta aos dentes molares surgem manchas branco-azuladas ou acinzentadas, pequenas, de cerca de 1 mm de diâmetro, com discreto halo eritematoso ao redor. Começam em pequeno número, por vezes duas ou três apenas, só podendo ser, nessa ocasião, visualizadas com uma boa iluminação da mucosa bucal. Entretanto, rapidamente aumentam de número a tal ponto que, quando do aparecimento do exantema, podem ocupar toda a mucosa da boca e mesmo parte dos lábios. Nessa ocasião, o aspecto da mucosa lembra grãos de açúcar (ou sal) espalhados sobre um fundo intensamente avermelhado. Aparecem e desaparecem rapidamente, em geral, entre 12 e 18 horas (podem durar até 72 horas). O aparecimento do exantema marca também o início do desaparecimento das manchas de Koplik, e, por volta do terceiro dia a mucosa tem aspecto normal.

O exantema inicia-se com tênues máculas atrás do pavilhão auricular, na região da mastoide, próximo à raiz do couro cabeludo. Dissemina-se rapidamente, em cerca de 24 horas, em sentido caudal e centrífugo, para face, pescoço, tronco, braços e atinge as extremidades inferiores por volta do terceiro dia. O exantema é maculopapular, eritematoso e morbiliforme, com maculopápulas avermelhadas, isoladas umas das outras e circundadas por pele não comprometida. Como regra, as lesões podem confluir em algumas regiões e desaparecem à digitopressão. As áreas inicialmente atingidas (face e pescoço) são as que revelam exantema de maior intensidade. Aí as lesões podem ser confluentes, formando extensas placas avermelhadas. As palmas das mãos e as plantas dos pés são raramente envolvidas. O prurido é leve. Na fase do exantema a doença atinge o seu auge e os sintomas catarrais se intensificam, ficando o paciente toxemiado, prostrado, febril, com olhos hiperemiados, queixando-se de desconforto na claridade, intensa rinorreia e tosse implacável. Para os não familiarizados, a aparência é de doença grave (semelhante à toxemia de uma doença bacteriana). Ressalta-se, nesta fase, o aparecimento da pneumonite intersticial que cursa com pequenos focos de condensação no interstício e nos alvéolos. Geralmente tem evolução benigna e é provavelmente causada pelo vírus do sarampo.

O exantema começa a esmaecer em torno do terceiro ou quarto dia, na mesma sequência em que surgiu, com o aparecimento de descamação furfurácea e uma leve pigmentação acastanhada.

O quadro clínico, em geral, dura de 1 a 2 semanas. Desaparece rapidamente a febre, os sintomas oculares e catarrais altos e lentamente a tosse e os sintomas brônquicos. A tosse pode persistir até 1 ou 2 semanas após a infecção do sarampo. Febre persistente além do terceiro ou quarto dia de erupção sugere complicação.

O diagnóstico, em geral, baseia-se no quadro clínico; raramente há necessidade de confirmação laboratorial. Elevação dos títulos de anticorpos é detectada entre os soros das fases aguda e convalescente (aumento de pelo menos quatro vezes o título de IgG) ou, na presença de anticorpos da classe IgM, na fase aguda.

Embora antigamente conhecida como uma doença da infância, o sarampo não deve ser considerado uma moléstia banal. O número de complicações é grande, e as principais são: otite média, pneumonia e encefalite. A infecção pelo sarampo pode causar imunossu-pressão transitória, com diminuição de resposta das células T. A anergia pode estar presente desde antes do aparecimento do exantema até várias semanas após. As complicações pelo sarampo são mais comuns nos países em desenvolvimento, onde se descreve letalidade de 4 a 10%. A maioria das mortes se deve às complicações respiratórias ou encefalite. Os grupos de risco para complicações incluem os pacientes imunodeprimidos, desnutridos, indivíduos com deficiência de vitamina A e nos extremos de idade. Sendo o sarampo uma infecção disseminada, complicações em vários sítios orgânicos podem ocorrer. Quando há persistência da febre após o terceiro dia de exantema, deve-se suspeitar de complicação. Cabe ressaltar a gravidade do sarampo em crianças desnutridas. O mecanismo imunitário primordialmente envolvido no sarampo é o do tipo celular (comprometido também no desnutrido). A incidência de complicações bacterianas é bem mais alta nesses casos e a mortalidade se eleva. Crianças desnutridas que até serem acometidas pelo sarampo mantinham-se equilibradas podem apresentar piora do quadro nutricional, em razão da diarreia, hipercatabolismo e hiporexia, levando ao aparecimento do edema e das carências alimentares latentes, entre as quais a hipovitaminose A. O tratamento com vitamina A oral reduz a morbidade e a mortalidade em crianças com sarampo grave nos países em desenvolvimento.

As infecções respiratórias ocorrem com mais frequência em pacientes com menos de 5 anos. O envolvimento pulmonar da infecção do sarampo pode consistir em broncopneumonia, laringotraqueobronquite ou bron-

quiolite. A otite média pode ocorrer. Deve-se lembrar que a pneumonia pode ser devida ao próprio vírus do sarampo (pneumonia intersticial), porém a mais frequentemente identificada é a broncopneumonia pelo vírus e/ou associada a bactérias (*S. aureus*, pneumococos e hemófilos).

A encefalite aguda é uma complicação relativamente rara, mas grave. A incidência de encefalomielite é estimada em 1–2/1.000 casos notificados. Não há correlação entre a intensidade do sarampo e a intensidade do envolvimento neurológico ou a gravidade do processo e o prognóstico final. Embora possa manifestar-se no período pré-eruptivo, comumente inicia-se dois a cinco dias após o aparecimento do exantema. A presença de febre, vômito, cefaleia, sonolência alternando com irritabilidade, convulsões, coma ou alterações da personalidade determina a suspeita do acometimento neurológico. Ela está associada a uma pleocitose liquórica (predomínio linfocitário), aumento dos níveis de proteína e normalidade da glicorraquia. A maioria das crianças se recupera bem, cerca de 25% têm sequelas no desenvolvimento neurológico (atraso mental, convulsões recorrentes, distúrbios de comportamento) e cerca de 15% podem ter uma evolução rapidamente progressiva e fatal. Em crianças menores de um ano e em desnutridas é causa não desprezível de óbito. Em adolescentes e adultos a gravidade pode ser maior.

A encefalomielite aguda disseminada (EMAD) é uma doença desmielinizante que se apresenta durante a fase de recuperação da infecção pelo sarampo, geralmente dentro de 2 semanas do exantema. Acredita-se que seja mais uma resposta de autoimunidade pós-infecciosa do que a atividade do vírus do sarampo no sistema nervoso central (SNC). As principais manifestações incluem febre, cefaleia, rigidez nucal, convulsões e alterações do estado mental (confusão e sonolência). Outros achados podem incluir ataxia, mioclonia e sinais de mielite, com paraplegia, tetraplegia e alterações de sensibilidade. A EMAD está associada a uma mortalidade de 10 a 20%.

A panencefalite esclerosante subaguda (PEES) é uma doença degenerativa fatal e progressiva do SNC que ocorre de 7 a 10 anos após a infecção natural pelo sarampo. É uma complicação rara e tardia do sarampo, cuja patogênese não é bem compreendida. É uma infecção do SNC lentamente progressiva (diferentemente da EMAD), causada pelo vírus (ou uma variante genética) que progride lentamente no interior do SNC. Cerca de metade dos pacientes com PEES teve sarampo antes de dois anos de idade. O número de casos caiu abruptamente com a cobertura vacinal para o sarampo, mas mantém-se e recentemente ocorreram. Seu início caracteriza-se por deterioração insidiosa e progressiva do comportamento, comprometimento cognitivo e mudanças de personalidade (semanas a anos). Evolui-se para torpor, marcha irregular, quedas e crises mioclônicas. O diagnóstico é estabelecido pela evolução clínica típica e detecção de anticorpos para sarampo no liquor. O EEG apresenta picos paroxísticos regulares e diminuição da atividade geral. No soro, há títulos altos de anticorpos do sarampo. A morte

Doenças exantemáticas

costuma ocorrer no prazo de 1 a 2 anos após o início dos sintomas. O curso implacável e fatal dessa complicação ressalta a importância da vacinação contra o sarampo, não só para a prevenção do sarampo, mas também para a prevenção de sequelas neurológicas graves do que pode acontecer.

As manifestações oculares do sarampo podem incluir a ceratoconjuntivite e úlcera de córnea, constituindo-se em importante causa de cegueira.

Outro perigo em potencial é a exacerbação de tuberculose preexistente, em razão da anergia provocada pelo sarampo. A persistência do quadro pneumônico após o adequado tratamento com antibióticos justifica a pesquisa da etiologia tuberculosa. Deve-se lembrar que o teste tuberculínico, nesses casos, geralmente é negativo.

O tratamento do sarampo sem complicações é puramente sintomático e de sustentação. Baseia-se basicamente em repouso relativo, antitérmicos para febre alta e mal-estar, higiene dos olhos, umidificação das secreções das vias aéreas superiores (vaporização, inalação com soro fisiológico) e administração de vitamina A – 200.000 UI (menor de um ano: 100.000 UI), o mais precoce possível, que reduz complicações e mortalidade. É recomendada pela Organização Mundial de Saúde para todas as crianças com sarampo em países em desenvolvimento. É administrada uma vez ao dia por 2 dias.

Escarlatina

A escarlatina é uma doença exantemática clássica, causada pela produção da exotoxina eritrogênica pelo _Streptococcus pyogenes_, ou beta-hemolítico do grupo A de Lancefield. A faringite causada pelo estereptococo é uma infecção comum em Pediatria. Trata-se de uma doença, em tese autolimitada, com melhora dos sintomas em 2 a 5 dias. Entretanto, a antibioticoterapia reduz a severidade e a duração dos sintomas, previne a disseminação do agente e diminui o risco de complicações causadas pela bactéria. Deve-se lembrar que existem uma série de complicações supurativas e não supurativas da faringotonsilite pelo _Streptococcus pyogenes_, resumidas no Quadro 41.2. A escarlatina é considerada uma das complicações não supurativas.

Quadro 41.2 – Complicações da faringotonsilite causada pelo estreptoco beta-hemolítico A.

Febre reumática
Escarlatina
Síndrome do choque tóxico estreptocócico
Glomerulonefrite pós-estreptocócica
Desordem neuropsiquiátrica pediátrica autoimune associada com o estreptococo A (PANDAS – _Pediatric autoimmune neuropsychiatric disorder associated with group A streptococci_)
Celulites e abscessos tonsilofaríngeos
Fascíte necrotizante
Bacteremia e sepse

Para que ocorra escarlatina é preciso que o indivíduo infectado não tenha imunidade antibacteriana contra o estreptococo, nem imunidade antitóxica contra a exotoxina eritrogênica (essa imunidade é tipo-específica, pois existem alguns tipos de toxina). A transmissão se faz por conta do contato próximo com pessoas doentes, por meio da projeção de gotas de secreção respiratória contendo bactérias. O período de maior contágio da faringite e da escarlatina é durante o estágio agudo da doença. A terapêutica antibiótica suprime rapidamente e, se continuada, erradica o estreptococo do trato respiratório superior, de tal forma que após o segundo ou terceiro dia de tratamento o paciente não pode mais ser considerado contagiante.

Além do quadro clássico de faringotonsilite, quando os estreptococos infectantes elaboram toxina eritrogênica, para a qual o hospedeiro não produziu anticorpos específicos, aparecem as manifestações típicas da escarlatina, que é uma erupção eritematosa difusa.

Acomete geralmente crianças entre três e doze anos de idade. O período de incubação varia de 1 a 7 dias, com média de 3 dias. O início é agudo, com febre alta, calafrios, cefaleia, vômitos, mal-estar, anorexia e dor de garganta. Dor abdominal pode estar presente. Um a dois dias após tem início o exantema. Durante o desenvolvimento da erupção cutânea, as mucosas podem também ser acometidas (enantema). As amígdalas estão aumentadas de volume, hiperemiadas, com áreas irregulares de exsudato mucopurulento, e a faringe encontra-se hiperemiada. O palato geralmente apresenta eritema puntiforme e eventualmente algumas petéquias. A borda livre do palato e a úvula estão hiperemiadas e edemaciadas. A língua adquire uma aparência característica, com papilas vermelhas e proeminentes, que sobressaem em uma superfície difusamente coberta por uma camada branca (saburrosa) e que, 4 a 5 dias após, quando ocorre a descamação, aparece uma superfície profundamente avermelhada, vermelho-rutilante, com as papilas hipertrofiadas e edematosas (língua morango-vermelho ou framboesa). Pode haver também adenopatia cervical anterior e mandibular.

O exantema inicia-se em cabeça e pescoço, expandindo-se rapidamente para o tronco, até as extremidades; palma das mãos e planta dos pés são, comumente, poupadas. A área ao redor da boca também é poupada (palidez perioral – sinal conhecido como sinal de Filatov). As dobras profundas podem conter listras lineares, às vezes de característica petequial, que não empalidecem com a digitopressão (sinal de Pastia – linhas vermelhas na fossa antecubital). As áreas mais acometidas, e onde o _rash_ é mais observado, são a região inguinal, axilar, antecubital, abdome e pontos da pele que estão sob pressão, e o exantema é maculopapular, avermelhado, empalidece à digitopressão e não deixa área de pele sã (escarlatiniforme). O exantema alcança sua intensidade máxima por volta do terceiro ao sétimo dia e desaparece lentamente, 4 a 5 dias depois, quase sempre provocando fina descamação (em farelo ou fur-furácea) ou lamelar, especialmente na margem das unhas, na ponta dos dedos e nas dobras cutâneas profundas, que pode durar até 6 semanas. O exantema em si, consequente à ação da toxina eritrogênica, é um pontilhado finamente papular (ou puntiforme) que na maioria das vezes, em alguns pacientes, é mais facilmente palpável do que visto, com a textura de pele de ganso ou de lixa.

Em geral, a temperatura aumenta abruptamente e normaliza-se em um prazo de 5 a 7 dias no paciente não tratado; comumente, retorna à normalidade 12 a 24 horas após o início da terapia com penicilina. Além das manifestações tóxicas da escarlatina (cefaleia, dor abdominal, vômitos e febre), os efeitos sistêmicos da toxina eritrogênica podem comprometer os rins (causando hematúria), as articulações (artrite) ou o coração (miocardite).

Na escarlatina a porta de entrada mais frequente é a faringe. Ocasionalmente, no entanto, a escarlatina pode suceder infecções de feridas, queimaduras ou infecção cutânea estreptocócica. Nessas circunstâncias, pode desenvolver-se a chamada escarlatina cirúrgica, com as mesmas manifestações clínicas descritas anteriormente, mas as tonsilas e a faringe não costumam ser acometidas.

O diagnóstico da escarlatina é fundamentalmente clínico, embora em alguns casos possa ser isolado o estreptococo beta-hemolítico do grupo A da orofaringe, nasofaringe ou de uma ferida infectada. A elevação do título de antiestreptolisina O (ASLO) durante a convalescença é indicativa de infecção estreptocócica. Porém, a erradicação precoce dos estreptococos hemolíticos por terapêutica antimicrobiana pode suprimir o desenvolvimento de anticorpos. O hemograma pode mostrar leucocitose, neutrofilia e desvio à esquerda, especialmente nos primeiros dias de infecção.

É importante lembrar que a terapêutica da infecção estreptocócica objetiva, além da melhora clínica e da redução do tempo dos sintomas, a redução da incidência das complicações e diminuição da transmissão do agente (erradicação). Melhora clínica é observada em mais precocemente (48 horas) em indivíduos tratados com antibióticos. As opções terapêuticas para o tratamento da infecção estreptocócica incluem as penicilinas (e seus derivados ampicilina e amoxicilina), cefalosporinas, macrolídeos e clindamicina. Embora o estreptococo do grupo A seja sensível a vários antibióticos, a penicilina continua sendo a droga de primeira escolha para tratar pacientes não alérgicos a ela. A penicilina benzatina intramuscular garante o tratamento, evita as complicações e erradica o agente. Não há vantagens e, sim, potenciais desvantagens no uso de outros antimicrobianos de amplo espectro. É condição necessária para erradicação dos organismos infectantes manter níveis sanguíneos adequados por pelo menos 10 dias, e essa deve ser a duração do tratamento com penicilina por via oral (a prescrição mais clássica é de amoxicilina 50 mg/kg/dia). Deve-se lembrar que as taxas de transmissão de um indivíduo infectado para contatos íntimos (família ou escola) é de aproximadamente 35%. Portanto, o isolamento nas 24 horas é medida importante, após o início do tratamento.

Pode haver colonização do estreptococo beta-hemolítico do grupo A na orofaringe de portadores assintomáticos. Em climas temperados, durante o inverno e na primavera, até 20% das crianças em idade escolarpodem ser portadoresassintomáticos. Os portadores têm baixa probabilidade de disseminar a bactéria e têm risco muito baixo para o desenvolvimento de complicações supurativas ou febre reumática aguda. Portanto, em geral, os portadores de estreptococos não necessitam de terapia antimicrobiana. Assim, diante de um caso de escarlatina, não é necessária a investigação e o tratamento de contactantes, a não ser em circunstâncias especiais, como manifestação de febre reumática e situações de surtos de infecção pelo estreptococo.

Rubéola

A rubéola é uma doença contagiosa, caracterizada por sintomas leves, um exantema semelhante ao do sarampo leve e aumento de dor à palpação dos linfonodos pós-occipitais, retroauriculares e cervicais posteriores. A rubéola no início da gravidez pode causar anomalias congênitas graves, com comprometimento de múltiplos sistemas, amplo espectro de expressão clínica e longo período pós-natal de infecção ativa com excreção de vírus. Neste capítulo limitar-se-á a comentar a rubéola adquirida. A rubéola é causada por vírus da família Togaviridae.

O maior número de casos de rubéola ocorria na primavera e no inverno, sendo relativamente raros os casos de rubéola no verão, fato que tem considerável importância, já que infecções por enterovírus, que podem originar quadros clínicos muito semelhantes aos da rubéola, ocorrem predominantemente nos meses de verão. A infecção é transmitida de pessoa a pessoa pela via respiratória, por meio de gotículas contaminadas.

O período de incubação varia de 14 a 21 dias. A fase prodrômica de sintomas catarrais leves é mais curta que a do sarampo e pode ser tão leve que passa despercebida, principalmente nas crianças menores, mas em adolescentes e adultos o exantema pode ser precedido por 1 ou 2 dias de mal-estar, febre baixa, dor de garganta e discreta coriza. O sinal mais característico é adenopatia retroauricular cervical posterior e occipital dolorosa, presente em quase todos os casos. A linfadenopatia é generalizada, afeta principalmente os gânglios suboccipitais, cervicais e retroauriculares, aparecendo desde 5 a 7 dias antes do exantema, podendo persistir até o seu desaparecimento em 1 semana ou mais. Nenhuma outra doença causa o aumento doloroso desses linfonodos no grau da rubéola.

O exantema começa na face sob a forma maculopapular rósea, espalha-se rapidamente, atingindo o pescoço, o tronco, os membros superiores e inferiores em menos

Doenças exantemáticas

de 24 horas. As lesões da face começam a desaparecer no segundo dia, quando as maculopápulas do tronco podem coalescer. Na maioria dos casos, a erupção permanece por 3 dias, justificando o antigo nome dado à doença de sarampo de 3 dias. O exantema não é pruriginoso e não é seguido de descamação. A mucosa faríngea e as conjuntivas ficam pouco inflamadas; não há fotofobia, e a febre é ausente ou baixa durante o exantema e persiste por poucos dias. Metade dos casos apresenta esplenomegalia discreta. Especialmente em meninas maiores e mulheres, pode ocorrer poliartrite e artralgias.

Muitas infecções são subclínicas, com uma proporção de infecção inaparente para doença de 2:1. Às vezes, é difícil diagnosticá-la clinicamente, pois exantemas enterovirais e outros podem produzir aparência semelhante.

Felizmente, uma ótima notícia sobre a rubéola em nosso meio ocorreu recentemente. Em abril de 2015, a Região das Américas foi declarada pelo Comitê Internacional de Doenças Exantemáticas – OMS como a primeira região do mundo livre da transmissão endêmica da Rubéola e da Síndrome da Rubéola Congênita. Em 2 de dezembro de 2015, o Brasil recebeu da OPAS/OMS o Certificado de Eliminação da Rubéola. Os dados epidemiológicos avaliados evidenciaram a ausência da transmissão endêmica do vírus da rubéola por cinco anos consecutivos em território nacional.

Eritema infeccioso – quinta moléstia

O eritema infeccioso é uma doença exantemática febril aguda causada por um vírus pertencente à família Parvoviridae: parvovírus B19. As infecções clinicamente evidentes são mais prevalentes em escolares, com 70% dos casos acometendo crianças de 5 a 15 anos de idade. O eritema infeccioso tende a ocorrer em pequenos surtos familiares ou em epidemias localizadas. Não são conhecidos os mecanismos de transmissão, embora tudo leve a crer que o agente é disseminado por meio de gotículas de Flügge. Acredita-se ser a imunidade então induzida permanente, já que só excepcionalmente adultos contraem o eritema infeccioso.

O alvo primário da infecção do vírus é a linhagem de células eritroides. O vírus causa lise dessa célula, resultando em depleção progressiva e parada transitória da eritropoese. Não possui efeito aparente sobre a linhagem mieloide. Os indivíduos com distúrbios associados à hemólise crônica são muito suscetíveis às perturbações da eritropoese. A infecção por parvovírus B19 acarreta parada transitória da produção de hemácias, queda brusca da hemoglobina sérica e baixa de reticulócitos (aplasia seletiva de linhagem vermelha). O aparecimento das imunoglobulinas específicas controla a infecção, resultando em reticulocitose e elevação da hemoglobina.

Muitas infecções são clinicamente inaparentes. A manifestação clínica mais comum do parvovírus B19 é o eritema infeccioso. Em geral, não há pródromos e o primeiro sinal costuma ser o exantema. O exantema inicia na face (rubor facial) como maculopápulas que confluem tornando-se uma placa vermelho-rubra, com concentração principalmente em região de bochechas, poupando a região perioral, a testa e o nariz, conferindo um aspecto de asa de borboleta, semelhante ao observado no lúpus eritematoso, dando às crianças aspecto de cara esbofeteada. A erupção facial persiste por 1 a 4 dias, empalidecendo em seguida.

Um a quatro dias depois, o exantema evolui, acometendo os membros superiores e inferiores, inicialmente em sua face extensora e, mais tarde, em 1 ou 2 dias também as superfícies de flexão são comprometidas, o mesmo sucedendo com o tronco e as nádegas. A lesão de pele inicia-se como uma mácula que vai aumentando de tamanho, deixando a região central mais pálida, conferindo-lhe um aspecto rendilhado, bastante característico da doença. Geralmente a palma das mãos e a planta dos pés são poupadas. Essa segunda fase da erupção persiste em média por 10 dias, salientando-se que durante esse período o exantema pode apresentar períodos de nítida exacerbação, desencadeados por exposição da pele ao calor, frio, estresse, luz do sol ou durante exercícios físicos. Não há descamação residual.

Uma interessante característica da doença é que mesmo após o completo desaparecimento da erupção ela pode reaparecer, dias ou semanas após, provavelmente desencadeada pelos mesmos fatores acima citados.

A evolução é, em geral, afebril; contudo, apesar de ter uma evolução benigna na maioria dos casos, complicações são descritas. Pode haver hidropsia ou morte fetal quando o vírus acomete grávidas. Crises de anemia aplástica são descritas em pessoas com distúrbios hemolíticos crônicos (anemia falciforme, talassemia, esferocitose, etc.). A parada transitória da eritropoese e a reticulocitopenia absoluta induzida pela infecção pelo B19 levam a uma queda brusca da hemoglobina sérica. À diferença das crianças com eritema infeccioso, esses pacientes mostram-se enfermos, com febre, mal-estar, letargia e exibem sinais e sintomas de anemia, como palidez, taquicardia e taquipneia. O exantema raramente está presente. Infecções crônicas pelo vírus (em indivíduos com comprometimento imunológico) manifestam-se comumente com anemias crônicas, às vezes acompanhadas de outras citopenias ou supressão completa da medula óssea.

As crianças com eritema infeccioso provavelmente não são contagiosas no momento da apresentação porque o exantema é fenômeno pós-infeccioso imunomediado. O isolamento e a exclusão da escola ou creche são desnecessários. As crianças com crise aplástica são infecciosas quando se apresentam e devem ser isoladas.

Não existe tratamento específico, somente sintomático.

TEP – Título de Especialista em Pediatria

Exantema súbito – quinta moléstia

Também conhecida como "febre dos 3 dias" ou "*roseola infantum*" (pediatras antigos a chamam ainda de roséola), trata-se de uma doença exantemática febril, aguda, causada principalmente pelo herpesvírus humano 6 (HHV-6) seguido, com menor frequência, pelo herpesvírus 7 (HHV-7). O HHV-6 constitui-se em um dos oito herpesvírus humanos. Deve-se lembrar que a principal característica do grupo de herpesvírus é a sua capacidade de permanecer em estado de latência, podendo, eventualmente, reativar-se em situações de imunodepressão.

A patogênese da roséola é desconhecida. A viremia ocorre nos 2 primeiros dias de doença, antes do aparecimento do *rash*. No quinto dia de doença, menos de 10% das crianças são virêmicas. A benignidade da doença e o habitual não isolamento do agente etiológico são responsáveis pela relativa ausência de dados sobre a patogênese e a patologia do exantema súbito. Altos níveis de anticorpos em adultos, excreção viral frequente na saliva e detecção de ácido nucleico viral nas glândulas salivares e células mononucleares no sangue periférico em crianças e adultos soropositivos falam em favor de um estado prolongado de latência viral do HHV-6. A natureza da doença de reativação em crianças maiores e adultos, especialmente os imunocomprometidos, está começando a ser reconhecida (quadros febris em transplantados e em pacientes com supressão medular).

A maioria dos recém-nascidos é soropositiva para o HHS-6, em decorrência dos anticorpos transplacentários. As taxas de soropositividade caem entre quatro e seis meses de idade, seguindo-se a aquisição rápida de anticorpos. Entre um e dois anos de idade, mais de 90% dos lactentes são soropositivos. Portanto, o exantema súbito é uma doença incomum no primeiro trimestre de vida, com incidência máxima aos 6–12 meses de idade e 90% dos casos nos primeiros dois anos de vida. A absoluta raridade da doença antes dos seis meses e depois dos três anos sugere que as crianças maiores e os adultos têm imunidade adquirida e que a criança nasce com proteção fornecida por anticorpos maternos transmitidos pela placenta. Acredita-se, por isso, que até os três anos de idade praticamente todas as crianças tiveram contato com os agentes causadores da doença, mas apenas uma pequena parcela (cerca de 30%) desenvolveu o quadro clínico característico. Cerca de um terço das crianças apresenta o exantema súbito, com ambos os sexos igualmente acometidos, em todas as épocas do ano.

O modo de aquisição do vírus ainda é desconhecido, mas a sua detecção frequente na saliva humana sugere propagação por secreções orais. Acredita-se que a doença seja menos contagiosa que as outras doenças exantemáticas da infância.

A roséola do lactente caracteriza-se por um início súbito, com febre alta (até 39–40°C), podendo ocorrer convulsões febris (considerada uma das causas mais comuns dessa condição). Embora a mucosa faríngea possa estar hiperemiada e ocorra coriza leve (sinais respiratórios em cerca de 25% dos casos), não há sinais diagnósticos, pois se trata de um período pré-eruptivo. Em geral, a criança mostra-se relativamente bem apesar do grau da febre (não há toxemia). O exame físico revela poucos dados importantes, salientando-se, porém, a frequência do encontro de linfonodos um pouco aumentados de volume; pode haver a presença de adenomegalia cervical, retroauricular ou occipital. É comum a hiperemia de membrana timpânica (80–90%), levando à confusão diagnóstica com uma otite média. (lembrar que atualmente o principal achado otoscópico para o diagnóstico de otite média aguda é o abaulamento).

A irritabilidade, presente em algumas crianças, pode levar a um diagnóstico diferencial com um quadro de irritação meníngea. O enantema em junção uvulopalatoglossal (palato mole), de aspecto macular, é conhecido como "pontos de Nagayama" e ocorre em cerca de 80% das crianças.

A febre cede por crise (abruptamente) no terceiro e quarto dias e, quando a temperatura retorna ao normal, uma erupção macular ou maculopapular rosada surge no corpo, começando pelo tronco e pescoço, estendendo-se aos braços e envolvendo a face e os membros inferiores com menor intensidade. Pode ser discreto, composto de poucos elementos esparsos ou então denso e confluente. Entretanto, mesmo quando os membros são atingidos pelo exantema, encontram-se aí apenas algumas máculas, restritas às coxas e braços. A erupção é de curta duração. Pode aparecer à noite e já ter desaparecido pela manhã, passando assim totalmente despercebida, como pode também esvaecer em 1 a 2 dias. Não há descamação ou alteração de coloração da pele após o término do exantema. O exantema não é pruriginoso.

Durante a fase febril da doença, o diagnóstico é muito difícil de ser cogitado. Entretanto, a doença deve ser lembrada em todo lactente de mais de seis meses, com febre alta, excelente estado geral e exame físico pobre em dados positivos, com exceção de adenopatia. A defervescência súbita e o aparecimento do exantema tornam mais fáceis o diagnóstico. Exames laboratoriais são frequentemente desnecessários, quando se considera o aparecimento do exantema; são justificados na investigação de uma febre sem sinais de localização, particularmente em lactentes pequenos. No primeiro dia de febre o hemograma pode revelar uma discreta leucocitose, mas logo em seguida instala-se leucopenia, podendo a contagem leucocitária cair a menos de 3.500/mm^3, sendo a principal característica da contagem diferencial uma acentuada neutropenia (nadir no terceiro ao quinto dia de doença). A contagem leucocitária rapidamente retorna ao normal após o aparecimento do exantema. Crianças com roséola podem apresentar leucocitúria (10%).

Testes diagnósticos para o HHV-6 permitiram a definição de várias síndromes associadas ao vírus em lactentes com doenças febris agudas, sugerindo que esse agente pode ser responsável por até 50% da primeira doença febril na infância.

O tratamento é apenas sintomático, ressaltando-se a necessidade de baixar a febre alta, especialmente em crianças suscetíveis a convulsões febris.

Outros exantemas virais

Ao lado dos exantemas típicos ou característicos das febres eruptivas clássicas, são observados outros, nem sempre precedidos ou acompanhados de manifestações que possibilitem a sua identificação. São exantemas considerados atípicos ou incaracterísticos, como os das enteroviroses. Os enterovírus não-polio representam um grande grupo de vírus (coxsackievirus, echovírus, enterovírus) – mais de 100 – e são responsáveis por um amplo espectro de doenças em pessoas de todas as idades, embora ocorram principalmente em bebês e crianças pequenas. Outro grupo de vírus, os parechovírus, tem algumas características biológicas, clínicas e epidemiológicas semelhantes aos enterovírus.

As maiores taxas de infecção desses vírus ocorrem no verão e no outono. Alguns possuem transmissão fecal-oral e respiratória, podendo também disseminarem-se por água contaminada, comida e fômites. O contato com fraldas e fezes (papel dos cuidadores) pode facilitar a transmissão em crianças pequenas, ressaltando-se a higienização das mãos como medida fundamental para controle dessas viroses.

A doença causada por cada sorotipo desses vírus varia consideravelmente, podendo causar doenças em surtos. Muitas das infecções causas pelos enterovírus não-polio são assintomáticas e passam despercebidas. A doença febril não específica é a manifestação mais comum dessas infecções virais. Algumas síndromes clínicas, como meningite viral e alguns exantemas são causados por muitos sorotipos de enterovírus; outras, como miocardites, são causadas por sorotipos mais específicos (coxsackievirus B).

Coxsackievirus, echovírus e parechovírus causam uma variedade de exantemas por vezes associadas a enantemas. Com exceção da doença mão-pé-boca, esses quadros eruptivos não são suficientemente distintos em sua apresentação, dessa forma, não permitindo o diagnóstico etiológico. Os exantemas podem ser virtualmente de qualquer tipo descrito, desde o clássico maculopapular até vesicular, morbiliforme, petequial ou mesmo urticariforme. Essa diversidade das manifestações exantemáticas faz com que as enteroviroses sejam incluídas no diagnóstico diferencial de praticamente todas as outras enfermidades que cursam com exantema.

O início da infecção costuma ser abrupto e sem pródromos. Nas crianças pequenas o achado inicial é de febre e mal-estar; cefaleia e mialgia podem advir nas crianças maiores. A febre tem duração média de 3 dias e, em alguns casos, é bifásica: ocorre por 1 dia, está ausente por 2 a 3 dias e então recorre por mais 2 a 4 dias. Pode haver náuseas, vômitos ou dor abdominal leve, com algumas evacuações amolecidas. Os achados no exame físico são benignos e não há alteração significativa no hemograma.

Rash petequial e/ou purpúrico tem sido descrito com o echovírus 9 e coxsackie A9; quando essas erupções com componente hemorrágico ocorrem há bastante confusão diagnóstica com a doença meningocócica, especialmente se uma meningite asséptica ocorre concomitantemente. Meningites assépticas (virais) ocorrem em indivíduos de todas as idades, mas é particularmente mais comum em bebês menores de um ano de vida. Os enterovírus causam mais de 90% desses casos nessas crianças, sendo a grande maioria relacionados ao coxsackievirus B e echovírus. Encefalites, conjuntivites, pleurodinia, miocardites, pericardites e infecções respiratórias são outras apresentações clínicas relacionadas aos enterovírus.

Doença mão-pé-boca

Doença aguda em crianças, é mais frequentemente causada pelo coxsackie A16. O período prodrômico geralmente começa com febre baixa, irritabilidade, mal-estar, anorexia, dor na boca e as lesões ocorrem 1 a 3 dias após o início da febre comprometendo a boca e depois a pele, que nem sempre é atingida. Aparecem lesões vesiculares na boca que rapidamente erodem, transformando-se em úlceras dolorosas de tamanho variável. As lesões na mucosa oral são constituídas por pequenas úlceras. As lesões nas extremidades são constituídas por pequenas papulovesículas e acometem principalmente dedos, dorso e palma das mãos e plantas dos pés. Perduram cerca de 1 semana e depois desaparecem. Lesões perianais e nas nádegas também são observadas em lactentes e mantêm-se como máculas, raramente evoluindo para vesículas. As lesões desaparecem sem deixar cicatrizes (duração do quadro de 2 a 3 dias). A doença mão-pé-boca é moderadamente contagiosa e os vírus persistem sendo eliminados nas fezes após a melhora clínica do paciente (importância epidemiológica na disseminação). A herpangina e a doença mão-pé-boca ocorrem frequentemente no verão.

Mononucleose infecciosa

Hoje entendida como uma síndrome, tem o vírus Epstein-Barr (EBV) relacionado a 80% dos casos. A ocorrência de erupção cutânea não excede 10 a 15% dos casos, exceto quando se administra ampicilina (ou outros antibiótiocos) ao paciente, quando o exantema se torna bastante comum.

As infecções primárias ocorrem, na maior parte das vezes, em fase precoce da infância e usualmente são assintomáticas, podendo estar associadas com sintomas comuns a inúmeros outros processos infecciosos virais. Observam-se, assim, episódios leves de infecção respiratória alta (faringites, amigdalites), *rash* cutâneo, linfadenopatia e hepatoesplenomegalia. A infecção por esse vírus pode expressar-se por apresentações crônicas, com possibilidade de associação com linfomas (Burkitt), de carcinoma (nasofaringe) e doenças linfoproliferativas em imunossuprimidos. Atinge todas as faixas etárias, sendo que em países mais desenvolvidos o grupo mais acometido é o de adolescentes. Na idade adulta, 50 a 90% das pessoas apresentam sorologia positiva para esse vírus.

No quadro clássico, após um período prodrômico (2 a 5 dias) em que há mal-estar acompanhado ou não de febre, aparecem os sinais e sintomas da enfermidade, variáveis, porém mais leves em crianças de pouca idade. Observa-se dor de garganta em 80 a 85% dos casos, com enfartamento ganglionar e febre. Pode-se evidenciar desde eritema leve de faringe até tonsilite grave, com exsudato branco-acinzentado. Pode ocorrer enantema em palato (50% dos casos) com petéquias. A adenopatia envolve principalmente os linfonodos cervicais anteriores e posteriores, mas pode acometer qualquer cadeia ganglionar. Sua involução é lenta, podendo levar semanas. Observa-se esplenomegalia em até 50% dos casos, hepatomegalia (30 a 50%) e edema periorbitário em até um terço dos pacientes acometidos (sinal de Hoagland). A febre é mais frequente em adolescentes, podendo ser bastante elevada, persistindo por 1 a 2 semanas. Acompanha-se de mal-estar generalizado e fraqueza. Em crianças, essas queixas são pouco comuns e a febre tende a ser de curta duração, com picos mais baixos. O tipo de exantema é variável, sendo na maioria das vezes maculopapular, com predomínio nas raízes dos membros, mas podendo ser petequial, papulovesicular ou urticariforme. O exantema pode se manifestar em 70 a 100% dos casos quando inadvertidamente se utiliza ampicilina ou amoxicilina. No hemograma pode haver leucocitose com linfocitose e a clássica manifestação da atipia linfocitária (mais de 10% de linfócitos atípicos ou, em número absoluto, mais de 1.000/mm³). O diagnóstico consiste em testes sorológicos específicos para o EBV.

Deve-se lembrar que existem outras condições relacionadas ao diagnóstico diferencial da síndrome da mononucleose infecciosa (síndrome mono-*like*): citomegalovirose, infecção pelo *Toxoplasma gondii*, hepatites virais A e B (formas anictéricas), adenoviroses, rubéola e a infecção aguda pelo HIV.

Varicela e herpes zóster

O vírus varicela-zóster (VVZ), que participa da família Herpesviridae, é o responsável pelos quadros de varicela (infecção primária) e herpes zóster (reativação endógena de infecção latente).

A varicela é uma doença cosmopolita, e a grande maioria dos indivíduos (90 a 95%) adquire o VVZ na infância quando há predominância da doença (em indivíduos não vacinados). É rara em lactentes de menos de três meses de idade, sugerindo algum grau de proteção pela passagem placentária de anticorpos maternos.

Ocorre mais no final do inverno e início da primavera. O herpes zóster não apresenta nenhuma variação sazonal porque decorre da reativação do vírus latente. As taxas de transmissão domiciliar são de 80 a 90% (é altamente contagiosa); um contato mais casual, como a exposição em uma sala de aula escolar, está associado a taxas de 30% ou menos. A varicela é contagiosa desde 24 a 48 horas antes do aparecimento do exantema até que todas as vesículas encrostadas estejam presentes (3 a 7 dias). A transmissão ocorre em hospedeiros suscetíveis por meio do contato com gotículas de aerossol de secreções nasofaríngeas de um indivíduo infectado ou pelo contato cutâneo direto com o líquido das vesículas de lesões de pele.

O período de incubação médio da varicela é de 15 dias, embora o intervalo possa variar de 10 a 21 dias.

O herpes zóster resulta da reativação de uma infecção latente pelo VVZ. O paciente portador de herpes zóster é contaminante, podendo determinar casos de varicela em pacientes suscetíveis; entretanto, a contagiosidade do zóster é bem menor que a da varicela, possivelmente porque a transmissão do VVZ nesses casos ocorre quase exclusivamente por contato direto com vesículas infectadas. A doença pode aparecer em qualquer idade, mas a máxima incidência é em pacientes de mais de 50 anos, sendo bastante rara antes dos dez anos de idade, exceto naquelas crianças que receberam terapia imunossupressora, as que têm infecção pelo vírus da imunodeficiência humana e as que foram infectadas *in utero* ou durante o primeiro ano de vida. Ao contrário do que ocorre com os adultos, quando o zóster ocorre em crianças, frequentemente não existe história anterior de varicela, acreditando-se que nesses casos tenha ocorrido infecção pelo VVZ, seja no útero ou nos primeiros meses de vida, sendo o quadro clínico clássico da varicela mascarado pela presença de anticorpos maternos.

Frequentemente, o exantema é a primeira manifestação da varicela, mas pode haver um curto período prodrômico, geralmente de menos de 24 horas de duração, constituído de febre baixa, anorexia, cefaleia e discreto mal-estar.

As lesões cutâneas difusas surgem quando a infecção entra em uma fase virêmica. A erupção cutânea da varicela é muito característica, tanto em seu aspecto como na rapidez de sua progressão. As lesões são inicialmente máculas, intensamente pruriginosas que evoluem para pápulas, vesículas e finalmente há a formação de crostas. A passagem do estágio da mácula para o início da formação de crostas é muito rápida. As vesículas têm um aspecto comparado classicamente à gota de orvalho (exantema em gota de orvalho sobre uma pétala de rosa!). São localizadas superficialmente na pele, são circundadas por um halo eritematoso e têm

Doenças exantemáticas

paredes finas, facilmente rompidas. Iniciam-se no couro cabeludo, face ou tronco. A turvação e a umbilicação da lesão ocorrem em 24 a 48 horas, evoluindo para a formação de crostas. O processo de formação da crosta inicia-se no centro da vesícula, o que lhe confere uma discreta depressão central e, portanto, nessa fase uma aparência umbilicada.

As crostas costumam se resolver em 7 dias, mas podem persistir por até 3 semanas, particularmente se houver contaminação bacteriana secundária da lesão.

As lesões aparecem em surtos, durante 3 a 5 dias, e acometem, predominantemente, o tronco (distribuição centrípeta), seguindo-se o pescoço, a face e os segmentos proximais dos membros, poupando a palma das mãos e a planta dos pés. Há também vesículas nas mucosas, especialmente a bucal, mas aí elas rapidamente se rompem, dando origem a úlceras rasas, indistinguíveis das encontradas em uma estomatite herpética. Lesões ulcerativas em orofaringe, mucosa nasal e vagina são comuns e podem ocorrer também lesões em pálpebras e conjuntiva.

O surgimento das lesões em surtos sucessivos justifica uma das mais importantes características do exantema da varicela: o polimorfismo regional, isto é, a presença em uma mesma área de lesões em todos os estágios de desenvolvimento: máculas, pápulas, vesículas e crostas estão presentes próximas umas das outras. A intensidade do exantema é muito variável: pode haver apenas algumas poucas lesões, surgidas de um único surto, ou o corpo todo pode cobrir-se de inúmeras lesões, que surgem em cinco ou seis surtos, no decurso de 1 semana. O número médio de lesões da varicela é 300, porém crianças sadias podem ter menos de dez a mais de mil. Nos casos domiciliares secundários e em crianças maiores, maior duração e maior quantidade de lesões são prováveis. A hipopigmentação dos locais das lesões persiste por dias ou semanas em algumas crianças.

A febre em geral é baixa ou inexistente e sua intensidade acompanha a da erupção cutânea, sendo tanto mais alta quanto mais extenso for o exantema. Quando presente, e acompanhada de outros sintomas sistêmicos, persiste durante os primeiros 2 a 4 dias após início da erupção cutânea.

A varicela primária em crianças é geralmente uma doença leve em comparação com formas mais graves em adultos e pacientes imunocomprometidos de qualquer idade.

Após a cura da varicela há remissão total do quadro e o vírus permanece em estado latente nas células dos gânglios das raízes dorsais em todos os indivíduos que contraem a infecção primária. Sua reativação resulta no quadro de herpes zóster, um exantema vesiculoso e localizado que costuma envolver a distribuição do dermátomo de um único nervo sensitivo. Geralmente, a causa da reativação da infecção não é conhecida. Outras vezes, porém, estão presentes condições que deprimem a imunidade celular: linfomas, leucemias e o uso de drogas imunossupressoras. As lesões cutâneas do zóster aparecem após um período de 4 a 5 dias de dor ao longo do dermátomo acometido, hiperestesias, prurido e febre baixa. Em adultos, principalmente em idosos, a dor é frequente, pode ser extremamente violenta e é acompanhada de grande comprometimento do estado geral, mas em crianças a dor é geralmente discreta. A resolução completa ocorre em 1 a 2 semanas. O aspecto mais característico da erupção cutânea é a sua distribuição: é quase sempre unilateral; em crianças, os dermátomos mais frequentemente atingidos são os correspondentes aos nervos do segundo dorsal ao segundo lombar. O acometimento do quinto par craniano é comum em adultos, mas bastante raro em crianças. Por isso, uma das formas mais temidas do zóster, o oftálmico, com eventual conjuntivite, queratite e iridociclite, é pouco conhecida na infância. Também o zóster dos nervos facial e auditivo (síndrome de Ramsay Hunt) com paralisia facial e sintomas auditivos é muito raro no grupo etário pediátrico.

A varicela normalmente apresenta característica de benignidade ao acometer crianças eutróficas e sadias, mas, em certos grupos de alto risco, pode apresentar grande letalidade. A disseminação visceral do vírus sucede a incapacidade das respostas do hospedeiro de eliminar a viremia, o que acarreta infecção nos pulmões, fígado, cérebro e outros órgãos. As complicações mais comuns, com suas frequências diminuídas após a introdução da vacina, são as superinfecções bacterianas, particularmente na pele e nos pulmões. A infecção de pele é a complicação mais frequente nos quadros de varicela em crianças. A varicela está associada a um aumento de incidência de infecção pelo estreptococo-beta hemolítico do grupo A (*Streptococcus pyogenes*); as complicações infecciosas incluem celulites, miosites, fascíte necrotizante e síndrome do choque tóxico. As complicações neurológicas (encefalites e, mais no passado, Síndrome de Reye) são as mais graves alterações relacionadas à infecção pelo VVZ, embora hoje sejam raramente observadas.

A encefalite responde por cerca de 20% das internações por complicações de varicela. Duas distintas formas de encefalite são descritas: ataxia cerebelar aguda e encefalite difusa. Essas situações tipicamente se desenvolvem após a primeira semana de exantema. Ataxia cerebelar aguda apresenta-se com perturbações da marcha, ataxia e nistagmo e ocorre mais comumente em crianças (1:4.000). É autolimitada e evolui com recuperação total. A recuperação clínica é tipicamente rápida (24 a 72 horas) e costuma ser completa. A encefalite difusa na maioria das vezes ocorre em adultos, que podem evoluir com sequelas.

A Síndrome de Reye pode se desenvolver durante o curso da infecção de varicela em crianças. Geralmente apresenta-se com uma constelação de sintomas, incluindo náusea, vômito, dor de cabeça, hiperexcitabilidade, delírio come volução frequente ao coma. Como o uso de salicilato foi identificado como um importante fator precipitante para o desenvolvimento da síndrome de Reye, essa complicação virtualmente desapareceu, concomitante como alerta contra o uso de salicilatos em crianças febris. Pode haver uma hepatite na varicela, geralmente subclínica.

A varicela, em pelo menos duas situações, assume grande importância: quando acomete crianças internadas, pois nesses casos disseminam-se com grande rapidez pelas enfermarias (risco de microepidemias), e nos pacientes imunodeprimidos. As manifestações clínicas no hospedeiro imunodeprimido pode incluir o desenvolvimento contínuo de vesículas ao longo de semanas, lesões grandes e hemorrágicas na pele, pneumonia ou doença generalizada com coagulação intravascular disseminada.

Na grande maioria dos casos de varicela e zóster, em crianças, o tratamento é sintomático. O prurido, frequentemente presente nas lesões de varicela, pode ser aliviado com o uso de calamina tópica e, nos casos de maior intensidade, com o uso de anti-histamínicos por via oral. Atenção especial deve ser dedicada para evitar-se a infecção bacteriana secundária das lesões. Mantêm-se as unhas da criança curtas e limpas, evitando-se a coçadura contínua. O tratamento sintomático da febre pode ser realizado com paracetamol ou dipirona. O uso de antibióticos será necessário somente naqueles casos de impetigos secundários.

O aciclovir é um antiviral que inibe a replicação dos herpesvírus humanos e se constitui uma terapêutica efetiva e bem tolerada para a varicela primária em indivíduos saudáveis e imunocomprometidos. O VVZ é menos suscetível ao aciclovir quando comparado ao vírus herpes simples (HSV). A decisão de usar ou não o aciclovir no tratamento da varicela dependerá do tempo de apresentação do quadro, das características do hospedeiro e da presença de outras comorbidades. A orientação mais atual é de não tratar rotineiramente com aciclovir crianças saudáveis; o antiviral deve ser utilizado em grupos de maior risco para doença moderada ou grave, que são crianças maiores de 12 anos de idade, pacientes com doenças cutâneas e cardiopulmonares crônicas, imunossuprimidos e imunodeprimidos e pacientes que fazem uso crônico de salicilatos. Nos pacientes imunossuprimidos e com quadros graves de varicela, inclusive encefalite, realiza-se tratamento parenteral com aciclovir. A profilaxia com imunoglobulina antivaricela-zóster (VZIG) é recomendada às crianças imunocomprometidas, mulheres grávidas e RN expostos à varicela materna, fornecida até 96 horas ou, preferencialmente, 48 horas após a exposição.

PONTOS PRÁTICOS

- Doenças exantemáticas são doenças infecciosas sistêmicas, com manifestações cutâneas. Não são meramente infecções localizadas na pele.
- Diante de quadro agudo de febre alta, aspecto toxêmico, quadro catarral prodrômico, enantema de Koplik e exantema morbiliforme craniocaudal com febre persistente, deve-se pensar em SARAMPO.
- Diante de quadro agudo de exantema escarlatiniforme, com sinais de Pastia e Filatov, pele em textura de "lixa" e exantema que evolui com descamação, pensar em ESCARLATINA.
- Diante de um exantema rubeoliforme com rápido esvaecimento (3 dias) com adenopatia retroauricular e occipital, pensar em RUBÉOLA. Rubéola está erradicada do Brasil e das Américas.
- Diante de um quadro afebril exantemático do escolar, que se inicia em face (aspecto esbofeteado) e evoluindo com exantema rendilhado prolongado, pensar em ERITEMA INFECCIOSO.
- Diante de um quadro agudo de febre alta, de duração de 3 a 5 dias, que se resolve abruptamente seguindo-se da erupção em pele (exantema) que ocorre em lactentes, pensar em EXANTEMA SÚBITO.
- Diante de exantema papulovesicular pruriginoso com polimorfismo regional (mácula, pápula, vesícula e crosta) com distribuição centrípeta pensar em VARICELA

Questões de Treinamento

1. Uma bebê de 18 meses, sexo feminino, apresenta há 4 dias sinais e sintomas sugestivos de um resfriado comum: febre, coriza, conjuntivite e tosse. Nas últimas 48 horas a febre tem sido mais elevada (maior que 39 °C). Hoje pela manhã a mãe notou o aparecimento de um exantema maculopapular atrás das orelhas, na linha do cabelo e que rapidamente envolveu a face. Além do descrito, o exame clínico revela uma mucosa oral de aparência eritematosa e granular com a presença de pequenas lesões de cor branca na região lateral. O diagnóstico mais provável:

   a. mononucleose.
   b. eritema infeccioso.
   c. sarampo.
   d. exantema súbito.
   e. enterovirose.

2. Escolar de seis anos de idade apresentou febre alta nas últimas horas, mal-estar geral, dores generalizadas, cefaleia e vômitos. Evoluiu com enantema de mucosa oral, amigdalite, exantema micropapular e palidez perioral. O diagnóstico provável é:
   a. sarampo.
   b. rubéola.
   c. escarlatina.
   d. doença de Kawasaki.
   e. varicela.

3. Laura, um lactente de dois anos é levada ao consultório por história de febre alta (39 °C) nos últimos 3 dias e hoje iniciou erupção maculopapular disseminada por todo o corpo, mas ainda não teve febre. Ao exame físico encontra-se em bom estado geral, sem outros achados além da erupção. O diagnóstico mais provável para este quadro é:
   a. rubéola.
   b. eritema infeccioso.
   c. infecção pelo coxsackie A.
   d. exantema súbito.
   e. escarlatina.

4. A associação **correta** sinal/doença é:
   a. exantema com lesão em gota de orvalho – escarlatina.
   b. sinal de Pastia – varicela.
   c. adenomegalia retroauricular – parotidite epidêmica.
   d. sinal de Filatov – exantema súbito.
   e. manchas de Koplik – sarampo.

5. Lucas, três anos, com história de febre alta e fezes amolecidas há 2 dias e algumas lesões nos pés e nas mãos há 1 dia. Sem outras queixas. Vacinas atualizadas. Frequenta creche. Exame físico: T = 39,5ºC, FC = 100 bpm, FR = 30 irpm, bom estado geral, irritado, choroso, sialorreia, linfonodos submandibulares de 0,5 cm, móveis, indolores, sem sinais inflamatórios; lesões vesiculosas em mãos, pés, região perianal e cavidade oral, com intensa hiperemia de pilares amigdalianos e faringe. O agente etiológico mais provável é:
   a. vírus varicela zóster.
   b. parvovírus.
   c. vírus herpes simples tipo 1.
   d. vírus coxsackie.
   e. estreptococo beta-hemolítico do grupo A

Gabarito comentado

1. Doença exantemática com período prodrômico catarral bem caracterizado, febre alta, exantema típico e enantema característico (Koplik). Resposta C

2. Descrição clássica da amigdalite purulenta que tem seu agente (estreptococo beta hemolítico do grupo A) associado com o quadro exantemático de escarlatina. Observe a descrição do sinal de Filatov e do aspecto micropapular da erupção cutânea. Resposta C

3. Exantema do lactente caracterizado por febre alta que cede abruptamente após o aparecimento da erupção cutânea. Resposta D

4. Exantema com sinal da gota de orvalho é característico da varicela. Sinal de Pastia e de Filatov são achados da escarlatina. Adenomegalia retroauricular é da rubéola. Resposta E

5. Clássica descrição da herpangina/síndrome mão-pé-boca em um pré-escolar. Lesões em orofaringe posterior (vesiculosas e, posteriormente, aftosas) com exantema papular ou papulo-vesicular em mãos e pés. Resposta D

Fontes consultadas e leitura recomendada

Biesbroeck L., Sidbury R. *Viral exanthems:* an update. Dermatol Ther 2013;26(6):433-8.

Fölster-Holst R., Kreth H.W. *Viral exanthems in childhood – infectious (direct) exanthems.* Part 1: classic exanthems. J of German Society of Dermatology, 2009. 7: 309–316.

Fölster-Holst R., Kreth H.W. *Viral exanthems in childhood – infectious (direct) exanthems.* Part 2: other viral exanthems. J of German Society of Dermatology, 2009. 7: 414–419.

Goodyear H.M., Laidler P.W., Price E.H. et al. *Acute infectious erythemas in children:* a clinico–microbiological study. Br. J Dermatol, 1991. 124: 433–438.

Parasitoses intestinais

42

Benito Lourenço

As infestações parasitárias constituem um importante capítulo da Saúde Pública nos países em desenvolvimento, representando ainda no Brasil, um expressivo problema médico-sanitário e social. Embora sua prevalência tenha diminuído no país, em virtude da transição demográfica e epidemiológica, em determinados bolsões do Brasil, o poliparasitismo, ou seja, a ocorrência simultânea de duas ou mais espécies de parasitas é a regra. Sua influência sobre as condições de saúde, não somente da população infantil, podendo interferir em seu crescimento e desenvolvimento normais, como na capacidade laborativa dos adultos criam um círculo vicioso que só poderá ser rompido com desenvolvimento socioeconômico e cultural. A distribuição das parasitoses na população reflete as desigualdades no desenvolvimento das regiões e as diferenças de condições de vida da população. A ocorrência de parasitoses predomina nas zonas rurais e na periferia das grandes cidades, onde habitam a população de baixa renda.

As helmintíases e as protozooses são comumente assintomáticas. Quando se manifestam clinicamente, em geral, apresentam períodos de acalmia e de exacerbação. As manifestações clínicas atribuíveis aos parasitas, quando existem, são muito semelhantes em sua maioria, sendo difícil responsabilizar um ou outro agente pelos sinais e sintomas clínicos apresentados pelo hospedeiro. Entre esses sintomas inespecíficos observam-se: anorexia, irritabilidade, distúrbios do sono, náuseas, vômitos ocasionais e alterações do funcionamento intestinal (mais frequentemente, diarreia). A intensidade do acometimento clínico das infestações parasitárias depende de fatores do agente, do hospedeiro (imunidade e estado nutricional) e ambientais (grau de exposição). As doenças parasitárias fazem parte do diagnóstico diferencial de várias outras doenças gastrointestinais. Na investigação de diarreia crônica, por exemplo, deve ser sempre descartada a possibilidade de doenças parasitárias como causa principal ou associada. Os episódios diarreicos da infecção parasitária (frequentemente protozooses), costumam ser, em sua maioria, autolimitados, com sintomatologia moderada, sendo a desidratação pouco habitual em crianças eutróficas. Dor abdominal, náuseas e vômitos também são sintomas que podem ocorrer em qualquer parasitose intestinal, geralmente acompanhando o quadro de diarreia. Nos casos de dor abdominal recorrente (DAR), condição comum em Pediatria, é imprudente limitar a abordagem da criança com essa queixa à prescrição de vermífugos. Essa conduta parte do pressuposto de que, como a parasitose intestinal é de alta prevalência no Brasil, ela é responsável pela maioria dos casos de DAR, apesar da não existência de estudos controlados confirmando tal hipótese. A abordagem da criança com DAR, no entanto, é mais complexa, pois verifica-se que vários pacientes, apesar da cura parasitológica, permanecem com a queixa. Assim, recomenda-se que, nos casos de DAR, as parasitoses intestinais sejam investigadas e tratadas, sem, contudo, interromper a investigação diagnóstica.

Outra expressão possível da parasitose é a eliminação dos agentes, fato que deve ser valorizado pela descrição referida pela mãe: vermes cilíndricos com as fezes, lembram *Ascaris*, ou os curtos fios de linha branca que se movimentam ativamente em região anal que lembram a possibilidade de enterobíase.

Os parasitas intestinais favorecem o aparecimento ou o agravamento de desnutrição que, por outro lado, torna-os mais agressivos. A anemia da ancilostomíase, o prolapso retal e a enterorragia da tricuríase, e a superinfestação e obstrução intestinal da ascaridíase acometem quase exclusivamente crianças distróficas. Os distúrbios gastrointestinais crônicos que podem levar à perda de peso e à anemia pioram sobremaneira o estado nutricional.

Outros fatores que determinariam maior gravidade seriam infecções maciças e tendências de o parasita colonizar sítios menos habituais. Protozoários, como a *Giardia* e *Criptosporidium*, na maioria das vezes, causam má absorção em pacientes imunodeprimidos, por infestação maciça. Nos pacientes imunodeprimidos ou com aids, as parasitoses assumem extrema importância pela gravidade do quadro clínico.

A convivência crônica com o parasita parece dotar o indivíduo de algum grau de resistência ao aparecimento de doença e, também, de uma tendência à autolimitação dos sintomas. Em áreas endêmicas, os nativos apresentam menos sintomas, enquanto os viajantes que estabelecem o primeiro contato frequentemente desenvolvem quadros clínicos mais exuberantes. Esse fator de resistência adquirida junto com os hábitos infantis de maior contato com o solo e a maior possibilidade de ciclo oroanal fazem das crianças o grupo etário que mais sofre as consequências das parasitoses.

Embora o diagnóstico das enteroparasitoses possa ser realizado por diferentes métodos, como tubagem duodenal, provas sorológicas e avaliação radiológica, o exame parasitológico de fezes (PPF) é o método mais simples, específico e de menor custo. Visa a identificar a presença, na matéria fecal, de ovos ou larvas de helmintos e de formas trofozoíticas ou císticas de protozoários. Não há consenso sobre o número de amostras que devem ser examinadas, sendo uma amostra única não suficiente para a definição da etiologia (eliminação cíclica). Para pacientes com alto índice de suspeição, mais de três amostras podem ser necessárias. Na prática, entretanto, diante da suspeita tratamento antiparasitário de amplo espectro pode ser instituído, reservando-se o PPF para o controle de cura ou a investigação de outros agentes coexistentes.

A infecção por nematódeos intestinais é o tipo mais comum de helmintíase no homem. Os nematódeos intestinais infectam o homem diretamente por ingestão de ovos maduros ou por meio da penetração de larvas na pele. As infecções por nematoides intestinais mais prevalentes em crianças são discutidas em função de sua localização final no tubo digestivo: intestino delgado (*Ascaris lumbricoides, Ancylostoma duodenale, Necator americanus* e *Strongyloides stercoralis*), ceco (*Enterobius vermicularis*) e intestino grosso (*Trichuris trichiura*).

Ascaridíase

A infecção por *Ascaris lumbricoides* é a helmintíase humana mais prevalente. A maior prevalência da ascaridíase é entre crianças de 2 a 10 anos, maior em países tropicais quentes e úmidos.

O estágio infectante do *A. lumbricoides* é o ovo maduro contendo larvas. Os indivíduos infectados eliminam ovos nas fezes, que amadurecem até uma forma infectante em 2 semanas, sob condições ambientais favoráveis. Após a ingestão pelo hospedeiro humano, as larvas são liberadas dos ovos e penetram na parede intestinal, ganhando a corrente sanguínea através do sistema porta. A seguir, nos pulmões, atingem os espaços alveolares, ascendem pela árvore brônquica e pela traqueia e são novamente deglutidas. Alcançando o intestino delgado,

as larvas desenvolvem-se em vermes adultos maduros, de formato cilíndrico (o macho mede 15 a 25 cm × 3 mm e a fêmea 20 a 35 cm × 4 mm). O ciclo interno do verme (período de migração das larvas) é de aproximadamente 2 semanas. Os vermes adquirem a capacidade reprodutiva após cerca de 60 dias.

A contaminação do solo e as condições precárias de higiene são os fatores insalubres mais importantes que propiciam a endemicidade da ascaridíase. O modo de contaminação para o homem é da mão para a boca; de outro modo, os alimentos (em particular aqueles consumidos crus) e a água tornam-se infectados por fezes humanas ou moscas. Colabora com a alta endemicidade do *A. lumbricoides* a altíssima produção de ovos dos vermes (uma fêmea produz até 200 mil ovos/dia) e a sua resistência em condições ambientais desfavoráveis. Os ovos são extremamente resistentes, suportam temperaturas altas e baixas e, em solo úmido, permanecem viáveis e infectantes por meses.

A morbidade da ascaridíase pode manifestar-se durante a migração das larvas através dos pulmões ou, mais frequentemente, estar associada à presença de vermes adultos no intestino delgado. A maior parte das infecções, entretanto, é assintomática.

A ascaridíase pulmonar pode ocorrer após exposição maciça e também é comum em indivíduos que não tiveram exposição prévia ao parasita. As manifestações são associadas a sintomas respiratórios transitórios e, as mais típicas são: tosse, chiado, escarro tinto de sangue e eosinofilia. O envolvimento pulmonar associado com a migração parasitária é conhecido como síndrome de Löffler (termo hoje ampliado para outras parasitoses com ciclo pulmonar). Infiltrados pulmonares difusos e transitórios podem ser identificados (mais comuns com valores mais exuberantes de eosinofilia). Valores de eosinofilia entre 5 a 12% são observados, mas podem ser maiores. O escarro tem eosinófilos e cristais de Charcot-Leyden, que são grânulos eosinofílicos em degeneração. Em crianças, a diferenciação entre esse quadro e o de *larva migrans* visceral (toxocaríase) pode ser difícil, mas sinais ou sintomas abdominais, febre, hepatomegalia são menos frequentes na ascaridíase pulmonar. A patogenia desses quadros é desconhecida, embora um fenômeno de hipersensibilidade possa estar envolvido. O alérgeno do *Ascaris* é o mais ativo de todos os de origem parasitária, encontrando-se em todas as fases do ciclo vital do parasita.

Os vermes adultos podem causar doença presença no intestino. Embora assintomáticos na maior parte das vezes, descrevem-se sensações de desconforto abdominal, anorexia, náuseas e vômitos. O estado nutricional das crianças com ascaridíase parece estar mais influenciado por sua condição socioeconômica e história nutricional do que pelos efeitos da infestação por *Ascaris*.

Parasitoses intestinais

O indivíduo pode eliminar vermes nas fezes. Nos quadros mais graves, complicações são descritas; a obstrução intestinal é uma das mais frequentes e resulta de uma massa de vermes em crianças com infecção maciça. O início, em geral, é súbito, com dor abdominal em cólica intensa e vômitos, progredindo rapidamente, semelhante à obstrução intestinal aguda de qualquer outra etiologia. Radiologicamente, a imagem do novelo de áscaris lembra o aspecto de "miolo de pão". Migrações anômalas nas grandes infestações (particularmente durante a terapêutica) podem ocorrer para vias biliares, ducto pancreático, apêndice cecal e tubo digestivo superior, com eliminação de vermes adultos pela boca ou pelo nariz.

Várias drogas são eficazes contra a ascaridíase. Nenhuma, entretanto, é útil durante a fase pulmonar da infecção; assim, deve-se retratar após 2 semanas. É necessário ter cautela no tratamento, sobretudo de crianças com infecções maciças.

O anti-helmíntico específico para a ascaridíase é o levamisol, que inibe a atividade da succinato desidrogenase (determinando contratura sustentada da fibra muscular do parasita). Possui baixa toxicidade, baixo custo, 90% de eficácia e deve ser utilizado quando há somente esse helminto e não há infestação maciça, na qual há riscos de quadros oclusivos após morte dos vermes ou migração anômala. Entretanto, na terapêutica antiparasitária mais atual, prefere-se o uso de drogas que atuam sobre outros agentes, pois pode haver poliparasitismo.

As drogas mais utilizadas são os imidazólicos; dose única de albendazol (400 mg) é efetiva em quase 100% dos casos. Mebendazol (100 mg, duas vezes ao dia, por 3 dias, com retratamento após 2 semanas) também é bastante efetivo. Outros regimes de tratamento válidos são a ivermectina e a nitazoxanida.

Atualmente a erradicação da ascaridíase é uma meta praticamente inatingível, visto que depende diretamente da melhora das condições socioeconômicas com investimentos pesados em saneamento básico, educação em saúde e serviços médicos. A Organização Mundial da Saúde recomenda, como medida de impacto em curto prazo, o emprego de anti-helmínticos em massa para as populações com altos índices de prevalência.

Ancilostomíase

As larvas infestantes dos ancilóstomos (as duas espécies de maior importância são *Ancylostoma duodenale* e *Necator americanus*, sendo a última predominante no Brasil) são encontradas no solo (geo-helmintos) úmido e quente (por 5 a 6 semanas) e atingem o hospedeiro humano penetrando na pele, mais comumente pelo pé. O hábito de andar descalço na zona rural, nas favelas e na periferia dos grandes núcleos urbanos contribui decisivamente para o incremento da perpetuação desse parasita no Brasil. A infestação também pode ser adquirida pela ingestão de água contaminada ou por ingestão de terra. As larvas migram da pele ou da parede intestinal para a circulação venosa e são levadas até os pulmões, onde alcançam os espaços alveolares, migram pelas vias respiratórias e são deglutidas para atingir seu *habitat* final no intestino delgado proximal. Os vermes adultos, de cerca de 10 mm, desenvolvem-se em 2 a 4 semanas. Existem estruturas bucais nesses vermes que os ajudam em sua fixação à mucosa jejunal e na hematofagia. Secretam substâncias anticoagulantes, responsáveis por um sangramento contínuo nos locais de fixação. Em 6 a 9 semanas atingem a maturidade sexual e começam a depositar ovos, que são excretados nas fezes.

As infecções são geralmente assintomáticas; doença clínica significativa ocorre em uma pequena porcentagem de indivíduos infectados. As lesões produzidas pelo ancilóstomo podem ocorrer durante a fase migratória da infecção ou estarem relacionadas à presença de vermes adultos no intestino delgado. A primeira exposição da pele a larvas infectantes pode ocasionar prurido e lesões papulares eritematosas (dermatite pruriginosa ou coceira da terra), que desaparecem dentro de 1 semana. Lesões pulmonares e sintomas respiratórios (síndrome de Löffler), semelhantes aos descritos na ascaridíase, podem ocorrer durante a migração larvária.

Embora existam infestações assintomáticas, a presença de vermes adultos no intestino delgado acarreta anemia e desnutrição. A anemia, principal manifestação patológica da infestação, é relacionada à carga de vermes (grau de infestação) e ao balanço de ferro do hospedeiro (espoliação *versus* dieta). A perda de sangue varia segundo a espécie de ancilóstomo (0,03 a 0,3 mL de sangue/verme/dia); a infecção por *A. duodenale* causa perdas maiores do que por *N. americanus*. Sintomas de dor abdominal, perda do apetite, plenitude pós-prandial e diarreia são atribuídos à fase intestinal da ancilostomíase.

O exame direto do esfregaço fecal permite a pesquisa e a quantificação dos ovos e das larvas do parasita. Esses achados, associados à anemia microcítica e hipocrômica da ferropenia, permitem o diagnóstico da infestação pelos ancilóstomos.

A terapêutica da ancilostomíase consiste no tratamento da anemia, com reposição do ferro oral, e na administração de drogas anti-helmínticas, como o mebendazol e o albendazol, nas posologias já descritas para ascaridíase.

O *Ancylostoma braziliense* é um parasito de cães, frequente no Brasil e que pode penetrar na pele humana, ocasionando uma dermatite serpinginosa, a *larva migrans* cutânea.

Enterobíase (oxiuríase)

A infestação por *Enterobius vermicularis* ocorre no mundo todo e compromete indivíduos de todas as idades e níveis socioeconômicos, mas é especialmente comum em crianças. Disputa o primeiro lugar em frequência de helmintíases humanas com a ascaridíase. A infecção é essencialmente inofensiva e causa mais problemas sociais do que clínicos nas crianças.

As pessoas infectam-se ao ingerir ovos embrionados, que geralmente se encontram em unhas (adquiridos após coçadura), vestes, roupa de cama ou poeira doméstica (aspiração em ambientes fechados coletivos). Os ovos eclodem no estômago e as larvas migram para a região cecal, onde amadurecem até vermes adultos. O ciclo evolutivo dessa helmintíase é do tipo direto (não há passagem sistêmica das larvas). Os parasitas são brancos e pequenos (0,5 a 1 cm), lembrando o aspecto de linhas; as fêmeas grávidas migram à noite para a região perianal para a deposição dos ovos. Os ovos não necessitam obrigatoriamente do solo para tornarem-se infectantes, podendo haver (mais raramente) retroinfecção, quando as larvas que eclodem na mucosa anal migram para a região cecal.

A irritação perianal durante a oviposição por vermes fêmeas produz prurido e irritação na pele perianal. Os ovos levados sob as unhas são transmitidos diretamente ou disseminados no ambiente para infectar outros indivíduos ou alimentos. O homem é o único hospedeiro natural do *E. vermicularis*.

Indivíduos sintomáticos queixam-se mais comumente de prurido anal noturno e insônia. Como não ocorre invasão tecidual na maioria dos casos de enterobíase, não se observa eosinofilia. Pode ser causa de vulvovaginite na infância, manifestando-se com corrimento genital inespecífico.

O diagnóstico definitivo é estabelecido pelo achado de ovos do parasita ou isolamento dos vermes. Os ovos são facilmente detectados em uma fita adesiva pressionada contra a região perianal no início da manhã (método da fita gomada). A positividade do método aumenta se a coleta for feita logo cedo pela manhã. Pode haver necessidade de exames repetidos e, em certas situações, aconselha-se o exame de todos os familiares.

As orientações higiênicas e terapêuticas devem abranger o indivíduo infestado, a família e outras pessoas que convivam com o hospedeiro, principalmente em instituições do tipo creches e orfanatos. A medicação específica é o pamoato de pirvínio (10 mg/kg, em dose única), que pode corar a urina de vermelho. Há ótima resposta também ao mebendazol, albendazol e nitazoxanida, com vantagem para as populações poliparasitadas.

Todos os comunicantes do paciente devem ser submetidos ao tratamento, inclusive os assintomáticos.

Estrongiloidíase

Eis um nematelminto interessante: pode passar absolutamente despercebido, como uma eosinofilia assintomática, até causar quadro disseminado com morte do hospedeiro. A infecção pelo *Strongyloides stercoralis*, à diferença daquela que ocorre por outros vermes, pode causar autoinfestação com invasão maciça. Essa complicação é mais frequente em crianças desnutridas ou imunossuprimidas. A infecção por *S. stercoralis* é amplamente distribuída nas regiões tropicais e temperadas, embora seja menos comum que a infecção por outros nematódeos intestinais.

Os indivíduos infectados eliminam larvas nas fezes; esses parasitas desenvolvem-se em adultos de vida livre no solo ou transformam-se em larvas filariformes infectantes. Estas últimas formas penetram na pele humana, ganham a corrente sanguínea até os pulmões e seguem por uma via semelhante às larvas dos ancilóstomos e de *Ascaris* até atingir seu local final no intestino delgado proximal. Os vermes maduros (2 mm de comprimento) escavam a mucosa intestinal e começam a liberar ovos aproximadamente 4 semanas após a infecção, que eclodem rapidamente, e pequenas larvas são eliminadas nas fezes. As larvas são capazes de infectar o mesmo indivíduo, penetrando em sua parede intestinal ou na pele perianal (autoinfecção). Essa característica peculiar do ciclo evolutivo do *Strongyloides* permite que o parasita sobreviva por muitos anos no interior do mesmo hospedeiro (até 40 anos) imunocompetente e, eventualmente, cause infecção devastadora durante a imunossupressão.

Fatores do hospedeiro, como a nutrição e o estado da imunidade, desempenham um papel crucial no desenvolvimento da síndrome de hiperinfecção.

Os sinais e sintomas da estrongiloidíase ocorrem em apenas pequena porcentagem dos indivíduos infectados ou naqueles com a síndrome de hiperinfecção. A penetração inicial da pele por larvas infectantes, em geral, não produz lesões patológicas ou prurido. Às vezes, observa-se um quadro de eosinofilia e sintomas respiratórios discretos (síndrome de Löfler) durante a migração das larvas através dos pulmões. A eosinofilia também pode ocorrer quando fêmeas adultas escavam a mucosa intestinal, podendo ser, muitas vezes, a única indicação da fase intestinal da infecção. Os sintomas de dor abdominal, vômitos e diarreia são causados por vermes adultos no intestino delgado proximal. Esses sintomas ocorrem com uma frequência incerta e podem ter início abrupto, com recidivas periódicas. A dor abdominal frequentemente é epigástrica e assume características de queimação, simulando um quadro dispéptico. A diarreia com eliminação de muco pode alternar-se com períodos de obstipação. A estrongiloidíase crônica pode acarretar uma síndrome semelhante à de má absorção.

Parasitoses intestinais

Na estrongiloidíase disseminada há invasão larvar dos órgãos internos (pulmão, fígado, coração, sistema nervoso central) acompanhada de bacteremia polimicrobiana secundária por Gram-negativos, quadro de relevante gravidade e mortalidade elevada.

É fundamental detectar e/ou tratar uma infecção por estrongiloides antes de se iniciar qualquer terapêutica imunossupressora.

O agente terapêutico mais amplamente usado foi o tiabendazol (25 mg/kg duas vezes ao dia durante 3 dias). Novas possibilidades, entretanto, existem. O albendazol, na posologia de 400 mg/dia por 3 dias consecutivos, possui boa eficácia e tolerância. A ivermectina (200 mcg/kg – dose única) apresenta eficácia semelhante ao tiabendazol, com menos efeitos colaterais. Sugere-se a repetição 2 semanas após.

Tricuríase (tricocefalíase)

O *Trichuris trichiura* causa outra das helmintíases humanas mais comuns. A infecção advém da ingestão de ovos do parasita, que são eliminados nas fezes de indivíduos infectados e amadurecem em 2 a 4 semanas se as condições de umidade e temperatura do solo forem ideais, podendo permanecer viáveis no solo por até 5 anos. Após a ingestão, os ovos eclodem e as larvas penetram as vilosidades do intestino delgado, onde permanecem por 3 a 10 dias antes de se deslocarem lentamente em sentido distal no intestino e amadurecer até vermes adultos. O *habitat* final do *T. trichiura* corresponde ao ceco, cólon ascendente e sigmoide, podendo ali viver de 3 a 8 anos.

A maioria dos indivíduos infectados é assintomática; contudo, queixas abdominais vagas, cólica e distensão abdominal estão associadas à infecção. A diarreia crônica é o quadro clínico mais frequente e deve-se à deficiência na reabsorção de água no cólon, consequente à lesão inflamatória da mucosa intestinal. O *Trichuris* adulto suga cerca de 0,005 mL de sangue/verme/dia e somente infecções maciças produzem anemia, diarreia sanguinolenta/enterorragia e prolapso retal. Esses casos são chamados de tricuríase maciça do lactente e muitas vezes estão associados à shigelose e a infecções por protozoários do trato gastrointestinal. O prolapso retal (mucosa prolabada, edemaciada, ulcerada e repleta de vermes a ela fixados) se deve à hipermotilidade intestinal provocada pela penetração na parede pelo verme adulto e ao sangramento, à lesão direta da mucosa.

Mebendazol e albendazol em dose única ou por 3 a 5 dias representam boas opções terapêuticas, seguindo as mesmas posologias já mencionadas anteriormente.

Toxocaríase (síndrome de *larva migrans* visceral – SLMV)

A *larva migrans* visceral é causada por infestação com larvas de *Toxocara sp*, sendo uma antropozoonose cosmopolita em expansão. Caracteriza-se basicamente por febre, hepatomegalia, doença pulmonar e eosinofilia. O *Toxocara canis* (áscaris do cachorro, mais importante) e o *Toxocara catis* são parasitas comuns de cães e gatos que infectam o homem quando este ingere ovos do helminto. Os vermes adultos do *Toxocara* residem no trato gastrointestinal de cães e gatos e liberam grande número de ovos, eliminados nas fezes. Chama atenção a eliminação acentuada do agente após o parto da cadela (cerca de 4 semanas), pois as larvas encistadas em seus tecidos reativam pelas alterações hormonais da prenhez, reiniciando o processo de migração somática no animal. Os anti-helmínticos para uso veterinário não são capazes de eliminar as larvas encistadas nos tecidos das fêmeas e, portanto, não previnem a ativação das larvas e sua transmissão transplacentária para os filhotes; torna-se necessária, portanto, a vermifugação de cadelas e filhotes (maior contaminante do ambiente) após o parto. A ingestão de ovos pelo homem é seguida por penetração do trato gastrointestinal pelas larvas e migração para o fígado, pulmão e, às vezes, outros locais (sistema nervoso central, olho, rim e coração). As larvas não se desenvolvem além desse estágio no hospedeiro humano. O ser humano é um hospedeiro paratênico ou intermediário (não habitual, em que o agente não completa seu ciclo de vida).

A *larva migrans* visceral é particularmente mais comum em crianças de um a cinco anos de idade, particularmente naquelas com perversão do apetite (geofagia) e nas que têm contato com cães e gatos (os ovos infectantes dependem de alguns dias no solo para evoluírem para a forma embrionada – não são, portanto, infectantes, após a imediata eliminação pelo animal). A toxocaríase ocular ocorre mais frequentemente em crianças maiores.

As larvas do *Toxocara* geralmente suscitam uma resposta granulomatosa caracterizada por grande número de eosinófilos, células mononucleares e necrose tecidual. Essas lesões são encontradas no fígado, pulmão e outros órgãos através dos quais o helminto migra. A reação inflamatória é bem menos intensa no olho, onde as lesões consistem principalmente em células mononucleares e alguns eosinófilos.

O espectro de manifestações da SLMV relaciona-se diretamente com o grau de parasitismo, a intensidade da resposta inflamatória e a localização tecidual das larvas. Na grande maioria dos casos, a SLMV comporta-se como uma doença benigna e de curso limitado. A forma assintomática (subclínica) decorre da infecção por um pequeno número de larvas, podendo se caracterizar apenas por eosinofilia que desaparece espontaneamente.

As principais manifestações da toxocaríase sintomática (forma visceral) são: febre (80%), tosse com sibilância (60 a 80%) e convulsões (20%). A dificuldade respiratória pode ser intensa o suficiente para justificar a hospitalização. Dor abdominal pode eventualmente estar presente. Os achados físicos também compreendem hepatomegalia (65 a 85%), estertoração pulmonar (40 a 50%), lesões cutâneas papulosas ou urticariformes (20%) e adenomegalia (10%).

Os pacientes com toxocaríase ocular apresentam-se mais comumente com redução da acuidade visual (75% dos casos), por vezes associada ao estrabismo, dor ocular ou edema periorbitário. O exame fundoscópico do olho, em geral, revela lesões granulomatosas solitárias situadas na retina próximas à papila óptica ou à mácula.

Faz-se o diagnóstico com base nas manifestações clínicas e testes sorológicos. O único teste confiável (padrão-ouro) é um ELISA que utiliza ovos de *T. canis* como antígenos. Esse ensaio é positivo em cerca de 75% dos casos de *larva migrans* visceral e em frequência menor nos indivíduos com diagnóstico clínico de toxocaríase ocular.

Eosinofilia (níveis elevados de até 50%) está presente em quase todos os indivíduos com síndrome visceral, mas é bem menos comum nos indivíduos com doença ocular. Intensas eosinofilias devem provocar suspeita de toxocaríase. A eosinofilia pode durar meses.

Os achados inespecíficos podem incluir elevações de gamaglobulinas séricas e iso-hemaglutininas em virtude de larvas do *Toxocara* compartilharem antígenos de superfícies com hemácias humanas). Embora se possam encontrar larvas ao exame de cortes teciduais, a biópsia hepática ou de outros órgãos, em geral, não é indicada porque os dados clínicos e laboratoriais fornecem evidências suficientes para definir o diagnóstico.

O esquema terapêutico dependerá da forma clínica e da gravidade da sintomatologia. Nos casos assintomáticos, considerando o caráter autolimitado da infecção, o tratamento pode ser expectante. Albendazol (400 mg, 2x/dia por 5 dias) é uma droga clássica descrita para o tratamento dos sintomáticos. Corticoterapia pode ser associada nos casos respiratórios sintomáticos graves. Para o tratamento do quadro ocular, terapia anti-inflamatória agressiva com corticoterapia e albendazol (altas doses) pode ser indicada por 2 a 4 semanas. Ivermectina não é efetiva para toxocaríase.

Giardíase

A *Giardia lamblia* é um protozoário flagelado que parasita mamíferos e de distribuição cosmopolita. É o protozoário patogênico intestinal mais comum no mundo. Representa uma das principais causas de doença diarreica (esporádica ou epidêmica) e uma das principais doenças transmitidas por alimentos e por água e é responsável por surtos em creches e doença de viajantes. Quanto mais precárias as condições sanitárias e o tratamento da água, maior a prevalência dessa protozoose (20 a 40%). A suscetibilidade à infecção com manifestações clínicas decresce com a idade e aumenta com a carga ingerida de parasitas. Esse aspecto relacionado à imunidade é particularmente importante: a exposição crônica pode induzir uma imunidade parcial. Crianças menores têm taxas maiores de giardíase do que as mais velhas, e viajantes para áreas endêmicas têm maiores taxas de doença sintomática; entretanto, a imunidade é parcial, pois em regiões endêmicas a reinfecção é frequente.

A *Giardia lamblia* apresenta-se sob duas formas: a cística, forma infectante eliminada nas fezes e a forma trofozoítica, que é capaz de multiplicar-se por divisão binária e vive aderida nas porções mais altas da parede do intestino delgado.

No Brasil, embora a prevalência de giardíase seja maior nos grupos sociais menos favorecidos, essa parasitose é encontrada em todas as classes sociais. No entanto, na criança desnutrida, exposta a quadros infecciosos mais constantemente, e na criança institucionalizada (frequentadora de creches onde a higiene é mais precária), a giardíase assume um papel importante como agente etiológico da diarreia crônica.

Os cistos, responsáveis pela disseminação da doença, podem permanecer viáveis em ambientes úmidos por 3 meses, inclusive na água clorada. A transmissão pode ser de forma direta, pessoa a pessoa, sendo frequente em creches e outras instituições similares ou, de forma indireta, pela ingestão de água (principal forma de transmissão) ou alimentos contaminados.

Os cistos, após ingeridos, rompem-se, liberando os parasitas (trofozoítas), que se multiplicam intensamente e se fixam à mucosa do intestino delgado. O poder de adesão é suficiente para impedir que sejam arrastados pelos movimentos peristálticos normais. Esse fato explica o motivo de a forma trofozoíta ser encontrada, praticamente, apenas nas fezes liquefeitas. Os cistos são encontrados nas fezes formadas, mas sua eliminação não é constante (encistamento errático), podendo desaparecer das fezes por períodos maiores que 1 semana.

Apesar de a diarreia ser uma marca da infecção por *Giardia*, formas assintomáticas podem ocorrer. Estima-se que cerca de 50% dos infectados se livram da infecção sem sintomas, 15% eliminam cistos sem sintomas e 35 a 45% têm infecção sintomática. Os sintomas da infecção aguda (período de incubação de 7 a 14 dias) costumam ser diarreia (90%), mal-estar, esteatorreia, cólicas abdominais e distensão, flatulência (75%).

Parasitoses intestinais

O quadro pode ser autolimitado ou evoluir para quadros crônicos, persistentes ou intermitentes. Além disso, não necessariamente o doente pode ter apresentado sintomas agudos. No curso crônico pode haver alternância de períodos de diarreia e períodos com eliminação de fezes normais ou ressecadas. No Brasil, deve-se levantar suspeita de giardíase em toda criança com diarreia crônica. Além da síndrome diarreica, a giardíase sintomática pode se manifestar com inapetência, dor abdominal, flatulência, náuseas, vômitos, dor epigástrica (dispepsia-*like*, com plenitude pós-prandial), déficit de absorção (fator mecânico de proliferação do parasita na mucosa) e perda ponderal.

No exame parasitológico (fácil execução, grande disponibilidade e baixo custo), a positividade encontrada para uma amostra de fezes é menor, enquanto, para três amostras (preferencialmente de dias alternados – com intervalo de 3 dias), aumenta para aproximadamente 90%. Alguns laboratórios disponibilizam testes imunológicos para pesquisa de antígenos fecais para *Giardia* por meio de imunoensaios enzimáticos (ELISA). Vários testes já foram desenvolvidos para inúmeros antígenos de cistos e trofozoítas; esses exames podem ser superiores ao exame direto (sensibilidade e especificidade), entretanto, têm maior custo e a desvantagem de não averiguar simultaneamente a presença de outros parasitas.

Os pacientes sintomáticos devem ser tratados. Há controvérsias sobre o tratamento de indivíduos eutróficos assintomáticos, portadores de *Giardia*. O tratamento de portadores assintomáticos (adultos e crianças) em áreas endêmicas deve ser considerado nos contactantes de gestantes, nos imunocomprometidos e em crianças institucionalizadas e sob cuidados em creche, locais de fácil disseminação do agente. A maioria dos autores ainda considera tratamento nos manipuladores de alimentos.

O paciente com giardíase deve ser acompanhado pós-tratamento, pois cerca de 20 a 40% deles podem evoluir com intolerância transitória secundária à lactose, devendo, por vezes, restringir esse elemento de sua dieta por 1 mês após o tratamento.

No tratamento da giardíase, os derivados imidazólicos, representados por metronidazol, tinidazol e secnidazol, são drogas possíveis, sendo os dois últimos vantajosos por serem em dose única. Nitazoxanida é considerada também droga de escolha para a giardíase.

Alguns estudos têm demonstrado que a administração de albendazol, durante 5 dias, em crianças maiores de dois anos, apresenta boa eficácia, com a vantagem de seu espectro antiparasitário amplo. As doses sugeridas para o tratamento da giardíase encontram-se no Quadro 42.1

Quadro 42.1 – Opções terapêuticas da giardíase.

Droga	Dose adulto	Dose criança
Metronidazol	250 mg, 3x/dia, 5 a 7 dias	5 a 10 mg/kg, 3x/dia, 7 dias
Tinidazol	2 g, dose única	50 mg/kg, dose única
Nitazoxanida	500 mg, 2x/dia, 3 dias	7,5 mg/kg, 2x/dia, 3 dias
Albendazol	400 mg, 1x/dia, 5 dias	10 a 15 mg/kg, 1x/dia, 5 dias

Amebíase

Designa a protozoose humana causada pela *Entamoeba histolytica*. *Entamoeba dispar* não é considerada patogênica. A transmissão ocorre pela ingestão de água ou de alimentos contaminados com cistos do parasita ou por contato direto, pessoa a pessoa, por meio de mãos sujas com fezes contaminadas. A ingestão de um único cisto é suficiente para causar doença. Os cistos ingeridos chegam intactos até a porção inferior do intestino delgado, onde evoluem para a forma trofozoítica. Eles movimentam-se por pseudópodes e habitam a parede e a luz do intestino grosso (ceco e cólon). Alimentam-se por fagocitose do material fecal e de bactérias e multiplicam-se por divisão binária. Algumas amebas se encistam e são eliminadas pelas fezes para perpetuar o ciclo do parasita. Os trofozoítas na luz intestinal podem invadir a parede do intestino grosso, multiplicarem-se, destruindo os tecidos e provocando ulcerações intestinais ou, mais raramente, necroses e abscessos em outros órgãos.

A forma mais comum de infecção é o portador assintomático (90%), onde o agente vive como comensal intraluminal, sem tradução clínica expressiva. O parasito pode conviver pacificamente por longos períodos e ser eliminado sob a forma de cistos pelas fezes.

Quando invade a mucosa, mais comumente manifesta-se como colite amebiana não disentérica. O quadro caracteriza-se por início insidioso, com aparecimento de crises de diarreia com um pequeno número (2 a 4) de dejeções de fezes moles ou pastosas, com muco ou sangue, que se acompanham por desconforto abdominal, flatulência, geralmente sem febre, alternados de períodos de melhora (eventualmente com obstipação). A colite disentérica é a forma expressiva mais clássica da amebíase aguda não complicada. Ela pode ser abrupta e é caracterizada pela tríade: evacuações frequentes com muco e sangue (8 a 10/dia), cólicas abdominais e tenesmo. As fezes são líquidas, mucossanguinolentas ou mucopiossanguinolentas, já traduzindo lesão ulcerativa e inflamação do intestino. Raramente a amebíase intestinal se manifesta como uma diarreia crônica.

O diagnóstico de certeza da amebíase intestinal pode ser feito pelo encontro do protozoário no exame de fezes. A retossigmoidoscopia ajuda na caracterização da forma disentérica, permitindo a visualização das úlceras intestinais e permitindo coleta para exame histopatológico.

As principais complicações intestinais, decorrentes da atividade invasora, são a colite necrotizante (necrose, isquemia e hemorragia com subsequente peritonite e altíssima mortalidade) e o ameboma (reação desencadeada pelo parasita no tecido conjuntivo com formação de massa granulomatosa e subsequente edema e estreitamento da luz intestinal).

Ao invadir a submucosa do intestino e penetrar na corrente circulatória, a ameba pode translocar-se para outros setores do organismo atingindo principalmente o fígado. É a forma de amebíase invasiva extraintestinal mais frequente. Em decorrência de uma hepatite amebiana aguda, formam-se áreas de necrose pela formação de múltiplos abscessos, que se fundem em um único (geralmente no lobo direito). A clínica característica é de dor em hipocôndrio direito, febre e hepatomegalia dolorosa.

Amplo é o arsenal terapêutico para a amebíase. A etofamida e o teclosan são amebicidas de ação direta sobre o protozoário, não absorvíveis e eficazes na luz intestinal (amebicidas de contato ou luminais). Esses medicamentos não têm difusibilidade tecidual e, dessa maneira, não atuam sob trofozoítos invasores na disenteria amebiana aguda ou na amebíase extraintestinal. Dos amebicidas de ação tecidual, destacam-se os imidazólicos (metronidazol, tinidazol e secnidazol) e a nitazoxanida, que são eficazes na luz intestinal, na parede intestinal e no fígado (boa concentração em todas as localizações). Todos os portadores assintomáticos devem ser tratados, pois, além de atuarem como fonte de propagação da doença, existe o risco de desenvolverem a forma invasiva da amebíase.

As doses sugeridas para o tratamento da amebíase encontram-se no Quadro 42.2.

Quadro 42.2 – Opções terapêuticas da amebíase

Droga	Dose adulto	Dose criança
Metronidazol	500 a 750 mg, 3x/dia, 7 a 10 dias	35 a 50 mg/kg, 3x/dia, 7 a 10 dias
Tinidazol	2 g, 1x/dia, 3 dias	50 mg/kg, 1x/dia, 3 dias

Droga	Dose adulto	Dose criança
Nitazoxanida	500 mg, 2x/dia, 3 dias	7,5 mg/kg, 2x/dia, 3 dias
Albendazol	500 mg, 2x/dia, 3 dias	20 mg/kg/dia, 2x/dia, 3 dias

Algumas considerações sobre o tratamento das enteroparasitoses

A adequada abordagem terapêutica das parasitoses intestinais depende, além do tipo de verme ou protozoário propriamente dito, do estado imunológico do hospedeiro e da gravidade de suas manifestações. A melhoria das condições gerais de vida da população, com o acesso à Saúde e à Educação em Saúde, ao saneamento básico e água potável, são algumas das condições básicas para a melhoria do problema das enteroparasitoses no Brasil.

Quando houver suspeita de helmintíase intestinal, pela presença de sintomas e sinais sugestivos desse diagnóstico, ou mesmo relatos de eliminação do parasita, o tratamento deve ser realizado mesmo sem a confirmação do exame protoparasitológico. A espera por exames confirmatórios, em amostras seriadas, frequentemente leva ao retardo diagnóstico e terapêutico ou perda de seguimento do paciente. Exceção deve ser feita em relação à esquistossomose, que é de notificação compulsória e que necessita de tratamento específico.

Recomenda-se tratamento para todas as parasitoses consideradas patogênicas, mesmo que no momento do diagnóstico o paciente se encontre assintomático.

Nos casos de poliparasitismos (frequentes no Brasil), quando não houver possibilidade de uso de uma mesma droga com ação sobre todos os parasitas, deve-se, primeiramente, tratar os agentes que apresentam possibilidade de migração no trato gastrointestinal, como o *Ascaris* ou o *Strongyloides*. A verminose a ser tratada em primeiro lugar deve ser a potencialmente mais grave. Nos indivíduos multiparasitados, dependendo do grau de infestação, o índice de eficácia do tratamento é menor que os obtidos no tratamento de um único parasita.

Recomenda-se a realização de exames para diagnóstico de ascaridíase e especialmente para estrongiloidíase, antes de se iniciar um tratamento imunossupressor, particularmente o uso de corticosteroides, pelo risco de migração e disseminação dos parasitas. Havendo urgência no início do tratamento imunossupressor, deve-se administrar concomitantemente antiparasitários nos casos em que existir suspeita epidemiológica de infecção.

Parasitoses intestinais

PONTOS PRÁTICOS

- A infestação por nematódeos intestinais é o tipo mais comum de helmintíase no ser humano; eles infectam diretamente por ingestão de ovos maduros ou por meio da penetração da pele por larvas. Os agentes que fazem ciclo pulmonar e que podem ter manifestações respiratórias (síndrome de Löffler) são: *Ascaris lumbricoides*, *Ancylostoma duodenale*, *Necator americanus* e *Strongyloides stercoralis*).

- A maior parte das parasitoses é assintomática.

- A infestação por *Ascaris lumbricoides* pode apresentar a morbidade de migração (síndrome de Löffler), pela presença dos vermes adultos na luz intestinal (sintomas inespecíficos) e por migração anômala

- A infestação pelo *Ancylostoma* e *Necator* pode apresentar morbidade de penetração (pele – dermatite pruriginosa), de migração (síndrome de Löffler) e pela presença dos vermes adultos (espoliação pela hematofagia e anemia ferropriva).

- A infestação pelo *Strongyloides* pode apresentar manifestações pela passagem pulmonar e sintomas inespecíficos pela presença do verme adulto. Os ciclos podem ser "reentrantes" com risco de invasão maciça e quadros graves em imunodeprimidos. Antes de iniciar o tratamento imunossupressor em qualquer criança, descarte a possibilidade de estrongiloidíase.

- O *Enterobius* não tem ciclo pulmonar, e há migração noturna da fêmea com desconforto e prurido anal.

- O *Trichuris* não tem ciclo pulmonar e pode causar tricuríase maciça em imunodeprimidos com diarreia sanguinolenta, anemia e prolapso retal.

- As manifestações clínicas de toxocaríase incluem, na maioria das crianças, febre, tosse, sibilância e hepatomegalia. As manifestações principais dependerão da localização da infecção. A resposta à presença das larvas no organismo determina importante eosinofilia.

Questões de Treinamento

1. Você atende em uma Unidade Básica de Saúde de uma comunidade periférica de um município brasileiro bastante pobre. É uma área rural, as crianças circulam descalças, há precárias condições de saneamento e educação da população e há uma série de cães que circulam no bairro. A mãe de uma criança de sete anos queixa-se de que o filho tem dores abdominais recorrentes, de leve intensidade e que não come bem. No exame físico, ele é pálido, emagrecido e desnutrido leve. O abdome é pouco distendido e não há hepatoesplenomegalia. Demais aspectos do exame físico são normais. O hemograma revela hemoglobina de 8 d/dL. Além de considerar o déficit nutricional, qual parasitose abaixo deve ser lembrada?

   a. Ascaridíase.
   b. Enterobíase.
   c. Estrongiloidíase.
   d. Esquistossomose.
   e. Ancilostomíase.

2. Você está discutindo com um grupo de internos sobre os efeitos e as consequências das infestações parasitárias sobre a saúde de crianças. Das seguintes afirmações, qual é verdadeira?

   a. O quadro agudo de ascaridíase não está associado ao aparecimento de sintomas respiratórios, pois a transmissão desse agente é exclusivamente pela via oral-fecal.
   b. Infestações intensas e recorrentes em crianças não determinam repercussões em longo prazo sobre o crescimento e o desenvolvimento das crianças, constituindo-se apenas em problemas sociais relacionados à pobreza.
   c. Antes de iniciar tratamento com corticosteroides ou outros imunossupressores, devem ser realizados exames para diagnóstico, ou até mesmo terapêutica às cegas, para ascaridíase e estrongiloidíase.
   d. O agravo nutricional provocado pelos parasitas intestinais é exclusivamente por competição alimentar.
   e. A anemia da ancilostomíase, a obstrução intestinal na ascaridíase e o prolapso retal na tricuríase praticamente só acometem crianças eutróficas.

3. Ana, 6 anos, comparece à Unidade Básica de Saúde por apresentar quadros de diarreia alternados com períodos de eliminação de fezes normais ou ressecadas. Os pais referem também episódios de dor epigástrica e leve distensão abdominal, perda de peso

e eventualmente fezes gordurosas e com restos alimentares. Esse quadro clínico é fortemente sugestivo de qual parasita?

a. Giardia lamblia.
b. Ascaris lumbricoides.
c. Entamoeba histolytica.
d. Strongyloides stercoralis.
e. Trichuris trichiura.

4. Qual das seguintes parasitoses caracteriza-se por um agente que se localiza na parte alta do intestino delgado, apresenta ciclo pulmonar, na sua expressão clínica pode se manifestar com uma dermatite pruriginosa, e o albendazol em dose única pode ser um boa opção terapêutica?

a. Ancilostomíase.
b. Enterobíase.
c. Amebíase.
d. Estrongiloidíase.
e. Tricuríase.

5. Pré-escolar de quatro anos apresenta febre e tosse há quase 1 mês. Já foi medicado com antimicrobiano e broncodilatador sem melhora. Exame físico: regular estado geral; FR: 40 irpm, MV bilateral com sibilos difusos; abdome; hepatomegalia moderada. Hemograma: 50.000 leucócitos com 65% de eosinófilos. Hematimetria normal. Radiografia de tórax: infiltrado intersticial bilateral. O diagnóstico mais provável é:

a. giardíase.
b. aspergilose.
c. toxocaríase.
d. histoplasmose.
e. paracoccidioidomicose.

Gabarito comentado

1. A parasitose mais espoliante (anemia), relacionada à pobreza, hábito de andar descalço e desnutrição é a ancilostomíase. Resposta E

2. O áscaris possui ciclo pulmonar. Obviamente infestações intensas e crônicas, particularmente em crianças desnutridas e pobres, comprometem ainda mais seu estado de saúde. Não só por competição há espoliação; os ancilostomídeos, por exemplo, causam sangramento constante em seus pontos de fixação. Os quadros clássicos e mais graves ocorrem em desnutridos; na criança eutrófica, a parasitose é assintomática. Resposta C

3. Giardíase pode apresentar-se por um quadro dispéptico-*like*. É uma das parasitoses mais prevalente no mundo. Resposta A

4. Todas as características apresentadas ocorrem na infestação pelo *Ancylostoma duodenale* e pelo *Necator americanus*. Resposta A

5. Manifestações pulmonares associadas à intensa eosinofilia apontam para a possibilidade de síndrome de Löffler. Ascaridíase e toxocaríase são possibilidades diagnósticas; porém, a hepatomegalia e a febre tornam a segunda possibilidade mais plausível. Resposta C

Fontes consultadas e leitura recomendada

Weatherhead, J.E.; Hotez, P.J. *Worm infections in children*. Pediatrics in Review, 2015. 36: p. 341–54.

Hotez, P.J.; Brindley, P.J.; Bethony, J.M.; King, C.H.; Pearce, E.J.; Jacobson, J. *Helminth infections: the great neglected tropical diseases*. The Journal of Clinical Investigation, 2008. 118 (4): p. 1311–21.

Woodhall, D.M.; Fiore, A.E. *Toxocariasis: A Review for Pediatricians*. The Pediatric Infectious Disease Journal, 2013. Available in: <http://jpids.oxfordjournals.org/content/early/2013/10/30/jpids.pit066>.

Fialho, P.M.; Corrêa, C.R. *A Systematic Review of Toxocariasis: A Neglected But High-Prevalence Disease in Brazil*. The American Journal of Tropical Medicine and Hygiene, 2016. 94 (6): p. 1193–9.

Huang, D.B.; White, A.C. *An updated review on Cryptosporidium and Giardia*. Gastroenterology Clinics of North America, 2006. 35 (2): p. 291–314.

Haque, R.; Huston, C.D.; Hughes, M. et al. *Amebiasis*. The New England Journal of Medicine, 2003. 348:1565.

Tuberculose em Pediatria

Benito Lourenço

43

Desde a declaração da OMS, em 1993, da tuberculose (TB) como emergência em Saúde Pública, diminuiu-se gradativamente a negligência diante dessa importante causa de morbimortalidade no mundo, particularmente entre populações menos favorecidas socioeconomicamente. A inclusão dessa pauta nos objetivos de desenvolvimento do milênio e, atualmente, nos seus objetivos sustentáveis, e as novas estratégias terapêuticas contribuem para a aceleração da expansão global do controle da TB.

Em 2015, no mundo, mais de 10 milhões de pessoas ficaram doentes com TB, incluindo 1,2 milhões de portadores do HIV; 1,8 milhões morreram de TB. A TB foi uma das 10 principais causas de morte em 2015, e foi responsável por mais mortes do que o HIV e a malária. Globalmente, em 2015, estima-se que 480.000 pessoas desenvolveram TB multirresistente (MDR-TB). O Brasil encontra-se entre os 20 países responsáveis por mais de 80% do total de casos de TB no mundo. Em 2015, foram notificados 67.790 novos casos de TB no Brasil. A taxa de incidência foi de 33,2/100 mil habitantes para todas as formas de TB. Segundo a OMS, pelo menos 1 milhão de crianças adoecem com TB a cada ano; crianças representam algo em torno de 10% de todos os casos de TB.

A TB na infância permanece como um assunto de interesse sanitário ainda pouco conhecido. Pelo fato de que crianças com TB, em geral, não serem capazes de infectar outras pessoas, sua importância do ponto de vista de transmissão é menos significativo e, por isso, historicamente recebeu menos interesse nos programas de controle da TB em todo o mundo. Desse modo, o conhecimento da situação epidemiológica da TB infantil é limitado. Uma das dificuldades de se obter dados mais exatos sobre TB na infância é que as informações divulgadas se referem, na maioria das vezes, a casos comprovados bacteriologicamente e, na infância, muitos dos casos são negativos ao exame de escarro. A TB nas crianças é paucibacilar. Mesmo que se consigam espécimes por escarro espontâneo, induzido ou por lavado gástrico, a confirmação microbiológica é bem pouco

provável e não há um padrão ouro para esse diagnóstico. Desse modo, a TB em Pediatria, particularmente nos menores de cinco anos, se reveste de particularidades e características especiais, quando a comparamos com a doença do adulto: há maior risco de evolução da infecção para a doença, maior frequência de formas disseminadas, mais inespecificidade dos sintomas e confirmação bacteriológica bem mais difícil.

Na criança, após a contaminação com o *Mycobacterium tuberculosis*, o paciente pode evoluir de pelo menos três formas, dependendo de fatores imunológicos e genéticos. Na maior parte dos casos (90%) o agente pode ser eliminado. Em algumas crianças, a doença pode ficar latente por um grande período de tempo (TB latente), com risco de desenvolvimento da TB pós-primária na idade adulta. Porém, um grupo de pacientes pode manifestar a doença por meio da TB primária, que se apresenta em geral meses após a contaminação.

Os conceitos e condutas revisados neste capítulo se baseiam nas recomendações mais recentes publicadas pelo MS no Manual de Recomendações para o controle da Tuberculose no Brasil, edição de 2011. A partir de 2010, algumas mudanças significativas ocorreram nessas recomendações, com maior peso da prova tuberculínica para o diagnóstico, mudança no sistema de pontuação para o tratamento e modificações na terapêutica nos pacientes com mais de dez anos.

A TB é transmitida por via aérea em praticamente todos os casos. A infecção ocorre a partir da inalação de partículas contendo bacilos expelidos pela tosse, fala ou espirro do doente com TB ativa de vias respiratórias. Os doentes bacilíferos (baciloscopia do escarro positiva) são a principal fonte de infecção. Doentes de TB pulmonar com baciloscopia negativa, ainda que tenham resultado positivo à cultura, são muito menos eficientes como fontes de transmissão, embora isso possa ocorrer. As formas exclusivamente extrapulmonares não transmitem a doença.

Os condicionantes do contágio da TB incluem as condições de proximidade (intimidade) e continuidade entre um foco de transmissão e um contato. A qualidade da ventilação do ambiente deve ser considerada e a capacidade de transmissão do foco estará dependente do vigor da tosse, da viabilidade do bacilo álcool-ácido-resistente (BAAR) no escarro. O contato, por sua vez, deve apresentar uma condição de suscetibilidade, em grande parte determinada pela sua condição imunológica e pela prévia vacinação com a vacina BCG, que fundamentalmente protege contra formas graves da doença. Em crianças, diferentemente do adulto em que existe uma determinada quantidade de horas para que se defina o risco de transmissão, basta a história de contato para considerarmos esse risco potencial.

A TB pode acometer uma série de órgãos e/ou sistemas. A apresentação da TB na forma pulmonar, além de ser a mais frequente, é também a mais relevante para a saúde pública, pois especialmente a bacilífera é a responsável pela manutenção da cadeia de transmissão da doença. A TB pulmonar primária é mais comum em crianças e clinicamente apresenta-se, na maior parte das vezes, de forma insidiosa. As manifestações clínicas, da mesma forma que em pacientes adultos, são inespecíficas. Os dados clínicos mais relevantes são: febre (moderada, vespertina, de duração de mais de 15 dias), tosse, expectoração, emagrecimento, sudorese noturna, irritabilidade. O exame físico pode ser inexpressivo. Deve chamar atenção também, para a possibilidade de TB, a história de uma pneumonia sem melhora com o uso de antimicrobianos específicos. A TB miliar, denominação vinculada ao aspecto radiológico pulmonar, é uma forma grave de doença e ocorre em 1% dos casos de TB em pacientes HIV soronegativos. A apresentação clínica clássica é a aguda, mais comuns em crianças e adultos jovens. Os sintomas são febre, astenia e emagrecimento que, em associação com tosse, ocorre em 80% dos casos.

A forma mais comum de TB extrapulmonar em crianças é a TB ganglionar periférica; cursa com aumento subagudo, indolor e assimétrico das cadeias ganglionares cervical anterior e posterior, além da supraclavicular. Ao exame físico, os linfonodos podem apresentar-se endurecidos ou amolecidos, aderentes entre si e aos planos profundos, podendo evoluir para flutuação e/ou fistulização espontânea, com inflamação da pele adjacente.

A radiografia de tórax é um método diagnóstico de grande importância na investigação da TB. As manifestações radiológicas da TB pulmonar podem ser diversas: linfadenomegalia hilar e/ou mediastinal (presente na maioria das crianças), particularmente paratraqueal à direita, opacidades parenquimatosas de lobo ou segmento pulmonar, uni ou bilateral, mais comumente em lobo superior direito, padrão miliar de comprometimento pulmonar (pequenas opacidades nodulares medindo de 1 a 3 mm, distribuídas de forma simétrica) e atelectasia por compressão extrínseca da via aérea. Deve chamar atenção a pneumonia de evolução lenta de qualquer padrão, sem resposta aos antimicrobianos. Veremos mais à frente, que apenas esse achado já se configura como "radiografia alterada" e recebe pontuação para o diagnóstico. Raramente observam-se cavernas em Pediatria.

O teste tuberculínico (TT) ou prova tuberculínica é realizada com a injeção intradérmica de 0,1 ml da tuberculina PPD Rt-23 no antebraço esquerdo (método de Mantoux). Após 48 a 72 horas mensura-se a área de enduração (não de eritema); o resultado é expresso em milímetros (mm). A aplicação e leitura do TT devem ser realizadas por profissionais treinados. O resultado considerado significativo dependerá da idade do paciente pelo tempo de vacinação prévia com a BCG (Quadro 43.1).

Quadro 43.1 – Critérios para definição de teste tuberculínico positivo

Idade menor ou igual a 2 anos	Idade maior que 2 anos
Reator se maior ou igual a 10 mm	Reator se maior ou igual a 5 mm
No imunossuprimido e infectado pelo HIV, a idade não importa; considera-se reator se maior ou igual a 5 mm	

Fonte: adaptado de Manual do Recomendações para o controle da Tuberculose no Brasil, MS, 2011

Lembre-se que o TT positivo isoladamente não é capaz de diagnosticar doença tuberculosa; TT positivo significa contato prévio com *Mycobacterium tuberculosis*, atenuado (vacina) ou selvagem. TT repetidos podem originar resposta *booster*.

Acredita-se hoje que o melhor critério para o diagnóstico de TB em Pediatria seja o sistema de pontos (escore), que tem sensibilidade e especificidade elevados. Em nosso meio, esse sistema é validado e está recomendado com o método auxiliar apenas no diagnóstico de TB em crianças HIV-negativas. Ao término da infância e início da adolescência (dez anos), aparecem formas de TB mais semelhantes às encontradas nos adultos. Lembre-se que é muito difícil identificar o bacilo em crianças. Os critérios pontuados serão: quadro clínico, quadro radiológico, história de contato com adulto tuberculoso, resultado do TT (considerado o tempo de vacinação com a BCG) e estado nutricional do paciente (Quadro 43.2). Os adolescentes e adultos quase sempre têm sintomas respiratórios e são mais frequentes resultados positivos à baciloscopia. A partir dessa faixa etária, é fácil realizar o exame de escarro e o diagnóstico pode ser comprovado pelos métodos bacteriológicos convencionais (baciloscopia e cultura).

Tuberculose em Pediatria

Quadro 43.2 – Sistema de pontuação do MS para o diagnóstico de TB pulmonar em crianças e adolescentes com baciloscopia negativa

Critérios	Pontos
Manifestações clínicas	
Febre ou sintomas como tosse, adinamia, expectoração, emagrecimento e sudorese > 2 semanas	+15
Assintomáticos ou com sintomas < 15 dias	0
Radiografia de tórax	
Adenomegalia hilar ou padrão miliar	+15
Condensação ou infiltrado inalterado > 2 semanas	+15
Condensação ou infiltrado > 2 semanas evoluindo com piora ou sem melhora com o uso de antibióticos para germes comuns	+15
Condensação ou infiltrado de qualquer tipo < 2 semanas	+5
Contato com adulto tuberculoso	
Próximo nos últimos dois anos	+10
Ocasional ou nenhum	0
Teste tuberculínico	
Maior ou igual a 5 mm em não vacinados com BCG ou em vacinados há mais de dois anos ou em imunossuprimidos	+15
Maior ou igual a 10 mm em vacinados com BCG há menos de dois anos	+15
0 a 4 mm	0
Estado nutricional	
Desnutrição grave	+5
Eutrofia ou desnutrição não grave	0
Interpretação do sistema de pontos: • **diagnóstico muito provável: escore maior ou igual a 40 pontos** • **diagnóstico possível: escore entre 30 e 35 pontos** • **diagnóstico pouco provável: escore menor ou igual a 25 pontos**	

Fonte: adaptado de o Manual de Recomendações para o controle da Tuberculose no Brasil, MS, 2011

As condições identificadas como "diagnóstico muito provável" permitem iniciar o tratamento do paciente. Diante do "diagnóstico possível", pode-se considerar como indicativo de TB e orienta-se o início do tratamento a critério clínico. Nas pontuações menores que 30, a criança deverá continuar a ser investigada. Deverá ser realizado diagnóstico diferencial com outras afecções pulmonares e poderão ser empregados métodos complementares de diagnóstico como o lavado gástrico, broncoscopia, escarro induzido e punções. O lavado gástrico somente é indicado quando for possível a realização de cultura para o *Mycobacterium tuberculosis*. O exame do escarro, em geral, somente é possível a partir dos cinco ou seis anos de idade.

A associação medicamentosa adequada, as doses corretas e o uso por tempo suficiente são os princípios básicos para o tratamento, evitando-se a persistência do agente causador e o desenvolvimento de resistência às drogas. As drogas escolhidas devem ter atividade bactericida precoce (matar o maior número de bacilos, o mais

rapidamente possível, que ocorre, em geral, após duas a três semanas, diminuindo a infectividade do caso-índice), prevenir a emergência de resistência (utilização de esquemas terapêuticos com diferentes fármacos anti-TB simultaneamente, uma vez que bactérias naturalmente resistentes a uma droga podem ser sensíveis a outras) e possuir atividade esterilizante (eliminar virtualmente todos os bacilos de uma lesão, impedindo a recidiva).

Com relação ao tratamento, a principal mudança proposta a partir de 2010 pelo MS foi de introduzir um quarto fármaco, o etambutol, na fase de ataque (fase intensiva), no esquema básico, para os pacientes com mais de dez anos de idade. Assim, a fase de ataque passou a ser constituída por um esquema de 2 meses com rifampicina (R), isoniazida (H), pirazinamida (Z) e etambutol. A apresentação farmacológica desse esquema passou a ser em comprimidos de doses fixas combinadas dos quatro medicamentos (RHZE), nas seguintes dosagens: R-150 mg, H-75 mg, Z-400 mg e E-275 mg.

Para crianças (com menos de dez anos), ainda deve ser recomendado o tratamento com três medicamentos: R (10 mg/kg/d), H (10 mg/kg/d) e Z (35 mg/kg/d), considerando os possíveis efeitos adversos do etambutol (neurite óptica, em particular).

No esquema básico, o tratamento deve prosseguir com uma fase de manutenção de 4 meses de duração, com duas drogas: R e H.

Controle dos contatos e tratamento da infecção latente

Outro tema relevante em TB em Pediatria é a conduta diante dos pacientes que tiveram contato com pacientes tuberculosos e estão assintomáticos. A maior parte das crianças com diagnóstico de infecção latente por TB (ILTB) se infectaram mais recentemente comparadas aos adultos. Deve-se lembrar que crianças e adolescentes têm maior risco de progressão da infecção para a doença, com potencial, inclusive, de formas disseminadas. Crianças particularmente menores de quadro anos tem maior risco de disseminação (cerca de 40% nos menores de um ano) e TB no sistema nervoso central. A maior parte dos casos de progressão para a doença ocorre dentro de 2 a 12 meses após a infecção inicial.

Portanto, crianças e adolescentes que tiveram contato com um caso índice de TB devem ter o diagnóstico de ILTB descartado ou serão tratadas com isoniazida por 6 meses (10 mg/kg/dia – máximo 300 mg/dia). Há evidências de que o uso por 9 meses protege mais do que o uso por 6 meses, principalmente em pacientes com HIV/aids. Para fazer essa opção deve-se considerar a viabilidade operacional e a adesão do paciente.

Observe que não utilizamos mais o termo "quimioprofilaxia" e, sim, "tratamento de infecção latente de TB". O indivíduo está infectado e não doente. Em resumo, será um paciente assintomático, teve história de contato, tem radiografia de tórax normal e teste tuberculínico positivo. Pacientes pediátricos sintomáticos deverão ter sua investigação diagnóstica ampliada com radiografia de tórax, baciloscopia de escarro (quando possível) ou outros exames, e receber o escore de pontos para o diagnóstico de acordo com cada caso.

Os algoritmos atuais para investigação dos contatos em maiores e menores de dez anos de idade estão apresentados, respectivamente, nos Quadros 43.3 e 43.4.

Quadro 43.3 – Fluxograma de avaliação dos contatos com idade maior ou igual a dez anos.

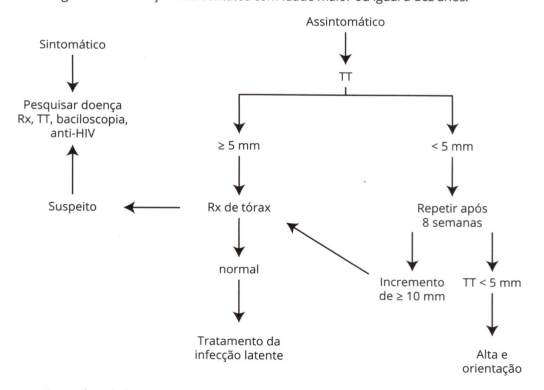

Fonte: *adaptado do Manual de Recomendações para o controle da Tuberculose no Brasil, MS, 2011.*

Quadro 43.4 – Fluxograma de avaliação dos contatos com idade menor que dez anos.

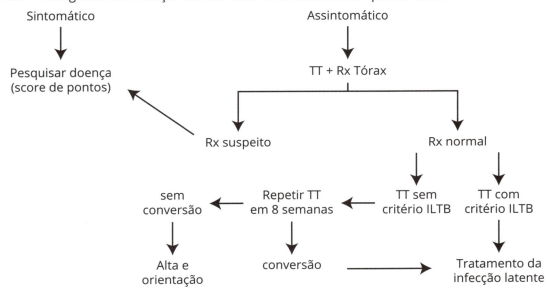

Contatos infectados por HIV deverão tratar ILTB independentemente do resultado do TT

Fonte: adaptado do Manual de Recomendações para o controle da Tuberculose no Brasil, MS, 2011.

Recomenda-se também a prevenção da infecção tuberculosa em RN coabitantes de caso índice bacilífero (prevenção da infecção latente ou quimioprofilaxia primária). Nestes casos, o RN não deverá ser vacinado ao nascer. A isoniazida é administrada por 3 meses e, após esse período, faz-se o TT. Caso o resultado do TT for ≥ 5 mm (lembre-se que o conceito de reator em não vacinados é ≥ 5 mm), a medicação deve ser mantida por mais três meses; caso contrário (TT de 0 a 4 mm), interrompe-se o uso da isoniazida e vacina-se com BCG.

PONTOS PRÁTICOS

- Crianças e adolescentes, particularmente os menores de cinco anos, representam importante grupo demográfico na epidemiologia da tuberculose, pois há maior frequência e rapidez na progressão da infecção para a doença, com potencial para formas disseminadas. Além disso, servem como casos "sentinela", indicando recente transmissão na comunidade em que vive.

- Os sintomas comuns de TB pulmonar na infância são inespecíficos e incluem a tosse crônica, febre por mais de 2 semanas e perda de peso ou *failure to thrive*. O achado radiológico mais comum na TB pulmonar em Pediatria é o complexo primário, com imagem de opacificação com linfadenopatia hilar ou mediastinal.

- O teste tuberculínico positivo isoladamente não é capaz de diagnosticar doença tuberculosa; TT positivo significa contato prévio com *Mycobacterium tuberculosis*, atenuado (vacina) ou selvagem.

- Acredita-se hoje que o melhor critério para o diagnóstico de TB em Pediatria seja o sistema de pontos (escore), que tem sensibilidade e especificidade elevados. Em nosso meio, esse sistema é validado e está recomendado como método auxiliar no diagnóstico de TB em crianças HIV-negativas. Crianças não são bacilíferas, fato que compromete muito o diagnóstico definitivo da doença.

- Com relação ao tratamento, a principal mudança proposta a partir de 2010 pelo MS foi a introdução de um quarto fármaco, o etambutol, na fase de ataque (fase intensiva), no esquema básico, para os pacientes com mais de dez anos de idade.

- Crianças e adolescentes que tiveram contato com um caso índice de TB devem ter o diagnóstico de infecção latente descartado ou serão tratadas com isoniazida por 6 meses. O indivíduo está infectado e não doente. Em resumo, será um paciente assintomático, teve história de contato, tem radiografia de tórax normal e teste tuberculínico positivo.

Questões de Treinamento

1. A conduta indicada para RN, logo após o nascimento, filho de mãe com TB pulmonar abacilífera, em tratamento há 30 dias, com esquema quádruplo de acordo com as Normas Nacionais de Controle da Tuberculose, é:
   a. iniciar isoniazida e vacinar com BCG após 6 meses.
   b. iniciar isoniazida e realizar TT com PPD após 6 meses.
   c. vacinar com BCG e suspender aleitamento.
   d. fazer TT com PPD e iniciar isoniazida se positivo.
   e. vacinar com BCG e manter aleitamento.

2. Lactente com quadro de pneumonia lobar, sem melhora com uso de amoxicilina com clavulanato após 10 dias de tratamento. Mantém tosse produtiva há mais de 17 dias e febre vespertina diariamente. Nega história de contato e tem teste tuberculínico com 15 mm. A radiografia de tórax mantém-se inalterada desde o diagnóstico da pneumonia, evidenciando padrão de consolidação. Recebeu BCG ao nascer. De acordo com o sistema de pontos para a definição do tratamento para TB, essa criança:
   a. tem diagnóstico de TB muito provável e deve receber esquema tríplice.
   b. tem diagnóstico de TB possível e deve receber esquema tríplice.
   c. tem diagnóstico de certeza de TB e deve receber esquema quádruplo.
   d. tem diagnóstico pouco provável de TB.
   e. tem diagnóstico de infecção latente de TB.

3. Escolar de sete anos tem contato por 2 dias com tio portador de TB pulmonar em atividade, logo após alta de internação para tratamento de indução de remissão de leucemia linfoblástica aguda. Mãe relata que a criança tem asma controlada, sem crise há mais de 1 ano, nega pneumonia e tem o calendário de vacinações do MS completo. Exame físico: FR: 25irpm, murmúrio vesicular universalmente distribuído, sem ruídos adventícios. Radiografia de tórax: normal. Teste tuberculínico com PPD antes do tratamento de indução: não reator, zero mm. A conduta adequada é:
   a. iniciar tratamento de infecção latente.
   b. iniciar esquema tríplice.
   c. observar clínica e radiologicamente.
   d. internar para proceder a lavado broncoalveolar.
   e. repetir teste tuberculínico após 2 meses, para decidir conduta.

4. Sobre o teste tuberculínico, analise as afirmativas abaixo, classificando-as em verdadeiras (V) ou falsas (F) e assinale a alternativa que apresenta a sequência correta.
   ( ) indivíduo reator ao teste isoladamente é um indicativo tão somente da presença de infecção, não sendo suficiente para o diagnóstico da doença tuberculose.
   ( ) A leitura da prova tuberculínica é realizada 72 horas após a aplicação, medindo-se com régua milimetrada o maior diâmetro da área de endurecimento palpável.
   ( ) Um resultado de 0 a 4 mm em uma criança de três anos, é considerado não reator.
   ( ) Um resultado de 5 mm ou mais em uma criança de quatro anos é considerado reator, ou seja, indivíduo infectado pelo *Mycobacterium tuberculosis*, que pode estar ou não doente.

   a. V, F, V, V.
   b. V, V, V, V.
   c. V, V, F, V.
   d. V, V, V, F.
   e. F, V, V, V.

5. Casal em tratamento para TB pulmonar há 30 dias leva ao posto de saúde seus três filhos e dois sobrinhos para investigação. Todas as crianças têm as marcas vacinais da BCG, estão assintomáticas e apresentaram radiografias de tórax normais. Todos moram na mesma casa. Os três filhos têm doze meses, três anos e cinco anos e teste tuberculínico: 11 mm, zero mm e 5 mm, respectivamente. Os dois sobrinhos são filhos de pais usuários de drogas falecidos há mais de 1 ano. O filho de três anos apresenta no teste tuberculínico: zero mm, HIV positivo. O de seis anos apresenta no teste tuberculínico: zero mm e HIV negativo. Baseado no Manual de Recomendações para o Controle da Tuberculose no Brasil do MS, trace a conduta para cada uma das crianças citadas e assinale a alternativa correta.
   a. O filho de doze meses deve receber tratamento com esquema tríplice.
   b. O filho de três anos deve repetir teste tuberculínico dentro de 8 a 12 semanas.
   c. O filho de cinco anos fará tratamento da TB latente com rifampicina.
   d. O sobrinho de seis anos não necessita tratamento da infecção latente.
   e. O sobrinho de seis anos deve ser considerado são e seu caso deve ser encerrado.

Gabarito comentado

1. No caso de a mãe estar em tratamento por mais de quinze dias e, além disso, está claro no enunciado que ela é abacilífera, não há nada com que se preocupar com o bebê: ele vai receber a vacina normalmente e poderá ser amamentado. Resposta E

2. Quadro clínico de pneumonia lobar sem melhora com uso de antibioticoterapia adequada recebe nota 15 (está tossindo há mais de quinze dias e tem febre). Radiografia inalterada após essa tentativa de tratamento recebe mais 15 pontos. Teste tuberculínico reator (no lactente maior que 10 mm) recebe 15 pontos mais. Isso configura um total de 45 pontos; lembre-se que o diagnóstico muito provável de tuberculose (mais de 40 pontos) é indicação de tratamento. Resposta A

3. Trata-se de um paciente que teve contato e não tem sintomas e não está doente (sem clínica e sem alteração radiográfica). Tem indicação de realização de nova prova tuberculínica, para checarmos se houve viragem (mais que 10 mm de mudança). Entretanto, um detalhe na história: ele é imunossuprimido (dificilmente virará o teste). Merece, portanto, o tratamento da infecção latente de tuberculose. Resposta A

4. Indivíduo reator ao teste tuberculínico indica apenas que houve o contato com o agente (infecção). A técnica e o tempo apresentados na questão para a medida estão corretos. Um resultado menor que 10 mm em criança com menos de 2 anos é considerado não reator. Na criança com mais de 2 anos, o conceito de reator é um valor maior ou igual a 5 mm. Resposta B

5. As crianças são contatos de tuberculose (seus pais estão doentes), mas todas estão assintomáticas com radiografias normais. O bebê de 12 meses tem teste tuberculínico reator (maior que 10 mm) e deve ser tratado como infecção latente (apenas isoniazida). A criança de 3 anos tem teste não reator e essa prova deve ser repetida em oito semanas para checar se haverá viragem. A criança de 5 anos também tem teste reator (maior ou igual a 5 mm) e deve ser tratada para infecção latente. A criança com HIV e não reatora também deve ser tratada para infecção latente. O sobrinho de 6 anos não reator deve refazer o teste tuberculínico para checar se haverá viragem. Resposta B

Fontes consultadas e leitura recomendada

Brasil. Ministério da Saúde. Secretaria de Vigilância em Saúde. Departamento de Vigilância Epidemiológica. *Manual de recomendações para o controle da tuberculose no Brasil*. Brasília: Ministério da Saúde, 2011.

Starke, J.R. *New concepts in childhood tuberculosis*. Current Opinion in Pediatrics, 2007. 19: p. 306.

Perez-Velez, C.M.; MARAIS, B.J. *Tuberculosis in children*. The New England Journal of Medicine, 2012. 367: p. 348.

Perez-Velez, C.M. *Pediatric tuberculosis: new guidelines and recommendations*. Current Opinion in Pediactrics, 2012. 24: p. 319.

American Academy of Pediatrics. In: Red Book, 2015. Report of the Committee on Infectious Diseases, 30. ed, Kimberlin, D.W.; Brady, M.T.; Jackson, M.A.; Long, S.S. (Ed.), American Academy of Pediatrics, Elk Grove Village, IL, 2015. p. 805.

Arboviroses emergentes: Dengue, Chicungunya e Zika

44

Ana Carolina M. de La Barra

As arboviroses são, cada vez mais, uma ameaça para a humanidade. Sua replicação e proliferação são favorecidas pelos desmatamentos, urbanização desordenada, climas mais quentes e, principalmente, pela precariedade de saneamento básico.

Arbovírus são vírus transmitidos por artrópodes (vetores) e que têm parte do seu ciclo reprodutivo nos insetos. Existem centenas de vírus classificados como arbovírus e mais de 150 deles são relacionados com doenças em humanos, como FA, encefalite de Saint Louis, Rocio, Mayaro e encefalite japonesa. Os vírus emergentes, no Brasil, atualmente, são o da dengue, Chikungunya e Zika.

O artrópode considerado o vetor mais importante dos vírus da dengue, zika e chikungunya é o mosquito do gênero *Aedes sp*, encontrado mundialmente. No Brasil, o vetor mais importante é o da espécie *Aedes aegypti*. Na Europa e Ásia, prevalece a espécie *Aedes albopictus*.

A situação epidemiológica da dengue no Brasil permanece sendo caracterizada pelo número crescente de casos graves e óbitos nos últimos 10 anos, além dos novos desafios impostos pela circulação dos vírus da febre chikungunya e zika, cujos sintomas são parecidos com os da dengue. Os óbitos de dengue são absolutamente evitáveis, com adoção de medidas de baixa densidade tecnológica; sua ocorrência, portanto, é indicador da fragilidade existente na rede de assistência.

Dengue

Dengue é uma doença febril aguda, com apresentação clínica variável e dinâmica, causada por um RNA vírus, arbovírus do gênero *Flavivirus* e da família *Flaviviridae*. Até hoje são conhecidos 4 sorotipos diferentes do vírus da dengue: DENV1, DENV2, DENV3 e DENV4. Isso significa que, se um indivíduo tiver a doença pelo sorotipo DENV1, fica imune permanentemente a este sorotipo, mas ainda suscetível aos outros três. Existe uma imunidade cruzada aos outros sorotipos, porém temporária. Além disso, a apresentação clínica da doença não depende do sorotipo.

Sendo um arbovírus, a principal forma de transmissão da doença é através da picada do mosquito infectado. Mas sabemos que já foi descrita a transmissão transplacentária do vírus da dengue e a transmissão por transfusão sanguínea. O período de incubação (o tempo logo após a picada do mosquito até o início dos sintomas) varia de 4 a 10 dias.

Diante de um paciente com dengue, seja adulto ou criança, gestante, hígido ou com alguma comorbidade, é preciso, essencial e rapidamente:

1. Fazer o diagnóstico precoce: se você souber que está diante de um paciente com dengue, passa a saber como ele pode evoluir e saberá quais os sinais indicativos de que ele está piorando clinicamente. Para isso, precisa pensar na doença (conhecer os sinais e sintomas) e solicitar os exames certos no tempo certo.

2. Identificar os sinais de alerta para formas graves da doença: não deixar um paciente com dengue que se manifesta com vômitos e/ou dor abdominal ter alta para casa, observar o aumento progressivo do hematócrito, aferir pressão arterial, verificar sangramentos. Quanto antes identificados estes pacientes, antes iniciada a reposição volêmica nos mesmos é menor a chance de evoluírem para um quadro de choque.

O quadro clínico da dengue pode ser assintomático ou variar desde febre isolada até formas graves com evolução para óbito. A classificação de dengue atual deixa claro que se trata de uma doença única, dinâmica e sistêmica e que podemos identificar sinais precoces de que o paciente está evoluindo para a gravidade, em vez de remissão. A manifestação clínica clássica é dividida em três fases: fase febril, fase crítica e fase de recuperação.

Fase febril

Inicia-se com febre, de duração de 2 a 7 dias, cefaleia, dor retrorbitária, mialgia, artralgia, adinamia e hipoatividade. Estes sintomas fizeram a dengue ser conhecida popularmente como "febre quebra-ossos". Pode também ocorrer diarreia, náuseas e vômitos, com inapetência,

TEP – Título de Especialista em Pediatria

sintomas todos típicos de um quadro viral sistêmico. Entenda que um paciente não precisa ter todos os sintomas; na prática, pode haver somente febre ou febre mais um outro sintoma inespecífico. As crianças podem se manifestar com febre e irritabilidade, choro persistente, inapetência, prostração, ou seja, sinais e sintomas de um quadro febril da infância. Em 50% dos pacientes, no final da fase febril, faz-se presente o exantema máculo-papular, em todo o corpo, incluindo plantas dos pés e palmas das mãos. A maioria dos pacientes sai da fase febril para a fase de recuperação. Porém, alguns pacientes evoluem daqui para a fase crítica.

Fase crítica

Essa fase começa na defervescência da febre (quando a febre começa a baixar e a desaparecer). Na fase crítica, pode acontecer: dengue com sinais de alarme, dengue grave, choque e óbito.

Quando parece que a infecção acabou, pode acontecer o aumento da permeabilidade vascular, que leva aos quadros graves da doença e ao choque, pelo extravasamento vascular de plasma.

São sinais de alarme e de que o paciente está evoluindo para dengue grave:

• dor abdominal intensa e contínua.

• vômitos persistentes.

• acúmulo de líquidos (ascite, derrame pleural, derrame pericárdico).

• hipotensão postural.

• hepatomegalia (maior do que 2 centímetros abaixo do rebordo costal).

• sangramento de mucosa.

• letargia/irritabilidade.

• aumento progressivo do hematócrito (Ht): o valor normal do Ht é aquele observado na fase febril do paciente, geralmente nos 3 primeiros dias (cada indivíduo tem seu Ht de base). A partir daí, o ideal é observar o aumento progressivo, principalmente na defervescência, e considerar aumentado quando maior que 10% do valor inicial. Caso você esteja diante de um paciente já no início da fase crítica, sem valores de base de comparação, pode-se considerar alterado Ht > 51% em RN, Ht > 43% em crianças de um mês de vida, Ht > 35% em lactentes de dois a seis meses, Ht > 36% entre seis meses de vida a dois anos, Ht > 37% entre dois anos a seis anos de idade, Ht > 38% em crianças acima de 6 anos, Ht > 44% em mulheres e > 50% em homens. O valor do Ht e seu aumento é um dos principais sinais de extravasamento plasmático e de que o paciente está evoluindo para gravidade e não para remissão.

Um paciente com comprometimento de órgãos por extravasamento plasmático (pulmão, fígado, rim, SNC, sangue, coração) pode já ser considerado com dengue grave e a um passo de evoluir para o choque. O excesso de líquido infundido no paciente e seu consequente extravasamento para o terceiro espaço podem levar a quadros de ascite e derrame pleural, por exemplo.

Casos de hemorragia pelo vírus da dengue são também considerados casos de dengue grave e não estão sempre associados ao extravasamento de plasma (ou seja, o sangramento não está relacionado ao aumento de Ht ou choque) nem tampouco à plaquetopenia. A plaquetopenia pode ocorrer na dengue, porém o sangramento de mucosa pode aparecer mesmo com plaquetas normais e é sinal de alarme para dengue grave. A hemorragia na dengue está associada ao uso de ácido acetilsalicílico, anti-inflamatórios não hormonais e à anticoagulação, ou presença de gastrite e úlceras pépticas prévias. A prova do laço positiva ou presença de petéquias são sinais de sangramento (induzido ou espontâneo) de pele. Lembrando que a prova do laço pode ser positiva em outras infecções virais, não confirma nem exclui dengue e não deve ser realizada em pacientes com sinais de sangramento ativo.

O vírus da dengue, assim como outras viroses, pode também acometer determinados órgãos do corpo - sem associação com os sinais de alarme ou choque – quadros também considerados como dengue grave. Por exemplo, pode haver quadros de hepatite, geralmente com discreta elevação de transaminases, mas pode se agravar para insuficiência hepática; ou pancreatite, miocardite (manifestando-se principalmente por arritmias) ou acometimento de sistema nervoso central (meningite viral, encefalite ou polirradiculoneurite ou até mesmo síndrome de Guillain-Barré).

O choque ocorre quando o extravasamento plasmático, pelo aumento da permeabilidade vascular, é intenso e descompensa hemodinamicamente o paciente. Geralmente é curto e ocorre entre o quarto e quinto dia do quadro de dengue e é de rápida instalação. São sinais de que o paciente está em estado de choque pela dengue: taquicardia, taquipneia, perfusão periférica lentificada/ cianose de extremidades, diminuição da diurese (< 1,5 ml/kg/h) ou sua ausência (anúria), hipotensão arterial (um choque sem hipotensão é um choque compensado ou em fase inicial). O paciente em choque pode apresentar alterações cardiológicas graves e evoluir para choque cardiogênico, ou ainda alterações pulmonares e apresentar síndrome da angústia respiratória aguda. Pode haver evolução para óbito ou para resolução do choque em poucas horas.

Para a confirmação do diagnóstico de dengue, após a suspeita da doença, podemos realizar a detecção do antígeno NS1 ou sorologia (anticorpos IgM/IgG).

Arboviroses emergentes: Dengue, Chicungunya e Zika

O NS1 é mais sensível até o terceiro dia da doença e, por isso, estipulou-se sua coleta até esta data. Individualmente, podemos solicitar NS1 em qualquer fase da doença, com uma boa positividade, pois a meia-vida deste antígeno é de 9 dias. A vantagem sobre a sorologia é a de um diagnóstico rápido e com elevada especificidade para dengue, ajudando no diagnóstico diferencial e direcionando o tratamento o mais rápido possível. O resultado de NS1 pode sair em poucas horas após a coleta. Há duas metodologias que pesquisam o NS1: imunocromatografia (teste rápido) e ELISA.

A sorologia geralmente é realizada por ELISA e detecta IgM a partir do sexto dia da doença. Também pode ser realizado IgG para detecção de soroconversão, que começa a ser produzida a partir do quarto dia mas tem seu pico e nível de detecção em torno do décimo quarto dia da doença.

Alguns laboratórios realizam tanto NS1 quanto IgM no "teste rápido da dengue". Portanto, deve-se especificar o que se procura. A pesquisa de anticorpo no teste rápido não tem boa sensibilidade nem especificidade para dengue, devendo sempre ser confirmada com NS1 e/ou sorologia.

Há ainda outras formas de isolamento viral, como cultura de vírus, RT-PCR de tecido, imuno-histoquímica em material de anatomo-patológico.

Considera-se caso confirmado de dengue: sorologia IgM positiva e/ou NS1 teste rápido ou ELISA positivo e/ou isolamento viral, e/ou detecção por RT-PCR e/ou imuno-histoquímica .

O tratamento da dengue é a reposição hídrica equilibrada, de acordo com presença ou não de sinais de extravasamento plasmático e/ou choque. O estadiamento clínico da dengue em grupos foi realizado para auxiliar no manejo desses pacientes, principalmente em relação ao seguimento de cada grupo. Assim, temos:

Grupo A – suspeita de dengue, paciente sem sinais de alarme, sem comorbidades ou condições clínicas especiais.

Grupo B – suspeita de dengue, paciente sem sinais de alarme, com prova do laço positiva ou presença de petéquias, ou paciente em condição clínica especial ou com comorbidade (menor de dois anos, idoso, gestante, doença de base hematológica, pulmonar, renal crônica, doença péptica, hepatopatia, doença cardiovascular, diabetes *mellitus*, doença auto-imune, imunossuprimido).

Grupo C – suspeita de dengue e paciente com algum sinal de alarme.

Grupo D – suspeita de dengue e presença de sinais de choque, sangramento grave ou disfunção grave de órgãos.

Nos grupos A e B, a hidratação pode ser feita por via oral; nos grupos C e D, é necessária a hidratação intravenosa. O grupo A pode ser acompanhado em regime ambulatorial, sob orientações gerais. No grupo B, antes da liberação, faz-se necessária coleta de exames laboratoriais

(hemograma para avaliar hemoconcentração) e reavaliação; se exames normais, pode ser liberado para reavaliação ambulatorial. Os pacientes dos grupos C e D devem ser internados para hidratação venosa e suporte clínico, controle clínico e laboratorial de sinais de alarme e de dengue grave/choque.

A hidratação oral dos pacientes com suspeita de dengue deve ser iniciada precocemente. O volume diário recomendado, em crianças (< treze anos), é oferecido 1/3 na forma de soro de reidratação oral e o restante com água, sucos e chás. Deve-se considerar o volume calculado pela regra de Holliday & Segar, acrescido de reposição de possíveis perdas – 3% (vide capítulo Desidratação e Fluidoterapia). Nas primeiras 4 a 6 horas, considerar a oferta de 1/3 desse volume. A hidratação deve ser mantida por todo o período febril, por até 24 a 48 horas após a defervescência da febre.

Na reposição volêmica parenteral, quando necessária (grupo C), o volume administrado deve ser em soro fisiológico, 10 ml/kg, na primeira hora. O volume será mantido até avaliação do hematócrito (que deve estar pronto em até 2 horas). Caso não haja melhora do hematócrito ou dos sinais hemodinâmicos, a fase de expansão pode ser repetida até três vezes. Nos casos de choque, a reposição volêmica rápida parenteral é realizada com salina isotônica 20 ml/kg em até 20 minutos.

As orientações gerais para um paciente com dengue são: repouso, hidratação e não utilização de salicilatos ou anti-inflamatórios não esteroides (é permitido paracetamol ou dipirona como sintomáticos).

Dengue é uma doença de notificação compulsória: todo caso suspeito e/ou confirmado deve ser informado ao Serviço de Vigilância Epidemiológica o mais rápido possível, através do preenchimento de SINAN).

A definição de caso suspeito de dengue pela vigilância epidemiológica consiste em febre de 2 a 7 dias associada a pelo menos 2 dos sinais e/ou sintomas a seguir: cefaleia, náuseas e/ou vômitos, cefaleia e/ou dor retro-orbital, mialgia e/ou artralgia, exantema, petéquias, prova do laço positiva, leucopenia.

A definição de caso suspeito de dengue com sinais de alarme para notificação na vigilância epidemiológica: caso de dengue que, na defervescência da febre, apresenta um ou mais dos seguintes sinais e/ou sintomas: dor abdominal intensa e contínua ou dor à palpação do abdome; vômitos persistentes; acumulação de líquidos (ascite, derrame pleural, derrame pericárdico); sangramento de mucosa; letargia ou irritabilidade; hipotensão postural e/ou lipotimia; hepatomegalia maior do que 2 cm; aumento progressivo do hematócrito.

A definição de caso suspeito de dengue grave para notificação consiste em todo caso de dengue com um ou mais dos resultados a seguir: choque; sangramento grave; comprometimento de órgão alvo.

TEP – Título de Especialista em Pediatria

Chicungunya

A infecção pelo vírus Chikungunya (CHIKV) leva a um quadro clínico de doença aguda febril semelhante ao da dengue. É um vírus RNA, do gênero *Alphavírus*, da família *Togaviridae*. Apresenta baixa taxa de mortalidade, bem menor do que a dengue, porém a morbidade é muito alta, caracterizada por artralgia crônica em até 50% dos casos, diminuindo a produtividade do indivíduo e comprometendo sua qualidade de vida. Acredita-se que a imunidade seja duradoura após a infecção. O período de incubação no homem é, em média, de 3 a 7 dias. A viremia persiste por até 10 dias após o surgimento das manifestações clínicas.

É transmitido principalmente pela picada da fêmea do mosquito *Aedes sp.*, mas há relatos de transmissão por transfusão sanguínea e transmissão vertical (intraparto).

A infecção pelo CHIKV pode ser dividida, para fins didáticos, em assintomática, aguda, subaguda e crônica. Pacientes com comorbidades e extremos de idade são potencialmente acometidos por quadros mais graves. A maioria dos indivíduos infectados pelo CHIKV desenvolve sintomas (até 70%); valores altos quando comparados às outras arboviroses.

A doença aguda (febril) consiste em febre súbita e alta, conjuntivite, cefaleia, fadiga, mialgia e vômitos, mas, diferente da dengue, há muita dor nas articulações (em mais de 90% dos pacientes), caracterizada por poliatralgia simétrica, principalmente em mãos, punho e tornozelo, com edema e rigidez articular. O exantema maculopapular aparece em 50% dos casos, após 2 a 5 dias do início da febre e pode acometer palmas das mãos e plantas dos pés (prurido em 25% dos pacientes). Em crianças, pode-se observar abertura do quadro com febre alta e/ou CF, que pode ocorrer fora da faixa etária habitual de seis meses a seis anos. O exantema maculopapular é menos comum do que em adultos e podem ocorrer lesões vesico-bolhosas e lesões exulceradas em dobras.

A doença subaguda ocorre entre 10 e 90 dias após o início da doença e consiste na recaída ou persistência dos sintomas articulares. Pode haver distúrbios vasculares periféricos, como a síndrome de Raynaud, síndrome da fadiga crônica, sintomas depressivos, prurido generalizado e exantema.

A doença crônica acontece entre 3 meses e 3 anos após a infecção. O sintoma persistente mais comum é artralgia inflamatória nas mesmas articulações afetadas durante os estágios agudos: também poliarticular e simétrica, com limitação de movimento e deformidade, ausência de eritema, dor contínua ou recorrente. Há relatos de até 50% dos pacientes evoluírem para a forma crônica e os fatores de risco para que isso ocorra são: idade maior que quarenta e cinco anos, problemas articulares preexistentes e forma aguda mais grave.

Outras manifestações menos comuns secundárias à infecção pelo CHIKV são: neurológicas (meningoencefalite, epilepsia, síndrome de Guillain-Barré, ataxia, paresia, paralisia), oculares (neurite óptica, iridociclite, retinite, uveíte); cardiovasculares (miocardite, pericardite, insuficiência cardíaca, arritmias), renais (nefrite), e outras como hemorragias, pneumonia, insuficiência respiratória, hepatite e pancreatite.

O diagnóstico é feito por sorologia, confirmado pela detecção de IgM, após o sexto dia da doença. O isolamento viral, imuno-histoquímica e detecção por RT-PCR são possíveis de serem realizados.

O tratamento é também hidratação, uso de analgésicos para dor (paracetamol, dipirona, codeína). São contraindicados na fase aguda os salicilatos e anti-inflamatórios. Recomenda-se a utilização de compressas frias nas articulações a cada 4 horas por 20 minutos. Na fase crônica, a persistência da artrite tem sido um desafio e o uso de anti-inflamatórios não hormonais, corticosteroides ou outros imunossupressores podem ser necessários. Existem evidências que o repouso é fator protetor para evitar a evolução para a fase subaguda.

Zika

O Zika virus é um RNA virus, da família *Flaviviridae*. Assim como o vírus da dengue e chikungunya, é transmitido pela picada de mosquito, principalmente do *Aedes sp*, mas também já descrita a transmissão por transfusão sanguínea, sexual e vertical (mãe-feto). A infecção por Zika é uma doença exantemática febril aguda de baixa morbidade e mortalidade. Oitenta por cento dos pacientes infectados são assintomáticos. Dos 20% que desenvolvem sintomas, podem apresentar principalmente exantema maculo-papular, prurido, conjuntivite, febre baixa (pode estar ausente), artralgia, mialgia e dor retrorbital. O virus da Zika também pode levar à síndrome de Guillain-Barré e uveíte em pacientes adultos.

O diagnóstico pode ser feito por RT-PCR no sangue 3 a 5 dias após início dos sintomas ou na urina, em que há carga viral alta e longo período de excreção (10 a 20 dias). Pode ser realizada sorologia IgM e IgG, mas pode ocorrer reação cruzada com outras sorologias de arbovirus como dengue e FA, devendo ser interpretada com cuidado.

A base do tratamento, assim como nas demais arboviroses descritas, consiste em hidratação e repouso, a não ser nos casos de síndrome de Guillain-Barré e uveíte, que necessitam de tratamento específico.

A Síndrome Congênita do Zika (SCZ) é secundária à transmissão materno-fetal do vírus da Zika durante a gestação, principalmente no primeiro e segundo trimestres, mas descritos até o final da gestação. Ocorre

Arboviroses emergentes: Dengue, Chicungunya e Zika

quando a mulher adquire infecção aguda pelo vírus durante a gestação e transmite este vírus para o embrião/feto. Sabe-se que o sistema nervoso central (SNC) permanece suscetível a complicações durante toda gestação. Quando infectada, mesmo não apresentando sinais e sintomas aparentes, uma gestante poderá transmitir o vírus para o feto. A taxa de transmissibilidade materno-fetal ainda é desconhecida, assim como a incidência de malformação fetal entre os fetos infectados. A relação causal entre Zika e malformação fetal já está bem estabelecida. O quadro clínico descrito consiste, principalmente, em alterações em SNC e oculares, como: microcefalia, calcificações intracranianas, alterações ventriculares, alargamento da fossa posterior, agenesia/hipoplasia de corpo caloso, superposição de ossos cranianos, desproporção craniofacial, alteração de nervo óptico, coriorretinite, atrofia de retina, espasticidade e convulsões. Deformidades articulares e de membros (artrogripose) e alterações de tônus muscular também são descritas. Os achados mais comuns de neuroimagem são: calcificações corticais, subcorticais, malformações corticais, padrão simplificado de giro, hipoplasia de tronco cerebral, cerebelo e ventriculomegalia. É importante ressaltar que podem ocorrer alterações de SNC com perímetro cefálico (PC) normal, ou alterações oculares sem malformação de sistema nervoso central ou microcefalia.

A microcefalia é um sinal clínico e não uma doença. Os RN com microcefalia correm o risco de atraso de desenvolvimento e incapacidade intelectual, incluindo dificuldades auditivas e visuais. Embora haja um certo consenso mundial em definir como microcefalia a medida da circunferência cefálica abaixo de dois desvios-padrão (três desvios na microcefalia grave) abaixo da média para idade e sexo, de acordo com os padrões de referência, o defeito básico pode ocorrer porque o cérebro da criança não se desenvolveu adequadamente. No Brasil, desde o início da emergência de Saúde Pública de Importância Nacional (novembro de 2015), as definições operacionais se baseiam no perímetro craniano. Em agosto de 2016, a OMS recomendou aos países que adotassem como referência para as primeiras 24 a 48 horas, os parâmetros do Intergrowth para ambos

os sexos. Nessa tabela de referência, para uma criança que nasceu de termo (37 semanas), a medida de referência será 30,24 cm para meninas e 30,54 cm para meninos. A medida deve ser aferida com a maior precisão possível (duas casas decimais).

Segundo as últimas recomendações do MS (dezembro de 2016), um RN é definido como caso suspeito de Síndrome Congênita (que inclui a pelo vírus Zika) e deve ser notificado, na vigência dos critérios apresentados no Quadro 44.1.

Quadro 44.1 – Critérios para notificação e suspeita de Síndrome Congênita do Zika

Até 48 horas de vida:
- critério antropométrico: perímetro cefálico menor que dois desvios-padrão (Intergrowth) de acordo com a idade gestacional ao nascer e sexo.
- critério clínico: desproporção craniofacial, malformação articular dos membros (artrogripose), ultrassonografia alterada durante a gestação.

Após 48 horas de vida:
- critério antropométrico:

RN prematuros (< 37 semanas): perímetro cefálico menor que dois desvios-padrão (Intergrowth) de acordo com a idade gestacional ao nascer e sexo.

RT termo: perímetro cefálico menor que dois desvios-padrão, segundo tabela da OMS, de acordo com idade gestacional e sexo.

- critério clínico: desproporção craniofacial, malformação articular dos membros (artrogripose), observação da persistência de duas ou mais manifestações neurológicas, visuais ou auditivas quando não houver outra causa conhecida, independente do histórico materno, duas ou mais manifestações neurológicas, visuais ou auditivas, mesmo não persistente, de mãe com histórico de suspeita/confirmação de Zika-STORCH na gestação, alteração do crescimento/desenvolvimento neuropsicomotor, independentemente do histórico clínico de infecção na gestação.

Tendo em vista as várias lacunas ainda existentes no conhecimento sobre a infecção pelo vírus Zika, sua patogenicidade, características clínicas e potenciais complicações, as informações e recomendações até agora divulgadas são passíveis de revisões futuras.

PONTOS PRÁTICOS

- A dengue inicia-se com febre, de duração de 2 a 7 dias, cefaleia, dor retrorbitária, mialgia, artralgia, adinamia e hipoatividade, sintomas típicos de um quadro viral sistêmico. As crianças podem se manifestar com febre e irritabilidade, choro persistente, inapetência, prostração, ou seja, sinais e sintomas de um quadro febril da infância. Em 50% dos pacientes, no final da fase febril, ocorre o exantema máculo-papular, em todo o corpo. A maioria dos pacientes sai da fase febril para a fase de recuperação. Porém, alguns pacientes evoluem daqui para a fase crítica.

- A fase crítica começa na defervescência da febre e pode ocorrer: dengue com sinais de alarme, dengue grave, choque e óbito. São sinais de alarme e de que o paciente está evoluindo para dengue grave: dor abdominal intensa e contínua, vômitos persistentes, acúmulo de líquidos (ascite, derrame pleural, derrame pericárdico), hipotensão postural, hepatomegalia, sangramento de mucosa, letargia/irritabilidade e aumento progressivo do hematócrito.

- O estadiamento clínico atualmente utilizado da dengue é: *Grupo A* – suspeita de dengue, paciente sem sinais de alarme, sem comorbidades ou condições clínicas especiais; *Grupo B* – suspeita de dengue, paciente sem sinais de alarme, com prova do laço positiva ou presença de petéquias, ou paciente em condição clínica especial ou com comorbidade (menor de dois anos, idoso, gestante, doença de base hematológica, pulmonar, renal crônica, doença péptica, hepatopatia, doença cardiovascular, *diabetes mellitus*, doença auto-imune, imunossuprimido); *Grupo C* – suspeita de dengue e paciente com algum sinal de alarme, *Grupo D* – suspeita de dengue e presença de sinais de choque, sangramento grave ou disfunção grave de órgãos.

- O tratamento da dengue é a reposição hídrica equilibrada, de acordo com presença ou não de sinais de extravasamento plasmático e/ou choque.

- Os sinais e sintomas da febre de Chicungyunya são clinicamente parecidos com os da dengue: febre de início agudo, dores articulares e musculares, cefaleia, fadiga e exantema. A principal manifestação clínica que as difere são as fortes dores nas articulações.

- A microcefalia pode ser uma das manifestações da Síndrome Congênita do zika (manifestações oculares e sistema nervoso central). Desde agosto de 2016, a OMS recomendou aos países que adotassem como referência para as primeiras 24 a 48 horas, os parâmetros do Intergrowth para ambos os sexos. Nessa tabela de referência, para uma criança que nasceu de termo (37 semanas), a medida de referência será 30,24 cm para meninas e 30,54 cm para meninos.

Questões de Treinamento

1. Paciente do sexo feminino, treze anos, apresenta-se no Pronto-Atendimento com suspeita clínico-epidemiológica de dengue. Foram clinicamente afastadas as hipóteses de IVAS, otite, pneumonia, meningite, apendicite, infecção intestinal, ITU e doença inflamatória pélvica. O exame físico revela mucosa oral desidratada, PA = 90/60 mmHg e exantema petequial em membros superiores. A paciente foi orientada a aumentar a ingesta hídrica e informada sobre a necessidade de retornar ao serviço, caso surgissem sinais de alarme da dengue, e então recebeu alta. Marque a alternativa **correta**.

   a. A paciente deveria ter tido internação hospitalar para tratamento de febre hemorrágica da dengue com fluidos endovenosos.

   b. A paciente deveria ter realizado hemograma e sido hidratada por via oral, preferencialmente, de maneira supervisionada, enquanto aguardava-se o resultado do exame.

   c. O plantonista não realizou a prova do laço, procedimento indispensável para classificação da dengue em grupo A ou B e decisão da conduta nesta paciente.

   d. Como se tratava de paciente com suspeita clínica de dengue grupo A, a conduta do médico foi correta.

   e. A paciente deveria ter realizado avaliação laboratorial mínima que incluísse hemograma, transaminases, uréia e creatinina, radiografia de tórax e ultrassom abdominal, segundo protocolo do MS para dengue.

2. A dengue é uma infecção aguda de grande importância em Saúde Pública em nosso país nos dias atuais. Em relação a essa virose:

   a. a analgesia imediata é o aspecto mais relevante no tratamento da dengue.

   b. habitualmente se exterioriza como uma síndrome febril aguda, sendo raros os casos de infecção subclínica.

Arboviroses emergentes: Dengue, Chicungunya e Zika

c. a confirmação laboratorial pode ser realizada com sorologia (ELISA) , solicitada a partir do terceiro dia de doença ou detecção do antígeno viral (NS1) no décimo dia de doença.

d. é causada por quatro agentes pertencentes à família _Flaviviridae_, cuja circulação em nosso país vem sendo progressiva a partir da última década.

e. dor abdominal, prova do laço positiva e cefaleia retrorbital são os sinais de alarme mais comuns.

3. **Criança de cinco anos apresenta febre alta há 3 dias, associada a astenia, vômitos persistentes e dor abdominal contínua. No quarto dia de doença, a febre desaparece, mas surgem exantemas (rush cutâneo) e gengivorragia à escovação. É levado ao Pronto-Socorro, onde são feitos alguns exames, cujos resultados são: hemoglobina = 11; hematócrito = 35; leucócitos = 4.200 (27% segmentados; 63% linfócitos; 10% monócitos); plaquetas = 80.000. TGO = 220; TGP = 92; albumina = 3,0. Em relação a esse caso:**

   a. o diagnóstico provável é dengue com sinais de alarme e a sorologia deve ser coletada imediatamente.

   b. o diagnóstico provável é dengue sem sinais de alarme e o paciente manifesta a evolução clássica da doença.

   c. o diagnóstico provável é choque por dengue e reposição hídrica de 20 ml/kg de soro fisiológico aberto deve ser indicado imediatamente.

   d. o diagnóstico provável é dengue com sinais de alarme e a hidratação parenteral é obrigatória.

   e. o diagnóstico provável é dengue hemorrágica e a tentativa de hidratação oral é obrigatória antes da hidratação parenteral.

4. **Na fase aguda de Chikungunya, a maioria dos casos pode ser acompanhado ambulatorialmente. O MS recomenda: I. utilizar compressas frias de 4 em 4 horas por 20 minutos, como medida analgésica, nas articulações acometidas. II. estimular a hidratação oral dos pacientes. III. estimular atividades físicas com sobrecarga para as articulações. IV. A droga de escolha é o paracetamol, podendo ser utilizada a dipirona. Está correto o que consta apenas em:**

   a. I, III e IV.

   b. I, II e IV.

   c. II, III e IV.

   d. I, II, III e IV.

   e. II e IV.

5. **A respeito do Zika, assinale a opção correta:**

   a. a Síndrome Congênita é secundária à transmissão materno-fetal do virus Zika durante a gestação, exclusivamente no primeiro trimestre da gestação.

   b. cerca de 80% das pessoas infectadas pelo vírus Zika não desenvolvem manifestações clínicas. Os principais sintomas são: dor de cabeça, febre baixa, dores leves nas articulações, manchas vermelhas na pele, coceira e vermelhidão nos olhos.

   c. a Síndrome de Guillain-Barré não é descrita em decorrência do vírus Zika; ocorre apenas na dengue e na febre chicungunya.

   d. microcefalia é atualmente definida, nas crianças que nasceram de termo, como o perímetro cefálico menor que 33 cm para ambos os sexos.

   e. todas afirmativas estão corretas.

Gabarito comentado 💬

1. A paciente não tinha sinais de alarme, mas era classificada no grupo B: suspeita de dengue, paciente sem sinais de alarme, com prova do laço positiva ou presença de petéquias, ou paciente em condição clínica especial, ou com comorbidade (menor de 2 anos, idoso, gestante, doença de base hematológica, pulmonar, renal crônica, doença péptica, hepatopatia, doença cardiovascular, diabetes _mellitus_, doença autoimune, imunossuprimido). Nesses casos, o hemograma é obrigatório e a hidratação deveria ter sido realizada até a chegada do resultado do exame. Resposta B

2. O aspecto mais relevante no tratamento é a hidratação. Existem muitas formas subclínicas, como em qualquer virose. O NS1 é mais sensível até o terceiro dia da doença e, por isso, estipulou-se sua coleta até esta data. Individualmente, podemos solicitar NS1 em qualquer fase da doença, com uma boa positivi-

dade, pois a meia-vida deste antígeno é de nove dias. A sorologia geralmente é realizada por ELISA e detecta IgM a partir do sexto dia da doença. Resposta D

3. A criança tem dor abdominal e sangramento de mucosa, sinais de alarme. Resposta A

4. Até o momento, não há tratamento antiviral específico para chikungunya. A terapia utilizada é de suporte sintomático, hidratação e repouso. A droga de escolha é o paracetamol, podendo ser utilizada a dipirona para alívio da dor e da febre. Nos casos da dor refratária à dipirona e ao paracetamol, podem ser utilizados os analgésicos opioides como cloridrato de tramadol e codeína. Os anti-inflamatórios não esteroides não devem ser utilizados na fase aguda da doença, devido à possibilidade de dengue. Recomenda-se a utilização de compressas frias como medida analgésica nas articulações acometidas de 4 em 4 horas por 20

minutos. É necessário estimular a hidratação oral dos pacientes (2 litros no período de 24 horas). Existem evidências que o repouso é fator protetor para evitar a evolução para a fase subaguda, sendo de extrema importância. Deve-se evitar atividades que sobrecarreguem as articulações e orientar sobre o posicionamento adequado dos membros, favorecendo a proteção articular e o retorno venoso. Resposta B

5. A síndrome congênita foi descrita com transmissão em qualquer momento da gestação mas, particularmente, mais frequente no primeiro e no segundo trimestre. Nas referências atuais, para uma criança que nasceu de termo (37 semanas), a medida para microcefalia é 30,24 cm para meninas e 30,54 cm para meninos. Resposta B

Fontes consultadas e leitura recomendada

Brasil. Ministério da Saúde. *Secretaria de Vigilância em Saúde Departamento de Vigilância das Doenças Transmissíveis.* Dengue: diagnóstico e manejo clínico – adulto e criança, 2016. Disponível em: <http://portalsaude.saude.gov.br/images/pdf/2016/marco/30/dengue-manejo-adulto-crianca-5d.pdf>.

Centro de Vigilância Epidemiológica. *Dengue: Treinamento rápido em serviços de saúde para médicos.* Disponível em: <http://portal.saude.sp.gov.br/resources/cve-centro-de-vigilancia-epidemiologica/areas-de-vigilancia/doencas-de-transmissao-por-vetores-e-zoonoses/doc/dengue/dengue15_treinamento_rapido_medicos.pdf>.

Ministério da Saúde (Brasil). *Febre de Chicungunya: manejo clínico*, 2015. Disponível em: <http://bvsms.saude.gov.br/bvs/publicacoes/febre_chikungunya_manejo_clinico.pdf>

Ministério Da Saúde. *Secretaria de Vigilância em Saúde Departamento de Vigilância das Doenças Transmissíveis.* Orientações integradas de vigilância e atenção à saúde no âmbito da Emergência de Saúde Pública de Importância Nacional, 2016. Disponível em: <http://portalsaude.saude.gov.br/images/pdf/2016/dezembro/12/orientacoes-integradas-vigilancia-atencao.pdf>.

Intergrowth. *Website - InterGrowth - Consórcio Internacional de Crescimento Fetal e Neonatal para o século 21 - intergrowth-21st.* Padrões de Crescimento Infantil da OMS para o período fetal e neonatal e para dar ferramentas para a continuidade dos cuidados desde a concepção até cinco anos de idade, 2016. Disponível em: <https://intergrowth21.tghn.org/about/sobre-intergrowth-21st-portuguese/>.

Meningites

45

Benito Lourenço
Vinicius C. Destefani

A meningite é uma infecção grave e ameaçadora do sistema nervoso central (SNC) que requer imediata atuação para seu diagnóstico e tratamento; mesmo assim, a morbimortalidade pode ser significativa, como nos casos das meningites meningocócicas, com letalidade de 10 a 20%. Dos sobreviventes, um número grande de sequelados também deve ser considerado. A meningite bacteriana é uma das principais causas de surdez adquirida após o nascimento.

Etiologia e patogenia

Atualmente, as técnicas laboratoriais de rotina conseguem identificar facilmente o patógeno responsável por uma meningite bacteriana. Até o fim do século passado, os principais agentes causadores de meningites eram o *Streptococcus pneumoniae*, *Neisseria meningitidis*, *Haemophilus influenzae* tipo b (Hib), *Streptococcus* do grupo B (SGB) e *Listeria monocytogenes*. Gradativamente, com a introdução de vacinas para esses agentes, o cenário epidemiológico sofreu importante transformação. Inicialmente, os países (inclusive o Brasil) introduziram a vacina conjugada para o Hib, praticamente eliminando esse agente como causa das meningites e reduzindo a incidência das meningites bacterianas quase pela metade. Posteriormente, a implementação das vacinas antipneumocócica (7-valente, 10-valente e 13-valente) impactou mais ainda nesse cenário, tanto em crianças menores de dois anos, como também, pela imunidade de rebanho (ação sobre a colonização), em faixas etárias mais velhas. Obviamente, o cenário nos países desenvolvidos é diferente dos países mais pobres. Cepas de pneumococos não contempladas nas vacinas ainda representam causa de meningites bacterianas em crianças maiores de um mês de idade. A introdução gradativa da proteção contra a doença meningocócica também terá interferência nessa progressiva mudança do perfil epidemiológico. Um fato notável nos países desenvolvidos é que, após a ampliação do cardápio de vacinas, tem havido deslocamento da idade dos quadros de meningite bacteriana para os pacientes

adultos. Nas crianças abaixo de dois meses, entretanto, o perfil etiológico é diferente e não há interferência de vacinas. SGB causa 50 a 60% das meningites no período neonatal (*E. coli*, 20% e outros Gram-negativos, 10%).

O agente que hoje causa maior preocupação é o meningococo, bactéria que se apresenta na forma de diplococos Gram-negativos (*Neisseria meningitidis*). É o principal causador de meningite bacteriana no Brasil e manifesta-se com alta gravidade e possui maior coeficiente de letalidade do que os outros micro-organismos que provocam meningite bacteriana. A bactéria além de inflamar as meninges, pode também se espalhar pela corrente sanguínea causando meningococcemia. Esse agente tem distribuição mundial e potencialmente pode ocasionar epidemias. Acomete indivíduos de todas as faixas etárias, porém apresenta ainda uma maior incidência em crianças menores, especialmente em lactentes entre três e doze meses. Desde a década de 1990, os sorogrupos circulantes mais frequentes no Brasil foram o C e o B. Após um período de predomínio do sorogrupo B, observa-se, a partir de 2005, maior incidência de casos atribuídos ao sorogrupo C.

A meningite asséptica caracteriza-se por sinais e sintomas de meningite sem evidências de causa bacteriana pelos exames laboratoriais usuais. Algumas bactérias, como o *Mycobacterium tuberculosis* que não crescem nas culturas de rotina, podem ser causas de meningite asséptica, mas, certamente, a etiologia viral é a principal responsável por essa situação. Enterovírus e parechovírus são os mais relacionados aos quadros de meningite viral em Pediatria, além do vírus herpes simples, causador de quadros graves de meningoencefalite.

A fonte dos patógenos em recém-nascidos é habitualmente a mãe ou o ambiente pós-natal (berçário). A maior parte das bactérias que causa meningite nas crianças maiores de dois meses de idade inicialmente colonizam a região da nasofaringe. A colonização assintomática da nasofaringe pela *N. meningitidis* caracteriza o estado de portador que ocorre frequentemente, chegando a ser maior que 10% em determinadas faixas etárias nos períodos endêmicos, podendo o indivíduo albergar o meningococo por período prolongado. Após a colonização da nasofaringe, a probabilidade de desenvolver doença invasiva dependerá da virulência da cepa, das condições imunitárias do hospedeiro e da capacidade de eliminação do agente da corrente sanguínea, pela ação de anticorpos séricos com atividade bactericida mediada pela ativação do complemento. O baço também exerce um importante papel na eliminação das bactérias capsuladas na corrente sanguínea.

Após a colonização, os agentes infecciosos podem penetrar na célula, e, através da corrente sanguínea, atingir as estruturas do SNC. Dessa maneira, encontram meio adequado para desenvolvimento e proliferação no espaço subaracnoideo, mais especificamente no líquor. A proliferação bacteriana é favorecida devido à quase ausência de imunoglobulinas e do sistema complemento. Assim, a lesão provocada no SNC não é simplesmente um resultado direto da infecção bacteriana, mas sim da resposta inflamatória do próprio organismo. O processo inflamatório provoca liberação de citocinas, aumentando a permeabilidade vascular. Como resultado destas lesões primárias, tem-se o aumento da pressão intracraniana, redução do fluxo cerebral, perda da autorregulação cerebrovascular e trombose vascular. As lesões secundárias são caracterizadas pela instabilidade fisiológica, levando a um baixo fornecimento de substrato para o metabolismo cerebral, hipóxia tecidual e isquemia das células que, quando acompanhada de febre e convulsões, prejudicam ainda mais a demanda metabólica.

Manifestações clínicas

Na história dessas crianças é importante que o médico identifique os clássicos fatores de risco para meningite, que se encontram resumidos no Quadro 45.1.

Quadro 45.1 – Principais fatores de risco para meningites

Fatores de risco em neonatos	Fatores de risco em crianças
Prematuridade e baixo peso ao nascer	Asplenia (anatômica e funcional)
Infecção das membranas	Imunodeficiências (em especial, deficiência do complemento)
Colonização materna pelo estreptococo do grupo B	Anemia falciforme
Ruptura prolongada de membranas	Implante coclear
Parto traumático	Exposição epidemiológica / aglomerações
Hipoxia	Fístula liquórica / Trauma de crânio
Anormalidades do trato urinário	Falta de imunização
	Tabagismo passivo/ativo

No período neonatal e em crianças pequenas, as manifestações são, em geral, inespecíficas. Instabilidade da temperatura corporal é um achado frequente nesses pacientes, com manifestação de febre ou hipotermia em cerca de 60% dos neonatos com meningite. Nesse grupo de pacientes há descrição frequente de vômitos e má aceitação alimentar. Agitação, irritabilidade e sonolência também podem ser observados. Convulsões ocorrem em 20 a 50% dos bebês. Abaulamento de fontanela pode ser observado.

A apresentação clínica em crianças maiores e adolescentes é de mais fácil reconhecimento e inclui história de febre, dor de cabeça, irritabilidade, confusão, fotofobia, vômitos e dor cervical. Muitas vezes a apresentação sintomática é tão rápida como em um período de 24 horas. Cerca de 20% das crianças apresentam um episódio de convulsão antes do diagnóstico (mais comuns por hemófilos e por penumococos). Esse é um fator relacionado ao mau prognóstico; somente cerca de 50% das crianças que apresentam convulsões durante a doença evoluem com desenvolvimento neuropsicomotor normal.

A infecção invasiva pela *N. meningitidis* pode apresentar um amplo espectro clínico, que varia desde febre transitória e bacteremia oculta até formas fulminantes, com a morte do paciente em poucas horas após o início dos sintomas. A meningite e a meningococcemia são as formas clínicas mais frequentemente observadas, podendo ocorrer isoladamente ou associadas. A denominação doença meningocócica torna-se apropriada nesse contexto, sendo adotada internacionalmente. A meningite meningocócica é a forma mais frequente de doença meningocócica invasiva e associa-se, em cerca de 60% dos casos, à presença de lesões cutâneas petequiais bastante características.

No exame físico, o estado geral, dados vitais, perfusão periférica e padrão respiratório devem ser verificados. Comumente o bebê está irritado e chora ao ser examinado. A rigidez nucal é difícil de ser observada em bebês; entretanto, é mais facilmente observada em crianças maiores. A conhecida tríade de Cushing (hipertensão, bradicardia e bradipneia) é um achado tardio de aumento da pressão intracraniana. O nível de consciência pode ser verificado por meio da escala de coma de Glasgow. Nas crianças maiores descrevem-se os clássicos sinais de irritação meníngea: Kernig e Brudzinski. No sinal de Kernig, pesquisado em decúbito dorsal, há resistência e dor quando o joelho é estendido com o quadril totalmente flexionado. Quando o paciente está em decúbito dorsal, sobre uma superfície reta, com membros inferiores estendidos, e apoia-se a região occipital do paciente com as mãos e faz-se flexão do pescoço, se ocorrer flexão involuntária da perna sobre a coxa e dessa sobre a bacia ao se tentar fletir a cabeça, o sinal de Brudzinski será positivo. Os pacientes também podem apresentar opistótono de todo o corpo que leva as pernas e cabeça a se dobrarem para trás, tornando o corpo arqueado para a frente.

Para fins de vigilância epidemiológica, define-se como caso suspeito de meningite crianças acima de um ano de idade e adultos com febre, cefaleia, vômitos, rigidez da nuca, sinais de irritação meníngea (Kernig, Brudzinski), convulsões e/ou manchas vermelhas no corpo.

Avaliação diagnóstica

A coleta de hemograma e de hemocultura e obrigatória. Nos pacientes que não estão recebendo antibióticos, 80 a 90% das crianças terão positividade na hemocultura. Eletrólitos séricos, ureia e creatinina e glicemia devem ser monitorados pelo risco de secreção inapropriada do hormônio antidiurético (SIADH), para o manejo da fluidoterapia e comparação dos níveis de glicose com os do líquor. A monitorização da proteína C-reativa (PCR) não distingue uma meningite viral de uma bacteriana, mas serve como adjunto para monitorar a resposta clínica e rastreamento de complicações.

A punção lombar para a coleta do líquido cefalorraquiano (LCR) deve ser realizada em todos pacientes com suspeita de meningite. As raras contraindicações para a punção lombar incluem o aumento da pressão intracraniana, grave coagulopatia ou infecção de pele no local da punção.

A avalição do LCR obrigatoriamente deve incluir a celularidade (quantidade e diferencial), concentrações de proteínas e glicose, bacterioscópico e cultura.

As alterações liquóricas com pleocitose e proteína elevada são suficientes para o diagnóstico. A pleocitose com predomínio de linfócitos pode ocorrer na fase inicial de uma meningite bacteriana, com "viragem" linfomonocitária 8 a 24 horas após.

Os achados típicos no LCR de uma meningite bacteriana são de uma pleocitose neutrofílica (frequentemente > 1.000 células), hiperproteinorraquia, hipoglicorraquia e a cultura positiva para um germe patogênico.

O Quadro 45.2 apresenta os achados liquóricos mais comuns nas meningites.

Quadro 45.2 – Achados liquóricos normais e patológicos

	Glicose	Proteína	Leucócitos	Neutrófilos
RN saudável	30 a 120 mg/dl	0,03 a 0,15 g/dl	< 30	20 a 60%
Criança saudável	40 a 80 mg/dl	0,02 a 0,04 g/dl	< 6	nenhum
Meningite bacteriana	Menor que a metade da sérica	0,1 a 0,15 g/dl	>1.000	>85 a 90%
Meningite por enterovirus	Maior que a metade da sérica	0,04 a 0,1 g/dl	<1.000	20 a 50% (nos estágios iniciais)
Meningite tuberculosa	Menor que a metada da sérica	>0,1 a 0,3 g/dl	<300	10 a 20%

O nível normal de glicose do líquor corresponde a dois terços da glicemia normal, a proteína pode variar de 15 a 45 mg/dl.

A realização da tomografia computadorizada de crânio (TC) para descartar aumento de pressão intracraniana antes da punção lombar (risco de herniação) é frequentemente desnecessária, além de atrasar o diagnóstico e a terapêutica da criança. Achados anormais na tomografia são raros em crianças sem sinais neurológicos focais, papiledema ou coma. Dessa forma, de maneira geral, indica-se a realização de TC previamente à coleta do LCR nos pacientes com alteração do estado mental (Glasgow menor que 12), imunodeficientes, pacientes com sinais neurológicos focais e papiledema, pacientes com derivação ventricular, história de trauma e antecedentes neurocirúrgicos.

As crianças com forte suspeita de meningite devem receber antibioticoterapia precocemente; se por algum motivo, o líquor demorar a ser colhido, não se deve postergar o tratamento antimicrobiano empírico.

Manejo clínico e terapêutica

O melhor suporte pode ser oferecido em uma unidade de tratamento intensivo, para uma monitorização cardiopulmonar e neurológica. As graves complicações de uma meningite (hipotensão, acidente vascular encefálico, convulsões e aumento da pressão intracraniana) frequentemente ocorrem nos primeiros 2 a 3 dias de tratamento.

Quando se suspeita de meningite bacteriana, o tratamento com antibiótico deve ser instituído tão logo seja possível, preferencialmente logo após a punção lombar, devido à rápida evolução da doença, que pode levar ao óbito em até 24 horas. O Ministério da Saúde preconiza que deve ser administrada a medicação antibiótica antes de se identificar o agente agressor. Após a identificação do agente pela cultura, o tratamento com antibiótico deve ser ajustado.

Para lactentes com até dois meses de idade, utiliza-se, inicialmente, a associação da ampicilina com uma cefalosporina de terceira geração (cefotaxima). A ceftriaxona deve ser evitada no período neonatal, por competir com a bilirrubina. Outra opção é iniciar o tratamento com associação de ampicilina com um aminoglicosídeo – gentamicina ou amicacina. Esta associação é empregada não só pelo espectro de cada antibiótico em si, mas também devido ao sinergismo que apresenta contra algumas enterobactérias também responsáveis por meningite nesta faixa etária. Caso o diagnóstico etiológico seja estabelecido pela cultura do LCR, pode-se então usar um único antibiótico, sendo que sua escolha dependerá do antibiograma.

Para crianças maiores que dois meses, o tratamento empírico de meningites bacterianas o deve ser iniciado com uma cefalosporina de terceira geração – ceftriaxona (100 mg/kg/dia a cada 12 horas) ou cefotaxima (200 mg/kg/dia a cada 6 horas). O esquema empírico clássico utilizando a associação de ampicilina e cloranfenicol só se justifica se houver indisponibilidade das drogas previamente citadas. Assim que se obtiver o resultado da cultura, o esquema antibiótico deve ser reavaliado e direcionado para o agente. Na suspeita ou confirmação do meningococo como agente da meningite as opções antibióticas são: penicilina 200.000 a 400.000 UI/kg/dia a cada 4 horas ou ampicilina (200 a 300 mg/kg/dia a cada 6 horas) ou ceftriaxone 100 mg/kg/dia a cada 12 horas, por 5 a 7 dias. Diante da confirmação de um pneumococo como agente da meningite, se ele for sensível à penicilina, esta deverá ser usada. Se for resistente, o ceftriaxone deverá ser mantido. Apesar de existirem diferenças geográficas marcantes na frequência de resistência do pneumococo às penicilinas, as taxas vêm aumentando progressivamente. Estudos realizados em nosso meio demonstram que a incidência de isolados em amostras de LCR não susceptíveis totalmente à penicilina atingiu valores acima de 30%. Estes mesmos estudos demonstram que, ainda no nosso meio, a resistência do pneumococo às cefalosporinas de terceira geração ainda é baixa. O tratamento total deve ser der 10 a 14 dias.

Diante de um hemófilos, o ceftriaxone deverá ser mantido. Aproximadamente 30% dos isolados de *H. influenzae* sorotipo b (Hib) produzem betalactamases e, portanto, são resistentes à ampicilina. Estas cepas produtoras de beta-lactamase permanecem sensíveis às cefalosporinas de terceira geração. O tratamento total deve ser de 10 a 14 dias.

O paciente deve receber, além dos antimicrobianos, tratamento de suporte com monitorização, ressuscitação volêmica e demais cuidados intensivos. Pode-se também administrar precocemente (antes do antibiótico) o corticosteroide, que tem como objetivo diminuir a reação inflamatória, principalmente o dano auditivo. Estudos clássicos evidenciam o benefício que a dexametasona no tratamento da meningite em crianças, com a redução de sequelas neurológicas e perda auditiva lateral. Atualmente, o uso da corticoterapia é controverso, pois esse benefício ocorreria para infecções pelo H. influenzae b, que já não é mais o principal agente de meningite. A dose usual parenteral preconizada é de 0,15mg/kg/dose de dexametasona a cada 6 horas por 48 horas.

A quimioprofilaxia está indicada somente para os contatos próximos de casos suspeitos de meningite por *H. influenzae* b e doença meningocócica. Muito embora não assegure efeito protetor absoluto e prolongado, tem sido adotada como uma medida eficaz na prevenção de casos secundários. Os casos secundários são raros, e geralmente ocorrem nas primeiras 48 horas a partir do primeiro caso. O risco de doença entre os contatos próximos é maior durante os primeiros dias após o início da doença, o que requer que a quimioprofilaxia seja administrada o mais rápido possível. Está indicada para os contatos próximos: mesmo domicílio e/ou que compartilham mesmo dormitório, comunicantes de creches e escolas e pessoas diretamente expostas às secreções do paciente. A quimioprofilaxia também está indicada para o paciente no momento da alta ou na internação no mesmo esquema preconizado para os contatos próximos, exceto se o tratamento da doença foi realizado com ceftriaxona.

O antibiótico de escolha para a quimioprofilaxia é a rifampicina. Para a doença meningocócica as doses são:

• em menores de 1 mês: 5 mg/kg/dose a cada 12 horas por dois dias;

• em maiores de 1 mês: 10 mg/kg/dose (máximo 600mg) a cada 12 horas por dois dias.

Para a doença causada pelo hemófilos b, as doses são:

• em menores de 1 mês: 10 mg/kg/dose a cada 24 horas por 4 dias;

• crianças de 1 mês até 10 anos: 20 mg/kg/dose (máximo 600 mg) a cada 24 horas por 4 dias;

• em maiores de 10 anos: 600 mg/dose a cada 24 horas por 4 dias.

Meningites

A doença meningocócica é de notificação compulsória, sendo os surtos e os aglomerados de casos ou óbitos de notificação imediata. A meningite por *H. influenzae* é de notificação compulsória imediata. A meningite por *S. pneumoniae* é monitorada em hospitais sentinelas.

As complicações dependem de múltiplos fatores: idade e estado clínico prévio do doente, tempo de evolução da doença antes do início da antibioticoterapia empírica, agente etiológico e resposta inflamatória do hospedeiro. As complicações classificam-se em agudas, que se manifestam nas primeiras 72 horas de doença, e em tardias, que se manifestam após as primeiras 72 horas de doença. Dentre as complicações agudas sistêmicas, tem-se o choque sético e a secreção inapropriada de hormônio antidiurético (SIHAD). Dentre as neurológicas, a hipertensão intracraniana, edema cerebral, hidrocefalia, crises convulsivas (20 a 30%), paralisia de pares cranianos, acidente vascular isquêmico, trombose dos seios venosos cerebrais. Nos casos de febre prolongada (> 10 dias), deve-se pensar em abcessos, coleções intracranianas (derrame subdural 10 a 30%) e ventriculite. A febre pode ser causada por infecção hospitalar de etiologia bacteriana ou viral secundária, tromboflebite, reação a drogas, pericardite, artrite ou disseminação bacteriana. O prognóstico desfavorável ocorre principalmente na meningite pneumocócica em menores de 6 meses, com convulsões com duração maior que 4 dias, sinais focais ou coma na apresentação e perda auditiva. A meningite bacteriana é a principal causa pós-natal de desordens do desenvolvimento, incluindo paralisia cerebral e retardo mental.

Meningite asséptica

Define-se como meningite asséptica a situação clínica caracterizada por sinais e sintomas de irritação meníngea, sem sinais de disfunção neurológica e sem evidência de crescimento de patógenos bacterianos nas culturas de rotina do LCR, obviamente em um paciente que não tenha recebido tratamento antimicrobiano prévio. Várias causas infecciosas e não infecciosas podem causar meningite asséptica, mas, sem dúvida alguma, os vírus (comumente enterovírus) são as causas mais comuns. Em virtude disso, os termos meningite asséptica e meningite viral, frequentemente são usados como sinônimos. Os vírus também são os principais causadores de encefalites. As encefalites caracterizam por inflamação do parênquima cerebral e se expressam com manifestações de disfunção neurológica, como alteração do estado mental, do comportamento ou da personalidade, déficits sensoriais ou motores, distúrbios do movimento ou da fala, hemiparesias e parestesias. As encefalites podem ocorrer durante ou após as infecções virais. Ressaltamos esse aspecto: a presença ou ausência da função cerebral normal distingue a meningite da encefalite. Certos vírus causam isoladamente uma ou outra condição; outros, causam manifestações combinadas (meningoencefalites). Dessa forma, como exemplos,

os enterovírus, o vírus varicela-zoster o vírus da caxumba, mais comumente determinam meningites; o vírus herpes simples e o vírus da raiva, encefalites. Aqui, são discutidas as meningites. Outro termo que precisa ser diferenciado é o de mielite, que se caracteriza por uma inflamação do cordão medular e que se manifesta por paralisia flácida e redução ou ausência dos reflexos.

A maioria dos patógenos que acometem o SNC inicialmente infectam a superfície mucosa respiratória ou gastrointestinal, seguida por replicação nos linfonodos regionais que precedem a viremia e o espraiamento do vírus para outros órgãos com intensificação da replicação, atravessando então a barreira hematoencefálica.

Como já referido, os enterovírus representam 85 a 95% dos casos de meningites virais. Vários sorotipos de enterovírus não polio, coxsackievírus e echovírus são responsáveis por quadros de meningites. Outros vírus também relacionados a esses quadros são os hoje denominados parechovírus humanos. Dos vírus da família dos herpesvírus que podem causar meningite asséptica, os mais relacionados são os herpes simples vírus (HSV). Os herpes vírus, particularmente os HSV-2, são responsáveis por cerca de 1% dos casos de meningite viral aguda e são quadros autolimitados; todavia, quando cursam com encefalite, são graves e potencialmente fatais.

As manifestações clínicas das meningites virais são semelhantes às das bacterianas, embora frequentemente menos intensas. Neonatos podem apresentar início abrupto de febre acompanhada de sintomas inespecíficos (recusa alimentar, vômitos, diarreia, erupção cutânea, sintomas respiratórios) e as manifestações neurológicas podem ser mínimas, como irritabilidade ou letargia. A infecção do SNC pode progredir para encefalite com convulsões ou manifestações focais. É importante que se considere essa faixa etária de forma particular, pois os neonatos representam um grupo de risco para doença grave, particularmente pelos HSV.

Nas crianças, de maneira geral, os enterovírus associam-se a febre em cerca de 50% dos casos que é, por vezes, bifásica. A febre é acompanhada por sintomas inespecíficos como anorexia, náusea, vômito, exantema, mialgia e sintomas respiratórios. Crianças maiores podem ter cefaleia e fotofobia. Mais da metade dos adultos e crianças maiores de dois anos apresentam rigidez nucal. Outros achados clínicos relacionados aos enterovírus são; conjuntivites, faringites (herpangina) e exantemas (doença mão-pé-boca).

O diagnóstico de uma meningite asséptica objetiva a identificação de agentes que requerem tratamento específico (como o HSV que receberão aciclovir) ; entretanto, para a grande maioria dos agentes virais causadores, não há tratamento específico.

Crianças com suspeita de meningite devem ser tratadas como se tivessem quadro bacteriano até que se prove o contrário. Essa abordagem inclui a rápida avaliação e

363

estabilização do estado cardiorrespiratório e hemodinâmico do paciente, obtenção dos exames laboratoriais o mais rapidamente possível (incluindo coleta e análise do LCR). A meningite viral é então suspeitada diante dos dados epidemiológicos, achados clínicos e interpretação do resultado do estudo do LCR. Deve-se tomar cuidado para não confundir com meningites bacterianas parcialmente tratadas pelo uso de antibióticos prévios ou com estágios iniciais de uma meningite bacteriana que não alteraram ainda significativamente os parâmetros celulares do LCR. Na meningite viral, comumente há melhora da sintomatologia após a punção lombar para a coleta do líquor.

O aspecto do LCR é geralmente claro nas meningites virais, com menos de 500 células. O predomínio inicial é de neutrófilos, podendo alterar para linfomonocitário em seis a 48 horas. Na bioquímica do LCR costumeiramente há níveis de proteína e glicose normais ou discretamente alterados.

Sempre que possível (e disponível), deve-se tentar a identificação ou o isolamento do vírus. Quando o LCR inicialmente colhido evidenciar pleocitose com predomínio neutrofílico em relação as células mononucleares e não há identificação viral, a observação do paciente com ou sem antibioticoterapia, com repetição da coleta do líquor após 6 a 24 horas poderia ajudar: a mudança para predomínio linfomonocitário aponta para um processo viral e a persistência dos polimorfonucleares suportaria o diagnóstico de infecção bacteriana.

Para a tentativa de isolamento dos enterovírus deverão ser testadas amostras de líquor e fezes, além da pesquisa de anticorpos em amostras pareadas de soro. No caso dos herpes vírus pode ser realizada a reação em cadeia de polimerase (PCR) no LCR.

No diagnóstico diferencial da meningite viral a causa bacteriana deve ser considerada. Entretanto, pode haver sobreposição da clínica e dos achados laboratoriais que atrapalham nessa diferenciação. Algumas tentativas de critérios foram propostos, como o escore de meningite bacteriana (EMB). Ele pode ser uma ferramenta clínica para identificar crianças com pleocitose liquórica de muito baixo risco para meningite bacteriana. Crianças são consideradas de muito baixo risco para meningite bacteriana se não tiverem nenhum dos cinco parâmetros: presença de convulsões à admissão, contagem de neutrófilos no liquor > $1.000/mm^3$, contagem de neutrófilos no sangue > 10.000/mm^3, coloração de Gram demonstrando bactérias e proteínas no LCR > 80 mg/dl. Esse escore não deve ser utilizado em crianças menores de dois meses, imunocomprometidas, de aparência grave, que já estejam usando antibióticos ou que tenham derivação ventriculoperitoneal.

Basicamente, o tratamento de uma meningite viral é de suporte, com repouso, analgesia e medicações para a febre. Fluidoterapia deve ser realizada nos pacientes com vômitos prolongados e comprometimento da hidratação. Crianças com meningite viral por enterovírus recuperam-se bem, sem sequelas.

PONTOS PRÁTICOS

• A etiologia da meningite bacteriana aguda dependerá da idade, do estado imune e da epidemiologia local. Nas crianças até 3 meses de idade, os patógenos mais comuns são os neonatais oriundos da flora intestinal e urinária materna: *Streptococcus agalactiae* (grupo B), Bacilos Gram-negativos (*E. coli, Klebsiela*), Listeria e enterococo. A partir de 3 meses: *Streptococcus pneumoniae, Neisseria meningitidis* e *Haemophilus influenzae* tipo b. A hemocultura identifica o agente causador da meningite na maior parte dos casos.

• O quadro clínico apresenta um espectro variado. Podem estar presentes sintomas inespecíficos, como manifestações respiratórias, mialgia, taquicardia, hipotensão. As manifestações cutâneas comuns são petéquias e púrpuras. O diagnóstico nos lactentes é baseado na suspeita clínica diante de um quadro inespecífico, como febre e irritabilidade. Manifestações como hipotermia, letargia ou hipoatividade, recusa alimentar, vômitos, diarreia, dificuldade respiratória, fontanela abaulada, convulsões e alterações do nível de consciência fazem parte do diagnóstico clínico, na ausência de sinais meníngeos. Em crianças maiores ocorre febre, prostração, anorexia, fotofobia, cefaleia, vômitos, convulsões, alterações do nível de consciência. Sinais de irritação meníngea, como rigidez de nuca, dor lombar, sinal de Kernig e Brudzinski estão presentes.

• O exame do líquor é fundamental para o diagnóstico. Crianças com suspeita de meningite bacteriana e sem sinais de herniação cerebral não necessitam de neuroimagem previamente à coleta do líquor.

• As alterações liquóricas com pleocitose e proteína elevada são suficientes para o diagnóstico. A pleocitose com predomínio de linfócitos pode ocorrer na fase inicial de uma meningite bacteriana, assim com a pleocitose com predomínio de neutrófilos na fase inicial de meningite viral, com "viragem" linfomonocitária 8 a 24 h após punção inicial.

• O tratamento antibiótico empírico inicial para a meningite bacteriana deve ser direcionado para os patógenos mais frequentes: meningococo, pneumococo e hemófilo. A cefalosporina de 3ª geração, como a ceftriaxona, é uma opção recomendada.

Meningites

Questões de Treinamento

1. Adolescente de 15 anos de idade dá entrada na emergência com quadro de febre, cefaleia e vômitos repetidos há 24 horas. Até então, era saudável. A vacinação está adequada para a idade. Ao exame, apresenta-se com estado geral grave, febril (39 °C), taquicárdico, pálido, taquipneico (FR = 30), normotenso, desidratado (++/4+), sonolento. Detectou-se a presença de rigidez nucal intensa e sinal de Brudzinski positivo, além de petéquias disseminadas em membros inferiores e superiores. O exame do liquor revela presença de 1.200 leucócitos/campo, sendo 100% polimorfonucleares. Apresenta, ainda, glicorraquia de 5 mg/dL e proteinorraquia de 98 mg/dL. No Gram do liquor, foram observados raros diplococos Gram-negativos. Em relação à conduta terapêutica inicial para esse paciente, é **correto** afirmar que:

   a. é prudente aguardar o resultado da cultura, pois, sendo o exame do Gram do liquor pouco específico, pode tratar-se de resultado falso-positivo.

   b. recomenda-se iniciar precocemente uma cefalosporina de terceira geração intravenosa, considerando-se a hipótese de doença meningocócica.

   c. tratando-se de infecção grave por Gram-negativo, a escolha de um antibiótico bactericida do grupo dos aminoglicosídeos é uma alternativa adequada.

   d. dada à gravidade do caso, é fundamental iniciar antibioticoterapia precoce associada a aciclovir endovenoso e a anfotericina B lipossomal.

   e. o quadro deve ser manejado com sintomáticos até o resultado das culturas pois, a indução de resistência bacteriana é um grave problema da prescrição empírica de antibióticos.

2. Quais são os principais sintomas de meningite bacteriana em lactente menor de um ano?

   a. Sonolência, vômitos e rigidez de nuca

   b. Febre, cefaleia e vômitos.

   c. Febre, cefaleia e rigidez de nuca.

   d. Febre, irritabilidade e abaulamento da fontanela.

   e. Cefaleia, vômitos e hipotermia.

3. Você recebe o resultado de uma cultura de liquor positiva para *Haemophilus influenzae* tipo b (Hib) de uma criança de 7 meses com meningite. Ao avaliar a sua carteira de vacinação, você observa que ela está em dia, com 3 doses da vacina pentavalente. A conduta mais adequada após a recuperação clínica da criança é:

   a. investigar uma possível imunodeficiência.

   b. administrar uma dose de reforço da vacina Hib.

   c. repetir o esquema completo de 3 doses da vacina Hib.

   d. iniciar ampicilina como profilaxia de outras infecções bacterianas graves.

   e. investigar tuberculose como possível desencadeante do quadro meníngeo.

4. Lactente de 6 meses encontra-se internado por meningite com o seguinte resultado do líquido cefalorraquidiano (LCR) à admissão: celularidade - 694 (72% neutrófilos, 18% linfócitos e 10% monócitos); glicose = 10 mg/dL e proteínas 94 mg/dL. Bacterioscópico – presença de diplococos Gram-positivos aos pares. Recebeu dexametasona por 4 dias e ceftriaxona atualmente no quinto dia completo. Evolui com melhora do estado geral, porém permanece com febre diária. Feito novo LCR com celularidade – 89 (83% linfócitos, 10 monócitos e 7% neutrófilos), proteína – 82 mg/dL, glicose 37 mg/dL e ausência de bactérias ao Gram. Assinale a alternativa **correta** quanto a essa evolução.

   a. Meningite pneumocócica evoluindo com provável coleção subdural, que é a complicação mais frequente, necessitando tomografia de crânio para confirmação.

   b. Meningite pneumocócica de evolução arrastada evoluindo com febre por provável resistência intermediária do agente etiológico, devendo-se alterar a antibioticoterapia, conforme o antibiograma.

   c. Meningite pneumocócica evoluindo com febre por provável pneumonia, já que este é o quadro que pode estar associado, devendo-se realizar radiografia simples de tórax.

   d. Meningite pneumocócica evoluindo com febre por hipersensibilidade às medicações empregadas já que se encontra em bom estado geral, devendo-se alterar a antibioticoterapia, conforme o antibiograma.

   e. Meningite pneumocócica evoluindo com febre devido a provável abscesso cerebral que é complicação frequente nessa etiologia, necessitando tomografia de crânio para confirmação.

Gabarito comentado

1. Não se deve postergar a introdução da antibioticoterapia diante da suspeita de meningite bacteriana. Resposta B

2. No período neonatal e em crianças pequenas, as manifestações são, em geral, inespecíficas. Instabilidade da temperatura corporal é um achado frequente nesses pacientes, com manifestação de febre ou hipotermia em cerca de 60 por cento dos neonatos com meningite. Nesse grupo de pacientes há descrição frequente de vômitos e má aceitação alimentar. Agitação, irritabilidade e sonolência também podem ser observados. Convulsões ocorrem em 20 a 50 por cento dos bebês. Abaulamento de fontanela pode ser observado. Resposta D

3. A vacinação para hemófilos B deveria proteger essa criança de infecções invasivas. Assim, deve-se investigar possível imunodeficiência. Atualmente, os dez sinais de alerta para imunodeficiência primária são: duas ou mais pneumonias no último ano; quatro ou mais novas otites no último ano; estomatites de repetição ou moniliíase por mais de dois meses; abcessos de repetição ou ectima; um episódio de infecção sistêmica grave (meningite, osteoartrite, septicemia); infecções intestinais de repetição/diarreia crônica/giardíase; asma grave, doença do colágeno ou doença autoimune; efeito adverso ao BCG e/ou infecção por micobactéria; fenótipo clínico sugestivo de síndrome associada a imunodeficiência e história familiar de imunodeficiência. Resposta A

4. Observe um paciente com um quadro claro de meningite à admissão, que se mantém com febre, mesmo com melhora liquórica. Nos casos de febre prolongada (> dez dias), deve-se pensar em abscessos, coleções intracranianas (derrame subdural – 10 a 30 por cento) e ventriculite. A febre pode ser causada por infecção hospitalar de etiologia bacteriana ou viral secundária, tromboflebite, reação a drogas, pericardite, artrite ou disseminação bacteriana. Resposta A

Fontes consultadas e leitura recomendada

Brasil. Ministério da Saúde. Secretaria de Vigilância em Saúde. *Guia de Vigilância em Saúde*. 1. ed. Brasília, DF: 2014. Disponível em: <http://portalsaude.saude.gov.br/images/pdf/2014/novembro/27/guia-vigilancia-saude--linkado-27-11-14.pdf>.

Logan, A.S. *MacMahon E. Viral meningitis*. The BMJ, 2008. 336:36.

American Academy of Pediatrics. *Haemophilus influenzae Infections*. In: Pickering, L.K.; Baker, C.J.; Kimberlin, D.W.; LONG, S.S. eds. Red Book: 2009. Report of the Committee on Infectious Diseases. 28. ed. Elk Grove Village, 2009. p. 314-21.

American Academy of Pediatrics. *Meningococcal Infections*. In: Pickering, L.K.; Baker, C.J.; Kimberlin, D.W.; Long, S.S. eds. Red Book: 2009. Report of the Committee on Infectious Diseases. 28. ed. Elk Grove Village, 2009. p. 455-63.

American Academy of Pediatrics. *Pneumococcal Infections*. In: Pickering, L.K.; Baker, C.J.; Kim-Berlin, D.W.; LONG, S.S. eds. Red Book: 2009. Report of the Committee on Infectious Diseases. 28. Ed. Elk Grove Village, 2009. p. 524-35.

Infecção do trato urinário

Rafael Yanes
Benito Lourenço

46

A infecção do trato urinário (ITU) é um termo genérico que habitualmente está associado à inflamação das estruturas urinárias e decorre da invasão microbiana. A ITU configura-se entre as infecções bacterianas mais frequentes e de maior risco durante a infância, especialmente em lactentes. As superfícies epiteliais do trato urinário são contíguas e se estendem desde o filtrado pós-glomerular renal até o meato uretral. Na ausência de processo infeccioso, o trato urinário é considerado estéril, exceto na uretra distal, única porção do trato urinário colonizada por bactérias.

Na infância, de maneira geral, existe grande prevalência de ITU nas meninas, variando a relação com o sexo masculino de 4:1 até 20:1. Exceção ocorre em neonatos e lactentes jovens, até o sexto mês de vida, quando as infecções sintomáticas predominam no sexo masculino. A ITU prevalece nos primeiros anos de vida, com pico de incidência por volta de três a quatro anos de idade, diminuindo após a idade pré-escolar, quando notamos também uma redução no número de casos de infecção urinária alta – pielonefrite aguda (PNA). Entretanto, esse padrão de comportamento poderá modificar-se em crianças que evoluíram com cicatriz renal. Nestas, a incidência de pielonefrite poderá permanecer alta mesmo em faixas etárias maiores.

Na adolescência, ocorre um novo pico de incidência de casos. O aumento dos surtos de ITU pode estar correlacionado com alterações hormonais, menstruação, atividade sexual e gravidez. O RN de mãe que apresentou bacteriúria na gestação pode apresentar um risco até quatro vezes maior de infecção urinária no período neonatal em decorrência da colonização intestinal pela mesma bactéria uropatogênica albergada no intestino materno. Essa contaminação pode ocorrer na passagem pelo canal de parto, ruptura prematura de membranas ou mesmo por manipulação materna poucas horas após o nascimento.

Mais do que por sua frequência, a importância dessa afecção deve ser vista em função de história natural, permeada de recorrências em grande parte dos casos, e tendo como possibilidade evolutiva a ocorrência de lesões (cicatrizes) renais, em um período particular de grande suscetibilidade do rim às agressões bacterianas, responsáveis por prejuízos da função renal na vida adulta. Por essa razão, os principais objetivos no manuseio da ITU são o diagnóstico precoce, tratamento adequado eliminando a infecção (diminuindo o risco de sepse) e identificação de fatores de risco para lesão renal, desde o primeiro episódio. O emprego de técnicas mais apropriadas possibilita o diagnóstico e o tratamento precoces, melhorando o prognóstico renal em longo prazo. A investigação do trato urinário por imagem, com resolução progressivamente melhor, detectou mais precocemente pacientes com anormalidades do trato urinário e, portanto, de maior risco de evoluírem com doença renal, hipertensão ou complicações na gestação. Portanto, as medidas preventivas e o acompanhamento clínico periódico adequados promoveram significativa queda nos índices de morbidade, melhorando efetivamente o prognóstico da doença renal em longo prazo.

Sabe-se que 10 a 15% das pielonefrites agudas evoluem para cicatriz renal. Infelizmente, um contingente de pacientes, em geral portadores de malformações do trato urinário (aproximadamente 5 a 10% dos casos), poderá, em médio ou longo prazo, evoluir com piora progressiva da função renal, insuficiência renal crônica terminal e eventual transplante renal. Ressalta-se que grande parte dos pacientes com insuficiência renal crônica terminal é ou foi portadora do binômio ITU associado à nefropatia obstrutiva ou à nefropatia do refluxo. Daí entende-se a preocupação do correto e preciso diagnóstico e do acompanhamento longo, e, por vezes, custoso, dos pacientes com ITU.

Trata-se, portanto, de uma doença que não se encerra com a terapêutica antimicrobiana e com a cura clínica, mas que implica a execução de exames laboratoriais e de imagem repetidos durante o seguimento clínico.

Classificação

Basicamente, e do ponto de vista prático, a presença de bactérias no trato urinário pode ser dividida em três situações clínicas:

• bacteriúria assintomática (BA) – presença de um agente bacteriano "adaptado" ao trato urinário e que não determina sintomatologia ao paciente;

• cistite (ou ITU baixa) – infecção de localização em bexiga, de caráter mais benigno, com sintomatologia mais branda;

• pielonefrite (PN) – infecção de localização renal, frequentemente determinando alterações radiológicas e histológicas evidentes; causada, na maioria das vezes, por cepas bacterianas mais virulentas (nefritogênicas).

Etiopatogenia

A principal via de aquisição da ITU é a ascendente, por patógenos que colonizam a região periuretral, geralmente oriundos da microbiota intestinal. Vários estudos demonstram que a bactéria uropatogênica contamina o trato urinário feminino por meio da rota fezes-períneo-uretra com consequente ascensão retrógrada para a bexiga. A contaminação prévia da genitália externa (região periuretral) por bactéria uropatogênica é pré-requisito essencial para que ocorra ITU.

A presença de refluxo vesicoureteral (RVU) poderá facilitar o transporte da bactéria da bexiga até o parênquima renal, sendo considerado, pela maioria dos autores, importante fator de risco para dano renal. Refluxos graves (grau IV ou V) podem causar um risco até quatro vezes maior de PNA em relação ao RVU leve.

A aquisição por via hematogênica é rara, e ocorre predominantemente no período neonatal.

Embora a ITU possa ser causada por qualquer patógeno que colonize o trato urinário (como fungos, parasitas e vírus), os uropatógenos mais frequentes são bactérias de origem entérica, destacando-se a *Escherichia coli* como a principal bactéria uropatogênica encontrada em ambos os sexos e em qualquer faixa etária. Fatores como sexo, idade e associação com malformações do trato urinário interferem na frequência relativa desses agentes, mas a *E. coli* é o micro-organismo mais comum, respondendo por 75 a 90% de todos os casos de ITU na infância. Em meninas menores de cinco anos a *E. coli* é a enterobactéria mais comumente encontrada na região periuretral, e, em meninos, predomina durante os primeiros seis meses, seguida das bactérias do gênero *Proteus*. No sexo masculino, as bactérias determinantes de ITU procedem do meato uretral e do prepúcio, no qual a densidade de receptores para *Proteus* está aumentada. Portanto, o gênero *Proteus sp* ocupa o segundo lugar no sexo masculino, podendo ser responsável por até 30% dos casos de ITU, sendo *Proteus mirabilis* e *P. vulgaris uropatógenos* habituais. Algumas cepas de *Proteus sp* são produtoras de urease, assim como outros agentes, tais como: *Klebsiella pneumoniae*, *Pseudomonas sp* e *Candida*

sp, que, por meio da hidrolisação da ureia urinária, promovem a formação de amônio e alcalinização da urina, facilitando, dessa maneira, a formação de cálculos de estruvita ou fosfato-amônio-magnesiano que, em geral, apresentam crescimento rápido e de aspecto coraliforme. Esses são responsáveis por 10 a 15% dos cálculos urinários, podendo estar associados a enfermidades obstrutivas do trato urinário. Algumas cepas de *E. coli* e *Proteus sp* têm capacidade de aderir ao prepúcio, que, uma vez colonizado, poderá se tornar manancial de bactérias potencialmente uropatogênicas, principalmente em lactentes jovens. Esses pacientes poderão se beneficiar com a realização de postectomia, diminuindo em até 90% o risco de ITU.

Outros agentes também são encontrados: *Klebsiela sp*, *Enterobacter sp*, *Streptococcus faecallis*, *Serratia* e *P. aeruginosa*, *Staphylococcus saprophyticus* (segundo agente em adolescentes, particularmente nas sexualmente ativas) e vírus (adenovírus – cistite hemorrágica). As alterações hormonais secundárias na adolescência favorecem mudanças na flora, possibilitando a colonização vaginal por outras bactérias uropatogênicas menos comuns, tais como *Staphylococcus saprophyticus*. Essas infecções atingem, em geral, o trato urinário inferior, ocasionando cistites com polaciúria, disúria, dor hipogástrica e, frequentemente, hematúria.

O início da atividade sexual pode ocasionar súbito aumento do número de ITU, assim como o uso de espermicida, pois parece alterar a defesa vaginal (por diminuição dos bacilos acidófilos) e a colonização periuretral.

Em crianças com ITU associada à imunodepressão, malformações do trato urinário, manipulações cirúrgicas, cateteres e cálculos existem outras enterobactérias (*Providencia*, *Citrobacter*, etc.) ou outras bactérias não habitualmente uropatogênicas que podem causar ITU, como, por exemplo, o *Streptococcus* do grupo D (principalmente os enterococos), *Enterobacter*, *Pseudomonas*, *S. aureus* ou *epidermidis*, além de fungos como a Candida. Na presença de ITU associada a anormalidades anatômicas de rins ou vias urinárias a intervenção cirúrgica pode ser a única forma de erradicar a ITU. Essas crianças tendem a apresentar persistência da infecção urinária, apesar da administração adequada de antibióticos, ou reinfecções frequentes, geralmente causadas pelo mesmo uropatógeno. Nesses casos, devemos excluir a possibilidade de o uropatógeno estar localizado em "sítios protegidos", ou seja, em local não acessível a terapia com antibióticos.

Crianças imunodeprimidas e portadoras de cateteres de demora podem apresentar infecções por oportunistas como *Candida* e *Pseudomonas*. Observa-se que alterações urodinâmicas que cursam com estase e resíduo pós-miccional propiciam maior número de surtos de infecção, selecionam uropatógenos não habituais e cepas multirresistentes, dificultando a erradicação da ITU.

Infecção do trato urinário

Como em outras infecções, na ITU há interação entre o agente agressor (fatores de virulência) e o hospedeiro. A observação de que bactérias de baixa virulência poderiam causar dano renal em hospedeiros mais suscetíveis deu ênfase ao estudo da interação bactéria-hospedeiro. O resultado da interação entre a capacidade de virulência bacteriana e a resistência do hospedeiro pode causar colonização assintomática, doença clínica ou eliminação da bactéria.

O mecanismo de defesa do hospedeiro apresenta um conjunto de fatores inerentes ou adquiridos que o torna mais ou menos apto a defender-se do ataque microbiano. Da mesma forma, as bactérias uropatogênicas apresentam propriedades intrínsecas e diferentes capacidades de produzir e secretar toxinas. As *E. coli* também apresentam outros fatores de virulência: hemolisina (determina lesões nas células tubulares renais) e aerobactina (substância que determina a capacidade de adquirir o íon Fe, necessário para o ótimo crescimento bacteriano). Alguns fatores de virulência como esses podem ser produzidos em lócus gênicos próximos, formando as chamadas "ilhas de patogenicidade". Essas ilhas podem ser transmitidas para outras bactérias pela troca de material genético, aumentando a capacidade de virulência da bactéria receptora e, consequentemente, o risco de dano renal. Quando o hospedeiro apresenta fatores facilitadores de pielonefrite, como o RVU, as bactérias não necessitam de fatores especiais de virulência.

A *E. coli* tem um antígeno de superfície O (ou somático), que é um lipossacáride complexo, com atividade de endotoxina. Permite classificar a bactéria em 150 cepas, sendo isolados principalmente os sorotipos: 1; 2; 4; 6; 7; 25; 50; 75 (cepas pielonefritogênicas). Descreve-se ainda a existência de mais dois antígenos: K, capsular e H, flagelar, determinando grande número de combinações. No entanto, somente poucas dessas combinações determinarão ITU por apresentarem um ou mais fatores de virulência, além da velocidade de multiplicação bacteriana na urina, duas vezes mais intensa do que nas *E. coli* exclusivamente fecais.

O primeiro passo para que ocorra infecção é a aderência da bactéria à mucosa. A *E. coli* possui na sua superfície numerosos filamentos de natureza proteica, denominados *pili* ou fímbrias, que conferem à bactéria a capacidade de aderir às células epiteliais, pelos receptores. São de dois tipos: fímbrias do tipo I (ou manosessensíveis) e fímbrias tipo II (manoserresistentes). As do tipo I têm sua importância na ITU bastante controversa, pois se unem também facilmente a fagócitos, ocasionando destruição rápida da bactéria e fraca resposta inflamatória das células uroepiteliais. As fímbrias do tipo II (manoserresistentes) possuem aderência a certos receptores que estão presentes em número variável no uroepitélio da maioria dos indivíduos, ocasionando diversos graus de reação inflamatória

local, de acordo com a interação bactéria/hospedeiro. Esse mesmo receptor encontra-se na superfície das hemácias humanas, em indivíduos do sistema sanguíneo P1, tanto que a principal fímbria desse tipo é chamada de fímbria P. As *E. coli* P fimbriadas condicionam 90% das pielonefrites sem refluxo, sendo escassas nas cistites e BA. Ao aderir às células epiteliais, a *E. coli* transfere toxinas e endotoxinas ao hospedeiro, determinando efeitos deletérios, como a paralisação dos movimentos peristálticos dos ureteres, assim como sua dilatação; alteração na atividade mitótica das células da junção vesicoureteral, impedindo sua maturação. A ação da bactéria no tecido renal resulta em resposta inflamatória local que determina leucocitúria e resposta sistêmica com febre, elevação da proteína C-reativa, VHS e leucocitose. A inibição da aderência bacteriana tem sido objeto de diversos trabalhos experimentais, ainda não conclusivos, utilizando vacinas preparadas com fímbrias bacterianas, substâncias similares aos receptores e doses subinibitórias de antimicrobianos, abrindo novas perspectivas para o controle das ITU.

As bactérias podem ativar diretamente as células epiteliais do trato urinário a produzirem mediadores inflamatórios precoces, as citocinas, responsáveis pelo desencadeamento da cascata inflamatória. A intensidade e a localização da resposta inflamatória no trato urinário determinam as manifestações clínicas da ITU. Em aproximadamente 30% dos pacientes com pielonefrite (PN), a bactéria invade a mucosa até alcançar a corrente sanguínea, causando bacteremia e, ocasionalmente, sepse (especialmente em neonatos). Pacientes com PN aguda têm inflamação da pelve e do parênquima renal com sintomas sistêmicos (febre, queda do estado geral, leucocitose).

A combinação de dano intersticial, enzimas tóxicas, isquemia e reperfusão produz as alterações encontradas no parênquima renal durante a PN aguda. Essas alterações podem reverter completamente, com reconstituição do parênquima renal, em cerca de quatro a seis meses após o tratamento, ou evoluir para a formação de cicatrizes, encontradas em cerca de 5 a 15% das crianças investigadas radiologicamente. Essas crianças podem evoluir para insuficiência renal crônica (IRC), hipertensão arterial (HAS) ou proteinúria. Isso poderia ser reduzido com diagnóstico e tratamento precoces e acompanhamento clínico-laboratorial adequado.

Quadro clínico

O quadro clínico de ITU varia de acordo com o sexo, a idade de aparecimento do primeiro episódio, o segmento do trato urinário acometido pela infecção e a intensidade da resposta inflamatória. À medida que progride do RN ao escolar, verifica-se uma tendência à localização dos sintomas, que passam a ser referidos especificamente no trato urinário. Assim, de um quadro de infecção generalizada,

TEP – Título de Especialista em Pediatria

com tendência para sepse, observado no RN, passa-se àquele em que a febre e os sintomas inespecíficos são os dados mais importantes e frequentes no lactente, até a referência de sintomas específicos do trato urinário, encontrada na criança maior e no adolescente.

No RN, a infecção acomete mais o sexo masculino, no qual predominam também as anomalias do trato urinário. O quadro reveste-se de maior gravidade, com sério comprometimento do estado geral, com frequente evolução para um quadro séptico. Febre sem sinais localizatórios (FSSL) é comum, sendo a ITU responsável por até metade dos casos. É a "criança que não vai bem", com hiper ou hipotermia, icterícia (aumento de bilirrubina direta), cianose, irritabilidade, anorexia, vômitos, distensão abdominal, apatia e sintomas relacionados ao SNC (choro persistente, hipoatividade ou convulsões). Sinais de bacteremia e sepse a partir de um foco urinário (urossepse) são frequentes em neonatos e lactentes jovens. Na exploração diagnóstica dessas crianças, a urocultura se impõe como exame obrigatório.

No lactente, a febre assume importância maior, o que geralmente motiva a procura do serviço médico. Disúria, urgência miccional e polaciúria, embora possam estar presentes, são sintomas difíceis de identificar nessa faixa etária, uma vez que a criança usa fraldas e não consegue expressar a queixa. Os sinais e sintomas da infecção são, em geral, inespecíficos, tornando difícil distinguir entre ITU e a presença de outros focos infecciosos extrarrenais, retardando o diagnóstico e tratamento adequados. Podemos ter relato de alterações no aspecto e odor da urina, choro correlacionado a micção ou alteração no número e volume das micções. Outros sintomas inespecíficos, isolados ou em conjunto, quando sem explicação aparente, devem indicar ao pediatra a necessidade de pensar em ITU: anorexia, ganho inadequado de peso, irritabilidade, vômito ou diarreia. Em relação ao ganho inadequado de peso, vale ressaltar que, antes de solicitar uma urocultura, deve-se aprofundar a história sobre a disponibilidade e a oferta de alimentos, pois a ocorrência de desnutrição entre lactentes pode ser muito maior do que a incidência de ITU. Classicamente, alguns autores não valorizam a importância do déficit de crescimento como sinal para o diagnóstico do primeiro episódio de ITU de um lactente. Consideram, entretanto, que esse episódio é acompanhado de febre na maior parte das vezes, enquanto nas recorrências ou infecções de longa duração há diminuição da apresentação desse sinal, passando a ter maior importância outros elementos, como a evolução pondero-estatural insuficiente. Na prática, a presença de febre sem foco aparente é o principal sintoma encontrado em ITU nos lactentes e pode, principalmente em lactentes jovens, aparecer como único sintoma da ITU.

A partir da idade pré-escolar, crianças com controle esfincteriano (após 24 a 36 meses de idade), a sintomatologia começa a ser definida mais especificamente no trato urinário: disúria (emissão dolorosa e difícil da urina), polaciúria (aumento da frequência miccional, sem aumento do volume), retenção urinária, tenesmo, urgência, urge-incontinência, enurese noturna secundária, etc. Observamos que, paradoxalmente aos adultos com ITU, que tendem a evoluir com polaciúria, as crianças, em qualquer faixa etária, tendem a apresentar, mais frequentemente, retenção urinária. Esses sintomas podem estar associados a sintomas sistêmicos, tais como: anorexia, prostração, febre, vômitos, dor abdominal, toxemia, irritabilidade, etc. Nas pielonefrites, podem ser encontradas febre e dor lombar. Hematúria macroscópica ocorre entre 20 e 25% dos casos de cistite aguda, e hematúria microscópica é achado comum. Embora o aparecimento de queixas específicas do trato urinário favoreça a suspeita de ITU, esse fato permite, também, muitos erros diagnósticos. Alguns autores referem que a combinação de dois ou mais sintomas urinários encontra uma correlação com ITU de 33%, enquanto apenas um sintoma correlaciona-se a cerca de 10%.

Nas fases iniciais de desenvolvimento, época em que ocorre o processo de controle esfincteriano, é comum a criança apresentar padrão de micção que pode ser confundido com polaciúria e urgência. A criança pequena, que ainda não controla o esfíncter vesical, ao ter a sensação de bexiga cheia, tem a necessidade de micção imediata. A polaciúria também pode ocorrer em consequência de vulvovaginite, balanopostite, litíase urinária ou irritação química da uretra. Espera-se que os pré-escolares e os escolares urinem entre três e seis vezes ao dia. Destaca-se ainda a história de aumento isolado e repentino da frequência de micções (em relação ao padrão miccional pregresso), que em grande número de casos pode representar manifestação de reações de ansiedade diante de situações vivenciadas pela criança.

Diagnóstico

Na prática pediátrica, a ITU talvez seja uma das doenças em que a confirmação do diagnóstico apresente mais problemas, sendo, curiosamente, uma doença tanto super quanto subdiagnosticada. O caráter inespecífico da sintomatologia, particularmente no período neonatal e no lactente pequeno, contribui para que o pediatra nem sempre pense em ITU como possibilidade diagnóstica. Por outro lado, a frequência com que os sintomas referentes ao trato urinário aparecem como consequência de processos oriundos de causas sem relação com o sistema urinário e a presença de inúmeros fatores determinantes de resultados falso-positivos em exames de urina colaboram para o hiperdiagnóstico das ITU.

Infecção do trato urinário

Há diversas diretrizes publicadas na literatura internacional versando sobre o diagnóstico e, principalmente, sobre o seguimento a longo prazo da criança com infecção urinária. Durante muitos anos, as diretrizes da Academia Americana de Pediatria (AAP), publicadas no fim da década de 1990, foram a principal referência para acompanhamento desses pacientes. Nessas diretrizes, sugeria-se que, ao fim do tratamento agudo fosse instituída terapêutica profilática em grande parte dos pacientes, até a finalização de extensa investigação complementar, além da realização de uroculturas de controle seriadas por até dois anos após a infecção inicial.

Com o passar dos anos, outras sociedades internacionais surgiram com novas propostas menos invasivas. Entre elas, destaca-se a diretriz inglesa do National Institute for Health and Care Excellence (NICE–2007), que propõe critérios mais rigorosos sobre a indicação de investigação complementar em pacientes com antecedente de ITU.

Mais recentemente, em 2011, a AAP publicou novos _guidelines_ para o diagnóstico e seguimento de crianças com ITU. Contudo, essas recomendações são voltadas unicamente para crianças entre dois meses e dois anos de vida e que apresentem quadros de ITU febril.

A presença de diversos _guidelines_ sobre o mesmo tema deixa evidente dois importantes pontos: 1. grande parte das diretrizes recomendadas está baseada em consensos, e, não em evidências clínicas estabelecidas e 2. a ITU deve gerar preocupação no pediatra para seguimento a longo prazo, pois é uma doença que pode gerar cicatrizes e sequelas.

O conteúdo apresentado a seguir é baseado nos principais pontos dos vários consensos, objetiva destacar os aspectos considerados fundamentais pela maioria deles.

Investigação clínica em crianças com ITU

Além dos sintomas específicos urinários, deve ser dada atenção à pesquisa sobre o padrão miccional da criança (frequência, intensidade, características do jato urinário – entrecortes, gotejamento, perdas urinárias – diminuição da capacidade ou instabilidade vesical, enurese secundária, manobras ou posturas estranhas adotadas pelas crianças), que eventualmente indicam uropatias ou distúrbios neurogênicos associados. Deve-se investigar, também, a existência de constipação intestinal, pois se verifica correlação entre crianças retentoras de fezes e de urina. A história pregressa de outras ITU, RVU, outros episódios de FSSL, hipertensão, baixo ganho ponderal e estatural e vida sexual dos adolescentes são outros indícios importantes que podem auxiliar o diagnóstico.

No exame clínico, atenção deve ser dada à medida da pressão arterial, avaliação nutricional e do desenvolvimento neuropsicomotor, palpação abdominal (massas ou retenção) e ao exame genital. Deve-se ainda examinar as regiões glúteas e lombossacras e proceder à detecção de eventuais sinais de disrafismos ocultos de coluna, que podem cursar com bexiga neurogênica.

A febre é um marcador importante da presença de pielonefrite, mas não absoluto. Há portadores de cistite com febre (cerca de 10%) e crianças com pielonefrite e temperatura normal (20%). Entretanto, alguns protocolos, como o do NICE, consideram a presença de febre acima de 38 °C como um dos critérios para determinar a existência de pielonefrite, tendo em vista a dificuldade de obter outros dados para diferenciar entre infecção urinária alta e baixa. A incidência de ITU febril é maior no primeiro ano de vida, principalmente no sexo masculino. Acredita-se, entretanto, que a incidência de ITU afebril nessa faixa etária é provavelmente subestimada, uma vez que, se considerarmos toda a população, a ITU afebril é duas vezes mais frequente do que a febril. A febre como único sintoma da ITU pode ocorrer principalmente nos lactentes. Esses achados corroboram a necessidade de investigação laboratorial que inclua coleta de urina para cultura (entre outros exames) em lactentes que apresentem febre por um período maior ou igual a 48 horas, sem foco infeccioso aparente.

Investigação laboratorial em crianças com ITU

Devido a apresentação clínica variável, a decisão de iniciar a investigação laboratorial nem sempre é fácil. Sabemos que alguns pacientes merecem atenção especial para investigação de foco urinário. A AAP recomenda que qualquer lactente abaixo de 2 anos de idade, com febre maior de 38 °C e sem foco infeccioso definido, cuja condição clínica determina a necessidade imediata de introdução de antibiótico (pacientes toxemiados, sépticos), deverá ser submetido a coleta de urocultura. Já naqueles pacientes, abaixo de 2 anos, em que não há necessidade imediata da introdução de antibióticos, a coleta seria baseada em fatores de risco para infecção urinária:

• meninas – raça branca, idade menor que 12 meses, febre > 39 °C, febre por mais de 48 horas e ausência de outro foco infeccioso aparente. A presença de 2 ou mais dos fatores de risco torna a probabilidade de ITU maior que 1% e a presença de 3 ou mais dos fatores de risco torna a probabilidade de ITU maior que 2%;

• meninos circuncidados– raça não negra, febre > 39 °C, febre por mais de 24 horas e ausência de outro foco infeccioso aparente. A presença de 3 ou mais dos fatores de risco torna a probabilidade de ITU maior que 1% e a presença de 4 (todos) fatores de risco torna a probabilidade de ITU maior que 2%;

• meninos não circuncidados – a probabilidade de ITU ultrapassa 2% neste grupo, independentemente de fatores de risco.

A escolha de realizar a coleta de urocultura nos pacientes com probabilidade de ITU maior do que 1% ou somente naqueles com probabilidade maior do que 2% será baseada na decisão médica. Lembrando que o corte de 1% levará a realizações de mais coletas com resultados normais, enquanto o corte de 2% levará a menos coletas e maior chance de postergar o diagnóstico de alguns pacientes.

Aproximadamente 80% das infecções urinárias podem ser acompanhadas de leucocitúria, identificada no exame de urina tipo 1 (EAS, sumário de urina). O simples achado de leucócitos na urina não é suficiente para caracterizar ITU, sendo necessária a presença de bacteriúria significativa (urocultura). Embora alguns autores correlacionem a presença de leucocitúria com febre com sintomatologia urinária, como sugestivos de ITU, é mais seguro afirmar que a bacteriúria deva ser significativa (ITU está relacionada à presença de bactérias nas vias urinárias). Leucocitúria estéril podem ocorrer na presença de processos infecciosos ou inflamatórios, locais ou sistêmicos, renais ou extrarrenais, tais como: dermatites perineais em geral (incluindo vulvovaginite e balanopostite), glomerulonefrites, pós-vacina Sabin, na vigência de algumas viroses, gastroenterocolites, desidratações, doença de Kawasaki, febre de qualquer etiologia, manipulação ou cateterização das vias urinárias, malformações do trato urinário, etc.

A introdução de antibioticoterapia baseada apenas no encontro de leucocitúria, sem coleta de urocultura, pode levar ao tratamento e investigação de um falso diagnóstico. Na maior parte das vezes, utilizamos a presença de leucocitúria significativa para iniciar a antibioticoterapia, devido a rápida obtenção do resultado. Contudo, essa prescrição deverá ser precedida pela coleta de urocultura e o tratamento revisto assim que obtido o resultado da urocultura.

A urocultura é o exame de escolha (padrão ouro) para confirmação do diagnóstico de ITU. Sua confiabilidade depende da coleta adequada de urina. É imprescindível que a urina enviada para cultura seja colhida adequadamente, de acordo com o sexo e a faixa etária do paciente, evitando erro no diagnóstico em decorrência da contaminação da urina durante a coleta.

O método de coleta é variável de acordo com a faixa etária. Qualquer que seja a técnica de coleta da amostra de urina, deve-se realizar uma rigorosa assepsia com água e sabão e o material colhido deve ser enviado rapidamente para a semeadura. Outro fator complicador é a hiper-hidratação da criança previamente à coleta de urina.

Na criança com micção voluntária, a coleta deve ser realizada com urina de jato médio (UJM), diminuindo a possibilidade de contaminação pelas bactérias da uretra anterior. Por essa técnica consideramos significativas contagens de Gram-negativos > 100.000 (105) ufc/ml para confirmar ITU. Essa técnica está contraindicada em crianças que apresentam afecções perineais com contaminação periuretral (vulvovaginites e balanopostites), independentemente da faixa etária, estando indicada a coleta de urina por sondagem vesical.

Na criança sem controle esfincteriano, três possibilidades se apresentam:

• saco coletor estéril (SC) – com trocas e "novas assepsias" frequentes, a cada 20 ou 30 minutos. Essa técnica pode ser empregada apenas para exame inicial de triagem, que, quando positivo, deve ser confirmado por método mais seguro. O índice de falso-positivo na urocultura colhida por esse método pode ser de até 85%, sendo considerado útil apenas quando o resultado é negativo (bom valor preditivo negativo). Nos casos em que o resultado obtido com a coleta por SC for positivo, recomenda-se que o exame seja repetido usando outros métodos de maior confiabilidade antes do início do tratamento. A AAP considera que a coleta de urina por SC é válida apenas para exclusão de ITU;

• cateterização ou sondagem vesical (SV) – a urina obtida por sondagem vesical tem sensibilidade de 95% e especificidade de 99% quando comparada à PSP. A urocultura colhida por SV é considerada positiva quando apresentar crescimento > 50.000 UFC/ml, de acordo com as diretrizes mais recentes da AAP.

• punção suprapúbica (PSP) – é o padrão ouro para coleta. Técnica: criança em decúbito dorsal, com compressão uretral, após, pelo menos, 1 hora sem micção e assepsia rigorosa, introdução de agulha (40 × 8 ou 30 × 7) adaptada a uma seringa, 1,5 a 2 cm acima da sínfise púbica, na linha média, inclinando a agulha 20 a 30 graus em direção caudal, com movimento rápido de introdução e aspiração. As complicações são raras, podendo ocorrer hematúria microscópica e macroscópica em aproximadamente 2% dos casos. Ambas são transitórias e benignas. A penetração acidental na alça intestinal (muito rara) não gera nenhum problema. A urocultura colhida por PSP é considerada positiva na presença de qualquer número de colônias de bactérias.

Infecção do trato urinário

Segundo a AAP, a sondagem vesical (SV) e a punção suprapúbica (PSP) são indicadas para confirmação da infecção urinária em crianças sem controle esfincteriano e podem ser utilizadas rotineiramente para estabelecer o diagnóstico de ITU. A escolha do método deve ser realizada com bom senso (local de coleta, urgência da coleta, fatores complicadores (vulvovaginites e balanopostites), gravidade do caso, fimose exuberante e uroculturas duvidosas prévias.

Geralmente, em mais de 95% dos casos, o agente isolado é único, e a presença de mais de uma bactéria sugere contaminação. Um resumo dos valores considerados significativos de bacteriúria são apresentados no quadro 46.2.

Quadro 46.1 – Urocultura: método de coleta adequado para cada faixa etária

0 a 2 anos (sem controle esfincteriano) > 2 anos	> 2 anos
Meninas – sondagem vesical (SV) punção suprapúbica (PSP)	Jato intermediário*
Meninos – punção suprapúbica (PSP) sondagem vesical (SV)	Jato intermediário

Exceto em meninas portadoras de vulvovaginite e leucorreia.

Quadro 46.2 – Bacteriúria significativa de acordo com a técnica de coleta

Técnica de coleta	Bacteriúria significativa (col/ml)
Jato médio	> 100.000 (entre 10.000 e 100.000 = duvidoso)
Saco coletor	> 100.000 (sendo necessário confirmação por outro método mais confiável)
Cateterização vesical	> 50.000
Punção suprapúbica	qualquer número de colônias

Outros métodos diagnósticos

O grande desafio diagnóstico é saber se há comprometimento renal (maiores riscos, maior gravidade, conduta particular) ou não. Para tanto, na prática, alguns métodos para a tentativa de localização da infecção são propostos:

• dosagem de proteína C-reativa: alguns autores consideram níveis séricos acima de 20 mg/ml como sugestivos de pielonefrite. No entanto, 30% das PNA confirmadas com a cintilografia com DMSA têm PCR normal;

• bacterioscopia: correlação de 90% com urocultura. Desde que a coleta da urina obedeça aos mesmos requisitos preconizados para a cultura, o encontro de bactérias constitui um excelente *screening* para o início do tratamento, enquanto se aguarda o resultado da urocultura naquela criança cujos sintomas indiquem urgência na instituição da antibioticoterapia;

• exame de urina não centrifugada: alguns autores descrevem alta sensibilidade e especificidade para valores de leucocitúria acima de 10 leucócitos/mm^3. Entretanto, 25 a 50 leucócitos/mm^3 em meninos e 50 a 100 leucócitos/mm^3 em meninas sugerem infecção;

• exame de sedimento urinário: leucocitúria (100.000/ml) sugere ITU como visto anteriormente. Cilindros leucocitários não são patognomônicos, mas sugerem pielonefrite. O encontro de cristais fosfato-amoníaco-magnesianos (estruvita) na urina tipo I alerta para a presença de cálculos infecciosos nas vias urinárias.

• teste do nitrito positivo: a pesquisa da presença de nitrito na urina pode indicar ITU, uma vez que essa substância não é habitualmente detectada nesse líquido. Entretanto, o teste de redução de nitrato a nitrito tem sensibilidade muito variável (35 a 80%) e especificidade de 90%.

TEP – Título de Especialista em Pediatria

• emprego de laminocultivo: é um sistema prático de cultura em lâmina para o diagnóstico da ITU, permitindo a identificação direta de *E. coli*, principal agente uropatogênico. A urina coletada é imediatamente semeada por imersão da lâmina na urina ou derramando-se a urina sobre as placas. A leitura pode ser realizada após 18 a 24 horas de incubação a 37°.

• marcadores de resposta imunológica à infecção: procalcitonina pode apresentar-se elevada em crianças com PNA e frequentemente é normal em casos de cistite, com sensibilidade variando de 60 a 100% e especificidade de 25 a 98%. Minutos após a interação da bactéria com a célula do uroepitélio, ocorrem a produção e liberação de citocinas mediadoras do processo inflamatório presentes na urina. A IL-6 pode aumentar na ITU baixa, mas se eleva principalmente na PNA. É interessante salientar que a IL-6 não é encontrada na urina de crianças com febre cuja origem não seja renal. A IL-6 estimula o hepatócito a produzir PCR e fibrinogênio, elevando a VHS e agindo como um potente pirógeno endógeno.

• Creatinina sérica: deve ser solicitada apenas para os casos com história de ITU de repetição ou com suspeita de envolvimento renal.

• Hemocultura: não é exame fundamental. No entanto, pode se tornar necessário para bebês com menos de 2 meses de vida ou à medida que a febre persiste a despeito do tratamento ou na observação de piora clínica com sinais de sepse.

Conduta

Na cistite o tratamento visa, principalmente, melhorar os sintomas clínicos do paciente, uma vez que essa infecção é considerada benigna por não acarretar prejuízo à função renal. Na PNA o uso de antimicrobianos visa ao tratamento precoce da infecção, diminuindo o risco de formação de cicatrizes e consequente deterioração da função renal. Na BA o tratamento é contraindicado devido à possibilidade de ocorrer substituição da bactéria contaminante, geralmente de baixa virulência, por cepa de maior virulência, uma vez que o paciente tende a recolonizar o trato urinário pouco tempo após a suspensão do antimicrobiano. O tratamento está indicado apenas quando a bacteriúria torna-se sintomática e/ou há sinais de progressão do dano renal. Em portadores de bexiga neurogênica, a bacteriúria assintomática pode estar presente em aproximadamente 80% dos casos, principalmente nos

que realizam cateterismo vesical intermitente limpo. O uropatógeno habitualmente encontrado é a *E. coli*, que parece proteger o uroepitélio da colonização por outras enterobactérias de maior virulência. Está contraindicado o uso de quimioprofilaxia na vigência de colonização do trato urinário porque, além de inefetiva, pode induzir aumento da resistência aos antimicrobianos habituais.

Em vista da inespecificidade dos sintomas de ITU em Pediatria, sempre que for possível, realizar o exame bacterioscópico; a terapêutica pode ser orientada pelo resultado desse exame. Quando a bacterioscopia não estiver disponível e houver suspeita clínica de pielonefrite, o tratamento não deve ser retardado. No lactente, na prática, a ITU é sempre considerada PNA.

A decisão da internação pode ser orientada seguindo determinados critérios: idade abaixo de 3 meses, sinais de sepse por foco urinário ou bacteremia em potencial, paciente imunocomprometido, intolerância/dificuldade de aceitação por via oral, dificuldade na adesão ao tratamento ambulatorial, falha no tratamento ambulatorial e ITU anterior por agente multi-resistente (*P. aeruginosa*, por exemplo).

A antibioticoterapia, de acordo com a AAP, deverá ser introduzida logo após coleta adequada de urina para cultura, sempre que houver suspeita clínica de ITU, principalmente em faixa etária de risco para lesão renal, uma vez que a demora no resultado da urocultura pode acarretar prejuízo para a função renal do paciente. Entretanto, diante de crianças com sintomatologia inespecífica (parada de ganho de peso, por exemplo) ou sintomas urinários isolados, deve-se aguardar a urocultura, pois se pode medicar urinas estéreis ou comprometer coletas posteriores em resultados duvidosos. A escolha do antimicrobiano na ITU não complicada, adquirida na comunidade, é empírica. Baseia-se na prevalência dos uropatógenos naquela comunidade, na manutenção do padrão de sensibilidade às drogas habitualmente utilizadas para o tratamento da ITU e no fato de haver ou não recorrência ou reinfecções em curto prazo.

A seleção bacteriana é fator importante a ser considerado na escolha terapêutica. As bactérias uropatogênicas, na grande maioria, são procedentes do intestino grosso. Desse modo, a escolha dos antibióticos requer um cuidado especial, pois devem atingir altas concentrações no trato urinário sem repercussão (ou mínima) no trato gastrointestinal.

Antimicrobianos como ampicilina, amoxicilina, cefalosporinas, aminoglicosídeos, nitro-furantoína e sulfametoxazol-trimetoprima apresentam boa eficácia no tratamento das infecções por *E. coli*. As sulfas, aminoglicosídeos e o ácido nalidíxico cursam com discreta repercussão na flora intestinal. As cefalosporinas (1ª e 2ª geracões), assim como amoxicilina/amoxicilina com ácido clavulânico poderiam causar repercussão significativa, principalmente se utilizados por longo período ou com breves intervalos.

Devido à excreção predominantemente urinária dos vários agentes antimicrobianos, a dose necessária para tratar a ITU é menor do que aquelas habitualmente usadas para outros tipos de infecção. Diante de uma criança com quadro clínico sugestivo de infecção renal, a opção deve recair sobre os agentes bactericidas (amoxicilina, cefalosporinas e aminoglicosídeos). A AAP alerta que já existe em sua população a resistência de 50% a amoxicilina e ampicilina, orientando assim a preferência por cefalosporina de 1ª geração ou aminoglicosídeos como primeira linha medicamentosa. No nosso meio, diversos serviços têm encontrado uma resistência crescente das *E. coli* às cefalosporinas de primeira geração. Assim sendo, diversos serviços têm indicado as cefalosporinas de segunda geração (axetilcefuroxima, por exemplo), para tratamento de pacientes com suspeita de pielonefrite.

A antibioticoterapia por via oral (VO) é a preferencial, na criança em bom estado geral, sem vômitos, desde que o paciente tenha condições de ser acompanhado ambulatorialmente. São consideradas drogas de escolha:

• nitrofurantoína: 3 mg/kg/dia (máximo de 300 mg/dia), em 3 doses. Trata-se de medicamento de baixo custo, com boa sensibilidade antibiótica e com índices de resistência terapêutica baixos;

• ácido nalidíxico: 30 a 50 mg/kg/dia, em 3 a 4 doses (máximo de 2 g/dia). É medicamento bem tolerado, com poucos efeitos colaterais, e de baixo custo. O principal efeito colateral, observado em poucos lactentes, é a hipertensão intracraniana (pseudotumor cerebral);

• sulfametoxazol/trimetoprima: amplamente utilizado nos EUA, mas apresentando nas últimas décadas resistência crescente dos uropatógenos habituais;

• cefalexina: 50 mg/kg/dia (máximo de 2 g/dia), divididos em intervalos de 6 ou de 8 horas. Essa droga pode repercutir na flora intestinal normal, favorecendo a colonização por uropatógenos multirresistentes. Os dados mais recentes têm demonstrado resistência ao redor de 30% no Brasil.

• Axetil-cefuroxima: 30 mg/kg/dia (máximo de 1 g/dia), divididos de 12 em 12 horas. Droga que tem sido usada em substituição à cefalexina, devido à resistência crescente. Também pode repercutir na flora intestinal normal. Além disso, é uma droga pouco palatável, que dificulta adesão.

Até pouco tempo, a presença de pielonefrite era um dos critérios obrigatórios de tratamento parenteral. Atualmente, a AAP defende que o tratamento oral ou parenteral é igualmente eficaz no tratamento do paciente com pielonefrite. A diferença está na duração do tratamento: a cistite poderia ser tratada por um período de 3 a 5 dias; já a pielonefrite, o tratamento deve ter entre 7 a 14 dias de duração. Opta-se pelo tratamento parenteral quando a ITU é causada por bactéria resistente às drogas de administração oral ou é acompanhada de queda do estado geral, toxemia, taquicardia persistente e má perfusão tecidual. Nos portadores de ITU complicada: dilatação ureteral, obstruções ou cálculos nas vias urinárias com suspeita de pionefrose (coleção de urina infectada), além da terapêutica intravenosa, pode estar indicada a drenagem da coleção. Em lactentes com até 3 meses de vida, a via de eleição é a parenteral. Os antibióticos preferencialmente e mais utilizados por via parenteral são:

• aminoglicosídeos: são drogas de eliminação renal, que podem atingir altas concentrações no parênquima renal, sendo consideradas, por isso, as melhores para o tratamento da pielonefrite. A amicacina pode ser administrada por via IM em uma dose ao dia de 15 mg/kg (máximo de 1 g/dia). Gentamicina pode ser outra opção. Os aminoglicosídeos são potencialmente nefro e ototóxicos, devendo haver controle rigoroso da função renal e, se necessário, com correção de dose de acordo com o *clearance* de creatinina;

• ceftriaxona: uma dose ao dia de 50 a 100 mg/kg (máximo de 2 g/dia). Tem como efeito colateral o espessamento da bile, sendo, portanto, contraindicada a pacientes com icterícia e alteração da função hepática ou em RN ictéricos.

Há restrições quanto ao uso rotineiro das quinolonas fluoradas em pacientes pediátricos, devido a alterações que podem ocorrer na cartilagem de crescimento durante estudos experimentais. A AAP preconiza que as fluoroquinolonas podem ser utilizadas, eventualmente, em casos de ITU complicada, diminuindo a indicação e o tempo de hospitalização.

O emprego de esquemas curtos ou dose única não é aconselhável no tratamento da ITU na infância porque pode induzir resistência bacteriana. Habitualmente utilizamos esquemas terapêuticos com 7 a 14 dias de duração. A AAP permite tratamentos mais curtos (5 dias) para as crianças maiores, com poucos sintomas, sem febre ou com febre baixa e sem fatores de risco ou história pregressa significativa.

A urocultura de controle, anteriormente considerada obrigatória no meio e no fim do tratamento, acabou entrando em desuso, sendo apenas recomendada em casos

TEP – Título de Especialista em Pediatria

excepcionais, como em situações de divergência entre a sensibilidade demonstrada no antibiograma e a resposta clínica do paciente.

A terapêutica de troca consiste na troca da via de administração do antimicrobiano introduzido inicialmente por outra droga de espectro semelhante e, de preferência, de sensibilidade comprovada pelo antibiograma. Geralmente, a troca é realizada entre uma droga de uso parenteral (aminoglicosídeo ou ceftriaxona), entre o 3º e o 5º dia de administração, pelo menos 24 horas após a melhora da febre, para outra de uso oral, por mais 7 a 10 dias. Essa medida abrevia o tempo de internação, é menos onerosa e mais confortável para o paciente.

Com relação ao antibiograma, tem-se uma situação particular quando se lida com ITU. Como são utilizados discos de antibióticos com concentrações padronizadas para determinar a inibição do crescimento bacteriano no sangue, não se tem uma ideia precisa da eficácia daqueles agentes cuja excreção é predominantemente renal (concentrações urinárias elevadas). Dessa maneira, mesmo quando os antibióticos de primeira escolha são rotulados como "resistentes" no antibiograma, é possível sua utilização com bons resultados terapêuticos.

Algumas medidas gerais devem ser consideradas para as crianças que tem e tiveram ITU. É importante informar à família que apenas 20% a 30% das crianças, principalmente meninas, apresentarão um único surto. As demais terão novos episódios, e a repetição aumenta o risco de lesão renal irreversível e futura perda de função renal. Os fatores de risco para pielonefrite e formação de cicatriz renal devem ser abordados, salientando-se, em especial, o risco da ITU em baixo grupo etário e do retardo no diagnóstico e tratamento da infecção. Diante de novas situações de febre, sempre deve-se pensar em recorrência da ITU.

Crianças portadoras de constipação intestinal crônica são, frequentemente, retentoras também de urina. A retenção voluntária de urina pode ocasionar aumento da capacidade vesical, secundária a estase de urina na bexiga e formação de resíduo vesical pós-miccional, que são os principais fatores de perpetuação da ITU de repetição. A correção simultânea do hábito urinário e intestinal é eficaz e fundamental para a obtenção de êxito no tratamento e eventual diminuição do número de surtos de ITU.

Devemos ter atenção e corrigir o hábito miccional. Na maioria das crianças o controle miccional diurno ocorre entre 24 a 36 meses. A criança deve ser orientada a urinar ao acordar e antes de deitar e, durante o dia, com intervalos regulares de aproximadamente 2 a 3 horas, com tempo de micção de aproximadamente um minuto, tempo suficiente para esvaziamento completo do conteúdo vesical. As meninas devem urinar sentadas, com os pés totalmente apoiados no chão ou, quando pequenas, com os pés apoiados sobre um suporte, procurando relaxar a musculatura perineal, o que facilita o esvaziamento vesical completo. As crianças com RVU ou instabilidade vesical devem fazer a micção em dois tempos (a cada micção, urinar duas vezes seguidas, com intervalo aproximado de cinco minutos).

Na limpeza perineal, a família deve ter atenção ao sentido da higienização: sempre de frente para trás. No tratamento de infecções respiratórias, sempre evitar antibióticos que promovem grande alteração da flora intestinal.

Quimioprofilaxia

O uso da profilaxia medicamentosa é controverso. Baseia-se na observação de que doses subinibitórias de alguns antimicrobianos, habitualmente utilizadas no tratamento da ITU, poderiam atingir concentrações urinárias suficientes para inibir a multiplicação de bactérias uropatogênicas no trato urinário. O objetivo seria diminuir o número de surtos de ITU em indivíduos que apresentam infecções de repetição e, consequentemente, o risco de dano renal. Não deve ser utilizada em pacientes colonizados (bacteriúria assintomática), pelo risco de induzir resistência antimicrobiana. Questiona-se a real contribuição da profilaxia no acompanhamento de crianças com ITU. Estudo de revisão realizado em 2006 concluiu que não há evidências claras de que a profilaxia previna ITU sintomática e também da "dose ótima" e duração adequada da profilaxia. Consta, até o momento, que a indicação deve ser individualizada, e sua permanência deverá estar vinculada ao benefício efetivo para o paciente. Não foram encontradas até o momento evidências claras de que a profilaxia antimicrobiana beneficiasse portadores de RVU graus I a IV, tornando sua indicação discutível. Já nos refluxos grau V, o número escasso de pacientes nessa condição na maioria das revisões da literatura não deixa claro se há benefício na introdução de profilaxia. Nos portadores de hidronefrose neonatal e doenças urinárias cirúrgicas, a profilaxia deve ser instituída desde o nascimento até a realização do diagnóstico por imagem, quando sua manutenção deverá ser reavaliada.

No pós-operatório observamos, em alguns casos, um aumento dos surtos de ITU nos primeiros meses (provavelmente pela manipulação e uso de cateteres), podendo se beneficiar com a manutenção da profilaxia por 3 a 4 meses, até o restabelecimento das condições de defesa do trato urinário.

Investigação do trato urinário

O foco de atenção no cuidado da criança com ITU tem sido não somente relacionado ao diagnóstico e tratamento precoces do episódio infeccioso agudo, como também à minimização do dano renal crônico e suas consequências clínicas. No seguimento de controle da criança com ITU, deve ser considerada, portanto, a necessidade de investigação do trato urinário, com a finalidade de identificar as crianças de maior risco de comprometimento renal. Muitos pacientes, após a confirmação de ITU, precisarão realizar investigação por imagem do trato urinário. Porém, o protocolo ideal de investigação permanece controverso. Alguns autores sugerem que a investigação dessas crianças, portadoras de ITU, seja limitada àqueles pacientes com alto risco de desenvolver dano renal. Discute-se, portanto, que a investigação por imagem talvez devesse ser individualizada. A principal finalidade é diagnosticar possíveis malformações ou disfunções urinárias que aumentem o risco de novos surtos de ITU (em especial de pielonefrite), que dificultem a erradicação da bactéria ou predisponham a reinfecções. Quanto menor a faixa etária do paciente, maior a probabilidade de haver malformações urinárias. Anormalidades estruturais do trato urinário são encontradas entre 30 e 50% das meninas, e, em porcentagem pouco maior, nos meninos, na presença de ITU durante o primeiro ano de vida. Dados epidemiológicos mostram que 5 a 10% das crianças com ITU apresentam obstrução do trato urinário como patologia associada e 30 a 50% apresentam RVU.

A finalidade para a investigação com exames de imagem do trato urinário nas crianças com ITU são: detectar precocemente anomalias estruturais e funcionais, fatores predisponentes à ITU de repetição e pielonefrites, dimensionar a gravidade do dano renal, seja pela presença de cicatrizes renais, seja pela presença de rim atrófico pielonefrítico, constatar deformidades caliciais, principalmente dilatações e baqueteamentos, assim como avaliar a espessura da cortical renal e determinar, por meio de exames periódicos, o crescimento do rim, bem como a presença de novas cicatrizes.

A ultrassonografia renal e de vias urinárias (USG) é um exame não invasivo, não requer preparo prévio. Visualiza a topografia e a dimensão renal, fornecendo uma noção estrutural e anatômica do trato urinário. Localiza malformações calculosas renais e tem boa resolução para coleções líquidas. É método útil na detecção da maioria das malformações do trato urinário. Quando realizada pré e pós-miccional, possibilita analisar as características da parede vesical e quantificar o volume residual de urina. Nos casos de pielonefrite, pode evidenciar aumento da ecogenicidade e aumento do volume renal (exame normal, entretanto, não descarta pielonefrite). A sensibilidade desse exame no diagnóstico da PNA varia de 10 a 60% e, na detecção de cicatrizes renais pode variar de 40 a 90%. A USG também não nos fornece informações sobre a qualidade da função renal. Está indicada como exame de triagem inicial das malformações do trato urinário, em qualquer faixa etária.

A urografia excretora é capaz de revelar, com detalhes, a função e a morfologia renal. As radiografias mais precoces revelam a dimensão renal e a espessura cortical, além da avaliação da função de cada um dos rins por intermédio do tempo de início da eliminação do contraste. As radiografias posteriores irão delinear as estruturas anatômicas renais, localizando e dimensionando a gravidade do dano renal (malformações, cistos, litíase, etc.) e sua repercussão no trato urinário (dilatação ureteral e/ou pielocalicial, hidronefrose, rim atrófico, etc.). É um exame adequado para avaliação estrutural do rim, em particular das alterações morfológicas resultantes da cicatriz pielonefrítica. A visualização radiológica da cicatriz renal nem sempre é precoce, podendo ocorrer de oito meses a dois anos após o surto de pielonefrite. Para a detecção de cicatrizes renais, a UGE apresenta sensibilidade maior que a USG, mas menor que os métodos radioisotópicos (gradual substituição).

A uretrocistografia miccional (UCM) é o método ideal para visualização do trato urinário inferior. Evidencia alterações da capacidade e estrutura vesical, assim como obstruções infravesicais. É o exame de eleição para o diagnóstico de RVU, não devendo ser realizado em presença de ITU pelo risco de determinar ascensão das bactérias pelo ureter.

É por meio da UCM que se classifica o RVU em cinco graus:

- grau I: o refluxo não atinge os rins, apenas o ureter;

- grau II: o refluxo atinge o rim (pelve e cálices), porém não causa deformidade (dilatação);

- grau III: o refluxo atinge a pelve e os cálices renais, com dilatação e tortuosidade leve ou moderada de ureter, mas com distensão dos cálices ausente ou discreta;

- grau IV: refluxo com dilatação e/ou tortuosidade moderada do ureter, pelve e cálices;

- grau V: refluxo com grande dilatação e tortuosidade de ureter, pelve e cálices; perda das impressões papilares na maioria dos cálices e refluxo intrarrenal.

TEP – Título de Especialista em Pediatria

O mapeamento renal com radioisótopos (cintilografia) apresenta como grande facilidade o baixo índice de radiação recebido pelo paciente, quando comparado à UGE. Classicamente, os três exames são os mais realizados.

• Mapeamento renal com ácido dimercaptossuccínico marcado com tecnécio (DMSA): esse radiofármaco liga-se às proteínas plasmáticas, fixando-se nas células tubulares dos túbulos contornados proximais e alças de Henle, onde forma uma imagem representativa da morfologia renal, tornando possível dimensionar o rim (detecção de rim atrófico e vicariância), observação precoce de cicatriz pielonefrítica (preferencialmente nos polos renais) e áreas hipocaptantes (função relativa de cada rim). Apresenta maior sensibilidade que a UGE para detectar cicatrizes renais, pois áreas inflamatórias diminuem a captação do DMSA antes que a atrofia do parênquima e as cicatrizes propriamente ditas apareçam. É um bom método diagnóstico, permite identificar a presença de pielonefrite aguda. Esse exame apresenta várias vantagens em relação à UGE: utiliza radiofármaco que não apresenta reações alérgicas, não necessita de preparo intestinal prévio, menor taxa de exposição à radiação, imagens de alta resolução, independentemente da faixa etária. Sabe-se que 10 a 15% das pielonefrites agudas evoluem para cicatriz renal. A presença de comprometimento renal compatível com pielonefrite na cintilografia renal com DMSA, quatro a cinco meses após o controle da infecção, representa cicatriz. Entretanto, a investigação inicial na criança com ITU é controversa. Alguns autores preconizam que a cintilografia renal com DMSA seja realizada na fase aguda da ITU em toda criança, com o objetivo de verificar se há comprometimento renal; outros recomendam que esse exame seja feito apenas para a identificação de sequelas (cicatrizes) renais. Em nossa prática clínica, vemos que, devido à baixa disponibilidade imediata do exame, é um procedimento realizado prioritariamente na busca de cicatrizes renais.

• Estudo dinâmico com ácido dietilenotriaminopentaacético marcado com tecnécio (DT–PA): marcador filtrado e excretado pelo néfron. Fornece dados sobre a função renal e possibilita a avaliação da perfusão renal e da capacidade de concentração e excreção de cada rim por meio do renograma, bem como permite o diagnóstico de obstrução em qualquer nível do trato urinário.

• Cistografia isotópica: apresenta maior sensibilidade na detecção do refluxo, mas não mede seu grau tampouco dá uma avaliação anatômica detalhada da região vesicoureteral, ou seja, embora tenha vantagens em relação à UCM pela menor dose de radiação (10 a 20 vezes menor), não permite boa visualização anatômica da bexiga e uretra, essenciais em uma primeira avaliação da criança com ITU. É uma boa opção para seguimento.

Recomendações para seguimento de pacientes com ITU

A recomendação atual da AAP para investigação e seguimento de ITU segue o fluxograma apresentado na figura 46.1. Nestas recomendações da AAP, o corte de 1 ou 2 % de risco para iniciar a investigação, será baseado em decisão clínica individual, como já citado anteriormente. Indica-se investigação do trato urinário em todas as crianças após ITU: a novidade é que a investigação é mínima. A USG será realizada em todos os pacientes, mas a UCM, diferentemente de recomendações anteriores, estaria indicada apenas no segundo episódio de ITU, em caso de anormalidade ao USG, ou nos casos complexos ou atípicos. Não é apresentada nenhuma definição precisa nessa diretriz do que seria uma ITU atípica. Também não são descritas as indicações precisas da realização de DMSA para investigação de cicatrizes renais.

As recomendações do NICE (2007) para a investigação dos pacientes com infecção urinária estão baseadas nos seguintes aspectos:

• idade do paciente: quanto mais jovem o paciente, maior será a investigação;

• ocorrência de pielonefrite, definida, por essa diretriz, arbitrariamente, sempre que houver bacteriúria significativa associado a febre maior que 38 °C e/ou associado a dor lombar;

• recorrência, considerada em 3 situações: 3 ou mais episódios de cistite; 2 ou mais episódios de pielonefrite; 1 pielonefrite seguida por 1 ou mais episódios de cistites;

• infecção atípica: será considerada uma ITU atípica se estiver presente um ou mais das seguintes características: paciente séptico ou gravemente doente, má resposta após 48 horas de tratamento adequado, infecção por microrganismo diferente de *E. coli*, presença de massa palpável ou bexigoma, diminuição do fluxo urinário e aumento dos níveis de creatinina.

Infecção do trato urinário

Figura 46.1 – Fluxograma de abordagem da ITU em crianças de 2 a 24 meses de idade.

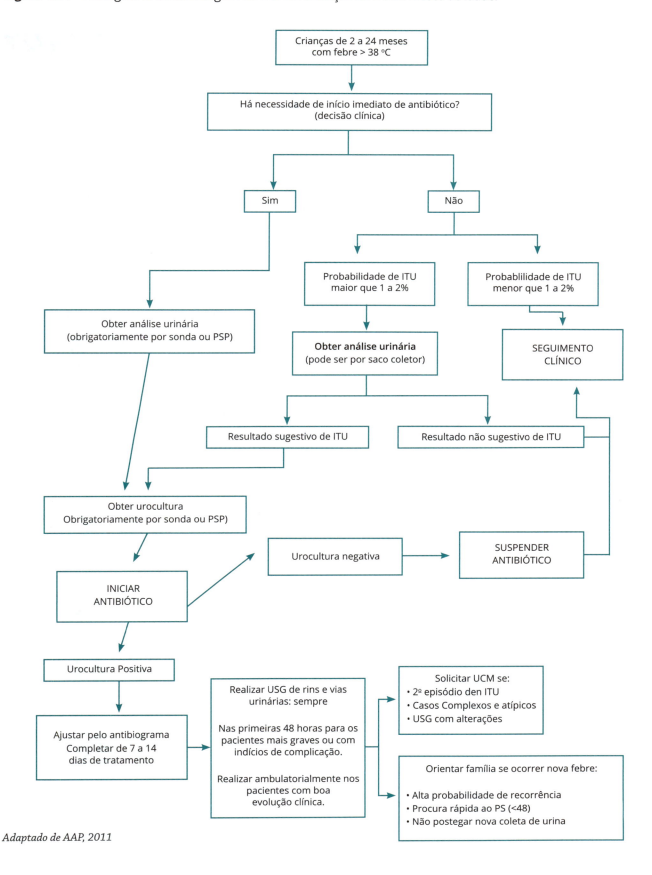

Adaptado de AAP, 2011

TEP – Título de Especialista em Pediatria

Os exames solicitados por essa diretriz podem ser resumidos no quadro 46.3.

Quadro 46.3 – Investigação do trato urinário após ITU (NICE, 2007)

UCM	DMSA	USG			
Não recomendado	Não recomendado	Realizar ambulatoriamente	< 6 meses		
Não recomendado	Não recomendado	Não recomendado	6 meses a 3 anos	Faixa etária	ITU com boa resposta ao tratamento em 48h
Não recomendado	Não recomendado	Não recomendado	> 3 meses		
Recomendado	Recomendado	Realizar precocemente	< 6 meses		
Não recomendado	Recomendado	Realizar precocemente	6 meses a 3 anos	Faixa etária	ITU atípica
Não recomendado	Não recomendado	Realizar precocemente	> 3 meses		
Recomendado	Recomendado	Realizar precocemente	< 6 meses		
Não recomendado	Recomendado	Realizar precocemente	6 meses a 3 anos	Faixa etária	ITU recorrente
Não recomendado	Recomendado	Realizar precocemente	> 3 meses		

Podemos notar que esta recomendação reserva a realização de USG de vias urinárias apenas nos lactentes jovens (< 6 meses) e nos casos de ITU atípica ou recorrente. Percebemos ainda que nos casos de ITU atípica, recomenda-se realizar o exame precocemente, ainda durante a infecção aguda, com o objetivo de descartar complicações. Já nas outras situações, recomenda-se que este USG seja realizado ambulatorialmente, em até 6 semanas após o quadro agudo, com o objetivo de descartar malformações. Caso o USG demonstre anormalidades estará indicada a realização de uretrocistografia miccional (UCM). Também estará indicada a realização de UCM nos pacientes abaixo de 6 meses com ITU atípica ou recorrente. Alteração do fluxo urinário e história familiar de RVU também devem ser considerados para indicação da realização de UCM. Como o objetivo da realização de DMSA nestes casos é investigar a ocorrência de cicatrizes renais, o exame deverá ser realizado em 4 a 6 meses após a infecção aguda, para não haver confusão entre os achados da infecção aguda e os achados de cicatrizes renais.

Algumas afecções malformativas do trato urinário

Refluxo vesicoureteral

O RVU primário é a alteração mais comumente encontrada nas crianças com ITU e se deve ao encurtamento do segmento ureteral intramural (ausência de mecanismo valvar da obliquidade de inserção do ureter na bexiga). Postula-se transmissão genética do RVU primário, com ocorrência familiar elevada. Pode-se encontrar RVU secundário à obstrução uretral e à disfunção miccional, sem anormalidade intrínseca da junção ureterovesical. Vários autores relatam a ocorrência de 30 a 50% de RVU primário em crianças até 2 a 3 anos, com ITU sintomática, em ambos os sexos. Salienta-se que, quando ocorre RVU, os fatores de virulência não são necessários para determinar eventuais cicatrizes pielonefríticas. A classificação internacional para o RVU está apresentada na descrição da UCM. A possibilidade de regressão espontânea do RVU primário guarda relação direta com a gravidade do refluxo inicial.

Anomalias obstrutivas do trato urinário

Malformações estruturais obstrutivas são encontradas em cerca de 2% das meninas e em 10% dos meninos com ITU sintomática. Outras condições que podem atuar como causa obstrutiva "funcional", favorecendo a instalação de ITU recorrente e pielonefrite, são representadas pelos distúrbios funcionais da micção secundários à bexiga neurogênica e aos distúrbios metabólicos que ocasionam formação de cálculos urinários. A seguir estão apresentadas as causas estruturais obstrutivas mais observadas em crianças com ITU.

Válvula de uretra posterior (VUP)

Afecção restrita ao sexo masculino. Consiste em membranas, de espessura variável, que produzem um efeito valvular, fechando-se durante o ato miccional e impedindo ou dificultando o livre fluxo urinário (permitem a entrada, por exemplo, de um cateter na uretra, mas impedem ou comprometem o fluxo mic-

Infecção do trato urinário

cional). Cursa com manifestações que dependem da intensidade de obstrução. Atualmente, o diagnóstico presumível é dado pela ecografia pré-natal e deve ser confirmado por ecografia no primeiro dia de vida ou ao término da primeira semana, se necessário. A UCM revela alterações vesicais (bexiga trabeculada, de "esforço", eventualmente divertículos) e dilatação da uretra posterior, contrastando nitidamente com a uretra distal não dilatada e a presença da válvula. Esse exame confirma de forma segura o diagnóstico de VUP; informa sobre a presença ou não de RVU e alterações da bexiga e uretra.

Estenose de JUP (junção ureteropiélica)

Consiste na causa mais comum para determinação de hidronefrose (dilatação dos cálices e pelve renal). Predomina e manifesta-se nos primeiros anos de vida e representa aproximadamente 40% das massas renais na criança. É duas vezes mais frequente no sexo masculino e entre 10 e 25% dos casos são bilaterais. O uso rotineiro da USG gestacional mudou o panorama anterior, no qual, na maioria das vezes, o diagnóstico era feito de forma tardia. A insuficiência funcional do rim e as infecções urinárias são as duas graves consequências desse processo obstrutivo.

Estenose de JUV (junção ureterovesical)

Em geral, esse processo malformativo está associado à origem ectópica do broto ureteral, levando à dilatação do ureter correspondente (megaureter).

Duplicidades pieloureterais e ureteroceles

Essas duas entidades estão intimamente relacionadas, sendo que a maioria das ureteroceles ocorre em sistemas duplicados na extremidade do megaureter, que drena a unidade hidronefrótica. As duplicidades ureterais são geneticamente determinadas, autossômicas dominantes, afetando 0,1% da população. Podem ser completas ou incompletas, uni ou bilaterais.

PONTOS PRÁTICOS

- A infecção do trato urinário (ITU) em Pediatria é mais comum no sexo feminino; no primeiro ano, entretanto, é mais comum nos meninos pela associação com doenças obstrutivas do trato urinário.

- O diagnóstico adequado dos episódios de ITU é fundamental; na evolução de uma infecção alta pode haver desenvolvimento de cicatrizes renais. Cicatrizes renais relacionam-se com hipertensão e doença renal crônica (IRC) décadas mais tarde na vida do indivíduo. Na prática, em lactentes, toda ITU é considerada pielonefrite.

- Em crianças menores, a ITU pode manifestar-se de forma inespecífica: febre sem sinais de localização, irritabilidade, inapetência, vômitos, baixo ganho ponderal e a "criança que não vai bem". Deve-se valorizar, portanto, história de ITU pregressa, queda do estado geral, elevação de temperatura maior que 39 graus sem outro foco e ausência de circuncisão no menino.

- A urina deve ser colhida por um método "limpo" em crianças que não tem controle esfincteriano: sondagem vesical ou punção suprapúbica. A urocultura é o exame confirmatório.

- A investigação do trato urinário deve ser sempre realizada na criança que apresentou ITU; atualmente indica-se, inicialmente, a ultrassonografia renal e de vias urinárias para todas as crianças. Sempre que possível, realizar cintilografia com DMSA após cerca de 6 meses para diagnóstico de eventual cicatriz renal. Outros exames, como a uretrocistografia miccional são solicitados na dependência do resultado desses exames e nos casos de ITU recorrentes.

Questões de Treinamento

1. Um bebê, previamente hígido, de 3 meses, sexo feminino, chega ao pronto-socorro com uma história de dois dias de temperatura de até 39,2 graus, hipoatividade e dois episódios de vômitos. Ao exame físico, apresenta FC de 140bpm, FR de 30irpm, PA de 70x40mmHg e temperatura de 38,8 graus. Ela encontra-se alerta, hidratada, irritável, porém, consolável e sem nenhum outro achado significativo em seu exame geral e específico. Você obtém uma amostra de urina por sondagem vesical que revela 25000 leucócitos/ml, 10000 eritrócitos/ml e positividade para detecção de nitritos, leucocitoesterase e bactérias. Qual deve ser a mais adequada conduta para essa criança?

   a. Internação hospitalar e administração de ampicilina intravenosa
   b. Internação hospitalar e administração de ciprofloxacina intravenosa
   c. Internação hospitalar e administração de vancomicina intravenosa
   d. Tratamento ambulatorial com cefalosporina por via oral
   e. Tratamento ambulatorial com amoxicilina por via oral

2. Uma adolescente de 12 anos vem para uma consulta de rotina. Ela é uma menina saudável, frequenta a escola e não é sedentária, fazendo aula de dança 3x/semana. Ela descreve ocasionalmente discreta dor abdominal periumbilical que melhora sem qualquer intervenção. Também descreve quadro de urgência miccional em algumas ocasiões. Seus sinais vitais são normais e ela está afebril. Ela ainda não menstruou. O exame físico não identifica qualquer anormalidade e seu exame abdominal revela ruídos hidroaéreos em todos os quadrantes e não há dor à palpação, nem massas, nem hepatoesplenomegalia. Uma amostra de urina, colhida do jato médio revela 20 leucócitos/campo, negatividade para nitritos e proteínas e pequena quantidade de leucocitoesterase. Qual seu próximo passo?

   a. Antibioticoterapia com amoxicilina
   b. Observação
   c. Ultrassonografia renal
   d. Antibioticoterapia com sulfametoxazol-trimetoprim
   e. Uretrocistografia miccional

3. Bebê, masculino, 15 meses de idade, não circuncidado, vem ao seu pediatra com 4 dias de falta de apetite, hipoatividade e febre baixa. Uma urina coletada por um método "limpo" é enviada para cultura, que evidencia mais de 50.000 UFC/ mL de Escherichia coli sensível à cefalexina, sulfametoxazol-trimetoprim e nitrofurantoína. Você administra a antibioticoterapia oral. Em seguida, o próximo exame mais apropriado é:

   a. cintilografia renal com DMSA
   b. ultrassonografia renal e de vias urinárias
   c. ultrassonografia renal e de vias urinárias e uretrocistografia miccional
   d. uretrocistografia miccional e cintilogradia com DMSA
   e. uretrocistografia miccional

4. Os pais de uma criança de 3 anos de idade, com quadro de infecções urinárias de repetição e refluxo vesicoureteral grau II perguntam para você sobre os riscos e benefícios da antibioticoterapia profilática. Das seguintes afirmações, qual é **correta**?

   a. Somente crianças com graus IV e V de refluxo deveriam receber antibioticoprofilaxia
   b. Antibioticoprofilaxia pode ser utilizada somente por um período de seis meses para impedir resistência dos organismos causadores de infecção
   c. Antibioticoterapia profilática pode ser efetiva para algumas crianças, mas a falta de evidência sobre a proteção contra cicatrizes renais e o aumento da resistência bacteriana impedem recomendações absolutas
   d. Antibioticoprofilaxia não demonstrou-se benéfica para crianças com infecções urinárias de repetição
   e. A frequência de infecções urinárias é a mesma em crianças que recebem ou não quimioprofilaxia antimicrobiana

5. Menina de 5 anos de idade apresenta-se para consulta de rotina pediátrica. Ela tem história de obstipação crônica e recentemente iniciou quadro de enurese noturna secundária, além de apresentar quadros de aumento da frequência e urgência miccional. Você está preocupado sobre disfunção miccional. Você inicia uma discussão com os pais sobre um plano de gestão da obstipação intestinal, dizendo a eles que isso poderá refletir-se positivamente nos sintomas urinários. Os pais te perguntam como a obstipação está relacionada com a disfunção miccional. Das seguintes, qual é a mais apropriada resposta?

   a. O tratamento com antibióticos da infecção urinária melhora o quadro de obstipação
   b. Obstipação é claramente relacionada com infecção do trato urinário e pode levar à disfunção do trato urinário inferior
   c. O diagnóstico de verminose (enterobíase) reduzirá os sintomas da obstipação
   d. O aumento da ingestão de fibras e água irá melhorar a sua obstipação e a disfunção miccional
   e. A administração de lactobacilos melhora a obstipação pela produção de ácido lático que estimula a motilidade intestinal

Gabarito comentado

1. De acordo com as recomendações mais atuais, essa criança pode ser tratada ambulatorialmente. Não é um recém-nascido, nem está toxemiada ou com vômitos incoercíveis. Resposta D

2. Leucocitúria estéril pode ocorrer na presença de processos infecciosos ou inflamatórios, locais ou sistêmicos, renais ou extrarrenais, tais como: dermatites perineais em geral (incluindo vulvovaginite e balanopostite), glomerulonefrites, na vigência de algumas viroses, gastroenterocolites, desidratações, doença de Kawasaki, febre de qualquer etiologia, manipulação ou cateterização das vias urinárias. Resposta B

3. Infecção do trato urinário confirmada, realiza-se investigação mínima do trato urinário com ultrassonografia. Resposta B

4. Assunto polêmico ainda em Pediatria, a antibioticoterapia profilática para ITU não é mais recomendada indiscriminadamente, pois faltam evidências de seu benefício. Resposta C

5. Em toda criança com queixas urinárias e história de infecções de repetição, deve-se avaliar o padrão de evacuações; a constipação, enquanto não tratada, contribui para a evolução negativa do quadro urinário. Resposta B

Fontes consultadas e leitura recomendada

Subcommittee on Urinary Tract Infection, Steering Committee on Quality Improve-ment and Management (2011) Urinary tract infection: clinical practice guideline for the diagnosis and management of the Initial UTI in febrile infants and children 2 to 24 months. Pediatrics.

Morl, R.; Lakhanpaul, M.; Verrier-Jones, K. *Diagnosis and management of urinary tract infection in children:* summary of NICE guidance. British Medical Journal, 2007. 335: p. 395–397.

Tullus, K. *What do the latest guidelines tell us about UTIs in children under 2 years of age.* Pediatric Nephrology, 2012. 27 (4): p. 509-11.

Roberts, K.B. *Revised AAP Guideline on UTI in Febrile Infants and Young Children.* American Family Physician, 2012 Nov 15. 86 (10): p. 940-6.

Síndrome nefrítica 47

Gabriel N. Benevides

A síndrome nefrítica ou glomerulonefrite (GN) é basicamente caracterizada por uma tríade: hematúria, edema e hipertensão. A GN mais comum na faixa etária pediátrica é a GN pós-estreptocócica (GNPE) ou pós-infecciosa, anteriormente denominada GN difusa aguda (GNDA). A GNPE, juntamente com a febre reumática, representa sequela tardia (não supurativa) de um evento estreptocócico prévio (faringotonsilite ou infecção de pele). O quadro clínico pode variar, do assintomático à clássica síndrome nefrítica com lesão renal, oligúria, diminuição do ritmo de filtração renal e proteinúria. Em crianças o prognóstico em longo prazo é favorável, mas pode ser devastador em uma minoria.

Epidemiologia

No mundo, a incidência estimada da GNPE é de 470.000 novos casos por ano; destes, 97% ocorrem em países em desenvolvimento. Essa discrepância é explicada pela maior prevalência de infecções pelo *Streptococcus pyogenes* (estreptococo beta-hemolítico do grupo A – GAS, em inglês) nestes países. É duas vezes mais frequente no sexo masculino. Sua presença segue a incidência das infecções estreptocócicas, principalmente a faringite e as infecções de pele (impetigo, erisipela e celulite). Assim, acomete predominantemente crianças em idade pré-escolar e escolar, com pico aos 7 anos de idade; é rara antes dos 3 anos. É interessante ressaltar que em uma epidemia de faringite, 5 a 10% dos casos complicam com GNPE; em uma epidemia de infecções de pele por estreptococos essa taxa aumenta para 25%.

Fisiopatologia e patogenia

A GNPE aguda sucede uma faringite ou infecção de pele por cepas nefritogênicas dos estreptococos beta-hemolíticos do grupo A. Tais bactérias induzem a uma produção de anticorpos que não se ligam somente à bactéria, mas também a outras estruturas do corpo humano (reação cruzada) e assim formam imunocomplexos. Esses imunocomplexos não são filtrados pelo rim e depositam-se na membrana basal glomerular, formando grandes deposições chamadas *humps* (giba, em inglês), que são um gatilho para a ativação do sistema imune no glomérulo. Assim, foi dada a largada para a inflamação glomerular (o sufixo "ite" da glomerulonefrite). Esse processo acarreta a ativação e o consumo do complemento, a migração de células inflamatórias e o "entupimento" dos poros de filtração glomerular.

Durante a fase aguda da GNPE, há um intenso processo inflamatório com alterações dos capilares glomerulares, que têm seus lúmens diminuídos por tumefação de suas paredes ou por obstrução causada por coagulação intravascular, levando a uma queda da filtração glomerular por diminuição da área filtrante do rim. Tanto a hipervolemia quanto o vasoespasmo generalizado podem ser explicações para a hipertensão arterial da GN; porém, não há ativação do sistema renina-angiotensina-aldosterona nessa doença.

As lesões dos capilares glomerulares permitem a passagem de hemácias da luz capilar para o espaço de Bowman, causando a hematúria. A própria reação inflamatória nos glomérulos altera as condições de permeabilidade da membrana glomerular às proteínas, condicionando proteinúria de pequena intensidade (não nefrótica).

Anatomia patológica

Na síndrome nefrítica aguda, o padrão histológico mais comumente encontrado é o da GNDA, ou seja, todo o rim com todos os seus néfrons com infiltrados inflamatórios de células agudas (neutrófilos). É interessante que, na imunofluorescência, há um padrão com os característicos *humps*, onde se fixam anticorpos específicos para fator C3 do complemento e IgG.

TEP – Título de Especialista em Pediatria

Quadro clínico

A GNPE é uma doença predominantemente infantil. A história típica é precedida de infecção estreptocócica; após a resolução dos sintomas infecciosos há um período de latência, antes do surgimento dos sintomas glomerulares. Quando a via é a orofaringe, o intervalo para aparecimento dos sintomas costuma ficar entre 7 e 21 dias (média de 14 dias), enquanto para a via cutânea fica entre 15 e 28 dias (média de 21 dias).

O espectro clínico dos sinais e sintomas na GNPE é bastante diverso, podendo incluir casos assintomáticos ou com evidência subclínica e/ou laboratorial de envolvimento renal (hematúria microscópica). Comumente o paciente encontra-se em bom estado geral, com queixas vagas como astenia, inapetência, cefaleia e edema periorbital. O quadro clássico constitui-se de edema, hipertensão e hematúria (micro ou macroscópica). O edema apresenta-se com intensidade variável, geralmente leve, mole e gravitacional, sendo mais evidente em região periorbitária e no período matutino, mas podendo atingir as extremidades inferiores e as regiões lombar ou genital. A hipertensão arterial está presente em cerca de 90% dos casos, e a hematúria macroscópica está presente em aproximadamente 50% dos casos, enquanto a microscópica é observada em praticamente todos os casos na forma persistente ou intermitente. A hematúria macroscópica de origem glomerular tem uma tonalidade acastanhada, que pode ser confundida com colúria, além de não apresentar coágulos. Difere da hematúria vermelho-vivo, com coágulos provenientes do trato urinário (bexiga, ureter e pelve renal).

Podem ser observadas também congestão circulatória associada à retenção de sal e água, oligúria e/ou anúria transitórias, presentes em até 25% dos casos, sendo rara a forma de oligoanúria mantida. A intensidade do envolvimento renal varia desde hematúria microscópica assintomática com função renal normal até insuficiência renal aguda. A encefalopatia hipertensiva (10%) e a insuficiência cardíaca congestiva também podem ocorrer.

Outros sintomas menos frequentes podem acompanhar o quadro, como dor nos flancos, hipertermia e vômitos. Na regressão desses sintomas, constata-se inicialmente o desaparecimento do edema, em média de 7 a 15 dias após o início da doença, acompanhado por aumento importante da diurese, seguindo-se a normalização dos níveis tensoriais, geralmente 2 a 3 dias após o desaparecimento do edema. A fase aguda geralmente remite dentro de 1 mês após o início, mas as anormalidades urinárias podem persistir por mais de 1 ano. Raramente podem coexistir, no mesmo paciente, GNPE e febre reumática.

Diagnóstico

A GNPE é o protótipo das glomerulonefrites agudas. Para qualquer paciente que desenvolva síndrome nefrítica, especialmente na faixa etária entre 2 e 15 anos, deve-se sempre suspeitar de GNPE. Diante de um paciente com síndrome nefrítica, a primeira ação diagnóstica deve ser no sentido de tentar encontrar, pela anamnese e exame físico, a presença de manifestações extrarrenais que possam indicar uma etiologia específica (como *rash* malar e artrite para o lúpus eritematoso, por exemplo). Caso a síndrome nefrítica seja a única condição do paciente, o médico deve, de imediato, formular as seguintes questões:

1. perguntar ao paciente sobre faringite ou piodermite prévias recentes;

2. verificar se o período entre as infecções estreptocócicas prévias e o início dos sintomas da GNPE é compatível;

3. documentar laboratorialmente a infecção estreptocócica (ASLO, antiDNAse B, antiNADase, anti-hialuronidase) ;

4. avaliar queda transitória típica de complemento (C3 e CH50), com um retorno a níveis normais entre 2 e 8 semanas a contar dos primeiros sinais de nefropatia.

Em resumo, o diagnóstico de GNPE deve ser suspeitado para todo paciente que desenvolva síndrome nefrítica aparentemente "idiopática", que tenha uma história de infecção estreptocócica prévia (compatível com o "período de incubação", até o aparecimento dos sintomas) e no qual se possa, laboratorialmente, confirmar a infecção e documentar queda nos níveis de C3 e CH50.

Diagnóstico laboratorial

Urina I: Na maioria dos casos mostra sinais de inflamação glomerular ativa, com hemácias dismórficas, presença de cilindros hemáticos, granulosos, hialinos e leucocitários, osmolaridade elevada e proteinúria positiva (raramente nefrótica).

Dismorfismo eritrocitário: se presente, é característico de hematúria glomerular. Esse exame é realizado pela observação microscópica direta de hemácias na urina que apresentam a sua parede dismórfica (alterada). Ela traduz uma hemácia que "saiu" do glomérulo e teve que se "contorcer" para passar no túbulo renal, de modo que sai na urina toda malformada. Hematúrias que não apresentam dismorfismo são do trato mais baixo (ureter, bexiga e uretra).

Cilindrúria: os túbulos renais secretam uma proteína chamada de Tamm-Horsfall que preenche os túbulos renais. Essa proteína, quando excretada, tem um formato de um cilindro, que demonstra o formato do túbulo renal. Por

Síndrome nefrítica

ser muito "gelatinosa", tem a capacidade de grudar tudo o que passa por ela e ser um indicativo do que está acontecendo nos néfrons. Caso nada "grude" nessa proteína, serão excretados cilindros hialinos; caso "grudem" hemácias, cilindros hemáticos; caso "grudem" neutrófilos, cilindros granulosos. Portanto, cilindros hemáticos são fortemente indicativos de hematúria glomerular.

Função renal: o fluxo sanguíneo renal e o ritmo de filtração glomerular estão, geralmente, diminuídos; os níveis séricos de ureia e creatinina podem estar elevados; a função tubular em geral é preservada; hiponatremia (dilucional), acidose metabólica e hipercalemia podem ocorrer quando a queda no ritmo de filtração glomerular for importante, causando insuficiência renal aguda.

Quadro 47.1 – Alterações laboratoriais mais comuns da GNPE

Exame	Alterações
Urina tipo 1 ou EAS	Proteinúria não nefrótica Hematúria Cilindros hemáticos
Dismorfismo eritrocitário	Presente
Função renal	Elevação de ureia e creatinina
Evidência de infecção estreptocócica prévia	ASLO, anti-DNAse B ou anti-hialuronidase positivos
Complemento	C3 e CH50 diminuídos

Hemograma e perfil de coagulação: os achados comuns são: anemia devido à expansão do volume, que gera leve diluição da concentração de hemoglobina; plaquetopenia transitória pela diminuição da meia-vida plaquetária; e alteração de fatores de coagulação.

Aspectos imunológicos: a resposta imunológica à estreptococcia de orofaringe é diferente daquela encontrada na forma cutânea. A infecção de orofaringe leva à elevação dos títulos de antiestreptolisina O (ASLO), anti-hialuronidase, anti-DNAse. Todos esses anticorpos fazem parte do _Streptozyme test_, muito utilizado para o diagnóstico de estreptococcia prévia recente. Na infecção cutânea, no entanto, títulos de ASLO não se elevam, devendo-se utilizar a anti-DNAse para o diagnóstico (detectado em 60 a 70% dos casos), seguido pelo anti-hialuronidase. Na GNPE pós-faringotonsilite o anticorpo mais encontrado é o ASLO (em 80 a 90% dos casos), seguido pelo anti-DNAse B (em 75% dos casos). Os níveis de ASLO geralmente se elevam em 2 a 5 semanas após a infecção estreptocócica, decaindo ao longo de meses. O complemento total e algumas de suas frações encontram-se diminuídos em aproximadamente 90% dos casos na fase aguda da GNPE. C3, C5 e properdina estão frequentemente diminuídos, C4 está em níveis normais. A hipocomplementemia resolve-se em, aproximadamente, 8 semanas após o início

do quadro; 90% dos pacientes apresentam hipergamaglobulinemia, com elevação de IgM e IgG; 75% dos casos apresentam crioglobulinemia e 50% positividade para o fator reumatoide.

Diagnóstico diferencial

Algumas glomerulonefrites apresentam quadro semelhante, podendo levar a dificuldades diagnósticas. Entre elas, podemos citar:

• **Glomerulonefrite membranoproliferativa (GNMP):** acomete preferencialmente crianças acima dos sete anos de idade. Pode ser acompanhada de síndrome nefrótica, sendo também comum, na infância, a hipocomplementenemia. Ao contrário do que ocorre na GNPE, essa glomerulopatia não apresenta oligoanúria na fase aguda. Deve-se frisar que o complemento sérico permanece geralmente baixo por muitos meses nesses pacientes. Nos casos duvidosos, a biópsia renal elucidará o diagnóstico.

• **Outras glomerulonefrites pós-infecciosas** (ex. endocardite bacteriana aguda).

• **Glomerulonefrite lúpica**

• **Púrpura de Henoch-Schönlein (PHS):** além da síndrome nefrítica, caracteriza-se por manifestações articulares, cutâneas, purpúricas e cólicas abdominais. O complemento sérico é normal.

• **Doença de Berger (nefropatia por IgA):** manifesta-se geralmente por hematúria recorrente, faltando os outros sinais clínicos que habitualmente acompanham a GNPE. O complemento sérico é normal e o diagnóstico só poderá ser confirmado por biópsia renal, com imunofluorescência positiva para IgG e IgA em deposição mesangial.

Todas essas condições podem ser facilmente excluídas por critérios clínicos e laboratoriais, com exceção da GNMP, que pode ocorrer após infecções estreptocócicas em crianças e ainda apresentar um padrão semelhante de ativação da via alternada do complemento. É importante lembrar que as manifestações renais que ocorrem durante uma infecção podem representar a exacerbação de uma glomerulopatia crônica preexistente, como a doença de Berger. Assim, é preciso diferenciar as doenças glomerulares pós-infecciosas específicas (como a GNPE) do papel inespecífico de muitas infecções (principalmente virais), que exacerbam condições renais antigas, muitas vezes silenciosas. Pacientes que já têm doença renal apresentam aumento transitório de proteinúria e hematúria durante uma infecção e não após um período de latência da infecção.

Tratamento

O tratamento da GNPE é geralmente de suporte. A hospitalização do paciente nem sempre é obrigatória, tornando-se necessária em casos de complicações: congestão cardiocirculatória, insuficiência renal aguda ou encefalopatia hipertensiva. É necessária a avaliação diária do paciente, visando a reconhecer a evolução do edema e do peso, com controle da pressão arterial e do débito urinário.

Repouso: o repouso deve ser limitado pelo próprio paciente. Recomendado enquanto persistirem hematúria macroscópica, hipertensão e edema.

Restrição de sódio: deve ser limitada à fase de oligúria, edema e hipertensão. Superada a fase aguda, passa-se gradativamente para dieta comum. Constitui erro a prescrição de dieta assódica prolongada.

Restrição proteica: deve ser indicada quando a filtração glomerular permanecer muito diminuída. Devem ser prescritas dietas com baixo teor proteico (0,5 g/kg/dia).

Restrição de potássio: deve ser iniciada apenas em presença de oligúria importante (diurese < 240 mL/m²/dia), isto é, nos primeiros 2 a 3 dias de doença.

Restrição hídrica: é importante na fase inicial, em que há hipervolemia e oligúria. O volume hídrico prescrito depende da gravidade do quadro clínico, oferecendo-se inicialmente 400 mL/m²/dia (ou 20 mL/kg/dia) para cobrir as perdas insensíveis e adicionando-se a esse volume inicial uma fração gradualmente maior de volume, dependendo do débito urinário de 24 horas e da melhora do edema e da hipertensão arterial.

Erradicação da estreptococcia: penicilina benzatina nas doses de 600.000 UI para crianças menores de 25 kg e 1.200.000 UI para aquelas maiores de 25 kg.

Complicações

Congestão cardiocirculatória (em cerca de 10% dos casos). Ocorre devido à retenção de sódio e água, com queda da excreção urinária. Agrava-se pela hipertensão (HAS), podendo levar à claudicação do músculo cardíaco. Não há evidência de dano miocárdico intrínseco no quadro de GNPE, permanecendo o débito cardíaco e o tempo de circulação geralmente dentro dos padrões da normalidade. Nos casos de edema mais intenso, com hipertensão arterial e/ou sinais de congestão cardiocirculatória, indica-se o uso de diuréticos como a furosemida (1 a 2 mg/kg/dia até 6 mg/kg/dia).

Encefalopatia hipertensiva (cerca de 4% dos casos). Deve-se essencialmente à HAS e apresenta quadro clínico polimorfo. Metade dos doentes apresenta-se sonolento ou comatoso, e, nos restantes, predomina agitação intensa. A queixa mais frequente é de cefaleia constante e vômitos, seguindo-se em escala menor perturbações visuais, diplopia e, em alguns casos, amaurose transitória. É também comum o desencadeamento de quadro convulsivo. O liquor tem pressão normal e faltam, ao exame de fundo de olho, as alterações características de hipertensão intracraniana (edema de papila, hemorragia retiniana). Algumas vezes encontra-se vasoespasmo na retina. A sintomatologia neurológica não se prolonga por mais de 1 a 2 dias, cedendo espontaneamente com a normalização dos níveis tensoriais, levando raramente ao óbito e à insuficiência renal aguda (1%).

Nas hipertensões mais graves, sem emergência hipertensiva, devem-se administrar drogas hipotensoras, como os bloqueadores de canais de cálcio (nifedipina 0,15 mg/kg/dia até 1,5 mg/kg/dia de 6/6 horas). Quando há emergência hipertensiva o objetivo é abaixar rapidamente a PA (até 25% em 8 horas), e as novas drogas de escolha são nicardipina e labetalol.

Insuficiência renal na GNPE, em geral, é transitória e de curta duração. Oligoanúria intensa com retenção de escórias proteicas no plasma, acompanhada de distúrbio hidroeletrolítico, pode ocorrer. A hipercalemia leve, sem alterações ecocardiográficas, poderá ser conduzida com restrição dietética de potássio e uso de furosemida. Podem ser utilizadas também a resina trocadora de cálcio pelo potássio, a glicose hipertônica a 25% concomitante com a insulina e o bicarbonato de sódio a 3%. Na presença de hipercalemia grave, com alterações eletrocardiográficas graves como ausência de onda P, alargamento de complexo QRS e arritmias, deve-se acrescentar o gluconato de cálcio a 10% e indicar a diálise.

A diálise peritoneal remove efetivamente o potássio corpóreo e está indicada nas seguintes situações clínicas: anúria com duração de 48 horas, sobrecarga de volume (resultando em insuficiência cardíaca congestiva), acidose metabólica intratável, hipercalemia refratária ao tratamento, uremia sintomática, pericardite urêmica e hiponatremia grave.

Salienta-se que, em certas circunstâncias, as três complicações podem aparecer simultaneamente.

Prevenção

A antibioticoterapia sistêmica precoce das infecções orofaríngeas e cutâneas estreptocócicas não elimina o risco de glomerulonefrite. Os familiares de pacientes com glomerulonefrite pós-estreptocócica aguda devem realizar exame de cultura à procura de estreptococos beta-hemolíticos do grupo A e tratados, se a cultura for positiva. Após o início da antibioticoterapia adequada, o doente deve ser mantido em isolamento respiratório por 24 horas, para evitar a disseminação das cepas nefritogênicas dos estreptococos.

Prognóstico

Uma recuperação completa ocorre em mais de 95% das crianças com GNPE aguda. Em torno de 1 semana após o quadro inicial, há a normalização da pressão arterial, o aumento da diurese e a queda dos níveis de ureia e creatinina séricas. A resolução da hematúria macroscópica ocorre em torno de 2 a 3 semanas, enquanto a microscópica poderá persistir por 1 ou mais anos, sem que isso seja indicação de mau prognóstico. A proteinúria tende a se resolver em torno de 3 a 6 meses. A hipocomplementemia retorna em níveis normais em 6 a 8 semanas. Uma minoria de pacientes (1 a 5% dos casos) evolui de forma desfavorável, especialmente os adultos de maior idade, que podem evoluir para deterioração da função renal em 30 a 50% dos casos. A mortalidade no estágio agudo é evitável por tratamento apropriado da insuficiência renal ou cardíaca aguda. As recorrências são raríssimas. As indicações de biópsia renal na GNPE estão sintetizadas no Quadro 47.2

Quadro 47.2 – Indicações de biópsia renal na GNPE

- Oligoanúria com duração maior que 48 a 72 horas.
- Oligúria e/ou azotemia persistente por mais de 4 semanas.
- Hipertensão arterial persistente por mais de 4 semanas.
- Hematúria macroscópica por mais de 4 semanas.
- Complemento total e frações persistentemente baixas por mais de 8 semanas.
- Proteinúria nefrótica (> 50 mg/kg/dia) presente por mais de 4 semanas.
- Pacientes com história anterior sugestiva de nefropatia ou antecedentes familiares sugestivos de afecções renais hereditárias devem ser observados com atenção e eventualmente biopsiados, se apresentarem evolução atípica.

PONTOS PRÁTICOS

- A idade de início da GNPE condiz com o pico das infecções estreptocócicas: em torno de 7 anos.
- A suspeita da síndrome nefrítica se faz em crianças com edema, astenia, hematúria (macroscópica ou microscópica) e hipertensão, com história de infecção estreptocócica prévia.
- Os achados laboratoriais clássicos são: proteinúria não nefrótica, hematúria com dismorfismo eritrocitário e/ou cilindros hemáticos, hipocomplementenemia e alteração da função renal.
- Deve-se conhecer as clássicas indicações de biópsia: oligoanúria com duração maior que 48 a 72 horas, oligúria e/ou azotemia persistente por mais de 4 semanas, hipertensão arterial persistente por mais de 4 semanas, hematúria macroscópica por mais de 4 semanas, complemento total e frações persistentemente baixas por mais de 8 semanas e proteinúria nefrótica (> 50 mg/kg/dia) presente por mais de 4 semanas.
- O prognóstico da GNPE geralmente é favorável e o tratamento necessário é o de suporte; as complicações mais comuns são decorrentes da hipertensão arterial sistêmica e/ou da insuficiência renal.

Questões de Treinamento

1. Escolar de sete anos de idade procura o pronto-socorro pediátrico com queixa de astenia, edema de pálpebras e urina de cor de "refrigerante de cola" há 3 dias. O paciente apresenta PA de 100 × 50 mmHg (p90 > 90 × 50, p95 > 105 × 55 e p99 > 110 × 60). Paciente refere que há 4 semanas apresentou infecção de pele tratada com cefalexina. Pensando na doença em questão, qual exame a seguir você espera que venha normal?
   a. Complemento C3.
   b. Anti-DNAse B.
   c. Anti-hialuronidase.
   d. ASLO.
   e. Urina tipo 1.

2. Criança de dez anos de vida com antecedente de síndrome nefrítica vai ao seu consultório para consulta de rotina. A mãe pergunta-lhe várias vezes se poderia ter sido feita alguma coisa antes para prevenir de ter tido a doença. Assinale a resposta **correta**.
   a. A síndrome nefrítica e a febre reumática são complicações não preveníveis da infecção estreptocócica.
   b. A síndrome nefrítica é uma complicação não prevenível da infecção estreptocócica.

c. A febre reumática é uma complicação não prevenível da infecção estreptocócica.

d. O tratamento com penicilina benzatina teria prevenido a doença em questão.

e. C e D estão corretas.

3. Criança de nove anos com queixa de urina avermelhada há 4 dias e dor de cabeça. No seu exame físico, paciente apresenta edema bipalpebral bilateral discreto e hipertensão. Qual dos exames abaixo é característico da doença em questão?

   a. Dosagem de complemento C4 baixo.
   b. Proteinúria maior que 50 mg/kg/dia.
   c. Hipoalbuminemia.
   d. Hematúria com dismorfismo eritrocitário.
   e. Leucocitose com linfócitos atípicos.

4. Criança de sete anos com diagnóstico prévio de síndrome nefrítica. Qual das situações abaixo é indicativa de se realizar biópsia renal?

   a. Dosagem de complemento C4 baixo.
   b. Hematúria macroscópica por 5 semanas.
   c. Paciente ser corticossensível.
   d. Dosagem de complemento C3 baixo por 2 semanas.
   e. Hematúria microscópica por 3 meses.

5. Criança de seis anos internada por hematúria macroscópica, edema de face, hipertensão e oligoanúria nas últimas horas. Qual das alterações abaixo não é indicativa de diálise?

   a. Hipercalemia refratária.
   b. Hipervolemia refratária.
   c. Acidose metabólica refratária.
   d. Hipercalemia com alteração eletrocardiográfica.
   e. Azotemia sem manifestações sistêmicas.

Gabarito comentado

1. É interessante lembrar que as infecções de pele pelo *Streptococcus pyogenes* não alteram o ASLO, mas os outros dois anticorpos característicos de infecção prévia por essa bactéria se encontram alterados (Anti-DNAse B e Anti-hialuronidase). Na urina tipo 1 espera-se encontrar hematúria e, para terminar, a fração C3 do complemento deve estar baixa pela suspeita de GNPE. Resposta D

2. Ao contrário da febre reumática, a síndrome nefrítica não é prevenível com o tratamento adequado da infecção estreptocócica. Resposta B

3. Havendo suspeita de uma GNPE, esperamos que haja uma hematúria de origem glomerular que é caracterizada, no exame de urina, por dismorfismo eritrocitário. Resposta D

4. A hematúria macroscópica numa GNPE pode durar até quatro semanas; se a hematúria ultrapassar esse limite, devemos suspeitar que não estamos frente a uma GNPE e sim a uma síndrome nefrítica de outra causa, potencialmente mais grave. Portanto, devemos realizar a biópsia renal. Resposta B

5. Lembrem-se que sempre que o distúrbio hidroeletrolítico for refratário, indica-se a diálise. Já na azotemia (níveis elevados de ureia), a indicação de diálise ocorre quando há sintomas. Resposta E

Fontes consultadas e leitura recomendada

Chadban, S. J.; Atkins R.C. *Glomerulonephritis*. Lancet, 2005. 365:1797.

Kliegman, R. M. et al. *Nelson Textbook of Pediatrics*. 18. ed. Saunders/Elsevier, 2008.

Lopez, F. A.; Campos, J.R.D. *Tratado de pediatria – Sociedade Brasileira de Pediatria*. 2. ed. Barueri: Manole, 2010.

Marcondes, E.; Vaz, F.A.; raoms, J.L.; Okay, Y. *Pediatria básica*. 9. ed. v. I e II. São Paulo: Sarvier, 2004.

AHN, S.Y.; Ingulli, E. *Acute poststreptococcal glomerulonephritis: an update*. Current Opinion in Pediatrics, 2008 Apr. 20 (2): p. 157–62.

Van de Voorde, R.G. *Acute Poststreptococcal Glomerulonephritis: The Most Common Acute Glomerulonephritis* Pediatrics in Review, 2015. 36 (1): p. 3–12.

rodriguez-iturbe, B.; Musser, J.M. *The current state of poststreptococcal glomerulonephritis*. Journal of the American Society of Nephrology, 2008. 19 (10): p. 1855–64.

Síndrome nefrótica
48

Gabriel N. Benevides

A síndrome nefrótica (SN) caracteriza-se por uma alteração da permeabilidade da barreira capilar glomerular, acarretando uma perda da seletividade do que é filtrado, principalmente proteínas. É caracterizada pela tríade: proteinúria nefrótica (> 50 mg/kg/dia, 40 mg/m²/hora ou relação proteína/creatinina urinárias (mg/mg) > 2,0), hipoalbuminemia (≤ 2,5 g/L) e edema. Pode também estar acompanhada de hiperlipidemia.

Epidemiologia e etiologia

A incidência é em torno de 2 a 7 casos/100.000 habitantes e a prevalência 16 casos/100.000 habitantes. É duas vezes mais frequente no sexo masculino, mas essa diferença diminui na adolescência e na idade adulta. O pico de idade do início dos sintomas varia dos três a quatro anos, sendo que 80% dos casos são diagnosticados com menos de seis anos. Quando a SN se inicia no primeiro ano de vida é classificada como congênita (até três meses) ou infantil (dos três meses a um ano), nesse grupo etário doenças genéticas e infecções congênitas são mais prevalentes. Afrodescendentes e hispânicos têm maior incidência, geralmente com uma forma mais grave e de pior prognóstico. Nas últimas décadas a incidência da SN manteve-se estável, porém houve uma mudança na distribuição dos padrões histológicos devido a um aumento da incidência da glomeruloesclerose segmentar e focal (GESF), mais grave quando comparada à forma lesão histológica mínima (LHM).

A forma mais comum (90%) na criança é a SN primária ou idiopática, não associada a nenhuma doença sistêmica (metabólica, infecciosa, oncológica, imunológica ou alérgica), hereditária ou congênita, ou ao uso de drogas ou medicamentos. Em adultos, aproximadamente 30% dos casos são de causa secundária (*diabetes mellitus*, amiloidose ou lúpus eritematoso sistêmico). A LHM é a causa mais comum da SN primária em crianças, correspondendo a mais de 85% dos casos nos menores de 10 anos.

Fisiopatologia

Proteinúria e hipoalbuminemia

A barreira de filtração glomerular é formada por três camadas em série, de dentro do vaso sanguíneo para a cápsula de Bowman: células endoteliais separadas por fenestras, membrana basal glomerular e células epiteliais especializadas (podócitos), que apresentam diversas ramificações (processos podocitários), que são conectadas por diafragmas interdigitais (membranas proteicas).

Toda essa estrutura filtra seletivamente o sangue para a formar a urina. Esse mecanismo ocorre de duas maneiras: 1) pelo tamanho, com as fenestras do endotélio impedindo a passagem de macromoléculas; 2) repelindo moléculas com cargas negativas, pois a membrana basal (proteica) tem carga negativa que repele, para dentro do vaso, outras moléculas com a mesma carga, principalmente albumina. Na síndrome Finnish, uma forma de SN congênita, há uma alteração na proteína nefrina, que estabiliza toda essa estrutura de filtração, acarretando perda nefrótica de proteína no recém-nascido.

Na SN primária tanto a desestruturação das fenestras quanto a perda da carga negativa da membrana basal são as causas da proteinúria, sendo a albumina a principal molécula perdida. Isso leva à detecção de proteínas em níveis nefróticos na urina e à hipoalbuminemia. (Quadro 48.1).

Quadro 48.1 – Alterações fisiopatológicas na SN e os achados relacionados

Proteína/alterações	Achados clínicos
Responsáveis pela opsonização de bactérias, diminuição de IgG e função anormal de linfócitos T. Uso crônico de corticosteroides	Maior susceptibilidade a infecções por bactérias encapsuladas (pneumococo, meningococo)

(continua)

TEP – Título de Especialista em Pediatria

(continuação)

Proteína/alterações	Achados clínicos
Perda de antitrombina III	Estado de hipercoagulabilidade, favorecendo fenômenos trombóticos
Perda de apolipoproteína B e hipoalbuminemia levando a aumento genérico da produção/função hepática	Hiperlipidemia
Tiroxina ligada a globulinas (TBG)	Alteração na função tireoidiana

Edema

É o principal sinal clínico da SN, mas a sua patogênese é controversa. Na teoria clássica, a proteinúria e subsequente hipoalbuminemia acarretam a uma diminuição da pressão oncótica intravascular, e isso leva a extravasamento de água para o espaço intersticial. A diminuição do volume intravascular levaria a uma hipoperfusão renal e estimularia o sistema renina-angiotensina-aldosterona (SRRA), acarretando maior absorção renal de água e sódio, provável aumento da volemia e maior extravasamento de água para o terceiro espaço.

Deve-se saber a diferença entre o mecanismo da geração do edema entre as síndromes nefrótica e nefrítica, que na última não é devido a diminuição da pressão oncótica e sim, provavelmente, ao aumento da pressão hidrostática.

Hiperlipidemia

Há um aumento das concentrações da lipoproteína de muito baixa densidade (VLDL), lipoproteína de densidade intermediária (IDL), lipoproteína de baixa densidade (LDL) e triglicerídeos séricos. O nível da lipoproteína de alta densidade (HDL) está normal, porém a razão LDL/HDL está aumentada. Um mecanismo suposto é a maior produção hepática generalizada, devido ao estímulo da hipoalbuminemia e a diminuição da pressão oncótica. A hiperlipidemia leva a um maior risco de fenômenos ateroscleróticos em pacientes que se mantêm permanentemente hiperlipidêmicos (com anos de atividade mantida). Esses pacientes necessitam de tratamento específico, como dietas com restrição de gordura e uso de estatinas.

Hipercoagulabilidade

Deve-se destacar o estado de hipercoagulabilidade desses pacientes devido a sua importância clínica no risco de desenvolver fenômenos tromboembólicos em crianças.

A perda renal de fatores anticoagulantes como antitrombina-III (principal), plasminogênios e antiplasminas, e o aumento de fatores de pró-coagulantes (V, VII, VIII, X e XI), fibrinogênio e da adesividade e agregação plaquetárias levam a um maior risco de fenômenos tromboembólicos. É necessário recordar que na cascata da coagulação a antitrombina é responsável por inativar a trombina e diversos outros fatores de coagulação. A trombina é a responsável por clivar o fibrinogênio em fibrina e assim formar o coágulo sanguíneo. Portanto, na ausência da antitrombina-III há uma desregulação da cascata de coagulação no sentido pró-coagulante, de formar mais coágulos. É importante também lembrar que a heparina sódica é um ativador da antitrombina-III aumentando a sua função em inibir a trombina em 1.000 vezes.

O tromboembolismo ocorre tanto na circulação arterial quanto na venosa. Estima-se uma incidência variando de 10 a 40% dos casos.

Quadro clínico

Na LHM o paciente apresenta um quadro de edema e, às vezes, urina espumosa (proteinúria), sem outras manifestações sistêmicas ou renais (insuficiência renal ou hematúria). O início dos sintomas pode ser precedido por algum evento prodrômico, como uma infecção das vias aéreas superiores (IVAS) ou uma picada de inseto. O edema aumenta gradativamente, tornando-se detectável quando a retenção de fluido atinge 3 a 5% do peso corporal. Geralmente, inicia-se em áreas de baixa tensão tecidual (periorbital, escrotal, labial, etc.), sendo às vezes diagnosticado erroneamente como reação alérgica. Posteriormente, o edema se generaliza, acomete serosas (ascite, derrame pleural, derrame pericárdico) e até anasarca (generalizado e grave). Ele é de evolução gravitacional, ou seja, pela manhã é mais evidente o periorbital e ao decorrer do dia há diminuição desse edema com aumento nos membros inferiores. Em pacientes acamados ou que permanecem em decúbito dorsal o edema é mais evidente no dorso ou na região sacral. Apesar do aumento expressivo do volume extracelular, algumas crianças com SN, principalmente as com LHM, podem evoluir com diminuição do volume efetivo circulante, apresentando taquicardia, vasoconstrição periférica e oligúria. Deve-se tomar cuidado com essas crianças, porque a adição de um outro insulto (diuréticos, sepse, diarreia, etc.) pode levar à hipovolemia e ao choque.

É comum também a presença de queixas não específicas como cefaleia, irritabilidade, astenia e fadiga. Outras manifestações são: dor abdominal (por rápida evolução da ascite ou peritonite, por ascite infectada), hérnia umbilical ou inguinal, dispneia (por derrame pleural ou ascites evidentes, por pneumonia por bactérias encapsuladas ou tromboembolismo pulmonar). A hipertensão arterial sistêmica é incomum nos pacientes com lesões mínimas, porém frequente nos pacientes com GESF. Hematúria macroscópica é infrequente, mas 20% dos

Síndrome nefrótica

pacientes apresentam hematúria microscópica. O paciente pode também apresentar diarreia, sendo atribuída ao edema da mucosa intestinal ou à infecção.

Na criança com muitas recidivas ou resistência ao tratamento, o uso crônico de corticosteroides confere aspecto "cushingoide" (fácies de lua, aumento de peso, hipertricose, giba e acne). A hepatomegalia pode ocorrer devido ao aumento da síntese de albumina ou ao próprio edema hepático.

Diagnóstico

Laboratorialmente, a SN é caracterizado por proteinúria na faixa nefrótica, hipoalbuminenia e hipercolesterolenia.

Alterações urinárias

A perda nefrótica de proteína pela urina altera diversos exames. Um método de triagem usado nos prontos-socorros é a dosagem da proteína urinária por fita colorimétrica, na qual a progressão das cores é relacionada a um aumento da concentração de proteínas. Outro método é o uso do ácido sulfossalicílico (ASS 10%), que em contato com a proteína da urina se precipita, surgindo um aspecto que, a olho nu, tem correlação com a concentração de proteínas na amostra. Por ser um método simples e fácil de ser replicado, é usado para controle da doença em domicílio (ver Quadro 48.2).

Quadro 48.2 – Equivalência das cruzes nos métodos de triagem (ASS ou colorimétrico) com proteinúria

AAS ou colorimétrico	Proteinúria (mg%)
0	0
+	15 a 30
2+	40 a 100
3+	150 a 350
4+	600 a 2.000

Mas, para a confirmar que a proteinúria está na faixa nefrótica costuma-se usar a dosagem de proteína em urina coletada em 24 horas. Nesse caso, a proteinúria é nefrótica quando maior ou igual a 50 mg/kg/h, 40 mg/m²/h ou 3,5 g/1,73 m²/dia. Porém, é fácil de perceber as dificuldades de uma criança para coletar urina durante 24 horas. Crianças na faixa etária mais frequente dessa doença (três a quatro anos) podem ainda estar usando fraldas, ainda que somente durante a noite, ou não conseguirem ainda ter o controle adequado para avisar os responsáveis sempre antes de urinar. Desse modo, demorava-se dias para fazer o diagnóstico.

Com a validação da relação proteína e creatinina urinária (PtU/CrU) em amostra de urina isolada pode-se, de forma rápida, confirmar ou descartar se há uma proteinúria na faixa nefrótica. A relação PtU/CrU maior do que 2,0 (ou 3,0 para alguns autores) é consistente com a SN (ver Quadro 48.3).

Quadro 48.3 – Valores da relação proteinuria/creatinuria de amostra isolada de urina com suas interpretações

Proteinúria/Creatinúria	Diagnóstico
<0,2	Normal
0,2–0,5	Mínima
0,5–2,0	Moderada
>2,0	Nefrótica

O exame de urina 1 pode demonstrar outras alterações inespecíficas como cilindros, na maioria hialinos e granulosos, que sugerem a presença de proteinúria e conferem aspecto espumoso à urina. Em 20% dos casos podem ocorrer hematúria microscópica e leucocitúria em graus variados, independentemente de infecção do trato urinário.

Alterações sanguíneas

Devido à perda nefrótica, a concentração sérica da albumina está menor que 2,5 g/dL. O sódio sérico pode estar diminuído, podendo ser pela hiperlipidemia, dilucional ou uso de diuréticos. Outros distúrbios eletrolíticos são: hipercalemia, pela insuficiência renal, ou hipocalemia, por uso de diuréticos; distúrbios do cálcio (hipocalcemia devido a uma diminuição da produção de vitamina D pela insuficiência renal, ou um cálcio total diminuído, devido à baixa concentração de albumina, com dosagem de cálcio iônico normal).

A hemoglobina e o hematócrito podem estar aumentados, principalmente na doença por lesões mínimas, como resultado de uma contração do volume plasmático. Trombocitose também é um achado frequente. Hemoconcentração e trombocitose podem contribuir para fenômenos tromboembólicos e devem ser tratados com urgência. Os níveis de complemento na síndrome nefrótica por doença de lesões mínimas são normais.

Recomenda-se também a coleta ampla de sorologias na abertura do quadro, tanto para fins diagnósticos quanto para programação terapêutica (descartar infecção), já que o paciente será tratado com altas doses de imunossupressores por tempo prolongado.

Anatomia patológica

O termo LHM caracteriza-se pelo achado normal na microscopia óptica (MO) ou com apenas leve proliferação mesangial; na microscopia eletrônica há fusão

TEP – Título de Especialista em Pediatria

dos processos podocitários e na imunofluorescência direta (ID) não se constata, usualmente, depósitos ou fixação de imunoglobulinas no glomérulo. A LHM é caracterizada por ter ótima resposta ao tratamento com corticosteroides e raramente evoluir para insuficiência renal, aguda ou crônica.

Na GESF, encontra-se fibrose (esclerose) de somente alguns glomérulos (focal) que acometem apenas uma parte do tufo glomerular (segmentar). Portanto, pode-se especular que algum diagnóstico anatomopatológico de doença por LHM pode ser, na verdade, GESF, em que não foram biopsiados os glomérulos acometidos. A GESF acarreta uma SN muito mais grave e com pior prognóstico, devido à refratariedade a corticoterapia.

Tratamento

Por ser a SN uma doença de evolução crônica, com risco alto para recidivas, tratamento prolongado, infecções múltiplas e outras complicações e tratamento prolongado, há necessidade de conscientização e bom relacionamento entre médico, paciente e pais/cuidadores. O tratamento da LHM pode ser iniciado empiricamente, sem necessidade de confirmação diagnóstica por biópsia renal, em pacientes com quadro clínico característico (ver Quadro 48.4). Uma forma simples e didática para memorizar as indicações de biópsia é qualquer manifestação de SN (hematúria, hipertensão, insuficiência renal e complemento C3 baixo) em um paciente com SN.

A base do tratamento é a imunossupressão, sendo que a prednisona é a droga de escolha; deve ser iniciada no momento do diagnóstico, assim que descartada infecção, incluindo tuberculose.

Quadro 48.4 – Indicações de biópsia renal na SN

No momento do diagnóstico: (dois ou mais dos seguintes):
• Idade menor que 1 ou maior que 10 anos
• Hematúria macroscópica ou persistente
• Hipertensão arterial sistêmica
• Insuficiência renal
• Valores baixos do complemento – C3
Na evolução
• Proteinúria persistente (após 4 semanas de terapia com prednisona diária)

Fonte: adaptado de Gordillo e Spitzer[5]

O esquema de corticoterapia proposto pela Sociedade Internacional das Doenças Renais na Criança (ISKDC) é o uso de prednisona 60 mg/m², dose máxima de 80 mg/dia, dividida em 3 doses diárias nas primeiras 4 semanas, seguida por uma fase de desmame com 40 mg/m² uma dose diária, pela manhã, em dias alternados por mais 4 semanas. Porém, atualmente há diversos esquemas tera-

pêuticas para LHM, que variam na duração do tratamento, dose e posologia diária; e o tratamento de escolha deve ser seguido conforme o protocolo de cada serviço.

Ao redor de 90% das crianças com doença por LHM responderão ao tratamento inicial com prednisona, com resolução da proteinúria em até 4 semanas. Porém, 60 a 90% dos pacientes terão recidiva da doença, com necessidade de novo curso de corticoterapia. Na recidiva reinicia-se a prednisona (60 mg/m²) até que a urina esteja sem proteína por 3 dias consecutivos, quando se segue a fase de desmame. Pacientes com doença recidivante frequente beneficiam-se de um curso de um agente alquilante, como a ciclofosfamida. Ciclosporina e micofenolato de mofetila são outras drogas que auxiliam no tratamento de pacientes com recidivas. Pacientes que têm a forma resistente ao corticosteroide respondem por menos de 10% das SN; geralmente são maiores de dois anos e candidatos a diálise e transplante renal.

A terminologia habitual utilizada para o paciente com SN é apresentada no Quadro 48.5.

Quadro 48.5 – Tipos de pacientes e suas respostas ao tratamento corticosteroide

Respondedor: urina sem proteína por mais que 3 dias durante o tratamento inicial
Recidiva: retorno da proteinúria por mais que 3 dias consecutivos
Recidivante infrequente: menos que 3 recidivas em até 6 meses após a resposta inicial ou menos que 4 recidivas em um período de 1 ano
Recidivante frequente: 3 ou mais recidivas em até 6 meses após a resposta inicial ou 4 recidivas em um período de 1 ano
Corticodependente: recorrência da proteinúria na fase de desmame, corticosteroide em dias alternados, ou em até 2 semanas após o término do tratamento
Corticorresistente: falência a resposta inicial com prednisona ou após 4 semanas de tratamento na recidiva

Fonte: adaptado de Gordillo e Spitzer[5]

Ao redor de 80% dos pacientes com SN por GESF são resistentes ao corticosteroide. Portanto, o diagnóstico é comumente feito após biópsia renal por falha do tratamento inicial. O tratamento dessa forma de SN tem sido frustrante e não há evidências, até o momento, de drogas que possam alterar o curso da doença.

Complicações

As complicações da SN são potencialmente graves, acarretando sequelas e até óbito. Podem ser diferenciadas em dois grupos: 1. complicações agudas decorrentes do estado nefrótico (fenômenos tromboembólicos e infecções) e 2. complicações crônicas por sequelas da SN ou de seu tratamento, como alterações do crescimento, metabolismo ósseo e no sistema cardiovascular.

Síndrome nefrótica

Complicações infecciosas

A infecção mais comum é a peritonite bacteriana espontânea (PBE), frequentemente causada por *Streptococcus pneumoniae*. O advento da vacina conjugada diminuiu infecções por essa bactéria; entretanto, observa-se aumento da frequência de peritonite por outras bactérias Gram-negativas. Todo paciente com suspeita de peritonite (ascite e dor abdominal, febre ou calafrios) deve ter seu líquido ascítico puncionado e analisado. A contagem de mais de 250 polimorfonucleares tem alta sensibilidade e especificidade para o diagnóstico. A antibioticoterapia deve cobrir Gram-positivos e Gram-negativos, portanto, a associação de aminoglicosídeo com ampicilina ou o isolado de cefotaxima. Outras infecções comuns em pacientes nefróticos são celulite, meningite e pneumonia.

Fenômenos tromboembólicos

A incidência de complicações tromboembólicas nos pacientes nefróticos é de 3%. Esses fenômenos podem acometer vasos no pulmão, cérebro ou qualquer outro vaso periférico do corpo. Caso o paciente também apresente hemoconcentração, com hematócrito acima de 40%, pelo estado de hiperviscosidade sanguínea, acresce-se à hipercoagulabilidade outro fator de risco aos fenômenos tromboembólicos.

Anasarca e serosites

Anasarca e serosites (derrame pleural, pericárdico ou escrotal) são decorrentes da extrema retenção de sódio e água no terceiro espaço devido à diminuição da osmolaridade plasmática pela altíssima perda urinária de albumina. O uso de albumina intravenosa concomitante com diuréticos é parcialmente efetivo; a resolução da proteinúria é a única medida que resolve a anasarca.

Complicações crônicas

A falha de crescimento é uma das mais frequentes complicações do uso crônico de corticosteroide, e deve ser monitorado em todos pacientes que apresentam recidivas. A diminuição da densidade mineral óssea é uma complicação tanto do uso prolongado de corticosteroides quanto da atividade da SN, por desregulação do metabolismo da vitamina D. Com a suplementação de cálcio e vitamina D consegue-se diminuir a gravidade da desmineralização, mas não impedir que ela aconteça. Repetindo, a hiperlipidemia em pacientes com SN crônica é um fator que chama atenção para o risco de fenômenos cardiovasculares.

PONTOS PRÁTICOS

- A idade típica de início varia dos 3 a 4 anos.

- A suspeita da síndrome nefrótica se faz em crianças com edema importante de característica gravitacional (periorbital e membros inferiores), ganho de peso e urina espumosa em uma criança com pouco ou ausente comprometimento do estado geral.

- Os achados clássicos da síndrome nefrótica são: proteinúria nefrótica (> 50 mg/kg/dia, 40 mg/m²/hora ou relação proteína/creatinina urinárias (mg/mg) > 2,0), hipoalbuminemia (≤ 2, 5 g/L), edema e hiperlipidemia.

- O achado histológico mais frequente é a lesão histológica mínima (LHM), que se caracteriza por achados típicos e bom prognósticos, seguido pela glomeruloesclerose segmentar e focal (GESF), caracterizado por pior prognóstico.

- É imprescindível saber as indicações de biópsia: idade menor que um ou maior que dez anos, hipertensão arterial sistêmica, insuficiência renal, hipocomplementenia por C3, hematúria macroscópica ou persistente ou proteinúria persistente por mais que 4 semanas de tratamento.

- O tratamento da sídrome nefrótica se faz com prednisona em esquema contínuo por 4 semanas seguido de desmame.

- Ficar atento para as possíveis complicações agudas como tromboembolismo (trombose venosa e AVC) e infecções (PBE, maior suscetibilidade a bactérias encapsuladas).

Questões de Treinamento

1. Pré-escolar de três anos de idade procura o pronto-socorro pediátrico com queixa de edema de extremidades e de pálpebras há 5 dias. O paciente está ativo e brincando. Os sinais vitais encontram-se normais e sem outras alterações no exame físico, a não ser o edema da face e membros. Apresenta exame de urina com proteinúria 4+/4+, sem outras alterações. Qual o mais provável padrão histológico renal?
   a. Lesões histológicas mínimas.
   b. Glomerulo esclerose segmentar e focal.
   c. Membranoso.
   d. Membranoproliferativo.
   e. Nenhuma das anteriores.

2. Criança de cinco anos de vida com quadro de significativo ganho de peso no último mês, há 7 dias notou edema de extremidades. Foi levantada a suspeita de síndrome nefrótica e colhidos exames laboratoriais. Quais dos exames abaixo é confirmatório de proteinúria nefrótica?
   a. Urina tipo 1 (EAS) com proteinúria 2+/4+.
   b. Relação proteinúria/creatinúria de amostra isolada de urina maior que 3,5.
   c. Relação proteinúria/creatinúria de urina de 24 horas maior que 2,0.
   d. Hipoalbuminemia (< 2,5).
   e. Proteinúria maior que 2,5 g/1,73 m²/24 h na urina de 24 horas.

3. Criança com antecedente de síndrome nefrótica, em uso de prednisona 2 mg/kg/dia há 3 semanas. Mãe relata que há 1 semana paciente está com tosse e coriza e há 3 dias iniciou febre alta (39,0 °C) e piora do edema generalizado. Ao exame apresenta sinais vitais normais, importante edema bipalpebral e de extremidade, hiperemia ao redor da cicatriz umbilical e SKODA (+). Avaliação cardiopulmonar sem alterações. Escolha abaixo a alternativa que contenha todos os exames, pertinentes, para se solicitar no pronto-socorro:
   a. relação proteinúria/creatinúria de amostra isolada, proteínas totais e frações e colesterol total e fração.
   b. análise do líquido ascítico, hemograma, coagulograma.
   c. análise do líquido ascítico, hemograma, colesterol total e frações.
   d. relação proteinúria/creatinúria de amostra isolada, hemograma, proteínas totais e frações.
   e. relação proteinúria/creatinúria de amostra isolada, hemograma e análise do líquido ascítico.

4. Criança de cinco anos com diagnóstico prévio de síndrome nefrótica. Qual das situações abaixo é indicativa de se realizar biópsia renal?
   a. Dosagem de complemento C4 baixo.
   b. Idade de cinco anos.
   c. Paciente ser cortico-sensível.
   d. Dosagem de complemento C3 baixo.
   e. Hematúria microscópica.

5. Criança de seis anos de idade procura o pronto-socorro pediátrico com queixa de ganho de peso há 15 dias e edema palpebral há 5 dias, pior pela manhã. Paciente está sorridente. Sinais vitais normais, sem outras alterações no exame físico, a não ser o edema da face. Apresenta relação proteinúria/creatinúria de amostra isolada de urina de 2,5. Com base no exposto, qual o achado mais provável na microscopia?
   a. Fusão dos podócitos.
   b. Esclerose segmentar e focal de glomérulos.
   c. Proliferação mesangial intensa.
   d. Glomerulonefrite difusa e aguda.
   e. Necrose de papila.

Gabarito comentado

1. Diante de uma criança com quadro clinico típico de síndrome nefrótica, o padrão histológico mais comum é o de lesões mínimas. Resposta A

2. Podemos falar que a proteinúria é nefrótica somente em quatro situações: na coleta de urina de 24 horas se há mais que 50mg/kg/h, 40mg/m²/h ou 3,5g/1,73m²/dia de proteína na urina; ou, se numa amostra de urina isolada, a relação de proteína e creatinina é maior que 2. Resposta B

3. Sendo a nossa principal suspeita a de uma peritonite bacteriana espontânea, os exames mais pertinentes são a coleta de líquido ascítico para análise e cultura, hemograma para acompanhamento da infecção e uma relação de proteinúria/creatinúria na urina para comprovar a descompensação. Resposta E

4. Lembre-se que, de modo geral, características típicas de síndrome nefrítica em um paciente com síndrome nefrótica são indicações de biópsia. Portanto, dosagem de C3 baixo é uma indicação de biópsia em pacientes com síndrome nefrótica. Resposta D

5. Como a questão deixa claro que a principal suspeita é um paciente com síndrome nefrótica, o achado histopatológico mais frequente é a lesão histológica mínima, que, vista pela microscopia eletrônica, demonstra fusão de podócitos. Resposta A

Fontes consultadas e leitura recomendada

Gipson, D.S.; massengill, S.F.; Yao, L.; Nagaraj, S.; Smoyer, W.E.; Mahan, J.D., et al. *Management of Childhood Onset Nephrotic Syndrome*. Pediatrics [Internet], 2009. 124 (2): p. 747–57. Available from: <http://pediatrics.aappublications.org/cgi/doi/101542/peds>. 2008-1559.

Lombel, R.M.; Hodson, E.M.; Gipson, D.S. *Treatment of steroid-resistant nephrotic syndrome in children: new guidelines from KDIGO*. Pediatric Nephrology [Internet], 2013. 28 (3): p. 409–14. Available from: <http://link.springer.com/10.1007/s00467-012-2304-8>.

Group, K.W. *Kdigo clinical practice guideline for GN*. Kidney International Supplements, 2012. 2 (2): p. 1–274.

Eddy, A.A.; Symons, J.M. *Nephrotic syndrome in childhood*. Lancet [Internet], 2003. 362 (9384): p. 629–39. Available from: <http://www.sciencedirect.com/science/article/pii/S0140673603141840>.

Gordillo, R. Spitzer a. *The Nephrotic Syndrome*. Pediatrics in Review [Internet], 2009. 30 (3): p. 94–105. Available from: <http://pedsinreview.aappublications.org/cgi/doi/10.1542/pir.30-3-94>.

Ellie, K.; Brad, H. R. *Overview of heavy proteinuria and the nephrotic syndrome*. In: UpToDate, Richard J. Glassock, (Ed), UpToDate, John P. Forman. (Accessed on September 25, 2015).

Patrick, N. *Etiology, clinical manifestations, and diagnosis of nephrotic syndrome in children*. In: UpToDate, Tej K. Mattoo, (Ed), UpToDate, Melanie S. Kim. (Accessed on September 25, 2015).

Patrick, N. *Complications of nephrotic syndrome in children*. In: UpToDate, Tej K. Mattoo, (Ed), UpToDate, Melanie S. Kim. (Accessed on September 25, 2015).

Hipertensão arterial na infância e adolescência

49

Benito Lourenço

A hipertensão arterial tem sido um problema crescentemente identificado em crianças e adolescentes. A prevalência geral entre 3 a 18 anos é de cerca de 3,5%, cujo aumento acompanhou a ampliação da prevalência das condições de excesso nutricional (sobrepeso e obesidade) na população pediátrica. Em adolescentes obesos, a pressão arterial elevada ocorre em torno de 25 a 30%. Valores aumentados de pressão arterial (PA) na infância e adolescência associam-se à hipertensão na idade adulta, condição relacionada às causas de mortalidade prematura nessa faixa etária. Os níveis de PA elevados também se associam a outros fatores risco para eventos ateroscleróticos cardiovasculares precoces, como a dislipidemia e as alterações do metabolismo glicídico (resistência à insulina e diabetes). Crianças e adolescentes hipertensos podem manifestar, precocemente, consequências em órgãos-alvo, como a hipertrofia ventricular esquerda.

Medida da pressão arterial

A maior parte das associações pediátricas do mundo recomendam que a medida da PA seja rotineiramente realizada, a partir de três anos de idade. A mais recente orientação da Academia Americana de Pediatria (AAP), em consonância com a Academia Americana de Cardiologia (AHA), recomenda que, para crianças eutróficas e sem fatores de risco, a triagem com aferição da PA seja realizada anualmente, a partir dos 3 anos de idade. Crianças menores de três anos que tenham uma condição que predisponha à hipertensão devem ter sua PA aferida desde as consultas de puericultura dos primeiros anos. Essas condições são: história de prematuridade, restrição de crescimento intrauterino e intercorrências graves neonatais, cateterização umbilical, crianças com malformações cardíacas, infecções do trato urinário, doenças renais conhecidas ou história familiar de doenças renais, crianças com uso de medicações que interferem com a pressão arterial e situações de aumento da pressão intracraniana. Particular atenção deve ser ter também com o paciente diabético, com o portador de doença renal crônica, incluindo os nefróticos, com a criança com antecedentes de doença de Kawasaki (com ou sem aneurisma coronariano), transplantados, pacientes com doenças inflamatórias sistêmicas crônicas e portadores do vírus HIV, que são, sabidamente, pacientes com maior risco cardiovascular. A aferição da PA nessa população deve ser sistemática.

As medidas podem ser realizadas por método oscilométrico ou auscultatório. Existem poucas marcas comerciais de aparelhos automáticos (oscilométricos) validados para uso pediátrico; se forem utilizados, recomenda-se checagem dos valores alterados com o método de ausculta.

O maior erro técnico na obtenção dos valores de PA consiste na escolha errada do tamanho do manguito (reservatório inflável de borracha que se encontra dentro da braçadeira do aparelho). Três parâmetros devem ser avaliados no manguito para que ele seja considerado adequado para utilização para uma criança:

1. O comprimento do manguito (maior medida) deve "abraçar" pelo menos 80% da circunferência do braço do paciente (toma-se o ponto médio do braço para essa verificação – entre acrômio e olécrano).

2. A largura do manguito (menor medida) deve "abraçar" 40% da circunferência do braço.

3. A largura do manguito deve cobrir, idealmente, cerca de 2/3 do comprimento do braço.

Dessa forma, os médicos devem ter à sua disposição vários tamanhos de manguito para testarem em seus pacientes; na ausência do tamanho "ideal", deve-se usar o imediatamente superior, pois o menor superestima o valor da PA. Obviamente a criança deverá estar o mais relaxada possível, sem uso de substâncias estimulantes ou em período pós-prandial imediato, sentada, com os pés apoiados no chão, e a pressão deve ser aferida no membro superior direito, no nível do coração (para comparação com as tabelas específicas, além de não haver confusão diante de uma possível coartação de aorta).

TEP – Título de Especialista em Pediatria

Durante a medida da pressão, o médico deve certificar-se de não fazer uma grande insuflação; além de desnecessária, pode irritar e incomodar a criança. Recomenda-se insuflar cerca de 30 mmHg a mais sobre o valor em que o pulso radial desapareceu. Os sons de Korotkoff considerados na aferição são o primeiro (K1) e o último (K5 = desaparecimento do som).

Se os valores obtidos nessa medida ambulatorial forem maiores que o percentil 90, a medida deve ser repetida na mesma consulta, e os valores médios considerados. A medida da PA deve ser repetida em três ocasiões diferentes para diagnóstico de hipertensão arterial.

A monitoração ambulatorial da pressão arterial (MAPA), na qual várias medidas podem ser obtidas em um período de 24 horas, pode ser realizada para descartar a "hipertensão do avental branco", cuja frequência pode ser alta em Pediatria, e para monitorar os efeitos da terapêutica anti-hipertensiva. Níveis pressóricos que oscilam muito nas medidas ou valores referidos pelos pacientes como "normais" nos domicílios podem ser checados pela MAPA. Outra aplicação prática para a MAPA é a monitoração dos valores noturnos de PA comparativamente aos valores diurnos. Durante o sono, comumente os níveis pressóricos diminuem (cerca de 10 a 20%), e a média noturna é, portanto, menor que aquela durante o dia. Sabe-se que a ausência do esperado descenso noturno ou a hipertensão noturna estão fortemente associadas com aumento da morbimortalidade cardiovascular. Crianças com "hipertensão do avental branco" são consideradas de risco aumentado para hipertensão sustentada no futuro e devem ser seguidas com atenção.

Definição e classificação da hipertensão arterial

Os valores de pressão arterial em crianças e adolescentes variam por sexo, idade e estatura, sendo, portanto, essas variáveis consideradas na classificação dos valores obtidos com a medida da PA. Outro ponto importante a ser considerado é que a elevação da pressão para diagnóstico de anormalidade deve ser sustentada; por isso a necessidade de avaliações seriadas.

As tabelas mais recentemente utilizadas, que apresentam os valores normais da PA em pacientes pediátricos foram revisadas e publicadas pelo National High Blood Pressure Education Program (NHBPEP) em 2017, a partir dos dados anteriores publicados em 2004 onde foram compiladas de mais de 60 mil medidas de PA, que eram referendadas pela Academia Americana de Pediatria, pela Sociedade Brasileira de Pediatria e pela Sociedade Brasileira de Cardiologia (Diretrizes Brasileiras de Hipertensão Arterial). Nas tabelas mais recentes, foram desconsideradas as pressões arteriais de controles sobrepesos e obesos, que confundiam e mascaravam a avaliação das pressões arteriais "normais" em Pediatria. A Academia Americana de Pediatria já referendou esses novos valores e sua adoção pelas demais instituições é uma questão de tempo.

As tabelas apresentam os valores da PA, divididos por sexo, idade e percentis de estatura. Para cada uma dessas situações, tanto para a pressão sistólica quanto diastólica, são apresentados os seguintes valores de pressão: percentil 90, percentil 95 e percentil 95 + 12mmHg. (Quadros 49.1 e 49.2). A classificação atual dos valores de PA é diferente entre os menores de 13 anos e os maiores dessa idade. Nos maiores de 13 anos, os valores são considerados como na idade adulta. Essa nova classificação, também da publicação mais recente da AAP em 2017, encontra-se no Quadro 49.3.

Quadro 49.1 – Valores de pressão arterial de acordo com percentil de estatura – sexo masculino

Idade (anos)	Percentil da pressão arterial	PA sistólica (mmHg) por percentil de estatura							PA diastólica (mmHg) por percentil de estatura						
		5%	10%	25%	50%	75%	90%	95%	5%	10%	25%	50%	75%	90%	95%
1	90	98	99	99	100	100	101	101	52	52	53	53	54	54	54
	95	102	102	103	103	104	105	105	54	54	55	55	56	57	57
	95 +12 mmHg	114	114	115	115	116	117	117	66	66	67	67	68	69	69

Hipertensão arterial na infância e adolescência

2	90	100	100	101	102	103	103	104	55	55	56	56	57	58	58
	95	104	105	105	106	107	107	108	57	58	58	59	60	61	61
	95 +12 mmHg	116	117	117	118	119	119	120	69	70	70	71	72	73	73
3	90	101	102	102	103	104	105	105	58	58	59	59	60	61	61
	95	106	106	107	107	108	109	109	60	61	61	62	63	64	64
	95 +12 mmHg	118	118	119	119	120	121	121	72	73	73	74	75	76	76
4	90	102	103	104	105	105	106	107	60	61	62	62	63	64	64
	95	107	107	108	108	109	110	110	63	64	65	66	67	67	68
	95 +12 mmHg	119	119	120	120	121	122	122	75	76	77	78	79	79	80
5	90	103	104	105	106	107	108	108	63	64	65	65	66	67	67
	95	107	108	109	109	110	111	112	66	67	68	69	70	70	71
	95 +12 mmHg	119	120	121	121	122	123	124	78	79	80	81	82	82	83
6	90	105	105	106	107	109	110	110	66	66	67	68	68	69	60
	95	108	109	110	111	112	113	114	69	70	70	71	72	72	73
	95 +12 mmHg	120	121	122	123	124	125	126	81	82	82	83	84	84	85
7	90	106	107	108	109	110	111	111	68	68	69	70	70	71	71
	95	110	110	111	112	114	115	116	71	71	72	73	73	74	74
	95 +12 mmHg	122	122	123	124	126	127	128	83	83	84	85	85	86	86
8	90	107	108	109	110	111	112	112	69	70	70	71	72	72	73
	95	111	112	112	114	115	116	117	72	73	73	74	75	75	75
	95 +12 mmHg	123	124	124	126	127	128	129	84	85	85	86	87	87	87
9	90	107	108	109	110	112	113	114	70	71	72	73	74	74	74
	95	112	112	113	115	116	128	129	74	74	75	76	76	77	77
	95 +12 mmHg	124	124	125	127	128	130	131	86	86	87	88	88	89	89
10	90	108	109	111	112	113	115	116	72	73	74	74	75	75	76
	95	112	113	114	116	118	120	121	76	76	77	87	88	88	88
	95 +12 mmHg	124	125	126	128	130	132	133	88	88	89	89	90	90	90
11	90	110	111	112	114	116	117	118	74	74	75	75	75	76	76
	95	114	114	116	118	120	123	124	77	78	78	78	78	78	78
	95 +12 mmHg	126	126	128	130	132	135	136	89	90	90	90	90	90	90
12	90	113	114	115	117	119	121	122	75	75	75	75	75	76	76
	95	116	117	118	121	124	126	128	78	78	78	78	78	79	79
	95 +12 mmHg	128	129	130	133	136	138	140	90	90	90	90	90	91	91
13	90	115	116	118	121	124	126	126	74	74	74	75	76	77	77
	95	121	122	124	126	128	129	130	73	73	80	81	82	83	83
	95 +12 mmHg	131	132	134	137	140	142	143	90	90	90	92	92	93	92

Fonte: adaptado de "The fourth report on the diagnosis, evaluation and treatment of high blood pressure in children and adolescents (2004)"

TEP – Título de Especialista em Pediatria

Quadro 49.2 – Valores de pressão arterial de acordo com percentil de estatura – sexo feminino

Idade (anos)	Percentil da pressão arterial	PA sistólica (mmHG) por percentil de estatura							PA diastólica (mmHg) por percentil de estatura						
		5%	10%	25%	50%	75%	90%	95%	5%	10%	25%	50%	75%	90%	95%
1	90	98	99	99	100	101	102	102	54	55	56	56	57	58	58
	95	101	102	102	103	104	105	105	59	59	60	60	61	62	62
	95 +12 mmHg	113	114	114	115	116	117	117	71	74	72	72	73	74	74
2	90	101	101	102	103	104	105	106	58	58	59	60	61	62	62
	95	104	105	106	106	107	108	109	62	63	63	64	65	66	66
	95 +12 mmHg	116	117	118	118	119	120	121	74	75	75	76	77	78	78
3	90	102	103	104	104	105	106	107	60	61	61	62	63	64	65
	95	106	106	107	108	109	110	110	64	65	65	66	67	68	69
	95 +12 mmHg	118	118	119	120	121	122	122	76	77	77	78	79	80	81
4	90	103	104	105	106	107	108	108	62	62	63	64	66	67	67
	95	107	108	109	109	110	111	112	66	67	68	69	70	70	71
	95 +12 mmHg	119	120	121	121	122	123	124	78	79	80	81	82	82	83
5	90	104	105	106	107	108	109	110	64	65	66	67	68	69	70
	95	108	109	109	110	111	112	113	68	69	70	71	72	73	73
	95 +12 mmHg	120	121	121	122	123	124	125	80	81	82	83	84	85	85
6	90	105	106	107	108	109	110	111	67	67	68	69	70	71	71
	95	109	109	110	111	112	113	114	70	71	72	72	73	74	74
	95 +12 mmHg	121	121	122	123	124	125	126	82	83	84	84	85	86	86
7	90	106	106	107	109	110	111	112	68	68	69	70	71	72	72
	95	110	111	112	113	115	116	116	73	74	74	75	76	76	77
	95 +12 mmHg	121	122	123	124	125	126	127	84	84	85	85	86	86	87
8	90	107	107	108	110	111	112	113	69	70	71	72	72	73	73
	95	110	111	112	113	115	116	117	72	73	74	74	75	75	75
	95 +12 mmHg	122	123	124	125	127	128	129	84	85	86	86	87	87	87
9	90	108	108	109	111	112	113	114	71	71	72	73	73	73	73
	95	112	112	113	114	116	117	118	74	74	75	75	75	75	75
	95 +12 mmHg	124	124	125	126	128	129	130	86	86	87	87	87	87	87
10	90	109	110	111	112	113	115	116	72	73	73	73	73	73	73
	95	116	116	117	119	120	121	122	77	77	77	78	79	80	80
	95 +12 mmHg	125	126	126	128	129	131	132	87	87	88	88	88	88	88

Hipertensão arterial na infância e adolescência

11	90	111	112	113	114	116	118	120	74	74	74	74	74	75	75
	95	115	116	117	118	120	123	124	76	77	77	77	77	77	77
	95 +12 mmHg	127	128	129	130	132	135	136	88	89	89	89	89	89	89
12	90	114	114	116	118	120	122	122	75	75	75	75	76	76	76
	95	118	119	120	122	124	125	126	78	78	78	78	79	79	79
	95 +12 mmHg	130	131	132	134	136	137	138	90	90	90	90	91	91	91
13	90	116	117	119	121	122	123	123	75	75	75	76	76	76	76
	95	121	122	123	124	126	126	127	79	79	79	79	80	80	81
	95 +12 mmHg	133	134	135	136	138	138	139	91	91	91	91	92	92	93

Fonte: adaptado de "The fourth report on the diagnosis, evaluation and treatment of high blood pressure in children and adolescents (2004)"

Quadro 49.3 – Classificação atual da pressão arterial em Pediatria Normalmente, os valores de PA são semelhantes em ambos os membros superiores e cerca de 10 a 20 mmHg maior nos membros inferiores (alterações nesses parâmetros fazem pensar em coartação da aorta). O diagnóstico de hipertensão (percentil maior ou igual a 95) baseia-se em três medidas em ocasiões diferentes. Assim que confirmado, deve-se realizar sua subclassificação em estágio I ou II.

Classificação atual da pressão arterial em Pediatria	
Abaixo dos 13 anos de idade	**Acima ou = 13 anos de idade**
Normotensos	**Normotensos**
Valores abaixo do percentil 90	Valores abaixo de 120x80 mmHg
Pressão arterial elevada	**Pressão arterial elevada**
Valores ≥ percentil 90 (inclusive) e < que percentil 95 ou 120x80 mmHg	Valores entre 120x80 mmHg até 129x80 mmHg
Hipertensão arterial	**Hipertensão arterial**
Estágio 1: valores ≥ percentil 95 e < que percentil 95 + 12 mmHg **Estágio 2:** valores ≥ percentil 95 + 12 ≥ mmHg	**Estágio 1:** 130x80 mmHg até 139x89 mmHg **Estágio 2:** valores > ou = 140x90 mmHg

Quadro 49.4 – Diagnóstico diferencial da hipertensão secundária em Pediatria

Causa	Possíveis achados na história	Possíveis achados no exame físico	Possíveis achados em exames subsidiários
Doença do parênquima renal	História familiar e pessoal de doença renal, infecções urinárias pregressas (febres em lactentes de causas não identificadas), enurese	Massa abdominal, edema, hematúria, alterações do crescimento	Alterações nos níveis séricos de ureia e creatinina, alterações nos exames de urina, alterações ultrassonográficas
Estenose artéria renal	Cateterização umbilical no período neonatal	Alterações na ultrassonografia com doppler	
Coartação da aorta	Diferença entre valores de PA nos membros superiores e entre eles e os membros inferiores, diminuição do pulso femural, sopro	Anormalidades no ecocardiograma	

Síndrome de Cushing	História familiar de endocrinopatia	Acne, hirsutismo, estrias, fácies em "lua cheia", obesidade truncal	Níveis elevados de cortisol
Drogas	História de uso de drogas ilícitas (anfetamínicos, cocaína) ou de prescrição (cafeína, anabolizantes, corticosteroides)	Taquicardia, sudorese	
Acne e hirsutismo (corticosteroides)	Rastreamento em urina		
Hipertireoidismo	História familiar, intolerância ao calor, sudorese	Taquicardia, alterações na palpação da tireoide, perda de peso	Diminuição do hormônio tireoestimulante (TSH)
Excesso de mineralocorticoides	História familiar de endocrinopatia, história neonatal de genitália ambígua	Genitália ambígua	Elevação de aldosterona, hipocalemia
Apneia obstrutiva do sono	Roncos e alterações do sono	Hipertrofia tonsilar	Alterações na polissonografia
Feocromocitoma	Palidez, palpitações e sudorese em crises	Taquicardia	Níveis plasmáticos elevados de catecolaminas
Doenças reumatológicas	História familiar de doenças autoimunes, dor articular, rash cutâneo	Rash, artrites	Estudos de autoimunidade alterados, marcadores inflamatórios positivos

Avaliação da hipertensão arterial

Após o diagnóstico dos valores aumentados de pressão arterial, um cuidadoso exame clínico deve ser realizado, com uma detalhada história e exame físico no intuito de se determinar o diagnóstico diferencial entre uma hipertensão secundária e primária. No Quadro 49.4, que resume as principais causas de hipertensão secundária, os pontos mais importantes da história e do exame físico que o médico deve ficar atento são apresentados.

Crianças têm muito maior incidência de hipertensão secundária comparadas aos adultos. Bebês, crianças muito novas e níveis pressóricos muito altos (hipertensão estágio II) até se prove contrário, tem hipertensão secundária. Na adolescência, a frequência dos quadros primários é maior que dos secundários. Algumas síndromes pediátricas podem se associar com achados de hipertensão: síndrome de Williams (associada à estenose de aorta, estenose de artéria renal e anomalias renais), síndrome de Turner (associada à coartação de aorta e anormalidades renais) e neurofibromatose (associada com hipertensão essencial e renovascular).

A grande maioria das hipertensões secundárias em Pediatria deve-se às doenças do parênquima renal ou doenças renovasculares. O Quadro 49.4 apresenta, de forma simplificada, as principais causas de hipertensão secundárias em Pediatria e seus principais achados. Na hipertensão primária, eventualmente existe relato familiar de antecedentes de hipertensão, excesso de ingesta de sal, inatividade física e identificação de comorbidades associadas, como o achado de acantose nigricans (sinal de resistência à insulina). Mas, sem dúvida alguma, o excesso de peso é o fator de risco mais consistentemente relacionado à hipertensão.

Todas as crianças com hipertensão devem ser rastreadas para doenças renais subjacentes, com realização de dosagens séricas de ureia, creatinina, eletrólitos, hemograma e exames de urina e ultrassonografia renal e de vias urinárias. Outros exames laboratoriais iniciais necessários são para avaliação de consequências negativas em órgãos-alvo (ecocardiografia para avaliação da hipertrofia ventricular esquerda e exame de fundo de olho para a avaliação da retinopatia hipertensiva). Em todas crianças e adolescentes identificados com hipertensão e nos pacientes obesos identificados com pressão arterial elevada, os demais fatores de risco cardiovasculares devem ser avaliados; dessa forma, deve-se solicitar um lipidograma e um perfil glicídico. Exames mais específicos serão direcionados de acordo com a suspeita da causa da hipertensão secundária.

Abordagem terapêutica

As medidas terapêuticas a se instituir e o alvo pressórico pretendido dependerão da causa da hipertensão (primária ou secundária), da presença de outras comorbidades e das evidências de comprometimento de órgãos-alvo.

Crianças e adolescentes com hipertensão primária não complicada e sem lesões de órgãos-alvo devem ter sua pressão abaixo do percentil 95. Nos nefropatas, diabéticos e crianças com alterações em ecocardiografia e/ou fundo de olho, o alvo é de valores menores que o percentil 90. Crianças e adolescentes com sintomas/sinais de urgências e emergências hipertensivas devem ser tratados imediatamente com medicações intravenosas.

O passo inicial prescrito para todos os pacientes hipertensos e com pressão arterial elevada é a mudança do estilo de vida: redução do peso, prática de atividade física regular (30 a 60 minutos de moderada atividade aeróbica na maior parte dos dias), redução do tempo de tela (máximo 2 horas/dia), dieta saudável com redução do sódio (1,2 g/dia para pré-escolares e escolares até oito anos e 1,5 g/dia para os mais velhos), restrição de álcool e tabaco (nos adolescentes), sempre se tentando envolver toda a família nessas orientações.

A terapêutica farmacológica fica restrita aos pacientes com hipertensão sintomática, lesões em órgãos-alvo, diabéticos e nas crianças com hipertensão persistente mesmo após as medidas comportamentais inicialmente prescritas. Não existe consenso sobre qual a melhor medicação anti-hipertensiva para a criança, pela infrequência de grandes estudos nessa população; muitas recomendações são extrapoladas da população adulta.

Inibidores da enzima conversora de angiotensina – ECA (captopril e enalapril, p. ex.), bloqueadores do receptor da angiotensina II (losartan, p. ex.), betabloqueadores (propranolol, p. ex), bloqueadores dos canais de cálcio (amlodipina, p. ex.) e diuréticos tiazídicos (hidroclorotiazida) são drogas seguras, efetivas e bem toleradas em crianças. Na escolha de uma droga, as comorbidades do paciente devem ser consideradas. Assim, por exemplo, um inibidor da ECA pode ser uma boa escolha em um paciente com proteinúria (proteção renal); já um betabloqueador não seria a melhor escolha para um asmático ou um adolescente atleta. Recomenda-se iniciar na menor dose possível e titulá-la nas avaliações subsequentes da pressão arterial. Um algoritmo para avaliação da hipertensão arterial em Pediatria é apresentado na figura 49.1.

PONTOS PRÁTICOS

• A medida da pressão arterial deve ser rotineiramente realizada a cada ano, a partir dos três anos de idade.

• A monitoração ambulatorial da pressão arterial (MAPA) pode ser realizada para descartar a "hipertensão do avental branco" e para monitorar os efeitos da terapêutica anti-hipertensiva, assim como identificar sinais de hipertensão secundária, pior prognóstico ou dificuldades de manejo, como a ausência da diminuição dos valores noturnos da PA.

• Após a identificação da pressão arterial elevada ou hipertensão em uma criança, uma história completa e um atento exame físico devem ser realizados para identificação de causas de hipertensão secundárias. Todas as crianças com hipertensão devem ser rastreadas para doenças renais subjacentes. Em todas crianças e adolescentes identificados com hipertensão e nos pacientes obesos identificados com pressão arterial elevada, todos os demais fatores de risco cardiovasculares devem ser avaliados.

• Todas as crianças com hipertensão devem ser avaliadas sobre consequências em órgãos-alvo com realização de ecocardiografia e exame fundoscópico do olho.

• Todas as crianças e adolescentes com hipertensão arterial ou pressão arterial elevada devem realizar mudanças do estilo de vida com vistas à redução dos seus níveis pressóricos, reduzindo seu peso, consumindo uma dieta com redução de sal, realizando atividade física regular e evitando consumo de álcool e tabaco.

• Crianças e adolescentes com hipertensão sintomática, hipertensão secundária, lesões em órgãos-alvo ou persistência de níveis aumentados de pressão arterial a despeito das mudanças de estilo de vida devem receber terapêutica farmacológica.

Questões de Treinamento

1. Jenifer, quatro anos de idade, tem valores de pressão arterial obtidos com técnica e instrumentos adequados de 142/85, 138/83 e 135/82 mmHg em três ocasiões diferentes. Não há nenhuma história patológica pregressa e ela não usa qualquer medicação. Não há história familiar de hipertensão. O exame físico é normal e seu peso e sua altura estão no percentil 75. Qual o próximo passo na investigação?

a. Comparar pressão arterial dos membros superiores e inferiores.

b. Assegurar aos pais que, devido à última medida ter sido menor que as anteriores, não há o que se preocupar.

c. Marcar nova consulta em 1 semana para nova medida de pressão arterial.

d. Referir para geneticista para avaliação de causa genética subjacente.

e. Encaminhá-la para serviço de emergência para manejo agudo da pressão elevada.

2. Renata, uma adolescente de 15 anos, obesa, com antecedente de ter nascido prematura (34 semanas), tendo ficado internada em unidade de terapia intensiva neonatal por 4 semanas para alimentação e ganho de peso, mas sem intercorrências respiratórias ou cirúrgicas. Ela teve uma infância saudável. Pai, 40 anos, hipertenso, em uso de medicação. Seus níveis de pressão arterial estão elevados, confirmados em três medidas por volta do percentil 95 de pressão sistólica. Sua estatura está no percentil 50. No seu exame físico ela tem duas manchas café-com-leite na pele e um sopro cardíaco em borda esternal esqueda alta. Demais exames físicos sem alterações. A causa provável desses achados é:

a. Coartação da aorta.
b. Neurofibromatose.
c. Obesidade.
d. Hipertensão primária.
e. Doença renovascular relacionada à prematuridade.

3. Pré-escolar de três anos, no percentil 10 de peso e estatura, é atendido em consulta de rotina no Posto de Saúde. Sua pressão arterial foi aferida com manguito cobrindo 2/3 do comprimento e circundando mais de 80% do diâmetro de seu braço, constatando-se que o valor tensional sistólico está compreendido entre os percentis 95 e 95 + 12mmHg para idade e sexo. A melhor conduta para o caso é:

a. Iniciar investigação etiológica e prescrever anti-hipertensivos imediatamente.
b. Aferir a pressão arterial em mais duas vistas sucessivas, em diferentes ocasiões.
c. Desconsiderar esse valor, fazer nova aferição da pressão arterial com manguito apropriado, já que o procedimento realizado foge do padrão recomendado.
d. Considerar a criança portadora de pressão arterial elevada, pois trata-se de pressão arterial normal alta, explicada por seu peso e sua altura.
e. Considerar a criança portadora de pressão arterial normal, pois trata-se apenas de uma pressão arterial normal alta, explicada por seu peso e altura.

4. Escolar de oito anos, sexo masculino, é levado a consulta pediátrica de rotina. Exame físico: peso 35 kg (percentil 95), estatura 128 cm (percentil 50), temperatura axilar 36,1 °C, FC 92 bpm, FR 18 irpm, PA 112/73 mmHg. A aferição da pressão arterial em duas outras ocasiões fornece valores praticamente idênticos. Consultando a tabela deste capítulo, pode-se afirmar que sua condição clínica é caracterizada como:

a. Hipertensão estágio I.
b. Hipertensão estágio II.
c. Hipertensão grave.
d. Pressão arterial elevada.
e. Normotensão.

Gabarito comentado

1. Os valores da pressão arterial são claramente aumentados, maiores que o percentil 95+12mmHg. A criança deve ser medicada. Resposta E

2. Algumas síndromes pediátricas podem se associar com achados de hipertensão: síndrome de Williams (associada à estenose de aorta, estenose de artéria renal e anomalias renais), síndrome de Turner (associada à coartação de aorta e anormalidades renais) e neurofibromatose (associada com hipertensão essencial e renovascular). Resposta B

3. Três medidas, em ocasiões diferentes, são necessárias para a confirmação de hipertensão arterial. Resposta B

4. Valores confirmados de pressão arterial entre os percentis 90 e 95 definem a situação chamada, atualmente de "pressão arterial elevada". Resposta D

Fontes consultadas e leitura recomendada

Flynn JT, Kaelber DC, Baker-Smith CM, et al. *Clinical Practice Guideline for Screening and Management of High Blood Pressure in Children and Adolescents.* Pediatrics. 2017;140(3):e20171904.

Ingelfinger, J.R. *The Child or Adolescent with Elevated Blood Pressure.* The New England Journal of Medicine, 2014. 370:2316.

Lurbe, E.; Agabiti-Rosei, E.; Cruickshank, J.K. et al. *2016 European Society of Hypertension guidelines for the management of high blood pressure in children and adolescents.* Journal of Hypertension 2016;34(10):1887.

Cefaleias 50

Benito Lourenço

A queixa de cefaleia é comum em Pediatria, com sua prevalência aumentando com a idade e implica em um grande dilema para o médico: enquanto a grande maioria dos quadros são causados por condições benignas ou se classificam como cefaleias primárias, por outro lado, também podem constituir uma manifestação de uma grave condição subjacente. Entretanto, mesmo quando se configura como uma situação benigna, a cefaleia pode causar comprometimento funcional na criança (absenteísmo escolar, por exemplo) e na família. Embora a maioria dos pacientes com dor de cabeça não procurem assistência médica, quadros intensos e recorrentes são causas comuns de procura a pronto-atendimentos e consultórios. Famílias angustiam-se com a causa da cefaleia e preocupam-se com a possibilidade de casos graves, particularmente de um tumor cerebral. Na avaliação da cefaleia é importante certificar-se de que não existem condições patológicas graves subjacentes a essa manifestação.

Crianças pequenas expressam sua dor de cabeça de forma diferente das maiores; por um lado podem ignorá-la ou atenuá-la durante as brincadeiras, por outro, podem manifestá-la por meio de um choro ou movimentos inespecíficos da cabeça. Assim, o médico deve estar atento sobre as repercussões desse quadro sobre a alimentação, o sono ou as atividades lúdicas da criança.

Embora sejam descritos mais de 150 tipos de dores de cabeça, as cefaleias são classificadas em primárias (desordens intrínsecas ao sistema nervoso que ocorrem sem etiologia demonstrável pelos exames clínicos ou laboratoriais usuais) e secundárias (causadas por doenças específicas, demonstráveis pelos exames clínicos e laboratoriais). Quando um paciente apresenta uma cefaleia secundária, não se está diante apenas de doenças graves; deve-se lembrar, por exemplo, que na vigência de um quadro de infecção de vias aéreas superiores, é extremamente comum a manifestação de dor de cabeça. Dessa forma, o conceito básico é esse: em uma cefaleia primária, devem-se realizar a analgesia e a orientação e, diante de uma secundária, deve-se descobrir e tratar a causa de base. Atenção: dores de cabeça primárias e secundárias não são mutuamente exclusivas; pacientes com uma cefaleia primária podem ter um quadro exacerbado por uma condição secundária.

O primeiro ponto a ser reconhecido de uma cefaleia é o seu padrão de apresentação. A dor de cabeça apresenta-se sob a forma de quatro padrões básicos, cujo reconhecimento facilita a avaliação e a determinação diagnóstica: aguda (ou aguda-emergente), aguda recorrente (episódica), crônica não progressiva e crônica progressiva. Os padrões agudo-recorrente e crônico não progressivo são os mais relacionados às cefaleias primárias. O padrão crônico progressivo é o mais preocupante e merece uma investigação mais minuciosa, que inclui estudos de neuroimagem. O padrão agudo isolado de fraca ou moderada intensidade é frequentemente benigno, desencadeado por uma desordem primária ou uma infecção viral. Entretanto, algumas cefaleias agudas emergentes de forte intensidade causam preocupação e, eventualmente, podem significar alguma condição mais grave para a criança.

Cefaleias primárias

Migrânea/enxaqueca

Os critérios pediátricos atuais utilizados pela Sociedade Internacional de Cefaleias para o diagnóstico da migrânea (enxaqueca) estão apresentados no Quadro 50.1. O diagnóstico de um quadro típico é diagnosticado com uma boa história e exame físico, sem a necessidade de neuroimagem. A migrânea sem aura é bem mais comum que a migrânea com aura, embora ambas possam acometer crianças. Em crianças muito pequenas o diagnóstico pode ser mais difícil, pois, por exemplo, o vômito pode ser mais proeminente que a dor de cabeça. A dor de cabeça da migrânea pediátrica pode ser uni ou bilateral (mais frequente), usualmente é frontal ou bitemporal e tipicamente é uma dor descrita como "batendo ou pulsando". Diante de uma dor occipital outros diagnósticos (cefaleia secundária) devem ser pensados.

TEP – Título de Especialista em Pediatria

Quadro 50.1 – Critérios atuais para diagnóstico de migrânea em Pediatria

Migrânea sem aura (previamente denominada enxaqueca comum)
A. Pelo menos cinco episódios preenchendo os critérios de B a D
B. Episódios de cefaleia com duração de 2 a 72 horas (não tratados ou tratados sem sucesso)
C. A cefaleia tem, pelo menos, duas das quatro características seguintes: • localização unilateral, embora possa ser bilateral ou frontal. Cefaleia exclusivamente occipital é rara e exige prudência no diagnóstico • pulsátil • intensidade moderada ou grave • agravamento por atividade física ou a criança manifesta evitamento das atividades (como andar ou subir escadas)
D. Durante a cefaleia, pelo menos um dos seguintes: • náuseas e/ou vômitos • fotofobia e fonofobia
E. Não explicada por outro diagnóstico

Migrânea com aura (previamente denominada enxaqueca clássica)
A. Pelo menos dois episódios preenchendo os critérios de B e C
B. Um ou mais dos seguintes sintomas de aura, totalmente reversíveis: • visual (mais de 90%) • sensitivo • fala e/ou linguagem
C. Pelo menos duas das quatro características seguintes: • pelo menos um sintoma de aura alastra gradualmente em 5 ou mais minutos e/ou dois ou mais sintomas aparecem sucessivamente • cada sintoma de aura dura 5 a 60 minutos • pelo menos um sintoma de aura é unilateral • a aura é acompanhada, ou seguida em 60 minutos, por cefaleia
D. Não explicada por outro diagnóstico

Fonte: Classificação internacional das Cefaleias, Terceira Edição, 2014

A migrânea é uma desordem neurológica primária, cuja fisiopatologia parece ser semelhante na criança e no adulto. Acredita-se que os mecanismos da migrânea estejam baseados em complexas interações entre os sistemas nervoso e vascular; sua gênese não é mais simplesmente entendida como um simples fenômeno de vasoconstrição e, sim, uma cascata de eventos que incluem hiperexcitabilidade cortical e dos centros moduladores da dor no tronco cerebral. De forma simplificada, ocorre ativação e estimulação de aferentes trigeminais que, mediada pela liberação de neurotransmissores e substâncias vasoativas das terminações perivasculares, promove extensão da resposta inflamatória e condução trigeminal dos estímulos nociceptivos para centros cerebrais superiores, onde ocorre o reconhecimento da dor. Embora se descreva um componente genético forte para migrânea, o padrão de hereditariedade não é simples (as manifestações clínicas podem ser distintas em diferentes membros da família) e há um componente ambiental também bem descrito (fatores desencadeantes).

As crises de enxaqueca pediátricas são comumente mais curtas do que as dos adultos e podem durar somente poucas horas; sua duração aumenta com a idade. Em crianças, não há confirmação de episódios não tratados com duração inferior a 2 horas. Crianças frequentemente procuram um ambiente (quarto) silencioso e escuro durante uma crise devido à foto e fonofobia (sintomas são inferidos a partir do comportamento). Anorexia, náusea e vômito são também comuns. O sono alivia a crise.

Outros sintomas que podem se associar às crises são tonturas, visão turva, dificuldade em ler, dor abdominal, rubor facial, sudorese e palidez; entretanto, a descrição infantil dos sintomas é pobre. Os fatores desencadeantes incluem o estresse (durante ou após), cansaço e privação do sono, jejum prolongado e desidratação. Nos pacientes adolescentes e mais atentos, pode haver o relato de outros fatores precipitantes das crises migranosas: alguns alimentos, odores, luzes brilhantes e barulho excessivo, atividade física rigorosa e menstruação.

A enxaqueca com aura é caracterizada pelos sintomas neurológicos focais transitórios que precedem a dor de cabeça. Como já referido, a maioria das crianças não tem aura e muitas das que têm aura manifestam crises sem aura eventualmente. Aura ocorre, geralmente, até 30 minutos antes da dor de cabeça e dura cerca de 5 a 20 minutos. A aura visual típica consiste em escotomas ou borramento visual (fenômenos visuais negativos), linhas em zigue-zague ou cintilações (fenômenos visuais positivos). Algumas alterações visuais mais complexas também podem ocorrer, como a síndrome de Alice no País das Maravilhas, com sensação que os objetos são maiores ou menores do que eles são. Outros tipos de aura menos comuns podem ocorrer, como as sensitivas (parestesias) ou afasia/disartria. As manifestações da aura são completamente reversíveis. Pacientes com sintomas neurológicos prolongados ou que não se revertem devem ser bem avaliados.

Cefaleia tipo-tensão (tensional)

A cefaleia tipo-tensão é, provavelmente, a mais comum das cefaleias primárias da adolescência e dos adultos. É, certamente, menos incapacitante que a enxaqueca, comumente não se acompanhando de vômitos. Em contraste com a migrânea, a dor é leve a moderada e, normalmente, é descrita como de "pressão ou aperto", não havendo piora com a atividade física. Pode durar de 30 minutos até 7 dias. Os desencadeantes podem ser os mesmos da enxaqueca, além de dor muscular e tensão, particularmente na cintura

Cefaleias

escapular e no pescoço. A cefaleia pode ser episódica infrequente (menos que 1 dia por mês = 12/ano), episódica frequente (1 a 14 dias por mês) ou crônica (> 15 dias por mês). Pode haver fotofobia ou fonofobia (não ambas), o que pode dificultar o diagnóstico diferencial com a enxaqueca.

Cefaleia crônica

A cefaleia crônica diária (CCD) constitui uma síndrome caracterizada por dor de cabeça com frequência diária ou quase diária, ou seja, presença de dor por pelo menos pelo menos 15 dias ao mês, em um período mínimo de 3 meses. Trata-se de uma síndrome e não de um diagnóstico etiológico. O termo CCD refere-se a pacientes que sofriam de cefaleias episódicas e que, com o tempo, passaram a apresentar dor de forma diária. Uma parcela significativa desses indivíduos usa analgésicos de forma excessiva. Ainda não se conhece o mecanismo exato pelo qual a cefaleia se cronifica, mas a relação com o uso abusivo de analgésicos e com as comorbidades psiquiátricas vem sendo descrita. Tanto a migrânea quanto a cefaleia tipo-tensão podem se cronificar. A enxaqueca crônica não é incomum em crianças e adolescentes. Inicia-se com crises episódicas que aumentam em intensidade; frequentemente esses pacientes manifestam poucos dias sem dor de cabeça. Os sintomas associados à dor de cabeça como vômitos ou aura ou mesmo a dor mais intensa diminuem em frequência, embora possam ter picos de dores mais fortes. A cefaleia tipo-tensão que cronifica pode, então, confundir-se com a enxaqueca crônica. A história das crises quando eram episódicas podem colaborar nesse diferencial. Deve-se evitar o excesso de uso de medicações analgésicas, claramente associado à cronificação das cefaleias; entretanto, tratamento preventivo (ver adiante) deve ser indicado quando haver mais de quadro episódios incapacitantes de dor por mês, além da proposta de mudança de aspectos do estilo de vida (sono, hidratação, alimentação e atividade física). Depressão e ansiedade podem se associar, corroborando para os quadros dolorosos nesses pacientes cronificados.

Cefaleias secundárias

Pressão intracraniana anormal

Elevada pressão intracraniana (PIC) é uma condição incomum mas absolutamente fundamental de ser prontamente diagnosticada. Pode ser consequência de várias causas. Lesões tumorais ou outras com efeito de massa (edema, inflamação, hemorragia) podem determinar aumento na PIC. A mais comum apresentação da elevada PIC é a cefaleia. Tipicamente, o padrão é progressivo, pode cursar com despertar noturno e piora com manobra de Valsalva e esforço. O Quadro 50.2 apresenta os principais "sinais de alarme" (_red flags_) que devem alertar o médico para uma investigação mais atenta e com neuroimagem para a possibilidade de quadros tumorais ou lesões com efeito de massa intracerebrais. Crianças podem apresentar vômitos persistentes, déficits neurológicos, letargia ou mudanças de personalidade. Papiledema e paralisia de alguns nervos cranianos podem ser observados (alterações de mobilidade ocular e de pupila). Uma condição particular é denominada síndrome do pseudotumor cerebral e cursa com hipertensão intracraniana. Alguns medicamentos associam-se com essa condição, dos quais se destacam a intoxicação aguda pela vitamina A, o hormônio de crescimento, os antimicrobianos derivados da tetraciclina (minociclina, doxiciclina) e o ácido nalidíxico.

Quadro 50.2 – Principais sinais de alarme para as cefaleias secundárias

Padrão crônico progressivo da cefaleia em frequência e severidade
Piora da cefaleia com esforço e tosse
Dor de cabeça muito intensa de aparecimento súbito
Sintomas sistêmicos associados: febre, perda de peso, exantema e dor articular
Condições clínicas de risco: imunossupressão, coagulopatias, pacientes oncológicos, reumatológicos e com desordens neurocutâneas (neurofibromatose)
Sintomas neurológicos anormais: alteração do estado mental, edema de papila, movimentos anormais do olho e qualquer sintoma focal
Cefaleia durante o sono, que acorda o paciente ou que sempre está presente pela manhã
Mudança do padrão da cefaleia (valorizar uma dor que foge do padrão de uma cefaleia primária já conhecida)

Infecção

A doença febril aguda viral é a causa mais comum de dor de cabeça nos serviços de pronto-socorro. Comumente, essas crianças têm um quadro agudo e a cefaleia melhora à medida que o quadro viral vai se resolvendo. A cefaleia do tipo "sinusal", relacionada aos quadros infecciosos de seios da face, tem um padrão de pressão facial e periorbital, que piora pela manhã, e associa-se a sintomas de congestão e obstrução nasal.

Cefaleia por drogas ou por retirada de substâncias

Muitas substâncias, ou a retirada delas, podem causar dores de cabeça, incluindo o excesso de cafeína, álcool (ressaca) e outras drogas ilícitas. Algumas medicações podem desencadear cefaleia por um mecanismo idiossincrático. O excesso de uso de medicações para cefaleia, especialmente analgésicos, cafeína, derivados ergotamínicos e triptanos está associado com a transformação de uma cefaleia episódica em uma cefaleia crônica.

Outras causas

Trauma, alterações temporomandibulares e maloclusão dentária são associadas com cefaleia tipo-tensão e crônicas. Anemia falciforme, crise hipertensiva, doenças sistêmicas, reumatologicas e psiquiátricas podem se apresentar com cefaleia em pediatria.

Avaliação da criança com dor de cabeça

A história pormenorizada e um bom exame físico do paciente são as ferramentas mais importantes no diagnóstico diferencial das cefaleias pediátricas.

Dependendo do contexto (emergência ou consultório) em que o médico está investigando a cefaleia de seu paciente, algumas das seguintes informações são fundamentais para caracterização da cefaleia:

- Quando e como a cefaleia se iniciou? Algum desencadeante conhecido?
- É a primeira cefaleia de sua vida?
- Se já teve dor de cabeça anteriormente, a atual é a mais forte cefaleia que já sentiu?
- Qual padrão de cefaleia da criança?
- Qual a frequência da cefaleia?
- Quais são as características da dor? Localização? Tipo? A cefaleia é sempre do mesmo tipo?
- A cefaleia acorda a criança?
- Há interferência e qual o grau dela nas atividades do dia a dia do paciente?
- Existe história familiar?
- Algum sintoma associado?
- O que melhora a dor de cabeça? Qual a analgesia realizada pelo paciente?
- O que o paciente e a família acham que está ocorrendo?

O padrão crônico-progressivo da cefaleia sempre será o mais preocupante para o médico. Evidentemente, uma cefaleia aguda emergente também poderá constituir-se um sinal de alerta para o médico. Como dores de cabeça são comuns em crianças e adolescentes, muitos nem procuram atenção médica. Quando, portanto, os pais os trazem ao serviço de emergência, isso pode ocorrer pela severidade do quadro ou pela não melhora com o uso de analgésicos comuns a que estão habituados (caso a criança já manifeste um quadro de recorrência). Portanto, esses detalhes da história devem ser prontamente identificados. Uma cefaleia secundária em um pronto-atendimento pode ser devida a uma causa benigna (maioria dos casos) ou uma causa mais grave e ameaçadora. Mesmo um paciente que tenha história de um padrão crônico não pro-

gressivo de dor de cabeça (que normalmente lembra uma cefaleia primária) pode manifestar um quadro agudo, acompanhado de outros achados clínicos; devem, portanto, ser cuidadosamente avaliados. O espectro de possibilidades de uma cefaleia emergente em um pronto-socorro é vastíssimo; de uma meningite grave ou obstrução/mal funcionamento de uma válvula em um paciente com derivação ventrículo-peritoneal no polo de gravidade até uma mera manifestação de uma infecção viral de vias aéreas superiores, no polo da benignidade. A discussão sobre todas as doenças que podem cursar com cefaleia aguda foge ao escopo deste capítulo. De forma geral, pacientes com estado geral ou imunitário comprometido, vítimas de trauma, alterações no exame clínico (febre, pressão arterial elevada, dor palpação em seios da face ou dentes, por exemplo) ou neurológico (sinais de irritação meníngea, papiledema e alterações no exame de fundo de olho, déficits motores ou qualquer alteração de exame neurológico) devem ser avaliados com exames subsidiários para identificação da causa da cefaleia secundária. Nesses casos, a cefaleia primária será diagnóstico de exceção. Nesses casos, a criança está experimentando, por exemplo, um primeiro episódio de enxaqueca ou de cefaleia tensional. Exame de neuroimagem é obrigatório para pacientes com alterações neurológicas. A ressonância nuclear magnética é o estudo de eleição para investigar alterações estruturais do sistema nervoso, infecções, inflamações e isquemia. Para hemorragias e fraturas, a tomografia computadorizada é melhor, além de esse exame ser, comumente, o mais rapidamente disponível na maioria dos serviços.

Na avaliação dos quadros recorrentes e crônicos, um diário (recordatório) com as características da dor, preenchidos pelos pais e por seus filhos, com informações de localização, intensidade, duração e fatores desencadeadores e que melhoraram a dor pode ser bastante útil nas consultas. Essas informações, se não registradas, podem ser esquecidas ou confundidas durante a entrevista com o médico.

Outro aspecto importante é a avaliação de fatores relacionados ao estilo de vida do paciente, pois eles podem interferir no padrão da dor de cabeça. Dessa forma, é importante perguntar sobre sono, alimentação, exercício e ingestão de cafeína. Privação de sono, desidratação e padrão alimentar irregular são comuns em adolescentes e podem exacerbar ou desencadear cefaleias. Crianças e adolescentes com dores crônicas inclusive na cabeça frequentemente não praticam atividade física regular, prescrição que é parte fundamental do tratamento.

O exame físico é comumente normal nas cefaleias primárias. Um exame físico e neurológico atento é o mais sensível indicador da necessidade de uma avaliação mais detalhada com exames subsidiários para uma dor de cabeça secundária.

Embora não exista descrito em nenhum *guideline* a necessidade de atenção para a cefaleia em crianças muito pequenas (menores de três a cinco anos), pela possibilidade de cefaleia secundária, o estudo com neuroimagem pode ser indicado para os pacientes com quadros álgicos recorrentes. Na maioria dos pacientes com padrão de dor agudo-recorrente ou crônico não progressivo e achados normais no exame físico e neurológico não há necessidade de exames de imagem. Esse é um ponto importante que deve ser repetido: a neuroimagem é desnecessária para a rotina de crianças que têm exame neurológico normal e estão bem. Crianças e adolescentes com sinais de alerta (Quadro 50.2) devem realizar estudo de imagem para descartar quadros graves de cefaleia secundária.

Uma grande preocupação presente nas famílias é o medo da possibilidade de tumor no cérebro da criança, preocupação que pode contaminar o médico. Entretanto, mais de 98% das crianças com tumor cerebral apresentam outros achados neurológicos objetivos, além da dor de cabeça. Portanto, deve-se sempre realizar um exame neurológico que contemple a avaliação do estado mental e cognitivo, movimentação ocular, avaliação da papila óptica, exame sensorial e motor (avaliando-se simetria), coordenação e equilíbrio e pesquisa dos reflexos profundos. Diante de qualquer anormalidade, devem-se realizar exames subsidiários.

Manejo da cefaleia em Pediatria

Uma vez excluídas causas secundárias de cefaleia e estabelecidos os diagnósticos de enxaqueca ou cefaleia tipo-tensão, medidas de educação e terapêutica específica podem ser instituídas. Educação significa deixar claro para a família sobre a benignidade da cefaleia primária, sua possibilidade de recorrência e planejar medidas terapêuticas gerais de mudança de estilo de vida. As medidas gerais e cuidados sobre o estilo de vida do paciente incluem: sono regular e suficiente, refeições regulares e suficientes, inclusive não omitindo o desjejum e melhorando a hidratação, atividade física regular e não excessiva com exercícios aeróbicos, relaxamento e controle do estresse (psicoterapia, relaxamento, *biofeedback*). É desejável que a criança ou os pais mantenham um recordatório de dor bem preenchido para que o médico possa identificar desencadeantes e acompanhar a resposta ao tratamento.

Tratamento medicamentoso do quadro agudo

O aspecto mais importante do tratamento do quadro agudo de dor da enxaqueca ou da cefaleia tipo-tensão é a precocidade do uso da analgesia. Em crianças, paraceta-mol, dipirona (mesmo na ausência de estudos americanos sobre esse analgésico) e ibuprofeno são eficazes para o tratamento da dor aguda, em doses adequadamente prescritas. Subdoses podem resultar em falha terapêutica e doses elevadas podem ser prejudiciais. Para quadros mais graves, o uso de um anti-inflamatório não hormonal (AINH) pode ser ou não combinado com cafeína em uma frequência de não mais que 10 doses por mês, assegurando-se que ela não esteja consumindo cafeína em sua dieta. A retirada da cafeína deve ser cuidadosa, pois sua retirada abrupta associa-se à cefaleia rebote. Medicação para vômitos e náuseas podem ser associados, pois atuam na gastroparesia associada à migrânea e podem potencializar a ação analgésica (por exemplo, a metoclopramida, por similaridade com alguns neurolépticos). No pronto-atendimento, na maioria das vezes a associação de um analgésico com anti-inflamatório ou corticosteroide, colocando-se o paciente em repouso (para dormir), em um quarto escuro, melhora a crise migranosa. Na emergência, muitas vezes, a administração de medicações por via oral pode ser inefetiva por causa da gastroparesia da crise enxaquecosa, mesmo que o paciente não esteja vomitando. Nesses casos, a analgesia deve ser por via parenteral.

Terapêutica preventiva

Poucos são os estudos específicos para o tratamento da migrânea na população pediátrica; muitas condutas são extrapoladas da população de adultos. Grande parte dos cefaliatras recomendam a terapia preventiva para adultos quando o paciente experimenta mais de três a quatro crises incapacitantes por mês. Em Pediatria, de forma geral, o pensamento poderia ser semelhante; introdução de profilaxia para crianças e adolescentes com crises frequentes, prolongadas, com repercussões negativas sobre a rotina do paciente (absenteísmo escolar, por exemplo) e pouco responsivas ao tratamento abortivo. Na prática, na maioria das crianças e adolescentes, o tratamento profilático medicamentoso não é necessário. São essenciais orientação e tranquilização dos pais e do paciente sobre a natureza benigna e sobre a possibilidade de remissão espontânea. Considerar que, nas crianças, as crises são mais curtas, respondem melhor ao tratamento agudo não medicamentoso e há elevado índice de remissão espontânea.

Qualquer que seja a terapêutica preventiva prescrita, há necessidade de cerca de 8 a 12 semanas para um resultado observável; isso deve ser considerado para evitar mudanças desnecessárias de medicação. Muitas medicações são descritas, não existindo extensos estudos em Pediatria. As medicações mais prescritas para esse fim são: cipro-heptadina, propranolol, flunarizina (bloqueador de canal de cálcio), amitriptilina, topiramato e valproato. A escolha do melhor agente deve ser individualizada, pela experiência do profissional e pelo contexto clínico, principalmente considerando-se os efeitos adversos, que todas elas têm.

Cipro-heptadina é um anti-histamínico e antagonista da serotonina com propriedades anticolinérgicas e de bloqueio de canal de cálcio; é oferecida à noite (diminui sonolência diária), e estímulo do apetite e ganho de peso são efeitos comuns. Propranolol é um betabloqueador clássico para uso preventivo em adultos; tem evidências conflitantes na literatura pediátrica. Amitriptilina é um antidepressivo tricíclico, que pode ser oferecido uma vez ao dia (noite) e tem bom perfil de efeitos adversos. Seus efeitos sobre o ritmo cardíaco (prolongamento QT) devem ser considerados e um eletrocardiograma deve ser realizado nos pacientes de risco e com o uso de doses maiores da medicação. O topiramato é um anticonvulsivante usado em alguns estudos e tem particular utilidade em crianças epilépticas e com necessidade de redução do peso.

As medicações preventivas devem ser prescritas inicialmente em baixas doses e gradualmente aumentadas até o efeito terapêutico desejado para impedir efeitos adversos e toxicidade. A duração da profilaxia costuma ser de 6 a 12 meses após controle do quadro das dores. A escolha da medicação profilática também depende das comorbidades existentes. Assim, por exemplo, amitriptilina pode ser uma boa indicação para uma adolescente que está com dificuldades para dormir ou depressão, topiramato pode ser uma boa opção para um escolar com sobrepeso e epilepsia e um beta-bloqueador pode não ser uma boa escolha para um asmático.

PONTOS PRÁTICOS

- Embora a maior parte das cefaleias pediátricas sejam devidas a processos benignos ou sejam cefaleias primárias, os pediatras têm um papel importante no reconhecimento das cefaleias secundárias, que podem representar causas graves e ameaçadoras.
- Uma história bem realizada e um exame físico detalhado são suficientes para a identificação inicial da maioria das dores de cabeça em Pediatria. Estudos rotineiros de neuroimagem não são necessários na maioria das vezes, exceto em casos de cefaleias recorrentes progressivas ou alterações do exame neurológico.
- Causas secundárias de cefaleia devem ser consideradas em crianças com alterações do exame físico neurológico, que tenham início recente e abrupto de cefaleias de forte intensidade ou que apresentem condições sistêmicas de base ou uso de medicações que aumentem o risco de hipertensão intracraniana, hemorragias, tromboses, infecções intracranianas e alterações estruturais.
- O tratamento inicial das cefaleias primárias (enxaqueca ou cefaleia tipo-tensão) deve obrigatoriamente contemplar a mudança de alguns parâmetros de vida que estejam irregulares ou problemáticos: sono, alimentação, atividade física e estresse. Analgesia para quadros agudos, em doses adequadas, pode ser prescrita e tratamento preventivo considerado, quando há recorrência de muitos episódios incapacitantes.

Questões de Treinamento

1. Ana Beatriz, 14 anos, diagnosticada com enxaqueca. As dores de cabeça ocorrem duas vezes por semana e fazem com que ela perca aula na escola pelo menos três vezes ao mês. Seus pais querem um tratamento profilático para prevenir as crises e você pensa em introduzir amitriptilina. Dos seguintes exames, qual está indicado para o tratamento de Ana?

    a. Radiografia de tórax.
    b. Hemograma completo.
    c. Eletrocardiograma.
    d. Dosagem de ALT (transaminase).
    e. Dosagem de creatinina sérica.

2. Pedro, um garoto de quatro anos de idade vem ao consultório com queixa de cefaleia. Seu pai pergunta se um exame de neuroimagem deve ser realizado. Qual das seguintes características é uma forte indicação para a realização de uma ressonância nuclear magnética do cérebro de Pedro?

    a. Idade abaixo de 5 anos.
    b. Vômitos durante a cefaleia.
    c. Dor de cabeça que o acorda durante a noite.
    d. Sexo masculino.
    e. Cefaleia unilateral.

3. Uma adolescente de 13 anos tem queixa de cefaleia frequente que, algumas vezes, determina absenteísmo escolar. Você está realizando o diagnóstico diferencial entre migrânea e cefaleia tipo-tensão. Qual das afirmações abaixo é verdadeira?

   a. Cefaleia da migrânea é mais comum em meninos.

   b. Cefaleia da migrânea melhora com exercício.

   c. Cefaleia da migrânea costuma ser em pressão na cabeça.

   d. Cefaleia da migrânea tipicamente dura muitas horas.

   e. Cefaleia da migrânea pode ser latejante e severa.

4. Teresa, 14 anos iniciou tratamento de acne e queixa-se de uma cefaleia diária leve, incaracterística, com borramento visual. Qual o diagnóstico mais provável?

   a. Hipertensão intracraniana idiopática.

   b. Meduloblastoma.

   c. Enxaqueca.

   d. Cefaleia tipo-tensional.

   e. Cefaleia em salvas.

5. Você está atendendo um jovem de 16 anos que tem episódios frequentes de cefaleia tipo-tensão. A família e o adolescente preferem orientações sobre mudanças do estilo de vida antes do uso de medicações. Qual das seguintes intervenções pode melhorar a cefaleia de seu paciente?

   a. Ingestão de café ou chá diariamente no café da manhã.

   b. Limitar a ingestão hídrica em 800 mL por dia.

   c. Exercício aeróbico regular.

   d. Não realizar desjejum durante o fim de semana para postergar o horário de sono.

   e. Assistir televisão antes de dormir.

Gabarito comentado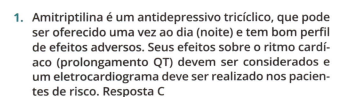

1. Amitriptilina é um antidepressivo tricíclico, que pode ser oferecido uma vez ao dia (noite) e tem bom perfil de efeitos adversos. Seus efeitos sobre o ritmo cardíaco (prolongamento QT) devem ser considerados e um eletrocardiograma deve ser realizado nos pacientes de risco. Resposta C

2. Os principais sinais de alarme para uma cefaleia são: padrão crônico progressivo da cefaleia em frequência e severidade, piora da cefaleia com esforço e tosse, dor de cabeça muito intensa de aparecimento súbito, sintomas sistêmicos associados, condições clínicas de risco, sintomas neurológicos anormais: alteração do estado mental, edema de papila, movimentos anormais do olho e qualquer sintoma focal, cefaleia durante o sono, que acorda o paciente ou que sempre está presente pela manhã, mudança do padrão da cefaleia. Resposta C

3. Migrânea é mais comum em meninas, piora com o exercício e melhora no repouso, costuma ser latejante e dura de 2 a 72 horas. Resposta E

4. Uma condição particular que causa dor de cabeça é denominada síndrome do pseudotumor cerebral e cursa com hipertensão intracraniana. Alguns medicamentos associam-se com essa condição, dos quais se destacam a intoxicação aguda pela vitamina A e seus derivados, o hormônio de crescimento, os antimicrobianos derivados da tetraciclina (minociclina, doxiciclina) e o ácido nalidíxico. Resposta A

5. Evitar cafeína, hidratar-se abundantemente, regras sobre alimentação, não omitindo o desjejum e uma boa qualidade do sono são aspectos fundamentais do tratamento de qualquer dor crônica. Resposta C

Fontes consultadas e leitura recomendada

Lewis, D.W. *Headaches in children and adolescents*. Current Problems in Pediatric and Adolescent Health Care, 2007. 37: p. 207-246.

Hershey, A.D. *Current approaches to the diagnosis and management of paediatric migraine*. The Lancet Neurology, 2010; 9: p. 190-204.

Headahe Classification Committee of the International Headache Society (IHS). *The International Classification of Headache Disorders*. 3. ed. (beta version). Cephalalgia, 2013. 33: p. 629-808.

Convulsão febril

51

Benito Lourenço

As convulsões febris (CF) representam o transtorno convulsivo mais comum de bebês e crianças pequenas. Trata-se de um fenômeno idade-dependente e cerca de 2 a 4% das crianças apresentam pelo menos uma convulsão na vigência de febre nos primeiros 5 anos de vida, sem evidência de anormalidades metabólicas ou doença do sistema nervoso central (SNC) que expliquem o ocorrido. O pico de incidência dessa condição é em torno dos doze aos dezoito meses e a incidência de CF diminui acentuadamente após os quatro anos de idade. Uma maior prevalência tem sido reportada em alguns grupos, como na população asiática.

A elevação da temperatura cerebral altera muitas funções neuronais, incluindo vários canais iônicos sensíveis à temperatura. Isto influencia o disparo neuronal e aumenta a probabilidade de gerar atividade maciça (convulsões). Além disso, ocorre um processo inflamatório incluindo a secreção de citocinas na periferia e no cérebro. Algumas interleucinas, além de contribuírem para a geração da febre, aumentam a excitabilidade neuronal.

Definições e classificação

O National Institute of Health (NIH), em 1980, definiu CF como uma descarga elétrica excessiva, súbita e repentina de neurônios, ocorrendo na infância, geralmente entre três meses e cinco anos de idade, associada à febre, mas sem evidência de infecção intracraniana ou outra causa definida. Mais recentemente, a American Academy of Pediatrics (AAP), em 2008, definiu a CF que ocorre em crianças febris com idades entre seis e sessenta meses que não têm infecção intracraniana, distúrbio metabólico ou história de convulsão afebril pregressa. Observe que convulsões com febre em crianças que já apresentaram uma crise afebril pregressa são excluídas dessa definição.

As CF não são consideradas uma forma de epilepsia: lembre-se que epilepsia caracteriza-se por crises não febris recorrentes.

As CF são classificadas em simples ou complexas. Define-se como uma CF simples, uma crise convulsiva generalizada que dura menos do que 15 minutos (ou 10 minutos, segundo alguns autores, sendo que a maior parte dura menos de 5 minutos), não havendo recorrência durante um período de 24 horas. A CF simples corresponde à maioria das crises convulsivas febris. A CF complexa é definida com uma ou mais das seguintes características: (1) início parcial ou focal; (2) duração prolongada de mais de 15 minutos; (3) as CF recorrentes até 24 horas após o primeiro episódio; (4) associação com anormalidades neurológicas pós-ictais. A CF complexa é caracterizada por um grupo mais heterogêneo de condições associado com maior risco de recorrência e pequena maior probabilidade de convulsões afebris futuras.

As CF são distintas de "convulsões com febre". Esta última inclui qualquer convulsão em qualquer criança com febre de qualquer causa. Assim, crianças com convulsões e febre, tanto com causas definidas como infecções do SNC ou distúrbios neurológicos manifestos, têm "convulsões com febre" ao invés de "CF".

CF deve ser considerada uma "síndrome" porque cumpre algumas características semelhantes entre as crianças acometidas: geralmente ocorre dentro de uma faixa etária restrita, a maioria das crianças apresenta desenvolvimento neurológico e estrutural normal após o episódio convulsivo e não há associação com anomalias estruturais ou de desenvolvimento no cérebro.

Fatores de risco e recorrências

Além da idade, uma suscetibilidade genética (tendência familiar, em alguns casos) e alguns fatores de risco estão associados à CF. Os mais comumente identificados são: febre alta (o valor é mais importante que a velocidade de ascensão) e infecções virais. A febre de algumas causas infecciosas específicas, especificamente o herpesvírus humano 6 (HHV6) e influenza, podem influenciar a probabilidade de geração de CF. Exceto por essa associação comum entre HHV6 e influenza, o tipo de infecção viral não é importante como preditor de risco de recorrência ou complexidade da crise. Outro fator de risco que tem sido evidenciado é a exposição pré-natal à nicotina, que pode aumentar o risco de CF.

De um modo geral, aproximadamente um terço das crianças com CF terão pelo menos mais uma recorrência, associada à febre (cerca de 10% têm três ou mais CF). Os fatores de risco potencialmente associados à recidiva da CF mais consistentes são: história familiar de CF e primeiro episódio com menos de dezoito meses de idade. Dois outros fatores de risco para a recorrência da CF são a temperatura máxima e a duração da febre antes da convulsão. Quanto maior o pico de temperatura, menor a chance de recorrência. Quanto menor a duração da febre reconhecida, maior a chance de recorrência.

Após uma CF simples, o risco de desenvolver epilepsia não é muito diferente do da população em geral. Os estudos sobre crianças com CF indicam que 1 a 2% das crianças que têm CF irão subsequentemente desenvolver epilepsia. No entanto, uma história familiar de epilepsia e a ocorrência de uma CF complexa são associadas a um risco um pouco maior de epilepsia subsequente (5%). Episódios repetidos de CF simples com idade inferior a doze meses levam a um ligeiro aumento do risco de epilepsia.

Avaliação da criança com convulsão febril

Crianças devem ser prontamente avaliadas após uma convulsão inicial. A maioria dos pais de pacientes com CF procura atendimento médico dentro de 1 hora após a convulsão, geralmente após resolução da convulsão e retorno do paciente ao estado de alerta completo. A maioria das crianças tem CF no primeiro dia de doença e, em alguns casos, é a primeira manifestação de que a criança está doente.

Caracteristicamente, uma CF típica tem duração menor que 5 minutos, é generalizada desde o começo, marcada por abalos clônicos mais frequentemente. Musculatura facial, respiratória e de membros superiores podem ocorrer. As crianças normalmente retornam ao estado basal rapidamente após uma CF simples. Tal como acontece com convulsões não febris, a fase pós-ictal pode estar associada à confusão, agitação e sonolência. A sonolência prolongada não é típica da CF simples e deve alertar para outra causa (meningite, doença cerebral estrutural) ou atividade convulsiva contínua. Do mesmo modo, a presença de olhos persistentemente abertos e desviados é uma característica clínica importante da atividade de convulsão em curso.

As CF complexas (focais, prolongadas ou recorrentes em 24 horas) são menos prevalentes, representando aproximadamente 20% das CF na maioria das séries. Convulsões prolongadas ocorrem em menos de 10% e características focais em menos de 5% das crianças com CF. Uma CF simples inicial pode ser seguida de convulsões complexas, mas a maioria das crianças que desenvolvem CF complexas o fazem como a sua primeira convulsão. Uma CF complexa inicial não indica necessariamente que todas as crises posteriores serão complexas. A hemiparesia transitória após uma CF (paresia de Todd), geralmente de tipo complexo ou focal, é rara, ocorrendo em 0,4 a 2% dos casos.

O médico deve ter atenção no diagnóstico diferencial da CF com os calafrios de uma criança com febre. Esses movimentos involuntários podem ocorrer em crianças doentes e podem ser confundidos com convulsões. Tremores (calafrios) geralmente são facilmente distinguidos de convulsões. Os arrepios são comuns e caracterizam-se por movimentos oscilatórios rítmicos finos sobre uma articulação. Eles raramente envolvem músculos faciais ou respiratórios, que ocorrem com frequência durante a CF. Além disso, os calafrios geralmente envolvem ambos os lados do corpo simultaneamente e não estão associados com perda de consciência, em contraste com as crianças com convulsões generalizadas. Assim, manifestações bilaterais sem inconsciência aparente sugerem fortemente que os movimentos não são epilépticos. Qualquer movimento repetitivo de preocupação também deve ser avaliado pela palpação, uma vez que as convulsões não são suprimíveis.

A avaliação inicial deve centrar-se na determinação da fonte da febre. A história deve incluir informações familiares de CF epilepsia, imunizações, duração da crise, qualquer sintoma pós-ictal prolongado e quaisquer sintomas focais. No exame físico, deve ser dada atenção à presença de sinais meníngeos e ao nível de consciência da criança.

Inicialmente, deve-se considerar se existe uma infecção do SNC sob a forma de meningite ou encefalite, particularmente em lactentes mais jovens, nos quais os sinais podem ser mais sutis. Portanto, a questão mais importante para a avaliação se uma punção lombar é necessária é a exclusão de meningite. Caso a meningite seja excluída, o próximo passo é considerar que testes são necessários para determinar a causa da doença febril. Finalmente, considere se há uma anormalidade estrutural do SNC que predispôs a criança a ter uma convulsão.

Em crianças com CF simples menores de doze meses, a coleta de líquor era fortemente aconselhada. Sabe-se que, com o advento das vacinas conjugadas para *Haemophilus influenzae* tipo b (Hib) e para *Streptococcus pneumoniae*, a meningite bacteriana em crianças de seis meses ou mais tornou-se menos frequente. Uma avaliação completa por um clínico experiente quase sempre irá detectar a criança com meningite. Embora cerca de 40%, particularmente crianças mais novas, que tenham convulsões como manifestação inicial de meningite, não tenham sinais meníngeos, elas apresentam outros sintomas e achados (consciência alterada, erupção petequial) que sugerem fortemente o diagnóstico correto. É extremamente raro que a meningite bacteriana seja detectada com base numa avaliação "rotineira" do líquido cefalorraquidiano (LCR) após uma CF simples. Quando a única indicação para a realização de uma punção lombar é a convulsão, meningite será encontrada em menos de 1% dos pacientes e menos de metade destes terão meningite bacteriana.

As diretrizes atualizadas da AAP para avaliação neuro diagnóstica em crianças com CF simples são apoiadas por evidências de várias revisões e são resumidas, a seguir. A punção lombar deve ser realizada em qualquer criança que apresenta convulsão e febre e tenha sinais e sintomas de irritação meníngea ou em qualquer criança cuja história ou exame sugira a presença de meningite ou infecção intracraniana. A punção é uma opção em qualquer criança entre seis e doze meses de idade que se apresenta com convulsões e febre quando a criança não recebeu a vacinação rotineira. A análise do líquor é uma opção em uma criança que se apresenta com convulsões e febre e foi pré--tratada com antibióticos, pois o tratamento antibiótico pode mascarar os sinais e sintomas da meningite. Como consequência prática, a punção lombar não deve ser realizada rotineiramente. Conforme as atuais diretrizes, os dados atuais não suportam mais a punção lombar de rotina em crianças sem alterações no exame físico, totalmente imunizadas, que se apresentam com CF simples.

As crianças que apresentam CF prolongadas ou focais, particularmente se for a primeira, requerem uma abordagem mais individualizada, uma vez que a probabilidade de uma etiologia alternativa, como meningite ou uma causa estrutural ou metabólica subjacente, é maior (embora ainda bastante baixa).

O eletroencefalograma (EEG) é de valor limitado na avaliação de crianças com CF. EEG é mais suscetível de ser anormal em crianças mais velhas com CF, crianças com história familiar de CF, crianças com CF complexa ou crianças com anormalidades pré-existentes do neuro desenvolvimento. Embora anormalidades do EEG possam estar presentes nessas crianças, seu significado clínico não é claro. Não há evidência consistente de que EEG de rotina e/ou EEG anormal após o primeiro episódio convulsivo sejam preditivos do risco de recidiva ou de desenvolvimento de epilepsia. A AAP afirma que EEG não deve ser uma parte da avaliação de rotina em crianças neurologicamente saudáveis com CF simples. Também não há indicação de neuroimagem de rotina. Tal como acontece com o EEG, neuroimagem pode ser considerada em crianças com anormalidades neurológicas no exame e naquelas com CF recorrentes.

Com base nas evidências disponíveis, a AAP recomenda que os seguintes testes não sejam realizados rotineiramente com o único propósito de identificar a causa de uma CF simples: dosagem de eletrólitos séricos (cálcio, fósforo ou magnésio), glicemia ou hemograma. Os exames laboratoriais em crianças com SF devem ser direcionados para identificar a fonte da febre e não como uma avaliação rotineira da própria convulsão.

Os pais ficam extremamente ansiosos quando seu filho tem uma convulsão. É importante que o médico desempenhe um papel vital na tranquilização das famílias quanto ao prognóstico, incluindo riscos de recorrência convulsiva, morbidade neurológica e mortalidade após CF, aliviando sua ansiedade e retornando à vida normal.

O tratamento da crise epiléptica febril na fase aguda deve ser feito como o de qualquer crise epiléptica. A sequência de atendimento de um quadro de urgência (avaliação de vias aéreas, ventilação e circulação) antes da infusão de medicação específica deve ser respeitada. Além disso, a maior parte das crises termina antes dos pacientes chegarem ao Pronto-Atendimento e o médico na maioria das vezes avalia a criança já no período pós-ictal. Nesses casos, o uso de benzodiazepínicos não é necessário. Apenas a febre deve ser tratada sintomaticamente.

Em termos de medicação para cessar a crise, particularmente as de duração maior que 5 minutos, os benzodiazepínicos são preferidos, como o diazepam endovenoso na dose de 0,1 a 0,3 mg/kg/dose ou, na falta de acesso venoso, o midazolam, na dose de 0,2 a 0,6 mg/kg, que pode ser administrado por via intramuscular, retal ou intranasal.

Pela evidência de muitos estudos relatados, o uso intermitente de antipiréticos como o ibuprofeno ou paracetamol no início da febre não é recomendado com a intenção de prevenção de recorrências. No entanto, antipiréticos são geralmente administrados com a finalidade de fazer uma criança se sentir mais confortável.

Discute-se muito na literatura sobre o tratamento profilático para crise febril, sob o argumento de que o quadro é benigno, o tratamento não alteraria o prognóstico e as crianças podem apresentar os efeitos colaterais da medicação, mesmo usada de forma intermitente.

A orientação mais atual quanto ao tratamento profilático é de que "a potencial toxicidade das drogas antiepilépticas supera os pequenos riscos de uma crise febril simples". Em caso de grande ansiedade dos pais, recomenda-se o tratamento intermitente por curto período de tempo, mas o tratamento contínuo não é recomendado. Na maioria dos estudos, fenobarbital e valproato mostraram-se eficazes na prevenção de CF recorrente. No entanto, as CF simples, em seus episódios iniciais, são eventos benignos e, em geral, o tratamento não é recomendado. Para crianças com maior risco de epilepsia (isto é, aquelas com desenvolvimento neurológico anormal, CF complexa ou história familiar de convulsões afebris), o tratamento profilático "pode ser considerado".

PONTOS PRÁTICOS

- CF ocorrem em crianças com febre, geralmente em situações de infecção sistêmica viral ou bacteriana, em crianças entre as idades de seis meses e seis anos de idade e não têm epilepsia, infecção do sistema nervoso central ou outros gatilhos para convulsões.

- As CF são um fenômeno dependente da idade, provavelmente relacionado à vulnerabilidade do sistema nervoso em desenvolvimento aos efeitos da febre em combinação com uma susceptibilidade genética subjacente. Além da idade, os fatores de risco mais comumente identificados incluem febre alta, infecção viral e uma história familiar de CF.

- CF simples são as mais comuns e são caracterizadas por convulsões que duram menos de 15 minutos, não têm características focais e ocorrem uma vez em um período de 24 horas.

- As CF são um diagnóstico clínico. Em crianças com uma história típica e um exame tranquilizador e não-focal, testes de diagnóstico são desnecessários na maioria dos casos.

- A punção lombar é desnecessária na maioria das crianças com boa aparência e que melhoram após uma CF (a sonolência pós-ictal normalmente resolve-se dentro de 5 a 10 minutos). A punção lombar deve ser realizada quando houver sinais ou sintomas meníngeos ou outras características clínicas que sugerem meningite ou infecção intracraniana possível. Outras circunstâncias que justificam a consideração da punção lombar incluem bebês entre seis e doze meses de idade, se o estado de imunização for deficiente e/ou tratamento atual com antibióticos, convulsões prolongadas, incluindo estado febril epiléptico.

Questões de Treinamento

1. Bruno, de vinte meses apresentou crise convulsiva tônico-clônica generalizada, que durou 3 minutos. Logo após a crise, o paciente ficou sonolento, mas, 30 minutos depois, não apresentava mais nenhuma anormalidade. A mãe relatou coriza e tosse há um dia. Exame físico: temperatura de 39,2 graus, FC 110bpm, FR 30irpm, PA 84/48mmHg, eritema acentuado de orofaringe, ausência de rigidez de nuca ou déficits neurológicos focais. A conduta apropriada é:

   a. orientar os pais acerca da benignidade do quadro.
   b. prescrever fenobarbital como profilático.
   c. realizar punção lombar e hemocultura.
   d. internar para observação rigorosa.
   e. prescrever antibiótico intravenoso.

2. Marcela, lactente de dois anos de idade é trazida ao Pronto-Socorro devido ao quadro de febre há mais ou menos 12 horas. Enquanto aguarda o atendimento, apresenta convulsão tônico-clônica generalizada com duração aproximada de 10 minutos. Ao exame físico, apresenta febre de 39°C, hiperemia e opacificação de membrana timpânica, sem sinais meníngeos. Irmão de quatro anos de idade apresentou quadro semelhante com dois anos de idade. Qual a hipótese diagnóstica e as condutas a serem adotadas?

   a. Provável crise febril; fenobarbital, antitérmico, liquor, alta com anticonvulsivante.
   b. Provável crise febril; fenobarbital, antitérmico, liquor, alta após eletroencefalograma.
   c. Provável crise febril; diazepam, antitérmico, observar sem colher exames, alta sem anticonvulsivante.
   d. Provável crise epiléptica; diazepam, antitérmico, liquor, eletrólitos, alta com anticonvulsivante.
   e. Provável crise epiléptica; fenobarbital, antitérmico, eletroencefalograma, alta sem anticonvulsivante.

3. Um menino de três anos, previamente hígido é trazido ao hospital por crise convulsiva tônico-clônica generalizada, que durou aproximadamente 1 minuto, na vigência de febre (39,3 °C). O exame físico revela a presença de otite média à esquerda. O restante da avaliação é normal, incluindo o exame neurológico. A melhor afirmação para o caso é:

a. o seguimento próximo com neuropediatra é fundamental para monitorar possíveis sequelas neurológicas.

b. deve-se realizar eletroencefalograma e tomografia de crânio.

c. há um discreto aumento no risco de desenvolvimento de epilepsia, a depender do tipo de crise.

d. a criança necessita ser internada para coleta de líquor e administração de antibióticos.

e. deve-se iniciar anticonvulsivantes que serão mantidos por um período inicial de 6 meses.

4. É importante que o pediatra diferencie as CF febris benignas de episódios convulsivos de cunho neurológico mais complexo. Assinale a opção que apresenta um dado que indica não se tratar de um quadro de CF benigna simples.

a. Convulsão predominantemente focal.

b. Segundo episódio.

c. Crise convulsiva com menos de 10 minutos de duração.

d. Crise convulsiva em paciente com menos de doze meses de idade.

e. Episódio convulsivo com temperatura do paciente abaixo de 38,5° C.

Gabarito comentado

1. Trata-se de uma convulsão febril clássica, sem achados atípicos e sem indicativos de infecção do sistema nervoso central. Resposta A

2. Trata-se de uma crise convulsiva febril clássica. Na emergência, se necessário, um benzodiazepínico pode ser administrado para controle da crise. Não há indicação de exames subsidiários nesse momento. Resposta C

3. Após uma crise simples, o risco de desenvolver epilepsia não é muito diferente do da população em geral. Os estudos sobre crianças com convulsão febril indicam que 1 a 2 por cento das crianças irão subsequentemente desenvolver epilepsia. No entanto, uma história familiar de epilepsia e a ocorrência de uma crise complexa são associadas a um risco um pouco maior de epilepsia subsequente (5 por cento). Resposta C

4. As crianças que apresentam CF prolongadas ou focais, particularmente se for a primeira, requerem uma abordagem mais individualizada, uma vez que a probabilidade de uma etiologia alternativa, como meningite ou uma causa estrutural ou metabólica subjacente, é maior (embora ainda bastante baixa). Resposta A

Fontes consultadas e leitura recomendada

Subcommittee on Febrile Seizures. American Academy of Pediatrics. *Febrile seizures: clinical practice guideline for the long-term management of the child with simple febrile seizures*. Steering Committee on Quality Improvement and Management. Pediatrics, 2008. 121: p. 1281.

Subcommittee on Febrile Seizures. American Academy of Pediatrics. *Neurodiagnostic evaluation of the child with a simple febrile seizure*. Pediatrics, 2011. 127: p. 389.

Baumann, R.J.; Duffner, P.K. *Treatment of children with simple febrile seizures: the AAP practice parameter*. American Academy of Pediatrics. Pediatric Neurology, 2000. 23: p. 11.

Graves, R.C.; Oehler, K.; Tingle L.E. *Febrile seizures: risks, evaluation, and prognosis*. American Family Physician, 2012. 85: p. 149.

Oluwabusi, T.; Sood, S.K. *Update on the management of simple febrile seizures: emphasis on minimal intervention*. Current Opinion in Pediatrics, 2012. 24: p. 259.

Diagnóstico diferencial das anemias

52

Benito Lourenço

O diagnóstico diferencial das principais anemias em Pediatria constitui-se assunto básico e fundamental para qualquer médico que atende crianças. Isso decorre da alta prevalência dessa condição na população e pela importância das repercussões negativas decorrentes dos estados anêmicos. A anemia ferropriva é a carência nutricional mais prevalente no mundo, acarretando prejuízos em curto e longo prazo no desenvolvimento neuropsicomotor e na aprendizagem de crianças e adolescentes.

Conceitos básicos iniciais

Na hematopoese, processo de formação de toda a linhagem celular sanguínea, é importante lembrar que todas elas derivam de um precursor inicial, uma célula pluripotente, a *stem cell* (ela não é uma célula embrionária totipotente e, sim, responsável pela produção de células apenas da linhagem eritropoética). A maior parte das células do sangue derivam da linha mieloide: eritrócitos, mastócitos, basófilos, neutrófilos, eosinófilos, monócitos (e consequentemente macrófagos), plaquetas. A linhagem linfoide determina a formação de linfócitos *natural killers*, linfócitos B (que nos tecidos viram plasmócitos) e linfócitos T. A célula tronco, portanto, sofre processo progressivo de maturação e determina produção de células sanguíneas dentro da medula óssea. Mas, esse processo nem sempre ocorreu nesse local. Durante o período gestacional, esse processo de diferenciação ocorre em outros sítios: no saco vitelino, nos primeiros 2 meses, no fígado e baço, de 2 a 7 meses, e na medula óssea, a partir dos 5 meses. Portanto, células-tronco hematopoéticas têm receptores para fígado e baço; em situações de graves doenças medulares, podem se deslocar para esses locais (hematopoese extramedular ou metaplasia mieloide).

Na linhagem de diferenciação da célula vermelha, do proeritroblasto até o eritrócito, existe uma série de células que sofrem progressivas transformações. A mais importante a ser lembrada é que há perda progressiva do núcleo. A hemácia madura não tem núcleo e isso representa um maior espaço para alguns milhões de moléculas de hemoglobina (um eritrócito tem cerca de 250 milhões de moléculas

de hemoglobina). Proeritroblastos, eritroblastos basófilos, eritroblastos policromáticos e eritroblastos ortocromáticos são encontrados apenas na medula óssea. A célula imediatamente anterior ao eritrócito é o reticulócito. O eritroblasto ortocromático perde o núcleo em um processo de extrusão; o núcleo perdido é rapidamente fagocitado por macrófagos da medula óssea. Com a perda do núcleo, o eritroblasto ortocromático transforma-se em reticulócito. O reticulócito é, pois, uma célula anucleada que ainda conserva no citoplasma alguns resquícios de organelas: retículo endoplasmático, ribossomos (com RNA mensageiro) e mitocôndrias. O reticulócito retém, portanto, alguma capacidade de síntese proteica (de fato, 10 a 20% da síntese de hemoglobina completa-se nesse estágio). O reticulócito recém-formado permanece de 1 a 3 dias na medula óssea, sendo em seguida liberado para a circulação. Um ou dois dias depois de entrarem em circulação, os reticulócitos perdem todas as organelas, têm o volume ligeiramente reduzido e adquirem a coloração citoplasmática própria das hemácias maduras. Nesse ponto, eles cessam a síntese proteica e perdem também qualquer capacidade de metabolismo aeróbico, restringindo-se principalmente à metabolização da glicose pela via de Embden-Meyerhof (geração de ácido lático). O reticulócito tem uma vida de 24 a 48 horas; seu encontro, portanto, sinaliza produção recente da medula. Reticulocitose é sinal de estímulo e produção medular (atividade proliferativa compensatória da medula óssea). Os reticulócitos não são identificados, entretanto, no hemograma comum; deve-se pedir sua pesquisa em lâminas (com coloração específica), pois têm aspecto muito particular com pequenas granulações de RNA. Reticulocitose indica que a medula está sendo estimulada para a produção de hemácias, o que ocorre em processos extra medulares de sangramento e hemólise. Esse diferencial é fundamental: problemas intramedulares não cursam com reticulocitose pois há comprometimento de produção. Os níveis habituais de reticulócitos identificados no sangue periférico giram em torno de 1%.

Durante toda a vida do eritrócito há passagem pelos sinusoides esplênicos; isso é possível pela conformação particular dessa célula – biconcavidade, que a torna mais maleável. O eritrócito é uma célula com excesso de membrana citoplasmática para o conteúdo hemoglobínico que transporta. À medida que circula, envelhece e perde porções da membrana citoplasmática (a duração da hemácia do adulto é de 90 a 120 dias), tornando-se menos deformável e, portanto, sendo retida na rica malha de sinusoides do baço, onde é fagocitada por macrófagos locais. Formas diferentes de hemácias, como esferócitos ou hemácias falcizadas, por exemplo, sofrem destruição na passagem pelo baço. Os macrófagos digerem as células fagocitadas, retendo o ferro, que é reaproveitado na síntese da hemoglobina pelos eritroblastos. Quando ocorre anomalia de proliferação e amadurecimento dos eritroblastos, são encontrados depósitos de grãos contendo ferro no citoplasma ao redor do núcleo, os chamados sideroblastos.

Cerca de 10% dos eritrócitos são destruídos diariamente, devendo, portanto, ser substituídos pela medula óssea. O principal fator que regula a emissão dos eritrócitos para o sangue é o nível das trocas de gases que ocorre entre as células e os tecidos. Logo, a oxigenação dos tecidos regula a produção dos glóbulos vermelhos pela medula óssea. Em condições de baixa tensão de oxigênio, ocorre estímulo para a eritropoese, enquanto o aumento da tensão de O_2 a deprime.

Para uma eritropoese eficaz faz-se necessário um estímulo hormonal (eritropoetina em um rim funcionante), elementos (ingredientes) para formar células, elementos para formar núcleo (aqui destaca-se o papel da vitamina B12 e do folato) e elementos para formar hemoglobina (proteínas e ferro). A hemoglobina é a junção de heme (protoporfirina 9 associada ao ferro) mais globina (proteína geneticamente determinada). O ferro, recuperado da destruição das hemácias ou ingerido na dieta é disponibilizado pela ferritina (armazenamento) e pela transferrina (proteína carreadora). O complexo ciclo de produção da protoporfirina 9 envolve uma série de enzimas, coenzimas (entre elas a vitamina B6-piridoxina) e metabólicos; problemas que aí ocorrem geram as doenças conhecidas como porfirias.

A estrutura da hemoglobina é tetramérica; cada hemoglobina tem 4 hemes (cada um com um ferro) e dois pares de globinas (4 globinas). Na formação da globina, porção proteica da hemoglobina, é fundamental a adequada determinação genética para sua produção. A principal e mais comum hemoglobina (97% do adulto) do ser humano é a A1 (HbA1), formada por duas cadeias alfa e duas cadeias beta. A segunda hemoglobina mais comum (2 a 3%) é a A2, formada por duas cadeias alfa e duas cadeias delta. A hemoglobina fetal (HbF), pouco importante no adulto, mas fundamental no feto, é formada por duas cadeias alfa e duas cadeias gama. No nascimento, a HbF é 70%, uma hemoglobina com níveis maiores ainda no feto e com maior avidez pelo oxigênio. Durante os primeiros seis meses de vida, essa hemoglobina é substituída pela HbA1. Cada uma dessas globinas é formada a partir do estímulo de um gene diferente; problemas na formação dessas globinas determinam as talassemias (ver adiante).

A eritropoese fetal é um processo parcialmente influenciado por fatores maternos; está primariamente sobre o controle fetal (a eritropoetina não atravessa a barreira placentária). Anemia e hipóxia relativa estimulam eritropoetina no fígado do feto; o rim assume a plena produção de eritropoetina após cerca dois meses de vida.

Anemia

Anemia é uma situação na qual a massa eritrocitária é insuficiente para transportar oxigênio aos tecidos. É um termo que se aplica, ao mesmo tempo, a uma síndrome clínica e a um quadro laboratorial que pode ocorrer por redução da concentração de hemoglobina, do hematócrito ou da concentração de hemácias por unidade de volume, em comparação aos parâmetros de sangue periférico de uma população de referência.

Nesse momento é importante destacar a variabilidade dos valores hematimétricos na faixa etária pediátrica (Quadro 52.1) Quando um laboratório lança um resultado, dificilmente o correlaciona com a idade do paciente. Observe que não somente os níveis de hemoglobina e de hematócrito (cerca de 3 vezes a hemoglobina) variam em função da idade e sexo, mas também os demais índices hematimétricos. Erra o médico que decora, por exemplo, que o volume corpuscular médio (VCM) normal é de 80 a 100. Será visto mais adiante que esse índice é um dos mais importantes na classificação das anemias.

Quadro 52.1 – Valores hematimétricos por faixa etária

Idade	Sexo	Hb (g/dL) Média	Ht (%) Média	VCM Média
Nascimento	M/F	16,5	51	108
1 a 3 dias	M/F	18,5	56	108
1 semana	M/F	17,5	54	107
2 semanas	M/F	16,5	51	105
1 mês	M/F	14,0	43	104
2 meses	M/F	11,5	35	96
3 a 6 meses	M/F	11,5	35	91
6 meses a 2 anos	M/F	12,0	39	78
2 a 6 anos	M/F	12,5	37	81
6 a 12 anos	M/F	13,5	40	86
12 a 18 anos	F	14,0	41	90
12 a 18 anos	M	14,5	43	88
18 a 49 anos	F	14,0	41	90
18 a 49 anos	M	15,5	47	90

Fonte: Nathan and Oski's hematology of infancy and childhood, 2015

Na prática, considera-se portador de anemia o indivíduo cuja concentração de hemoglobina é inferior a:

• 13 g/dL no homem adulto;

• 12 g/dL na mulher adulta;

Diagnóstico diferencial das anemias

- 11 g/dL na grávida;
- 11 g/dL em crianças de seis meses a seis anos;
- 12 g/dL em crianças de seis anos a doze anos;
- 12 g/dL em adolescentes do sexo feminino;
- 12,5 g/dL em adolescentes do sexo masculino.

Esses valores foram definidos para o nível do mar, alterando-se significativamente em grandes altitudes. Não há, no entanto, evidência de que os valores normais de hemoglobina variem nas diferentes raças ou em diferentes regiões geográficas, exceto pelo efeito da altitude.

Os níveis de hemoglobina sobem imediatamente após o nascimento (hemoconcentração, transudação para o espaço intersticial) e progressivamente diminuem até atingirem seu nadir por volta dos dois meses de idade. Essa condição determina a clássica anemia fisiológica do lactente. Os eritrócitos fetais são diferentes em relação aos das crianças maiores: maior quantidade de HbF, menor vida média (60 a 70 dias para um recém-nascido de termo [RNT] e 35 a 50 dias para um prematuro [RNPT]), propriedades diferentes de membrana (mais rígida, maior fragilidade mecânica), maior afinidade para o oxigênio nas hemoglobinas fetais e um padrão metabólico peculiar, com maior sensibilidade a agentes oxidantes. Todas essas particularidades explicam a comum anemia fisiológica do lactente. Nada deve ser feito para essa condição; como referido, ela é fisiológica e decorrente das características fisiológicas e do período adaptativo do lactente. Consideram-se, nesse momento, esperados os valores de 9 a 11 g/dL em RNT e de 8 a 10 g/dL em RNPT. Em especial, o RNPT receberá a suplementação profilática de ferro, mesmo recebendo o leite materno (com ótima disponibilidade de ferro), segundo as recomendações da Sociedade Brasileira de Pediatria, de acordo com o seu peso de nascimento, conforme as orientações do Quadro 52.2.

Quadro 52.2 – Orientação para profilaxia com ferro para recém-nascidos prematuros

RNPT ou restritos com peso de nascimento entre:	Dose de ferro elementar no primeiro ano de vida	Dose de ferro elementar no segundo ano de vida
1500 g e 2500 g	2 mg/kg/dia	1 mg/kg/dia
1000 g e 1500 g	3 mg/kg/dia	1 mg/kg/dia
Abaixo de 1000 g	4 mg/kg/dia	1 mg/kg/dia

Fonte: Sociedade Brasileira de Pediatria

A classificação das anemias pode ser realizada de duas formas: por meio do mecanismo fisiopatológico subjacente ou pela morfologia (tamanho das hemácias).

Assim, na classificação fisiopatológica, temos a anemia por diminuição da produção dos eritrócitos, a anemia por destruição dos eritrócitos e a anemia por perdas (sangramentos, visíveis ou não). Na primeira situação, encontram-se todas as anemias decorrentes de carências, com alterações de maturação citoplasmáticas (ferropenia), alterações de maturação nucleares (deficiência de B12 e folato) e também as causas patológicas medulares (aplasia, mielofibrose, leucose) e deficiências de eritropoetina (doença renal, por exemplo). As situações mais comuns relacionadas à destruição dos eritrócitos podem ser congênitas, destacando-se as doenças de membrana (esferocitose), as deficiências enzimáticas (deficiência de G6PD) e hemoglobinopatias (anemia falciforme e talassemias) ou adquiridas, destacando-se a anemia hemolítica autoimune (que pode ocorrer no lúpus, por exemplo), secundária a infecções, lesão mecânica (coagulação intravascular disseminada, síndrome hemolítico-urêmica, por exemplo) ou estresse oxidativo.

A classificação das anemias segundo padrão morfológico, pelo tamanho das hemácias, é mais clássica e será utilizada neste capítulo. Assim, de acordo com o VCM, as anemias são classificadas em microcíticas (VCM abaixo do normal para o sexo e idade), normocíticas (VCM normal para sexo e idade) e macrocíticas (VCM acima do normal para sexo e idade).

Anemias microcíticas

Microcitose refere-se à presença de hemácias pequenas resultantes de hemoglobinização insuficiente. A característica determinante de uma hemácia microcítica é a presença de volume corpuscular médio (VCM) baixo.

Toda vez que se identifica uma anemia microcítica (níveis baixos de Hb e de VCM), primeiramente deve-se avaliar, sempre que possível, as reservas de ferro. Uma maneira de fazê-la é dosar a ferritina (proteína de depósito do ferro). Obviamente a causa mais comum de anemia microcítica é a anemia ferropriva e, nessa situação, haverá comprometimento as reservas de ferro. Para haver comprometimento do hemograma, seguramente já houve depleção da reserva. Níveis de ferritina menores que 10 a 15 ng/mL sugerem depleção de ferro. A sequência de alterações da ferropenia é: depleção dos depósitos, redução do VCM e, finalmente, redução da hemoglobina. A resposta terapêutica ocorre no sentido contrário. Um dos grandes problemas da dosagem de ferritina é que ela é uma proteína de fase aguda inflamatória e, portanto, seus níveis aumentam na vigência de processos inflamatórios. Por conta disso e, de forma geral, diante de uma anemia microcítica, sem identificação das reservas (não disponibilidade do exame) não há problema algum em iniciar o tratamento com ferro, pois, reiterando, tanto em crianças quanto em adolescentes, a carência desse nutriente é sua principal causa.

A prevalência de anemia ferropriva em lactentes e pré-escolares é de 5 a 10% (causa primariamente nutricional) e cerca de 10% em meninas adolescentes (particularmente, pós-menarca). A prevalência de ferropenia é ainda maior.

O ferro dietético é encontrado em duas formas principais: o ferro heme é encontrado nas carnes vermelhas, de frango e peixe. Sua absorção é ótima. O ferro não heme é encontrado em frutas e vegetais e também nos alimentos fortificados (política comum em vários países do mundo). A absorção do ferro não heme aumenta nos estados deficitários de ferro. Em países em desenvolvimento, em geral, a ingestão de ferro heme é baixa e a maior parte do ferro dietético é o não heme. A absorção desse ferro disponível nos vegetais também pode ser comprometida pela presença de fitatos que quelam o ferro, prejudicando sua absorção. A absorção do ferro não heme ocorre no intestino delgado e é facilitada na presença de vitamina C. Uma vez absorvido, o ferro liga-se à transferrina e é transportado para a medula óssea.

Cerca de 75% do conteúdo de ferro no ser humano encontra-se na forma de heme-proteínas; a mais comum é a hemoglobina, e outras incluem mioglobina, citocromo P450 e peroxidases. Cerca de 20 a 30% encontra-se na forma de proteínas de estoque de ferro como a ferritina e a hemossiderina. Menos de 1% do ferro encontra-se em inúmeras metaloenzimas, participando da síntese, por exemplo, de tirosina, dopamina, serotonina e noradrenalina. Participa também como cofator de várias enzimas.

O achado mais lembrado na deficiência de ferro é a anemia microcítica e hipocrômica. Entretanto, esse é apenas o extremo final de um espectro grande de deficiência. Quadros leves de letargia e diminuição da capacidade de trabalho podem denunciar a ferropenia. A deficiência de ferro no segundo ano de vida pode produzir atraso de desenvolvimento até os dez anos de idade. Alguns autores dizem, inclusive, que, mesmo com correção da anemia, o comprometimento do desenvolvimento pode ser irreversível.

A anemia por deficiência de ferro tem algumas características: há diminuição do VCM, da hemoglobina corpuscular média (HCM), o número total de eritrócitos tende a ser normal para baixo, na hematoscopia identificam-se microcitose, hipocromia e anisocitose (diferença entre o tamanho das hemácias). Essa não homogeneidade no tamanho dos eritrócitos é verificada pelo índice hematimétrico RDW, que mede o coeficiente de variação do volume das hemácias, que estará aumentado (>15%) na anemia ferropriva. A medula trabalha em sofrimento e lança na periferia hemácias de diferentes volumes. O leucograma costuma ser normal e pode haver contagem de plaquetas normal ou elevada (a estrutura molecular da eritropoetina é similar em alguns aspectos à trombopoetina).

Bons pediatras fazem com facilidade um diagnóstico diferencial entre anemia ferropriva com uma outra condição microcítica que não responde bem ao tratamento com ferro: os traços talassêmicos, que são anemias geneticamente determinadas. Ambas as condições produzem microcitose e hipocromia. Na talassemia heterozigótica (traço, formas brandas), o portador é, em geral, assintomático e tem hemoglobina ligeiramente abaixo da média, mas dentro da faixa de normalidade (Hb entre 11 e 12 g/dL). Há diminuição do VCM, da HCM, o número total de eritrócitos tende a ser elevado (mais de quatro a cinco milhões), pois a produção não para e todas são geneticamente pequenas (RDW normal). Esses valores em geral são estáveis por longo tempo, somente modificando-se se houver uma condição superveniente, como gravidez; particularmente, não se modificam com tratamentos com compostos de ferro, e os casos são muitas vezes interpretados como "carência de ferro refratária" por médico inexperiente, após tentativas de tratamento com esses medicamentos. A forma homozigótica da talassemia (talassemia *major*) também produz hipocromia, mas dificilmente será confundida com anemia ferropriva. Na talassemia *major* há sinais de hemólise.

No tratamento da anemia ferropriva (3 a 5 mg/kg/dia de ferro elementar), após melhora dos níveis de hemoglobina, mantém-se um tempo maior de ferro para correção/melhora das reservas desse micronutriente.

As talassemias e os defeitos da síntese de globinas

Diante de anemias microcíticas com reservas não diminuídas e sem aumento do RDW, deve-se pensar em talassemias (hemoglobinopatias), particularmente os casos mais leves, pois os graves se manifestam com quadros hemolíticos. As anemias hereditárias representam um grupo heterogêneo de distúrbios que ocorrem por alterações gênicas dos cromossomos, que apresentam como consequência alterações de membrana, deficiência de produção enzimática e de preenchimento hemoglobínico do eritrócito. Podem se manifestar, portanto, com hemólise ou com microcitose. As mutações que afetam os genes de globinas são muito comuns e variadas. Algumas delas são as alterações genéticas mais comuns no ser humano. No entanto, apenas uma parcela das mutações é suficientemente grave do ponto de vista funcional para provocar o aparecimento de sintomas clínicos, resultando em uma doença. Na maioria das vezes, a mutação é apenas uma curiosidade genética ou de interesse bioquímico ou antropológico, mas não tem relevância médica.

Na talassemia, existe alteração genética que determina ausência ou redução da síntese de uma ou mais cadeias de globina. As cadeias em excesso são instáveis e se precipitam, facilitando sua destruição precoce. As hemácias talassêmicas têm uma taxa de destruição 10 a 15 vezes maiores que as normais. Nas alfa talassemias o comprometimento (redução ou ausência) é nas cadeias alfa, e, nas beta talassemias, na cadeia beta. O grau de expressão dessas doenças é variável, mas o traço, como já referido, pode confundir-se com a anemia ferropênica. As apresentações intermediárias e *major* não deixam muitas dúvidas, determinam óbitos fetais ou anemias hemolíticas clássicas.

Diagnóstico diferencial das anemias

Os genes responsáveis pela elaboração das diferentes cadeias de hemoglobina situam-se no cromossomo 16 (genes alfa) e no cromossomo 11 (genes não alfa).

Na genética da produção das cadeias alfa, dois genes de cada cromossomo 16 estão envolvidos. A falta de produção da cadeia alfa exerce efeito sobre a cadeia beta, que tetrameriza, formando a hemoglobina H (HbH), que precipita nos eritrócitos. A falta de produção da cadeia alfa, no feto, exerce efeito sobre a cadeia gama, que tetrameriza, formando a Hb de Bart. No teste do pezinho, pode-se identificar essa hemoglobina.

Nas alfa talassemias, os indivíduos podem ser portadores silenciosos (-a, aa, ou seja, um defeito em um gene produtor de globina alfa), que são comumente normais do ponto de vista hematológico, podem ter discreta microcitose e com eletroforese de hemoglobina normal. Ao nascer, apresentam 2 a 5% de Hb de Bart (o normal é 1 a 2%). Os indivíduos podem também ter um traço talassêmico (--, aa ou -a, -a), ou alfa talassemina *minor*, manifestando anemia leve e microcitose. Ao nascer, têm Hb de Bart de 5 a 10%. Após o período neonatal, eles têm eletroforese de hemoglobina normal. O diagnóstico, portanto, ocorre somente no teste de triagem neonatal. Essa identificação é importante para orientação genética quando os indivíduos forem adultos.

Na doença da hemoglobina H (tetramerização da cadeia beta na ausência da cadeia alfa), com presença de apenas um gene produtor da globina alfa, a manifestação clínica é extremamente variável: alguns pacientes são gravemente afetados, enquanto outros apresentam alterações discretas. Pode haver esplenomegalia e alterações ósseas. O VCM está marcadamente baixo, e o esfregaço de sangue periférico repleto de células com hipocromia e microcitose, e os reticulócitos encontram-se elevados. Há redução na concentração de HbA1, mas, apesar disso, ainda constitui o principal componente da Hb. A quantidade de HbH varia de 5 a 30% e podemos encontrar um pequeno percentual de Hb de Bart (ao nascer pode chegar a 25%). Na ausência total de produção da globina alfa, tem-se uma condição incompatível com a vida, determinando hidrópsia fetal ou sobrevivência apenas algumas horas após o parto.

Na genética da produção das cadeias beta, um gene de cada cromossomo 11 está envolvido. A falta de produção de cadeia beta exerce efeito sobre a cadeia alfa que precipita nos eritrócitos. Como cada indivíduo normal tem um único par de genes beta, o defeito de um desses genes determina alteração de aproximadamente metade da hemoglobina do adulto; esses indivíduos são denominados heterozigotos. No traço beta talassêmico (beta talassemia *minor*), forma heterozigótica, a expressão é variável. O gene alterado pode se expressar com não produção ou com produção de quantidades reduzidas (por isso quadros com variável expressão clínica). Há anemia microcítica, hipocromia leve. Por volta do sexto mês, a cadeia beta assume valores do adulto.

Identificam-se na eletroforese níveis de HbA2 com valores maiores que 3,5% da hemoglobina total. A forma mais grave, homozigótica, apresenta-se como anemia hemolítica. Em geral, não há manifestação clínica e o diagnóstico é suspeitado após a realização de um hemograma. Muitas vezes esse diagnóstico é feito em períodos de estresse, gravidez e infecções graves. Alguns pacientes evoluem com discreta esplenomegalia e/ou sintomas inespecíficos. O principal diagnóstico diferencial é com a anemia ferropriva.

Os pacientes com beta talassemia *intermedia* apresentam sintomatologia mais grave do que a anterior, mas não há dependência de transfusão sanguínea. Não é uma condição uniforme e inclui variações individuais, com pacientes com poucas alterações clínicas e outros que, apesar de sobreviverem sem transfusão sanguínea, padecem de graves e variadas doenças. Alguns apresentam retardo no desenvolvimento e crescimento, como deformidades e dores ósseas, esplenomegalia e icterícia.

Os pacientes com beta talassemia *major* (anemia de Cooley) presentam anemia grave desde os primeiros meses de vida, com retardo do crescimento, alterações ósseas (principalmente crânio, ossos longos e mãos), hepatoesplenomegalia e hiperpigmentação cutânea. Essas manifestações podem ser atenuadas se o diagnóstico for precoce e o tratamento com transfusão sanguínea iniciado logo. Esses pacientes apresentam maior suscetibilidade à infecção, sendo esta uma importante causa de óbito. As fraturas patológicas também podem ocorrer devido ao adelgaçamento dos ossos longos. A hematopoese extramedular pode acarretar alterações neurológicas por compressão de raiz nervosa. A esplenomegalia pode levar ao sequestro com leucopenia e/ou trombocitopenia, o que agrava as infecções e leva a sangramentos (plaquetopenia). Alterações decorrentes da sobrecarga de ferro (secundária à hemólise e transfusões sanguíneas) também são comuns (hemossiderose), e é uma importante causa de óbito, uma vez que o excesso de ferro leva a lesões em vários órgãos.

Anemias macrocíticas

Diante de uma anemia macrocítica é imperiosa a avaliação dos reticulócitos, marcadores de função medular. Reticulocitose com macrocitose indica hemólise ou hemorragias. Essa é uma regra básica do médico e do hematologista: reticulócitos aumentados indicam sangramento ou hemólise.

Macrocitose sem reticulocitose deve indicar avaliação da medula óssea, para verificar se a medula é megaloblástica. Exceção se considera quando há uma história típica de vitamina B12, como em um vegetariano estrito, há mais de 3 a 5 anos (tempo para depletar B12). O metabolismo da vitamina B12 foi apresentado em capítulo pregresso neste livro. Os achados hematológicos típicos da anemia megaloblástica são: anemia (macro-ovalócitos), neutrófilos hipersegmentados (mais que três segmentações no núcleo) e hipercelularidade na medula óssea com maturação anormal. No quadro clássico, a anemia megaloblástica combina-se com os sintomas neurológicos (polineurites). Vegetarianos, após depleção de reserva, devem receber 50 mcg/dia de suplementação de vitamina B12.

A análise de medula é importante e envolve uma série de doenças da área de atuação do especialista (hematologista).

Anemias normocíticas

Nas anemias normocíticas, também deve-se dosar reticulócitos. Se estiverem normais ou baixos, encaminhar ao hematologista, pois o quadro diferencial é amplo e, de forma geral, grave.

Anemias hemolíticas

Esferocitose

É a doença de membrana, congênita (autossômica recessiva), mais comum da membrana eritrocitária, que altera o esqueleto das hemácias, fazendo-as assumir a forma esférica. O quadro clínico pode variar desde formas assintomáticas, anemia, icterícia intermitente, esplenomegalia (75% dos doentes) e crises aplásticas em infecções pelo parvovírus B19. A esplenectomia diminui as crises de hemólise. Na história, identifica-se o padrão de hemólise desde o período neonatal, embora não se pesquise fragilidade osmótica nos primeiros meses de vida. As hemácias de um bebê pequeno têm propriedades diferentes de membrana (mais rígida, maior fragilidade mecânica); por isso, não se deve fazer pesquisa de fragilidade osmótica no período neonatal. No exame físico do paciente com esferocitose, identifica-se esplenomegalia. O perfil hemolítico é identificado pelo laboratório (bilirrubina indireta aumentada, reticulocitose e aumento de desidrogenase láctica). A morfologia do esfregaço evidencia os esferócitos e a prova confirmatória é a curva de resistência globular ou fragilidade osmótica.

Anemia falciforme

A anemia falciforme é o protótipo de hemoglobinopatia por defeito estrutural na síntese de hemoglobina. É uma anemia hemolítica hereditária autossômica recessiva, caracterizada por um tipo de hemoglobina mutante designada hemoglobina S (HbS), que provoca distorção dos eritrócitos, fazendo-os tomar a forma de "foice". Essa hemoglobina tem uma característica química especial que leva à sua polimerização, na ausência ou diminuição da tensão de oxigênio, alterando drasticamente a forma do eritrócito, dificultando a circulação sanguínea e provocando vasoclusão. Isso causa isquemia, dor, necrose e disfunção, com danos permanentes aos tecidos. O portador assintomático (traço falciforme) não é anêmico, não tem anormalidades físicas e não é considerado doente; tem, portanto, uma vida normal. Os portadores da doença têm importante morbimortalidade, tema que será abordado em capítulo específico.

PONTOS PRÁTICOS

- Existe variabilidade dos valores hematimétricos na faixa etária pediátrica, não somente com os níveis de hemoglobina e de hematócrito, mas também os demais índices hematimétricos. Erra o médico que decora, por exemplo, que o volume corpuscular médio (VCM) normal é de 80 a 100. O valor depende da idade.

- Na prática, considera-se portador de anemia a concentração de hemoglobina inferior a 11 g/dL em crianças de seis meses a seis anos, 12 g/dL em crianças de seis anos a doze anos, 12 g/dL em adolescentes do sexo feminino e 12,5 g/dL em adolescentes do sexo masculino.

- Os níveis de hemoglobina sobem imediatamente após o nascimento (hemoconcentração) e progressivamente diminuem até atingir seu nadir por volta dos dois meses de idade. Essa condição determina a clássica anemia fisiológica do lactente.

- Toda vez que se identifica uma anemia microcítica deve-se avaliar, sempre que possível, as reservas de ferro (ferritina). A causa mais comum de anemia microcítica é a anemia ferropriva. Para haver comprometimento do hemograma, seguramente já houve depleção da reserva. Não há problema algum de, diante de uma anemia microcítica, sem identificação das reservas (não disponibilidade do exame), iniciar o tratamento com ferro, pois, reiterando, tanto em crianças quanto adolescentes, a carência desse nutriente é sua principal causa.

- Um diagnóstico diferencial importante é entre anemia ferropriva com os traços talassêmicos. Ambas as condições produzem microcitose e hipocromia. Na talassemia heterozigótica (traço, formas brandas), o portador é, em geral, assintomático e tem hemoglobina ligeiramente abaixo da média, com diminuição do VCM, da HCM e o número total de eritrócitos tende a ser elevado (mais de quatro a cinco milhões), pois a produção não para e todas são geneticamente pequenas (RDW normal). Esses valores em geral são estáveis por longo tempo e não se modificam com tratamentos com compostos de ferro, e os casos são muitas vezes interpretados como "carência de ferro refratária". A forma homozigótica da talassemia (talassemia *major*) também produz hipocromia, mas dificilmente será confundida com anemia ferropriva, pois existem os sinais de hemólise.

Questões de Treinamento

1. Na investigação de quadro febril agudo em lactente de dois meses, que apresentava boa aceitação alimentar e ganho de peso adequado, o hemograma mostrou hematócrito de 27% e hemoglobina de 9 g/dL. A história pré-natal evidenciou gestação sem anormalidades, parto normal a termo, boas condições de nascimento e sucção adequada. É alimentado exclusivamente ao seio materno. A melhor conduta a seguir é:

   a. iniciar ferro oral.
   b. interpretar os valores encontrados como normais.
   c. solicitar contagem de reticulócitos.
   d. dosar ferritina sérica.
   e. solicitar teste de Coombs direto.

2. Na anemia ferropriva, qual dado fornece uma estimativa apurada das reservas corporais de ferro?

   a. Transferrina sérica.
   b. Hemoglobina corpuscular média.
   c. Volume corpuscular médio.
   d. Ferritina sérica.
   e. Protoporfirina eritrocitária livre.

3. Adolescente de 14 anos, sexo masculino, é trazido por sua mãe à consulta devido a cansaço e mau desempenho escolar há 2 meses. Exame físico: mucosas hipocoradas ++/4+; RCR 2T; BNF; FC 106 bpm; SS+/6+. Considerando a hipótese diagnóstica, a alteração mais provável no hemograma é a presença de:

   a. microcitose com anisocitose.
   b. microcitose sem anisocitose.
   c. macrocitose com anisocitose.
   d. normocitose com anisocitose.
   e. macrocitose sem anisocitose.

4. Pré-escolar de quatro anos é trazida ao consultório pela mãe, preocupada com a palidez da filha. A criança está em bom estado geral, a alimentação é adequada e a família é de bom nível socioeconômico. O pai é de origem portuguesa. Exames laboratoriais: Hb 10 g/dL, VCM 60 fL, anisocitose. Não houve alteração dos dados laboratoriais após tratamento com ferro por 1 mês. O resultado mais provável de eletroforese de hemoglobina é:

   a. presença de HbS.'
   b. HbA2: 5% e HbF 3%.
   d. HbA2: 2% e HbF < 1%.
   d. presença de HbS e HbC.
   e. HbA2: 5% e presença de HbS.

5. Lactente com 54 dias de vida apresenta palidez cutânea e baço palpável a 3 cm da borda costal esquerda, de consistência normal. Não há antecedente familiar de anemia. Exames: mãe grupo sanguíneo A(+) e RN A(-), hemograma com Hb: 9,0 g/dL, leucócitos 9500/mm³, plaquetas 315mil/mm³, reticulócitos 18%. O diagnóstico provável e a conduta indicada são:

   a. talassemia; eletroforese de hemoglobina.
   b. esferocitose; teste de fragilidade osmótica.
   c. anemia fisiológica; acompanhamento clínico.
   d. incompatibilidade Rh; teste de Coombs direto.
   e. anemia falciforme; teste de afoiçamento das hemácias.

Gabarito comentado

1. Trata-se de quadro relacionado à anemia fisiológica do lactente; os níveis de hemoglobina sobem imediatamente após o nascimento e progressivamente diminuem até atingir seu nadir por volta dos 2 meses de idade. Lembre-se que os eritrócitos fetais têm menor vida média (60 a 70 dias), o que colabora para esse quadro. Nada deve ser feito para essa condição; ela é decorrente do período adaptativo do lactente. Valores de 9 a 11 g/dl são esperados no hemograma de um bebê que foi de termo. Resposta B

2. Embora sofra interferência de diversas condições nutricionais e inflamatórias, a dosagem da ferritina fornece a estimativa sobre as reservas de ferro. Resposta D

3. Em um adolescente anêmico, com queixas de cansaço, fadiga e mau desempenho cognitivo, descorado ao exame físico, é bastante provável que tenha uma anemia. Sendo a mais comum a ferropriva, o achado hematológico é a microcitose com diferença no tamanho entre as hemácias (anisocitose). Resposta A

4. O diagnóstico diferencial da anemia microcítica e hipocrômica que não melhora com o uso de ferro deve incluir o traço beta talassêmico, anemia geneticamente determinada. Na forma heterozigótica (formas brandas), o portador tem hemoglobina ligeiramente abaixo da média e não há anisocitose. Identifica-se, na eletroforese, níveis de HbA2 maiores de 3,5 por cento da hemoglobina total. Resposta B

5. Trata-se de uma anemia hemolítica, doença de membrana congênita mais comum que altera a forma das hemácias: esferocitose. A esplenomegalia é achado frequente (é ali que ocorre a hemólise). Resposta B

Fontes consultadas e leitura recomendada

Irwin, F.F.; Kirchner, J.T. *Anemia in children*. American Family Physician, 2001. 64(8): p. 1379-1387.

Janus, J.; Moerschel, S. *Evaluation of anemia in children*. American Family Physician, 2010. 81(12): p. 1462-1471.

Richardson, M. *Microcytic anemia*. Pediatrics in Review, 2007. 28: p. 5-14

Brugnara, C.; Oski, F.A.; Nathan, D.G. *Diagnostic approach to the anemic patient*. In: Nathan and Oski's Hematology and Oncology of Infancy and Childhood. 8. ed. ORKIN, S.H.; Fisher, D.E.; Look, T.; Lux, S.E.; Ginsburg, D.; Nathan. D.G. et al. W. B. Saunders Company, Philadelphia, 2015.

Anemia falciforme 53

Gabriel N. Benevides

A anemia falciforme é a hemoglobinopatia mais comum no Brasil. É uma doença crônica com episódios de crises agudas que acarretam elevada morbidade e mortalidade aos seus portadores. Por ser uma doença de importância nacional e seu diagnóstico precoce ser preditor de melhor sobrevida, sua triagem é realizada no período neonatal através do teste do pezinho.

Apesar de ser uma doença de acompanhamento pelo hematologista pediátrico, sua elevada prevalência e altas taxas de complicações agudas fazem com que o pediatra geral tenha que saber seus detalhes.

Fisiopatologia da anemia falciforme

A molécula de hemoglobina é formada por 4 cadeias de globina e uma partícula de ferro heme. As 4 cadeias de globina sempre estão em pares e a sua combinação formam diferentes tipos de hemoglobinas. Por exemplo, a combinação de 2 cadeias alfa e 2 duas cadeias beta de globinas formam a hemoglobina do adulto 1 (HbA1, $2\alpha2\beta$). Assim, tem-se os diferentes tipos de hemoglobina e suas respectivas combinações de globinas: hemoglobina A1 ($2\alpha2\beta$), hemoglobina A2 ($2\alpha2\delta$), hemoglobina F ($2\alpha2\gamma$), hemoglobina S ($2\alpha2S$), hemoglobina C ($2\alpha2C$). A globina beta pode sofrer uma mutação no seu 6° códon que acarreta a troca do ácido glutâmico pela valina. A valina é um aminoácido que tem uma porção extremamente hidrofóbica que leva a alteração da conformação estrutural da globina beta. Essa nova globina quando em par e junto a duas cadeias alfa forma a hemoglobina S (HbS).

Sabe-se que a hemoglobina S quando ligada a uma molécula de oxigênio funciona relativamente bem. Porém, quando ela é reduzida (perda do oxigênio), ela fica ávida a se ligar com outras hemoglobinas S. Essa cascata de ligação faz com que todas a hemoglobinas dentro da hemácia se "grudem" formando uma "gelatina". Essa "gelatina", por ser mais sólida que o citoplasma líquido que deveria estar dentro da hemácia, deforma a estrutura da hemácia, que perde a sua forma oval bicôncava e se estica parecendo uma foice (*sickle*).

As hemácias falcizadas podem sofrer hemólise ou se agregarem na microcirculação levando aos fenômenos vaso-oclusivos.

Mas não é somente a falcização o único mecanismo patológico da anemia falciforme. Esses pacientes se apresentam cronicamente inflamados, com seu endotélio sempre ativado; isso propicia que as hemácias "se grudem" no endotélio determinando episódios vaso-oclusivos.

Traço, anemia e doença falciforme

Para cada cadeia de globina beta há 1 gene responsável (dois alelos). Quando os dois alelos são normais, não estão mutados, somente são formadas globinas beta normais. Quando um alelo está mutado para formar hemoglobina S, serão geradas algumas cadeias beta normais e outras alteradas. Ou seja, haverá uma pequena quantidade de hemoglobina S circulando, sempre menor que 50% do total. O paciente é heterozigoto para a hemoglobina S e isso se chama traço falciforme. Essas pessoas têm vida normal e não apresentam complicações desse traço a não ser em situações especiais (hipoxemia extrema). Esses pacientes devem ter aconselhamento genético adequado para evitar de terem um filho com anemia falciforme.

Já quando ambos os alelos estão mutados, só serão geradas hemoglobinas S. O paciente é homozigoto para a mutação e isso se chama anemia falciforme.

Porém, o paciente pode apresentar somente um alelo mutado para a hemoglobina S, mas o outro ao invés de ser normal, também está mutado para formar uma outra hemoglobina anormal, como a hemoglobina C. Desse modo, o paciente irá produzir algumas hemoglobinas S e outras hemoglobinas C, mas nenhuma hemoglobina normal. Essa situação se chama doença falciforme e esses pacientes têm um quadro semelhante à anemia falciforme.

Podemos traçar dois fenótipos principais da anemia falciforme. Um fenótipo a favor da hemólise, em que geralmente o paciente apresenta hemoglobina basal mais baixa. E um fenótipo que tende a mais episódios vaso-oclusivos, em que a hemoglobina do paciente é mais alta.

Fica fácil de compreender esses fenótipos quando pensamos que um paciente com hemoglobina mais baixa que o normal com uma leve queda dessa hemoglobina pode levar a sintomas por hemólise. E o paciente com hemoglobina mais alta, por provavelmente ter mais hemácias, pode favorecer ao seu agrupamento e levar a vasoclusão.

Diagnóstico

Com o advento da triagem neonatal universal (eletroforese de hemoglobina) no Brasil para hemoglobinopatias, a história natural para o diagnóstico da anemia falciforme mudou drasticamente.

Antigamente, a suspeita diagnóstica era feita quando a criança com uma suspeita epidemiológica, filhos de pais afrodescendentes, apresentava-se com complicações da anemia falciforme. Tipicamente era descrito a síndrome mão-pé em que a vasoclusão de extremidades levava a edema doloroso de mãos e pés (dactilite). Mas também era possível de se suspeitar do diagnóstico em crianças que apresentavam sequestro esplênico, crises álgicas, infecções graves de repetição e crises de hemólise.

Porém, esse primo-diagnóstico na complicação era dependente da suspeita clínica do médico. No Brasil, devido a miscigenação, essa não é uma doença típica dos afrodescendentes e está presente em toda população; o diagnóstico era, muitas vezes, postergado até uma nova emergência.

Acompanhamento

Apesar de diagnosticarmos precocemente a anemia falciforme no Brasil, há poucas medidas que podemos fazer para prevenir as complicações. Porém, um acompanhamento com hematologista especialista juntamente com uma equipe multidisciplinar, garantindo crescimento e desenvolvimento adequados e triagem para possíveis complicações, modifica a mortalidade e qualidade de vida dessas crianças.

A criança com anemia falciforme apresenta susceptibilidade a infecções. E essa é a complicação mais frequente da anemia falciforme. Além disso, a infecção em uma criança com anemia falciforme propicia fenômenos de hemólise ou vasoclusão. Por isso é recomendada a profilaxia bacteriana com penicilina oral (alguns lugares utilizam amoxicilina) diária ou penicilina benzatina intramuscular a cada 21 dias. O período recomendado da profilaxia é até os 5 anos de vida, pelo menos. Pacientes que apresentam infecções invasivas graves de repetição podem necessitar da profilaxia por mais tempo.

Temos que garantir também que esse paciente tenha o calendário vacinal completo e, de preferência, as demais vacinas que não estão no calendário básico do MS (pneumo 13, pneumo 23, meningococo ACWY, meningococo B etc). Algumas delas, o paciente pode receber nos CRIEs (Centros de Referência para Imunobiológicos Especiais).

É necessário um acompanhamento rigoroso para garantir que o paciente cresça e se desenvolva adequadamente, já que essa é uma doença em que o paciente pode ser totalmente funcional na sociedade. Um paciente com anemia falciforme desnutrido pode ter mais chances das complicações na doença de base. Sempre se deve tentar garantir uma hidratação adequada, controle da temperatura e tratamento precoce das infecções.

Há uma relação entre paciente com anemia falciforme e asma, presente aproximadamente 20% dos pacientes. Sabemos também que esses doentes apresentam asma mais severa em comparação com a população geral, provavelmente devido ao estado inflamatório crônico e fenômenos vaso-oclusivos pulmonares. Sugere-se realizar uma triagem para doenças pulmonares com prova de função pulmonar a cada 5 anos a partir dos seis anos de idade. Esses pacientes também maior risco de hipertensão pulmonar, geralmente com aparecimento na fase adulta.

Uma das complicações mais temidas da anemia falciforme é o acidente vascular cerebral (AVC). Esta entidade é extremamente rara em crianças, mas frequente em crianças com anemia falciforme. É recomendável doppler transcraniano anual entre os dois e dezesseis anos como triagem para avaliar o risco de desenvolver um AVC. O doppler avalia a velocidade de fluxo das artérias cerebrais; uma velocidade aumentada condiz com um risco maior para evoluir para um AVC. Portanto, pacientes com velocidade no doppler transcraniano maior que 200 cm/s devem receber transfusões de sangue seriadas a longo prazo, para diminuir a proporção de hemoglobina S para menos que 30% e assim diminuir a chance de um AVC.

É interessante saber que pacientes com anemia falciforme que vão se submeter a uma cirurgia, devem ter de preferência o nível de hemoglobina maior que 10 g/dL. Caso esteja menor, deve-se realizar uma transfusão sanguínea.

Uma medicação que o pediatra deve conhecer para uso nesses pacientes é a hidroxiuréia. Até o momento é a única medicação aprovada para uso específico em pacientes com anemia falciforme. Suas características são de aumentar a produção de hemoglobina fetal, mesmo em pacientes adultos. Um maior nível de hemoglobina fetal impede a gelatinização das hemoglobinas e a falcização das hemácias, diminuindo o número de episódios vaso-oclusivos. As indicações para início da hidroxiuréia variam muito em cada serviço/país, e principalmente na população pediátrica, mas genericamente são: crises álgicas frequentes (6 ou mais por ano), história de síndrome torácica aguda, história de outro evento vaso-oclusivo grave, anemia grave sintomática, dor crônica grave sem melhora com analgesia e história de AVC ou alto risco para AVC. Lembre-se que a hidroxiureia é uma medicação que leva a vários efeitos colaterais, entre eles plaquetopenia e leucopenia.

O paciente com anemia falciforme deve realizar visitas frequentes ao oftalmologista, já que os fenômenos vaso-oclusivos podem afetar o olho e levar a grave morbidade.

O rim é outro órgão que sofre com o estado inflamatório crônico e de eventos vaso-oclusivos.

Como a anemia falciforme é uma doença hemolítica crônica, a liberação repetitiva de hemoglobina leva a uma maior formação de bilirrubina. Essa última pode se precipitar na vesícula biliar (colelitíase). Suspeitar dessa doença em pacientes com dores no hipocôndrio direito ou epigastro, vômitos e icterícia. Caso haja sintomas importantes ou a pedra migre para o ducto biliar (coledocolitíase) há necessidade cirúrgica. Caso as pedras sejam um achado em algum exame de imagem pode-se optar por tratamento conservador.

Nos últimos anos o prognóstico das crianças com anemia falciforme melhorou muito, sendo pouquíssimo frequente a morte de paciente com essa doença na faixa etária pediátrica. Sua qualidade de vida também melhorou muito, principalmente com a prevenção dos episódios de AVC.

PONTOS PRÁTICOS

- A anemia falciforme é a hemoglobinopatia mais frequente no Brasil.
- Há 2 fenótipos da doença que tendem para mais episódios de hemólise ou vasoclusão.
- Hoje, no Brasil, o diagnóstico é feito pela triagem neonatal.
- O acompanhamento ambulatorial da anemia falciforme deve incluir: avaliação rigorosa do crescimento e desenvolvimento, profilaxia antibacteriana com penicilina benzatina a cada 21 dias; garantia de vacinação ampla e completa e doppler transcraniano anualmente como triagem para risco de AVC.

Questões de Treinamento

1. Uma criança com quatro anos de vida com anemia falciforme, mas sem histórico de infecções de repetição deverá receber, de preferência, qual antibiótico como profilaxia de infecção bacteriana?
    a. Não está indicada profilaxia nesse caso.
    b. Rifampicina diariamente.
    c. Penicilina cristalina a cada 10 dias.
    d. Penicilina G benzatina a cada 21 dias.
    e. Azitromicina a cada 7 dias.

2. Qual vacina a seguir não está no Programa Nacional de Imunização do Ministério da Saúde e o paciente com anemia falciforme tem indicação de receber?
    a. Anti-meningocócica ACWY.
    b. Anti-pneumocócica 10 valente.
    c. Anti-hemófilo influenzae b.
    d. Anti-hepatite A.
    e. Anti-varicela.

3. Mãe gestante com traço falciforme que saber qual a chance de ter um filho com anemia falciforme. O pai da criança é um imigrante de Angola. Qual afirmativa a seguir é verdadeira?
    a. Pelo menos 50% de chance do filho ser traço falciforme.
    b. Não há chance do filho ter anemia falciforme.
    c. Menos de 25% de chance do filho ter anemia falciforme.
    d. Se o pai for homozigoto para a mutação há 100% de chance do filho ser traço falciforme.
    e. Devido a epidemiologia, há 33% de chance do filho apresentar anemia falciforme.

4. Paciente com anemia falciforme, realizou doppler transcraniano que evidenciou importante elevação da velocidade de artérias cerebrais. Qual recomendação a seguir é a mais **correta**?
    a. Repetir o exame em 1 ano.
    b. Iniciar transfusões sanguíneas seriadas e de longo prazo.
    c. Iniciar hidroxicloroquina.
    d. Realizar angiotomografia de crânio.
    e. Solicitar avaliação da neurologia.

5. Qual dos resultados a seguir de uma triagem neonatal é característico de um traço falciforme?
    a. FAS.
    b. FS.
    c. FA.
    d. AS.
    e. SS.

Gabarito comentado

1. É recomendada a profilaxia bacteriana com penicilina oral (alguns lugares utilizam amoxicilina) diária ou penicilina benzatina intramuscular a cada 21 dias até os 5 anos de vida, pelo menos. Resposta D

2. O paciente com anemia falciforme deve receber a melhor e mais ampla cobertura vacinal possível, inclusive de vacinas que não constam no PNI. A anti-meningocócica ACWY é uma dessas vacina. Resposta A

3. Uma mãe com traço falciforme é heterozigótica para a mutação. Portanto, sabemos que metade dos seus filhos vão receber o gene mutado e metade não. Resposta A

4. Pacientes com aumento importante da velocidade no doppler transcraniano devem receber transfusões de sangue seriadas a longo prazo, para diminuir a proporção de hemoglobina S para menos que 30 por cento e, assim, diminuir a chance de um acidente vascular cerebral. Resposta B

5. O recém-nascido com traço falciforme "fabrica" hemoglobina fetal (F), hemoglobina adulto (A) e algumas hemoglobinas falcizadas (S). Portanto, o perfil dessas crianças na triagem neonatal é FAZ. Resposta A

Fontes consultadas e leitura recomendada

Rees, D.C.; Williams, T.N.; Gladwin, M.T. *Sickle-cell disease*. Lancet, 2010. 376: p. 2018–31.

Mccavit, T.L. *Sickle Cell Disease*. Pediatrics in Review, 2012. p. 33-195.

Carneiro, J.D.A.; Matsumoto, L.A.; dos Santos, M.V.; Garanito, M.P.H.M.; *Doença Falciforme - Manual De Condutas Nas Complicações Agudas*. Unidade de Hematologia Pediátrica - Instituto da Criança. Hospital das Clínicas da Faculdade de Medicina da Universidade de São Paulo, 2004.

Brasil. Ministério da Saúde. *Manual de Eventos Agudos em Doença Falciforme*. 2009.

John, J.; Strouse, S. L.; Beach, M. C. et al. *Hydroxyurea for Sickle Cell Disease:* a systematic review for efficacy and toxicity in children. Pediatrics, 2008. 122: p. 1332-1342.

Diagnóstico precoce do câncer infantil

54

Luana S. Destefani
Vinícius C. Destefani

O câncer na criança e no adolescente corresponde a menos de 3% de todas as neoplasias malignas. A despeito dessa raridade do câncer na infância, observe a importância desse diagnóstico no Brasil: estimamos a ocorrência de mais de 9.000 casos novos de câncer infanto-juvenil por ano. O câncer representa a primeira causa de óbito por doença entre as crianças e adolescentes de um a dezenove anos de idade para todas as regiões do Brasil.

O processo de desenvolvimento de um tumor (carcinogênese) é multifatorial, sofre interferências de fatores de risco ambientais e das características genéticas e de suscetibilidade individual de cada paciente. O papel dos fatores ambientais ou exógenos no desenvolvimento do câncer infantil é mínimo. Esses fatores geralmente necessitam de um período de exposição longo e possuem um intervalo grande de latência entre a exposição e o aparecimento da doença. Dessa forma, não existem muitas medidas efetivas de prevenção primária para impedir o câncer infantil, exceto a vacinação contra a hepatite B e contra o HPV.

Na prevenção secundária, entretanto, o objetivo é a detecção precoce do câncer em seu estágio inicial de desenvolvimento. Programas de rastreamento, até o momento, são pouco efetivos e restritos a grupo pequeno de pacientes (algumas síndromes). O ponto fundamental, portanto, é o diagnóstico precoce para detecção de lesões em fases iniciais da doença a partir de sinais e sintomas clínicos. Entretanto, a detecção precoce do câncer nesta faixa etária é usualmente difícil de ser realizado, pois os sinais e sintomas das neoplasias malignas são relativamente inespecíficos e mimetizam uma variedade de outras doenças frequentes na criança. Além disso, é frequente que, aos primeiros sinais de câncer, a criança não se mostre tão severamente doente. Pela raridade da condição, o pediatra pode não pensar em câncer (só faz um diagnóstico de câncer quem pensa em câncer). Tudo isso contribui para o atraso da detecção com consequências na morbimortalidade dessa doença.

Os tumores dos pacientes pediátricos podem ser subdivididos em dois grandes grupos: tumores hematológicos (leucemias e os linfomas) e tumores sólidos, como os do sistema nervoso central/cérebro, tumores abdominais, tumores ósseos e os tumores de partes moles, por exemplo.

Diferentemente do câncer do adulto, na criança, as neoplasias geralmente afetam as células do sistema sanguíneo e os tecidos de sustentação, enquanto que no adulto compromete as células do epitélio que recobre os diferentes órgãos. No paciente adulto, a evolução é mais lenta por ser, muitas vezes, influenciada por fatores de risco ambientais como tabagismo, etilismo e sedentarismo. Nas crianças, os tumores, em geral, são de origem embrionária, mais agressivos. Assim, os tumores malignos na criança tendem a apresentar menores períodos de latência, crescem quase sempre rapidamente, são geralmente invasivos e respondem melhor à quimioterapia.

As neoplasias malignas pediátricas mais frequentes são as leucemias, os tumores do sistema nervoso central, os linfomas e os neuroblastomas.

Sinais e sintomas de alerta

A história clínica e o exame físico são os primeiros passos no processo de diagnóstico do câncer. A história familiar, a presença de doenças genéticas ou de doenças constitucionais, podem também auxiliar nas orientações para o diagnóstico. O alto nível de suspeição da doença deve estar presente no seu raciocínio médico, o que permitirá atenção especial a determinados sinais e sintomas, promovendo desta maneira um reconhecimento mais rápido do câncer. É importante você estar ciente que, na maioria das vezes, esses sinais/sintomas são similares aos de doenças benignas e mais frequentes da infância. Fique atento!

Considerando que os sinais e sintomas do câncer infanto-juvenil são geralmente inespecíficos e que não raras vezes, a criança ou o adolescente podem ter o seu estado geral de saúde ainda não comprometido no início da doença, é fundamental você considerar a possibilidade diagnóstica da doença, diante de alguns sinais e sintomas. Alguns exemplos são listados no Quadro 54.1.

TEP – Título de Especialista em Pediatria

Quadro 54.1 – Alguns sinais e sintomas de alerta para neoplasias

Sinais e sintomas	Exemplos de Neoplasias
aumento de volume em partes moles (história de trauma é comum, porém sem relação de causa e efeito)	sarcomas, leucemias
aumento de volume de testículo	leucemias, tumores de células germinativas
cefaleia matutina, persistente, podendo estar associada a alterações neurológicas, vômitos, aumento do perímetro cefálico, diabetes *insipidus*, neurofibromatose, radioterapia prévia para tratamento de leucemia	tumores de sistema nervoso central (SNC), histiocitose de células de Langerhans
dor abdominal, massa abdominal (diferenciar de hepatoesplenomegalia)	tumores sólidos
dor nas costas, que piora na posição supina, com ou sem sinais de compressão medular	linfomas, neuroblastoma, rabdomiossarcoma, leucemias.
dor óssea ou articular, especialmente se persistente, associada ou não a edema, massa ou limitação funcional	leucemias, tumores ósseos malignos, neuroblastoma
equimoses, petéquias e outros sangramentos	envolvimento medular por leucemias, linfomas, neuroblastoma
estrabismo, nistagmo	retinoblastoma, tumores do SNC
exoftalmia, equimose palpebral	neuroblastoma (sinal do guaxinin), rabdomiossarcoma, histiocitose de células de Langerhans
febre prolongada de causa não identificada	linfomas, leucemias, neuroblastoma, sarcoma de Ewing
hematúria, hipertensão arterial sistêmica	tumor de Wilms
hepatomegalia e/ou esplenomegalia	leucemias, linfomas
leucocoria ou "reflexo do olho do gato"	retinoblastoma
linfonodomegalia assimétrica, lembrando "saco de batatas"	linfoma de Hodgkin
linfonodomegalias, especialmente em região auricular posterior, epitroclear e supra-clavicular	leucemias e linfomas
nevos com modificação de características prévias, em áreas de exposição solar ou de atrito	melanoma (raro na criança)
palidez, fadiga	anemia, por envolvimento de medula óssea
perda de peso inexplicada	linfoma de Hodgkin, sarcoma de Ewing
puberdade precoce	carcinoma de córtex adrenal
tosse seca e persistente	leucemia ou linfoma, com massa de mediastino
irritabilidade persistente em lactentes	tumores do SNC, neuroblastoma

Alguns sintomas gerais não permitem a localização da doença, como febre, vômitos, emagrecimento, sangramentos, adenomegalias generalizadas, dor óssea generalizada e palidez; outros, permitem melhor a localização, como cefaleias, alterações da visão, dores abdominais e dores osteoarticulares localizadas. Os achados clínicos devem ser contextualizados com a idade e sexo, associação de sinais, tempo de evolução e outros dado para uma adequada e rápida suspeita.

A febre é queixa comum em Pediatria e, na maioria das vezes, representa um processo infeccioso autolimitado. Sua presença, entretanto, deve ser valorizada num contexto de persistência e indeterminação da causa, em associação com outros sinais e sintomas, para a suspeita de neoplasias. Mais da metade das leucemias linfoblásticas agudas cursam com febre.

Dentro dos parâmetros de acompanhamento da criança, o peso é uma das melhores variáveis de saúde. Seu aumento, de forma gradual na infância, é expressão de normalidade. Os cânceres, que representam um estado catabólico, podem resultar em alterações ponderais na infância. Tumores abdominais com efeito de massa dificultam a ingestão de alimentos, contribuindo para o estado consumptivo da doença. Perda de peso inexplicada com febre e sudorese noturna, por exemplo, são sintomas constitucionais que fazem parte do diagnóstico do linfoma de Hodgkin e que interferem no prognóstico.

A palidez cutânea, expressão clínica da anemia, pode indicar infiltração medular por células tumorais, hemólise ou sangramentos. Pequenos hematomas são comuns em criança; por outro lado, os sangramentos anormais não associados a traumas devem ser valorizados.

Diagnóstico precoce do câncer infantil

A dor é sintoma que está presente na maioria dos diagnósticos oncológicos. A infiltração tumoral da medula e as metástases desencadeiam dor, que pode ser apenas manifestada pela diminuição das atividades e da movimentação da criança. Portanto, crianças que não querem brincar, só querem ficar deitadas, que rejeitam manipulação, irritadas, com dificuldade de comer e dormir configuram sinais de alerta. Dores ósseas localizadas (palpação dolorosa) também são sinais vermelhos. Cuidado com o diagnóstico diferencial de doenças reumatológicas e, principalmente, com a instituição de corticoterapia que pode mascarar o quadro e interferir no mielograma e no diagnóstico da condição neoplásica.

Adenomegalias reacionais são comuns na infância e autolimitadas; no entanto, linfonodos aumentados, com alterações de consistência (endurecidos e indolores e aderidos aos planos profundos), sem evidência de infecção na área de drenagem, podem ser sinal de doença grave. Adenomegalias com mais de seis semanas de evolução, enfartamentos maiores de 3 cm, sem resultados sorológicos que evidenciem suas causas, devem ser investigados para neoplasia.

Alterações no hemograma, como leucocitose ou leucopenia, associada principalmente à presença de neutropenia, ou ainda, pancitopenia, podem refletir infiltração de medula óssea por neoplasias, geralmente, leucemias, linfomas e neuroblastoma.

Em suma, enfatizamos a importância de reconhecer os seguintes sinais de alerta cruciais:

- mancha branca nos olhos, perda recente de visão, estrabismo e protrusão do globo ocular.
- aumento de volume (massa) em abdome, cabeça, pescoço, membros e testículos.
- sinais/sintomas sem explicação: febre prolongada, perda de peso, palidez, fadiga, manchas roxas pelo corpo e sangramentos.
- dores nos ossos e articulações e fraturas sem trauma proporcional.
- sinais neurológicos: alteração da marcha, desequilíbrio, alteração da fala, perda de habilidades desenvolvidas, cefaleias secundárias e aumento do perímetro cefálico.

Leucemias

A leucemia é a neoplasia maligna mais frequente na infância e compreende 25% dos cânceres diagnosticados em crianças abaixo de quinze anos. Possui um período de latência curto com história de surgimento dos sintomas de poucas semanas. Na infância, 80 a 85% dos casos correspondem à leucemia linfoblástica aguda (LLA) e 15 a 20% são do tipo mieloide aguda (LMA). As leucemias crônicas são raras nas crianças.

Devemos pensar em LLA em lactentes e pré-escolares, pois o pico de incidência ocorre entre dois e cinco anos de idade. Pacientes do sexo masculino são mais frequentemente acometidos. A importância dos fatores genéticos no desenvolvimento da leucemia é comprovada pelas frequentes anormalidades no cariótipo das células da leucemia, alta incidência da leucemia em gêmeos idênticos, famílias com alta incidência de leucemias e alterações cromossômicas em crianças com leucose. A trissomia do 21 (síndrome de Down) está associada a um risco até 15 vezes maior de desenvolver leucemias. Em adição à influência genética, vários fatores ambientais (radiação, substâncias químicas), infecções virais e imunodeficiências congênitas ou adquiridas podem predispor à leucemia.

Os sinais e sintomas mais comuns incluem febre, sangramentos (petéquias, púrpuras, epistaxe, metrorragia), dor óssea, dor articular, hepatoesplenomegalia e adenomegalia. O diagnóstico diferencial inclui artrite idiopática juvenil, mononucleose, púrpura trombocitopênica idiopática, anemia aplástica.

Embora exista grande variação na intensidade das manifestações clínicas na LMA, nessa leucemia chama atenção a presença de coagulopatias (sangramentos ou trombose), alterações metabólicas e grandes hepatoesplenomegalias.

No hemograma, anemia, leucopenia/leucocitose e trombocitopenia podem ocorrer isoladamente ou em associações, sendo alterações comuns na leucemia da criança.

Na leucemia a anemia geralmente é normocrômica e normocítica, com baixa contagem de reticulócitos. O número de leucócitos é variável e, na maioria das vezes, constituído de blastos ou linfócitos. A presença de duas ou mais alterações na contagem das séries (branca, vermelha e plaquetária) do sangue periférico sugere o diagnóstico da leucemia, que deve ser confirmado pelo mielograma e complementado pela imunofenotipagem e citogenética. O ácido úrico e atividade da desidrogenase láctica (DHL) frequentemente estão elevados nos pacientes com leucemia aguda.

Os protocolos para tratamento da LLA incluem sequências de poliquimioterapia subdivididas em fase de indução da remissão, terapia preventiva para o SNC, intensificação e manutenção. A velocidade de resposta ao tratamento, avaliada pela diminuição do número de células leucêmicas no oitavo dia do tratamento, bem como a ausência de doença residual mínima ao final da indução são importantes fatores prognósticos das crianças com LLA, que chegam a taxas de cura de mais de 70% nos centros especializados.

Tumores do sistema nervoso central

O tumor de SNC constitui o segundo tipo de neoplasia maligna mais frequente na infância. Este tumor e seu tratamento são associados a altas taxas de sequelas físicas, neuropsicológicas e neuroendócrinas, exigindo abordagem multiprofissional. Na infância o pico de incidência é na primeira década de vida, sendo que em menores de dois anos as lesões se localizam principalmente na região supratentorial e nas crianças maiores, na região infratentorial (fossa posterior). Nesses quadros, pode haver obstrução da circulação liquórica que, por sua vez, ocasiona quadro de hidrocefalia e hipertensão intracraniana (HIC). Os tumores supratentoriais geram sintomas decorrentes de seu efeito de massa (anormalidades focais e convulsões).

A radiação ionizante e algumas doenças genéticas (neurofibromatose, esclerose tuberosa, por exemplo) são fatores consistentemente associados ao risco de desenvolvimento de tumor do SNC.

Os sinais e sintomas dos tumores do SNC dependem da idade do paciente, localização da lesão, infiltração ou compressão de estruturas do SNC ou da medula espinhal e presença de obstrução ao fluxo do líquor com HIC.

Pacientes mais jovens podem ter o diagnóstico atrasado pela incapacidade da criança em descrever os sintomas, como cefaleia ou diplopia.

A cefaleia é uma queixa comum nestes pacientes e geralmente decorre da HIC secundária a obstrução da circulação do líquido cefalorraquidiano. Na criança a investigação radiológica do SNC deve ser realizada quando a queixa de cefaleia se associa com anormalidades neurológicas e/ou alterações oculares (edema de papila, déficits visuais) e/ou endocrinopatias (baixa estatura, diabetes *insipidus*) e/ou grupo de risco (neurofibromatose, irradiação craniana prévia). Alterações das características de cefaleia preexistente também são sinais de alerta. Cefaleias crônicas progressivas são indicativas de alerta. A cefaleia por HIC geralmente é recorrente, matinal e pode ser precedida de vômitos persistentes. As crianças com tumores do SNC podem apresentar sinais e sintomas localizatórios que precedem quadros de hipertensão intracraniana. As lesões supratentoriais (tálamo, parênquima cerebral, quiasma óptico) podem manifestar-se com hemiparesia, hiper-reflexia, convulsões, alterações visuais, alterações de comportamento. Nos tumores infratentoriais (cerebelo, tronco cerebral), o quadro localizatório é de ataxias ou alterações de nervos cranianos. Na região selar e suprasselar endocrinopatias (diabetes *insipidus*, baixa estatura) são frequentes.

Mudanças de comportamento, personalidade ou de desempenho escolar também podem ser sinais de alarme.

Em menores de quinze anos os tumores do SNC apresentam vários subtipos histológicos: gliomas de baixo grau (30 a 40%), gliomas de alto grau (15 a 20%), meduloblastoma, gliomas de tronco cerebral, ependimoma, entre outros. O diagnóstico histológico é sempre requerido, exceto nos tumores infiltrativos de tronco cerebral ou localizados em via óptica.

Após exame físico, incluindo avaliação neurológica e exame de fundo de olho, a presença do tumor do SNC deve ser confirmada com exame de imagem, preferencialmente ressonância magnética; posteriormente, se solicitam exames para estadiamento.

Nas crianças com hipertensão intracraniana obstrutiva, a derivação pré-operatória reduz o risco de herniação pelo hiato tentorial. A administração de corticosteroides em doses moderadas reduz o edema perilesional e melhora o quadro neurológico.

A escolha do tratamento adequado (cirurgia, radioterapia e quimioterapia) é baseada em grupo de risco que considera a ressecabilidade do tumor, a idade do paciente e a presença ou não de metástases ao diagnóstico.

Linfomas não-Hodgkin

Os linfomas são neoplasias linfoides (manifestação básica = adenomegalia) e representam o terceiro tipo de câncer mais frequente em crianças. Vale lembrar que outros tumores não hematológicos podem também infiltrar os linfonodos. São subdivididos em linfomas de Hodgkin (LH) e linfomas não-Hodgkin (LNH).

Os LNH são um grupo heterogêneo de tumores de alto grau de malignidade, com quadro patológico, imunológico e características clínicas distintas. Esses tumores derivam de células imaturas ou maduras, de linhagem B ou T, do sistema imune que normalmente circulam através do corpo. O LNH é constituído predominantemente por linfoma de célula B madura; os subtipos histológicos mais comuns são o linfoma de Burkitt (LB) e o linfoma difuso de grandes células B (LDGCB). Os outros tipos histológicos mais frequentes são o linfoma linfoblástico (LL) de células B e células T precursoras e o linfoma de grandes células anaplásico de célula T madura. As principais diferenças entre os subtipos de LNH são a cinética do ciclo celular e a predisposição para invasão da medula óssea e do SNC, que é mais elevada no LL e no LB, quando comparado com os outros subtipos.

As manifestações clínicas do LNH, portanto, dependem da localização do tumor e da extensão da doença. Qualquer órgão com tecido linfoide pode ser acometido, incluindo linfonodos periféricos, tonsilas, timo, baço e intestino (placas de Peyer). Como já referido, o LNH da criança, não raramente, estende-se para a medula óssea, SNC, osso e pele. Geralmente o local do tumor primário está associado a um subtipo histológico específico. Em pacientes com LB é mais comum a massa abdominal; nos LL, o mediastino; nos LNH de grandes células B, o acometimento de gânglios periféricos e, em LNH de grandes células anaplásico, a pele e os ossos são frequentemente acometidos. Em nosso meio a apresentação clínica mais comum é o tumor abdominal com grande massa palpável.

O paciente se queixa de dor intermitente na região periumbilical ou fossa ilíaca direita. Náuseas, vômitos, perda de peso e perfuração intestinal podem ocorrer. Ocasionalmente, o diagnóstico inicial é de abdome agudo devido à intussuscepção intestinal.

Em crianças maiores de dois anos o linfoma de Burkitt sempre deve ser considerado no diagnóstico diferencial de intussuscepção intestinal. A segunda forma de apresentação mais comum em nosso meio é a massa mediastinal anterior, às vezes associada à síndrome de compressão da veia cava superior. Os linfonodos na região de cabeça e pescoço ocasionalmente podem estar comprometidos. Embora rara, a compressão da medula espinhal deve ser considerada uma emergência médica e deve ser tratada com urgência para evitar déficit neurológico permanente.

Em pacientes com LNH o hemograma geralmente é normal. Naqueles com comprometimento da medula óssea, anemia e trombocitopenia são comuns e a circulação de células linfomatosas pode estar presente, mas hiperleucocitose é pouco frequente. Como em pacientes com LLA, as concentrações séricas de ácido úrico e a atividade de desidrogenase láctica (DHL) podem estar elevadas. Embora o envolvimento do SNC seja raro na apresentação do LNH, todos os pacientes devem ser submetidos a punção lombar e exame de líquor. A tomografia computadorizada é a modalidade de imagem de escolha para determinar a extensão do tumor. Durante a avaliação inicial, o exame de medula óssea é obrigatório. Atenção especial deve ser dada às crianças com envolvimento mediastinal maciço, que podem não tolerar a realização de procedimentos anestésicos. Os casos suspeitos de linfoma na infância devem ser diagnosticados e tratados prontamente, uma vez que representam uma doença de curso agressivo e grande capacidade de disseminação.

O estadiamento inicial, a resposta radiológica ao tratamento quimioterápico, além de informações sobre histologia, imunofenótipo e achados moleculares são outros fatores prognósticos que devem ser considerados.

Linfomas Hodgkin

No Brasil o linfoma de Hodgkin (LH) representa 10% das neoplasias malignas da infância. O sexo masculino é mais comprometido (60%) e é pouco frequente abaixo dos cinco anos de idade. O pico de incidência é bimodal ocorrendo entre quinze e trinta e cinco anos e acima dos cinquenta anos.

A forma mais comum de apresentação é de gânglio cervical lateral, indolor, de crescimento lento. Em nosso meio, 75% dos casos têm essa queixa inicial. As regiões supraclaviculares, axilares e inguinais também podem ser o local inicial de apresentação. A consistência do linfonodo é habitualmente firme, "borrachoide", sem sinais flogísticos. A velocidade de crescimento pode variar de semanas a meses. Os sintomas sistêmicos como febre, sudorese e emagrecimento ocorrem em 30% dos pacientes com LH e provavelmente são relacionados às citocinas produzidas pelo LH. A presença destes sintomas se associa a mau prognóstico.

O estadiamento do LH é clínico/radiológico e o estudo de imagem deve incluir a região cervical, o tórax e o abdome. O exame mais utilizado para isso é a tomografia computadorizada e a avaliação do esqueleto inclui o uso de mapeamento com gálio, o qual é particularmente útil na avaliação do mediastino.

A estratégia de tratamento é baseada no estadiamento da doença. A maioria dos protocolos institucionais para crianças com essa doença usa baixas doses de radiação nos campos comprometidos, em associação com poliquimioterapia. Com o tratamento adequado, mais de 90% das crianças com linfoma de Hodgkin ficarão livres da doença após 5 anos. Entretanto, esses pacientes podem apresentar complicações pós-tratamento, tais como pneumonite actínica, miocardiopatia, nefrite, retardo de crescimento, azoospermia e risco de desenvolver uma segunda neoplasia, inclusive muitos anos após o término do tratamento. Desse modo, é muito importante o acompanhamento desses pacientes.

Massas abdominais

A presença de massa abdominal palpável é uma das principais formas de apresentação clínica dos tumores sólidos em Pediatria. Essas neoplasias são representadas principalmente pelo neuroblastoma e tumores renais de Wilms (nefroblastoma). A maioria desses tumores abdominais são assintomáticos e reconhecidos acidentalmente pelos pais ou no exame clínico de rotina. Isso se deve ao pico de idade em que ocorrem esses tumores, de um a cinco anos, quando o cuidado diário (banho, massagens, troca de roupa) propicia a identificação da massa.

Neuroblastoma

O neuroblastoma (NB) é um tumor embrionário, maligno que se origina de células primitivas da crista neural, precursoras do sistema nervoso simpático. Na criança é o tumor sólido extracraniano mais frequente, correspondendo de 8 a 10% de todas as neoplasias desta faixa etária. O NB geralmente compromete crianças com idade inferior a cinco anos e a média de idade ao diagnóstico é de vinte e dois meses.

O quadro clínico depende do tamanho, da localização do tumor e da presença de metástases. Embora o NB seja produtor de catecolaminas, os quadros de taquicardia, rash cutâneo e sudorese não são frequentes. A hipertensão arterial geralmente é causada pela compressão do sistema vascular renal e mais raramente pela produção de catecolaminas. O local primário mais frequente é o retroperitônio (65%), principalmente na região medular da suprarrenal. Outros locais acometidos são: mediastino posterior, região pélvica e região cervical.

No abdome se palpa frequentemente o tumor endurecido de limites imprecisos localizado no retroperitônio (suprarrenal). O NB ocupa a loja renal, estende-se para a região do hipocôndrio e flanco, atravessando muitas vezes a linha média do abdome. Em lactentes, principalmente com menos de dois meses de idade, a infiltração maciça do fígado por células malignas pode ocasionar insuficiência respiratória restritiva. No mediastino posterior geralmente é assintomático, sendo descoberto acidentalmente em radiografias de tórax realizadas por outros motivos.

Quando o NB se origina em gânglios paravertebrais com frequência invade o forame intervertebral e comprime a medula espinhal. Neste caso a criança pode apresentar massa visível à inspeção da região para vertebral e sinais e sintomas neurológicos como irritabilidade por dor radicular, parestesia, paraplegia, incontinência fecal e/ou urinária. A compressão da medula espinhal deve ser prontamente diagnosticada e receber tratamento adequado, caso contrário, causa déficit neurológico grave e permanente. Cerca de 50% das crianças com NB apresentam metástases ao diagnóstico: linfonodos, fígado, osso, medula óssea. Na doença disseminada é comum febre, dor óssea, perda de peso, proptose e equimose periórbita. O comprometimento da medula óssea e do osso causa dor intensa e irritabilidade.

O diagnóstico do NB depende da biópsia do tumor e exame anatomopatológico ou detecção de células de NB na medula óssea associada em níveis elevados de metabólitos de catecolaminas, como VMA (ácido vanil mandélico) e HVA (ácido homovanílico) na urina ou no sangue.

O comportamento biológico do NB varia desde a regressão espontânea, diferenciação para formas benignas até casos agressivos e fatais. A distinção entre os diferentes casos depende de diversos fatores prognósticos, como idade, histologia, pesquisa de oncogene específico e estadiamento.

A intensidade do tratamento é proporcional à gravidade da doença. Nos tumores ressecáveis e não metastáticos a cirurgia é o tratamento de escolha e o paciente tem excelente prognóstico. Os tumores irressecáveis ou metastáticos devem receber quimioterapia. Atualmente, no grupo com doença de alto risco (doença disseminada e/ou com fatores de mau prognóstico), o tratamento é intensivo e inclui o transplante de medula óssea.

Tumor de Wilms

Os tumores renais correspondem a cerca de 10% dos tumores pediátricos e 95% deles são tumores de Wilms. Quase todos os casos são diagnosticados antes dos dez anos de idade, e dois terços antes dos cinco anos de idade.

O tumor de Wilms pode ocorrer como uma parte de uma síndrome de malformação múltipla incluindo várias síndromes (como hemihipertrofia, aniridia e Beckwith-Wiedemann). O tumor de Wilms está associado a mutações de vários genes já identificados. A maior parte dos pacientes tem tumor solitário; 5 a 7% tem envolvimento renal bilateral e 10% tem multifocos em um único rim. A histologia do tumor está relacionado ao prognóstico do paciente (a anaplasia está associada a resultados desfavoráveis). A apresentação mais comum é a detecção de uma massa abdominal sem outros sinais ou sintomas. Sintomas ou sinais, quando presentes, podem incluir dor abdominal (30%), hematúria (10 a 25%) e hipertensão (25%). O rastreio do tumor de Wilms com ultrassonografias abdominais seriadas deve ser realizado em doentes de alto risco (por exemplo, crianças com síndrome de Beckwith-Wiedemann). O estudo inicial de imagem é a ultrassonografia abdominal, que pode diferenciar o tumor de Wilms de outras causas de massas abdominais. A tomografia computadorizada ou ressonância magnética avaliam ainda mais a natureza e a extensão da massa. O diagnóstico de tumor de Wilms é feito por confirmação histológica, quer no momento da excisão cirúrgica quer por biópsia.

Tumores ósseos

Tumores malignos primários do osso são raros e tendem a acometer, com mais frequência, os adolescentes. São representados principalmente pelo osteossarcoma e pelos tumores da família Ewing.

Dor óssea no local envolvido, associada ao aumento regional de partes moles, são as principais formas de manifestação das neoplasias ósseas.

Enquanto os osteossarcomas acometem preferencialmente a região do joelho (porção distal do fêmur e próxima da tíbia), os tumores da família Ewing acometem com mais frequência o esqueleto axial (pelve e parede torácica).

A febre é sintoma comumente associado à dor óssea nos pacientes com sarcoma de Ewing.

Retinoblastoma

O retinoblastoma é um tumor ocular raro, com pico de incidência no primeiro ano de vida. Origina-se nas células embrionárias neurais da retina. O sucesso do tratamento do retinoblastoma depende da habilidade do pediatra em detectar a doença ainda em seu estágio intraocular. É fundamental que o pediatra saiba reconhecer sinais como leucocoria (mancha branca no olho) e estrabismo. A leucocoria pode ser identificada pela família do paciente, tornando-se nítida em fotos com flash. Pode haver também irritação ocular (olho vermelho) e sinais de progressão da doença com proptose e adenomegalia pré-auricular.

Diagnóstico precoce do câncer infantil

PONTOS PRÁTICOS

- O câncer representa a primeira causa de óbito por doença entre as crianças e adolescentes de um a dezenove anos de idade para todas as regiões do Brasil.
- Os tumores malignos na criança tendem a apresentar menores períodos de latência, crescem quase sempre rapidamente, são geralmente invasivos e respondem melhor à quimioterapia.
- Os sinais de alerta fundamentais são mancha branca nos olhos, aumento de volume (massa abdominal), adenomegalias inexplicadas e outros sinais/sintomas sem explicação como febre por mais de 15 dias, perda de peso, palidez, sangramentos, dores em ossos e alterações neurológicas.
- Entre as neoplasias pediátricas a leucemia é, de longe, a mais comum (cerca de 30%).
- Tumores cerebrais são os cânceres sólidos mais comuns em crianças menores de quinze anos e são a segunda causa de morte por câncer. O diagnóstico é feito por imagem (geralmente ressonância nuclear magnética) e biópsia.
- Neuroblastoma é o tumor sólido extracraniano mais frequente.

Questões de Treinamento

1. Um paciente com cinco anos de idade, previamente hígido, com história de aumento do volume abdominal, iniciado havia cerca de três semanas, acompanhado de emagrecimento, queda do estado geral e febre, procurou auxílio médico havia duas semanas, e foi liberado após prescrição de analgésico e medicamento para gases. Posteriormente, queixando-se de vômitos e parada da eliminação de flatulência e fezes, o paciente foi internado na emergência devido a quadro clínico de obstrução intestinal. O exame físico do paciente mostrou, além do estado geral consumido, abdome com aspecto de 'saco de batatas' à palpação. A radiografia de tórax indicou apenas elevação da cúpula diafragmática em decorrência do aumento do volume abdominal. O paciente foi submetido à laparotomia exploradora, durante a qual se observou a presença de múltiplos linfonodos abdominais coalescentes aumentados de tamanho e a presença de massa em região de intestino delgado que ocluía todo o lúmen do órgão. Considerando essas informações, assinale a opção em que é apresentada a hipótese diagnóstica mais provável para esse caso clínico.

    a. Hepatoblastoma.
    b. Tumor de células germinativas.
    c. Linfoma não-Hodgkin.
    d. Neuroblastoma.
    e. Tumor de Wilms.

2. Um paciente com três anos de idade, previamente hígido, eutrófico e assintomático, compareceu à consulta de rotina com pediatra geral, que identificou massa em região de flanco direito do abdome que não ultrapassava a linha média. A mãe relatou que notara a urina do menino avermelhada nos últimos dias. O paciente foi encaminhado ao centro especializado para investigação diagnóstica. Para esse caso clínico, considerados os aspectos epidemiológicos e clínicos apresentados, a primeira suspeita diagnóstica neoplásica a ser investigada consiste em:

    a. linfoma não-Hodgkin tipo Burkitt.
    b. neuroblastoma.
    c. tumor de Wilms.
    d. leucemia linfoide aguda.
    e. meduloblastoma.

3. Eduardo, de três anos, é levado ao consultório com história de estar sempre resfriado, apresentando nas últimas semanas "emagrecimento, dor no corpo, preguiça de andar ou brincar". Nega febre. A mãe relata estar em tratamento regular para tuberculose pulmonar há 2 meses. A radiografia de tórax realizada na criança, nesse dia, mostrou massa de mediastino posterior, com calcificação. Com base nos dados apresentados, a principal hipótese diagnóstica é:

    a. cisto de duplicação esofagiana.
    b. tuberculose pulmonar.
    c. linfoma não-Hodgkin.
    d. neuroblastoma.
    e. timoma.

4. Lucas, pré-escolar de três anos, sexo masculino, é encaminhado ao ambulatório, pois a professora notou discreto desvio do olho direito há 30 dias. Nascido de parto prematuro, 35 semanas, P: 2.700 g, E: 46 cm, Apgar: 9/9, tendo permanecido por 4 horas em CPAP nasal e 12 horas no capacete de oxigênio, devido a desconforto respiratório leve. Alta hospitalar em 3 dias. Mãe nega infecções durante a gravidez. Exame físico: estrabismo com esotropia à direita e reflexo pupilar embranquecido. A hipótese diagnóstica mais provável é:

439

a. retinoblastoma.
b. craniofaringioma.
c. retinite pigmentar.
d. rabdomiosarcoma.
e. retinopatia da prematuridade.

5. Um paciente com seis anos de idade, queixa-se de cefaleia, náuseas e vômitos matutinos há cerca de 6 meses. Há 2 meses vem sendo investigado para doenças do trato gastrointestinal, tendo sido diagnosticados gastrite leve e doença do refluxo gastroesofágico. O paciente não apresentou melhora com os medicamentos habitualmente utilizados para tratamento dessas afecções. Há 1 mês, o paciente vem apresentando quedas frequentes e dificuldade para falar e escrever. Considerando-se que o paciente em questão esteja em um local em que estejam disponíveis recursos adequados de imagem diagnóstica para oncologia pediátrica, assinale a opção que apresenta o exame mais informativo para o diagnóstico de tumor do sistema nervoso central.

a. Radiografia simples de crânio.
b. Ultrassom transfontanelar.
c. Tomografia de crânio sem contraste.
d. Ressonância magnética de crânio.
e. Tomografia por emissão de pósitrons (PET-CT).

Gabarito comentado

1. As manifestações clínicas do LNH dependem da localização do tumor e da extensão da doença. Qualquer órgão com tecido linfoide pode ser acometido, incluindo linfonodos periféricos, tonsilas, timo, baço e intestino (placas de Peyer). Em nosso meio, a apresentação clínica mais comum é o tumor abdominal com grande massa palpável. O paciente se queixa de dor intermitente na região periumbilical ou fossa ilíaca direita. Náuseas, vômitos, perda de peso e perfuração intestinal podem ocorrer. Ocasionalmente, o diagnóstico inicial é de abdome agudo devido à intussuscepção intestinal. Em crianças maiores de 2 anos, o linfoma de Burkitt sempre deve ser considerado no diagnóstico diferencial de intussuscepção intestinal. Resposta C

2. A apresentação mais comum do tumor de Wilms é a detecção de uma massa abdominal sem outros sinais ou sintomas. Sintomas ou sinais, quando presentes, podem incluir dor abdominal (30 por cento), hematúria (10 a 25 por cento) e hipertensão (25 por cento). Resposta C

3. O neuroblastoma, na criança, é o tumor sólido extracraniano mais frequente. O NB geralmente compromete crianças com idade inferior a 5 anos. O quadro clínico depende do tamanho, da localização do tumor e da presença de metástases. O local primário mais frequente é o retroperitônio (65 por cento), principalmente na região medular da suprarrenal. Outros locais acometidos são: mediastino posterior, região pélvica e região cervical. No mediastino posterior geralmente é assintomático, sendo descoberto acidentalmente em radiografias de tórax realizadas por outros motivos. Resposta D

4. Leucocoria e estrabismo devem alertar para a possibilidade de retinoblastoma. Resposta A

5. Trata-se do melhor exame para ver o encéfalo, mais precisa na caracterização de tecidos específicos. Resposta D

Fontes consultadas e leitura recomendada

Allen, C.E.; Kelly, K.M.; Bollard, C.M. *Pediatric lymphomas and histiocytic disorders of childhood*. Pediatric Clinics of North America, 2015. 62: p. 139–165.

Chintagumpala, M.; Gajjar, A. *Brain Tumors*. Pediatric Clinics of North America, 2015. 62: p. 167–178.

BRASIL. Ministério da Saúde. Instituto Nacional de Câncer. *Diagnóstico precoce do câncer na criança e no adolescente*. Instituto Nacional de Câncer, Instituto Ronald Mcdonald. Rio de Janeiro: INCA, 2009. p. 114.

Irwin, M.S.; Park, J.R. *Neuroblastoma*: paradigm for precision medicine. Pediatric Clinics of North America, 2015. 62: p. 225-256.

Pui, C.H.; Robison, L.L.; Look, A.T. *Acute lymphoblastic leukaemia*. Lancet, 2008. 371: p. 1030-43.

Rodrigues, K.E.; Camargo, B. *Diagnóstico precoce do câncer infantil*: responsabilidade de todos. Revista da Associação Médica Brasileira, 2003. 49(1): p. 29-34.

Ressuscitação cardiopulmonar em Pediatria 55

Vinícius C. Destefani

A parada cardiorrespiratória (PCR) em crianças é um evento não raro, causado em sua maioria por falência respiratória progressiva e não por causas cardíacas. A hipoxemia progressiva, aliada a hipercapnia e acidose, conduzem a estados de bradicardia, hipotensão e, enfim, PCR. A fibrilação ventricular (FV) ou a taquicardia ventricular (TV) sem pulso são os ritmos de parada em 5 a 15% das PCR dentro e fora dos hospitais, sendo que suas incidências aumentam com o avançar da idade.

Para propósito deste capítulo, assim como recomendado pelo método de treinamento *Pediatric Advanced Life Support* (PALS) da *American Heart Association e da Amercian Academy of Pediatrics*, foram considerados bebês todos os indivíduos menores de um ano, e crianças, entre um ano de idade até a puberdade.

Definição de PCR

Inicialmente, deve-se ter certeza de que se está diante de uma PCR. Clinicamente, a criança não responde e não respira ou apresenta respiração agônica e não possui pulso detectável. A criança acaba perdendo a consciência e para de respirar. A isquemia difusa determina morte celular se não for revertida rapidamente. Uma criança pode ter duas vias para uma PCR: parada por hipóxia ou a parada súbita.

PCR por hipóxia

A parada por hipóxia é a causa mais comum de PCR em bebês, crianças e adolescentes. É o resultado final da hipóxia tecidual e da acidose progressivas causadas por insuficiência respiratória ou choque.

PCR súbita

É bem menos comum em crianças. É mais frequentemente causada pelo desenvolvimento súbito de FV ou TV sem pulso. São condições de predisposição a cardiomiopatia hipertrófica, a artéria coronária anômala, a síndrome do QT longo, miocardite, intoxicação farmacológica (digoxina, efedrina, cocaína) e *commotio cordis* (arritmia secundária a trauma forte no tórax). A maior parte dos episódios de PCR súbita em crianças ocorre durante atividade física. É de suma importância a prevenção por meio do rastreio de casos familiares e o pronto suporte de equipes de resposta treinadas para condução desse tipo de caso.

Causas de PCR

As causas de PCR em crianças variam segundo a idade e a saúde básica da criança. As causas podem ser diferentes com base no local do evento: hospital ou fora hospital. O Quadro 55.1 apresenta, de forma sucinta, as principais causas de PCR pediátrica.

Quadro 55.1 – Causas de PCR pediátrica

> **Insuficiência respiratória:** obstrução das vias aéreas superiores, obstrução das vias aéreas inferiores, distúrbios do controle respiratório, doenças do tecido pulmonar
>
> **Hipotensão:** choques hipovolêmico, cardiogênico, distributivo
>
> **Síndrome da morte súbita do lactente**
>
> **Arritmias**
>
> **Traumas**
>
> **Afogamento**

Considerando-se bebês, a maioria das PCR ocorre em casa ou próximo de casa. A síndrome da morte súbita do lactente é uma causa importante de óbito em bebês com menos de seis meses de idade. Já para maiores de seis meses até a idade adulta, o grande vilão é representado pelos traumas com comprometimento das vias aéreas, pneumotórax por tensão, choque hemorrágico e lesão cerebral. Nesses casos, na maioria da vezes, pouco pode ser feito para reversão. É necessário se concentrar, portanto, nas causas reversíveis. A revisão dos "Hs e Ts" (Quadro 55.2) ajudará a identificar essas causas. Deve-se lembrar que as causas imediatas mais comuns são a insuficiência respiratória e a hipotensão.

TEP – Título de Especialista em Pediatria

Quadro 55.2 – Regra dos "Hs" e "Ts" para identificação de causas reversíveis de PCR

> **"Hs":** Hipovolemia, hipóxia, hidrogênio (acidose), hipoglicemia, hipo/hipercalemia, hipotermia
>
> **"Ts":** Tensão do tórax por pneumotórax, tamponamento, toxinas, trombose pulmonar e cardíaca

Identificação da PCR

Os sinais clássicos de uma PCR são:

• incapacidade de responder;

• sem respiração ou apenas reparação agônica;

• sem pulso após avaliação de 5 a 10 segundos.

Quando a criança não responde e não respira (ou tem agonia respiratória), deve-se fazer a checagem imediata do pulso. Em bebês, utiliza-se o pulso braquial; em crianças, o femural ou carotídeo. Não ultrapassar 10 segundos nessa manobra. Caso seja identificada ausência de pulso, deve-se iniciar a RCP começando pelas compressões torácicas.

Ritmos da PCR

Apesar de conduzir inicialmente toda PCR de maneira semelhante, é imprescindível avaliar qual o ritmo produtor do evento. A PCR está associada a um dos seguintes ritmos:

• assistolia;

• atividade elétrica sem pulso (AESP);

• FV;

• TV sem pulso.

Assistolia

Nesse ritmo de parada não há atividade elétrica. É representada por uma linha reta no monitor. Entretanto, linha reta pode significar, por exemplo, um eletrodo solto. Assim, deve-se fazer sempre a checagem dos cabos, a leitura do eletrocardiograma (ECG) e a mudança da derivação antes de afirmar o diagnóstico de assistolia. Procurar pelos "Hs e Ts" para encontrar causas reversíveis.

AESP

Esse ritmo não é específico. É um termo que descreve qualquer atividade elétrica organizada (isso já exclui FV, TV ou assistolia) em um monitor cardíaco, associado a ausência de pulsos palpáveis. A frequência normalmente é mais baixa, os complexos QRS são normais ou bizarros, os intervalos estão alargados, podendo haver dissociação atrioventricular. Novamente, procurar pelos "Hs e Ts" para encontrar causas reversíveis.

FV

Quando há FV, o coração não tem nem ritmo organizado nem contrações coordenadas. A atividade elétrica é um caos. Se há caos, o coração não é sincronizado em encher-se e bombear. Logo, não há pulso palpável. A FV pode ser precedida por um breve período de TV, e quase sempre termina em ritmos lentos. A FV está associada a corações aparentemente saudáveis, mas que possuem doença estrutural, mecânica ou elétrica.

TV sem pulso

A TV pode produzir pulso ou não. Aqui interessa a TV sem pulso, que possui complexos largos, podendo haver dissociação eletromecânica ou ritmo com frequência elevada que impede a função de bomba cardíaca. Normalmente, essa forma de PCR sem pulso é de breve duração, deteriorando-se em FV. A TV pode ser monomórfica (complexos parecem uniformes) ou polimórfica (complexos não se assemelham).

Condução geral da PCR

RCP de alta qualidade

Esse é o fundamento básico para o tratamento da PCR. De nada adianta reconhecimento precoce, equipamentos avançados, inúmeros socorristas, se uma RCP de elevada qualidade não for administrada. A PCR pediátrica normalmente ocorre em cenários de resposta rápida organizada, principalmente em ambientes de cuidados avançados e intensivos. Nessas circunstâncias, sabe-se que o número elevado de socorristas consegue entregar ações coordenadas simultâneas, facilitando a manutenção da qualidade da ressuscitação. Além disso, a possibilidade de informação adicional com monitoração invasiva permite informação adicional durante a realização do suporte básico.

Historicamente, a *American Heart Association* determinou em seus consensos que, tanto para adultos como para crianças, a sequência de reanimação seguiria A (via aérea) – B (ventilação) – C (circulação). Em 2010, a recomendação de mudança para C-A-B foi instituída com o intuito de diminuir o tempo para o início das compressões torácicas e reduzir o tempo sem fluxo sanguíneo principalmente coronário e cerebral. Em bebês e crianças, deve-se relembrar que as causas de PCR por asfixia são muito mais comuns que o evento cardíaco isolado. Consequentemente, a ventilação tem maior importância para a ressuscitação. Há um contra senso, então? Na verdade, não. Estudos em manequins demonstraram que o início da RCP com compressões por 30 segundos seguidos de 2 ventilações atrasam somente em 18 segundos a primeira ventilação se houver um socorrista, ou 9 segundos se

Ressuscitação cardiopulmonar em Pediatria

houver 2 socorristas. Se uma ou outra sequência melhora a sobrevida, não se sabe. Porém, mantém-se atualmente um algoritmo comum para todas as idades (C-A-B), diminuindo a complexidade da PCR e oferecendo melhor consistência para ensino.

Monitorando a qualidade da RCP

Durante a RCP, o líder e os membros da equipe devem monitorar a qualidade da RCP. Boa comunicação é fundamental para garantir compressões eficazes. Porém, muitos dos cenários de PCR ocorrem em ambientes de tratamento intensivo, onde há monitoração avançada instalada. O uso da monitoração contínua do CO_2 ao final da expiração ($PETCO_2$) pode fornecer dados indiretos de qualidade das compressões. Se < 10 a 15 mmHg, o débito cardíaco provavelmente estará baixo e a quantidade de sangue que chegará nos pulmões também será baixa. Deve-se, portanto, melhorar as compressões torácicas. Valores alvos específicos não estão determinados em crianças. Um aumento abrupto do $PETCO_2$ está associada com o retorno da circulação espontânea. Evitam-se, dessa maneira, paradas excessivas para checagem de pulso. Se a criança tiver um cateter para medida de pressão arterial permanente, deve-se usar a forma da onda para avaliar a qualidade das compressões, atentando para a posição das mãos, a profundidade das compressões e a permissibilidade de retorno torácico.

Suporte avançado na RCP pediátrica

A meta durante a PCR é o retorno espontâneo do ritmo e da perfusão. Isso ocorre com ritmo regular no monitor associado a pulsos centrais palpáveis. Inúmeras estratégias avançadas são usadas para se alcançar esse objetivo.

O acesso vascular é importantíssimo, pois permite uso de drogas auxiliares à RCP. Deve-se limitar o tempo em busca de acesso vascular e preferir o acesso intravenoso ou intraósseo. O acesso intraósseo é rápido, seguro, efetivo e de fácil manejo em paradas cardíacas de criança. Todas as medicações podem ser administradas por essa rota. Gasta-se o mesmo tempo de aplicação dessa via se comparado ao venoso. Pode ser usado, inclusive, para obter amostras sanguíneas como tipagem sanguínea e gasometria (exceto após administração de bicarbonato de sódio). Recomenda-se utilizar o acesso intraósseo através de infusão manual com _flush_ subsequente de solução salina ou bomba de infusão. O acesso periférico é aceitável somente se obtido rapidamente. Não se deve perder tempo com acesso central, pois pode consumir tempo demasiado. Se já estiver presente, deve-se usá-lo. A acesso endotraqueal é o de úl-

tima escolha, pois não se conhece a biodisponibilidade das drogas ao serem administradas por essa via. Drogas lipossolúveis como lidocaína, epinefrina, atropina, naloxone e vasopressina (mnemônico VANEL) podem ser administradas por essa via. Se for utilizar adrenalina, recomenda-se dose 10 vezes maior que a venosa (1:1000 – 0,1 mL/kg ou 0,1 mg/kg). Drogas hidrossolúveis, como bicarbonato de sódio e cálcio, não devem ser usadas por danificar a via aérea. Para administração, é necessário seguir os seguintes passos: parar a compressão torácica, administrar a droga, instilar 5 mL de soro fisiológico e aplicar 5 ventilações.

Os objetivos da administração de medicamentos durante uma PCR são: aumentar as pressões de perfusão coronária e cerebral; estimular a contratilidade miocárdica espontânea melhorando a força e a frequência cardíaca; corrigir e tratar a possível causa da PCR; suprimir ou tratar arritmias.

Para o manejo da via aérea, utilizar o dispositivo bolsa-valva-máscara, para períodos curtos de ventilação. Deve-se certificar de usar equipamento e técnicas adequadas. Com a técnica C-E se oferece vedação adequada a fim de evitar escape: com o indicador e o polegar deve-se fazer um formato de C acima da máscara com pressão para baixo; com os 3º, 4º e 5º dedos posicionados na mandíbula ipsilateral, fazer o formato da letra E com pressão para cima. Para manter a via aérea aberta, utilizar cânulas de permeabilização através de vias nasofaríngeas (para pacientes com reflexo de tosse presente) ou orofaríngeas (para pacientes sem reflexo de tosse). Ao ventilar, usar somente a força e o volume necessários para fazer o tórax se elevar visivelmente. Evitar entregar muito volume ventilatório durante a PCR; isso aumenta a pressão intratorácica e diminui o retorno venoso, o débito cardíaco, o fluxo cerebral e coronariano impedindo o retorno espontâneo da circulação. Também aumenta o risco de distensão abdominal e broncoaspiração. Se o lactente não estiver intubado, ventilar em uma proporção 30:2 (1 socorrista) ou 15:2 (2 socorristas). Cada ventilação deve durar 1 segundo. Se intubado, ventilar 10 vezes por minuto, ou seja, 1 ventilação a cada 6 segundos. Caso esteja diante de parada respiratória, ventilar na frequência de 1 ventilação a cada 3 a 5 segundos (20 a 12 ventilações/minuto). A máscara laríngea somente deve ser usada caso a intubação orotraqueal (IOT) não tenha sucesso. A IOT é a via aérea avançada mais adequada a ser obtida. Deve-se utilizar tubo endotraqueal com _cuff_ ou sem _cuff_. Ambos são aceitáveis, porém os tubos com _cuff_ tendem a diminuir a aspiração gástrica, além de serem recomendados para via aérea larga e baixa complacência pulmonar. Para calcular o tamanho do tudo endotraqueal mais adequado, utilizar as fórmulas do Quadro 55.3.

Quadro 55.3 – Tamanho do tubo endotraqueal

Situação	Recomendação
Sem cuff	3,5 até 1 ano 4 entre 1 e 2 anos 4 + idade/2 (> 2 anos)
Com cuff	Sempre ter um tubo com 0,5 cm maior e menor do diâmetro interno 3 até 1 ano 3,5 entre 1 e 2 anos 3,5 + idade/2 (> 2 anos)

A verificação da colocação correta do tubo é obrigatória. Deve-se utilizar a avaliação clínica e dispositivos de confirmação após a intubação, durante o transporte e na mudança de decúbito. Observar a expansão bilateral pulmonar e murmúrio em ambos pulmões, principalmente em região axilar, a fim de evitar interferência auscultatória contralateral. Auscultar sobre a região do estômago, garantindo que não há sons gástricos a cada inspiração. Acoplar dispositivo de capnometria ou capnografia. Solicitar radiografia de tórax. Se mesmo após todas essas atitudes restar dúvidas sobre a posição correta do tubo orotraqueal, realizar nova laringoscopia direta. Sempre que houver piora súbita da condição clínica, deve-se lançar mão do mnemônico "DOPE", que apresenta as principais causas a serem investigas: deslocamento do tubo, obstrução do tubo, pneumotórax e falha do equipamento.

Passos específicos na ressuscitação cardiopulmonar

O Algoritmo 55.1 apresenta, de forma objetiva, os principais passos durante a RCP.

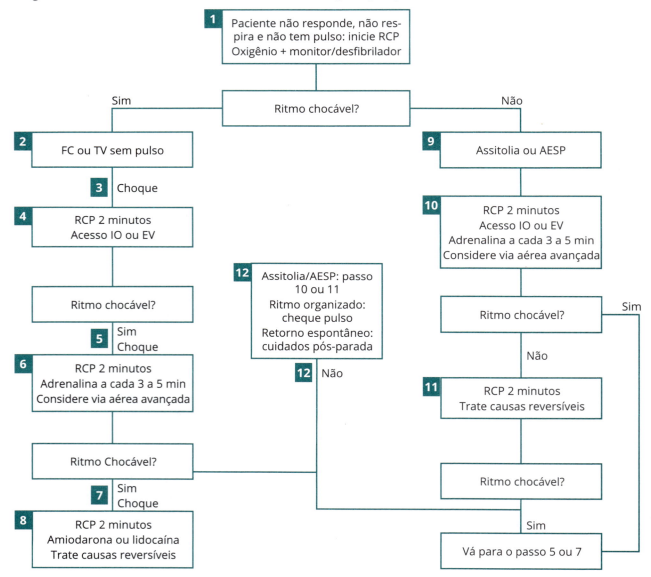

Ressuscitação cardiopulmonar em Pediatria

Assim que a criança é achada não responsiva (passo 1), sem respiração, deve-se chamar por ajuda, solicitar o desfibrilador (manual ou automático – DEA) e iniciar RCP (com oxigênio suplementar se presente). Instalar o monitor de ECG ou as pás do desfibrilador assim que disponível. Durante a ressuscitação, deve-se sempre se esforçar em administrar uma RCP de alta qualidade, conforme as orientações técnicas pontuadas no Quadro 55.4

Quadro 55.4 – Orientações para RCP de alta qualidade

Comprima com força (≥ 1/3 do diâmetro anteroposterior do tórax, em torno de 5 cm, e, no máximo, 6 cm em crianças maiores) e rápido (100 e 120 vezes/min) permitindo o retorno completo

Minimize interrupções nas compressões

Evite ventilação excessiva

Alterne a pessoa que aplica as compressões a cada 2 minutos

Se estiver sem via aérea avançada, a relação compressão--ventilação será 15:2 (2 socorristas). Se houver via aérea avançada, 10 ventilações por minuto, com compressões contínuas.

Durante a RCP, é necessário determinar o ritmo cardíaco da criança pelo monitor. Pode ser necessário interromper por um breve período as compressões para evitar a interferência. Assistolia e bradicardia com complexo QRS largo são os ritmos mais comuns secundários à PCR por asfixia. FV e AESP são menos comuns, mas FV está mais presente em crianças mais velhas com parada cardíaca súbita presenciada.

Ritmos não chocáveis (assistolia/AESP) – Passo 9

Se o ritmo não for chocável poderá haver assistolia ou AESP. A AESP é formalmente conhecida como dissociação eletromecânica e pode ser mais reversível do que a assistolia. Para ambas as condições deve-se continuar a RCP (passo 10) com mínimas interrupções possíveis, enquanto outro membro da equipe obtém acesso vascular e administra adrenalina enquanto a RCP continua. A dose da adrenalina é 0,01 mg/kg (0,1 mL/kg da solução 1:10000), sendo a dose máxima 1 mg. Não confundir a dose de adrenalina. Esse erro básico em diferenciar dose em miligramas de mililitros é comum. A solução 1:10000 é preparada com 1 mL da solução de adrenalina padrão brasileira (1:1000), diluída em 9 mL de solvente (água destilada, por exemplo). Isso dilui a solução 10 vezes, por isso a adrenalina passa a ser expressa em 1:10000. Necessita-se 0,1 mL/kg dessa solução mais diluída. Se, ao invés disso, for preciso expressar a dose em miligramas, será necessária uma numeração menor, 0,01 mg/kg. No Quadro 55.5 encontra-se a dose da adrenalina durante a RCP.

Quadro 55. 5 – Dose de adrenalina na RCP

0,01 mg/kg a cada 3 a 5 minutos = 0,1 mL/kg da solução de 1:10000

A mesma dose de adrenalina é feita a cada 3 a 5 minutos. Uma dica é fazê-la ciclo sim, ciclo não, uma vez que um ciclo dura em média 2 minutos. Não existe benefício em fazer altas doses de adrenalina. Somente se devem considerar elevadas doses em circunstâncias excepcionais, como em uma overdose de betabloqueador.

Uma vez que a via aérea for estabelecida, um socorrista deve aplicar compressões torácicas contínuas com frequência mínima de 100, porém não mais que 120. Já o segundo socorrista se concentrará nas ventilações, 1 a cada 6 segundos (10/min). Nunca se deve esquecer de rodiziar o papel do compressor a cada 2 minutos para prevenir a fadiga e consequentemente a deterioração da qualidade de compressão. Checar o ritmo a cada 2 minutos com mínima interrupção (passo 11). Se o ritmo não for chocável, continuar com ciclos de massagem cardíaca e adrenalina até que exista evidência de retorno espontâneo da circulação ou que se decida parar os esforços. Se, em qualquer momento, o ritmo se tornar chocável, deve-se dar o choque e imediatamente retornar as compressões torácicas por 1 ciclo (2 minutos) antes de checar novamente o ritmo. Minimizar o tempo entre as compressões torácicas e o choque, ou seja, checar o ritmo e aplicar o choque imediatamente após compressões.

Ritmos chocáveis (FC/TV sem pulso) – Passo 2

Desfibrilação é o tratamento definitivo para FV com uma taxa de sobrevida de cerca de 20%. Em adultos, a probabilidade de sobrevida diminui 7 a 10% para cada minuto de parada sem RCP ou desfibrilação. A sobrevida cresce se RCP precoce e de alta qualidade for aplicada com mínimas interrupções. Deve-se perceber a importância de minimizar as interrupções. O desfecho será muito melhor caso o tempo entre a última compressão e o choque for o mais curto possível. Se o ritmo for chocável, administrar o choque não sincronizado – passo 3. Os dispositivos de desfibrilação em crianças são DEA (desfibrilador externo automático) ou o desfibrilador manual. O DEA é programado para avaliar o ECG da criança a fim de determinar se há ritmo chocável, carregar uma carga predeterminada e avisar ao socorrista que administre o choque. É necessário utilizar sistemas pás-cabos pediátricos com atenuadores de cargas adultas em indivíduos < 25 kg ou < 8 anos. O desfibrilador manual se utiliza de uma carga programada pelo executor para enviar o choque. Uma carga inicial de 2 J/kg a 4 J/kg é aceitável. Caso FV ou TV sem pulso persistente, utilizar carga de 4 J/kg até 10 J/kg (máximo de 200J). Usar sempre as maiores pás manuais que couberem na parede torácica sem contato entre si. Os tamanhos recomendados de pás manuais baseiam-se no peso/idade da criança: se > 10 kg (aproximadamente 1 ano ou mais) selecionar pás adultas, se < 10 kg ou < 1 ano, selecionar pás infantis.

445

Deve-se aplicar uma das pás no lado superior direito do tórax da vítima, abaixo da clavícula direita e outra à esquerda do mamilo esquerdo, na linha axilar anterior. Deixar sempre um espaço mínimo de 3 cm entre as pás. Caso impossível, pode-se variar as posições das pás para anteroposterior, por exemplo. Aplicar gel em ambas pás e pressionar com força para criar bom contato com a pele. Anunciar em voz alta o carregamento do desfibrilador, carregá-lo, confirmar o afastamento de todos os membros da equipe e pressionar choque. Imediatamente após a aplicação do choque, reiniciar RCP, mantendo compressões por 5 ciclos (cerca de 2 minutos) – etapa 4. Ao fim, é necessário verificar o ritmo novamente. Se a verificação do ritmo revelar ritmo chocável, deve-se preparar para administrar um segundo choque com carga maior. Sempre continuar as compressões torácicas enquanto o desfibrilador estiver sendo preparado. Se acesso venoso for estabelecido, administrar adrenalina 0,01 mg/kg (0,1 mL/kg da solução 1:10000) sem interromper as compressões (etapa 6). Se mesmo assim houver persistência de ritmo chocável, preparar-se para nova desfibrilação e imediatamente após reiniciar as compressões torácicas, administrar amiodarona ou lidocaína. A dose da amiodarona é de 5 mg/kg, em bolo, durante a PCR e pode ser repetida por mais duas vezes para FV/TV refratárias. A dose inicial (ataque) de lidocaína é 1 mg/kg.

Retorno da circulação espontânea

Se os esforços de ressuscitação conseguirem restaurar um ritmo organizado, ou havendo evidências como elevação sustentada do $PETCO_2$, pulsações visíveis em forma de onda arterial, deve-se verificar o pulso da criança para determinar se há ritmo de perfusão presente. Caso positivo, pode-se passar para cuidados pós-ressuscitação. Atentar para a via aérea e ventilação, garantido suporte à oxigenação e ventilação. Podem-se usar testes diagnósticos como radiografia de tórax e gasometria arterial. Em relação à circulação, necessita-se avaliar e manter a pressão sanguínea e a perfusão adequadas, tratando arritmias, restaurando volemia e iniciando drogas vasoativas. Deve-se ter sempre como alvo otimizar e estabilizar a função cardiopulmonar, restaurar e manter a perfusão de orgão vitais, prevenir lesão em órgãos secundários, identificar e tratar a causa da doença aguda e instituir medidas que melhorem a sobrevida neurológica no longo prazo.

PONTOS PRÁTICOS

- PCR pediátrica é identificada em uma criança que não responde ao ser estimulada E não respira ou possui reparação agônica E não tem pulso central detectável em 10 segundos.
- As duas vias clínicas que levam à PCR são insuficiência respiratória e choque.
- Trate uma criança com PCR de forma sistemática seguindo um algoritmo de condutas.
- Sempre procure pelas causas reversíveis ("Hs e Ts").
- Ao iniciar a RCP em ambiente com recursos, prepare-se para o suporte avançado: via aérea, capnografia, acesso venoso e eletroterapia manual.
- Não se esqueça de manter a qualidade da RCP; isso influencia o desfecho.

Questões de Treinamento

1. Um menino de sete anos é encontrado não responsivo, apneico e sem pulso. A RCP está em andamento. A criança está intubada e o acesso vascular foi estabelecido. O monitor de ECG revela ritmo organizado, mas a verificação do pulso não mostra pulso palpável. Ventilações e compressões eficazes são retomadas e uma dose inicial IV de epinefrina é administrada. Qual das seguintes terapias você deve aplicar a seguir?
   a. Tentar identificar e tratar causas reversíveis (usando os Hs e Ts como recurso mnemônico).
   b. Tentar desfibrilação com 4 J/kg.
   c. Administrar epinefrina, 0, 1 mg/kg por via IV (0,1 mL/kg com diluição 1:1000).
   d. Tentar a cardioversão sincronizada com 1 J/kg.

2. Uma criança de três anos não responsiva e apneica é levada ao pronto-socorro. A equipe da emergência relata que a criança passou a não responder a estímulos quando chegou ao hospital. A criança está recebendo RCP, incluindo ventilação com bolsa-máscara e oxigênio a 100% e compressões torácicas na frequência mínima de 100/min. As compressões e ventilações

Ressuscitação cardiopulmonar em Pediatria

estão sendo coordenadas na taxa de 15:2. Você confirma a presença de apneia e que a ventilação está produzindo ruídos respiratórios bilaterais e expansão torácica, enquanto um colega confirma a inexistência de pulso. O monitor cardíaco mostra o ritmo de fibrilação ventricular. Um desfibrilador bifásico manual está presente. Você rapidamente estima o peso aproximado como 15 kg. Qual das seguintes terapias é a mais adequada para esta criança neste momento?

a. Estabelecer acesso IV/IO e administrar amiodarona, 5 mg/kg por via IV/IO.
b. Estabelecer acesso IV/IO e administrar lidocaína, 1 mg/kg por via IV/IO.
c. Tentar desfibrilação com 30 J e voltar a aplicar RCP iniciando com compressões.
d. Estabelecer acesso IV/IO e administrar epinefrina, 0,01 mg/kg (0,1 mL/kg com diluição 1:10000) por via IV/IO.

3. A impressão inicial de um menino de dez anos mostra que ele não responde a estímulos. Você grita por ajuda e verifica que ele está apneico. Depois de notar que ele não tem pulso, você inicia ciclos de compressão e ventilação com taxa mínima de compressão de 100/min e razão de compressão para ventilação de 30:2. Um colega chega e coloca a criança no monitor cardíaco, revelando o ritmo de TV monomórfica sustentada. Vocês dois tentam desfibrilação com 2 J/kg e fazem 2 minutos de RCP. O ritmo persiste na segunda verificação e vocês tentam a desfibrilação com 4 J/kg. Um terceiro colega obtém acesso IO e administra uma dose de epinefrina, 0,01 mg/kg (0,1 mL/kg com diluição de 1:10000) durante as compressões depois do segundo choque. Se a FV ou a TV sem pulso persistir após 2 minutos de RCP, qual a próxima droga/dose a se administrar?

a. Epinefrina, 0,1 mg/kg (0,1 mL/kg com diluição 1:1000) por via IV.
b. Adenosina, 0,1 mg/kg por via IV.

c. Amiodarona, 5 mg/kg por via IV.
d. Atropina, 0,02 mg/kg por via IV.

4. Você está participando da intubação eletiva de uma criança de quatro anos com insuficiência respiratória. Você precisa escolher o tamanho certo do tubo endotraqueal sem *cuff*. Você não tem uma fita codificada por cor e baseada no comprimento para estimar o uso correto do tubo endotraqueal. Qual das opções a seguir constitui o tamanho estimado mais apropriado para o tubo endotraqueal sem *cuff* no caso de uma criança de quatro anos?

a. Tubo de 3 mm.
b. Tubo de 4 mm.
c. Tubo de 5 mm.
d. Tubo de 6 mm.

5. Um bebê do sexo masculino, de oito meses, é trazido para o serviço de emergência para a avaliação de diarreia grave e desidratação. Lá, a criança pára de responder e fica sem pulso. Você grita por socorro e inicia a RCP a uma taxa de compressão de 100/min e uma relação compressão–ventilação de 30:2. Um outro profissional de saúde chega e você muda para a RCP com 2 prossionais de saúde com uma relação compressão–ventilação de 15:2. O monitor cardíaco mostra o seguinte ritmo de organizado, porém lento (< 60 bpm). O lactente é intubado e ventilado com oxigênio a 100%. Um acesso IO é rapidamente estabelecido e uma dose de epinefrina é administrada. Das seguintes opções de tratamento, qual é a mais adequada para ser realizada a seguir?

a. Desfibrilação com 2 J/kg.
b. Solução fisiológica normal, 20 mL/kg por via IV rápida.
c. Epinefrina em alta dose, 0,1 mg/kg (0,1 mL/kg na diluição de 1:1000) por via IO.
d. Amiodarona 5 mg/kg por via IO.

Gabarito comentado

1. A presença de ritmo organizado sem pulso constitui definição de AESP. Em PCR por AESP/Assitolia, o uso de epinefrina e RCP eficaz deve ser complementado com a tentativa de identificar causas reversíveis. Resposta A

2. Em uma PCR com ritmo chocável, as duas drogas que devem ser realizadas são adrenalina e amiodarona. Na sequência da questão já foram realizados dois choques seguidos de uma dose de adrenalina. Após o terceiro choque, a próxima droga é a amiodarona. Resposta C

3. A dose de amiodarona a ser feita em PCR de ritmo chocável é de 5 mg/kg. Essa dose pode ser repetida mais duas vezes, num total de três doses. Resposta C

4. A regra para estabelecer o tamanho adequado de um tubo endotraqueal sem *cuff* é a seguinte: divide-se a idade por quatro e soma-se a esse resultado quatro. Caso a criança tenha 4 anos, o tubo é de 5 mm. Resposta C

5. Questão para recordar das principais causas reversíveis de PCR em AESP/Assitolia: hipovolemia, hipóxia e hipoglicemia. Na presença de diarreia grave e desidratação, além de RCP eficaz, deve-se restaurar a volemia com expansão com soro fisiológico. Resposta B

Fontes consultadas e leitura recomendada

De Caen. A.R., et al. *Part 12: Pediatric Advanced Life Support: 2015.* American Heart Association Guidelines Update for Cardiopulmonary Resuscitation and Emergency Cardiovascular Care Circulation, 2015. 132: p. S526-S542.

ECC Committee, Subcommittees and Task Forces of the American Heart Association, 2005. American Heart Association Guidelines for Cardiopulmonary Resuscitation and Emergency Cardiovascular Care Circulation, 2005. 112: IV1.

Chameides, L.; Samson, R.A.; Schexnayder, S.M.; Hazinski, M.F. eds. *Pediatric Advanced Life Support Provider Manual.* American Heart Association, Dallas, 2012.

Kleinman, M.E.; de Caen, A.R.; Chameides, L. et al. *Pediatric basic and advanced life support: 2010.* International Consensus on Cardiopulmonary Resuscitation and Emergency Cardiovascular Care Science with Treatment Recommendations. Pediatrics, 2010. 126: p. e1261.

Taquiarritmias

Vinícius C. Destefani

56

Taquicardia é definida pela presença de frequência cardíaca maior que a esperado para a idade; toma-se por base os valores apresentados no Quadro 56.1.

Quadro 56.1 – Frequências cardíacas esperada por faixa etária

RN até 3 meses	85 a 205 bpm
3 meses até 2 anos	100 a 190 bpm
2 anos até 10 anos	60 a 140 bpm
> 10 anos	60 a 100 bpm

A taquicardia é comum no grupo pediátrico e o que se vê é que a causa é, na maioria das vezes, benigna. Normalmente, os pais descrevem a taquicardia pela ingurgitação das veias do pescoço da criança ou pela palpação de um pulso acelerado ou pela sensação de batimento cardíaco rápido ao segurar a criança. Para a maioria dos pais, o batimento mais acelerado do coração da criança já é sinal de risco, uma vez que ao comparar com seu próprio ritmo, percebe uma diferencia notável. Na maioria das vezes isso é uma falácia e determina visitas frustantes ao pronto--socorro. Porém, todas as queixas de taquicardia devem ser avaliadas a fim de determinar o ritmo cardíaco e o estado geral do paciente. É nisso que foca este capítulo. Na maioria das vezes, taquicardias que levam a risco de vida podem ser rapidamente detectadas e tratadas.

Diagnóstico diferencial

Condições cardiológicas ameaçadoras à vida

A maioria das condições taquicardizantes que podem levar à morte em crianças consiste em taquicardias supraventriculares. Porém, qualquer condição pode ocorrer, dependendo somente de subtrato que a predisponha.

Taquicardia supraventricular – TSV

Essa é a arritmia sintomática mais comum da infância, apresentando-se com palpitações, dor torácica, respiração superficial, letargia, dificuldade de alimentação ou irritabilidade. Nunca esqueça da irritabilidade; é um ponto chave ao se avaliar lactentes. O cuidador ou os pais notam batimento cardíaco rápido durante o cuidado do dia a dia. Observe, no Quadro 56.2 as frequências cardíacas sugestivas, acima das quais se suspeita de TSV.

Quadro 56.2 – Frequências cardíacas sugestivas de TSV

Recém-nascidos e lactentes	> 220 bpm
Pré-escolares e escolares	> 180 bpm

TSV em crianças é causada, em sua maioria por, um feixe atrioventricular acessório. A variedade de sintomas pode ser desde assintomático até o choque cardiogênico, dependendo da duração da TSV. Um lembrete importante é que o termo síndrome de Wolff-Parkinson-White (SWPW) é somente aplicado quando há intervalo PR curto, pré-excitação ventricular no eletrocardiograma (ECG) de repouso e presença de algum sinal ou sintoma. Somente a presença de alterações eletrocardiográficas não pode ser denominada SWPW, mas, sim, síndrome da pré-excitação ventricular. TSV também pode ser associada a exposição a drogas (principalmente drogas simpatomiméticas, como as contidas em remédios para resfriado e suplementos dietéticos) e doenças cardíacas congênitas (anomalia de Ebstein, pós-correção de transposição de grandes artérias).

Taquicardia ventricular

Essa arritmia é incomum na faixa etária pediátrica. Pode ser resultado de anormalidades eletrolíticas (hipercalemia, hipocalemia e hipomagnesemia), desordens cardíacas congênitas, miocardite, isquemia miocárdica causada por anomalia congênita das coronárias e toxicidade de drogas. Lembre-se de que todos pacientes já submetidos à correção de cardiopatia con-

TEP – Título de Especialista em Pediatria

gênitas, principalmente aqueles com incisão cirúrgica ventricular (ventriculotomia para reparo da tetralogia de Fallot, por exemplo), estão sob risco aumentado para esse tipo de arritmia ventricular devido a fibrose em incisão cirúrgica.

Torsades de pointes

Um outro nome para essa taquiarritmia é taquicardia ventricular polimórfica. Lembrou de *torsades de tointes*, lembrou de síndrome do QT longo. Ela pode ser hereditária ou adquirida. Das formas adquiridas, podem ser subsequentes a hipocalemia, hipocalcemia, hipomagnesemia e ingestão de drogas com propriedades de alteração nos canais de sódio ou potássio, como antidepressivos tricíclicos e medicações antiarrítmicas. Essa arritmia raramente se sustenta, deteriorando para fibrilação ventricular e morte súbita.

Flutter atrial

Flutter atrial é causado por um circuito de reentrada intra-atrial. A maioria das crianças com *flutter* tem doenças cardíacas de base sem ou com reparação. Essa arritmia tem risco significativo de morte súbita se não tratada farmacologicamente ou controlada por cirurgia.

Cardiomiopatia hipertrófica

A cardiomiopatia hipertrófica manifesta-se com ventrículo esquerdo não dilatado, porém hipertrofiado em conjunto com aumento de massa do septo. Os pacientes portadores podem apresentar-se com palpitação, síncope ou parada cardíaca durante exercício intenso. Atente-se para o fato de que o paciente com cardiomiopatia hipertrófica que já apresentou síncope está sob alto risco de morte súbita, devendo ter implante de cardiodesfibrilador implantável (CDI) recomendado.

Miocardite

A inflamação do miocárdio tem comumente causa viral, sendo o coxsackie B e outros enterovírus os mais comuns infectantes. Achados clínicos de miocardite incluem taquicardia desproporcional à febre no repouso, baixa perfusão e sinais de falência cardíaca. Pacientes com miocardite podem progredir rapidamente para choque cardiogênico.

Condições não cardiológicas ameaçadoras à vida

Exposição tóxica

Inúmeras medicações podem levar a taquicardias com risco de vida. O diagnóstico de TSV pode ser associado a simpatomiméticos como o salbutamol, ou anticolinérgicos como anti-histamínicos. Prolongamento do intervalo QRS e QT pode ser visto com o uso de amiodarona e antibióticos como a azitromicina.

Outras Condições

Febre reumática aguda

Febre e pancardite são manifestações clínicas dessa doença que pode cursar com taquiarritmias.

Doença de Kawasaki

Inflamação sistêmica que cursa com febre e irritabilidade. Sempre vale a pena pensar nessa condição em um pré-escolar com taquicardia, conjuntivite não purulenta, eritema de lábios e mucosa oral, *rash*, alterações em extremidades e linfadenopatia. Taquicardia não é somente da febre, podendo ser resposta a serio acometimento coronariano.

História e exame físico

Uma história focada para os precipitantes e potencializadores principais da taquicardia é fundamental para determinar a causa. No Quadro 56.3 alguns dados clínicos importantes que devem ser identificados durante uma história bem feita.

Quadro 56.3 – Principais características da história de pacientes com taquicardia

Dificuldade de alimentação com taquipneia	Lactentes com falência cardíaca podem se apresentar com história de sudorese às mamadas, dificuldade de alimentação, taquipneia ou agitação
Fatores precipitantes	Febre, anemia e exercício são causas comuns de taquicardia sinsual
Estado emocional	Avaliar o estado emocional antes do início da taquicardia para surpreender a chance de ansiedade ser a causa
Medicações recentes, intoxicação, drogas ou uso de cafeína	Muitas medicações para resfriado contém derivados da efedrina que podem levar à taquicardia. Bebidas à base de cafeína são estimulantes
Doença ou cirurgia cardíaca	Substrato para taquicardia atrial e ventricular e síndrome pós-pericardiotomia
História Familiar	Diante de história familiar de morte súbita ou surdez, suspeitar de desordens genéticas como síndrome do QT longo e cardiomiopatia hipertrófica

É importante inicialmente determinar o valor da taquicardia, além da frequência respiratória, saturação de O_2 e temperatura axilar. Febre sugere a presença de infecção e está mais associada com taquicardia sinusal, apesar de a infecção também poder precipitar arritmias.

É fundamental avaliar a presença do ritmo regular ou irregular. Na ausculta, bulhas abafadas podem estar presentes em derrame pericárdico e tamponamento. Pode haver B3 ou B4 ou ritmo de galope sugerindo a presença de disfunção miocárdica. Sopros sempre devem remeter a presença de cardiopatia congênita. Entretanto, sopros inocentes podem ser acentuados por estados hiperdinâmicos como febre, anemia e sepse. Aparência seca da mucosa sugere desidratação ou hipovolemia. Palidez deve remeter a anemia. Taquipneia, estertores e hepatomegalia são sinais de falência cardíaca. Baixa perfusão com pulsos amplos sugere choque vasodilatado da sepse.

Exames complementares

O ECG de 12 derivações é essencial para a definição e classificação da taquicardia. Mesmo no paciente assintomático, monitoração contínua à beira leito e ECG são valiosos no diagnóstico de doenças que podem não dar sintomas como SWPW e síndrome do QT longo, podendo ajudar no diagnóstico de batimentos prematuros atriais e ventriculares. Na busca da causa, dosagem de eletrólitos, glicemia e hematócrito devem ser realizados. É clara a necessidade de coleta de outros exames laboratoriais caso se suspeite de sepse. Se houver início agudo da taquiarritmia, a avaliação ecocardiográfica pode avaliar a função miocárdica, assim como a presença de doença congênita de base. Troponinas podem estar elevadas na miocardite. Porém, dosagem de CK-MB geralmente não deve ser rotineiramente solicitada, visto que raramente estão anormais.

Abordagem algorítmica

A maioria dos pacientes pediátricos previamente saudáveis que se apresentam ao pronto-socorro com taquicardia está febril, com algum grau de desidratação e ansiosa. Os três pontos principais para tomada de conduta são:

1. história prévia de doença cardíaca;
2. avaliação de possível choque;
3. determinação do ritmo;

Sempre se lembre de que arritmias cardíacas, que não a taquicardia sinusal, são raras em crianças. Um passado médico de doença cardíaca congênita ou uma história familiar de morte súbita aumenta muito o risco de doenças atriais ou ventriculares malignas. Considere o Algoritmo 56.1 como um forma eficaz de triagem e manejo inicial.

Algoritmo 56.1 – Triagem e manejo inicial do paciente com taquicardia

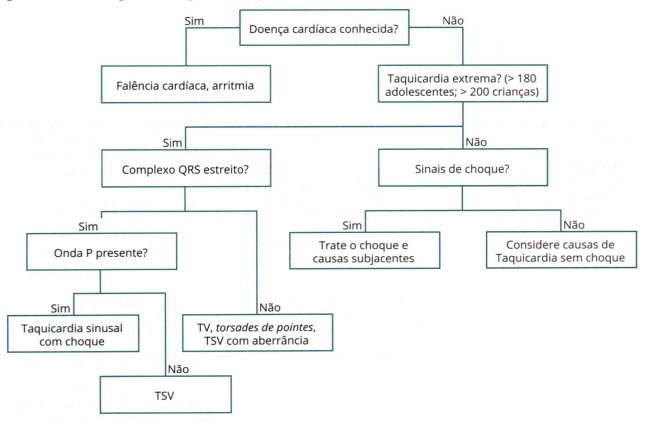

Deve-se avaliar a estado hemodinâmico do paciente a fim de tomar se conduta sobre a taquicardia. Conduzir um paciente em pré-parada com medidas ineficazes é decretar um óbito. Diante de um paciente com instabilidade hemodinâmica, não perca tempo com futilidades. Ao receber um paciente, sempre verifique se ele responde, respira e há pulso. Ao certificar-se que não há risco iminente de morte, mantenha a via aérea pérvia, assista a ventilação (se necessário), dê oxigênio, monitore (monitor cardíaco, saturometria, pressão arterial), solicite um acesso venoso e obtenha um ECG. Determine se a taquicardia possui complexo QRS curto (≤ 0,09 segundos) ou largo.

Caso encontre uma taquicardia de complexo largo, provavelmente pode se estar diante uma TV ou TSV com aberrância. Até que se prove o contrário, um paciente com complexo largo tem TV. A próxima pergunta: o paciente está instável? Hipotensão, alteração aguda do estado mental e sinais de choque são sinais claros de instabilidade hemodinâmica. Quem está instável precisa de tratamento rápido, ou seja, cardioversão sincronizada com dose inicial de 0,5 a 1 J/Kg.

Em uma criança com taquicardia de complexo curto deve-se diferenciar se é uma provável taquicardia sinusal ou uma TSV. A taquicardia sinusal é a taquiarritmia de complexo curto mais comumente encontrada em crianças com sinais de choque. Não porque ela leve ao choque, mas por ser a apresentação da miríade da síndrome do choque. Apesar de a causa do choque não ser inicialmente aparente, o tratamento deve-se iniciar imediatamente. Uma avaliação sistemática deve ser realizada compreendendo história, exame físico e exames auxiliares a fim da busca pela etiologia. Aproximadamente 90% dos pacientes pediátricos que têm taquicardia de complexo curto não sinusal possuem TSV com reentrada AV (típica). A administração de adenosina pode ser tentada a fim de reverter a arritmia, somente se acesso venoso presente. De outra forma, se instabilidade e ausência de acesso venoso, administre cardioversão sincronizada 0,5 a 1 J/Kg. No Algoritmo 56.2, resume-se a abordagem do paciente com taquiarritmia e instabilidade hemodinâmica.

Algoritmo 56.2 – Abordagem do paciente com taquicardia e instabilidade hemodinâmica

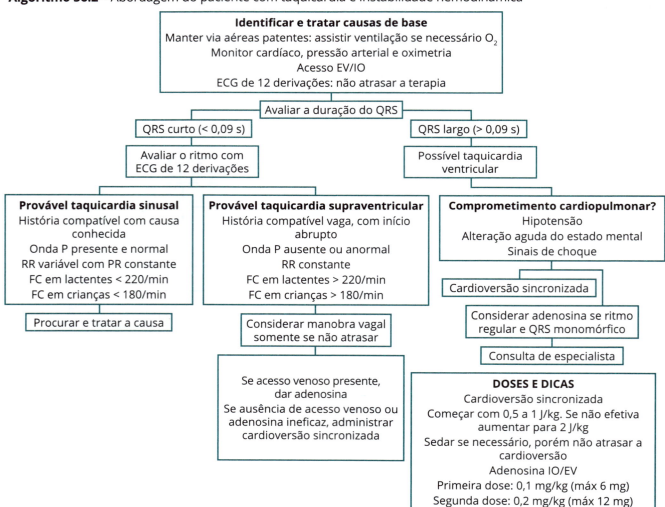

E diante de um paciente sem instabilidade hemodinâmica? Pacientes pediátricos com episódio de taquicardia presente, aguda, podem ter sinais de doenças cardíacas mesmo sem choque presente. Há tempo adequado para a obtenção de um ECG, a fim de se caracterizar a arritmia em complexo curto ou largo.

Na taquicardia de complexo largo o objetivo está em determinar se a taquicardia complexa se origina do ventrículo (TV) ou se é supraventricular (TSV) com aberrância de condução. O tratamento e o prognóstico diferem entre as duas, sendo tarefa do arritmologista.

A taquicardia sinusal de taquicardia de complexo curto aparece em pacientes com história compatível com dor ou febre. A frequência cardíaca não é alta como a da TSV, há variabilidade batida a batida e ondas P presentes e normais. Crianças com boa aparência e taquicardia sinusal não requerem estudo adicionais caso a taquicardia ceda com a resolução da causa-base. TSV é caracterizada por história não específica, súbita, sem ondas P ou anormais, sem variabilidade de ritmo, com frequência cardíaca ≥ 220 bpm em < 1 ano de idade ou ≥ 180 bpm em crianças mais velhas. Como essas crianças estão estáveis, podem-se executar manobras vagais a fim de converter as arritmias para ritmo sinusal. A primeira linha de medicamento é a adenosina (0,1 mg/kg), realizada rapidamente. Ela pode ser usada para reverter o ritmo ou para uso diagnóstico, quando a onda P não puder ser identificada, uma vez que provoca uma lentificação fugaz

PONTOS PRÁTICOS

- Taquicardia é comum no grupo pediátrico e a etiologia é geralmente benigna.
- Deve-se sempre diferenciar causas cardíacas que podem ser ameaçadoras à vida (TSV, TV, MCH) de causas não cardíacas.
- Presença de doença cardíaca congênita ou adquirida prévia e morte súbita na família deve levantar suspeita de taquiarritmias complexas.
- Tratamento inicial em qualquer cenário sempre se resume em avaliar se o paciente corre risco iminente de vida. Descartada essa hipótese, realizam-se as manobras iniciais de suporte, e avalia-se se o paciente tem sinais de choque ou não. Sempre faça um ECG.
- Sinais de choque chamam atenção para taquiarritmias malignas como TV ou TSV com aberrância. Não postergue a cardioversão elétrica sincronizada.
- Na ausência de choque, avalie o ECG e causas reversíveis para o quadro.

Questões de Treinamento

1. Criança de oito meses de idade dá entrada em pronto-socorro com mãe referindo que há 3 dias há dificuldade em mamadas, sudorese difusa e irritabilidade. Há 6 dias apresentou febre baixa, com coriza. Ao exame há presença de estertores em ambas bases, FR 70, SatO₂ 94, FC 190, com presença de B3, afebril no momento. ECG com taquicardia de complexo QRS curto, com intervalo P-P variável, FC 190, com sobrecargas de câmaras esquerdas. Qual hipótese mais provável?

    a. Miocardite viral aguda.

    b. Intoxicação por cafeína.

    c. Miocardiopatia hipertrófica.

    d. Deficiência de vitamina B12.

2. Criança de nove meses de idade, previamente hígida, dá entrada em pronto-socorro com pais referindo que criança estava bem e, nas últimas 2 horas, houve queda importante do estado geral, palidez difusa, sonolência e coração acelerado ao segurar a criança no colo. Qual a conduta mais adequada de primeiro atendimento a essa lactente?

    a. Realizar ECG de 12 derivações e ECO ambulatorial.

    b. Admitir em sala de emergência para observar a resolução gradual do quadro.

    c. Admitir em sala de emergência, realizar inspeção inicial, monitorar pressão arterial, cardioscopia, saturação de oxigênio, administrar O₂ ou, se necessário, ventilação positiva, solicitar acesso venoso e ECG de 12 derivações.

    d. Encaminhar para cardiologista imediatamente.

3. Em relação ao caso anterior, a inspeção inicial demonstrou criança pouco responsiva, pálida e com ventilações com algum esforço. Após as medidas iniciais, o ECG demonstrou: FC 220, com ritmo não variável com o estímulo à criança, com ondas P conduzidas retrogradamente, QRS de complexo estreito. Qual provável diagnóstico?

   a. TSV estável.
   b. síndrome de Wolff-Parkinson-White.
   c. TSV instável.
   d. fibrilação atrial.

4. A impressão inicial de um menino de 10 anos mostra que ele não responde a estímulos. Você grita por ajuda e verifica se há respiração ou somente *gasping*. Depois de notar que ele não tem pulso, você inicia ciclos de compressão e ventilação com taxa mínima de compressão de 100/min e razão de compressão para ventilação de 30:2. Um colega chega e coloca a criança no monitor cardíaco. Qual o ritmo revelado?

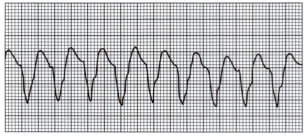

   a. Taquicardia ventricular.
   b. Fibrilação atrial.
   c. BAVT.
   d. *Torsades de pointes*.

Gabarito comentado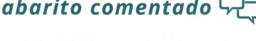

1. Lactente com frequencia cardíaca elevada, sempre deve chamar atenção para cardiopatia. Em presença de pródromos de infecção viral, com B3 ao exame físico, além de intervalos P-P variáveis temos que apontar a miocardite viral aguda como hipótese mais provável. Resposta A

2. O início súbito de quadro de palidez, taquicardia, sonolência e dispneia suscita o diagnóstico de taquicardia com instabilidade. A admissão em sala de emergência e cuidados iniciais em controle de via aérea, respiração e circulação é de fundamental importância. Resposta C

3. Taquicardia de complexo estreito, sem variabilidade, e sem ondas P ou com ondas P não sinusal é taquicardia supra-ventricular. Outra dica é a presença de frequência cardíaca maior que 180 bpm. Como há comprometimento cardio-ventilatório, existe instabilidade. Resposta C

4. O ECG demonstra uma taquicardia de complexo largo porém monomórfica, ou seja uma taquicardia ventricular. Resposta A

Fontes consultadas e leitura recomendada

Part 12: Pediatric Advanced Life Support: 2015. American Heart Association Guidelines Update for Cardiopulmonary Resuscitation and Emergency Cardiovascular Care Circulation, 2015. 132: p. S526-S542

ECC Committee, Subcommittees and Task Forces of the American Heart Association: 2005. American Heart Association Guidelines for Cardiopulmonary Resuscitation and Emergency Cardiovascular Care. Circulation, 2005. 112: IV1.

Doniger, S.J.; Sharieff, G.Q. *Pediatric dysrhythmias*. Pediatric Clinics of North America, 2006. 53: p. 85.3.

Bradiarritmias

57

Vinícius C. Destefani

Bradicardia é definida como frequência cardíaca (FC) menor que o normal para a idade, como apresentada no Quadro 58.1 do capítulo anterior. É causada por uma disfunção intrínseca ou dano ao sistema de condução do coração ou por fatores intrínsecos que agem no coração normal. De fato, encontra-se a bradicardia, mais em crianças com distúrbios ventilatórios do que em cardíacos propriamente ditos. O coração pediátrico sofre rapidamente com a hipóxia secundária a inúmeras causas (pneumonia, bronquiolite, obstrução de via aérea alta, sepse, anafilaxia), esgotando sua reserva miocárdica de aumento de débito cardíaco via taquicardia, entrando em fadiga progressiva e bradicardia com pulso e, progressivamente, sem pulso. Crianças que possuem bradicardia com baixa perfusão ou choque devem ter atenção médica imediata. Em pacientes com sintomas que não levam ao risco de vida, o manejo depende da gravidade, do defeito de condução específico e se há doença cardíaca congênita (DCC) associada.

Fisiologia da bradicardia

De forma bem sucinta, é necessário entender que a FC é controlada pelo sistema de condução cardíaco e pelo sistema nervoso. O papel do sistema de condução cardíaco é iniciar e conduzir o sinal elétrico que controla a contração atrial e ventricular como mostrado no eletrocardiograma (EGC). Os componentes do sistema de condução incluem o nó sinusal, o nó atrioventricular (nó AV) e o sistema His-Purkinje. Nesse emaranhado de nós e fios, o nó sinusal é o marca-passo do coração, localizado na entrada da veia cava superior no átrio direito. Células especializadas do nó despolarizam de tempo em tempo, iniciando o impulso elétrico que se espalha pelo átrio, contraindo-o. Esse mesmo impulso, ao atingir o nó AV, é conduzido pelo feixe de His, que se divide em feixes direito e esquerdo, alcançando os ventrículos direito e esquerdo, respectivamente.

Tanto o sistema nervoso simpático quanto o parassimpático controlam o sistema de condução. O aumento do tônus parassimpático através do nervo vago diminui a frequência de disparo do nó sinusal e atrasa a condução pelo nó AV levando a uma diminuição da FC. Uma resposta vagal muito forte pode transitoriamente deprimir a despolarização do nó sinusal (pausa sinusal) ou bloquear a transmissão através do nó AV (bloqueio completo do nó AV). O aumento do tônus simpático faz o contrário: um aumento da FC.

Causas de bradicardia

As principais causas comuns de bradicardia em crianças estão resumidas no Quadro 57.1.

> - Aumento do tônus vagal (hipervagotonia) diminuindo o ritmo de marca-passo sinusal
> - Medicações com efeitos diretos no nó sinusal e AV (bloqueadores beta-adrenérgicos, bloqueadores de canal de cálcio), efeitos indiretos no sistema nervoso (opioides) ou efeitos diretos e indiretos (clonidina)
> - Cirurgia corretiva de DCC, através do dano cirúrgico ao sistema de condução. Não se esquecer que a bradicardia pode ser vista em pacientes com DCC, previamente à cirurgia

Apresentação clínica

Bradicardia grave

Na bradicardia grave, o débito cardíaco é insuficiente. E se há débito cardíaco insuficiente, há baixa perfusão, choque e, por fim, parada cardiorrespiratória. Crianças que possuem bradicardia com baixo débito devem ser tratadas como em iminência de parada. Essa bradicardia pode ser resultado da disfunção tanto do nó sinusal como do nó AV. Para causar dano tão grave, esperam-se causas também graves como hipoxemia, hipotensão, acidose metabólica, além, é claro, de dano ao próprio nó.

Bradicardia Leve

A maioria dos pacientes com bradicardia leve são assintomáticos. Sintomas, quando presentes, diferem quanto à idade do paciente e se existe causa subjacente presente. Em recém-nascidos e lactentes, a determinação de síncope e pré-síncope é difícil. Como sempre, ocorre letargia e baixa ingesta como principais sintomas. Em crianças

TEP – Título de Especialista em Pediatria

maiores e adolescentes, podemos esperar a presença de fadiga, intolerância ao exercício, tontura e síncope. Em crianças com DCC, a bradicardia não tem como regra produzir sintomas. Entretanto, esse grupo é mais suscetível a ter sintomas de bradicardia, uma vez que são menos toleráveis à baixa FC devido à já comprometida função miocárdica.

Avaliação

A avaliação de uma criança com bradicardia começa com a tentativa de identificação de sinais de comprometimento respiratório ou circulatório. Crianças com sinais de baixa perfusão requerem decisão imediata, sem testes adicionais e avaliações extras. Caso não haja sinais de comprometimento hemodinâmico, há tempo para uma história mais completa e um exame físico pormenorizado. Além disso, um ECG é fundamental.

Na história, avaliar a exposição a medicações, prescritos ou acidentais, a história familiar de síncope ou morte súbita, a história de doença cardíaca e episódios pregressos de síncope ou convulsões. Os elementos importantes do exame físico incluem o ritmo cardíaco (ritmos irregulares, extrassístoles) e alterações da ausculta cardíaca.

Todas as crianças com bradicardia devem ter um ECG realizado. Ele ajuda determinar qual anormalidade de ritmo está ocorrendo, apesar de seu uso ser limitado à ocorrência transitória do evento. Um Holter grava continuadamente o ritmo cardíaco por 24 a 48 horas, avaliando FC mínima, média, máxima, além de pausas.

A indicação principal do ecocardiograma é a procura de defeitos cardíacos congênitos e avaliar a função cardíaca. Outras indicações são síncope com ECG anormal, ao esforço, história de morte súbita familiar ou cardiomiopatia.

O teste de esforço, apesar de não ser necessário para o diagnóstico de bradicardia é comumente usado para determinar o comportamento da FC em resposta à atividade, ou seja, a competência cronotrópica. É fundamental para diferenciar condução cardíaca anormal de hipervagotonia. A hipervagotonia tem resposta ao teste de esforço, aumentando a FC quando exigido. Incompetência cronotrópica pode ser uma indicação para marca-passo definitivo.

Diagnóstico

Bradicardia Sinusal

Bradicardia sinusal está presente quando há a presença de ondas P, mas a frequência é menor que a esperada para idade. Pode ser acompanhada de pausa sinusal, documentada por ausência súbita de uma onda P sinusal esperada. Pausa sinusal pode ocorrer devido a falha em gerar despolarização do nó sinusal ou falha no impulso despolarizado em sair do nó sinusal e entrar no átrio. A bradicardia sinusal é comumente vista em crianças assintomáticas como doença benigna e sem nenhuma patologia sobrejacente aparente. Pode ocorrer também devido a anormalidade, dano ou defeito do nó sinusal, ocorrendo principalmente em pacientes em pós-operatórios de cirurgia para DCC.

Hipervagotonia

Bradicardia induzida por excesso de atividade vagal é usualmente transitória e desencadeada por evento precipitante. Exemplos seguem estimulação nasofaríngea ou esofageana (intubação orotraqueal), crises de birra, refluxo gastroesofágico e vômito, especialmente em neonatos prematuros, e tosse. Nessa síndrome, disfunções nodal AV e sinusal podem ocorrer simultaneamente, contribuindo para os sintomas. A combinação de FC lenta e declínio associado da resistência vascular periférica geralmente é suficiente para produzir pré-síncope.

Atletas

A maioria dos atletas de *performance* elevada tem bradicardia sinusal que tem sido atribuída ao excessivo tônus vagal.

Disfunção do nó sinusal

Na disfunção do nó sinusal, há bradicardia sinusal inapropriada ou incompetência cronotrópica, ou seja, incapacidade de elevar a FC em resposta ao exercício. Além da bradicardia sinusal, outros achados incluem pausas sinusais graves, síndrome taquicardia-bradicardia e taquicardia com reentrada nodal. Causas comumente relacionadas são DCC ou adquirida.

Bloqueio atrioventricular

Bloqueio atrioventricular (BAV) é definido como um atraso ou interrupção na transmissão de um impulso atrial para os ventrículos devido ao mau funcionamento anatômico ou funcional do sistema de condução. A condução pode ser atrasada, intermitente ou ausente. O bloqueio cardíaco pode ser classificado em primeiro grau (condução lentificada sem batimentos perdidos), segundo grau (condução intermitente com batimentos perdidos) e terceiro grau ou completo (sem condução AV)

BAV de 1º grau

Nesse tipo de bloqueio, o intervalo PR é maior que os limites superiores da normalidade para a idade. O intervalo PR é dependente da frequência e da idade. Normalmente, o intervalo PR normal está entre 70 e 170 milissegundos (ms) no recém-nascido e 80 a 220 ms na criança e em jovens adultos. Apesar de o bloqueio de 1ª grau não causar bradicardia, é importante distinguir esse achado de outras formas de disfunção do nó AV. BAV 1º é um achado eletrocardiográfico comum, que ocorre em até 6% dos neonatos. Apesar de o tempo de condução entre o nó sinusal e os ventrículos ser maior, não há bradicardia uma vez que a condução pelo nó AV está intacta. Aumento do tônus vagal é comum e geralmente um achado benigno que pode resultar em BAV de 1º grau. Não se esqueça que condições médicas associadas à BAV de 1ª incluem: febre reumática, doença de Lyme, doença de Chagas, hipotermia, alterações eletrolíticas e cardiomiopatia.

BAV de 2º grau

No BAV de 2º grau, o impulso atrial organizado falha em ser conduzido para o ventrículo em uma proporção de 1:1. Esse bloqueio é dividido em 2 categorias: Mobitz tipo 1 e 2. No bloqueio Mobitz tipo 1, há prolongamento progressivo do intervalo PR até a onda P não ser conduzida. Bloqueio 2º Mobitz tipo 1 é comumente visto em crianças normais e adultos jovens, especialmente em tempo de elevado tônus parassimpático (sono, atletas). Geralmente não há sintomatologia. O bloqueio é localizado no nível do nó AV e usualmente não está associado com outras doenças significantes do sistema de condução. Em adição, não progride para bloqueio AV completo. Pode também ser visto em pacientes com doença nodal intrínseca, miocardite (incluindo doença de Chagas), doença de Lyme, ou infarto miocárdico, ou após cirurgia cardíaca. Tratamento não é geralmente indicado até que exista evidência de outra doença do sistema de condução mais significativa.

No Mobitz tipo 2, a diferença é que o intervalo PR permanece inalterado, porém a onda P subitamente falha em conduzir para os ventrículos. Ocorre bem menos frequentemente que o tipo 1, mas sua presença tem mais significado clínico. É associado com várias formas de DCC e é visto após a cirurgia cardíaca. Acredita-se que ocorra no nível do nó AV ou abaixo no nó, indicando doença dentro do feixe de His. Tem curso menos previsível que o de 1º grau e pode progredir para bloqueio completo.

BAV de 3º grau

No BAV de 3º grau (bloqueio completo – BAV total – BAVT) há dissociação completa da atividade atrial e ventricular. A frequência atrial, ou seja, da onda P, é maior que a frequência ventricular, ou seja, do complexo QRS. A origem do impulso dos ventrículos é juncional ou idioventricular. Pode ocorrer de origem congênita ou adquirida:

- BAV total congênito: lúpus neonatal, devido a anticorpos maternos (anti-Ro e anti-La) que cruzam a placenta, é responsável por 60 a 90% dos casos de BAV total congênito. Outras causas incluem miocardite e outros tipos de defeitos congênitos, como a transposição das grandes artérias;
- BAV total adquirido: miocardite, doença de Lyme, febre reumática aguda, infarto miocárdico, trauma, dano cirúrgico e cardiomiopatia.

Pacientes com BAVT e doença cardíaca estrutural estão sob risco aumentado de falência cardíaca, uma vez que sua habilidade de manter débito cardíaco adequado pode estar comprometida devido a baixa FC e à possibilidade de redução do volume sistólico. Há também risco aumentado de morte súbita nesses pacientes.

Manejo

A condução da bradicardia é dependente das circunstâncias clínicas. Caso a criança apresente baixa perfusão ou choque, devem-se administrar cuidados rapidamente. Por outro lado, caso não houver sinais de ameaça à vida, o manejo depende da frequência e da gravidade dos sintomas, do defeito de condução específico, e se a criança tem DCC. Deve-se lembrar que crianças com bradicardia sinusal que são assintomáticas e sem doenças adjacentes não requerem nenhuma avaliação extra ou tratamento.

A linha de condução da American Heart Association (AHA) para a condução de bradicardia aguda com baixa perfusão está demonstrada no Algoritmo 57.1.

Algoritmo 57.1 – Bradicardia aguda com comprometimento cardíaco

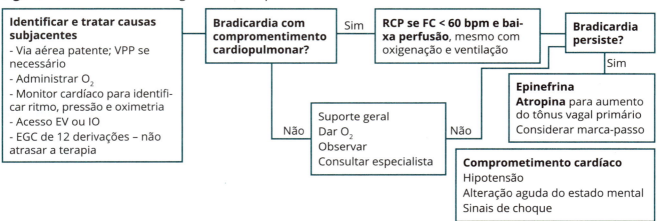

O primeiro passo consiste em avaliar a via aérea e o sistema circulatório, por meio de uma inspeção inicial rápida e objetiva. Identificada a bradicardia com sinais de choque, assegure-se de manter a via aérea pérvia, administrar oxigênio e ventilação positiva com bolsa-valva-máscara, se necessário. Se mesmo administrando ventilação e oxigenação não houver melhora da bradicardia (< 60 bpm), inicie compressões torácicas por um ciclo de 2 minutos. De nada adianta identificar e comprimir o tórax se a causa subjacente não for pesquisada ou tratada. Identifique e resolva potenciais causas reversíveis como hipoxemia, hipotermia, dano neurológico, toxinas e hipervagotonia.

A fim de melhorar a pressão de perfusão coronariana e, em última instância, elevar a FC, administre epinefrina a uma dose de 0,01 mg/kg (0,1 mL/kg da concentração 1:10.000) EV ou IO. A dose pode ser repetida a cada 3 a 5 minutos, durante a ressuscitação cardiopulmonar. Repare que nesse momento a bradicardia está sendo conduzida com choque da mesma forma que uma parada cardiorrespiratória sem ritmo chocável. Considere usar atropina a uma dose de 0,02 mg/kg, caso a bradicardia for suspeitada de ser secundária a bloqueio AV ou aumento do tônus vagal. Recorra ao implante de marca-passo caso defeito de condução seja detectado ou suspeitado.

PONTOS PRÁTICOS

- Como principais causas de bradicardia, considera-se a disfunção intrínseca ou dano ao sistema de condução ou fatores extrínsecos atuando sobre um coração normal. As causas mais comuns, em crianças, são aumento do tônus vagal, medicações e cirurgia corretiva de doença cardíaca congênita.

- A maioria das crianças com bradicardia é assintomática. Crianças mais velhas podem reclamar de fadiga, intolerância ao exercício e síncope.

- Avaliação inicial inclui ECG, história e exame físico.

- Bradicardia sinusal assintomática é comum na criança, não necessitando de tratamento, se criança previamente saudável.

- O tratamento da bradicardia na emergência depende do estado hemodinâmico, sendo que na bradicardia com sinais de baixo débito as manobras de reanimação são fundamentais. A principal droga adjuvante é a epinefrina.

- O implante de marca-passo definitivo é o tratamento de escolha para terapia crônica de bradicardia sintomática, especialmente nos BAV totais.

Questões de Treinamento

1. Lactente de dez meses, está sendo atendido no serviço de emergência. A avaliação inicial indica lactente pálido e letárgico, com respirações lentas. FC de 38 com pulso palpável. Qual a conduta mais apropriada?
   a. Iniciar ventilação assistida com bolsa-valva-máscara usando oxigênio a 100%.
   b. Solicitar ECG na emergência a fim de confirmar o ritmo cardíaco.
   c. Encaminhar para avaliação de cardiologista pediátrico.
   d. Realizar atropina 0,02 mg/kg, EV.

2. Em relação ao caso anterior. Após as manobras iniciais, o monitor cardíaco demonstra um ritmo organizado, com FC de 46, apesar da conduta apropriada. Quais são os próximos passos de tratamento?
   a. Administrar adenosina 0,1 mg/kg por via IV/IO rápida e preparar para a cardioversão sincronizada.
   b. Iniciar as compressões torácicas e administrar epinefrina 0,1 mg/kg (0,1 mL/kg na diluição de 1:1.000) por via IV/IO.
   c. Iniciar as compressões torácicas e administrar epinefrina 0,01 mg/kg (0,1 mL/kg na diluição de 1:10.000) por via IV/IO.
   d. Administrar 20 mL/kg de cristaloide isotônico.

3. Você está cuidando de uma criança de 3 anos com vômitos e diarreia. Você estabeleceu acesso IV. Quando você coloca um tubo orogástrico, a criança começa a engasgar e continua com este reflexo depois que o tubo é colocado. A coloração da criança piorou; o pulso é palpável, mas leve, e a criança se tornou letárgica. A frequência cardíaca varia (na faixa de 44/min a 62/min) com o seguinte ECG. Qual o ritmo demostrado?

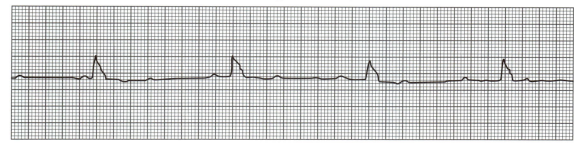

   a. Bradicardia sinusal.
   b. BAV 1º grau.
   c. BAV 2º Mobitz 1.
   d. BAVT.

4. Sobre o caso anterior, você inicia a ventilação com bolsa-máscara e oxigênio a 100%. Como a frequência cardíaca não melhora, você inicia as compressões do tórax. Qual seria a terapia mais adequada para ser considerada a seguir?
   a. Epinefrina, 0,1 mg/kg (0,1 mL/kg com diluição 1:1.000) por via IVt.
   b. Atropina, 0,02 mg/kg por via IV.
   c. Tentar a cardioversão sincronizada com 0,5 J/kg.
   d. Consulta cardiológica para colocação de marca-passo transcutâneo.

Gabarito comentado

1. A bradicardia em pediatria, diferentemente dos adultos, quase sempre é um ritmo terminal que irá evolui para AESP/Assistolia. Como a principal causa de bradicardia com repercussão hemodinâmica na infância é a hipóxia, é preciso iniciar ventilação com bolsa-valva-máscara para reverter o quadro. Resposta A

2. Em se ofertando O2 com pressão positiva não ocorrer a resolução da bradicardia, é obrigatório iniciar compressões torácicas e administrar epinefrina 0,01 mg/kg. Observe que a bradicardia passa a ser conduzida como uma PCR por AESP/Assistolia. Resposta C

3. O ECG demonstra uma dissociação completa entre as ondas P e o complexo QRS, sendo o ritmo de BAVT com repercussão hemodinâmica. Resposta D

4. O tratamento para a bradicardia sintomática é a ventilação com pressão positiva e O2, além de RCP eficaz e adrenalina. Resposta A

Fontes consultadas e leitura recomendada

Part 12: Pediatric Advanced Life Support: 2015. American Heart Association Guidelines Update for Cardiopulmonary Resuscitation and Emergency Cardiovascular Care Circulation, 2015. 132: p. S526-S542.

ECC Committee, Subcommittees and Task Forces of the American Heart Association: 2005. American Heart Association Guidelines for Cardiopulmonary Resuscitation and Emergency Cardiovascular Care. Circulation, 2005. 112: IV1.

Doniger, S.J.; Sharieff, G.Q. *Pediatric dysrhythmias*. Pediatric Clinics of North America, 2006. 53: p. 85-3.

Sepse pediátrica 58

Vinícius C. Destefani
Benito Lourenço

A sepse é a via final comum de óbito na maioria das doenças infecciosas presentes em todo o mundo, causando um grande número de óbitos a cada ano, particularmente na faixa etária neonatal. A Organização Mundial de Saúde inclui a sepse como prioridade de saúde pública.

Sepse, genericamente, é uma síndrome clínica induzida por um quadro infeccioso e é caracterizada por uma síndrome de resposta sistêmica inflamatória, desregulação do sistema imunológico, alterações na microcirculação e alterações bioquímicas e funcionais que podem determinar disfunção em vários órgãos e sistemas.

Deve-se lembrar que a infecção não precisa estar em todos os locais do organismo. Ela pode estar localizada em apenas um tecido; entretanto, provoca uma resposta inflamatória à distância, intensa e generalizada que se evidencia pelos sinais inflamatórios de vasodilatação, aumento de permeabilidade vascular e acúmulo de células relacionadas à inflamação. Um conceito atual bem difundido e relacionado à sepse é o de desregulação da resposta imune com aumento e desbalanço entre elementos pró e anti-inflamatórios. Assim, não é a infecção, mas a resposta desregulada do hospedeiro que resultam nas manifestações da sepse.

O reconhecimento precoce é crucial para melhores resultados na abordagem da sepse. Para tanto, o conhecimento dos pacientes de risco, dos patógenos mais comuns e das manifestações clínicas é fundamental para a instituição imediata das manobras terapêuticas.

Dentre as condições de risco para sepse, destacam-se: lactentes jovens, menores de um ano e, particularmente os recém-nascidos, pacientes com doenças oncológicas, asplênicos, transplantados, imunodeficientes e imunossuprimidos, e pacientes hospitalizados. com cateteres ou outros dispositivos.

Destaca-se que a imunização rotineira para o hemófilos b e o pneumococo impacta sobremaneira na diminuição das doenças invasivas causadas por esses agentes.

As definições atualmente utilizadas para a sepse em Pediatria foram desenvolvidas em um consenso internacional, publicadas em 2005. Nesse tema, é fundamental que as definições sejam bem compreendidas por todos os serviços e profissionais, para uniformidade e possibilidade de comparação das medidas terapêuticas dessa condição tão grave e ameaçadora. Contudo, deve-se ter cuidado para não haver uma cega e acrítica adoção de valores de parâmetros clínicos e laboratoriais. Trabalhos mostram que muitas crianças admitidas em Unidades de Tratamento Intensivos são tratadas como sepse ou choque séptico, sem necessariamente seguir uma restrita definição de consenso. Portanto, a suspeita clínica de sepse pode ocorrer sem que todos os critérios dos consensos estejam presentes.

A infecção causada por um patógeno no organismo pode ser suspeita ou confirmada (cultura positiva, teste de reação de polimerase em cadeia, evidência do agente no tecido, por exemplo). Outro aspecto a considerar é o de síndromes clínicas claramente associadas com alta probabilidade de infecção, tais como quadro petequial/purpúrico em uma criança com instabilidade hemodinâmica (característicos de uma meningococcemia) ou um quadro de febre, tosse e hipoxemia em um paciente com leucocitose e infiltrado pulmonar em uma radiografia de tórax (pneumonia).

A síndrome da resposta sistêmica inflamatória (SIRS) é um quadro que pode ou não se relacionar com infecção. Classicamente, a presença de dois ou mais critérios abaixo (sendo que um deles deve ser a temperatura ou leucometria anormais), define SIRS (quadro 58.1): temperatura > 38,5 graus ou < 36 graus, taquicardia, taquipneia e leucocitose ou leucopenia ou > 10% de neutrófilos imaturos. Esses valores estabelecidos pelo consenso original de 2005 permitem que um grande número de possíveis pacientes sépticos sejam identificados.

Os critérios de SIRS são muito frequentes em crianças, principalmente febre, taquicardia e taquipneia, mesmo em infecções de pouca gravidade e/ou outras comorbidades não infecciosas. Assim, atenção especial deve ser dada a todos os pacientes com qualquer sinal de deterioração dos parâmetros clínicos que sugira infecção

TEP – Título de Especialista em Pediatria

grave. Constituem sinais de gravidade: alteração do nível de consciência (irritabilidade, choro inconsolável, pouca interação com os familiares, sonolência) e/ou alteração da perfusão tecidual.

A sepse pode ser compreendida como uma SIRS na presença de infecção. Outras definições relacionadas à sepse e utilizadas na faixa etária pediátrica (já modificadas para os adultos), encontram-se no quadro 58.2

Sepse grave em pacientes pediátricos caracteriza-se pela presença de sepse e disfunção cardiovascular ou respiratória ou duas ou mais disfunções orgânicas entre as demais (quadro 58.3). Entretanto, para fins práticos, qualquer disfunção orgânica associada a infecção suspeita ou confirmada caracteriza sepse grave.

Choque séptico é definido, na população pediátrica como sepse e disfunção cardiovascular. Entretanto, para fins práticos, hipoperfusão não responsiva a volume pode ser caracterizada como choque séptico.

Vale ressaltar que, em Pediatria, a hipotensão é um sinal tardio de choque (já na sua fase descompensada), ocorrendo muito tempo após a instalação do choque séptico. Existem mecanismos de manutenção da pressão arterial até que o organismo esteja gravemente comprometido. Assim, a presença de hipotensão não se faz necessária para o diagnóstico de choque séptico em crianças (embora sua presença seja confirmatória). Os valores de pressão arterial em Pediatria estão no quadro 58. 4. É fundamental que o choque séptico seja reconhecido antes da ocorrência da hipotensão.

Vamos lembrar alguns conceitos sobre choque. Choque é uma síndrome clínica, com etiologia e níveis de comprometimento variados, caracterizado por alterações circulatórias e metabólicas de natureza evolutiva, cujas características dependem do estágio em que se encontra, do tipo de insulto que o ocasionou e da resposta individual de cada paciente. Em suma, o choque reflete uma inadequação do organismo em suprir os tecidos com uma quantidade adequada de sangue saturado de oxigênio. O choque séptico é caracterizado pela combinação de volume intravascular diminuído (hipovolemia absoluta ou relativa), disfunção miocárdica e anormalidades em vasorregulação periférica. Hipovolemia absoluta (secundária à reduzida ingestão de líquidos, vômitos, diarreia ou perda insensível aumentada) ou hipovolemia relativa (secundária a extravasamento capilar para terceiro espaço ou aumento da capacitância venosa) são as causas mais comuns de choque em crianças. Entretanto, anormalidades na vasorregulação periférica e/ou disfunção miocárdica também podem desempenhar importante papel no desarranjo hemodinâmico. Clinicamente essas alterações geralmente se manifestam como choque quente (mais comum em adultos) ou choque frio (mais comum em crianças). O choque "quente", hiperdinâmico, é um choque distributivo, com diminuição da resistência periférica e elevação do débito cardíaco e se caracteriza por perfusão diminuída, com alteração de consciência e diminuição do débito urinário, mas com enchimento capilar rápido, extremidades aquecidas e pulsos periféricos amplos. O choque "frio", hipodinâmico, reflete um aumento da resistência vascular sistêmica e diminuição do débito cardíaco, em que há perfusão também diminuída, com alteração de consciência e diminuição do débito urinário, mas com tempo de enchimento capilar prolongado, extremidades frias e pulsos diminuídos.

Quadro 58.1 – Critérios pediátricos para síndrome da resposta inflamatória sistêmica

Idade	Taquicardia	Bradicardia	Frequência respiratória	Leucócitos totais/mm³
Zero a uma semana	>180	<100	>50	> 34000
Uma a quatro semanas	>180	<100	>40	> 19500 ou < 5000
Um mês até um ano	>180	<90	>34	> 17500 ou < 5000
Um a cinco anos	>140	–	>22	> 15500 ou < 6000
Cinco a doze anos	>130	–	>18	> 13500 ou < 4500
Doze a dezoito anos	>110	–	>14	> 11000 ou < 4500

Fonte: Goldstein B et al. International Pediatric Sepsis Consensus Conference: Definitions for sepsis and organ dysfunction in pediatrics. Pediatr Crit Care Med 2005.

Sepse Pediátrica

Quadro 58.2 – Principais definições em sepse pediátrica

SIRS	Pelo menos dois dos quatro critérios seguintes: • temperatura corporal acima de 38,5 ºC ou menor que 36 ºC. • taquicardia: definida como frequência cardíaca inapropriada para idade na ausência de estímulos externos ou bradicardia nos menores de um ano. • taquipneia: definida como frequência respiratória inapropriada para idade ou necessidade de ventilação mecânica. • contagem leucocitária elevada ou diminuída para a idade (não secundárias à quimioterapia).
INFECÇÃO	Infecção suspeita ou comprovada causada por qualquer patógeno infeccioso.
SEPSE	SIRS na presença ou como resultado de uma infecção suspeita ou comprovada.
SEPSE GRAVE	Sepse associada a um dos critérios: • disfunção orgânica cardiovascular. • síndrome do desconforto respiratório agudo. • duas ou mais outras disfunções orgânicas (hematológica, renal, hepática ou neurológica).
CHOQUE SÉPTICO	Sepse associada à disfunção orgânica cardiovascular, mesmo após expansão volêmica (40ml/kg de fluido isotônico em 1 hora)

Quadro 58.3 – Critérios para definição de disfunção orgânica em pediatria

Sistemas	Disfunções

Cardiovascular	Apesar da administração de fluídos endovenosos ≥ 40mL/kg em uma hora, presença de:
	• hipotensão arterial OU
	• necessidade de medicação vasoativa para manter PAS dentro dos valores normais (exceto dopamina <ou= 5mcg/kg/min) OU
	• dois dos seguintes parâmetros de perfusão orgânica inadequada:
	  - tempo de enchimento capilar prolongado
	  - diferença entre temperatura central e periférica > 3 graus
	  - oligúria (<1ml/kg/h)
	  - acidose metabólica inexplicável
	  - lactato acima de 2 vezes o valor de referência

Respiratório	• PaCO2> 20 mmHg acima da PaCO2 basal OU • PaO2/FiO2< 300 na ausência de cardiopatia cianótica ou doença pulmonar pré-existente OU • Necessidade de FiO2> 50% para manter SatO2≥ 92% OU • Necessidade de ventilação não invasiva (VNI) ou ventilação mecânica (VM)
Neurológico	• Escala de coma de Glasgow (ECG) ≤ 11 OU • Alteração aguda do nível de consciência
Hepático	Aumento significativo de bilirrubinas totais (≥4 mg/dL) OU ALT/TGP ≥2 vezes maior que o limite superior para idade.
Renal	Creatinina ≥ 2 vezes que o limite superior para idade OU Aumento de creatinina de 2 vezes em relação ao basal.
Hematológico	Plaquetas < 80.000/mm³ ou redução de 50% no número de plaquetas em relação ao maior valor registrado nos últimos 3 dias OU coagulação intravascular disseminada

Fonte: Instituto Latino Americano de Sepse

Quadro 58.4 – Valores de pressão arterial (em mmHg) que caracterizam hipotensão em Pediatria

Grupo etário	Pressão Arterial sistólica (PAS), em mmHg
0 a 1 mês	< 60
>ou = 1 a 3 meses	< 70
>ou =3 a 12 meses	< 70
>ou=1 ano a 2 anos	< 70 + idade, em anos x 2
>ou= 2 anos a 4 anos	< 70 + idade, em anos x 2
>ou= 4 anos a 6 anos	< 70 + idade, em anos x 2
>ou= 6 anos a 10 anos	< 70 + idade, em anos x 2
>ou= 10 anos a 13 anos	< 90
>ou= 13 anos	< 90

Definições em Pediatria versus novas definições para adultos

As definições pediátricas de sepse diferem das novas definições em adultos (2016) em vários aspectos. A sepse em adultos é definida como uma condição grave de disfunção orgânica causada por uma desregulação de resposta à um quadro infeccioso (que corresponde, em Pediatria, à definição de sepse grave). A avaliação

TEP – Título de Especialista em Pediatria

da disfunção orgânica em adultos é baseada um escore utilizado em terapia intensiva, conhecido como SOFA (Sepsis-related Organ Failure Assessment), não validado para crianças. Os critérios de SIRS não são incluídos na definição de sepse no adulto. A definição de choque séptico do adulto inclui a dosagem de lactato e é definida como a sepse com anormalidades circulatórias, celulares e metabólicas, associadas com maior risco de mortalidade.

Etiologia

Bactérias e vírus são os agentes mais frequentemente relacionados à sepse pediátrica.

Nos recém-nascidos (RN), destaca-se a importância da flora bacteriana materna durante o parto ou após o parto e o ambiente pós-natal. Os RN prematuros, de baixo peso e com desconforto respiratório ou com mães que estejam colonizadas por estreptococo tipo B têm o maior risco de desenvolver infecção. A infecção pode ser identificada precocemente ou ter início tardio. Os agentes mais comuns identificados nesta faixa etária são *Streptococcus agalactiae* (estreptococos do grupo B), *Escherichia coli*, outros bacilos entéricos Gram-negativos, *Lysteria monocitogenes* e *Staphylococcus aureus*.

Os patógenos em crianças maiores são mais variados, de acordo com o estado nutricional e controle de vacinas. O trato gastrointestinal, vias urinárias e respiratórias, além de lesões na pele e mucosas são as principais vias de disseminação de bactérias. Os agentes mais comuns nesta faixa etária são *Streptococcus pneumoniae*, *Staphylococcus aureus*, *Neisseria meningitidis*, enterobactérias e *Haemophilus influenzae* (em não vacinados).

Os microorganismos Gram-negativos são mais propensos a provocarem choque séptico do que os Gram-positivos e a bacteremia causada pelo organismo Gram-negativo progride com maior facilidade para sepse clínica. Nas bactérias Gram-negativas, o lipopolissacáride da parede bacteriana ou endotoxina é o elemento principal para o desencadeamento da resposta inflamatória. As bactérias Gram-positivas não possuem endotoxinas, porém alguns componentes da parede, como o ácido teicóico e peptideoglicanos podem simular seu efeito. O que se destaca nas bactérias Gram-positivas é a capacidade que elas possuem de produzir exotoxinas, como a toxina da síndrome do choque tóxico estafilocócico.

Quadros virais podem mimetizar uma sepse bacteriana. Destacam-se os vírus respiratórios (influenza, parainfluenza, adenovírus, vírus sincicial respiratório e metapneumovirus humano) e vírus da dengue (lembrar que essa doença é conduzida por protocolo específico)

Muitas vezes não se identifica o agente etiológico em uma sepse (culturas negativas). Isso pode ser resultante de um quadro reativo a toxinas do patógeno (choque tóxico, por exemplo) ou ação antimicrobiana muito precoce que inibe o crescimento bacteriano.

Em resumo, no entendimento da fisiopatologia da sepse, quando invadido por um agente patogênico, o hospedeiro não fica passivo, mas reage secretando grande quantidade de mediadores inflamatórios endógenos, que podem causar lesão de órgãos e tecidos, devido a uma resposta exagerada de seu sistema de defesa. Estes componentes desencadeiam uma cascata inflamatória. Inicialmente são liberados o fator de necrose tumoral alfa (TNFα) e a interleucina-1 (IL-1), que estimulam uma intensa resposta celular, com liberação de mediadores secundários, quimiotaxia e ativação de granulócitos. Os mediadores secundários são responsáveis pela reativação das células fagocitárias e da cascata inflamatória, formando um ciclo vicioso inflamatório.

Quadro clínico e diagnóstico

O exame físico e a observação do paciente podem ser decisivos percepção de um quadro de sepse. Os sintomas e sinais podem variar entre febre alta, toxemia, fraqueza, náusea, vômitos, diarreia, tremores, calafrios, taquipneia, taquicardia, instabilidade da pressão arterial, alteração do nível da consciência, convulsões, alterações da circulação periférica, edema, manifestações cutâneas (rash), diminuição da diurese, hipoglicemia, hipocalcemia e coagulação intravascular disseminada. Nem todos pacientes têm os mesmos sintomas e estes podem aparecer em qualquer ordem, uma vez que os sintomas da sepse dependem da gravidade da infecção. As manifestações da enfermidade podem demorar horas, dias ou pode deixar o paciente inconsciente rapidamente. Atenção especial aos pacientes imunossuprimidos, que podem não apresentar os sinais clássicos. Outro grupo especial de pacientes são os RN. Como os sinais e sintomas clínicos de sepse são escassos e de difícil avaliação, deve-se estar atento para o diagnóstico precoce em RN, pois se não corretamente tratados, podem ter uma evolução clínica fulminante, com choque séptico, coagulação intravascular disseminada e óbito, em poucas horas após o início do quadro.

O American College of Critical Care Medicine recomenda a utilização dos seguintes parâmetros para o reconhecimento do choque séptico em crianças: hipo ou hipertermia, alteração do estado mental e alterações da perfusão periférica.

Na pediatria, a hipotensão é um sinal tardio de choque (fase descompensada), ocorrendo muito tempo após a instalação do choque séptico. Repete-se que a presença de hipotensão não se faz necessária para o diagnóstico de choque séptico em crianças (embora sua ocorrência seja confirmatória).

Para a identificação do agente etiológico, exames laboratoriais são realizados por meio de culturas (sangue, urina, líquor, secreções e cateteres) antes do tratamento com antibióticos. O uso preliminar de antibióticos (que é a prioridade) não invalida a coleta de cultura.

As culturas são os melhores marcadores de infecção; pelo menos duas culturas devem ser obtidas, uma de cada acesso vascular, antes do tratamento e pós-tratamento. Mas como o resultado é tardio, a terapêutica dever ser iniciada antes dos exames, uma vez que a sepse pode evoluir rapidamente.

Atualmente, a utilização de biomarcadores tem sido relevante para o diagnóstico de sepse. proteína C reativa (PCR), procalcitonina e interleucina 6 (IL-6) são consideradas úteis no diagnóstico, bem como na classificação de gravidade da sepse, embora com limitações. Aposta-se que a delimitação de um uso conjunto de múltiplos marcadores moleculares e/ou escores de prognósticos mais precisos da gravidade poderá permitir a previsão do desfecho da sepse.

Tratamento

A evolução para a mortalidade e morbidade a longo prazo pela sepse, por si só, nem sempre podem ser previstas, podendo ser atenuadas por um diagnóstico precoce e abordagem clínica de acordo com o tempo a partir do início do tratamento. Considera-se uma abordagem integrada que tenha como foco o reconhecimento precoce por dados clínicos e laboratoriais, assim como infusão de fluidos intravenosos e administração de antimicrobianos de modo precoce.

A cada hora de atraso na restauração da perfusão tecidual e da pressão arterial (na presença de hipotensão), há aumento de duas vezes o risco de morte. O reconhecimento precoce e a instalação do tratamento agressivo em tempo adequado são cruciais. Pensou em sepse, trate como sepse imediatamente. Caso seja comprovado, posteriormente, não se tratar de infecção bacteriana grave, a antibioticoterapia pode ser revista. A terapia com antimicrobianos é a abordagem inicial do problema, mas não é suficiente sozinha, sendo necessárias outras medidas associadas.

Diversos protocolos de atendimentos que orientam a condução no atendimento em unidades de urgência/emergência, de internação e de terapia intensiva estão disponíveis, a maior parte baseados nas recomendações internacionais vigentes do *Surviving Sepsis Campaign*, um esforço mundial para a atenção com a sepse e sua detecção precoce.

Na admissão do paciente pediátrico, é recomendada a sua monitorizaração hemodinâmica básica (oximetria de pulso contínua, monitorização cardíaca, medida da pressão arterial não invasiva frequente, monitorização da temperatura, do débito urinário e da glicemia. Uma vez realizada a hipótese diagnóstica de sepse grave, deve ser iniciada a oferta de oxigênio (máscara não reinalante, a princípio). O objetivo é manter a saturação de oxigênio maior que 92%. A decisão de intubação deve ser baseada no diagnóstico clínico de aumento do esforço respiratório, hipoventilação e alteração do nível de consciência. Deve-se obter dois acessos venosos periféricos (ou intraósseo) imediatamente para ressuscitação volêmica e administração inicial drogas. , caso necessário, com o objetivo da estabilização inicial da criança até a passagem de acesso venoso central (se necessário). O pacote de exames sugeridos da primeira hora (kit sepse) é composto por exames que confirmem possíveis disfunções orgânicas: gasometria e lactato arterial, hemograma completo, creatinina, bilirrubina, coagulograma, hemoculturas e culturas de sítios suspeitos, são exames mínimos que devem ser colhidos. Cabe ressaltar que, ao contrário dos adultos, crianças com choque séptico têm comumente níveis normais de lactato; assim, em pediatria, não se trata de um bom indicador precoce de diminuição de perfusão.

Recomenda-se o controle precoce e agressivo da fonte de infecção. O atraso no início do antibiótico adequado (após a primeira hora), o controle inadequado do sítio de infecção e a não remoção dos dispositivos infectados estão associados a um aumento da mortalidade por sepse.

No momento em que o agente patogênico ainda não é reconhecido, os antibióticos de amplo espectro são indicados, por via endovenosa. Uma vez que o acesso venoso não esteja disponível, o antibiótico pode ser feito por via intraóssea ou intramuscular. Não se deve retardar a administração do antimicrobiano para a coleta de culturas. Para a escolha do esquema terapêutico, alguns critérios devem ser utilizados, tais como idade do paciente, doença de base, suscetibilidade dos patógenos (hospital ou comunidade), história clínica, incluindo intolerância a medicamentos e infecções prévias. Deve-se considerar o descalonamento após identificação do agente infeccioso. No Quadro 58.5 são apresentadas sugestões de esquemas empíricos iniciais de antibióticos utilizados na sepse grave pediátrica, baseados nos focos infecciosos. Na escolha da antibioticoterapia empírica para infecções hospitalares consulte o protocolo desenvolvido pela Comissão de Controle de Infecção Hospitalar local.

Quadro 58.5 – Sugestões de esquemas empíricos iniciais de antibióticos utilizados na sepse pediátrica (as drogas antimicrobianas devem ser individualizadas

TEP – Título de Especialista em Pediatria

em cada instituição)

Foco	Antibioticoterapia para infecção comunitária (crianças previamente hígidas)
Pulmonar	Lactentes: oxacilina + ceftriaxone Crianças e adolescentes: oxacilina + ceftriaxone + claritromicina Se choque tóxico: associar clindamicina
Urinário	ceftriaxone
Abdominal	Cefalosporina de terceira geração (ceftrizxone ou cefotaxima) + metronidazol + ampicilina ou gentamicina
Pele e partes moles	Oxacilina Se sinais de necrose ou choque tóxico: associar clindamicina
Meningite	ceftriaxone
Sem foco definido	ceftriaxone

Pacientes com sinais e sintomas de hipoperfusão tecidual (principalmente com tempo de enchimento capilar lentificado e/ou alteração nível de consciência), independentemente da ocorrência de hipotensão, têm indicação de ressuscitação hemodinâmica. A base do tratamento do choque séptico em pediatria está no reconhecimento e diagnóstico precoce da alteração da perfusão.

O volume inicial de solução salina isotônica para ressuscitação volêmica exige 40 a 60 mL/kg ou mais durante as primei ras horas de tratamento, em bolus de 20 ml/kg em 5 a 10 minutos nos pacientes com sepse grave e choque séptico. A infusão rápida de volume deve ser mantida até normalização dos sinais de hipoperfusão tecidual. Após cada alíquota de volume, é recomendada a avaliação do paciente (sinais de hipoperfusão melhorados sem a presença de sinais de hipervolemia, como hepatomegalia e crepitações à ausculta pulmonar, por exemplo). A sobrecarga hídrica está associada a aumento da morbimortalidade de pacientes gravemente enfermos. Em casos de hipotensão, a ressuscitação fluídica deve ser mais agressiva e um agente inotrópico pode ser iniciado.

Medicamentos vasopressores, que ajudam a contrair os vasos e a estabilizar os níveis da pressão arterial, são indicados quando, mesmo depois da reposição de líquidos, o paciente continua com um quadro grave de disfunção cardiovascular, mesmo após a infusão de 40 a 60mL/

Kg de volume inicial. . A escolha da amina vasoativa é inicialmente determinada pelo exame clínico da criança. Crianças com sepse grave e choque séptico refratário podem apresentar diferentes perfis hemodinâmicos: baixo débito cardíaco e elevada resistência vascular sistêmica, débito cardíaco elevado e baixa resistência vascular sistêmica, baixo débito cardíaco e baixa resistência vascular sistêmica. A via periférica pode ser utilizada até que o acesso venoso central seja obtido, uma vez que a muitas crianças com choque resistente à fluidos apresentam baixo débito cardíaco e precisam de monitorização da pressão venosa central (PVC). Crianças com perfil de choque frio ou hipodinâmico (extremidades frias perfusão periférica >3 segundos) têm indicação de adrenalina (0,05 a 0,3 mcg/kg/minuto). Crianças que apresentam choque quente ou hiperdinâmico (vasodilatação periférica e perfusão em *flush* < 1 segundo) têm indicação de noradrenalina (0,1 a 1 mcg/ kg/minuto). Os pacientes com choque séptico (enquanto em uso de vasopressor) devem ser monitorados com pressão arterial invasiva. Em crianças que apresentam baixo débito cardíaco também é recomendado o uso da dobutamina. A contratilidade miocárdica pode ser melhorada pela correção de distúrbios metabólicos (hipóxia, acidose, hipoglicemia e hipocalcemia).

Após a primeira hora, o tratamento do choque séptico refratário a fluidos e da disfunção de múltiplos órgãos e sistemas (SDMO) inclui medidas associadas ao tratamento antimicrobiano, manutenção da monitorização invasiva ou minimamente invasiva (acesso venoso central), realização da ecocardiografia para avaliação do estado volêmico e da função miocárdica, uso de drogas vasoativas, emprego de corticosteroides (hidrocortisona) nos choques refratários a fluidos resistentes à catecolaminas e/ou risco de insuficiência adrenal, terapia anticoagulante, uso de hemoderivados (transfusão de hemácias indicada em crianças com choque séptico, necessidades elevadas de aminas vasoativas e hemoglobina menor que 7 g/dL), controle glicêmico (manter glicemia menor que 180mg/dL, com especial atenção à ocorrência de hipoglicemia em neonatos e lactentes) e suporte ventilatório.

PONTOS PRÁTICOS

• Sepse é uma síndrome de alterações bioquímicas, adaptações fisiológicas e alterações patológicas no organismo induzida por uma infecção. Sepse grave ocorre com disfunção de órgãos-alvo. Choque séptico corresponde a disfunção orgânica cardiovascular mesmo com a ressuscitação volêmica adequada.

• Os patógenos bacterianos mais comuns em RN são estreptococos do grupo B e cepas Gram-negativas entéricas. Em crianças, os agentes mais comuns são *Streptococcus pneumoniae*, *Staphylococcus aureus*, *Neisseria meningitidis* e enterobactérias.

• Para a identificação do agente etiológico, exames laboratoriais são realizados por meio de culturas antes do tratamento com antibióticos. A introdução de antibióticos deve ser rápida, em menos de 1 hora após o diagnóstico de sepse.

• A base do tratamento do choque séptico está no reconhecimento e diagnóstico precoce da alteração de perfusão. Assim sendo, as condutas iniciais no tratamento do choque são: otimizar oferta de oxigênio, estabelecer acesso venoso, restabelecer o volume circulante efetivo, correção dos distúrbios metabólicos e acido-básicos associados, introdução de antimicrobianos na primeira hora e terapia vasopressora e/ou inotrópica.

• É fundamental que o choque séptico seja reconhecido antes da ocorrência da hipotensão.

• O "pacote de primeira hora" inclui: oxigenação, monitorização, acesso venoso, antibioticoterapia, coleta de exames, ressuscitação fluídica, correção da hipoglicemia, inotrópico ou vasopressor nas crianças com choque refratário a fluidos de acordo com o perfil hemodinâmico do choque). Crianças graves devem ser encaminhadas para suporte e tratamento em Unidade de Terapia Intensiva.

Questões de Treinamento

1. Paciente de seis anos, previamente hígido trazido ao Pronto-Atendimento com queixa de febre até 39 °C e cefaleia sem melhora com uso de dipirona. Após avaliação inicial na triagem, encaminhado para a sala de emergência em regular estado geral, descorado +/4, sonolento (Glasgow 14), acianótico, com temperatura axilar de 37°C, FC 160 bpm, FR 40 irm, Sat 94% em ar ambiente, PA 70 × 40 mmHg, tempo de enchimento capilar 5 segundos, pulsos periféricos e centrais finos, MV presente bilaterais sem ruídos adventícios, BRNF sem sopro, abdome flácido, sem visceromegalias, RHA presente, rigidez de nuca presente, sem déficits focais neurológicos, pupilas isofotorreagentes. Realizado exame de glicemia de ponta de dedo de 189 mg/dL. Mantido sobre monitorização e ofertado oxigênio. Sobre o manejo do paciente em questão, assinale a alternativa incorreta:

    a. Ressuscitação hemodinâmica deve ser rapidamente iniciada, com realização de bolus de solução salina isotônica ou coloide até melhora da perfusão ou sinais de congestão pulmonar ou hepatomegalia.

    b. No choque frio refratário a fluidos, após adequada ressuscitação volêmica, deve ser iniciado terapia inotrópica em acesso venoso periférico, preferencialmente com uso de dopamina ou adrenalina contínua.

    c. O volume inicial de solução salina isotônica para reanimação exige 40 a 60 ml/kg ou mais durante as primeiras horas de tratamento, em bolus de 20 mL/kg em 5 a 10 minutos nos pacientes com sepse grave e choque séptico.

    d. A administração de hidrocortisona, precocemente na abordagem do caso (primeira hora), está indicada para pacientes com choque séptico durante a ressuscitação hídrica.

    e. Hemocultura e introdução de antibioticoterapia devem ser realizadas na primeira hora de atendimento.

2. Paciente de oito anos com tosse produtiva com escarro amarelado é internado com queixa de dispneia intensa. Na chegada, o paciente encontra-se torporoso, taquicárdico (FC: 120 bpm), taquipneico (32 mpm), normotenso (PA: 110 × 60 mmHg). AP: MV presentes, crepitantes em base direita. Saturação de O2 em ar ambiente 89%, necessitando oxigênio, mantendo saturação de 90% (cateter nasal de alto fluxo) Radiografia de tórax evidencia consolidação em lobo inferior direito. Qual o diagnóstico?

    a. Sepse pulmonar.
    b. Sepse grave de foco pulmonar.
    c. Choque séptico.
    d. SIRS (síndrome da resposta inflamatória sistêmica).
    e. Choque cardiogênico.

3. Menina de quatro meses, sem antecedentes dignos de nota, foi trazida ao Pronto-Socorro com história de 1 dia de febre e vômitos. Ao exame físico encontrava-se torporosa, taquicárdica e hipotensa, com tempo de enchimento capilar de 6 segundos. Fontanela tensa e abaulada. Na pele observava-se petéquias e algumas sufusões hemorrágicas. Qual representa a melhor conduta na primeira hora de atendimento?

    a. Monitorização, acesso vascular periférico, oxigênio suplementar, expansão volêmica com soro fisiológico e administração de ceftriaxone.

    b. Solicitação imediata de transferência para unidade de terapia intensiva.

    c. Monitorização, acesso vascular periférico, oxigênio suplementar, expansão volêmica com soro fisiológico e aguardar resultados de exames complementares.

    d. Monitorização, acesso venoso central, oxigênio suplementar, expansão volêmica com soro fisiológico, administração de ceftriaxone, monitorização da pressão venosa central.

    e. Monitorização, acesso vascular periférico, expansão volêmica com soro fisiológico e aguardar resultados de exames complementares antes da introdução da antibioticoterapia.

TEP – Título de Especialista em Pediatria

4. Qual dos itens a seguir não é uma prioridade na primeira hora de tratamento do choque séptico em pediatria?
   a. Correção de hipoglicemia e hipocalcemia.
   b. Suporte com oxigenioterapia.
   c. Realização de antibiótico de amplo espectro.
   d. Correção de acidose metabólica.
   e. Acesso venoso e coleta de hemocultura.

5. Menina de cinco anos previamente hígida iniciou há 3 dias lesões papulares difusas que evoluíram para vesículas e posteriormente para crostas inicialmente sem febre. Hoje a mãe aferiu febre e trouxe a criança para o Pronto-Socorro pois estava mais hipoativa que nos outros dias. Ao exame físico: REG descorada 1+/4+ desidratada de algum grau (última diurese há 8 horas) afebril FR: 26 ipm FC: 130 bpm Sat O2 em ar ambiente 96% PA 92 × 54 mmHg. MV+ bilateralmente sem RA BRNF 2t sem sopros. Pulsos cheios TEC 2 segundos. Abdome: flácido, indolor, RHA +, sem visceromegalias. Otoscopia e oroscopia sem alterações. Pele: raras vesículas e muitas crostas, eritrodermia importante e descamação perilabial. Sem sinais meníngeos, porém a paciente acorda somente ao ser chamada pelo nome. Qual a melhor conduta inicial entre as opções a seguir?
   a. Puncionar dois acessos venosos, 20 ml/kg de soro fisiológico em cada acesso, encaminhar para UTI.
   b. Encaminhar rapidamente o paciente para UTI.
   c. Coleta de hemocultura e iniciar oxacilina associada a clindamicina.
   d. Iniciar soro fisiológico 20 ml/kg em acesso venoso calibroso e oxacilina 200 mg/kg/d e coleta de hemocultura.
   e. Coleta de hemograma e oxigenioterapia imediata.

Gabarito comentado

1. No tratamento da sepse são pontos primordiais: identificação precoce, ressuscitação volêmica agressiva, início de antibioticoterapia adequada e uso de drogas vasoativas de acordo com a terapia guiada por metas. O uso da hidrocortisona é restrito a situações de choque refratário à droga e na suspeita de hipocortisolismo. Resposta D

2. A presença de SIRS aliada a foco infeccioso é denominada sepse. Na presença de disfunção orgânica cardiovascular ou síndrome do desconforto respiratório agudo, ou duas ou mais outras disfunções orgânicas (hematológica, renal, hepática ou neurológica), temos a sepse grave. Resposta B

3. A presença de febre, aliada a sufusões hemorrágicas nos leva a pensar em meningogoccemia. A alteração do sistema cardiovascular é demonstrada pela taquicardia e pelo TEC aumentado, independentemente de etiologia toda sepse grave tem que ser conduzida com monitorização, acesso venoso rápido, oxigênio suplementar, expansão volêmica e antibioticoterpia na primeira hora. Resposta A

4. Uma questão para que você não se esqueça da *Golden Hour!* O conjunto de medidas essenciais na primeira hora compreende correção dos distúrbios do cálcio e da glicose, acesso venoso rápido com expansão volêmica agressiva, antibioticoterapia e oxigênio suplementar. Resposta D

5. Perceba que o foco do atendimento à sepse está na primeira hora. Corrigir distúrbios hidroeletrolíticos básicos, oxigênio, acesso venoso e antibiótico são essenciais na primeira hora. Resposta D

Fontes consultadas e leitura recomendada

Surviving sepsis campaign: international guidelines for management of severe sepsis and septic shock: 2016. Disponível em: http://www.survivingsepsis.org/SiteCollectionDocuments/SurvivingSepsisCampaignInternational_Portuguese_2018.pdf.

Instituto Latino Americano de Sepse. Campanha de sobrevivência a sepse. Protocolo clínico pediátrico. Disponível em https://ilas.org.br/assets/arquivos/ferramentas/pediatria/protocolo-de-tratamento-pediatria.pdf.

Goldstein B et al. International Pediatric Sepsis Consensus Conference: Definitions for sepsis and organ dysfunction in pediatrics. Pediatr Crit Care Med 2005;6:2.

Davis AL, Carcillo JA, Aneja RK et al. American college of Critical Care Medicine. Clinical practice Parameters for Hemodynamic Support of Pediatric and Neonatal Septic Shock. Crit Care Med 2017;45:1061.

Kawasaki T. Update on pediatric sepsis: a review. Journal of Intensive Care 2017;5:47.

Intoxicações exógenas 59

Vinícius C. Destefani

Praticamente todos os produtos químicos podem ser tóxicos quando em quantidade suficiente para tal. Intoxicações exógenas agudas podem ser definidas como as consequências clínicas e/ou bioquímicas da exposição aguda a substâncias químicas encontradas no ambiente.

Apesar da insuficiência de dados estatísticos, é possível admitir que, no Brasil, a intoxicação aguda constitui importante problema de saúde pública, particularmente na faixa etária pediátrica. Medicamentos são os principais agentes responsáveis, seguidos, muito de perto, pelas intoxicações por animais peçonhentos. No Brasil, os dados sobre intoxicações são disponibilizados nas publicações anuais do Sistema Nacional de Informações Tóxico-Farmacológica (SINITOX), que compila as informações dos 36 Centros de Controle de Intoxicações (CCIs) localizados em 19 estados e no Distrito Federal. Dados de 2013 relataram 13.187 casos de intoxicações em crianças de zero a nove anos e 5.964 casos de intoxicações em adolescentes de dez a dezenove anos, com maior prevalência de medicamentos como agente tóxico (38% em pacientes pediátricos e 30% em adolescentes). Segue-se, de modo expressivo, as intoxicações por produtos domissanitários, produtos químicos de uso industrial e pesticidas.

Preste atenção nesses dados: nas crianças, alguns aspectos são peculiares sugerindo, por si só, medidas preventivas mais específicas. Em lactentes com menos de um ano de idade, mais de 40% dos casos de intoxicação são produzidos por medicamentos. Na criança e no adolescente, a intoxicação por produtos domissanitários corresponde praticamente ao dobro da descrita na população em geral. A intoxicação por pesticidas agropecuários é mais expressiva na faixa etária de quinze a dezenove anos. Explicam esse fato a participação relativamente grande dos adolescentes em atividades agrícolas. Destaca-se também o uso intencional de substâncias por adolescentes, em tentativas de suicídio.

Condutas na intoxicação aguda

Intoxicações devem ser sempre cogitadas em quadros de alteração abrupta do nível e consciência, convulsões, comprometimento hemodinâmico e/ou respiratório ou distúrbios metabólicos de início súbito e sem causa claramente definida.

Sempre que possível, a história realizada com os responsáveis ou acompanhantes deve contemplar dados sobre a acessibilidade de produtos no domicílio, os antecedentes patológicos individuais e da família para avaliar a disponibilidade de medicamentos em casa.

O primeiro atendimento ao intoxicado representa um desafio para o médico. A sequência de passos lógicos apresentadas a seguir, é atropelada pela tentativa em reconhecer o agente intoxicante para a administração do antídoto. Mas lembre-se: de nada vale termos o antidoto, se não conseguimos garantir o suporte básico e avançado de vida.

O atendimento do paciente intoxicado segue uma série de etapas, não necessariamente sequenciais:

1. avaliação clínica inicial e estabilização.

2. reconhecimento da toxíndrome e identificação do agente causal.

3. descontaminação.

4. administração de antídotos.

5. aumento da eliminação do tóxico absorvido.

O contato com um centro de intoxicação é sempre importante para uma melhor orientação sobre a condução do caso. Tenha sempre à mão o telefone do centro mais próximo ou referência do hospital na qual você trabalha.

1. Avaliação clínica inicial e estabilização

O objetivo principal da avaliação inicial é o de verificar se o paciente apresenta algum distúrbio que represente risco iminente de vida. Para tanto, é

TEP – Título de Especialista em Pediatria

indispensável um exame físico rápido, porém rigoroso. A estabilização consiste na realização de uma série de medidas com o objetivo de corrigir os distúrbios que representam risco iminente de vida e a manter o paciente em condições adequadas até o estabelecimento do diagnóstico definitivo e o consequente tratamento específico. De acordo com as diretrizes do suporte avançado de vida, procede-se ao atendimento inicial do paciente em uma sequência de avaliação e manejo da via aérea (A), da respiração (B), da circulação (C), do quadro neurológico (D) e exposição do paciente (incluindo controle de hipo/hipertermia) (E). O suporte vital avançado consiste em associar equipamentos auxiliares para ventilação, monitorização cardíaca, uso de drogas, desfibrilação e manutenção da estabilidade do paciente.

Condições respiratórias incluem distúrbios que representam risco de vida e que exigem atenção imediata como obstrução das vias aéreas, apneia, bradipneia ou taquipneia intensas, edema pulmonar e insuficiência respiratória aguda. Condições circulatórias exigem atenção imediata para alterações significativas de pressão arterial ou da frequência cardíaca, arritmias ventriculares, insuficiência cardíaca congestiva, estado de choque e parada cardíaca. Condições neurológicas podem ser estado de mal convulsivo, pressão intracraniana aumentada, coma, pupilas fixas e dilatadas ou mióticas puntiformes e agitação psicomotora intensa.

2. Reconhecimento da toxíndrome e identificação do agente causal

Toxíndrome ou síndrome tóxica pode ser definida como um complexo de sinais e sintomas produzido por doses tóxicas de substâncias químicas, que, apesar de diferentes, têm um efeito mais ou menos semelhante. O reconhecimento da síndrome permite a identificação mais rápida do agente causal e, consequentemente, a realização do tratamento adequado.

Alguns aspectos específicos devem ser enfatizados ou mais detalhados. Na história, quando o tóxico for conhecido, deve-se fazer uma estimativa da quantidade em contato com o organismo, do tempo decorrido desde o acidente até o atendimento, da sintomatologia inicial, do tipo de socorro domiciliar e dos antecedentes médicos importantes. Quando o tóxico for desconhecido são dados suspeitos: início agudo da sintomatologia, idade entre um e cinco anos, estado mental alterado, quadro clínico estranho ou complexo, excesso de medicamentos no domicílio e informações dos parentes ou dos companheiros.

O exame físico deve detalhar, além dos sinais usuais, características da pele e das mucosas (temperatura, coloração, odor, hidratação), da boca (hálito, lesões corrosivas, hidratação), dos olhos (conjuntiva, pupila, movimentos extraoculares), do sistema nervoso central (nível de consciência, escala de coma, estado neuromuscular), do sistema cardiocirculatório (frequência, ritmo cardíaco, pressão arterial, perfusão) e do sistema respiratório (frequência, movimentos respiratórios, ausculta). Mas preste atenção, o tempo é nosso inimigo nessa situação.

Os dados de anamnese e exame físico poderão permitir o reconhecimento das síndromes tóxicas bem caracterizadas, como as apresentadas no Quadro 59.1.

Quadro 59.1 – Principais toxíndromes e drogas relacionadas

Anticolinérgica	Hipossecreção de glândulas exócrinas com mucosas e pele secas, hipertermia, taquicardia, midríase, retenção urinária e diminuição/abolição do peristaltismo intestinal, alucinações, agitação ou sonolência, sede, pele ruborizada.	**Anti-histamínicos H1**, atropina, escopolamina (antiespasmódicos), **antidepressivos tricíclicos** e midriáticos.
Anticolinesterásica (colinérgica)	Hipersecreção de glândulas exócrinas com mucosas úmidas (salivação, hipersecreção brônquica, sudorese, lacrimejamento), bradicardia, miose, incontinência urinária e aumento do peristaltismo intestinal com diarreia e vômitos, convulsões e coma, fasciculações musculares, broncoespasmo, fraqueza ou paralisia.	**Inseticidas organofosforados**, carbamatos, alguns cogumelos e picada de aranha viúva-negra.
Simpaticomimética (adrenérgica)	Sudorese (pele úmida), hipertermia, taquicardia, midríase, diminuição de peristaltismo, excitação, hiperatividade, convulsões, hipertensão, hiper-reflexia.	**Cocaína**, *ecstasy*, efedrina e pseudoefedrina (descongestionantes sistêmicos), **anfetamina** e derivados, cafeína, teofilina, **descongestionantes**.

(continua)

Intoxicações exógenas

(continuação)

Narcótica	Depressão respiratória, neurológica, bradicardia, miose, peristaltismo diminuído e constipação, retenção urinária, hiporreflexia, hipotensão, hipotermia.	**Opiáceos** (drogas de abuso, loperamida, morfina e outros analgésicos).
Depressiva do sistema nervoso central	Depressão respiratória e neurológica (sonolência, torpor, coma), bradicardia, hiporreflexia, hipotensão, hipotermia.	**Benzodiazepínicos**, barbitúricos, etanol, descongestionantes tópicos (nafazolina), opioides, anti-histamínicos.
Liberação extra-pira-midal	Tremor, opistótono, distonias, distúrbios do equilíbrio, distúrbios da movimentação, distonia orofacial, trismo, mioclonias, parkinsonismo.	**Haloperidol, metoclopramida, clorpromazina** e prometazina (fenotiazínicos), domperidona (antirrefluxo gastroesofágico).
Metemo-globinêmica	Cianose cinza-acastanhada resistente à administração de oxigênio, taquicardia, irritabilidade, convulsões, cefaleia, confusão mental, dispneia, depressão neurológica.	**Sulfonas, dapsona**, nitratos e nitritos, sulfonamidas, metoclopramida, anestésicos locais, **nitrofurantoína**, óxido nítrico.

As toxíndromes anticolinérgica e simpatomimética compartilham sinais comuns como taquicardia, midríase, retenção urinária e hipertermia. Detalhes permitem a diferenciação: pele seca e quente e diminuição dos ruídos hidroaéreos abdominais ocorrem na anticolinérgica, ao contrário da síndrome simpaticomimética, em que ocorre pele sudoreica e fria com aumento do peristaltismo.

Os exames laboratoriais podem ser diretos (qualitativos ou quantitativos) ou indiretos. Exames diretos qualitativos ou semiquantitativos, como o _screening_ urinário para drogas de abuso, podem ser úteis no esclarecimento do diagnóstico, detectando por exemplo, anfetaminas, anticolinérgicos, barbitúricos, canabinóides, cocaína. Além disso, podem detectar antidepressores tricíclicos, betabloqueadores, paracetamol, salicilatos e teofilina. Os exames indiretos consistem na dosagem de marcadores sugestivos de intoxicações. São exemplos a dosagem da atividade da colinesterase sanguínea e a dos níveis de metemoglobinemia. No primeiro caso, queda superior a 50% é altamente sugestiva de intoxicação por inseticidas organofosforados e carbamatos. Metemoglobinemia superior a 15% é acompanhada por sintomatologia tóxica.

3. Descontaminação

Descontaminação é a etapa em que se procura diminuir a exposição do organismo ao tóxico, quer reduzindo o tempo e/ou a superfície de exposição, quer reduzindo a quantidade do agente químico em contato com o organismo. A conduta varia de acordo com a via da possível absorção do tóxico. As principais vias de exposição aguda são digestiva, respiratória e cutânea.

A via digestiva é mais importante nos casos pediátricos, pois, na maioria das vezes, a intoxicação ocorre após ingestão de um produto químico. Apesar dos procedimentos de descontaminação serem conhecidos e descritos há muito tempo, não temos evidências científicas claras para seu uso. Antídoto local como o uso rotineiro de substância química que agiria sobre o tóxico, impedindo de algum modo sua absorção, não é mais recomendado. Neutralização do produto tóxico ácido ou básico é, de um modo geral, contraindicada, pois, como a maioria das reações de neutralização liberam calor, aumentam os riscos de lesão ou de agravamento de lesões mucosas. Indução do vômito é outra medida discutível, pois, entre outros motivos, sua eficácia depende da rapidez de execução, que não ocorre na quase totalidade dos casos. Além disso, apresentam várias e importantes contraindicações, tais como, ingestão de derivados de petróleo ou de produtos cáusticos, agitação psicomotora, presença de convulsões, depressão neurológica e perda de reflexos das vias aéreas superiores. Em resumo, não lance mão de tais técnicas. A lavagem gástrica apesar de exigir pessoal capacitado, equipamento adequado, ambiente hospitalar, sonda de grosso calibre com orifícios de dimensões suficientes para permitir a passagem de fragmentos sólidos e envolver riscos importantes, ainda é exageradamente realizada. Considera-se que a lavagem gástrica não deve ser usada rotineiramente no tratamento do paciente intoxicado pois a quantidade removida de marcadores é muito variável e diminui com o tempo. A indicação de lavagem gástrica estaria reservada para ingestão de substâncias extremamente tóxicas, com grande risco de vida, até uma hora após a ingestão.

A administração de carvão ativado parece ser, até o momento, o melhor procedimento para descontaminação digestiva e tem como dose usual 1 g/kg, por via oral, em suspensão aquosa. Seu aspecto desagradável pode dificultar o uso. A eficácia diminui com o tempo, sendo que os melhores resultados são observados na primeira hora após ingestão do tóxico. Sua eficácia é menor com tóxicos com grandes massas, como ferro e lítio. O uso de catárticos como o sulfato de magnésio somente se justifica para contrabalançar os efeitos obstipantes do carvão ativado.

A principal providência no atendimento inicial do paciente exposto ao tóxico por via aérea ainda é a retirada do ambiente contaminado e, na maioria das vezes, a remoção das vestes. O socorrista deve se precaver ao entrar no ambiente contaminado.

Remoção das vestes e lavagem corporal continuam sendo as medidas básicas no atendimento imediato da exposição cutânea. A lavagem deve ser feita com água corrente, com especial cuidado com os cabelos, região retroauricular, axilas, umbigo, região genital e região subungueal.

471

4. Administração de antídotos

Há poucos tóxicos para os quais existem antídotos. Alguns exemplos são apresentados, a seguir, e que têm evidências suficientes de eficácia.

Acetilcisteína

A acetilcisteína previne a formação de metabólitos hepatotóxicos do acetaminofeno. Sua principal indicação terapêutica é a intoxicação por esse medicamento. As doses usuais são de 140 mg/kg e, a seguir, 70 mg/kg, por via oral, durante 3 dias.

Atropina

A atropina é um antagonista dos estímulos colinérgicos nos receptores muscarínicos com pouco efeito nos nicotínicos. Sua principal indicação, sobre a qual existem evidências suficientes, é o tratamento da intoxicação por inseticidas organofosforados e carbamatos. As doses usuais para crianças são de 0,01 a 0,05 mg/kg, preferencialmente por via intravenosa, repetidas em intervalos de minutos até a melhora do quadro clínico ou o aparecimento de sinais de intoxicação atropínica.

Azul de metileno

Medicamento que age como transportador de elétrons, ativando a via da hexose-monofosfato eritrocitária, na qual a G6PD é enzima básica, permitindo a redução da metemoglobina em hemoglobina. É indicado no tratamento das metemoglobinemias tóxicas, particularmente as induzidas por derivados da anilina e nitritos.

Deferoxamina

Deferoxamina é um agente quelador com especial afinidade pelo ferro, com o qual forma um complexo hidrossolúvel rapidamente eliminado. Pode ser usado na intoxicação aguda, mas é mais indicado no tratamento da sobrecarga crônica de ferro.

Flumazenil

Flumazenil é um medicamento que antagoniza a ação de benzodiazepínicos por inibição competitiva no complexo receptor GABA-benzodiazepina. Existem evidências suficientes sobre sua eficácia na reversão do coma induzido por esse grupo de drogas e relatos, que ainda necessitam de confirmação, sobre a melhora da consciência de pacientes com intoxicação alcoólica. A dose usual inicial é de 0,2 a 0,3 mg, por via intravenosa, em 15 segundos. A seguir, 0,1 mg em intervalos de 1 minuto, até a melhora do paciente, que geralmente ocorre com menos de 3 mg.

Naloxona

É considerado medicamento de primeira escolha no tratamento da intoxicação por opiáceos. Atua como antagonista puro, podendo ser usado mesmo quando houver dúvida diagnóstica. As doses utilizadas são de 0,1 mg/kg para crianças com menos de cinco anos de idade e 2,0 mg para crianças maiores, de preferência por via intravenosa.

Vitamina K1

A vitamina K1 é utilizada para restaurar o tempo de protrombina e interromper o sangramento na intoxicação por medicamentos ou pesticidas anticoagulantes. A dose usualmente recomendada para crianças é de 5 a 10 mg, por via oral, repetida várias vezes por dia. Por via intramuscular, a dose costuma ser de 1 a 5 mg.

5. Aumento da eliminação

Na prática, a tentativa do aumento de excreção de um tóxico é útil em poucos casos. As técnicas são consideradas em situações específicas, levando em consideração riscos e benefícios.

Carvão ativado em múltiplas doses

Aumenta a eliminação de drogas que possuem circulação entero-hepática ou entero-entérica. As evidências que suportam sua eficiência são baseadas em estudos com voluntários, com animais e descrições de casos não controlados. Recomenda-se seu uso quando um paciente ingerir doses potencialmente fatais de carbamazepina, dapsona, fenobarbital ou teofilina. Normalmente, é administrada uma dose de 1 g/kg de peso seguida de metade da dose inicial a cada 2 a 4 horas.

Diurese alcalina

Tratamento que eleva a eliminação de agentes intoxicantes através da administração de bicarbonato de sódio endovenoso para produzir urina com um pH > 7,5. Baseia-se no princípio de que as membranas celulares e tubulares renais são mais impermeáveis a substâncias ionizadas; portanto, produzindo pH alcalino na urina, os ácidos fracos serão dissociados e menos reabsorvidos. É utilizada, portanto, na intoxicação por ácidos fracos (salicilatos e barbituratos).

Irrigação intestinal

A irrigação intestinal feita com PEG (polietilenoglicol), por via oral ou retal, até que o efluente retal esteja claro tem sua eficácia na ingestão de ferro, metais pesados, comprimidos de liberação lenta ou entérica e pacotes de drogas ilícitas.

Diálise

Consiste em diversos tipos de procedimentos, incluindo diálise peritoneal, hemodiálise, hemoperfusão e hemofiltração, que têm por objetivo intensificar a remoção do tóxico do organismo. São mais proveitosas em substâncias com baixo peso molecular, baixo volume de distribuição, baixa ligação a proteínas e alta hidrossolubilidade. Procedimento invasivo deve ser usado com cautela e indicação precisa, sob supervisão do especialista.

Intoxicações exógenas

Prevenção

Como vimos, reverter um quadro tóxico é trabalhoso e exige cuidados intensivos e raciocínio clínico rápido. Por isso, a prevenção deve ser de fundamental importância. Dicas importantes são manter todos os produtos tóxicos em local seguro e trancado, fora do alcance das mãos e dos olhos das crianças, de modo a não despertar sua curiosidade; utilizar produtos com tampas de segurança; guardar detergentes, sabão em pó, inseticidas e outros produtos de uso doméstico longe dos alimentos e dos medicamentos, trancados e fora do alcance das crianças; não colocar produtos derivados de petróleo (querosene, gasolina), alvejantes e domissanitários em embalagens domésticas de refrigerantes.

Algumas intoxicações particulares

Acetaminofeno (paracetamol)

Sendo um analgésico comum presente em vários domicílios, sua intoxicação pode determinar lesão hepática importante em doses maiores de 150 mg/kg (crianças) ou maiores que 7,5 g em adultos. A absorção da medicação é rápida e a intoxicação evolui em 4 estágios:

Estágio 1: (12 a 24 horas após a ingestão): sem sintomas ou, eventualmente, com náuseas e vômitos leves.

Estágio 2: (36 horas após ingestão): após resolução dos sintomas, aumentam níveis de transaminases, bilirrubinas, tempo de protrombina e retorno dos sintomas;

Estágio 3: pico dos sintomas, podendo evoluir com insuficiência hepática fulminante, com encefalopatia e sangramentos.

Estágio 4: recuperação em até 10 dias

Nos casos de ingestão tóxica o nível sérico deve ser obtido e comparado a um nomograma (Rumak-Mathew) que prediz o risco de lesão hepática, dependendo do nível sérico e tempo de ingestão. O tratamento é realizado com acetilcisteína até 24 horas após ingestão (idealmente até 8 horas).

Ferro

A ingestão de mais de 20 mg/kg cursa com sintomas gastrintestinais (vômitos, diarreia, sangramentos). Então ocorre acidose metabólica, choque, alterações hepáticas e renais e hemorragia pulmonar. A lavagem gástrica deve ser considerada nos casos de ingestão acidental. Nível sérico após 6 horas de ingestão maior que 500 mg/dL indica intoxicação grave, demandando uso de quelante (deferoxamina).

Cáusticos

Causam lesões de gravidade variável no trato gastrintestinal. Os alcalinos causam maior penetração e lesões na mucosa. Os ácidos, limitam mais sua penetração. Pode haver lesão na mucosa oral, disfagia, dor retroesternal, vômitos e sangramentos. Entretanto, a ausência de lesão oral não descarta o risco da ingestão. A ingestão de água sanitária (geralmente uma solução de hipoclorito de sódio) raramente leva a lesões importantes. A lavagem gástrica é contraindicada e a endoscopia nas primeiras 24 horas deve ser realizada para avaliar a gravidade do comprometimento.

A ingestão de baterias pode levar a liberação de metais pesados e cáusticos que determinam graves leões em mucosas. Radiografias de tórax e abdome devem ser solicitadas para identificação do dispositivo e a endoscopia deve ser realizada para retirada.

PONTOS PRÁTICOS

• Em lactentes com menos de um ano de idade os medicamentos representam a maioria dos casos de intoxicação; na criança e no adolescente, associa-se a intoxicação por produtos domissanitários e as intoxicações intencionais por adolescentes.

• Sempre acionar um centro de intoxicações para orientação sobre procedimentos em intoxicações específicas.

• A impressão inicial e estabilização é importante independente do agente, e corresponde ao ABCDE do suporte avançado à vida em Pediatria.

• O reconhecimento da toxíndrome e identificação do agente causal depende do exame físico e da história associada.

• A descontaminação gástrica, respiratória ou cutânea é de fundamental importância para evitar a manutenção a contaminação. Induzir vômitos e lavagem gástrica são pouco indicados; carvão ativado tem indicações precisas.

• A administração de antídotos deve ser realizada com a certeza do agente intoxicante.

• Aumento da eliminação do tóxico absorvido pode ser considerado em situações específicas, levando-se em consideração riscos e benefícios.

• A prevenção dos acidentes deve ser feita com medidas passivas, como tampas de segurança dos medicamentos, e medidas ativas de educação e vigilância.

Questões de Treinamento

1. Pré-escolar de três anos é levado à emergência com agitação psicomotora, midríase, boca seca e rubor facial. Mãe informa que percebeu os sintomas há 1 hora, quando chegou do trabalho. O menor fica em casa com a irmã de dez anos durante o período da tarde, até o retorno da mãe. Provavelmente, trata-se de intoxicação por:
   a. dipirona.
   b. salbutamol.
   c. paracetamol.
   d. clorpromazina.
   e. dexclorfeniramina.

2. Jovem de dezessete anos, trabalhador rural, epiléptico e em acompanhamento psiquiátrico por depressão, utilizando fenobarbital, carbamazepina e haloperidol regularmente. É admitido no Serviço de Emergência com GLASGOW = 12, FC = 50 bpm, miose bilateral, sialorreia, estertoração pulmonar e fasciculações musculares. Assinale a causa mais provável que justifica este quadro:
   a. intoxicação exógena por fenobarbital.
   b. intoxicação exógena por inseticida inibidor da acetilcolinesterase.
   c. intoxicação exógena por haloperidol.
   d. intoxicação exógena por carbamazepina.
   e. síndrome neuroléptica maligna.

3. Pré-escolar de dois anos é levado ao Pronto-Socorro, 30 minutos após a ingestão de 20 comprimidos de 325 mg de sulfato ferroso. A criança apresentou um episódio de vômito após a ingestão. Neste caso, deve-se indicar, inicialmente, a seguinte conduta:
   a. lavagem gástrica com solução salina.
   b. alcalinização gástrica com bicarbonato.
   c. retirada endoscópica dos comprimidos.
   d. administração de carvão ativado por enema.
   e. administração de deferroxamina por via oral.

4. Pré-escolar de três anos, eutrófica, é levada ao Pronto-Socorro 2 horas após a ingestão de cerca de 2 g de ibuprofeno. A criança se queixa de dor abdominal. A conduta indicada, além do tratamento de suporte, inclui:
   a. diálise peritonial.
   b. lavagem gástrica.
   c. indução de vômitos.
   d. administração de N-acetilcisteína.
   e. administração de carvão ativado.

5. André, de três anos deu entrada no Pronto-Socorro apresentando cianose intensa de mucosas e extremidades. Não apresentava dificuldade respiratória, ausculta cardíaca sem anormalidades e sem história prévia de doença cardíaca. Estava recebendo oxigenioterapia quando um primo de quatro anos deu entrada no mesmo hospital com quadro semelhante. Ambos haviam passado as últimas 12 horas na casa da tia materna, que fazia tratamento há anos de uma doença de pele. Essa história induz a investigação de:
   a. cardiopatia congênita cianótica.
   b. ingestão não controlada de azul de metileno.
   c. intoxicação exógena e meta-hemoglobinemia.
   d. dermatopatia genética com defeito da melanina.
   e. efeito tardio de corantes utilizados em folguedos infantis.

Gabarito comentado

1. A síndrome anticolinérgica se caracteriza por midríase, hiperemia facial, boca seca e agitação psicomotora. Pode ser causada por derivados da atropina e por anti-histamínicos como a dexclorfeniramina. Resposta E

2. Adolescente jovem com intoxicação exógena deve sempre ser triado para ideação suicida. Lembre-se disso. A presença de miose poderia suscitar uma intoxicação por fenobarbital, porém a presença de estertores, sialorreia e fasciculação é patognomônica de síndrome colinérgica. Resposta B

3. A ingesta de metais impede o uso de carvão ativado. Como o acidente ocorreu somente há 30 minutos; ainda é possível a retirada endoscópica dos comprimidos, método muito mais eficaz que impede a exposição do organismo ao ferro. Resposta C

4. Na intoxicação por ibuprofeno não há antídoto específico. Deve-se diminuir a exposição do organismo ao tóxico através da administração de carvão ativado. Resposta E

5. Cianose isolada que não melhora com uso de oxigênio após exposição a um derivado de naftalina, induz o diagnóstico de metahemoglobinemia tóxica. O antídoto é o azul de metileno. Resposta C

Fontes consultadas e leitura recomendada

Rio De Janeiro. *Sinitox – Estatística Anual de Casos de Intoxicação e Envenenamento Brasil*. 2014. FIOCRUZ/CICT, 2015. p. 3-15.

Greene, S.L.; Dargan, P.I.; Jones, A.L. *Acute poisoning: understanding 90% of cases in a nutshell*. Postgraduate Medical Journal, 2005. 81: p. 204-16.

Holstege, C.P.; Borek, H.A. *Toxindromes*. Critical Care Clinics, 2012. 28: p. 479-498.

Madden, M.A. *Pediatric poisonings:* recognition, assessment, and management. Critical Care Nursing Clinics of North America, 2005. 17: p. 395-404.

Mcgregor, T.; Parkar, M.; RAO, S. *Evaluation and Management of Common Childhood Poisonings*. Journals – American Family Physician, 2009. 79: p. 397-403.

Wallace, C.I.; Dargan, P.I.; Jones, A.L. *Paracetamol overdose: an evidence based flowchart to guide management*. Emergency Medicine Journal, 2002. 19: p. 202-5.

Febre sem sinais de localização 60

Anne L. Galastri
Gabriel Benevides

Febre é um dos principais motivos de procura a um serviço de emergência pediátrico. Existem diversas causas de febre, que podem ser infecciosas ou não infecciosas. Descartar uma doença potencialmente grave que determine um risco iminente de vida, diferenciando-a de doenças virais leves, representa um desafio diagnóstico ao pediatra.

A febre sem sinais localizatórios (FSSL) é uma entidade muito comum na Pediatria. Neste capítulo serão apresentadas a investigação e a conduta da FSSL por faixa etária. Somente pacientes menores de três anos estão inclusos; em maiores de três anos, a FSSL torna-se de pouca importância para estudo específico, já que pacientes nessa faixa etária apresentam localização de sintomas quando estão com febre, e os quadros de FSSL são mais benignos.

Definições

Febre é definida como elevação da temperatura corpórea acima da temperatura habitual em resposta a um estímulo. O método mais confiável de medição da temperatura corpórea é aquela tomada por via oral ou retal, ou seja, em contato com mucosa. A medida da temperatura axilar, timpânica ou por palpação (tato) são consideradas menos confiáveis. Apesar disso, no Brasil a medida axilar é a mais usada. Não há consenso a respeito da temperatura a partir da qual se pode definir febre em crianças. A maioria classifica como febre a temperatura retal acima de 38 °C. A temperatura axilar é 0,4 a 0,8 °C menor do que a temperatura retal; entretanto, comumente, considera-se febre a temperatura maior que 37,8 °C

FSSL é a ocorrência de febre em uma criança cujos história e exame físico cuidadosos não revelam a sua causa. Conceitualmente essa febre deve ter menos do que 7 dias de duração.

Não se deve confundir FSSL com febre de origem indeterminada (FOI). A FOI também é uma febre cujos história e exame físico cuidadosos não revelam sua causa; porém, é uma febre que dura mais de 7 dias e que já foi investigada por exames iniciais laboratoriais e de imagem, de preferência em um ambiente hospitalar e, ainda assim, não se chegou a um diagnóstico.

Bacteremia oculta (BO) corresponde à presença de bactéria em hemocultura em uma criança com febre, sem um foco identificável. Crianças febris com doença focal, como pneumonia ou pielonefrite, podem apresentar hemoculturas positivas e episódios de bacteremia clinicamente evidente (tremores, palidez, livedo reticular), mas isso não é considerado BO, pois o foco foi identificado.

De modo geral, portanto, os critérios de exclusão para FSSL são: 1. febre por mais de 7 dias; 2. doenças febris de causa bem definida e 3. crianças febris com doenças bacterianas graves associadas a bacteremia, como: meningite bacteriana, diarreia aguda bacteriana, pneumonia, artrite séptica, osteomielite, pielonefrite e celulite, com hemoculturas positivas.

Epidemiologia

Essa é uma das entidades clássicas em que o conhecimento da epidemiologia ajuda a entendê-la melhor. A epidemiologia da FSSL no Brasil e no mundo desenvolvido mudou drasticamente nas últimas décadas devido à intervenção do poder público com a vacinação em massa.

Na década de 1970, a prevalência de BO chegava a 11% dos casos de crianças com FSSL, sendo 75% por *Streptoccocus pneumoniae* e 20% por *Haemophilus influenzae* b. Com a introdução de vacinas contra esses agentes, ocorreu uma queda significativa, próxima a zero, do total de casos de BO. Hoje em dia, no Brasil, devido à alta cobertura vacinal contra pneumococo e hemófilo tipo b, a bacteremia por esses agentes é raríssima. Especificamente no caso do hemófilo tipo b, a vacina deu tão certo que as doenças invasivas causas por essa bactéria (meningite, pneumonia e epiglotite) são praticamente inexistentes.

A doença invasiva pneumocócica também sofreu significativa redução após a introdução da imunização. No Brasil, em 2010, foi introduzida ao calendário vacinal do Ministério da Saúde a vacina conjugada 10-valente contra doença pneumocócica invasiva, englobando os sorotipos mais prevalentes no país. Dados recentes mostram uma efetividade maior que 70% da vacina.

Com tudo isso, a porcentagem de casos BO nos pacientes maiores de três meses com FSSL é de, aproximadamente, 0,5%.

Então, como é hoje a abordagem prática, frente a uma criança com FSSL em comparação com a década de 1970? Na década de 1970 morria-se de medo que a criança com uma "simples" FSSL tivesse uma BO por bactérias graves. Então adotavam-se condutas mais invasivas, na coleta de exames (inclusive liquor) e na instituição empírica da antibioticoterapia. Hoje há um comportamento muito mais observador, detalhado adiante.

Os principais agentes etiológicos em crianças menores de três meses que causam FSSL são os mesmos que também determinam a infecção neonatal – *E. coli*, *Streptococcus* do grupo B (*S. agalactie*), *S. aureus*, *S. viridans*, *Klebsiella*, *S. pneumoniae* e *Salmonella* sp. Nesses pacientes a conduta é muito mais invasiva e agressiva no tratamento que nas outras faixas etárias. Crianças até três meses não localizam os sintomas que estão sentindo e têm um sistema imune ainda em formação que pode estar sujeito a infecções gravíssimas com manifestação oligo ou assintomática.

O principal diagnóstico de uma criança com FSSL hoje é a infecção de trato urinário (ITU), responsável por até 7% dos casos de febre até três anos. A razão dessa alta prevalência de ITU é que crianças menores de três anos com ITU têm sintomas inespecíficos (choro, irritabilidade, vômitos) além da febre (ver capítulo específico). Os vírus respiratórios, principalmente vírus sincicial respiratório e *influenza*, também apresentam importância entre dois meses e três anos, como causa de febre.

Considerações gerais para diagnóstico

O grande desafio frente a uma criança com FSSL é descartar ou confirmar uma doença bacteriana grave. Infelizmente, não existe nenhum exame que, por si só, diferencie as suas causas. Sabe-se que algumas alterações são mais sugestivas de BO, como leucometria menor que 5.000 ou maior que 15.000. Por isso, existem disponíveis vários protocolos de manejo. De modo geral, quanto mais prostrada, taquicárdica e hipoperfundida a criança está, mais grave é o caso e maior é o risco de doença infecciosa grave.

Os critérios de Rochester são utilizados em alguns centros acadêmicos do Brasil. Inicialmente concebidos para avaliação da febre nos lactentes entre 30 e 90 dias de vida, atualmente são mais utilizados para o bebê com mais de 60 dias e servem para avaliar o risco de infecção bacteriana grave. São levados em consideração as condições prévias de saúde e os exames laboratoriais iniciais do paciente. Os critérios adaptados de Rochester para a avaliação do baixo risco de infecção bacteriana grave são:

1. Critérios clínicos: criança previamente saudável, sem doença crônica, nascida a termo e sem complicações durante a hospitalização no berçário, sem aparência tóxica ou evidência de infecção bacteriana no exame físico.

2. Critérios laboratoriais: leucometria entre 5.000 e 15.000/mm³, contagem absoluta de neutrófilos jovens menor que 1.500/mm³, microscopia de sedimento urinário com contagem menor ou igual a 10 leucócitos por campo.

Se todos os critérios estiverem presentes, há um baixo risco para infecção bacteriana; diante de quaisquer alterações, indica-se uma investigação mais aprofundada.

De modo geral, os exames a serem coletados variam de acordo com faixa etária e podem ser hemograma, radiografia de tórax, sumário de urina (urina tipo 1 ou EAS), hemocultura e urocultura. A coleta de provas inflamatórias ainda é controversa. A proteína C reativa e a pró-calcitonina parecem ser mais úteis, sendo que a última parece ter melhor associação clínica com doenças bacterianas graves.

Estratégia no manejo

A conduta de FSSL varia de acordo com a faixa etária, sendo dividida em 3 faixas de risco: até 28 dias de vida, de 29 dias a 3 meses e de 3 meses a 3 anos de idade. Em cada um desses grupos, a coleta de exames de triagem e o seguimento serão diferentes.

Crianças com até 28 dias de vida

Neste grupo ainda não há um sistema imune capaz de ter uma ação efetiva contra patógenos. Por isso, não há escore que consiga mensurar maior ou menor gravidade nos quadros de febre sem sinal em recém-nascidos. Assim, neste grupo, está indicada a coleta de exames, internação e antibioticoterapia para todos. Os exames a serem coletados são: hemograma completo, hemocultura, urina tipo 1 e cultura de urina por sonda vesical (ou punção suprapúbica), radiografia de tórax e análise microscópica, bioquímica e cultura do liquor. O antibiótico indicado é a cefotaxima 150 mg/kg/dia, em 3 doses diárias (cefalosporina de 3ª geração). Se o liquor estiver alterado, considerar infecção por Listeria monocytogenes, associando ampicilina 200 mg/kg/dia (a cada 6 horas). Outra opção terapêutica é o uso de ampicilina associada a um aminoglicosídeo (gentamicina ou amicacina), se descartada meningite. O paciente ficará internado até resultado de exames e culturas.

Crianças de 28 dias até 3 meses

Este é o grupo com maior possibilidade de condutas de acordo com os fatores de risco, exame físico e exames laboratoriais. Além disso, cada serviço tem um protocolo

Febre sem sinais de localização

específico para esta faixa etária. Nesta faixa etária deve-se coletar hemograma e exame de urina para todos. Pode-se avaliar os critérios de Rochester. Até poucos anos, este grupo era avaliado igualitariamente, no entanto, estudos da última década mostram que até os dois meses de idade há ainda um risco muito elevado para meningite em comparação com pacientes de dois a três meses. Desse modo, para pacientes até dois meses de idade, se os primeiros exames excluírem pneumonia (solicitar radiografia de tórax) ou ITU ou o paciente tiver risco maior (ver critérios adaptados de Rochester), deve-se coletar liquor para análise. Se o exame vier alterado, está indicada a internação, antibioticoterapia (cefalosporina de 3ª geração – ceftriaxona 100 mg/kg/dia) e aguardar culturas finais. Deve-se considerar meningite por _Listeria monocytogenes_, associando ampicilina. Se todos os exames vierem normais, algumas condutas são possíveis: alta com reavaliação em 24 horas ou internação, com ou sem antibioticoterapia. De um modo geral, se paciente em bom estado geral, com família colaborativa e exames normais, opta-se por reavaliação a cada 24 horas (que deve estar garantida). Se alteração em leucograma (menor que 5.000 ou maior que 15.000 leucócicos), habitualmente introduz-se cefalosporina de 3ª geração (ceftriaxona).

Entre dois e três meses, está indicada a coleta de hemograma e urina tipo 1. Se leucograma alterado, indica-se realização de radiografia de tórax. Se este é normal, deve-se coletar liquor para análise. Neste subgrupo, paciente com exames iniciais normais e critérios de Rochester negativos, está indicada alta sem antibioticoterapia com reavaliação em 24 horas.

Crianças de 3 meses a 3 anos

Nesta faixa etária, a coleta de exames não está indicada em pacientes previamente hígidos, nascidos a termo, com bom estado geral, vacinados contra _H. influenzae_ b e 2 doses de vacina antipneumocócica (2 e 4 meses). Assim, pacientes acima de quatro meses podem estar englobados neste grupo de observação clínica. A mudança do número de doses antipneumocócicas é recente, pois a efetividade de 2 doses é semelhante à de 3 doses da mesma (anteriormente indicadas).

Nesses pacientes, está indicada coleta de sumário de urina e urocultura para meninas se tiverem fator de risco para ITU: temperatura maior que 39 ºC, febre por mais de 2 dias e menores de um ano. Em meninos, está indicada se não tiverem sido postectomizados, ou, nos postectomizados com febre por mais de 24 horas e/ou maior que 39 ºC.

Se paciente não recebeu 2 doses de vacina antipneumocócica, sem nenhum outro fator de risco e febre maior que 39 ºC, está indicada a coleta de hemograma e urina tipo 1, urocultura e hemocultura. Se leucograma com mais que 15.000 leucócitos (alguns autores sugerem 20.000 leucócitos), deve-se realizar radiografia de tórax. Se todos os exames estiverem normais, alta com reavaliação precoce. Se alterados, entrar com antibioticoterapia conforme o foco. Se não encontrado foco e leucograma alterado, introduzir cefalosporina de 3ª geração (ceftriaxona 50 mg/kg/dia). Deve-se considerar nesta faixa etária a coleta de pesquisa para vírus respiratórios. Devem-se reavaliar os pacientes diariamente até fechamento de culturas ou resolução de quadro de febre.

O quadro 60.1 resume as principais condutas na FSSL por faixa etária.

Quadro 60.1 – Condutas na FSSL

Menores de 28 dias
Coleta de hemograma, hemocultura, urina tipo1, urocultura, liquor e radiografia de tórax
Internação
Introdução de antibioticoterapia – cefalosporina de 3ª geração (cefotaxima), com associação de ampicilina se alteração liquórica.

28 dias a 2 meses
Coleta de hemograma, hemocultura, urina tipo1, urocultura, liquor e radiografia de tórax
Se exames alterados: internação, introdução de antibioticoterapia – cefalosporina de 3ª geração (ceftriaxona) com associação de ampicilina se alteração liquórica
Se exames normais: internação ou alta com ceftriaxona (50 mg/kg/dia) e reavaliação em 24 horas

2 meses a 3 meses
Coleta de hemograma, hemocultura, urina tipo 1 e urocultura
Se leucograma alterado: radiografia de tórax; coletar liquor se radiografia dentro da normalidade
a. Se exames normais: alta com ceftriaxona 50 mg/kg/dia e reavaliação em 24 horas
b. Se exames alterados: internação com ceftriaxona 100 mg/kg/dia (considerar uso de ampicilina)
Se hemograma normal e urina alterada: tratar com ITU
Se exames normais: alta sem antibioticoterapia e reavaliação em 24 horas

3 meses a 3 anos

Pacientes com 2 doses de vacina antipneumocócica e em bom estado geral:
  a. Fator de risco para ITU: coleta de urina tipo 1 e urocultura. Se normal, alta com reavaliação em 24 horas sem antibioticoterapia. Se alterado, introdução de tratamento para ITU
  b. Sem fator de risco para ITU: sem coleta de exames, alta sem antibioticoterapia e reavaliação em 24 horas.
Pacientes sem 2 doses de vacina antipneumocócica, ou doenças prévias ou queda do estado geral:
  a. Temperatura menor que 39 °C: fazer igual conduta acima
  b. Temperatura maior que 39 °C: coleta de hemograma, hemocultura, urina tipo 1, urocultura
- se normais: alta sem antibioticoterapia e reavaliação em 24 horas
- se leucograma maior que 15.000 (ou 20.000): realizar radiografia de tórax. Se normal, introdução de ceftriaxona 50 mg/kg/dia, alta com reavaliação em 24 horas ou internação para garantir seguimento
- se urina alterada: tratar com ITU

PONTOS PRÁTICOS

- Febre sem sinais localizatórios é um desafio médico. Nas últimas décadas ocorreu uma mudança importante em seu entendimento devido à introdução de vacinas contra *S. pneumoniae* e *H. influenzae* tipo b. Com isso, o risco de bacteremia oculta reduziu significativamente.
- Existem critérios que auxiliam na estratificação de risco dos pacientes, considerando estado geral, doenças prévias e exames laboratoriais iniciais.
- Em pacientes menores de 28 dias, FSSL é indicativa de coleta de triagem infecciosa completa, internação e antibioticoterapia com cefalosporina de 3ª geração (vale lembrar que ceftriaxona não está liberada para recém-nascidos, por isso a droga de escolha, de um modo geral, é cefotaxima).
- Nos maiores de três meses, deve-se considerar a situação vacinal e os fatores de risco para ITU. Na maioria das vezes, a observação clínica será a conduta.
- Nas crianças entre 28 dias e 3 meses está o grupo com maiores dificuldades de avaliação. Os menores de dois meses assemelham-se mais aos recém-nascidos, e os mais velhos, com a população entre 3 meses e 3 anos. Nesta faixa etária, os critérios de Rochester auxiliam bastante na condução do caso.

Questões de Treinamento

1. João, 13 meses, iniciou quadro de febre há 36 horas, de até 38,3 °C. Exame físico dentro da normalidade. Imunização atualizada. Qual a conduta mais adequada?

   a. Coleta de hemograma, urina tipo 1 e urocultura. Se normais, realizar radiografia de tórax e considerar coleta de liquor.

   b. Coleta de urina 1 e urocultura. Se normal, realizar observação clínica.

   c. Observação clínica, somente.

   d. Coleta de hemograma e hemocultura. Avaliar internação.

   e. Se paciente postectomizado, a observação clínica é válida. Se não, está indicada a coleta de urina 1 e urocultura. Tratar se urina 1 alterada e aguardar urocultura.

2. Recém-nascida de 25 dias, termo, adequada para idade gestacional. Iniciou quadro de febre hoje. A conduta mais adequada é:

   a. internar, coletar hemograma, hemocultura, urina 1, urocultura, radiografia de tórax e liquor e introduzir antibioticoterapia.

   b. observar curva se térmica, se repetir, coletar, urina 1, urocultura e hemograma. Conforme os exames, avaliar melhor conduta.

   c. se exame físico dentro da normalidade, internar para observação clínica.

   d. internar, coletar hemograma, urina tipo 1, radiografia de tórax e introduzir cefalosporina de 3ª geração.

   e. nenhuma das anteriores.

Febre sem sinais de localização

3. Maria, dois meses, previamente hígida. Vem ao pronto-atendimento com quadro de febre há 30 horas, de até 38,5 °C, sem outros sintomas. Exame físico dentro da normalidade. A melhor conduta é:

   a. coleta de hemograma, hemocultura, urina 1 e urocultura. Introduzir ceftriaxona 50 mg/kg/dia e reavaliar em 24 horas.
   b. coleta de hemograma, hemocultura, urina 1 e urocultura. Introduzir ceftriaxona 100 mg/kg/dia e reavaliar em 24 horas.
   c. coleta de hemograma, hemocultura, urina 1 e urocultura. Se normais, alta com antitérmico, orientações de sinais de alerta, reavaliação em 24 horas.
   d. coleta de urina 1 e urocultura. Se alterado, tratar ITU. Se normal, reavaliar em 24 horas
   e. coleta de hemograma e urina 1. Introduzir ceftriaxona 50 mg/kg/dia se alterado e reavaliar em 24 horas.

4. Lucas, 2 meses e 10 dias, apresenta febre de até 39 °C há 36 horas, sem outras queixas. O paciente deve:

   a. se exame físico dentro da normalidade e em bom estado geral, uma conduta possível é a coleta de urina tipo 1, urocultura, hemograma e hemocultura. Se exames normais, alta e reavaliação em 24 horas.
   b. se exame físico dentro da normalidade e em bom estado geral, uma conduta possível é a coleta de urina tipo 1, urocultura, hemograma e hemocultura. Se normais, prosseguir a investigação com realização de radiografia de tórax e coelta de liquor.
   c. se exame físico dentro da normalidade e em bom estado geral, uma conduta possível é a coleta de urina tipo 1, urocultura, hemograma e hemocultura. Se alterados, internação com ceftriaxona.
   d. se exame físico dentro da normalidade e estado geral alterado, hemograma, PCR e urina tipo 1 são suficientes como avaliação inicial.
   e. se exame físico dentro da normalidade e estado geral alterado, a radiografia de tórax, urina tipo 1 e urocultura são os exames fundamentais.

Gabarito comentado

1. Febre sem sinal de localização em criança com menos de 3 anos (maior que 3 meses). Nesses pacientes, está indicada coleta de sumário de urina e urocultura para meninas se apresentarem fator de risco para ITU: temperatura maior que 39°C, febre por mais de dois dias em menores de 1 ano. Em meninos, está indicada se não tiverem sido postectomizados ou, nos postectomizados, com febre por mais de 24 horas e/ou maior que 39°C. Resposta E

2. Neste grupo ainda não há um sistema imune capaz de ter uma ação efetiva contra patógenos. Por isso, não há escore que consiga mensurar maior ou menor gravidade nos quadros de febre sem sinal em recém-nascidos. Assim, neste grupo, está indicada a coleta de exames, internação e antibioticoterapia para todos. Resposta A

3. Este é o grupo com maior possibilidade de condutas de acordo com os fatores de risco, exame físico e exames laboratoriais. Além disso, cada serviço tem um protocolo específico para esta faixa etária. Nesta faixa etária deve-se coletar hemograma e exame de urina para todos. Resposta D

4. Nesta faixa etária deve-se coletar hemograma e exame de urina para todos. Resposta A

Fontes consultadas e leitura recomendada

Ishimine, P. *Fever without source in children 0 to 36 months of age*. Pediatric Clinics of North America, 2006. 53(2): p. 167-94.

Berezin, E.N.; Carvalho, E.S. *Febre sem sinais de localização*. In: Bricks. L.F.; Cervi, M.C. eds. *Atualidades em Doenças Infecciosas:* Manejo e Prevenção. Série Atualizações Pediátricas da SPSP. Ed Atheneu: 2002. p. 133-42.

Sur, D.K.; Bukont, E.L. *Evaluating fever of unidentifiable source in young children*. American Family Physician, 2007. 75(12): p. 1805-11.

Machado, B.M.; Cardoso, D.M.; DE Paulis, M.; Escobar, A.M.U.; Gilio, A.E. *Febre sem sinais localizatórios: avaliação de um protocolo de atendimento*. Journal of Pediatrics. Rio de Janeiro, 2009. 85(5): p. 426-432.

Arora, R.; Mahajan, P. *Evaluation of child with fever without source: review of literature and update*. Pediatric Clinics of North America, 2013. 60(5): p. 1049-62.

Emergências no diabetes

61

Anne L. Galastri
Gabriel N. Benevides

A cetoacidose diabética (CAD) é a principal complicação dos pacientes com diabetes *mellitus* tipo 1 (DM1); muitas vezes é a manifestação da primodescompensação diabética, a "abertura" do quadro de DM1. É importantíssimo um médico atento, para um diagnóstico precoce e pronta instituição do tratamento, por ser uma condição potencialmente fatal e determinar complicações. A lesão cerebral decorrente da CAD é a principal causa de morbimortalidade nesses pacientes. A hipoglicemia, outra complicação dos pacientes diabéticos, também tem efeitos deletérios com potencial risco à vida. Apesar de seu tratamento ser muito mais simples e ser facilmente prevenível, sua prevalência continua elevada. O estado hiperosmolar, apesar de rara complicação do DM1, está cada vez mais frequente na faixa etária pediátrica, pela crescente prevalência de diabetes tipo 2 (DM2) nessa população.

Cetoacidose diabética: epidemiologia e conceito

Há uma variação geográfica evidente na frequência de abertura do quadro de DM1 com CAD. A incidência de CAD correlaciona-se com taxas inversamente proporcionais de DM1, ou seja, em países com maior prevalência de DM1 a incidência de CAD é menor, já que o diagnóstico é realizado antes da descompensação diabética grave (maior suspeita clínica). No momento do diagnóstico de DM1, a CAD é mais frequente em crianças menores de 2 anos e em populações com menos acesso à saúde.

Nos últimos anos houve um aumento de DM2 na faixa etária pediátrica. Em alguns centros nos Estados Unidos, DM2 é responsável por até metade dos casos recém-diagnosticados de diabetes em pacientes com idades entre 10 a 21 anos. Aproximadamente 10 por cento dos jovens com DM2 apresentaram-se com CAD no momento do diagnóstico.

A definição de cetoacidose diabética (CAD) é laboratorial, e inclui a tríade: hiperglicemia maior que 200 mg/dL, acidose com pH < 7,3 ou bicarbonato de < 15 mEq/L e cetonemia

e/ou cetonúria. A aferição da cetonemia deve, sempre que disponível, ser feita, e um nível ≥3 mmol/L é considerado aumentado. Já as cetonas urinárias normalmente são aferidas de forma semiquantitativa ("em cruzes").

A gravidade da CAD é classificada de acordo com o grau de acidose na gasometria venosa ou arterial. É considerada leve quando o pH for <7,3 ou bicarbonato <15 mEq/L, moderada quando o pH for <7,2 ou bicarbonato <10 mEq/L e grave, quando o pH for <7,1, ou bicarbonato <5 mEq/L.

Os principais fatores de risco para CAD são uso inadequado da insulinoterapia (e problemas técnicos relacionados), gastroenterite com vômitos persistentes e incapacidade para manter a hidratação ou qualquer outro episódio infeccioso, adolescência (mudanças comportamentais), acesso limitado a serviços médicos.

Fisiopatologia da CAD

A CAD resulta da deficiência primária de insulina, que estimula processos anabólicos no fígado, músculo e tecido adiposo (captação de glicose). Por motivos ainda pouco conhecidos, há um gatilho à autoimunidade contra as células beta das ilhotas de Langerhans no pâncreas. A diminuição gradual dos níveis de insulina até a sua ausência absoluta é acompanhada por elevação dos níveis circulantes de hormônios contrarreguladores: catecolaminas, glucagon, cortisol e hormônio do crescimento. O corpo interpreta essa situação de ausência de insulina com elevação de hormônios contrarreguladores como um estado catabólico. Realiza a quebra dos estoques de glicogênio (glicogenólise) e a geração de novas moléculas de glicose (gliconeogênese) para aumentar a glicose circulante. O fígado inicia também a produção dos corpos cetônicos, acetoacetato e 3-β-hidroxibutirato (3HB), que serviriam de substrato energético para o cérebro.

A hiperglicemia que excede o limiar de reabsorção renal normal, associada à hipercetonemia resulta em diurese osmótica, consequente desidratação e perda de eletrólitos, principalmente potássio. A cetose, por si só, pode também causar náuseas e vômitos, piorando ainda mais os distúrbios hidroeletrolíticos. A acidose metabólica decorre de dois mecanismos: produção de corpos cetônicos pelo fígado e acidose láctica devida à desidratação pela diurese osmótica e menor ingestão de líquidos. A hiperglicemia e a desidratação aumentam a osmolalidade plasmática, com saída de água da célula.

Quadro clínico e diagnóstico da CAD

Na apresentação, o quadro varia de paciente para paciente, dependendo da duração e intensidade da perda de produção de insulina. Os sintomas clássicos são desidratação, taquipneia, respiração de Kussmaul, náuseas, vômitos e dor abdominal (pode mimetizar abdome agudo). Além disso, é comum a presença de sintomas neurológicos como confusão, sonolência e perda de consciência. Em crianças menores, manifestações inespecíficas podem ser irritabilidade, desconforto respiratório, choro, vômitos e torpor. É importante realizar um diagnóstico de DM antes do paciente evoluir para CAD. Assim, uma criança que inicia com sintomas de polifagia, poliúria e polidipsia merece sempre a realização de uma dosagem da glicemia. Em lactentes, poliúria e noctúria podem passar despercebidas. O médico deve ter atenção aos sinais de desidratação e hálito cetônico.

Vários exames laboratoriais são necessários assim que o paciente dá entrada no serviço com quadro de CAD e devem ser repetidos (alguns monitorados a cada hora) durante o início do tratamento da CAD: glicemia capilar (glicemia de ponta de dedo) e glicemia, gasometria, função renal, dosagem de eletrólitos e cetonemia (ou cetonúria). Embora a detecção de cetonúria em moderada ou grande quantidade seja suficiente para a confirmação de CAD, a fita reagente é um método semiquantitativo que estima a quantidade de acetoacetato na urina. A quantificação plasmática de 3HB (principal corpo cetônico) é um método mais sensível na detecção da insuficiência insulínica. Além disso, o clearence do 3HB na urina é mais tardio que a resolução do quadro de cetoacidose; portanto, a cetonemia é mais fidedigna que a cetonúria. Deve-se repetir glicosúria e cetonúria a cada 1 hora até tornarem-se negativas, quando as dosagens poderão ser espaçadas.

Deve-se sempre procurar um foco infeccioso, uma vez que a infecção é uma das principais razões da descompensação diabética. No hemograma é comum encontrar leucocitose em resposta ao estresse da CAD, mas não é indicativo de infecção isoladamente. Amostras para cultura devem ser colhidas se houver evidência de infecção.

Clinicamente, deve-se monitorar o peso, pressão arterial, frequência cardíaca, temperatura, diurese e a escala de coma de Glasgow periodicamente. É importante destacar que a agilidade no atendimento e a supervisão constante do médico são fundamentais para a boa evolução e garantia de melhor prognóstico nos casos de CAD.

Alguns cálculos são necessários para a adequada condução do quadro de CAD:

• ânion Gap (AG) = Na - (Cl + HCO3): normalmente é 12 ± 2 mEq/L. Na CAD, costuma estar entre 20 e 30 mEq/L, devido aos corpos cetônicos e lactato elevado.

• a osmolalidade plasmática é calculada pela fórmula: 2 × (Na + K) + Glicose/18 + Ureia/2,8. Considera-se aumentada quando maior que 350 mOsm/L.

Tratamento da CAD

Os principais objetivos da terapia na CAD são: corrigir desidratação e os distúrbios eletrolíticos, a acidose, reverter a cetose, monitorizar e agir em caso de complicações secundárias. Trata-se também a deficiência de insulina, corrigindo a hiperglicemia e diminuindo a osmolalidade.

Embora existam vários protocolos utilizados em diferentes serviços, enfatiza-se que o manejo deve ser individualizado. Recomenda-se que o tratamento seja feito em Unidade de Terapia Intensiva nas CAD como manifestação da primodescompensação diabética, nos casos com acidose grave, diminuição do nível de consciência e nas crianças pequenas.

As medidas agudas devem, de um modo geral, seguir as diretrizes do *Pediatric Advanced Life Support* (PALS), com algumas ressalvas; o choque com comprometimento hemodinâmico é raro.

Protocolos com fluxogramas são úteis; deve haver registro sequencial das observações clínicas, medicações, fluidos e resultados laboratoriais. A monitorização normalmente faz-se por hora nas primeiras 24 horas ou até o paciente resolver o estado acidótico.

Reposição Hídrica

Pacientes com CAD têm um déficit no volume corpóreo que geralmente está próximo de 5-10 por cento; no entanto, este déficit deve ser avaliado em cada caso durante o atendimento. A concentração de sódio no soro é uma das medidas do grau de contração do fluido extracelular principalmente quando a glicose, restrita ao espaço extracelular, provocar um movimento osmótico de água para o espaço extracelular causando uma hiponatremia dilucional. A dosagem de sódio sérico sofre decréscimo de aproximadamente 1,6 mEq/L para cada 100 mg/dL de incremento de glicose plasmática acima do patamar de 100 mg/dL.

O objetivo da reposição de líquidos é a restauração do volume circulante, melhora da filtração glomerular (aumento da excreção renal de glicose e corpos cetônicos), migração da glicose para o meio intracelular (aumento da sensibilidade insulínica pela diminuição dos contrarreguladores) e redução do estado acidótico.

Emergências no diabetes

A expansão com soro fisiológico é sempre a primeira intervenção. Volumes e velocidades geralmente variam com o grau de desidratação e os vários protocolos existentes. Deve-se iniciar com 10 a 20 ml/kg na primeira hora para pacientes sem sinais de choque, podendo ser repetida mais vezes até a restauração do estado de hidratação. Nos pacientes em estado de choque (raros), o uso de solução salina de 20 ml/kg em bolus está recomendado. A infusão do volume intravenoso deve ser mantida até que haja melhora do estado clínico de hidratação do paciente, que ocorre, em geral, por volta de 4 horas após início da fluidoterapia. Caso haja necessidade de mais volume, a velocidade de infusão deve ser reduzida (10 ml/kg/h).

Quando a glicemia atingir o nível de 200 mg/dL (ou valores maiores em alguns protocolos), poderá ser acrescido soro glicosado 5 por cento ao NaCl 0,9 por cento (meio a meio).

Fluidos orais devem ser introduzidos assim que houver melhora clínica, como também introdução de dieta rica em potássio; assim, a hidratação completa ocorrerá gradativa e continuamente por via oral. Um soro de manutenção pode ser instalado em crianças que não aceitam por via oral.

Insulinoterapia

Embora a reidratação sozinha frequentemente provoque uma diminuição acentuada na concentração da glicemia, a terapia com insulina é essencial para restaurar o metabolismo celular normal, interromper a lipólise e a cetogênese. A infusão de insulina deve ser iniciada após a segunda hora de tratamento. Vários protocolos existem sugerindo vias de administração endovenosa contínua de baixas doses de insulina regular (0,05 a 0,1 U/Kg/h) ou esquema subcutâneo intermitente (idealmente com insulina de ação ultrarrápida – Lispro, por exemplo), 015 UI/kg a cada 2 horas, em pacientes com boa perfusão. Espera-se uma queda da glicemia na taxa de 70 a 90 mg/dL/h.

Não se deve utilizar *bolus* de insulina endovenosa, pois eleva o risco de edema cerebral e hipocalemia. O controle glicêmico deve ser rigoroso, feito de hora em hora (glicemia de ponta de dedo). Esta dose de insulina deve permanecer, pelo menos, até resolução da cetoacidose, o que ocorre por volta de 12 horas. A partir daí, introduz-se a insulina NPH.

Correção dos distúrbios eletrolíticos e manejo do potássio

As crianças com CAD sofrem por déficit de potássio. A hipertonicidade plasmática provoca a saída de água e potássio intracelular; a glicogenólise e a proteólise causam maior efluxo de potássio intracelular; vômitos aumentam ainda mais a perda deste íon e a desidratação provoca um hiperaldosteronismo secundário, com maior perda renal de potássio. No entanto, no início do quadro, o nível sé-

rico pode ser normal. Como o paciente encontra-se em grave acidose metabólica, os níveis séricos de potássio podem se encontrar até elevados, o que não quer dizer que não há grave depleção corporal de potássio total.

A melhora da acidose promove retorno de potássio para as células, modificando abruptamente os níveis séricos, e reduções importantes podem gerar arritmias cardíacas. A terapia de reposição é necessária, independentemente da concentração sérica de potássio, salvo se a insuficiência renal está presente.

Alguns protocolos sugerem iniciar a reposição de potássio em simultâneo com o início da terapia de insulina, geralmente, após a primeira hora de tratamento. Caso o paciente seja hipercalêmico (maior que 6,5 mEq/L), adiar a reposição de potássio terapia até que ocorra diurese adequada.

A concentração de potássio na solução de infusão deve ser de 30 a 40 mEq/L. Os valores de infusão de potássio subsequentes devem basear-se em aferições séricas. A reposição de potássio deve continuar durante toda a fluidoterapia endovenosa.

Manejo específico da acidose metabólica

De um modo geral, na CAD, a acidose grave é reversível com reposição hídrica e de insulina. O tratamento da hipovolemia melhora a perfusão tecidual e a função renal, promovendo a excreção de ácidos orgânicos e diminuição da produção de lactato. Os ensaios clínicos controlados não têm demonstrado nenhum benefício clínico com a administração de bicarbonato. O bicarbonato é restrito à acidose grave com risco de vida.

Edema cerebral na CAD

Esta é a complicação mais temida, que pode ocorrer em 0,5 a 15 dos casos de CAD na infância. A causa do edema cerebral é controversa. As possíveis explicações são: rápida redução da glicemia, hidratação excessiva, utilização de fluidos hipotônicos, hiponatremia prolongada, edema vasogênico. O tratamento do edema cerebral deve ser iniciado o mais breve possível. São opções terapêuticas usar manitol, salina hipertônica e elevar a cabeceira do leito. Sempre realizar tomografia de crânio.

Estado hiperosmolar não cetótico

Esta síndrome é caracterizada por elevações extremas nas concentrações de glicose no soro, desidratação e hiperosmolalidade sem cetose significativa. É uma complicação típica do DM2, mais rara em pediatria, porém com elevação de sua frequência. O quadro clínico dessa condição manifesta sinais e sintomas de hiperglicemia e hiperosmolalidade acentuadas: desidratação grave, bastante evidente ao

TEP – Título de Especialista em Pediatria

exame físico, com envolvimento variável do sistema nervoso central. Os exames laboratoriais iniciais são os mesmos indicados para o paciente diabético que chega com CAD, porém, o quadro é não cetótico (cetonúria negativa ou fracamente positiva (+), devido à presença de quantidades suficientes de insulina para bloquear a cetogênese hepática).

A prioridade do tratamento é a restauração do volume circulatório e a manutenção das condições hemodinâmicas; após esse período, a velocidade de infusão da fluidoterapia deve ser diminuída, para que ocorra uma queda mais lenta da osmolalidade, com o intuito de se evitar o edema cerebral.

A administração de insulina (preferentemente regular intravenosa contínua) pode ser mais tardia, pois a reposição de fluidos já promove um declínio acentuado da glicemia. A taxa de queda da glicemia deve ser mais lenta (em torno de 60 mg/dL/h).

Hipoglicemia

A hipoglicemia é a complicação aguda mais comum da DM1. A hipoglicemia patológica é definida pela tríade: baixa concentração de glicose no plasma (em crianças < 40 mg/dl), presença de sintomas (autonômicos – tremores, sudorese, taquicardia, palidez e neurológicos – concentração reduzida, visão turva ou dupla, dificuldade de audição e fala arrastada, julgamento pobre e confusão, tonturas e marcha instável, perda de consciência, apreensão, coma, irritabilidade, agitação) e alívio dos sintomas após administração de glicose.

Não há definição consistente de hipoglicemia para a criança com diabetes. A Sociedade Americana de Diabetes define como todos os episódios de baixa concentração de glicose no plasma. Hipoglicemia assintomática se aplica quando a criança tem glicemia documentada < 70 mg/dL e não há sintomas. Hipoglicemia grave é geralmente definido, como um evento associado à neuroglicopenia grave a normalmente resultando em confusão mental, coma ou convulsão.

Os fatores de risco são semelhantes ao do desenvolvimento da CAD: reposição imperfeita de insulina ou longos períodos em jejum. Quanto mais jovem, maior o risco de hipoglicemia. Eventos hipoglicêmicos prévios também são fatores de risco, provavelmente por serem sugestivos de mau controle glicêmico. Durante a puberdade, adolescentes com ou sem diabetes tipo 1 são mais resistentes à insulina do que os adultos, além de terem diferenças quantitativas em resposta contrarreguladora hormonal (há maior liberação de cortisol, GH e catecolaminas que em adultos, de um modo geral).

A meta no tratamento é o retorno à euglicemia (100 mg/dl). Para isso, as medidas devem aumentar a glicose no sangue do paciente aproximadamente 3-4 mmol/L (54-70 mg/dL). Isso pode ser conseguido dando comprimidos de glicose ou líquidos açucarados, como suco. Para isso, é necessário 9 g de glicose para uma criança com 30 kg, e 15 g para uma criança com 50 kg (aproximadamente 0,3 g/kg).

Após o tratamento inicial da hipoglicemia, a glicemia plasmática deve ser testada após 10 a 15 minutos. Caso não tenha uma resposta adequada ao tratamento ou uma resposta inadequada, repita a oferta de glicose. Teste novamente a glicose no sangue após 10-15 minutos para confirmar que a glicemia alvo (100 mg /dl) foi atingida.

No caso de hipoglicemia grave, o tratamento urgente é necessário. Quando fora do ambiente hospitalar, a injeção de glucagon intramuscular ou subcutânea é uma opção segura até chegar ao serviço de urgência mais próximo. Quando glucagon não está disponível, uma prática comum é administrar uma fonte de ação rápida de glicose tais como água com açúcar ou mel na cavidade bucal. Contudo, há nenhuma evidência científica de absorção por mucosa bucal de rápida ação. Já em um ambiente hospitalar, a glicose intravenosa ou o glucagon podem ser utilizados. No Brasil, utilizamos mais a glicose, cuja concentração recomendada é de 10-30 por cento, para um total de 200-500 mg/kg de glicose (SG 10 por cento tem 100 mg de glicose por litro).

A educação de familiares, cuidadores e pacientes no cuidado com a DM1 é fundamental. O objetivo do tratamento do diabetes deve ser a manutenção dos níveis de glicemia > 70 mg/dl, esforçando-se para alcançar o melhor controle glicêmico possível sem a ocorrência de hipoglicemia grave. Além disso, uma fonte imediata de glicose deve estar sempre disponível para os jovens com diabetes, bem como equipamento para medição da glicemia capilar.

PONTOS PRÁTICOS

- As principais emergências diabéticas são: cetoacidose diabética, hipoglicemia e estado hiperosmolar. O manejo terapêutico da cetoacidose deve ser feito de modo mais atento, pelas inúmeras complicações a ela associadas.
- A hipoglicemia é o distúrbio mais comum e, na maioria das vezes, de fácil resolução. No entanto, sua recorrência consecutiva pode levar a sérios danos ao paciente.
- Diagnóstico da CAD: pH < 7,3 ou Bic <15, cetonúria ou cetonemia e glicemia capilar > 200 mg/dL. O edema cerebral é uma das principais complicações.
- O tratamento da CAD baseia-se em reposição do déficit hídrico, correção de distúrbios hidroeletrolíticos (principalmente do potássio) e insulinoterapia. O controle rigoroso do paciente, clínica e laboratorialmente é importantíssimo.

Questões de Treinamento

1. Joana, 5 anos, tem história de perda ponderal de 10 por cento do peso corpóreo há 1 mês, mesmo com evidente aumento da ingesta, segundo a mãe. Chegou no pronto-socorro com quadro de dor abdominal, vômitos recorrentes e sonolência. As primeiras medidas mais adequadas estão na opção:
   a. sala de emergência, monitorização, expansão, dextro, coleta de triagem infecciosa e avaliar introdução de antibioticoterapia, diante de uma possível gastroenterite.
   b. encaminhar paciente para sala de emergência, monitorização, avaliar grau de desidratação, acesso venoso periférico e fluidoterapia imediata por 2 horas.
   c. sala de emergência, monitorização, exame físico inicial e avaliação de estado neurológico, dextro, acesso venoso periférico, fluidoterapia e coleta de exames. Programar início de reposição de potássio e insulinoterapia na próxima hora se confirmado a CAD.
   d. encaminhar paciente para sala de emergência, coleta de exames, expansão e melhor investigação do caso.
   e. sala de emergência, monitorização, exame físico inicial e avaliação de estado neurológico, coleta de exames; realizar imediatamente infusão de glicose hipertônica e aguardar exames para próximas condutas.

2. Paciente de 10 anos, diagnosticado há 3 meses com diabetes *mellitus*. Relata uso adequado de medicação. Estava na escola e iniciou quadro de tremor fino de extremidades, sudorese e visão turva. Colegas falaram que não o viram se alimentar no recreio. Está **incorreto** dizer:
   a. hipoglicemia é a complicação mais comum de diabetes *mellitus* tipo 1.
   b a oferta de solução com alto teor de açúcar é adequada.
   c. caso disponível, a realização de glicemia de ponta de dedo está indicada.
   d. deve-se ligar para os pais antes de realizar qualquer medida ao no paciente.
   e. todas afirmativas são corrretas

3. A respeito de emergências diabéticas está **correto** dizer que:

   I. A cetoacidose diabética deve ter seu diagnóstico realizado o mais precocemente possível, com início de fluidoterapia e insulinoterapia no momento zero.

   II. A hipoglicemia requer avaliação sobre adesão ao tratamento do diabetes e conscientização de paciente e cuidadores.

   III. A fluidoterapia é a medida principal na cetoacidose e deve ser feita num volume de 20 ml/kg, inicialmente.

   IV. Distúrbios hidroeletrólicos são frequentes na CAD, principalmente do potássio.

   V. O estado hiperosmolar é semelhante à CAD; no entanto, há insulina circulante, que impede a formação de cetoácidos.

   a. I, II e III estão erradas e IV correta.
   b. I e III estão erradas e II, IV e V corretas.
   c. III, IV e V estão corretas e I e II erradas.
   d. I e IV estão corretas e II e III erradas.
   e. III, IV e V estão erradas e I e II corretas.

4. Após a primeira hora de tratamento correto da cetoacidose, o paciente permanece com sinais de desidratação. Já teve diurese, mantém cetonúria +++ e Dx de 400 mg/dL (inicial de 450 mg/dL). As próximas medidas são:
   a. manter fluidoterapia e associar soro de manutenção com solução glicosada.
   b. manter fluidoterapia, introduzir reposição de insulina, manter reposição de potássio.
   c. manter reposição de potássio, iniciar reposição de insulina e oferecer dieta. Caso o paciente aceitar, suspender fluidoterapia endovenosa.
   d. manter fluidoterapia e avaliar necessidade de insulinoterapia.

Gabarito comentado

1. A resposta contempla, de forma mais completa, todas as condutas diante de um possível quadro de cetoacidose, particularmente referindo-se a realização da glicemia capilar (fita dextrostix), fluidoterapia, reposição de potássio e insulinoterapia. Resposta C

2. A hipoglicemia é uma condição metabólica de urgência e atitudes que levam ao atraso da terapêutica não devem ser realizadas. Resposta D

3. A fluidoterapia inicia-se precocemente, mas a insulinoterapia após a segunda hora de tratamento. A hipoglicemia requer conscientização dos familiares, mas não significa falha de adesão; pelo contrário, a dose de insulina pode estar superdimensionada. Resposta C

4. Fluídos orais só devem ser introduzidos após melhora clínica; a insulinoterapia deve ser iniciada na segunda hora de tratamento. Resposta B

Fontes consultadas e leitura recomendada

Agus, M.S.D; Wolfsdorf, J.I. *Diabetic ketoacidosis in children*. Pediatric Clinics of North America, 2005. 52: p. 1147-63.

Foss-Freitas, M.C.; Foss, M.C. *Cetoacidose diabética e estado hiperglicêmico hiperosmolar*. Medicina. Ribeirão Preto: 2003. 36: p. 389-393.

Kitabchi, A.E.; Nyenwe, E.A. *Hyperglycemic crises in diabetes mellitus:* diabetic ketoacidosis and hyperglycemic hyperosmolar state. Endocrinology Metabolism Clinics of North America, 2006. 35: p. 725-51.

Della Manna, T.; Steinmetz, L.; Campos, P.R.; Farhat, S.C.; Schvartsman, C.; Kuperman, H. *Subcutaneous use of a fast-acting insulin analog: an alternative treatment for pediatric patients with diabetic ketoacidosis*. Diabetes Care, ago. 2005. 28(8): p. 1856-61.

Faraht, S.C.; Manna, T.D. *Cetoacidose diabética e estado hiperosmolar hiperglicêmico em pronto-socorro*. 2.ed. Coleção Pediatria do Instituto da Criança. Hospital das Clínicas, 2013.

Emergências no paciente oncológico

62

Gabriel N. Benevides

Crianças com doenças oncológicas são frequentes usuários dos serviços de emergência pediátricos. O oncologista pediátrico é essencial para seu tratamento ambulatorial, ou mesmo em casos de internação. Porém, nos prontos-socorros, o primeiro atendimento sempre é dado por um pediatra. Assim, é imperativo conhecer as emergências que podem ocorrer no paciente pediátrico oncológico. As principais urgências/complicações são a neutropenia febril e a síndrome da lise tumoral.

Neutropenia febril no paciente oncológico

Pacientes pediátricos com câncer têm alto risco de desenvolver febre associada à neutropenia, com alta chance para desenvolver sepse, choque séptico e até morte. Uma combinação de fatores aumenta o risco dessa população para infecções graves: a neutropenia, causada principalmente pela quimioterapia, a imunodeficiência, agravada pela desnutrição (ocasionada tanto pela doença de base quanto pelo tratamento – quimioterapia, radioterapia e cirurgias), a "invasão" da pele por cateteres ou sondas e a colonização por germes hospitalares (principalmente Gram-negativos).

Neutropenia é definida como uma contagem absoluta de neutrófilos menor que 1.500 células/mm^3 e sua gravidade pode ser classificada de acordo com a leucometria (Quadro 62.1). Sabe-se que uma neutropenia grave aumenta muito o risco de infecções potencialmente graves em crianças. A duração e a intensidade da neutropenia depende da quimioterapia usada no tratamento, da doença de base e do estado nutricional do paciente. Dependendo do quimioterápico utilizado, estimamos em que período será o nadir (valor mais baixo) da contagem neutrofílica e a duração aproximada da neutropenia.

A definição de neutropenia, portanto, é bem objetiva; a definição de febre não é tão simples. Um *guideline* internacional sobre neutropenia febril em Pediatria, publicado em 2012, definiu febre num neutropênico oncológico como uma temperatura maior de 38 °C por, pelo menos, 1 hora. Porém, diversos serviços têm a sua própria definição de febre no paciente oncológico; além da definição anterior, qualquer duração de febre maior que 39 °C ou simplesmente qualquer duração de episódios de temperatura maior que 37,8 °C.

Quadro 62.1 – Classificação da neutropenia

Neutropenia leve: 1.000 a 1.500 cél/mm^3.
Neutropenia moderada: 500 a 1.000 cél/mm^3.
Neutropenia grave < 500 cél/mm^3.

Na prática, define-se neutropenia febril em um paciente com doença oncológica com contagem de leucócitos menor que 500 cél/mm^3 ou menor que 1.000 cél/mm^3, em tendência de queda e evidência de febre.

Nesses pacientes deve-se realizar um exame físico completo, que deve incluir detalhes como a inspeção anal, palpação abdominal cuidadosa e avaliação de todos os cateteres. Os exames iniciais solicitados devem contemplar um hemograma, para diagnosticar e classificar a neutropenia e outras alterações hematológicas, cultura aeróbia de sangue periférica e de todos os outros lúmens, ureia, creatinina, eletrólitos, bilirrubina e transaminases. Demais exames devem ser direcionados caso a caso. Exames de urina, urina 1 (ou EAS) e cultura de urina, devem ser coletados com jato médio, se possível. Evita-se o cateterismo vesical, posto que essa invasão pode aumentar o risco de translocação bacteriana. Uma radiografia de tórax deve ser realizada se o paciente estiver com sintomas respiratórios.

Com os resultados dos exames classifica-se o paciente com alto ou baixo risco. Qualquer das características a seguir o classificam como alto risco:

- menos do que 100 neutrófilos/mm^3.
- duração da febre por mais que 7 dias.
- comorbidades significativas.
- pneumonia.
- hipotensão.
- início de nova dor abdominal.
- alterações neurológicas.

Há uma grande dúvida na literatura no que fazer nos pacientes classificados como baixo risco. Alguns propõem que esse paciente seja tratado ambulatorialmente com um antibiótico via oral de amplo espectro com cobertura para bactérias Gram-negativas. Uma opção seria dar alta com uma quinolona (ciprofloxacina, por exemplo). Mas vários serviços optam por internar esse paciente de baixo risco com antibiótico intravenoso de amplo espectro em monoterapia que com cobertura para *Pseudomonas* (cefepime, meropenem, imipenem, piperacilina-tazobactam ou ceftazidima), descontinuar o antibiótico e dar alta precoce se o paciente evoluir bem após 72 horas, mesmo sem sinais de recuperação medular (elevação dos neutrófilos), afebril nas últimas 24 horas e com culturas negativas.

Nos pacientes de alto risco, sempre deve-se optar pela internação com antibióticos em monoterapia (os mesmos acima apresentados). Em algumas situações especiais deve-se ampliar a antibioticoterapia nesses pacientes. Devemos associar vancomicina, para cobertura de Gram-positivos resistentes, caso haja infecção de pele ou partes moles, infecção relacionada ao cateter, pneumonia ou instabilidade hemodinâmica. Demais antibióticos devem ser introduzidos guiados pela clínica, perfil bacteriano do hospital e pelas culturas.

A manutenção dos antibióticos vai depender da evolução do paciente. Caso o paciente mantenha febre, mas não instabilize hemodinamicamente e não tenha outros sinais localizatórios, pode-se manter os antibióticos por mais que 72 horas. Caso após a antibioticoterapia inicial o paciente continuar instável hemodinamicamente vamos escalonar a terapia para cobrir mais Gram-negativos, Gram-positivos, anaeróbios e, posteriormente, fungos.

Suspeitamos de infecção fúngica no neutropênico febril quando o paciente se mantém febril mesmo após 96 horas com antibioticoterapia de amplo espectro. Em um primeiro momento estratificamos os pacientes para identificar os que têm alto risco para infecção fúngica, que são: pacientes com leucemia mieloide aguda, leucemia recidivada (recaída da leucemia após "cura"), pacientes recebendo quimioterapia altamente mielossupressora e pacientes que estão recebendo transplante de medula óssea alogênico.

Nas crianças de alto risco realiza-se a investigação coletando galactomanana sérica (um polissacarídeo da parede celular de fungos do gênero *Aspergillus spp*) cuja detecção serve como marcador diagnóstico de aspergilose invasiva, uma das formas de manifestação clínica da infecção, caracterizada por isolamento fúngico associado a evidências radiológicas ou histológicas de invasão tecidual. Realiza-se também uma tomografia de tórax e eventualmente da região dos seios da face (diante da suspeita clínica). Mesmo sem confirmação de infecção fúngica com os exames acima, pode-se realizar o seu tratamento com o uso de caspofungina ou anfotericina B.

A descontinuação dos antibióticos deve ocorrer em todo paciente que está com culturas de sangue negativas após 48 horas, afebril nas últimas 24 horas e com evidência de recuperação medular.

Síndrome da lise tumoral

A síndrome da lise tumoral decorre da degeneração rápida de uma grande quantidade de células tumorais liberando seu conteúdo (fósforo, ácido nucleico e potássio) para a circulação. A elevação dessas substâncias no sangue leva a sinais e sintomas com potencial risco à vida. Tumores com grande número de células são os principais causadores da síndrome da lise tumoral. Acredita-se que seja mais frequente em linfomas e leucemias com grande número de células após uma quimioterapia, mas pode acontecer espontaneamente em todos os tipos de tumores com rápido *turnover* celular, como o linfoma de Burkitt.

Para entendermos o diagnóstico e tratamento dessa doença, precisamos compreender em detalhes a sua fisiopatologia. Quando ocorre a lise de uma célula, as substâncias mais presentes no meio intracelular (DNA, fósforo e potássio) serão liberadas para a corrente sanguínea. Ao contrário do ambiente extracelular, o interior das células é rico em potássio e pobre em sódio. Com a destruição de diversas células, a primeira alteração que se nota é a elevação do potássio sérico. Sabemos que pequenas elevações do nível sérico de potássio levam risco à vida, principalmente por propiciar arritmias. Logo, esse é o principal fator de risco à vida em uma criança com síndrome de lise tumoral.

Após a hipercalemia, devido a liberação das proteínas intracelulares na corrente sanguínea, ricas em fósforo, há elevação do fósforo sérico com consequente diminuição do nível sérico de cálcio, para se manter a relação cálcio e fósforo. Os sintomas, muitas vezes, são devidos à hipocalcemia sintomática ou deposição de cristais de cálcio nos túbulos renais, determinando uma insuficiência renal aguda.

A liberação do ácido nucleico (DNA) na corrente sanguínea leva rapidamente a uma formação de ácido úrico (purina $\to$ xantina $\to$ ácido úrico). Essa última reação que leva a uma formação do ácido úrico a partir da xantina é catalisada pela enzima xantina oxidase. O ácido úrico é a substância final da metabolização do DNA no corpo humano e tem baixa solubilidade sanguínea. Portanto, o ácido úrico em altas concentrações pode se depositar no rim, levando a uma insuficiência renal aguda, nas articulações (gota, após deposição crônica) e no sistema de condução cardíaco levando a arritmias.

Para resumir, na síndrome de lise tumoral é característico: hipercalemia, hiperfosfatemia, hipocalcemia e elevação do ácido úrico (hiperuricemia). Assim, o diagnóstico da síndrome de lise tumoral é feito a partir dessas alterações conforme a classificação de Cairo-Bishop (Quadro 62.2).

Quadro 62.2 – Classificação de Cairo-Bishop para síndrome de lise tumoral

Laboratorial
Ácido úrico ≥ 8 mg/dL ou aumento 25% do basal.
Potássio ≥ 6,0 mEq/L ou aumento 25% do basal.
Fósforo ≥ 6,5 mEq/L ou aumento 25% do basal.
Cálcio total ≤ 7,0 mEq/L ou diminuição 25% do basal.

Clínica
Creatinina ≥ 1,5 vezes do que o limite superior da normalidade.
Arritmia cardíaca ou morte súbita.
Convulsão,

É necessário ter duas ou mais alterações 3 dias antes ou 7 dias depois de uma quimioterapia citotóxica.

Fonte: CAIRO, M.S.; BISHOP, M. Tumour lysis syndrome: new therapeutic strategies and classification. British Journal of Haematology, 2004. 127(1): p. 3–11.

Emergências no paciente oncológico

A principal medida é prevenir a ocorrência da síndrome de lise tumoral, garantindo uma hiper-hidratação e débito urinário adequado em pacientes de risco. O tratamento depois é direcionado a cada alteração:

• hipercalemia: é necessário saber se já há alteração cardíaca ou não (eletrocardiograma). Caso haja alterações no traçado deve-se realizar infusão de gluconato de cálcio e tentar todas as outras medidas para diminuir o potássio sérico (infusão de bicarbonato, infusão de solução com insulina e glicose, garantir hidratação adequada, diurético de alça, inalação ou infusão de beta2-agonista) (vide capítulo de distúrbios eletrolíticos).

• hiperfosfatemia: deixar a criança com dieta restrita de fósforo e usar quelante de fósforo oral conforme necessidade.

• hipocalcemia: geralmente é devido à hiperfosfatemia, sendo que ajustando os níveis de fósforo resolve-se a hipocalcemia. A sua correção rápida somente deve ser realizada em pacientes sintomáticos, já que a infusão de cálcio na veia pode levar a uma deposição de cristais de fosfato de cálcio, pelo cálcio infundido se combinar com os altos níveis séricos de fósforo.

• hiperuricemia: uma das medicações mais utilizadas é o alopurinol que bloqueia a enzima xantina oxidase na formação de ácido úrico a partir da xantina. Essa medicação não diminui a concentração do ácido úrico já formado; ela impede somente a sua formação. Por isso, outra medicação de escolha, que pode ser usada com o alopurinol, é a rasburicase. Essa é uma enzima que metaboliza o ácido úrico em alantoína, que é um composto solúvel em água e excretado pelos rins, diminuindo rapidamente a hiperuricemia.

Uma última opção de tratamento, mas que deve ser cogitada em casos refratários, é a diálise.

PONTOS PRÁTICOS

• A neutropenia febril é caracterizada por uma contagem de neutrófilos menor que 500 ou menos que 1.000 com tendência à queda nos próximos dias e febre. Deve-se realizar exame físico completo e avaliação laboratorial guiada.

• Na neutropenia febril, sempre iniciar antibióticos de amplo espectro com cobertura para Gram-positivos e Gram-negativos incluindo *Pseudomonas* (cefepime ou carbapenêmicos, por exemplo) e progredir conforme evolução do paciente.

• A síndrome de lise tumoral ocorre em doenças com destruição de grande número de células, alto índice de *turnover* celular e em vigência de quimioterapia. É caracterizada por hipercalemia, hiperfosfatemia, hipocalcemia e elevação do ácido úrico. Os sintomas são devidos a essas alterações hidroeletrolíticas e podem ser prevenidos com hiper-hidratação intravenosa nos pacientes de risco.

Questões de Treinamento

1. Qual das alternativas a seguir contém somente alterações diagnósticas da síndrome de lise tumoral?

   a. Hipercalemia, hiperuricemia, hipercalcemia e hipofosfatemia.

   b. Hiperuricemia, hiperfosfatemia, hipercalcemia e onda U no eletrocardiograma.

   c. Hipercalemia, hiperuricemia, hipocalcemia e hipofosfatemia.

   d. Hipocalemia, hiperuricemia, hiperfosfatemia e hipocalcemia.

   e. Hipercalemia, hipeuricemia, hiperfosfatemia e hipocalcemia.

2. Criança de dez anos está se sentindo fraca há 4 meses e há 1 dia apareceram petéquias em membros inferiores. Coletado exames que evidenciaram 200.000 blastos. Amanhã será iniciada a quimioterapia. Qual a conduta a seguir é a mais adequada para prevenirmos uma grave complicação que pode ocorrer a qualquer momento em relação a esse tumor?

   a. Coletar cultura de sangue e hemograma e pesquisar febre.

   b. Iniciar o paciente em hemodiálise.

   c. Iniciar antibioticaterapia de amplo espectro.

   d. Coletar eletrólitos séricos e ácido úrico.

   e. Iniciar com hiper-hidratação intravenosa.

3. Criança de seis anos em quimioterapia para leucemia linfocítica aguda recidivada em preparo para transplante de medula óssea alogênico. Dá entrada no serviço com febre, tosse e coriza há 1 dia. No exame físico não há nenhuma alteração além de febre de 40 °C. Qual das alternativas a seguir contém exames que você não solicitaria?

   a. Hemograma e proteína C Reativa.
   b. Cultura de sangue periférica.
   c. Radiografia de tórax.
   d. Cultura de urina por sondagem vesical de alívio.
   e. Alternativas C e D.

4. Na paciente da questão acima, os exames evidenciaram 950 neutrófilos/mm³; demais normais. Sabemos que o nadir da quimioterapia será em 3 dias. Qual a conduta mais adequada?

   a. Dar alta com cefepime e retorno em 24 horas.
   b. Internação com ceftriaxone e oxacilina intravenosa.
   c. Dar alta com ciprofloxacina e retorno em 24 horas.
   d. Solicitar tomografia de seios da face.
   e. Internação com meropenem intravenoso.

5. Após 5 dias, a paciente da questão acima se encontra afebril há 48 horas, culturas negativas e neutrófilos em último hemograma de 1.250 cél/mm³. Qual a conduta mais adequada?

   a. Solicitar tomografia de tórax para pesquisar infecção fúngica.
   b. Coletar novos exames no dia seguinte para programar alta.
   c. Associar vancomicina ao antibiótico inicial.
   d. Realizar hiper-hidratação intravenosa.
   e. Alta hospitalar.

Gabarito comentado

1. Lembrem-se que a célula está sendo quebrada e liberando todos seus componentes para a corrente sanguínea. Então há hipercalcemia, hiperuricemia e hiperfosfatemia. Em resposta ao fósforo alto há hipocalcemia. Resposta E

2. Paciente com alto risco para síndrome de lise tumoral, devemos iniciar com hiper-hidratação o mais breve possível. Resposta E

3. Frente a um quadro de neutropenia febril, realizamos radiografia de tórax somente se sintomas respiratórios e coletas urina somente por métodos não invasivos, jato médio, por exemplo. Evitamos ao máximo invadir o paciente, como passar uma sonda vesical de alívio, para evitar uma provável translocação. Resposta D

4. A paciente está com uma neutropenia moderada, porém sabemos que seus neutrófilos vão diminuir nos próximos dias. Esse é um quadro diagnóstico de neutropenia febril e devemos internar a paciente com antibióticoterapia intravenosa de amplo espectro seguindo os protocolos de cada serviço. Resposta E

5. Os critérios para alta hospitalar em um paciente com neutropenia febril são: culturas de sangue negativas após 48 horas da coleta, afebril nas últimas 24 horas e evidência de recuperação medular. Resposta E

Fontes consultadas e leitura recomendada

Lehrnbecher, T.; Phillips, R.; Alexander, S.; AlvarO, F.; Carlesse, F.; Fisher, B. et al. *Guideline for the management of fever and neutropenia in children with cancer and/or undergoing hematopoietic stem-cell transplantation.* Journal of Clinical Oncology, 2012. 30(35): p. 4427.

Cairo, M.S.; Bishop, M. *Tumour lysis syndrome:* new therapeutic strategies and classification. British Journal of Haematology, 2004. 127(1): p. 3.

HAUT, C. *Oncological emergencies in the pediatric intensive care unit.* AACN Advanced Critical Care, 2005. 16(2): p. 232. Disponível em: <http://www.ncbi.nlm.nih.gov/pubmed/15876890>.

Mendes, A.V.A.; Sapolnik, R.; Mendonça, N. *New guidelines for the clinical management of febrile neutropenia and sepsis in pediatric oncology patients.* Jornal de Pediatria. Rio de Janeiro, 2007. 83: p. S54–63.

Emergências no falciforme

Gabriel N. Benevides

63

A anemia falciforme é a hemoglobinopatia mais frequente no Brasil. A supervisão por um hematologista especializado em anemia falciforme é mandatória nos ambulatórios. Porém, as frequentes emergências que acometem esses pacientes são tratadas por pediatras gerais em pronto-atendimentos da atenção secundária ou terciária.

É necessário lembrar que existem dois fenótipos da anemia falciforme: o fenótipo vasoclusivo, mais frequente, em que a criança tem a hemoglobina basal mais elevada, e o fenótipo da hemólise, em que a criança tem uma hemoglobina basal menor e faz uma quantidade menor de fenômenos vaso-oclusivos.

Crise álgica

A crise álgica é o principal motivo de procura ao pronto-socorro por pacientes com anemia falciforme. A sua fisiopatologia ainda não está totalmente esclarecida. Suspeita-se que ocorram fenômenos vaso-oclusivos que levam a isquemia e sofrimento do tecido e, consequentemente, dor intensa. A isquemia também leva a hipóxia e acidose, o que representa mais um gatilho para continuar a falcização.

Os fenômenos vaso-oclusivos decorrem primeiramente da falcização das hemácias. As hemácias falcizam em situações de estresse: frio, infecção (qualquer, mesmo não grave), febre, hipoxemia (altas altitudes), estresse emocional, desidratação e acidose.

A crise álgica pode acometer repetidas vezes o mesmo paciente, mas outros nunca terão a crise álgica como manifestação de emergência. Sabe-se que o tratamento deve ser rápido, intenso e efetivo. Crianças com controle parcial da dor evoluem com medo, estresse emocional e desidratação, e isso pode ser um agravante para a crise se perpetuar ou um risco para novas crises.

A coleta de exames laboratoriais é necessária para se excluir outras causas da dor; a crise álgica é um diagnóstico de exclusão. Em uma crise álgica pura não se esperam grandes alterações laboratoriais. A hemoglobina (Hb) mantém-se estável ou com uma leve queda. Isso é motivo de grande confusão; muitos acham que a Hb deve estar muito baixa e ter caído. Primeiramente, o paciente deve ter uma Hb alta para possibilitar fenômenos de vasoclusão. Além disso, a falcização na crise álgica é específica para um ponto do corpo; então, não se esperam grande quedas da Hb. O hematócrito (Ht) pode estar normal ou aumentado, sugerindo desidratação. Pode haver leucocitose, que pode sugerir um gatilho infeccioso para a falcização. Uma dosagem de proteína C reativa (PCR) pode ser necessária para acompanhar processos infeciosos. É interessante colher também dosagem de reticulócitos para avaliar a produção medular e excluir aplasia de medula.

Sempre se solicita também tipagem sanguínea no momento da primeira punção, para garantir que, caso necessário, se consiga sangue rápido para transfusão. Sugere-se coletar também outros exames para descartar um processo de hemólise: bilirrubinas totais e frações (BTF), DHL e TGO. Podem-se solicitar exames para avaliação da função hepática.

O tratamento inicial dessa situação é levar o paciente à sala de emergência para rápida monitoração, coleta de exames e analgesia. A analgesia deve começar intensa; por isso o analgésico de escolha é a morfina (outros opioides também são possíveis). Junto com a morfina sempre se associa um anti-histamínico (difenidramina, por exemplo). Deve-se lembrar que a morfina e outros opioides degranulam diretamente os mastócitos, podendo determinar uma reação anafilactoide (anafilaxia não imunomediada). Para uma melhor analgesia adiciona-se à morfina um analgésico simples como o paracetamol ou a dipirona.

Há uma grande dúvida na literatura quanto à associação de anti-inflamatórios não esteroidais (AINE). Sabe-se que são potentes analgésicos, mas também podem comprometer a função renal. O paciente com anemia falciforme tem grande chance de evoluir com insuficiência renal por ocorrerem microinfartos no rim. Esses microinfartos podem causar até a necrose de papila renal (achado típico da anemia falciforme). Em pacientes com qualquer grau de insuficiência renal deve-se evitar o uso de AINE. Sabe-se que pacientes com anemia falciforme excretam mais creatinina que a população em geral. Desse modo, níveis normais de creatinina sérica não excluem insuficiência renal. Portanto, um dos parâmetros mais utilizados é a dosagem de microalbuminúria. Caso o paciente apresente função renal normal, associam-se AINE como o cetorolaco ou cetoprofeno, não os usando por mais de 5 dias.

Manter um grau de hidratação adequado também é necessário, já que desidratação propicia episódios de falcização. O soro de manutenção recomendado é o soro ao meio, metade de soro fisiológico e metade de soro glicosado a 5 ou 10% (contém por volta de 75 mEq de sódio por litro). A utilização de um soro isotônico (140 mEq/L de sódio) pode desidratar a hemácia e propiciar a falcização. Um soro hipotônico (30 mEq/L de sódio), como o proposto por Hollyday, pode levar ao "inchaço" da hemácia e propiciar hemólise.

É comum ofertar ao paciente com crise álgica oxigênio suplementar. Apesar de fazer sentido, pois a medida evita hipóxia, pode-se piorar a situação em longo prazo. A criança em crise álgica que esteja saturando mais que 92% em ar ambiente não necessita de suplementação de oxigênio. A oferta de oxigênio orientaria sua medula a produzir menos hemácias e isso diminuiria o Hb basal da criança. Além disso, o oxigênio, nesse caso, não faria diferença para tratar a crise álgica.

Caso a Hb caia mais que 1 g/dL, deve-se usar a última arma terapêutica: a exsanguinotransfusão. Nesse procedimento, retira-se sangue do paciente ao mesmo tempo em que se transfunde sangue de um doador. Desse modo, consegue-se diminuir a quantidade de HbS e aumentar a quantidade de HbA1. Quanto maior a HbA1 menor a chance de novos episódios de falcização. Com a exsanguinotransfusão espera-se uma HbA1 maior que 70%.

Enfim, o tratamento da crise álgica se faz com analgesia potente (morfina) associada a paracetamol, AINE se não há insuficiência renal, hidratação do paciente com soro ao meio e oferta de oxigênio se saturação menor que 92%. Caso ocorra queda da Hb basal, realiza-se a exsanguinotransfusão.

Síndrome torácica aguda

A síndrome torácica aguda (STA) é uma das principais causas de morte nos pacientes com anemia falciforme. O seu mecanismo fisiopatológico ainda precisa ser mais bem elucidado, mas sabe-se que pode decorrer de um infarto pulmonar por embolia gordurosa, falcização intrapulmonar ou êmbolo de hemácias falcizadas. Outro componente importante é a existência de uma infecção pulmonar, que pode ser tanto o gatilho da falcização quanto a superinfecção de áreas pulmonares já isquemiadas. Sabe-se que, em crianças, a concomitância de STA com infecção é maior que nos adultos.

A STA é uma emergência médica que na maioria dos casos acontece durante a internação hospitalar. O paciente já está internado em tratamento por uma crise álgica, por exemplo, e evolui com nova dor ou piora da dor torácica, prostração, hipoxemia e novo foco pulmonar na radiografia de tórax. Isso se deve porque durante a internação a criança restringe a sua ventilação por dor ou desidrata ou evolui com um episódio infeccioso. Sabendo disso, o trabalho fisioterapêutico respiratório diminui o índice de STA de "origem" hospitalar. Outro dado importante é que a imagem radiográfica na STA pode demorar para aparecer. Então um paciente pode estar sendo tratado erroneamente por crise álgica só porque a imagem radiográfica estava normal, o que é um erro.

A STA é definida com, pelo menos, 2 dos seguintes critérios:

- dor torácica;
- infiltrado pulmonar em radiografia de tórax ou alteração focal de ventilação/perfusão (V/Q);
- hipoxemia;
- sintomas respiratórios;
- febre > 38,5 °C.

Os exames laboratoriais são os mesmos da crise álgica: hemograma, BTF, TGO, DHL, reticulócitos e função hepática. Lembre-se de sempre acrescentar um PCR e cultura de sangue periférico, já que a causa infecciosa é frequente. Uma gasometria arterial avalia o grau de hipoxemia.

O tratamento da dor deve ser semelhante ao da crise álgica. Um controle rápido da dor melhora a dinâmica ventilatória. Realizam-se, precocemente, analgesia potente (morfina), soro de manutenção ao meio e oxigenoterapia, se necessário. Inicia-se antibioticoterapia empírica. Pode-se introduzir claritromicina e ceftriaxona para cobrir os agentes mais frequentes: Mycoplasma pneumoniae e o pneumococo.

A exsanguinotransfusão é realizada frequentemente na STA e é indicada se há:

- desconforto respiratório progressivo;
- acometimento de múltiplos lobos pulmonares;
- falência respiratória: hipoxemia (PaO_2 < 70).

Do mesmo modo que a crise álgica, o intuito é manter uma HbA1 > 70%.

Acidente vascular cerebral

O acidente vascular cerebral (AVC) ou o acidente isquêmico transitório (AIT) – déficit neurológico focal de causa vascular que resolve em menos que 24 a 48 horas – é complicação comum e devastadora nos pacientes com anemia falciforme. É 300 vezes mais comum nessa população em comparação com a população geral. O primeiro pico de incidência é em crianças menores de dez anos, e o segundo, em maiores de 29 anos.

Emergências no falciforme

A fisiopatologia em crianças decorre da ativação endotelial, tônus vascular cerebral alterado e falcização intracraniana. Suspeita-se de AVC em uma criança que evolua com déficit neurológico focal de início súbito ou de evolução progressiva. Em criança, a avaliação neurológica é difícil; portanto, sempre solicite uma avaliação de um neurologista ou realize exames de imagem.

Os exames colhidos são os mesmos para a crise álgica, sempre incluindo tipagem sanguínea. E é mandatório realizar uma tomografia de crânio.

Em crianças é contraindicada a trombólise. A instituição precoce da exsanguinotransfusão pode reduzir a morbimortalidade do AVC e, nos casos de AIT, a exsanguinotransfusão precoce diminui sua recorrência.

Diagnóstico diferencial da anemia súbita

É necessário sempre se preocupar com a queda da hemoglobina nos pacientes com anemia falciforme. Quando essa queda é súbita, existem 3 diagnósticos diferenciais que possuem tratamentos específicos diferentes.

Na avaliação inicial realizam-se uma anamnese e exame físico cuidadosos e coletam-se os mesmos exames da crise álgica. Com isso, é possível diferenciar sequestro esplênico, hemólise e aplasia de medula.

Sequestro esplênico

Comumente, até os cinco anos de vida, a criança já realizou uma autoesplenectomia. Os microinfartos repetidos no parênquima esplênico determinam uma cicatrização de todo o baço. Logo, não se espera que sequestros esplênicos ocorram em crianças maiores de cinco anos de vida.

O sequestro esplênico decorre da trombose (falcização) da via de saída do baço. Como o sangue não consegue mais sair do baço, esse começa a ficar retido no órgão. Esse represamento de sangue, por não estar mais na circulação periférica, determina anemia importante, por vezes sintomática, e plaquetopenia. Às vezes, há tanto volume sanguíneo no baço que o paciente evolui com hipovolemia e choque (uma das principais causas de óbito no paciente com anemia falciforme).

A clínica típica é de um paciente de até os dois anos de vida que evolui com palidez e fraqueza súbita e esplenomegalia dolorosa. Os exames laboratoriais vão evidenciar além da queda de Hb e de plaquetas, reticulócitos normais ou aumentados. Geralmente a medula está hiperfuncionante. As provas de hemólise (BTF, TGO e DHL) serão normais.

O tratamento consiste na reposição volêmica com cristaloide e hemácias rapidamente até um Hb de 7 a 8 g/dL. Lembrar que é necessária uma monitoração rigorosa após a transfusão de hemácias. Pode ocorrer uma rápida reversão do sequestro esplênico, o sangue restrito ao baço rapidamente se difunde para a circulação sistêmica desenvolvendo-se hipervolemia e hiperviscosidade sanguínea, que predispõem à insuficiência cardíaca congestiva e fenômenos tromboembólicos e hemorrágicos. Portanto, Hb seriada e avaliação clínica rigorosa são imperativas nos pacientes com sequestro esplênico.

Metade dos casos de sequestro esplênico podem recidivar; a esplenectomia é recomendada em alguns serviços após o primeiro episódio.

Crises de hemólise

Sabe-se que uma crise de hemólise pode ocorrer em qualquer idade e está relacionada com aquele fenótipo que tem Hb basal mais baixo e apresenta menos episódios de vasoclusão.

Diversos são os motivos para que o paciente apresente uma crise de hemólise. Qualquer estresse metabólico pode levar a essas crises. O paciente apresenta-se com palidez e cansaço súbito ou de origem progressiva, mas sem esplenomegalia. Os reticulócitos estão sempre aumentados e as provas de hemólise alteradas. O tratamento é com transfusão de hemácias, além de se tratar a causa da crise.

Aplasia de medula

O parvovírus B19 leva a uma diminuição da produção medular em todos os pacientes infectados. Pacientes hígidos, ou que não apresentam uma causa para anemia, são assintomáticos. Já os pacientes que apresentam Hb basal baixa ou chance de hemólise evoluem com clínica exuberante e, às vezes, fatal.

A aplasia é suspeitada em um paciente de qualquer idade que evolui com palidez e fraqueza súbita ou progressiva, com um quadro febril prévio, com cefaleia, exantema, artralgia ou outros sintomas inespecíficos e sem esplenomegalia. O hemograma, além de demonstrar anemia, também pode apresentar leucopenia ou trombocitopenia. O grande parâmetro que diferencia a aplasia de medula das outras doenças é a dosagem de reticulócitos baixa. As provas de hemólise são normais.

O tratamento se faz com transfusão de hemácias se a anemia é sintomática e suplementação de ácido fólico. Caso seja anemia refratária, dependendo do serviço, pode-se realizar imunoglobulina intravenosa humana.

Febre no paciente falciforme

A infecção nos pacientes com anemia falciforme é responsável por grande morbimortalidade. O pneumococo é a principal causa, mesmo com a profilaxia com penicilina e vacinação. Os pacientes falciformes apresentam maior suscetibilidade para meningite, pneumonia, bacteremia, osteomielite e artrite séptica. Isso se deve à asplenia funcional, alto *turnover* de hemácias, necessidade de transfusões repetidas e outras causas específicas de imunodeficiência que ainda estão sendo elucidadas.

Osteomielite e artrite séptica nos doentes falciformes têm maior frequência de *Salmonella* spp. Isso pode ser devido aos diversos microinfartos intestinais causados pela falcização, que propiciam a translocação bacteriana.

Portanto, toda febre deve ser investigada nos pacientes com anemia falciforme, com exame físico minucioso e coleta de exames laboratoriais. A tolerância para internação nesses pacientes é menor e o antibiótico de escolha é a ceftriaxona. Na suspeita de doença respiratória, deve-se associar um macrolídeo pela suspeita de *M. pneumoniae*. Na suspeita de osteomielite ou artrite séptica, deve-se cobrir *S. aureus* e *Salmonella* spp. Assim, ceftriaxona também é uma boa opção terapêutica inicial.

Priapismo

Estima-se que, até os 20 anos de idade, quase 90% dos pacientes com anemia falciforme já tiveram essa complicação. O priapismo se deve à obstrução do fluxo de saída do sangue nos corpos cavernosos por falcização. É suspeito clinicamente se há ereção mantida, dolorosa e involuntária. É uma urgência médica e seu tratamento deve ser introduzido precocemente, com avaliação de um urologista. Nos casos com menos de 2 horas de duração, o tratamento consiste em analgesia, hidratação IV e transfusão de hemácias para manter Hb maior que 10,0 g/dL. No quadros com mais de 2 horas ou nas falhas ao tratamento inicial, opta-se por uma exsanguinotransfusão. O urologista irá realizar uma punção dos corpos cavernosos para drenagem, com instilação de adrenalina diluída.

> **PONTOS PRÁTICOS**
>
> - A crise álgica no falciforme é uma emergência médica e deve ser tratada com analgésicos potentes (morfina), associado a anti-histamínicos e analgésicos fracos (paracetamol ou dipirona). AINE são indicados se não há insuficiência renal. Deve-se também garantir hidratação adequada com soro ao meio e oxigenação.
> - A síndrome torácica aguda é uma das principais causas de morte no paciente falciforme. Lembre-se de que pode decorrer de um quadro isquêmico ou infeccioso. Seu tratamento é com exsanguinotransfusão e antibioticoterapia.
> - Diferenciam-se as crises falcêmicas como: sequestro esplênico (esplenomegalia, ausência de hemólise e reticulócitos altos), crise de hemólise (comprovação de hemólise e reticulócitos altos), aplasia de medula (ausência de hemólise e reticulócitos baixos).
> - Sempre lembrar de *Salmonella* spp como agente etiológico responsável por osteomielite e artrite séptica.

Questões de Treinamento

1. Criança de quatro anos de vida com antecedente de anemia falciforme dá entrada no pronto-socorro com queixa de dor intensa em mãos. Nega febre ou outro fator desencadeante. Sinais vitais: FC 70, FR 21, PA 82 × 50, SatO₂ 98% em ar ambiente. Exames laboratoriais iniciais: Hb 10,0 (basal de 10,2), Ht 31%, leuco 7.500, plaq 175 mil. PCR < 5. Qual a conduta mais adequada?

   a. Analgesia com opioides, anti-histamínico, paracetamol e hidratação intravenosa.

   b. Explicar para o paciente que ele está dependente de opioides e que a dor dele não é real, já que a frequência cardíaca está normal.

   c. Introduzir ceftriaxona, analgesia com opioides e anti-histamínico.

   d. Oxigênio suplementar, paracetamol, anti-inflamatório não esteroidal e hidratação intravenosa.

   e. Ceftriaxona e oxigenoterapia.

2. As crises de sequestro esplênico em um paciente com anemia falciforme ocorrem mais frequentemente em:

   a. menores de 6 meses.

   b. adolescentes de 10 a 15 anos.

   c. menores de 5 anos.

   d. após exsanguinotransfusões.

   e. em pacientes internados por qualquer causa.

3. Com qual combinação de critérios abaixo NÃO se pode diagnosticar uma síndrome torácica aguda?

   a. Dor intensa em tórax e febre de 38,6 °C.

   b. Saturação O₂ de 94% em ar ambiente e nova imagem de consolidação em parênquima pulmonar.

   c. Sintomas respiratórios e febre de 39,1 °C.

   d. Novo infiltrado pulmonar na radiografia de tórax e dor torácica dorsal.

   e. Alternativas B e C.

4. Criança com antecedente de anemia falciforme, dez anos de vida, dá entrada no pronto-socorro com dor em região dorsal torácica paravertebral, febre de 39,1 °C e saturação de 89% em ar ambiente. Qual a conduta mais adequada?

   a. Penicilina cristalina, morfina, anti-histamínico e oxigenoterapia.

   b. Morfina, anti-histamínico, paracetamol, hidratação intravenosa e oxigenoterapia.

   c. Ceftriaxona e claritromicina, morfina, anti-histamínico, paracetamol, hidratação intravenosa e oxigenoterapia.

   d. Penicilina cristalina, morfina, anti-histamínico, paracetamol, hidratação intravenosa e oxigenoterapia.

   e. Ceftriaxona e claritromicina, cetorolaco, hidratação intravenosa e oxigenoterapia.

5. Criança de oito anos com antecedente de anemia falciforme procura o pronto-socorro com quadro de cansaço e palidez que vem piorando há 1 semana. Exame físico evidenciou que paciente estava descorado 2+/4+. Exames laboratoriais: Hb 7,5 (Hb basal 9,0), Ht 25%, leuco 3.900, plaquetas 110 mil. Bilirrubinas, TGO e DHL normais. Reticulócitos baixos. Qual é a mais provável causa da piora da anemia do paciente?

   a. Hemólise por infecção viral.

   b. Sequestro esplênico, já que está na idade típica.

   c. Sequestro hepático.

   d. Infecção por parvovírus B19.

   e. Crise de hemólise inespecífica.

Gabarito comentado

1. A crise álgica no paciente com anemia falciforme sempre deve ser levada a sério. O paciente apresenta dor crônica e nem sempre há elevação da frequência cardíaca em resposta à dor. A analgesia deve ser otimizada com opióides e outro analgésico. Além disso devemos garantir uma hidratação adequada ao paciente. O uso do anti-histamínico faz necessário devido ao uso de opióides. Resposta A

2. Sabemos que com o passar da idade o paciente com anemia falciforme vai sofrer diversos microinfartos esplênicos que o levarão a uma asplenia funcional. Portanto, paciente menores de 5 anos estão mais sujeitos a esse quadro. Pacientes menores de 6 meses ainda tem grande quantidade de hemoglobina fetal, por isso é infrequente o sequestro esplênico nessa idade. Resposta C

3. Lembremos que diagnosticamos síndrome torácica aguda com pelo menos 2 desses critérios: dor torácica; infiltrado pulmonar em radiografia de tórax ou alteração focal de ventilação/perfusão (V/Q); hipoxemia; sintomas respiratórios; febre > 38,5 °C. Resposta B

4. Frente a um paciente com síndrome torácica aguda não temos como diferenciar de um episódio vaso-oclusivo ou infeccioso (pneumonia). Logo o tratamento deve abranger as duas etiologias. O pneumococo e bactérias atípicas sempre devem ser cobertas no tratamento da síndrome torácica aguda. Resposta C

5. Já que a bilirrubina, DHL e TGO estão normais descartamos hemólise. Não há dados no enunciado do exame físico que poderiam sugerir um sequestro esplênico, mas o paciente está fora da faixa etária típica (menor que 5 anos). Porém, a grande dica está na contagem de reticulócitos baixa, que indica diminuição da produção medular e sugere infecção por parovírus B19. Essa é a famosa crise aplásica. Resposta D

Fontes consultadas e leitura recomendada

Glassberg, J. *Evidence-based management of sickle cell disease in the emergency department*. Emergency Medicine Practice, 2011. 13(8): p. 1–20. Disponível em: <http://www.ncbi.nlm.nih.gov/pubmed/22164362>.

Lobo, C.; Marra, V.N.; Silva, R.M.G. *Crises dolorosas na doença falciforme*. Revista Brasileira de Hematologia e Hemoterapia, 2007. 29(3): p. 247–58.

Carneiro, J.D.A.; Matsumoto, L.A.; dos Santos, M.V.; Garanito, M.P.H.M. *Doença falciforme – Manual de condutas nas complicações agudas*. Unidade de Hematologia Pediátrica – Instituto da Criança. Hospital das Clínicas da Faculdade de Medicina da Universidade de São Paulo, 2004.

Ministério da Saúde do Brasil. *Manual de Eventos Agudos em Doença Falciforme*. 2009.

Steinberg, M.H.; Editor, S.; Schrier, S.L.; Editor, D.; Tirnauer, J.S. *Vasoocclusion in sickle cell disease Vasoocclusion in sickle cell disease*. 2014. p. 1–14.

Desidratação e fluidoterapia

Benito Lourenço

64

A água é o solvente mais importante e o principal componente do organismo; por ser um meio estável, é nela que ocorre a maioria das trocas vitais para a manutenção da homeostase. A quantidade de água no organismo humano (água corporal total) varia desde 70 a 75% do peso de um RN termo (80% de um prematuro), diminuindo para 65% no fim do primeiro ano de vida, até atingir cerca de 60% do peso adulto. Basicamente, a água se distribui em três compartimentos: extracelular (inclui o volume plasmático, o volume do fluido intersticial e o volume linfático), intracelular e transcelular (líquidos cerebroespinhal, intraocular, pleura, peritoneal, sinovial etc). As reações bioquímicas vitais ocorrem especialmente no espaço intracelular, enquanto o compartimento extracelular serve como meio de transferência das substâncias envolvidas nessas reações e de seus metabólitos. Assim, o meio extracelular se relaciona, por um lado, com o meio externo (absorção e excreção de substâncias) e, por outro, diretamente com as células, conduzindo nutrientes e removendo catabólitos.

Numa criança mais velha, portanto, de cerca de 30 kg, 18 litros serão água. Esses 60% de água corporal total têm a seguinte distribuição: 40% no espaço intracelular e 20% no espaço extracelular (15% no intersticial e 5% no intravascular). Mas nem sempre a distribuição foi assim. Na criança pequena, existe uma diferença na distribuição desse fluido nos compartimentos orgânicos. À medida que ocorre o crescimento e o desenvolvimento do organismo, há um aumento progressivo da celularidade e, por consequência, do líquido intracelular (LIC) como um todo, havendo um decréscimo proporcional na quantidade de líquido extracelular (LEC). Essa diminuição do líquido extracelular ocorre rapidamente durante o primeiro ano de vida e após, lentamente, até a adolescência. O Quadro 64.1 apresenta a composição corporal e a distribuição dos fluidos no primeiro ano de vida, comparativamente ao adulto. Observe que, no decorrer do primeiro ano, há nítida diminuição da água corporal total (80% para 65%), com mudança da distribuição; do predomínio do líquido extracelular nos primeiros meses para o predomínio intracelular a partir do segundo semestre de vida do bebê.

Quadro 64.1 – Distribuição da água corporal total

	RNPT	RNT	1 ano	Adulto
Peso corpóreo (kg)	1,5	3	10	70
Área corpórea (m²)	0,15	0,2	0,5	1,7
% de água do peso	80	78	65	60
LEC (% do peso)	50	45	25	20
LIC (% do peso)	30	33	40	40

Os principais fatores responsáveis pela redução da água extracelular com o crescimento são o aumento da massa muscular, dos ossos e do tecido conjuntivo.

Os três compartimentos que compõem a água total do organismo também diferem em composição. O potássio ($K+$), representa o principal cátion na água intracelular, e os fosfatos e as proteínas, os principais ânions. Grande parte do sódio ($Na+$) é eliminada desse compartimento por processos que requerem energia (bomba sódio/potássio). Assim, o sódio é o principal cátion do líquido extracelular, enquanto o cloreto e o bicarbonato representam os principais ânions. A importância do $Na+$ está relacionada com o controle que ele exerce na distribuição da água em todo o organismo. O número de moléculas de sódio por unidade de água determina a osmolalidade do LEC. Se o $Na+$ é perdido, a água é excretada na tentativa de manter a osmolalidade normal, e se o $Na+$ é retido, a água também deve ser retida para diluí-lo. Para fins didáticos, as composições iônicas do plasma e do líquido intersticial podem ser consideradas idênticas, embora existam pequenas diferenças resultantes da concentração desigual de proteína. O Quadro 64.2 apresenta a composição eletrolítica dos compartimentos intra e extracelular.

Quadro 64.2 – Composição eletrolítica dos compartimentos intra e extracelular

	Intracelular	Extracelular intravascular	Extracelular interstício
Volume (% peso)	35-40	5-8	15
Sódio (mEq/L)	10	135-145	144
Potássio (mEq/L)	150	3,5-5,0	4
Cálcio (mEq/L)	–	4,5-5,3	2,5
Cloretos (mEq/L)	2	98-106	114
Bicarbonato (mEq/L)	10	24-28	30
Fosfato (mEq/L)	140	2	2
Proteínas (mg%)	40	15-20	0

As diferenças na composição entre o LIC e o LEC são mantidas ativamente pela membrana celular. Essa é uma membrana semipermeável, uma vez que é totalmente permeável à água, porém é seletivamente permeável a outras substâncias. As forças osmóticas, portanto, determinam a distribuição de água entre os vários compartimentos hídricos do organismo.

A despeito da ampla variação na ingestão de sódio e água, o organismo mantém a osmolalidade (concentração de partículas osmoticamente ativas em uma solução) do plasma em um limite estreito, de 275 a 290 mOsm/L. Isso acontece devido à capacidade dos rins reabsorverem ou excretarem água livre. O hormônio que exerce função primordial nesse equilíbrio é o hormônio antidiurético (ADH) que age nos túbulos coletores renais, estimulando absorção de água livre. Dessa forma, em condições de hiposmolalidade, os níveis de ADH caem gerando produção de urina diluída. Se, ao contrário, houver hiperosmolalidade, haverá estímulo para síntese de ADH e consequente concentração da urina.

A homeostase do sódio é mantida sob regulação hormonal do sistema renina-angiotensina. Renina é uma enzima produzida no rim, sob estímulo da hipovolemia. Ela aumenta a angiotensina 1 (a partir do angiotensinogênio), que é convertida para angiotensina 2 (pela enzima conversora de angiotensina), que promove produção de aldosterona, mineralocorticoide que aumenta reabsorção de água e sódio no néfron. O peptídeo natriurético atrial tem ação contrária à aldosterona: com a distensão da parede do átrio esquerdo, há a sua liberação, resultando no aumento da natriurese e na inibição da aldosterona.

O lactente possui superfície corpórea relativamente maior que o adulto. As perdas insensíveis basais são relativamente maiores que dos adultos. A morbidade pediátrica da criança pequena é potencialmente desidratante, por definição (diarreias, vômitos, febre, taquipneia). Todos esses aspectos associados às particularidades da fisiologia renal da criança pequena (menor ritmo de filtração glomerular, dificuldade de concentração urinária) e à composição corporal com predomínio de líquido no espaço extracelular favorecem o fenômeno de desidratação, bastante comum em Pediatria e, mais ainda, em crianças pequenas, diante de agravos que comprometem o equilíbrio hídrico.

Desidratação: conceito e classificação

Os distúrbios hídricos e eletrolíticos estão entre as ocorrências mais comuns na prática pediátrica, exigindo do médico atenção especial para o reconhecimento e o manejo adequados, particularmente em situações de emergência. Da mesma forma, a manutenção de um equilíbrio hidroeletrolítico adequado faz parte dos cuidados básicos de atenção a qualquer paciente pediátrico, independentemente de sua doença de base.

Define-se desidratação como um evento patológico em que ocorre a contração do volume extracelular, secundário às perdas hídricas e eletrolíticas, cuja gravidade depende da magnitude do déficit em relação às reservas corpóreas e da composição da perda líquida (relação entre o déficit de água e de eletrólitos, particularmente o sódio).

As perdas de fluidos representam perda de maior fração da água corporal total da criança. Portanto, as crianças e, particularmente, os lactentes, representam um grupo bastante vulnerável às perdas hídricas e às manifestações clínicas da desidratação. É também na infância que sobrevêm as principais causas de perda hídrica, principalmente a doença diarreica aguda. Outras causas potencialmente capazes de determinar quadros de desidratação são os vômitos (decorrentes das infecções respiratórias e outras viroses), baixa ingesta hídrica, queimaduras, desidratação pelo calor, aspiração contínua de secreção gástrica, diabetes etc. Em um RN, uma diarreia de apenas 50 ml a cada 3 horas resulta numa redução de quase 50% do volume de líquido extracelular em um período de 36 horas, o que é equivalente, num adulto, a uma perda de 8 litros de líquido extracelular. Portanto, quanto menor a criança maior sua vulnerabilidade para instalação de um quadro de déficit hídrico e hipovolemia.

A desidratação era dividida de acordo com a magnitude do déficit de água, e estimada pelos sinais clínicos e pela perda ponderal, em leve ou de 1º grau (perdas de até 5% do peso), moderada ou de 2º grau (perdas de 5% a 10% do peso) e grave ou de 3º grau (perdas de mais de

Desidratação e fluidoterapia

10% do peso). O Quadro 64.3 apresenta essa forma clássica de classificar a gravidade de desidratação; entretanto, deve-se saber que essa divisão era mais teórica do que prática pois os sinais clínicos se sobrepõem e a informação sobre a perda ponderal da criança muito raramente é disponível. Mais adiante, apresentaremos uma forma muito mais prática definidora de condutas, e que hoje deve ser utilizada para classificar uma criança diante de um estado de perda hídrica. A classificação atual agrupa as desidratações leves e moderadas em um único grupo denominado "algum grau de desidratação" e mantém o subtipo "grave". Portanto, na prática, não utilize o sistema clássico de classificação da desidratação; aproveite, entretanto, o Quadro 64.3 para lembrar todos os pontos do exame físico para a avaliação da hidratação de uma criança.

Quadro 64.3 – Antiga classificação clínica do grau de desidratação

	Leve (1º grau)	Moderada (2º grau)	Grave (3º grau)
Estado geral	Alerta, com sede	Agitada, muita sede	Deprimida, comatosa
Boca e língua	Seca, com língua seca e saburrosa	Muito seca, lábios às vezes cianóticos	Lábios cianóticos e pálidos
Olhos	Normais ou pouco fundos	Fundos	Muito fundos
Lágrimas	Presentes	Ausentes	Ausentes
Fontanela	Normal	Deprimida	Muito deprimida
Pele	Quente, seca, elasticidade normal	Extremidades frias, elasticidade diminuída	Fria, acinzentada, elasticidade muito diminuída
Pulsos	Normais	Finos	Muito finos
Enchimento capilar	Normal (até 3s)	Lentificado (3 a 5s)	Muito lentificado (> 5s)
Perda de peso	Até 5%	5% a 10%	Acima de 10%

O melhor parâmetro para a avaliação da umidade de mucosas é através da boca: a avaliação da quantidade de saliva e sua fluidez. Para a avaliação da circulação periférica (enchimento capilar), o examinador deve comprimir com a própria mão, a mão fechada da criança durante 15 segundos e, logo após, liberá-la, observando-se o tempo necessário para a volta da coloração normal (rubor) da palma da mão. O turgor (elasticidade) da pele e do tecido subcutâneo é pesquisado fazendo-se uma prega na pele sobre o tórax, abdome ou flancos. Nos quadros de desidratação a prega se desfaz lentamente (como acontece normalmente com uma prega feita no cotovelo, com o braço estendido). A diurese é um bom parâmetro para avaliação da hidratação. É preciso

lembrar, entretanto, que pode estar presente nos quadros de desidratação com diabetes (glicosúria, diurese osmótica) e nas desidratações hipotônicas.

Outra forma de classificar a desidratação se baseia no nível sérico do sódio resultante dessas perdas, podendo resultar em desidratação isotônica, hipotônica ou hipertônica.

Desidratação isotônica ou isonatrêmica

É o tipo mais frequente de desidratação, particularmente a secundária às perdas gastrointestinais nos quadros de diarreia aguda. É caracterizada por sódio sérico entre 130 e 150 mEq/L (135 a 145 mEq/l, segundo alguns autores). Há uma depleção de sódio e água, com uma perda proporcional à concentração do fluido extracelular. Não há, portanto, gradiente osmótico entre os compartimentos intra e extracelular e fluxos secundários de água.

Desidratação hipotônica ou hiponatrêmica

Caracterizada por sódio sérico abaixo de 130 mEq/L (alguns autores, 125 mEq/L). Há uma depleção de sódio e água, porém com uma perda proporcional excessiva de sódio em relação à perda hídrica. A hipotonicidade do líquido extracelular gera um gradiente osmótico com consequente movimentação de água do espaço extracelular para o intracelular, o que agrava o déficit extracelular, acentuando-se os sintomas e sinais de desidratação (diminuição do turgor do subcutâneo, abaixamento de fontanela, sinais de hipoperfusão, colapso vascular e choque). Há ausência de sede e a diurese pode estar presente (o que confunde a avaliação do desidratado, principalmente do desnutrido que tem dificuldades de concentrar a urina). O fator predisponente mais importante é a desnutrição grave. Choque, letargia e crises convulsivas são mais frequentes. A movimentação de água para o intracelular pode determinar edema cerebral e sinais neurológicos. A hiponatremia é sempre uma condição grave que deve ser identificada e tratada.

Desidratação hipertônica ou hipernatrêmica

Caracterizada por sódio sérico maior que 150 mEq/L (alguns autores, 145 mEq/L). Há depleção de sódio e água, porém com uma perda proporcional maior de água. Há, portanto, gradiente osmótico, sendo que a maior tonicidade do meio extracelular leva à desidratação celular com graves sintomas secundários, principalmente relacionados ao sistema nervoso central. A desidratação hipernatrêmica pode ocorrer em pacientes com gastroenterite associada à pouca ingestão de água e/ou elevada ingestão de sais, lembrando que o preparo incorreto dos soros de hidratação oral representa uma causa comum. Crianças de baixa idade são predispostas a apresentar desidratação hipernatrêmica mais rapidamente. O conjunto taquipneia-perspiração insensível (espoliação de água livre) e sudorese (líquido hipotônico), associado com a presença de febre alta (que também pode ser consequência da desidratação hipernatrêmica) ou de pneumopatia, determina uma tendência à hipernatremia. Vômitos intensos que comprometem a ingestão hídrica ou simplesmente a falta de oferta de líquidos predispõem à instalação dos quadros de desidratação hipertônica. É um tipo de desidratação que pode trazer dúvidas diagnósticas, sendo os sinais clínicos mais discretos e menos perceptíveis, exceto se ela for muito grave. Os sinais clínicos clássicos de desidratação, como vimos, são fundamentalmente reflexos da desidratação extracelular. Chamam a atenção na hipertônica, no entanto, a sede intensa e a oligúria pronunciada (ativação do ADH). A hipernatremia pode causar lesão cerebral de mecanismo predominantemente vascular: congestão capilar e venosa e hemorragias. A hipernatremia é causa importante de lesão cerebral, de difícil recuperação, uma vez instalada (potencial de sequelas).

Tratamento da desidratação: fluidoterapia

Independentemente da causa da desidratação, que pode ser muito variável, os princípios gerais de tratamento são os mesmos, devendo-se levar em consideração o grau das perdas de água (gravidade) e o nível de sódio (tipo). É preciso lembrar que outros distúrbios eletrolíticos e metabólicos poderão estar presentes, merecendo atenção especial os distúrbios acidobásicos e os níveis de potássio.

De um modo geral, a desidratação leve e moderada pode ser tratada através da via oral, terapia de reidratação oral (TRO), reservando-se a via parenteral para os casos mais graves, para a correção dos distúrbios eletrolíticos graves e para os pacientes com vômitos incoercíveis ou com perdas continuadas muito intensas.

Terapia de reidratação oral (TRO)

Poucas descobertas tiveram tanto impacto na redução da gravidade e letalidade de uma doença como a introdução da terapia de reidratação oral (TRO) no manejo da doença diarreica aguda no final da década de 1970. A TRO é o tratamento de escolha para os pacientes com desidratação decorrentes de perdas pelo trato gastrointestinal. Determina, geralmente, a resolução do problema em curto tempo, sem a necessidade de grande manuseio da criança e instalação de um acesso vascular. Na diarreia aguda, há inibição da absorção de Na+ acoplado ao cloro (e da água que essa absorção acarreta). No entanto, a absorção de Na+ (e de água correspondente) acoplada à absorção de glicose está preservada. A TRO baseia-se na observação de que a glicose

facilita a absorção de sódio pelas células intestinais, mecanismo que permanece inalterado mesmo na vigência de um quadro diarreico. Essa absorção é mais eficiente quando a glicose se encontra em concentrações de 56 a 150 mmol/L e está em relação equimolar com o sódio. Caso haja deficiência de glicose, a absorção será prejudicada e o excesso provocará diarreia osmótica. A solução utilizada para TRO deve ser isotônica em relação ao plasma. A fórmula deve ainda conter todos os eletrólitos perdidos nas evacuações diarreicas (Na+, potássio, cloro e bicarbonato).

Nos processos diarreicos, há descamação epitelial, que impediria a absorção dos eletrólitos, mas geralmente o processo é focal, quase sempre existindo áreas íntegras que permitem a absorção.

A solução clássica (SRO) proposta em 1975 pela OMS foi amplamente disseminada no mundo todo e ainda é disponível no Brasil. Sua composição é apresentada no Quadro 64.4.

Quadro 64.4 – Solução clássica da OMS para TRO

Sódio: 90 mEq/L
Potássio: 20 mEq/L
Cloro: 80 mEq/L
Bicarbonato: 30 mEq/L (ou citrato 10 mEq/L)
Glicose: 111 mol/L (20 g/L)
Osmolaridade: 311 mOsm/L

Em 2002, a OMS, após estudos multicêntricos, chegou ao desenvolvimento de uma SRO mais eficaz e segura. Essa solução, de menor osmolaridade (245 mOsm/L), tem redução de 90 para 75 mEq/L de sódio, e de glicose de 20 para 13,5 g/L. Essa, atualmente, é a solução preconizada para TRO. Contudo, essa assimilação está lenta; por exemplo, em nosso país ainda não dispomos da SRO com 75 mEq/L de sódio.

Atualmente, encontram-se no mercado inúmeros preparados comerciais (em pó para dissolução ou já diluídos) para TRO, muitos deles saborizados, com valores menores de concentração de sódio (45 a 60 mEq/L). Sabe-se que a perda de sódio varia de acordo com o agente da gastrenterite, de cerca de 30 a 40 mEq/L nas causadas pelos rotavírus, por exemplo. Assim, em tese, composições com 45 mEq/L são suficientes para reposição eletrolítica em quadros leves. Entretanto, ainda o soro oficial para TRO deve ser de concentração entre 60 e 75 mEq/L conforme orientação da OMS, ou, na sua indisponibilidade, o clássico soro de 90 mEq/L.

A OMS também recomenda a administração de água adicional na proporção de uma parte de água para cada duas partes da solução, principalmente nas crianças de baixa idade, devido ao risco de hipernatremia, visto que, na diarreia infantil inespecífica, as perdas fecais de sódio não são altas e as perdas insensíveis da criança pequena são mais elevadas.

Desidratação e fluidoterapia

A TRO está indicada no tratamento e na prevenção da desidratação infantil. Para a prevenção não é necessário um esquema terapêutico rígido; basta orientar os familiares quanto à evolução da doença diarreica e recomendar a administração da solução hidratante, água e outros líquidos após cada evacuação amolecida da criança.

A utilização de soluções de reidratação caseiras, popularmente conhecida como "soro caseiro", deve ser reservada aos locais sem assistência, em casos em que uma solução mais completa não pode ser adquirida. O preparo inadequado dessas soluções caseiras (erros de medida das pitadas e punhados) pode ocasionar agravos significativos ao equilíbrio hidrossalino.

Terapia de reidratação parenteral

A terapia de reidratação intravenosa consiste em três fases, com objetivos terapêuticos distintos, que devem ser conhecidos: fase de reparação (expansão), fase de manutenção e fase de reposição. Para entender a escolha da melhor solução para cada uma dessas fases, deve-se conhecer a composição e, particularmente, a osmolaridade (esta define se o soro é isotônico ou hipotônico em relação ao plasma) de cada um dos produtos comercialmente disponíveis. No Quadro 64.5 encontram-se os dados sobre a composição das principais soluções disponíveis para hidratação parenteral. De forma geral, hoje, preferem-se as soluções isotônicas para a hidratação pediátrica.

Quadro 64.5 – Composição eletrolítica e osmolaridade das principais soluções disponíveis para hidratação parenteral

Eletrólito mEq/ml	SF 0,9%	Ringer Lactato	SG5%/ SF	Holliday Segar	Plasma
Sódio	154	130	77	30	136 a 145
Potássio	–	4	–	0,025	3,5 a 5
Cloreto	154	109	77	55	98 a 106
Lactato	–	28	–	–	–
Osmolaridade (mOsm/L)	308 (isotônico)	274 (isotônico)	154 (hipotônico)	110 (hipotônico)	285 a 300

Fase de reparação ou expansão

É a primeira fase do tratamento, objetivando o restabelecimento rápido da perfusão normal dos órgãos vitais, eliminando o déficit de água e de sódio. A eliminação do déficit de água e sódio é conseguida quando se restaura o peso da criança ao nível normal, desaparecem todos os sinais de desidratação e há diurese abundante. Não há melhora permanente das condições circulatórias e de perfusão tecidual sem a restauração completa do volume extracelular. A restauração do volume extracelular só é conseguida quando a quantidade de fluidos administrada e retida é próxima daquela que foi perdida.

Hoje, o tratamento da desidratação secundária às perdas gastrintestinais do choque hipovolêmico secundário a outras causas de perda hídrica (queimaduras, hemorragias etc.), deve ser realizado com os soros isotônicos disponíveis (soluções salinas - soro fisiológico ou Ringer Lactato) conforme orientação do Pediatric Advanced Life Support (PALS), que recomenda a utilização desses soros na velocidade de urgência de 20 ml/kg em 20 minutos, em situações de maior gravidade ou, esse mesmo volume, com velocidades menores de infusão em situações menos urgentes, seguidas de constantes reavaliações. Em função dessas avaliações e dependendo da intensidade da depleção, novas cotas de 20 ml/kg podem ser repetidas até a correção da desidratação.

Outra forma de se realizar a terapêutica de ressuscitação hídrica em uma criança desidratada (plano C), proposta pela OMS, em ambiente hospitalar, é a administração de solução salina Ringer Lactato ou soro fisiológico), num volume total de 100 ml/kg, divididos em duas etapas: 30 ml/kg, inicialmente, e 70 ml/kg, posteriormente. A primeira etapa é administrada em 1 hora (bebês menores de doze meses) ou 30 minutos (bebês maiores). A segunda etapa é administrada em 5 horas (bebês menores de doze meses) ou 2 horas e 30 minutos (bebês maiores).

Não há um método melhor que outro; entretanto, no nosso meio, a conduta do PALS, também reforçada pela American Academy of Pediatrics (AAP), American Heart Association (AHA), pelo britânico National Institute for Health and Care Excellence (NICE), é a mais realizada nos serviços acadêmicos brasileiros.

Fase de manutenção

Essa fase tem por objetivo repor as perdas fisiológicas normais de água e eletrólitos da criança, quais sejam: as perdas insensíveis (pele e trato respiratório), as perdas renais (dependentes da carga de soluto a ser excretada) e as perdas fecais normais.

As necessidades diárias hídricas, eletrolíticas e de glicose basais de uma criança, tradicionalmente, variam de acordo com as perdas fisiológicas e em função de sua atividade metabólica, esta estimada, em nosso meio, pela clássica regra de Holliday & Segar, proposta em 1957 (Quadro 64.6).

Quadro 64.6 – Regra de Holliday & Segar para cálculo do dispêndio calórico e, por consequência, das necessidades hídricas da criança.

Peso	Dispêndio calórico
Até 10 kg	100 kcal/kg/dia
10 a 20 kg	1.000 kcal (decorrentes dos 10 kg iniciais) +
50 kcal/kg/dia para cada kg que excede 10 kg	–
mais de 20 kg	1.500 kcal (decorrentes dos 20 kg iniciais) +
20 kcal/kg/dia para cada kg que excede 20 kg	–

Definido o gasto energético basal, são calculadas as necessidades hidroeletrolíticas e de glicose, da seguinte forma:

- Água: 100 ml para cada 100 kcal metabolizadas.
- Sódio (Na+): 3 mEq para cada 100 kcal.
- Potássio (K+): 2,5 mEq para cada 100 kcal (ou 1 mL de KCl 19,1% = 2,5 mEq de K).

Glicose: 8 gramas para cada 100 kcal.

Observa-se que as necessidades são definidas para o dispêndio calórico da criança e não diretamente para o seu peso. Assim, até os 10 kg, como o gasto é de, por exemplo, 100 ml de água para cada 100 kcal e para cada kg, diz-se 100 ml de água por kg. Ou, ainda, 2,5 mEq de K+ para cada 100 kcal para cada kg, simplificadamente, 2,5 mEq por kg. Entretanto, após os 10 kg, esse cálculo não é direto e deve ser realizado baseado na regra de Holliday & Segar, pelo consumo calórico. Assim, em uma criança de 15 kg, o volume, por exemplo, de água é de 1.000 ml + 250 ml (100 ml para cada 100 kcal, sendo 50 kcal × 5 = 250 kcal) = 1.250 ml e não 100 ml/kg (1.500 ml).

A criança que está recebendo um soro de manutenção, também conhecido como soro básico ou basal, na condição de estar internada por diarreia e/ou vômitos, obviamente, nessa etapa do tratamento, já está recebendo líquidos e alimentos por via oral. Em tese, o soro de manutenção oferece suas necessidades básicas como se a criança estivesse em jejum. Existem, entretanto, inúmeras condições clínicas que a criança recebe, por via parenteral, suas necessidades diárias, como, por exemplo, no tratamento de suporte das doenças em que a criança tem comprometimento de sua ingesta habitual ou em períodos pré-operatórios. Todo médico deve saber confeccionar um soro de manutenção basal para uma criança.

O soro de manutenção, calculado sob os princípios apresentados, é, em tese, uma solução hipotônica. Veja: embora ofereça a necessidade eletrolítica para a criança em 24 horas, sua necessidade basal, é um soro hipotônico. Trabalhos recentes têm demonstrado um risco de disnatremia em pacientes hospitalizados com inúmeras condições clínicas, como nas pneumonias, bronquiolites, meningites etc. São pacientes com certa gravidade, geralmente com comprometimento de sua ingestão oral e, portanto, candidatos à soroterapia. O risco de fazer hiponatremia devido a um quadro de secreção inapropriada de ADH existe e não deve ser negligenciado. A administração de líquidos isotônicos minimiza esse risco, de maneira que, hoje, a solução de manutenção mais recomendada deveria ter uma concentração de sódio maior, em torno de 136 mEq/L, isotônica. Uma sugestão de confecção desse soro é: em uma base de soro glicosado 5%, cujo volume continua a ser calculado com a regra de Holliday & Segar (100 ml/100 Cal metabolizadas), adiciona-se NaCl 20% (3,3 mEq/ml) na concentração e 136 mEq/L ou aproximadamente 40 ml/L. Além disso, adiciona-se o potássio, na forma KCl 19,1% (2,5 mEq/ml), na quantidade já apresentada e proposta por Holliday & Segar, de 2,5 mEq para cada 100 kcal metabolizadas. Temos então um soro que oferece a quantidade hídrica para a criança, glicose, potássio e sódio em uma concentração isotônica, que previne risco de hiponatremia hospitalar. Esse ainda é um conceito muito novo e a maioria dos pediatras ainda deve, infelizmente, demorar para rever seus conceitos sobre os velhos paradigmas sobre o soro de Holliday & Segar.

No Quadro 64.7, encontram-se as concentrações de eletrólitos das principais soluções disponíveis na prática clínica, que o auxiliarão na montagem de um soro para hidratação parenteral. Sugestão: não memorize todas as concentrações; escolha uma e, portanto, com regra de três, você deduzirá as demais.

Quadro 64.7 – Concentrações de eletrólitos das principais soluções disponíveis na prática clínica

Solução	Concentração (mEq/ml)
NaCl 0,9% (solução fisiológica)	0,15 mEq/ml de sódio
NaCl 3%	0,5 mEq/ml de sódio
NaCl 10%	1,7 mEq/ml de sódio
NaCl 20%	3,3 mEq/ml de sódio
NaCl 30%	5 mEq/ml de sódio
KCl 10%	1,3 mEq/ml de potássio
KCL 19,1%	2,5 mEq/ml de potássio

Fase de reposição

Essa fase visa a reposição das perdas anormais continuadas de água e eletrólitos, evitando a reinstalação de déficits. O déficit é descrito como perdas por quilograma de

Desidratação e fluidoterapia

peso corporal. A estimativa das perdas diarreicas ao longo de 24 horas é variável e, portanto, o volume e a composição da solução de reposição devem ser continuamente reavaliados no decorrer da terapia de hidratação. Via de regra, na reposição de perdas fecais em diarreias leves e moderadas, utiliza-se solução de partes iguais de SG 5% e SF 0,9%, com volumes de 30 a 60 ml/kg, com reavaliação clínica contínua. O soro de reposição é infundido ao longo de 24 horas, adicionado ao volume da solução de manutenção. Este volume deve ser reavaliado e reajustado a cada 6 horas, com base nos parâmetros de ganho e perda de peso, número e quantidade das evacuações ou presença de vômitos.

As perdas gastrointestinais de potássio são frequentes (fundamentalmente as perdas diarreicas). Existem também perdas renais, decorrentes do fato de a hipovolemia estimular a aldosterona, que, por sua vez, aumenta a reabsorção renal de sódio no túbulo distal, trocando-o por potássio. O déficit corpóreo de potássio deve, portanto, também ser reposto e uma quantidade de 2,5 a 5 mEq/kg de potássio (dobrar ou triplicar o potássio do soro de manutenção) deve ser acrescentada à solução de reposição ou manutenção a ser infundida em 24 horas.

Abordagem prática em crianças com desidratação

Para o caso de qualquer criança que apresentar um quadro potencialmente capaz de determinar desidratação, de acordo com seu estado de hidratação, utiliza-se a seguinte classificação: "sem desidratação", "com algum grau de desidratação" ou "desidratação grave" (Quadro 64.8).

Quadro 64.8 – Classificação atual do estado de hidratação

Dados clínicos	Sem desidratação	Algum grau de desidratação	Desidratação grave
Aspecto	Alerta	Irritada com sede	Deprimida, comatosa
Circulação (rubor)	< 3 s	3 a 8 s	> 8 s
Pulso	Cheio	Fino	Impalpável
Elasticidade da pele	Normal	Diminuída	Diminuída
Olhos	Normais	Fundos	Fundos
Fontanela	Normal	Deprimida	Deprimida
Mucosas	Úmidas	Secas	Secas
Conduta	Plano A	Plano B	Plano C

Crianças sem desidratação

O objetivo do tratamento nas crianças sem desidratação é manter o estado de hidratação, por meio de ações educativas para a família e profilaxia da desidratação. Líquidos devem ser oferecidos frequentemente (mais do que o habitual) aos poucos e em livre demanda. A alimentação não deve ser suspensa, da mesma forma que o leite materno, uma vez que é uma excelente solução de hidratação oral. A alimentação não deve ser alterada, apenas oferecida de maneira fracionada e com maior frequência.

As mães devem receber pacotes da solução de reidratação oral (SRO) e instruídas em relação ao correto modo de preparo e diluição (em 1 litro de água filtrada ou fervida, em temperatura ambiente, pois o soro gelado tem maior tempo de esvaziamento gástrico). A SRO deverá ser oferecida toda vez que a criança evacuar. O volume proposto é de 50 a 100 ml/vez nas crianças pequenas (menores de um ano) e um pouco mais, nas maiores. Entretanto, não deve haver rigidez nessa prescrição, pois a criança está hidratada.

É importante a orientação de alternância da SRO com outros líquidos caseiros, particularmente a água (e também chás, suco de limão e de outras frutas, água de coco etc.), particularmente nos casos em que a criança não tenha uma boa aceitação da SRO. O melhor indicador para a necessidade de fluidos é a própria sede da criança, um dos sinais mais precoces de hipohidratação. A SRO, após preparada, deve ser descartada após 24 horas. Os refrigerantes, de uso comum, possuem um conteúdo muito alto de carboidratos e muito baixo de eletrólitos e, por isso, não devem ser usados com a finalidade de hidratar a criança.

As mães devem receber orientação quanto aos sinais clínicos de desidratação e devem procurar um serviço médico caso os mesmos venham a ocorrer.

Crianças com desidratação de algum grau

Nestes casos está indicada a TRO, com exceção dos casos em que ocorrer alguma condição clínica que impeça a criança de ingerir líquidos: vômitos incoercíveis, íleo paralítico, sinais de irritação peritoneal e evidências de sepse. Essas crianças deverão ser submetidas à hidratação parenteral. A expansão oral terá sucesso na maioria dos casos.

TEP – Título de Especialista em Pediatria

Não havendo contraindicação à TRO, inicia-se a fase de expansão com a SRO, de acordo com os seguintes critérios:

1. não suspender o aleitamento materno e, nesses casos, as necessidades de SRO serão menores. O leite de vaca e os demais alimentos só deverão ser suspensos na fase de expansão.

2. pesar a criança sem roupa no início de cada hora, dado de maior importância na avaliação do sucesso da TRO.

3. oferecer TRO *ad libitum*, ou toda vez que a criança quiser, com colher, pois há uma menos chance de vômitos, sem limitação rígida do volume a ser ingerido. Não há maneira objetiva de determinar, previamente, qual será a quantidade de SRO necessária para hidratar a criança. A ingestão média é de 25 ml/kg/hora, mas com uma variação muito grande. É impossível, portanto, fazer recomendações rígidas em relação à quantidade total de SRO que deve ser administrada. A regra prática mais valiosa para o sucesso da TRO é insistir e persistir, mas sem forçar.

4. a solução de reidratação oral não deve ser saborizada.

5. o tempo para que seja completada a hidratação dever ser de 4 horas.

6. calcular a retenção de cada hora, com base no volume da solução ingerida e no ganho ponderal (peso atual – peso inicial / volume ingerido x 100). A retenção maior que 20% é satisfatória e indicativa de sucesso na TRO. Caso a retenção for menor que 20% na primeira hora, pode-se aguardar até o final da segunda hora, que será decisiva. Entretanto, caso a retenção permaneça baixa, ou seja, as perdas forem maiores que a capacidade de ingestão, opta-se por TRO em sonda nasogástrica ou, o que é mais frequente na prática, a hidratação parenteral.

7. a hidratação oral deve ser suspensa quando houver vômitos incoercíveis, crise convulsiva (provável distúrbio eletrolítico), distensão abdominal e valores de retenção persistentemente baixos nas primeiras 2 horas de hidratação. Nesses casos indica-se a hidratação parenteral.

O uso de antieméticos por muito tempo foi questionado, principalmente pelo risco de efeitos colaterais extrapiramidais de drogas como a metoclopramida. Novas drogas são hoje disponíveis: estudos mostram que uma dose de ondansentrona diminui vômitos e pode facilitar a TRO.

Terminada a expansão, inicia-se a alimentação normal da criança, podendo receber alta, com as orientações determinadas para a criança sem desidratação.

Crianças com desidratação grave

A criança com comprometimento perfusional é considerada grave. Nesses casos, e também naqueles em que houver contraindicação à TRO, está indicada a hidratação parenteral, nas 3 fases, conforme apresentado anteriormente neste capítulo. Também nos casos em que a hidratação venosa se impôs, a hidratação oral deve ser mantida ou iniciada tão cedo quanto for possível.

A doença diarreica aguda frequentemente é acompanhada de acidose metabólica, traduzida clinicamente pela respiração de Kussmaul (fome de ar: movimentos respiratórios profundos, rápidos e sem pausa). A acidose intracelular pode comprometer seriamente o trabalho da célula, exigindo atenção no manuseio dessas situações.

Em linhas gerais, admitem-se três mecanismos determinantes da acidose metabólica: superprodução de ácidos orgânicos (hipóxia e hipoperfusão); mecanismo renal: diminuição da capacidade renal de excretar hidrogênio, consequente à hipoperfusão renal e diminuição do aporte de precursores para a síntese de amônia; mecanismo intestinal: produção de ácidos orgânicos na luz intestinal, com retenção dos íons de hidrogênio.

O bicarbonato de sódio poderá ser acrescentado à solução de expansão da seguinte forma: corrigir acidose quando houver pH < 7,10 e/ou bicarbonato < 8 (situações em que, geralmente, ocorrem manifestações clínicas), de acordo com a seguinte fórmula: mEq de bic a ser infundido = (15 – Bic inicial) × 0,3 × peso. A correção completa da acidose ocorrerá espontaneamente após a reidratação da criança. O bicarbonato administrado pode ser a 3% (1 ml = 0,36 mEq), diluído meio a meio com água destilada, sendo a infusão prescrita em 2 horas.

Desidratação e fluidoterapia

> **PONTOS PRÁTICOS**
>
> - Toda criança que se apresenta com uma doença potencialmente desidratante deve ser classificada em relação ao seu estado de hidratação: as não desidratadas seguem o plano A de tratamento (orientações de prevenção da desidratação), as desidratadas de algum grau seguem o plano B de tratamento (TRO) e as desidratadas graves seguem o plano C de terapêutica (hidratação parenteral).
> - Recomenda-se a terapia de reidratação oral (plano B) como tratamento inicial da maioria das crianças com leve a moderada desidratação secundária à doença diarreica aguda. A TRO é tão efetiva quanto a terapia parenteral, com vantagens de ser menos invasiva e custosa. A solução oral e reidratação recomendada é a proposta pela OMS, que contém 75 mEq/L (formulação mais atual, não disponível universalmente) ou, na sua ausência, a formulação com 90 mEq/L.
> - A criança com comprometimento profissional é considerada grave. Nesses casos, e também naqueles em que houver contraindicação à TRO, está indicada a hidratação parenteral (plano C) que deve ser realizada, em fase rápida inicialmente (expansão), com solução salina isotônica.
> - Após a reidratação, a criança é realimentada e pode receber o soro de manutenção, que objetiva as necessidades diárias hídricas, eletrolíticas e de glicose basais de uma criança, calculadas em função de sua atividade metabólica (regra de Holliday & Segar). Discute-se atualmente que o soro de manutenção deva ser isotônico.

Questões de Treinamento

1. Lactente de seis meses é trazido à consulta numa UBS por apresentar há três dias fezes amolecidas, sem sangue. A ingestão está diminuída e teve dois episódios de vômitos hoje. Exame físico: irritada, inquieta, presença de sinal da prega e olhos fundos. Ao ser oferecida água, o lactente bebe avidamente. A conduta mais **correta** é:

   a. aplicar antiemético intramuscular e estabelecer um plano de reidratação por via oral na UBS para as próximas 4 horas.
   b. liberar o lactente com orientação à mãe sobre uso de sais de reidratação oral, outros líquidos e alimentos a serem oferecidos e sobre o retorno.
   c. aplicar antiemético intramuscular, liberar com orientação à mãe sobre o uso de reidratação oral, outros líquidos e alimentos a serem oferecidos e sobre o retorno.
   d. estabelecer um plano de reidratação oral na UBS para as próximas 4 horas, com reavaliações periódicas.
   e. internar para hidratação venosa e pausa alimentar por 4 horas, com reintrodução lenta de outros líquidos e alimentos.

2. Lactente de dez meses é levado a UBS devido a quadro de diarreia, com fezes líquidas, amareladas, várias vezes por dia, anorexia, vômitos e febre não aferida, há 4 dias. Exame físico: regular estado geral, hipoativo e irritado, olhos fundos, turgor pastoso, bebendo avidamente água oferecida e com perfusão periférica de 5 segundos. Considerando as informações acima e as recomendações do MS, o diagnóstico e a conduta corretos neste caso são, respectivamente:

   a. desidratação grave – iniciar hidratação venosa.
   b. desidratação de algum grau – liberar com prescrição de sais de reidratação oral, alimentação habitual e oferta de líquidos abundantemente.
   c. desidratação de algum grau – iniciar hidratação com sais de reidratação oral na unidade de emergência.
   d. desidratação grave – internar e iniciar hidratação com sais de reidratação oral.
   e. desidratação de algum grau – internar e iniciar hidratação venosa.

3. A terapia de reidratação oral (TRO) foi um grande avanço no combate à desidratação por diarreia e vômito. Com relação às recomendações para sua utilização, assinale a opção **incorreta**:

   a. o volume inicial (etapa de reidratação) pode ser calculado entre 20 a 30 ml/kg, sendo oferecido lentamente, observando-se a aceitação do paciente.
   b. o paciente deve permanecer em jejum independentemente do esquema de amamentação que o lactente estiver recebendo.
   c. após a fase de expansão e, estando o paciente já hidratado, a cada episódio de vômito ou diarreia, pode-se oferecer o soro oral aos poucos, em uma dose de cerca de 10 ml/kg.
   d. a concentração de sódio da solução isotônica utilizada na TRO deve ser de 75 mEq/L.
   e. as situações de vômitos incoercíveis e crise convulsiva são limitações à TRO.

4. Um menino com dois anos de idade e peso de 12 kg desenvolve quadro de desidratação devido a um quadro diarreico associado a um quadro de pneumonia grave. Recebeu soro de reparação parenteralmente. O médico prescreve um soro de manutenção, segundo a regra de Holliday & Segar para o volume, mas o faz isotônico, segundo a tendência mais atual. Contempla esta prescrição:

507

a. soro glicosado 5%, 880 ml; soro fisiológico, 220 ml; KCl 19,1%, 11 ml.

b. soro glicosado 5%, 1100 ml; NaCl 20%, 44 ml; KCl 19,1%, 11 ml.

c. soro glicosado 5%, 1200 ml; NaCl 20%, 44 ml; KCl 19,1%, 11 ml.

d. soro glicosado 5%, 1100 ml; NaCl 20%, 44 ml; KCl 19,1%, 12 ml.

E. soro glicosado 10%, 880 ml; soro fisiológico, 220 ml; KCl 19,1%, 11 ml.

5. Bruno, um bebê de um ano, pesando 11 kg, é internado com quadro de diarreia e vômitos com 36 horas de evolução. Exame físico: sinais clínicos de desidratação grave. O tratamento é iniciado com a prescrição de soro fisiológico 20 ml/kg em 20 minutos. Esta opção terapêutica é **correta** porque o soro fisiológico apresenta:

a. concentração de sódio/por litro da solução em valores iguais ao do plasma.

b. concentração de bicarbonato/por litro da solução em valores próximos ao do plasma.

c. concentração de potássio/por litro da solução em valores iguais ao do plasma

d. concentração de todos eletrólitos/por litro da solução em valores próximos aos do plasma.

e. osmolaridade/por litro da solução em valores próximos ao do plasma.

1. Observa-se a descrição de uma criança desidratada de algum grau. A questão não apresenta nenhum sinal de gravidade e nenhuma contraindicação para a via oral de hidratação; pelo contrário, mostra uma criança bebendo avidamente. Indicação clássica para a TRO. Resposta D.

Gabarito comentado

2. Observa-se aqui um lactente desidratado, mas com sinais de gravidade, como a perfusão periférica de cinco segundos e hipoatividade, configurando-se comprometimento perfusional do paciente. Indicação de hidratação parenteral. Resposta A.

3. O aleitamento materno não deve ser suspenso durante a TRO, o que torna a alternativa B a única errada das afirmações. Note que na alternativa D está a concentração ideal recomendada atualmente pela OMS para o SRO: 75mEq/L. Resposta B.

4. Uma sugestão de confecção desse soro isotônico é: em uma base de soro glicosado 5%, cujo volume continua a ser calculado com a regra de Holliday & Segar (100 ml/100 Cal metabolizadas, portanto, nesse caso, 1.100 ml), adiciona-se NaCl 20% (3,3 mEq/ml) na concentração e 136 mEq/L ou aproximadamente 40 ml/L (nesse caso, 44ml). Além disso, adiciona-se o potássio, na forma KCl 19,1% (2,5 mEq/ml), na quantidade já apresentada e proposta por Holliday & Segar, de 2,5 mEq para cada 100 kcal metabolizadas (11 ml). Temos então um soro que oferece a quantidade hídrica para a criança, glicose, potássio e sódio em uma concentração isotônica, que previne risco de hiponatremia hospitalar. Esse é um conceito muito novo e a maioria dos pediatras ainda deve demorar para rever suas concepções em relação aos velhos paradigmas sobre o soro de Holliday & Segar. Resposta B.

5. A abordagem na fase inicial de hidratação (expansão) é realizada com soro fisiológico ou Ringer, soros sabidamente isotônicos (osmolalidade semelhante ao plasma). Resposta E.

Fontes consultadas e leitura recomendada

World Health Organization. *The treatment of diarrhoea:* a manual for physicians and other senior health workers: WHO. Geneva, 2005. Disponível em: <http://apps.who.int/iris/bitstream/10665/43209/1/9241593180.pdf>.

World Health Organization. Reduced osmolarity oral rehydration salts (ORS) formulation. UNICEF House, New York, 2001. Disponível em: <https://www.unicef.org/supply/files/Oral_Rehydration_Salts(ORS)_.pdf>.

Holliday, M.A.; Segar, W.E. *The maintenance need for water in parenteral fluid therapy.* Pediatrics, 1957. 19: p. 823.

Guarino, A.; Ashkenazi, S.; Gendrel, D. et al. European Society for Pediatric Gastroenterology, Hepatology, and Nutrition/European Society for Paediatric Infectious Diseases evidence-based guidelines for the management of acute gastroenteritis in children in Europeupdate: 2014. Journal of Pediatric Gastroenterology and Nutrition, 2014. 59: p.132

Chameides, L.; Samson, R.A.; Schexnayder, S.M.; Hazinski, M.F. ed. *Management of shock.* In: Pediatric Advanced Life Support Provider Manual. American Heart Association, Subcommittee on Pediatric Resuscitation. Dallas, 2011.

Nager, A.l. *Intravenous rehydration in paediatric gastroenteritis.* British Medical Journal, 2011. 343: p. d7083.

Distúrbios eletrolíticos

65

Elisangela Pereira
Vinícius C. Destefani

Os desequilíbrios hidroeletrolíticos são extremamente comuns na prática médica pediátrica, particularmente em pacientes críticos; diarreia, febre, vômitos, infecções com sepse, queimaduras, intoxicações, insuficiência renal ou su-pra-renal, diabetes *mellitus* ou insípido, politraumatismo, uso de diuréticos, nutrição parenteral e ventilação mecânica são exemplos de condições que podem levar a distúrbios da homeostasia do metabolismo hidroeletrolítico e ácido bási-co. Esses distúrbios eletrolíticos não são doenças, mas conse-quências delas, e, raramente ocorrem de forma isolada. Fazer o diagnóstico por meio de exames laboratoriais parece ser fácil, porém é necessário conhecer os mecanismos fisiopato-lógicos envolvidos, uma vez que uma correção inadequada pode causar sequelas importantes e trágicas ao paciente.

Um breve resumo da compartimentalização dos líquidos corporais e da fisiologia da água já foi apresentado no capi-tulo 64 "Desidratação e fluidoterapia". Os compartimentos extracelular (LEC) e intracelular (LIC) são delimitados por membranas celulares permeáveis à água, mas com perme-abilidade seletiva a solutos. O equilíbrio das osmolaridades intra e extracelular determina a quantidade de solutos em cada um dos compartimentos e a movimentação de água entre eles, estabelecendo seus volumes. Lembre-se que a osmolalidade é definida pelo número de partículas dissol-vidas em água. Devido a características de permeabilidade de membrana, canais, transportadores e bombas, os solutos se distribuem de forma distinta entre os compartimentos e nos diferentes tipos de células do organismo. A água atra-vessa rapidamente a membrana celular até alcançar o equi-líbrio osmótico. Partículas restritas a um determinado com-partimento são consideradas osmoticamente ativas, pois interferem na movimentação de água entre o LIC e o LEC.

O potássio [K] é o principal íon do LIC (músculos são os principais reservatórios), e sua concentração nesse líquido depende da atividade da Na/K ATPase; no LEC, o sódio [Na] é o íon mais importante. A bomba Na/K ATPase bombeia o [Na] para fora da célula e o [K] para dentro. A importância do [Na] está relacionada com o controle que ele exerce na distribuição da água em todo o organismo. Se o [Na] é perdi-do, a água é excretada na tentativa de manter a osmolalida-de normal, e se o [Na] é retido, a água é retida para diluí-lo.

O [Na] é o principal regulador da osmolalidade cati-ônica extracelular, que pode ser calculada pela seguinte fórmula: Osm = [2 (Na + K) + Ureia/2,8 + Glicose/18].

Distúrbios do sódio
Hiponatremia

Hiponatremia é a diminuição da concentração sérica de sódio, que fica menor que 130 mEq/L (135 m/Eq/L segundo alguns autores). É o distúrbio eletrolítico mais comum em pacientes internados e está associada a au-mento da mortalidade. A velocidade de instalação deter-mina a gravidade, sendo que em casos crônicos, há uma adaptação cerebral e menor lesão tecidual. São conside-radas emergências os casos de instalação aguda (menor que 48h) e graves (< 120 mEq/L). Existe uma estreita re-lação entre a água e o sódio, de tal modo que os distúrbios desses dois elementos não devem ser tratados de maneira independente. Na prática clínica, a maioria das alterações da concentração do sódio plasmático não se deve a uma alteração primária do metabolismo do sódio, e sim a um transtorno da regulação da água corporal total.

Diante de uma hiponatremia deve-se descartar a possibilidade de uma possível pseudohiponatremia, des-cartando basicamente três situações em que o problema básico é o erro na dosagem laboratorial do sódio (fatores interferentes): hipertrigliceridemia, hiperproteinemia (mieloma múltiplo, câncer basicamente relacionado à se-nilidade) e hiperglicemia, situações menos frequentes em Pediatria, mas que devem ser lembradas.

É fundamental que no exame físico se procurem sinais de excesso ou depleção do volume corporal; assim, o pa-ciente poderá estar hipovolêmico (taquicardia, hipotensão, comprometimento perfusional, urina concentrada), euvo-lêmico ou hipervolêmico (edema, hipertensão, turgência jugular, congestão pulmonar, hepatomegalia, ascite).

Classifica-se, portanto, a hiponatremia da seguinte forma, na tentativa de elucidar sua causa:

a. Hiponatremia hipovolêmica (sódio corpóreo to-tal baixo): é a causa mais comum de hiponatremia na infância. Há perda efetiva de sódio e água, com maior perda relativa de sódio do que de água. Mais comumente, a perda ocorre pelo trato gastrointes-tinal (vômitos e/ou diarreia, que são tão comuns em Pediatria – sódio urinário < 20 mEq/L) ou pe-los rins (uso/abuso de diuréticos tiazídicos – sódio urinário > 20 mEq/L).

TEP – Título de Especialista em Pediatria

b. Hiponatremia euvolêmica (sódio corpóreo total normal): a principal causa de hiponatremia euvolêmica pediátrica é a secreção inapropriada de hormônio antidiurético, definida como secreção desse hormônio na ausência do estímulo fisiológico adequado. O sódio urinário costuma ser maior que 20 mEq/L.

c. Hiponatremia hipervolêmica: resultante da retenção de sódio e água, porém com retenção de água em excesso, quando comparada à retenção do sal. É encontrada em estados edematosos como insuficiência cardíaca, insuficiência hepática e síndrome nefrótica. O sódio urinário costuma ser menor que 20 mEq/L.

A hiponatremia, na maior parte das vezes é assintomática, ocorrendo sinais e sintomas nos casos mais graves. Os sintomas de hiponatremia dependem não só do valor absoluto do sódio sérico, mas também da velocidade da sua queda. Quando observados, os sintomas nas hiponatremias são, principalmente, neurológicos e relacionados à rapidez na mudança da concentração plasmática de sódio. A queda na osmolalidade plasmática cria um gradiente que favorece a entrada de água para dentro das células, levando ao edema cerebral. Os sintomas mais comuns relacionados à hiponatremia são letargia, confusão mental, cefaleia, náuseas e agitação.

Tratamento

Você sempre deve estar atento a sintomas que, se atribuídos ao distúrbio, exigem conduta imediata e depende da velocidade de instalação, gravidade e diagnóstico etiológico. Hiponatremias agudas e graves costumam ser sintomáticas, podendo levar a crises convulsivas (edema cerebral).

Na hiponatremia hipovolêmica a preocupação maior deve ser com a correção da volemia. Na maioria das vezes não será necessária reposição de sódio. Lembre-se disto: no paciente em choque hipovolêmico, primeiro deve-se corrigir a volemia.

Na hiponatremia euvolêmica e hipervolêmica o tratamento da doença desencadeante é fundamental para o equilíbrio do sódio sérico, evitando-se a infusão de solução hipertônica, que pode agravar a situação do paciente. Pode haver necessidade de restrição hídrica. Na insuficiência cardíaca, por exemplo, o tratamento consiste na administração de diuréticos e inotrópicos. A hiponatremia euvolêmica pode ser causada pela síndrome da secreção inapropriada do hormônio antidiurético (SSIHAD). A preocupação é remover o agente causal (doenças do sistema nervoso, drogas). A reposição de sódio deverá ser realizada se houver sintomas neurológicos ou se a natremia for muito baixa, uma verdadeira emergência eletrolítica (Na < 120 mEq/L), que devem ser avaliados caso a caso.

No Quadro 65.1 estão resumidas as informações sobre a correção do sódio, quando for necessária.

Quadro 65.1 – Correção do sódio

Quantidade	Na total a ser infundido (mEq) = (Na desejado – Na sérico) × 0,6 × peso (sugere-se correção para 125mEq/L, que alivia os sintomas na maioria dos casos).
Velocidade de infusão	Lenta (cerca de 4 horas), evitando-se o *bolus* de sódio, exceto em casos graves. Deve-se variar a natremia, no máximo, 1 a 2 mEq/L/hora, até melhora dos sintomas. Idealmente, no máximo, 8 a 12mEq/L/dia.
Solução para infusão	NaCl 3% (1ml = 0,5 mEq de sódio).

Ultimamente, tem sido dada atenção cada vez maior à velocidade com que são corrigidos os distúrbios hiponatrêmicos. Tal preocupação se deve à possível ocorrência iatrogênica de desmielinização osmótica da ponte quando o sódio é corrigido de forma rápida, principalmente em hiponatrêmicos crônicos. Esse fenômeno é conhecido como mielinólise central pontina e caracteriza-se clinicamente por paraparesia, quadriplegia, disartria, disfagia, alteração da consciência e coma.

Hipernatremia

Hipernatremia ocorre quando a concentração sérica de sódio é maior que 145 mEq/L. Desenvolve-se a partir de um ganho excessivo de sódio, aumento da perda de água livre e diminuição da ingesta de água. É menos frequente do que a hiponatremia, e mais comum em pacientes muito jovens, muito velhos e doentes, que não têm condição de ingerir líquido em resposta ao aumento de osmolalidade, o que provoca sede, devido a sua incapacidade física. A hipernatremia invariavelmente está associada à hiperosmolalidade e à desidratação celular.

O aumento de sódio no compartimento extracelular causa desvio de água do intracelular para o interstício e para o intravascular, trazendo complicações particularmente para as células nervosas. Quando ocorrem perdas intracelulares significativas e contínuas, há uma verdadeira tração mecânica sobre os vasos, podendo causar danos ao endotélio vascular e, consequentemente, hemorragia subaracnoidea, subdural e parenquimatosa, além da trombose venosa e dos seios venosos cerebrais. As manifestações cardiovasculares são pouco expressivas. A hiperosmolaridade sérica provoca a saída de água do intracelular para o extracelular, com pouco comprometimento do intravascular, mesmo havendo diminuição da água corporal total. O turgor cutâneo, em geral, é pastoso e espesso, somando-se à taquipneia, à fraqueza muscular, ao choro fraco e intenso. O organismo apresenta duas linhas de defesa contra a hipernatremia e a hipertonicidade: a sede e a secreção de hormônio antidiurético (ADH). A sede é o mecanismo mais importante, pois os pacientes com acesso à água não desenvolvem hipernatremia, mesmo que sua secreção de ADH seja deficiente. Quando ocorre uma hipernatremia persistente, as células nervosas produzem solutos proteicos de elevado peso molecular, chamados de osmóis idiogênicos, que têm a função de manter o volume celular constante e equilibrado. Durante o tratamento da hipernatremia estes osmóis diminuem lentamente, justificando-se a não correção rápida deste distúrbio hidroeletrolítico. Quando se processam rápidas correções da hipernatremia, antes mesmo do desaparecimento dos osmóis idiogênicos, ocorre intoxicação hídrica através da passagem de água em excesso para o meio intracelular.

Os sintomas mais comuns são, portanto, neurológicos. A gravidade destes sintomas está relacionada não só com o grau de hiperosmolalidade, mas, mais importante ainda, com a velocidade com que se instalou (quadros agudos são mais sintomáticos e tem instalação em menos de 48 horas). Os sintomas são devidos às alterações no conteúdo da água cerebral.

Quanto à causa, pode ser classificada em três grupos:

a. perda de água superior à de sódio: diarreia e vômitos, diabetes *insipidus*, diabetes *mellitus*, febre, insolação, hiperventilação;

b. reposição insuficiente das perdas hídricas: diminuição da ingestão hídrica por náuseas, vômitos ou incapacidade física;

c. administração de sobrecarga de soluto: preparo inadequado de soluções de hidratação.

Tratamento

Independentemente da causa, a hiperosmolaridade determinada pela hipernatremia implica sempre em um déficit de água. Quando o paciente está lúcido e com mecanismo de sede preservado, normalmente o aumento natural da ingestão de água por via oral é capaz de equilibrar o quadro. No entanto, nos casos graves sintomáticos ou na impossibilidade ou inadequação da reposição oral, é necessária a correção do déficit de água. A coleta frequente de sódio sérico está indicada para ajustar terapia parenteral.

Existem várias fórmulas para estimativa do déficit de água livre. Uma delas, que pode ser utilizada é: déficit de água = peso corporal (kg) × 0,6 × (1 – 145/Na encontrado). A oferta de líquido deve ser feita em 48 horas, associada ao volume de manutenção, com fluido que contenha concentrações de sódio com cerca de 20 a 30 mEq/L.

Em pacientes com hipernatremia a mais de 48 horas ou em caso de dúvidas sobre o período de instalação do quadro, essa reposição não deve ultrapassar a metade do déficit calculado nas primeiras 24 horas, face ao risco de edema cerebral e deterioração do quadro neurológico associado a reposições rápidas. De um modo geral, recomenda-se não reduzir a natremia em mais do que 0,5 mEq/L por hora.

Se houver crise convulsiva na evolução, provavelmente houve edema cerebral por queda inadvertidamente rápida do sódio, o que pode ser tratado com infusão de NaCl 3%, 1 a 2 ml/kg em *bollus*.

Distúrbios do potássio

O potássio é o principal eletrólito intracelular e a relação entre os seus níveis intra e extracelulares é a principal determinante do potencial elétrico transmembrana. Portanto, qualquer alteração significativa na concentração extracelular de potássio pode ter sérios efeitos não apenas na função metabólica, mas também na condução nervosa, com repercussões na musculatura e, principalmente, no ritmo cardíaco, predispondo ao desenvolvimento de arritmias nos casos mais graves.

Hipopotassemia

É caracterizada pelos níveis de [K] < 3,5 mEq/L e geralmente é assintomática, embora nos casos graves possa cursar com alterações que vão desde fraqueza muscular até a arritmias cardíacas. As principais causas de hipopotassemia encontram-se discriminadas no Quadro 65.2.

Quadro 65.2 – Principais causas de hipopotassemia

Depleção de potássio
Aporte baixo: • baixa ingesta (via enteral) – administração insuficiente (via venosa). Perdas aumentadas: • não-renais – gastrointestinais (vômitos, diarreia, drenagem gástrica). • renais – tubulopatias, hiperaldosteronismo, excesso de glicocorticoides. • aumento da oferta de sódio no néfron distal (qualquer redução da absorção de sódio no néfron proximal: diurético de alça, tiazídicos, diurese osmótica por glicose, manitol).
Redistribuição interna (diminuição da relação entre o potássio extra e intracelular) • aumento dos níveis de insulina. • agonistas beta-adrenérgicos (catecolaminas, broncodilatadores, teofilina). • alcalemia.

Embora muitas vezes assintomática, a hipopotassemia pode cursar desde o início com sinais sutis de fraqueza muscular e, em quadros mais graves, evoluir com paralisias da musculatura esquelética (até a parada respiratória) e alterações da musculatura lisa (náuseas, vômitos, íleo paralítico). Manifestações cardiovasculares incluem a hipotensão postural e as arritmias cardíacas (bloqueio atrioventricular, taquiarritmias ventriculares e fibrilação ventricular). Deve-se realizar um eletrocardiograma (ECG), embora, ao contrário da hiperpotassemia, não se observe boa correlação entre a gravidade do quadro e as alterações eletrocardiográficas (redução de amplitude da onda T, presença de onda U no final da onda T).

Tratamento

Sempre que possível, deve-se procurar identificar e corrigir a causa básica que está determinando o distúrbio eletrolítico. No entanto, independentemente da causa, pode-se adotar as seguintes estratégias:

a. casos leves (K entre 2,5 e 3,5 mEq/L e sem manifestações clínicas): dar preferência à reposição oral, utilizando-se cloreto de potássio a 6% (1ml = 0,8 mEq), 3 a 5 mEq/kg/dia e substituir diuréticos que expoliam potássio (furosemida), por diuréticos poupadores de potássio (espironolactona), se necessário.

b. casos moderados e graves (K < 2,5 mEq/L, com ou sem manifestação clínica): optar por reposição venosa, idealmente com monitorização eletrocardiográfica, aumentando-se o aporte de potássio para até 0,3 a 0,5 mEq/kg/hora (durante 3 a 5 horas), procurando-se não ultrapassar concentrações de 60 mEq/L. Quando o [K] alcançar 3,5 mEq/L, prosseguir com taxas normais de manutenção.

Hiperpotassemia

É caracterizada por K+ > 5 mEq/L, frequentemente é assintomática, embora nos casos graves possa cursar com sérias alterações da função muscular e do ritmo cardíaco. De um modo geral, pode ser causada por aporte excessivo de potássio, redistribuição interna ou excreção inadequada, conforme classificação apresentada no Quadro 65.3.

Quadro 65.3 – Principais causas de hiperpotassemia

Adição de potássio extracelular

Aporte alto
• ingesta elevada (via enteral) –administração excessiva (via venosa).

Redistribuição interna (aumento da relação entre o potássio extra e intracelular)
• diminuição dos níveis de insulina (diabetes).
• bloqueadores beta-adrenérgicos (propanolol).
• acidemia.

Fontes endógenas
• rabdomiólise (infecção, trauma, drogas), lise tumoral.
• hemólise.

Pseudohiperpotassemia
• hemólise *in vitro* (técnica inadequada de coleta ou conservação da amostra)

Excreção inadequada

Insuficiência renal
Insuficiência suprarrenal
Drogas
• inibidores da aldosterona (espironolactona).
• diuréticos poupadores de potássio.
• inibidores da enzima conversora de angiotensina (captopril, enalapril).
• antiinflamatórios não-hormonais.

Independentemente da causa, a hiperpotassemia pode cursar com alterações musculares que são desde fraqueza muscular, parestesias, íleo paralítico e paralisia respiratória.

As alterações cardíacas, no entanto, dominam o quadro e podem ser detectadas pela realização de um ECG, que pode apresentar as seguintes alterações: onda T apiculada, achatamento e até desaparecimento da onda P, aumento do intervalo PR, depressão do segmento ST, bloqueio atrioventricular, alargamento progressivo do QRS até constituir a configuração em forma de sino e arritmias atriais e/ou ventriculares. Nos casos graves, o paciente pode evoluir para parada cardíaca em assistolia (menos frequentemente, fibrilação ventricular).

Normalmente, pode-se classificar a hiperpotassemia de acordo com a gravidade do quadro em:

a. leve: K < 6 mEq/L, com ECG normal ou apenas com onda T apiculada e esteita.

b. moderada: K entre 6 a 8 mEq/L e ECG com QRS alargado.

c. grave: K > 8 mEq/L ou ECG com onda P ausente, QRS alargado ou arritmia.

Tratamento

O tratamento da hiperpotassemia vai depender da gravidade do quadro, embora, de um modo geral, em todos os casos deva-se sempre restringir ou suspender a administração de potássio e corrigir os fatores causais. Nos quadros leves, essas medidas bastam, podendo-se associar furosemida nos casos com insuficiência renal ou suprarrenal. Nos casos moderados e graves, segue-se o seguinte roteiro:

4. restringir ou suspender o potássio e corrigir os fatores causais;

5. antagonizar os efeitos neuromusculares da hiperpotassemia (reduz a toxicidade cardíaca, mas não reduz os níveis de [K]) com gluconato de cálcio a 10% (0,5 a 1 ml/kg, EV em 15 minutos, com monitorização do ECG); é a primeira medida terapêutica nos pacientes já com toxicidade cardíaca;

6. redistribuir o K+ internamente:

    a. bicarbonato de sódio (1 a 2 mEq/kg, EV), atua rapidamente, constituindo-se na forma mais rápida de diminuir o potássio (efeito persiste em torno de 2 horas);

O efeito de alterações agudas no pH na translocação do potássio entre os compartimentos intra e extracelular é complexo; em geral, a acidose é associada ao movimento de íons potássio do intracelular para o extracelular, e a alcalose, do extra para o intracelular. Para cada 0,1 de variação no pH, é estimada uma variação no [K] de 0,3 a 1,3 mEq/L na direção oposta.

    b. glicoinsulinoterapia (glicose 0,5 a 1 g/kg + 1 UI de insulina para cada 5 g de glicose, EV, em 60 minutos), reduz o [K] em 1 a 2 mEq/L e o efeito persiste por 4 a 6 horas. A insulina impulsiona o [K] para dentro da célula por intermédio da ativação da bomba Na/K ATPase;

    c. agonista beta-adrenérgicos, que estimulam a bomba Na/K ATPase, impulsionando potássio para dentro da célula e aumentam excreção renal.

Distúrbios eletrolíticos

4. Aumentar a eliminação do [K]:
  a. diuréticos de alça (furosemida 1 mg/kg/dose), se houver diurese;
  b. resinas trocadoras de potássio: 0,5 a 1,0 g/kg de 6/6horas, diluídos em água, de preferência por via oral (utilizar a via retal em caso de vômitos);
  c. diálise, em casos graves e refratários.

PONTOS PRÁTICOS

- Hiponatremia (Na < 135 meq/L) apresenta-se com irritabilidade, cefaléia, náuseas, perda dos reflexos tendinosos profundos, letargia. O tratamento da hiponatremia hipovolêmica se baseia na eeposição volêmica com cristalóides isotônicos. Hiponatremia hipervolêmica: adequar o tratamento da doença de base. Hiponatremia euvolêmica: remover agente causal.
- Hipernatremia (Na > 145 mEq/L) tem como quadro clínico: letargia, convulsões, astenia, coma, irritabilidade. Reposição de água livre é o tratamento principal.
- Hipopotassemia (K < 3,5 mEq/L) se apresenta com fraqueza muscular, paralisias da musculatura esquelética (parada respiratória), alterações da musculatura lisa (íleo paralítico), hipotensão postural e arritmias cardíacas. Trata-se repondo KCl.
- Hiperpotassemia (K > 5 mEq/L) tem quadro clínico de fraqueza muscular, íleo paralítico, quadriplegia e paralisia respiratória. No ECG: onda T apiculada, achatamento e até desaparecimento da onda P, aumento do intervalo PR, depressão do segmento ST, BAV, alargamento progressivo do QRS, arritmias e PCR. Deve-se restringir ou suspender a administração de potássio e corrigir os fatores causais. Drogas a serem utilizadas: Gluconato de cálcio, bicarbonato de sódio, glicoinsulinoterapia, diuréticos de alça, enzima de troca, diálise.

Questões de Treinamento

1. Assinale a alternativa que apresenta uma causa comum de hiponatremia isovolêmica:
  a. hipoproteinemia.
  b. uso abusivo de diurético.
  c. secreção inapropriada de hormônio antidiurético.
  d. diarreia.
  e. insuficiência cardíaca.

2. Assinale a alternativa que não apresenta uma causa comum de hipopotassemia:
  a. hipoaldosteronismo.
  b. vômitos.
  c. uso de diuréticos.
  d. acidose tubular renal.
  e. diarreia.

3. Os distúrbios hidroeletrolíticos em Pediatria se associam a:

  a. hiponatremia na desidratação dos desnutridos.
  b. hipercalemia na diarreia.
  c. hipocalemia na insuficiência renal aguda oligo-anúrica.
  d. hipernatremia na síndrome inapropriada do hormônio antidiurético.
  e. hipernatremia no hipotireoidismo.

4. Você está atendendo a uma criança cujo distúrbio hidreletrolítico foi classificado como hipernatremia hipovolêmica (desidratação do 2º grau; Na+ sérico = 168 mEq/L). Com 24 horas de correção, o Na+ sérico encontra-se em 146 mEq/L, os sinais clínicos de desidratação não mais existem e restabeleceu-se a diurese. Súbito, a criança apresenta convulsões. É mais provável que estas sejam devidas, inicialmente, a:
  a. meningoencefalite intercorrente.
  b. edema cerebral.
  c. hipocalcemia.
  d. hiperglicemia.
  e. hemorragia intracraniana.

Gabarito comentado

1. A única causa de hiponatremia isovolêmica listada é a SIHAD. Hipoproteinemia e ICC são hipervolêmicas e, uso de diurético e diarreia, são hipovolêmicas. Resposta C

2. A aldosterona atua na bomba trocadora de Na por H+ ou K+ no túbulo distal. Em sua hipoatividade ocorre hipercalemia e acidose, com perda de sódio na urina. Os vômitos e diarreia induzem à perda de H+ e NH4+ respectivamente, com eliminação do K+ renal para reter H+ e NH4. A acidose tubular renal classicamente cursa com hipocalemia. Resposta A

3. A hiponatremia nos desnutridos ocorre como consequência da hipervolemia total devido à hipoalbuminemia e diminuição da pressão oncótica, com retenção renal de sódio por baixa pressão de perfusão do glomérulo renal. Resposta A

4. A correção agressiva da hipernatremia leva ao edema cerebral. Na tentativa de manter a osmolaridade, as células do SNC geram moléculas osmoticamente ativas que não são passíveis de eliminação rápida, assim como o sódio é. Em vista da rápida correção sódica, o excesso de água livre move-se do extracelular para o intracelular levando ao edema cerebral. Resposta B

Fontes consultadas e leitura recomendada

Simon Júnior, H. *Distúrbios eletrolíticos*. In: Schvartsman, C.; Reis, A.G.; Farhat, S.C.L. Pronto-Socorro. 2. ed. Barueri: Manole, 2013.

Évora, P.R.B.; Reis, C.L.; Ferez, M.A.; Conte, D.A.; Garcia, L.V. *Distúrbios do equilíbrio hidroeletrolítico e do equilíbrio acidobásico*: Uma revisão prática. Medicina. Ribeirão Preto, 32: p. 451-469, out./dez., 1999.

Moritz, M.L.; Ayus, J.C. *Disorders of water metabolism in children: hyponatremia and hypernatremia*, 2002. p. 23-371.

Adenomegalia cervical em Pediatria

66

Benito Lourenço

As adenomegalias (linfadenopatias, em um termo mais generalizado) são situações bastante comuns ao pediatra. Estimativas variam, mas, aproximadamente 40% das crianças saudáveis apresentam "linfadenopatia" palpável. Podem representar, portanto, um achado normal do exame físico de um indivíduo em um momento de bastante estímulo de seu sistema imunológico (como ocorre em crianças), mas também uma resposta do linfonodo mais exacerbada à quadros infecciosos benignos virais e autolimitados, um sítio primário de infecção bacteriana que deve ser tratado com antibioticoterapia ou uma expressão de doenças sistêmicas, quer sejam benignas ou, mais temidamente, de quadros de malignidade que ameaçam a vida da criança. Esse espectro de significados impõe um desafio ao médico: evitar uma agressiva investigação diante de uma situação benigna ou, instituir pronta e urgentemente uma investigação para situações mais sérias. Por sorte, a mais poderosa, econômica e menos invasiva ferramenta diagnóstica disponível para a elucidação diagnóstica das adenomegalias é a história com o exame físico.

Entende-se como "normais", de forma geral, linfonodos palpáveis de até 1cm (no maior diâmetro) mas maiores cadeias típicas do organismo (cervicais, axilares e inguinais). Existem duas exceções importantes: linfonodos epitrocleares e supraclaviculares que, em qualquer tamanho, merecem atenção e são comumente relacionados à malignidade. Obviamente, se houver um processo inflamatório distal a esses linfonodos, bem identificado, a explicação da adenomegalia está mais clara e pode nos tranquilizar.

De modo geral, nas adenomegalias, a menos que existam sinais ou sintomas bem sugestivos de quadros não infecciosos, os pediatras partem do princípio de um quadro infeccioso/inflamatório, benigno e autolimitado em sua maioria, principalmente diante de quadros agudos/subagudos. Na população pediátrica (diferentemente da população adolescente, adulta e, em especial, nos mais velhos), fora de centros de referência, a prevalência de neoplasias relacionadas à adenopatia é pequena.

Aspectos relacionados à duração da linfonodomegalia, seu tamanho, presença ou não de flutuação ou ponto de drenagem, sintomas sistêmicos, incluindo febre, perda de peso, sudorese noturna, hemorragias e hematomas ou fadiga, presença de algum animal em contato com o paciente ou exposições de viagem são importantes pontos da história clínica a serem verificados.

Diante de um paciente com adenomegalia em alguma região, deve-se pesquisar as características do linfonodo nas demais cadeias, classificando assim o quadro como localizado ou generalizado. Associa-se a isso a pesquisa mais ampla do sistema linfático com a avaliação do fígado e do baço. Muitos diagnósticos se sobrepõem nesse diferencial, particularmente os infecciosos virais. Hepatoesplenomegalia com adenopatia generalizada pode indicar infecção sistêmica ou causa não-infecciosa (malignidade, vasculites). Nesse capítulo, destacaremos os principais diferenciais das adenopatias cervicais, pela sua importância e frequência.

O exame físico focado nas cadeias linfonodais de cabeça e pescoço, deve identificar a existência de adenomegalias nas clássicas regiões submentoniana, submandibular, parotídea, cervical anterior, cervical posterior e supraclavicular. Considera-se o tamanho, a localização do linfonodo (uni ou bilateral) e, à palpação, suas características (firme, consistência fibroelástica, endurecidos, infiltrado em tecidos mais profundos, coalescentes, flutuantes, móveis ou imóveis, quentes e com presença ou não de eritema em pele suprajacente). A amplitude de movimento do pescoço também deve ser notada. No quadro 66.1, encontra-se os aspectos "chave' para o diagnóstico diferencial das principais adenopatias cervicais. Fundamentalmente, o médico deve considerar o que é mais comum e o que é mais perigoso e, diante disso, definir quais as etapas de diagnóstico que merecem ser realizadas para esse diferencial.

TEP – Título de Especialista em Pediatria

Quadro 66.1 – Diagnóstico diferencial de algumas das principais causas de linfadenopatia cervical em Pediatria

Principais causas	Observações em relação à apresentação clínica
Reacional a antígenos virais (rinovírus, adenovírus, influenza, parainfluenza, enterovirus e outros)	Manifestações de vias aéreas inferiores, faringites, conjuntivites, lesões orais e outras
Infecção pelo EBV (mononucleose)	Apresentação aguda ou crônica, linfadenopatia generalizada, faringite, esplenomegalia, febre, mal-estar, fadiga, edema periorbital
Infecção pelo citomegalovírus	Apresentação aguda ou crônica, linfadenopatia generalizada, febre, mal-estar, fadiga, hepatoesplenomegalia ocasional
Infecção pelo herpes vírus simples	Lesões em cavidade oral (estomatite)
Infecção pelo vírus da rubeola	Exantema, febre, adenopatia retroauricular e occipital
Infecção pelo HIV	Infecções de repetição e oportunísticas, febre, diarreia, failure to thrive
Infecção pelo estreptococo beta-hemolítico do grupo B	Período neonatal
Infecção pelo estreptococo beta-hemolítico do grupo A	Faringite exsudativa, escarlatina, lesões de pele, adenopatia dolorosa
Infecção pelo Staphylococcus aureus	Adenopatia dolorosa, lesões de pele, sinais flogísticos
Infecção por bactérias anaeróbias	Foco bucal, doença periodontal
Infecção por Bartonella henselae	Manifestações de doença da arranhadura do gato, crônica unilateral
Infecções por micobactérias atípicas e M. tuberculosis	Geralmente crônicas, unilaterais, submandibulares geralmente nas atípicas
Malformações congênitas em região cervical (pseudo "adenomegalia")	Cisto tireoglosso (linha média) e cisto branquial (laterais)
Neoplasias	Linfomas, leucemias, rabdomiossarcomas, neuroblastomas – sintomas e sinais constitucionais (febre, perda de peso, por exemplo) + sinais específicos de cada tipo de câncer
Doença de Kawasaki	Seguir critérios clínicos para o diagnóstico (febre, rash, adenopatia, conjuntivite, alterações de extremidades)
Toxoplasmose	Cadeia cervical posterior, quadros subagudos/crônicos
Sífilis	Atividade sexual

Linfadenopatia reacional secundária à infecção viral

É a causa mais comum de linfadenopatia cervical na população pediátrica. Por causa da natureza inflamatória secundária à infecção viral, muitas vezes é denominada de linfadenite. Tipicamente, o paciente tem história de um pródromo de infecção viral. Os linfonodos reativos podem ser dolorosos à palpação e podem ser uni ou bilaterais. A adenopatia resolve-se com a resolução da infecção viral. Vírus comuns como rinovírus, adenovírus, influenza, parainfluenza e vírus sincicial respiratório podem induzir uma linfadenopatia benigna, não complicada e autolimitada. Algumas outras causas virais de linfadenopatia cervical podem apresentar-se de forma aguda (<3 semanas), subaguda (3-6 semanas) ou crônica (> 6 semanas). Dentre os agentes etiológicos desses processos estão o vírus Epstein-Barr (EBV), o citomegalovírus (CMV), assim como o vírus da imunodeficiência humana (HIV). Na mononucleose pelo EBV pode haver a clássica tríade: febre, faringite e adenomegalia. Muitas vezes, EBV e CMV se apresentam de maneira semelhante, ambos produzindo um quadro agudo a subagudo, com fadiga, febre e linfadenopatia cervical fibroelástica e bilateral, muitas vezes em região posterior. Muitas vezes, o EBV produz faringite e dor de garganta, enquanto CMV raramente se apresenta com esse quadro. Nesse diferencial, a avaliação sorológica pode ser útil.

Linfadenopatia viral, em geral, exigirá apenas cuidados de suporte. No entanto, a linfadenopatia viral pode evoluir para linfadenopatia supurativa ou bacteriana ao longo do tempo.

linfadenite bacteriana aguda/ Linfadenite supurativa

Representam a segunda causa mais comum de linfadenopatia cervical na população pediátrica. Os patógenos mais comumente isolados incluem *Staphylococcus aureus*, estreptococos do grupo B (em recém-nascidos), estreptococos do grupo A e infecções anaeróbicas (menos frequentes). A história e os achados do exame físico podem direcionar o clínico para um diagnóstico de linfadenite bacteriana aguda. Em geral, o quadro inicia-se dias antes, com febre e aumento/inchaço do pescoço. No exame físico, a amplitude de movimento pode ser limitada. Pode haver eritema suprajacente à adenomegalia. Aproximadamente 25% dos pacientes com abscesso terão flutuações no exame físico. Induração e imobilidade da massa cervical também podem estar presentes; se esses achados persistirem por mais tempo, o médico também deve preocupar-se com possíveis malignidades. Ao diferenciar entre a causa viral ou bacteriana, deve-se lembrar que a primeira é auto-limitada. Se o paciente não demonstra resolução da infecção dentro de 4 a 7 dias, o clínico deve cogitar a presença de uma linfadenite bacteriana primária ou uma linfadenite viral que se infectou com bactérias. O tratamento para suspeita de linfadenite cervical bacteriana inclui cobertura antibiótica apropriada. Os pacientes podem iniciar o tratamento oral com agentes que cobrem os patógenos mais comuns (*S. aureus*, *Streptococcus pyogenes* e patógenos anaeróbicos, eventualmente). No Brasil, com uma prevalência ainda baixa de estafilococos resistentes à oxacilina na comunidade, o esquema antibiótico inicial pode ser realizado com cefalexina ou amoxicilina / clavulanato. Se os pacientes requerem antibióticos intravenosos, o regime pode iniciar-se com clindamicina, amoxicilina/ clavulanato ou ampicilina/sulbactam. Linfadenite cervical grande, flutuante ou persistente, que não responde ao antibiótico dentro de 48 a 72 horas com sinais sistêmicos de infecção deve alertar o clínico para a formação de abscesso. Pode-se considerar a ultrassonografia para avaliar essa possibilidade. A especificidade e sensibilidade da ultrassonografia na detecção de abscesso é dependente do examinador e variável. No entanto, não há nenhuma desvantagem para a realização de um rápido exame não invasivo e sem exposição à radiação. Se o resultado for duvidoso, se há forte suspeita de formação de abscesso ou a adenopatia ocorre em uma área anatômica que requer informações mais detalhadas (por exemplo, profundamente ao músculo esternocleidomastoideo), uma tomografia computadorizada (TC) ou ressonância magnética com contraste intravenoso fornecerá informações mais detalhadas. Isto é especialmente importante se o diagnóstico diferencial inclui uma anomalia da fenda branquial infectada ou malformação linfática.

Pequenos abscessos (menores que 1cm³) podem não requerer drenagem cirúrgica. Algumas crianças com abscessos que se aproximam de 1,5 cm também podem resolver apenas com a antibioticoterapia; assim, pode-se considerar um teste de 24 a 48 horas com antibiótico intravenoso antes da indicação cirúrgica. Se a localização do abscesso for anatomicamente difícil, a aspiração pode ser feita com uma agulha guiada pela imagem, embora as taxas de recorrência sejam maiores para agulha quando comparadas à drenagem com incisão. Nos casos onde houver necessidade de drenagem, culturas da secreção devem ser solicitadas, que ajudarão no direcionamento da antibioticoterapia.

Linfadenopatia subaguda e crônica

Quando os pacientes apresentam um processo infeccioso que causa linfadenopatia que persiste durante 2 a 6 semanas, esse é considerado uma infecção subaguda; quando esse processo ocorre por mais de 6 semanas, é considerado crônico. Causas possíveis dessas infecções incluem *Bartonella* (doença de arranhadura dos gato), toxoplasmose, infecções virais (por exemplo, CMV ou HIV) e infecções por micobactérias. Naturalmente, com linfadenopatia prolongada, a possibilidade de uma malignidade também precisa ser considerada. Nessas situações portanto, não deve haver suposição imediata de que os quadros são unicamente infecciosos, diferentemente dos quadros agudos.

Bartonella henselae causa uma infecção granulomatosa, geralmente transmitida pela arranhadura ou mordida de um gato. Isso resulta na linfadenopatia que pode ocorrer imediatamente ou várias semanas após a lesão. Muitos pacientes terão resolução espontânea dos sintomas sem nenhum antibiótico. A primeira escolha de tratamento com antibióticos é a azitromicina; entretanto, claritromicina, ciprofloxacina ou sulfametoxazol / trimetoprima podem ser considerados. Se o paciente não melhora com antibioticoterapia, a excisão cirúrgica do material infectado pode ser realizada. Infecções micobacterianas atípicas causam doença crônica indolente, linfadenopatia cervical, geralmente presente na região submandibular do pescoço. As crianças são frequentemente afebris e os linfonodos são classicamente indolores, duros e, eventualmente flutuantes. Muitas vezes há uma cor violácea sobrejacente da pele. O teste

TEP – Título de Especialista em Pediatria

tuberculínico (com PPD) pode ser fracamente positivo, mas será negativo em muitos casos de infecções micobacterianas atípicas. Se houver suspeita de infecção micobacteriana atípica, o diagnóstico pode ser confirmado com aspiração por agulha fina (PAAF). As opções terapêuticas são variáveis e controversas e variam de tratamento medicamentoso ou cirúrgico (ou combinação de ambos). O tratamento cirúrgico usualmente envolve a excisão completa do linfonodo envolvido. Incisão e drenagem deve ser evitada, pois isso pode resultar em fístula cronicamente drenante. Excisão cirúrgica completa resulta em uma taxa de cura de mais de 95% em comparação com tratamento clínico. Se o linfonodo envolvido não pode ser extirpado com segurança (por proximidade do nervo facial), os cirurgiões podem considerar curetagem do tecido afetado com observação e antibioticoterapia. *Mycobacterium tuberculosis* também pode ser uma causa de linfadenopatia cervical crônica. Embora possam ocorrer em qualquer lugar, essas lesões são classicamente supraclaviculares. Mais uma vez, uma incisão e o procedimento de drenagem pode resultar em uma fístula cronicamente drenante, recomendando-se, portanto, a biópsia excisional.

Linfadenopatia infecciosa crônica também pode ser causada por infecções parasitárias, a mais comum das quais é a toxoplasmos (protozoário comum nas fezes de gatos e carnes cruas de porcos)

Causas não infecciosas de linfadenopatia cervical

Embora a maioria dos casos de linfadenopatia cervical na população pediátrica seja causada por processos infecciosos, a linfadenopatia cervical pode ser causada por outros processos que podem ser confundidos, dos quais se destacam as causas neoplásicas e as massas cervicais congênitas.

Pacientes com linfadenopatia cervical persistente podem apresentar malignidade primária ou metastática. Antes dos 6 anos, as malignidades mais comuns são o rabdomiossarcoma e linfoma não-Hodgkin. Depois de 6 anos de idade, a malignidade mais comum é o linfoma de Hodgkin. Uma história de suores noturnos, fadiga, febre, sangramento fácil ou hematomas e / ou perda de peso podem direcionar o clínico para um possível diagnóstico neoplásico. No exame físico, as características relacionadas à malignidade incluem massas endurecidas que estão emaranhadas (coalescentes) e frequentemente são imóveis à palpação. Uma ressonância magnética pode ser preferível a uma tomografia computadorizada para avaliar a linfadenopatia se houver suspeita de malignidade. A ressonância magnética geralmente fornece uma melhor resolução dos tecidos moles e envolvimento

dos nervos. A linfadenopatia mediastinal, diagnosticada na radiografia de tórax, ocorre em mais de 50% casos de malignidade. Aqui, vale um alerta importante: crianças com linfadenopatia jamais devem ser tratadas com corticosteroides até o seu diagnóstico definitivo; pacientes com câncer que receberam corticoterapia pregressa, tem o curso de sua doença mascarado e problemas relacionados ao tratamento específico.

As massas congênitas do pescoço podem ser confundidas com linfadenopatia. As massas cervicais medianas geralmente não são linfonodos. Essas lesões geralmente são cistos do ducto tireoglosso. A ultrassonografia pode ser útil para caracterizar essas lesões e diferenciá-las da linfadenopatia. A maioria desses cistos devem ser tratados com excisão cirúrgica. Uma ultrassonografia pré-operatória para confirmar a presença de uma glândula tireoide ortotópica deve ser realizada antes da excisão de um cisto do ducto tireoglosso (para garantir que o cisto não represente uma tireoide ectópica)

Na região cervical lateral, anomalias do segundo arco branquial (anomalia das fendas branquiais mais frequente) podem se apresentar como um inchaço anteriormente ao músculo esternocleidomastoideo, no terço superior do pescoço e que podem ser confundidas com linfadenopatia. A ultrassonografia de triagem pode ser realizada. A tomografia computadorizada ou ressonância magnética geralmente é diagnóstica. Os cistos de fenda branquial são tratados com excisão.

Anomalias do terceiro arco branquial geralmente se apresentam como seios de comprimento variáveis ou fístulas, fora da linha média na região da tireoide, na maioria das vezes posterior ao lobo esquerdo da glândula. A tomografia computadorizada ou ressonância magnética é geralmente diagnóstica nesses casos, e o tratamento geralmente requer cirurgia. Um timo ectópico também pode se apresentar como uma massa lateral. A ultrassonografia geralmente é diagnóstica e evita cirurgia desnecessária. Uma PAAF pode ser realizada se o diagnóstico é duvidoso.

A patologia das glândulas salivares (infecção e obstrução) também pode ser confundida com linfadenopatia cervical. A cauda da glândula parótida mergulha posteriormente e, às vezes, inferior ao ângulo da mandíbula, o que pode confundir a localização com a linfadenomegalia cervical, na área da jugular superior do pescoço. As glândulas submandibulares e sublinguais também podem ser confundidas com gânglios linfáticos superiores do pescoço. A mais provável patologia salivar em crianças é a sialadenite, causada pelo *S. aureus*. O tratamento inclui massagem da área com compressa morna, hidratação, sialogogos (estimulantes de salivação) e cobertura antibiótica para *S. aureus*.

Indicações de biópsia

A biópsia excisional aberta, padrão-ouro no diagnóstico de linfadenopatia persistente e preocupante não é um procedimento isento de riscos ou complicações. De forma geral, pode ser considerada para os seguintes casos:

- suspeita de malignidade
- se o paciente não tem resolução de linfadenopatia durante 6 a 8 semanas
- linfadenopatia que aumenta progressivamente de tamanho em duas a três semanas
- linfadenopatia maior que 2,0 cm, sem diagnóstico claro
- vários gânglios linfáticos que têm características preocupantes em ultrassonografia ou tomografia

Quadro 66.2 – Algoritmo de avaliação da adenopatia cervical em Pediatria

---

1. História e exame físico minucioso, objetivando a identificação de sinais indicativos de gravidade ou característicos para o diagnóstico etiológico

2. Encaminhamento precoce para biópsia diante da suspeita de malignidade

3. Se houver diagnóstico clínico claro, como de uma infecção bacteriana local (linfadenite supurativa), instituir terapêutica antimicrobiana adequada (para estreptococo do grupo A e S. aureus) – cefalexina ou amoxicilina/clavulanato (em regiões de baixa prevalência de estafilococos resistentes à oxacilina na comunidade) – deve haver melhor em até 72 horas

4. Se não houver diagnóstico clínico claro, linfonodomegalia não-supraclavicular, menor de 2 cm sem outros sintomas, pode ser observado por 10 a 14 dias (esperar regressão espontânea, sem, necessariamente, a identificação etiológica)
- Não havendo regressão: colher hemograma completo, prova inflamatória VHS, PCR), sorologias para EBV, CMV e HIV. Considerar critérios, se houver, para doença de Kawasaki.
- Se não houver diagnóstico clínico claro, linfonodomegalia não-supraclavicular, maior de 2 cm: colher hemograma completo, prova inflamatória VHS, PCR), radiografia de tórax, sorologias para EBV, CMV e HIV. Considerar critérios, se houver, para doença de Kawasaki.
- Se achados preocupantes: biópsia
- Se não houver achados preocupantes: pode-se instituir terapêutica antibiótica (como para uma linfadenite supurativa) ou pesquisar outras causas (dependendo da história ou epidemiologia), como infecção por micobactérias ou doença da arranhadura do gato
- Realizar biópsia após seis a oito semanas se o diagnóstico permanece incerto, não houve regressão do tamanho do linfonodo e não houve resposta ao tratamento antimicrobiano. Pequenos linfonodos ainda podem continuar em observação.

PONTOS PRÁTICOS

- A causa mais comum para linfadenopatia cervical aguda pediátrica é a reatividade a antígenos virais. Linfadenopatia subaguda ou crônica com sintomas de mal-estar, dor de garganta e fadiga devem ser avaliados quanto à possibilidade de vírus Epstein-Barr, citomegalovírus ou até mesmo vírus da imunodeficiência humana.

- Com base em evidências clínicas, a ultrassonografia pode ser útil como modalidade de investigação diagnóstica inicial. Se houver uma preocupação com a formação de abscesso em uma área anatomicamente mais difícil de avaliar, a tomografia computadorizada ou ressonância magnética com contraste intravenoso devem ser cogitadas.

- Formação de abscesso na apresentação subaguda/crônica da linfadenopatia cervical aumenta a preocupação com a infecção por micobactérias, infecção por Bartonella ou protozoários, como a toxoplasmose.

- A linfadenopatia cervical pode também ser causada por malignidade, embora isso seja raro na população pediátrica.

- Massas cervicais congênitas, como anomalias do arco branquial e cistos do ducto tireoglosso podem se confundir com linfadenopatia cervical.

- Linfonodomegalia cervical não supraclavicular em crianças, sem outros sintomas preocupantes sistêmicos, podem ser abordados com conduta expectante (observação clínica), por duas a três semanas, sem, necessariamente, investigação etiológica.

Questões de Treinamento

1. Um menino de 2 anos é levado ao consultório com inchaço no lado direito do pescoço. Observou-se que há coriza, febre e tosse há 7 dias, que estão melhorando. A mãe notou inchaço no lado direito do pescoço 3 dias antes e afirma que a criança está se queixando de desconforto nessa área. No exame físico, a temperatura é de 38 °C, a frequência cardíaca é de 100 batimentos/min e a frequência respiratória é de 24irpm. Existe um linfonodo palpável de 1,5 cm na cadeia cervical anterior direita que é fibroelástico, móvel e levemente doloroso. Não há eritema ou calor local. O restante dos achados do exame físico é normal. Qual das alternativas a seguir é o próximo passo mais apropriado no manejo desse paciente?

    a. Radiografia de tórax
    b. Aspiração com agulha fina do linfonodo
    c. Sorologia para mononucleose

TEP – Título de Especialista em Pediatria

d. Acompanhamento clínico, sem exames

e. Ultrassonografia da região cervical

2. Uma menina de 15 anos é levada ao consultório com dor de garganta, dificuldade para engolir, fadiga e febre persistente nos últimos 5 dias. Nos últimos 2 dias ela notou aumento do cansaço e inchaço dos gânglios linfáticos no pescoço. No exame físico, o paciente está em regular estado geral, sua temperatura é de 38,5 graus, a frequência respiratória é de 18irpm e a frequência cardíaca é de 80 batimentos/min. Sua orofaringe apresenta hiperemia, com amígdalas aumentadas e um exsudato branco. O odor respiratório é fétido. O pescoço dela mostra múltiplos linfonodos na cadeia cervical posterior, variando em tamanho de 0,5 a 1,5 cm de diâmetro. Há discreta dor à palpação. O couro cabeludo não tem lesões. O exame do coração e dos pulmões é normal. O baço é palpável 2 cm abaixo da margem costal esquerda e o fígado não é palpável. Na avaliação laboratorial, há discreta leucocitose (15000), hemoglobina: 13 g/dL, hematócrito: 42%, contagem de plaquetas: 300mil, com a seguinte contagem diferencial de leucócitos: neutrófilos, 25%; bastonetes, 2%; monócitos, 5%; linfócitos, 50%; linfócitos atípicos,18%. Alanina aminotransferase: 100 U/L (faixa de referência, 7–56 U) e aspartato aminotransferase: 80 U/L (faixa de referência, 10-40 U/L), bilirrubina total: 1,5 mg/dL e prova rápida para estreptococo negativa. Qual dos seguintes é o diagnóstico mais provável neste paciente?

a. Leucemia linfocítica aguda

b. Micobactéria atípica

c. Doença da arranhadura do gato

d. Infecção pelo vírus Epstein-Barr

e. Faringite estreptocócica

3. Um menino de 3 anos é levado ao pronto-socorro com uma área vermelha e inchada no lado esquerdo do pescoço. A criança teve uma infecção do trato respiratório superior uma semana antes com febre e tosse. A febre inicial foi resolvida, mas nos últimos dois dias a febre recomeçou e o inchaço ficou maior, mais vermelho e doloroso. No exame físico, sua temperatura é de 38,4 ° C, a frequência respiratória é de 18 respirações/min e a frequência cardíaca é de 110 batimentos min. Na palpação, verifica-se linfonodomegalia dolorosa, com discreto calor local, com cerca de 2cm de diâmetro na cadeia cervical anterior esquerda. O linfonodo é fibroelástico, móvel e não flutuante. A orofaringe mostra um leve eritema sem exsudados e com amígdalas de tamanho normal. O restante do exame físico é normal. Qual das alternativas a seguir é a próxima etapa mais apropriada na avaliação dessa criança?

a. Tomografia computadorizada do tórax

b. Biópsia excisional

c. Incisão e drenagem do linfonodo

d. Antibioticoterapia via oral

e. Ultrassonografia do pescoço

4. Uma menina de 12 anos é levada ao consultório pois percebeu um inchaço progressivo em região onde utiliza seu colar. Ela estava bem até 8 semanas atrás, quando ela desenvolveu um pequeno inchaço na parte inferior esquerda da região cervical. Ela foi vista em um centro de atendimento de urgência e foi tratada com amoxicilina oral. O inchaço não resolveu, e há 4 semanas ela foi vista por seu pediatra e recebeu um curso de clindamicina. O inchaço continuou e agora está se estendendo acima da clavícula esquerda. A área não é dolorosa e há uma discreta hiperemia. Ela está mais cansada do que o normal, mas não tem suores noturnos. Ela nega perda de peso. Ela não teve febre desde a apresentação inicial há oito semanas, quando ela se 'sentiu quente". Não há histórico de viagens ao exterior e nenhuma exposição a animais de estimação ou populações em risco de tuberculose. No exame físico, seu peso está no percentil 40 (foi o percentil 45 na ocasião de sua última visita de supervisão de saúde há 6 meses). Sua altura está no percentil 50. Sua temperatura é 37.8 ° C, com 16 respirações/min e a frequência cardíaca é de 80 batimentos/min. A cavidade oral é normal. O pescoço mostra um linfonodo endurecido, de 3 cm, fixo à esquerda, na área supraclavicular. Vários outros menores (1cm) são anotados à esquerda da cadeia cervical. Não há nódulos tireoidianos detectados. As axilas e as áreas inguinais não têm gânglios linfáticos palpáveis. O restante dos achados do exame físico é normal. Resultados de estudos laboratoriais (incluindo contagem completa de células sanguíneas), perfil metabólico e radiografia de tórax é normal. Qual dos seguintes é o diagnóstico mais provável nesta paciente?

a. Linfoma de Hodgkin.

b. Carcinoma da nasofaringe

c. Neuroblastoma

d. Rabdomiossarcoma

e. Carcinoma da tireoide

5. Um menino de 5 anos é levado ao consultório devido a um inchaço no pescoço. A mãe notou isso há vários meses. O inchaço aumentou inicialmente, mas permaneceu o mesmo tamanho nas últimas 8 semanas. O inchaço está localizado no meio do pescoço e move-se quando ele estende a língua para fora. No exame físico há uma massa macia de 2 cm de diâmetro no meio do pescoço. Não há linfonodos palpáveis nas regiões cervical, supraclavicular ou axilar. O restante dos achados do exame físico é normal. Ultrassonografia de o pescoço mostra uma glândula

tireoide de aparência normal com uma estrutura cística na linha média. Um exame de captação da tireoide mostra uma glândula tireoide aparentemente normal. Qual dos seguintes é o plano de manejo mais apropriado desta lesão neste paciente?

a. Aspiração por agulha fina
b. Radioablação
c. Levotiroxina
d. Propiltiouracil
e. Excisão cirúrgica

Gabarito comentado

1. Quadro típico de adenopatia reacional, onde as informações da história e do exame físico explicam a origem do quadro infeccioso. A criança está bem e melhorando. Portanto, nada a fazer, apenas observar. Resposta D

2. Quadro típico infecção causada pelo EBV (doença mononucleose infecciosa): adolescente, com a tríade febre, adenomegalia e esplenomegalia. Apresenta um hemograma com linfocitose atípica. Resposta D

3. Quadro típico de adenopatia com sinais flogísticos locais, ou seja, uma adenite. Sugere-se para esse quadro uma cobertura para *S. aureus* e estreptococo, o que poderia ser ocm amoxicilina/clavulanato ou uma cefalosporina oral de primeira geração (cefalexina). Resposta D

4. Adenopatia que está se cronificando, com sintomas sistêmicos e, particularmente em um local que nos preocupa muito para malignidade; a região supraclavicular. Das opções sugeridas, epidemiologicamente e a clínica são sugestivas de linfoma. Resposta A

5. Cisto tireoglosso, achado de linha mediana cervical, eve ter tratamento cirúrgico. Resposta E

Fontes consultadas e leitura recomendada

Gosche JR, Vick L. *Acute, subacute, and chronic cervical lymphadenitis in children*. Semin Pediatr Surg. 2006;15:99.

King SK. *Lateral neck lumps: a systematic approach for the general paediatrician*. J Paediatr Child Health 2017;53:1091. Disponível em: https://onlinelibrary.wiley.com/doi/epdf/10.1111/jpc.13755.

Lang S, Kansy B. *Cervical lymph node diseases in children*. GMS Curr Top Otorhinolaryngolol Head Neck Surg 2014. Disponível em: https://www.ncbi.nlm.nih.gov/pmc/articles/PMC4273169/pdf/CTO-13-08.pdf.

Rosenberg TL, Nolder AR. Pediatric cervical lymphadenopathy. Otolaryngol Clin North Am. 2014;47:721.

PARTE III
TEMAS DE
NEONATOLOGIA

Assistência ao recém-nascido na sala de parto

67

Alexandre Netto

No Brasil, nascem cerca de três milhões de crianças ao ano, das quais 98% em hospitais. Sabe-se que a maioria delas nasce bem; entretanto, manobras de reanimação podem ser necessárias de maneira inesperada, sendo essencial o conhecimento e a habilidade em reanimação neonatal para todos os profissionais que atendem ao recém-nascido (RN) em sala de parto, mesmo quando se espera pacientes hígidos sem asfixia ao nascer. Ao nascimento, um em cada 10 RN necessita de ventilação com pressão positiva para iniciar e/ou manter movimentos respiratórios efetivos; um em cada 100 neonatos precisa de intubação e/ou massagem cardíaca; e um em cada 1.000 requer intubação, massagem e medicações. A necessidade de procedimentos de reanimação é maior quanto menor a idade gestacional e/ou peso ao nascer. O parto cesárea, entre 37 e 39 semanas de gestação, mesmo sem fatores de risco antenatais para asfixia, também eleva o risco de que a ventilação ao nascer seja indicada.

O momento do parto é um momento delicado, de emergência, em que devemos agir de forma rápida e ritmada. Portanto, devemos ser capazes de realizar todos os passos da reanimação neonatal de forma clara e sem dúvidas, sendo obrigado nos nascimentos sem fatores de risco, com idade gestacional de 35 semanas ou mais, um reanimador capaz de realizar os passos de suporte básico de vida, incluindo ventilação com pressão positiva. Já nos partos com fatores de risco, ou menores de 34 semanas, é necessário a presença de um médico, principalmente um neonatologista, em todo nascimento, capaz de realizar todos os procedimentos de reanimação, inclusive intubação, massagem e cateterização.

Fatores de risco

Existem situações que antecedem o nascimento, ou durante o nascimento, tanto com o RN, quanto com sua mãe, que são fatores predisponentes para um nascimento com necessidade de reanimação neonatal (quadro 67.1)

Quadro 67.1 – Condições perinatais associadas à potencial necessidade de reanimação neonatal

Fatores antenatais	
Idade < 16 ou > 35 anos	Idade gestacional < 39 ou > 41 semanas
Diabetes	Gestação múltipla
Hipertensão na gestação	Rotura prematura das membranas
Doenças maternas	
Infecção materna	Polidrâmnio ou oligoâmnio
Aloimunização ou anemia fetal	Diminuição da atividade fetal
	Sangramento do 2° ou 3° trimestres
Uso de medicações	Discrepância entre idade gestacional e peso ao nascer
Uso de drogas ilícitas	
Óbito fetal ou neonatal anterior	Hidropsia fetal
	Malformação ou anomalia fetal
Ausência de cuidado pré-natal	
Fatores relacionados ao parto	
Parto cesáreo	Padrão anormal de FC fetal
Uso de fórcipe	Anestesia geral
Apresentação não cefálica	Hipertonia uterina
Trabalho de parto prematuro	Líquido amniótico meconial
Parto taquitócico	Prolapso de cordão
Coriamnionite	Uso de opioides nas 4 h anteriores ao parto
Rotura de membranas > 18 horas	Descolamento prematuro da placenta
	Placenta prévia
Trabalho de parto > 24 horas	Sangramento intraparto significativo

Fonte: Programa de reanimação neonatal

Preparo para a reanimação

Todo o material necessário a reanimação neonatal deve estar preparado, checado e em lugar de fácil acesso para todos os nascimentos, assim como um profissional capaz de realizar todos os procedimentos. É dever do reanimador checar todos os materiais pertinentes a reanimação, desde a temperatura da sala de parto que deve estar entre 23 e

TEP – Título de Especialista em Pediatria

26°C, assim como todo o material para aspiração, ventilação, intubação e acesso venoso. Não é mais obrigatório, a preparação de drogas antes de todos os nascimentos, porém há de ter alguém hábil o suficiente para prepará-las o mais rápido possível, caso sejam necessárias.

No quadro 67.2 está a lista dos materiais necessários para a reanimação em sala de parto.

Quadro 67.2 – Materiais para a reanimação neonatal

Sala de parto e/ou de reanimação com temperatura ambiente de 23 a 26 °C e:
- mesa de reanimação com acesso por 3 lados
- fonte de calor radiante
- fontes de oxigênio umidificado e de ar comprimido, com fluxômetros
- aspirador a vácuo com manômetro – relógio de parede com ponteiro de segundos
- termômetro digital para mensuração da temperatura ambiente

Material para aspiração:
- sondas: traqueais números 6, 8 e 10 e gástricas curtas números 6 e 8
- dispositivos para aspiração de mecônio
- seringa de 20 ml

Material para ventilação:
- reanimador manual neonatal (balão autoinflável com volume máximo de 750 ml, reservatório de O_2 e válvula de escape com limite de 30 a 40 cm H_2O e/ou manômetro) – ventilador mecânico manual neonatal em T
- máscaras redondas com coxim para prematuros tamanho 00 e 0 e de termo 1
- oxímetro de pulso com sensor neonatal e bandagem elástica escura
- monitor cardíaco com três pontas

Material para intubação traqueal:
- laringoscópio infantil com lâmina reta número 00,0 e 1
- cânulas traqueais sem balonete, de diâmetro uniforme 2,5/3,0/3,5 e 4,0 mm
- material para fixação da cânula: tesoura, fita adesiva e algodão com SF 0,9%
- pilhas e lâmpadas sobressalentes
- detector de CO_2 expirado

Medicações:
- adrenalina diluída em SF 0,9% a 1/10.000 em 1 seringa de 5,0 ml para administração única endotraqueal
- adrenalina diluída em SF 0,9% a 1/10.000 em seringa de 1,0 ml para administração endovenosa
- expansor de volume (SF 0,9% ou Ringer-lactato) em 2 seringas de 20 ml

---

Material para cateterismo umbilical:
- campo fenestrado esterilizado, cadarço de algodão e gaze
- pinça tipo kelly, reta, de 14 cm e cabo de bisturi com lâmina número 21
- porta agulha de 11 cm e fio agulhado mononylon 4.0
- sonda traqueal sem válvula número 6 ou 8 ou cateter umbilical 5F
- luvas e óculos de proteção individual
- compressas e gazes esterilizadas
- estetoscópio neonatal
- saco de polietileno de 30 × 50 cm e touca para proteção térmica do prematuro
- tesoura de ponta romba e clampeador de cordão umbilical

Fonte: SBP – Curso de reanimação meonatal.

Avaliação da vitalidade e passos iniciais

Sempre que um pediatra é chamado à sala de parto, independentemente da sua via, da sua apresentação, além da anamnese rápida e identificação dos fatores de risco já mencionados anteriormente, no preciso momento do nascimento temos que avaliar três questões:

- O RN é a termo?
- O RN possui um bom tônus?
- O RN está chorando/respirando?

Se as respostas acima são afirmativas, não há mais a necessidade de reanimação; apenas devemos incentivar o clampeamento do cordão entre 1 e 3 minutos e estimular o contato mãe/RN, colocando-o bebê no colo materno, mantendo a temperatura corpórea com campos aquecidos. Além disso, se possível, devemos estimular o aleitamento materno já na sala de parto.

Diante da negatividade da resposta de uma destas questões, devemos levar o RN para um berço aquecido e proceder com os passos iniciais. Em especial, caso o RN seja pré-termo, porém apresente boas condições de nascimento, podemos esperar de 30 segundos até 1 minuto para realizar o clampeamento do cordão umbilical e, a partir disso, iniciarmos os passos iniciais.

Em especial, caso o RN seja pré-termo, porém apresente boas condições de nascimento, podemos esperar de 30 segundos até 1 minuto para realizar o clampeamento do cordão umbilical e, a partir disso, iniciarmos os passos iniciais.

Os passos iniciais consistem em aquecer o RN, posicionar a cabeça com leve extensão, posicionar-se atrás da cabeça do RN, aspirar com cuidado, primeiro cantos da boca e, após, as narinas, secar estimulando, reposicionar e avaliar frequência cardíaca e respiração.

Em RN menores de 1.500 g, devemos ter atenção maior para a perda de temperatura e envolver o RN em um saco plástico; todos os procedimentos deverão ser realizados sobre o saco plástico.

Após os passos iniciais, devemos avaliar frequência cardíaca e respiração, sendo esses os dois sinais que conduzirão toda a reanimação neonatal. A frequência cardíaca deve estar acima de 100 bpm (avaliada por 6 segundos e multiplicada por 10) e é o fator mais importante, pois é o que melhora primeiro. O melhor método para aferir a frequência cardíaca é com estetoscópio (Figura 67.1). A respiração deve estar regular, sem apneia, independentemente de desconforto respiratório.

Figura 67.1 – Avaliação da frequência cardíaca.

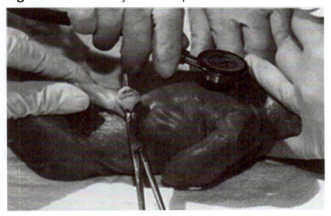

Fonte: SBP – Curso de reanimação neonatal.

Mecônio

Frente ao nascimento com mecônio, independentemente da fluidez do mesmo, devemos avaliar a condição de nascimento (tônus e respiração). Caso estas estejam presentes, devemos colocar o RN no colo da mãe como aqueles que não apresentaram mecônio. Caso estejamos diante de um RN deprimido, em apneia ou hipotônico, devemos levar a fonte de calor, proceder com os passos iniciais e realizar o algoritmo da reanimação. Não há mais indicação de intubar e aspirar os RN que nascem deprimidos.

Ventilação com pressão positiva

Após os passos iniciais, caso a respiração esteja ausente ou irregular, ou a frequência cardíaca menor que 100 bpm, devemos iniciar prontamente a ventilação com pressão positiva (VPP) e iniciar monitoração com oxímetro de pulso em membro superior direito e monitoração cardíaca com monitor de três pontas colocados nas extremidades laterais de cada hemitórax e na coxa direita.

A ventilação com pressão positiva permanece sendo o procedimento mais simples, importante e efetivo na reanimação da sala de parto.

Desse modo, após passos iniciais e frequência cardíaca menor que 100 bpm e/ou apneia ou respiração irregular, devemos proceder, por 30 segundos, a ventilação com pressão positiva, seja ela com ressuscitador manual em T (de preferência) ou com balão autoinflável (figura 67.2). As máscaras devem ser adequadas ao tamanho do RN, englobando ponta do nariz, boca e queixo.

Figura 67.2 – Ressuscitador manual em T e balão autoinflável neonatal

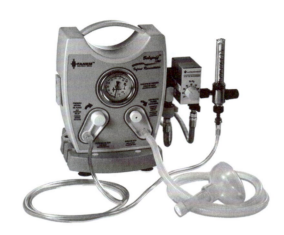

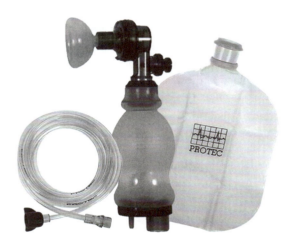

Fonte: SBP – Curso de reanimação neonatal.

A ventilação com pressão positiva deve ser iniciada no primeiro minuto de vida do RN, o minuto de ouro, ou o *golden minute*.

Após iniciada, a VPP deve ser realizada durante um ciclo de 30 segundos, sempre se observando a expansibilidade pulmonar bilateral da criança e adequação da máscara a face e leve extensão da cabeça do RN. Deve ser instituída uma frequência de 40 a 60 incursões por minuto, em um ritmo de "aperta, solta, solta" quando realizado com ambu. Em relação a quantidade de oxigênio a ser usada, devemos nos basear em dois grupos distintos de pacientes. Os RN nascidos a termo e acima de 34 semanas, devem realizar o primeiro ciclo de VPP em ar ambiente, e, se necessário, devemos iniciar um segundo ciclo, após 30 segundos, com oxigênio suplementar, em torno de 40%, e ir graduando conforme a saturação alvo (Quadro 67.3). Os RN menores de 34 semanas devem iniciar, já o primeiro ciclo, com uma FiO2 de 40%, com ajustes sendo feitos para a menor quantidade possível de O2, até chegar à saturação alvo.

Quadro 67.3 – Saturação alvo na sala de parto

Minuto de vida	SatO2 pré-ductal
Até 5 min	70 a 80%
5 a 10 min	80 a 90%
Mais 10 min	85 a 95%

Terminado o primeiro ciclo de VPP, com 30 segundos de efetividade, devemos reavaliar a frequência cardíaca e respiração. Caso esteja acima de 100 bpm e houver respiração espontânea e regular, mas com persistência do desconforto respiratório ou saturação abaixo do alvo, devemos avaliar a necessidade de suporte ventilatório com CPAP ou cateter de O2.

Se após esse ciclo de VPP, a frequência permanecer abaixo de 100 bpm ou apneia ou respiração irregular, devemos iniciar um segundo ciclo de VPP e checar se a técnica está adequada (se a máscara está adaptada a face da criança, se expansão está bilateral durante a ventilação, se o oxigênio, caso necessário, está ligado). Aumenta-se ou inicia-se o uso de oxigênio conforme a saturação do RN.

Findado o segundo ciclo de 30 segundos, com técnica adequada e pressão positiva efetiva, com oxigênio suplementar adequado e melhora do RN (persistir frequência cardíaca maior que 100 bpm e respiração regular), encerra-se a reanimação.

Porém, se após o segundo ciclo de VPP com máscara, o RN persistir com a frequência cardíaca < 100 bpm e/ou apneia, devemos prosseguir para a intubação orotraqueal. A intubação não deve ser postergada após o segundo ciclo. Lembre-se que este RN deve estar monitorado com oxímetro de pulso e monitor cardíaco.

A intubação orotraqueal não pode demorar mais que 30 segundos para ser realizada, e deve ser confirmada com a inspeção do tórax, ausculta das regiões axilares e gástrica, visualização de condensação na cânula traqueal e observação da frequência cardíaca. Porém, o padrão ouro para a confirmação é a detecção de dióxido de carbono (CO_2) exalado, pois este diminui o tempo para confirmar a posição da cânula. O método mais utilizado é o colorimétrico.

Após intubado, procedemos a ventilação, no mesmo padrão anterior, em uma frequência de 40 a 60 ipm, sempre atentos a técnica, a expansibilidade pulmonar, a concentração mínima de oxigênio necessária para alcançar a saturação alvo, por período de 30 segundos.

Terminado um novo ciclo de 30 segundos, com melhora do RN, com frequência maior que 100 bpm e respiração regular, verifica-se a possibilidade de extubação em sala de parto e suporte de oxigênio necessário (CPAP ou cateter de O2) e transferência para UTI. Caso a frequência esteja maior que 100 bpm, porém em apneia, mantemos o RN sob ventilação mecânica e o levamos para UTI, sob monitoração, oximetria de pulso e incubadora aquecida de transporte.

Massagem cardíaca e medicação

Diferentemente das outras populações etárias, os RN se beneficiam muito com a ventilação mecânica, sendo essa ainda o procedimento mais efetivo na reanimação da sala de parto. Portanto, a massagem cardíaca em um RN estará indicada somente após intubação e ventilação deste. Em sala de parto, a massagem cardíaca está indicada após 1 ciclo de VPP com cânula e oxigênio por 30 segundos e frequência cardíaca após menor de 60 bpm. Fiquem atentos a frequência cardíaca que, nesse caso, deverá ser menor que 60 bpm!

Constatada tal frequência, inicia-se prontamente a reanimação com massagem cardíaca. A técnica a ser utilizada deve ser a dos dois polegares, que devem estar sobrepostos e em contato com o esterno da criança, em uma distância abaixo de 0,5 a 1 cm da linha intermamilar. São realizadas compressões torácicas suficientes para a compressão de 1/3 do tórax (Figura 67.3).

Figura 67.3 – Posição correta da massagem cardíaca em neonatos

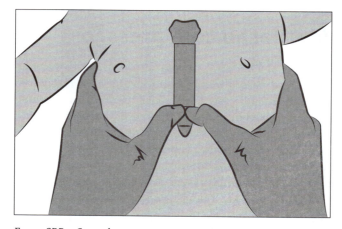

Fonte: SBP – Curso de reanimação neonatal.

A ventilação ainda é o procedimento mais importante; por isso devemos realizar as compressões em uma relação de 3 massagens cardíacas para uma ventilação, alcançando uma frequência respiratória entre 30 a 40 ipm e uma frequência cardíaca entre 90 e 120 bpm. Para isso, usamos a sequência "1, 2, 3, ventila", que deve ser falada em voz alta pelo reanimador que está no comando da reanimação.

Iniciada a compressão cardíaca, esta deve persistir por 1 ciclo de 60 segundos e, após, deve ser checada a frequência cardíaca. Nesse momento é fundamental que a criança esteja com monitor cardíaco, pois assim, não perderemos tempo para a confirmação da frequência cardíaca.

Terminado o ciclo de 60 segundos e a frequência cardíaca melhorada, para níveis superiores a 60 bpm, manteremos a VPP em um ritmo de 40 a 60 ipm e transferimos, se possível, esta criança com suporte ventilatório para a UTI.

Se, após o ciclo de massagem cardíaca, a criança permanecer em ritmo de parada, com frequência cardíaca menor que 60 bpm, devemos manter a compressão, sempre sincronizada (3:1), checar se nossa técnica está correta, se nosso oxigênio está ligado, se o RN permanece intubado e ventilando, e iniciar medicação com adrenalina, preferencialmente via endovenosa. A única droga indicada nesse momento é a adrenalina, que sempre deve ser feita de forma diluída, na proporção de 1 ml de adrenalina para 9 ml de água destilada, e instilar de 0,1 a 0,3 ml por quilo corpóreo endovenoso. Para termos um acesso rápido na parada cardíaca, devemos cateterizar a veia umbilical, podendo, para isso, usar um cateter umbilical propriamente dito, ou uma sonda uretral. Caso não consiga imediatamente esse acesso venoso, pode-se instilar 0,3 a 1 ml da solução diluída da adrenalina via cânula endotraqueal, uma única vez, até que o acesso endovenoso seja conseguido.

Durante a administração da adrenalina, a compressão deve permanecer com efetividade, e a frequência cardíaca deve ser checada a cada 60 segundos, e um novo ciclo de adrenalina pode ser repetido a cada 3 a 5 minutos. A duração da reanimação e a quantidade de ciclos de adrenalina deve ser recomendada pelo reanimador que está no comando da reanimação, sendo indicado no mínimo 15 minutos de reanimação efetiva com massagem cardíaca (3 a 5 ciclos de adrenalina).

Outra droga a ser empregada na reanimação do RN em sala de parto é o bicarbonato de sódio. Não está indicado no início da reanimação, visto que não há evidências de melhora no seu uso e, portanto, deve ficar a critério do reanimador fazê-lo, se assegurado boa assistência ventilatória, após 10 ou mais minutos de reanimação. Os expansores volumétricos estão indicados naqueles RN que tenham história prévia de perda volêmica, como nos descolamentos placentários, rupturas uterinas, ou sangramento abundantes ao nascimento.

Caso a reanimação seja prolongada e aplicada todas as manobras aqui descritas sem sucesso, devemos procurar alguma outra causa para a parada cardíaca e considerar algumas doenças como malformação de vias aéreas, problemas pulmonares, hérnia diafragmática, pneumotórax ou cardiopatias congênitas

O Figura 67.4 resume a frequência dos eventos na reanimação na sala do parto: devemos avaliar a vitalidade ao nascer de todos os RN e raramente deveremos proceder a massagem e as drogas.

Já a Quadro 67.4 mostra de forma esquemática todos os passos da reanimação neonatal em sala de parto.

Figura 67.4 – Frequência dos eventos na reanimação na sala de parto

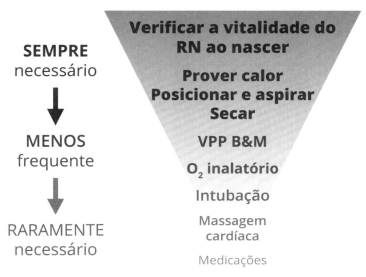

Fonte: SBP – Curso de reanimação neonatal.

Quadro 67.4 – Fluxograma de Reanimação do recém-nascido em sala de parto

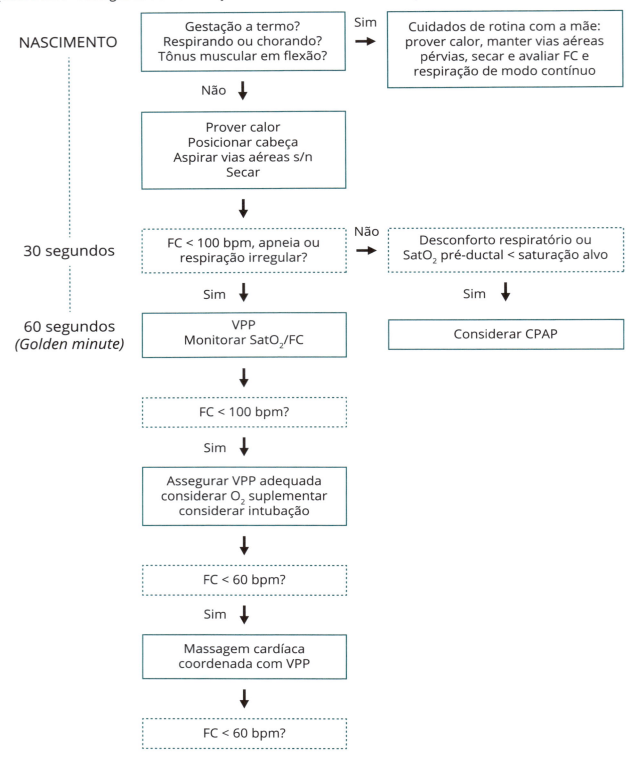

Fonte: SBP – Curso de reanimação neonatal.

Escala de Apgar

Em 1953 a anestesista americana Virginia Apgar divulgou, no meio acadêmico, uma escala com cinco itens capazes de estimar a vitalidade e principalmente a capacidade de adaptação da criança do mundo intrauterino para o mundo extrauterino, a escala de Apgar.

Assistência ao recém-nascido na sala de parto

Os cincos itens a serem avaliados são: frequência cardíaca, respiração, tônus muscular, cor e irritabilidade reflexa. A cada item avaliado devemos dar notas entre zero e 2, conforme sinais clínicos presentes ou não, somando valores entre zero e dez. (Quadro 67.5)

Quadro 67.5 – Escala de Apgar

Pontos	0	1	2
Frequência cardíaca	Ausente	< 100/minuto	> 100/minuto
Respiração	Ausente	Fraca, irregular	Forte/Choro
Tônus muscular	Flácido	Flexão de pernas e braços	Movimento ativo/boa flexão
Cor	Cianótico/ Pálido	Cianose de extremidades	Rosado
Irritabilidade Reflexa	Ausente	Algum movimento	Espirros/ Choro

Vale a pena fazer uma ressalva importante: a escala de Apgar não deve ser considerada durante a reanimação em sala de parto como preditor de conduta e deve ser considerada apenas como uma nota informativa da condição de nascimento e recuperação do RN após a reanimação em sala de parto.

O índice de Apgar deve ser empregado em todos os nascimentos hospitalares, e deve ser realizado por qualquer profissional da área da saúde que presencie o parto no 1º minuto de vida e no 5º minuto, obrigatoriamente. Vou reiterar que a primeira nota deve ser dada no 1º minuto de vida e não no exato momento do nascimento. Portanto, no 1º minuto já fomos capazes de realizar os passos iniciais e iniciar a ventilação com pressão positiva, se necessária.

A partir do 5º minuto de vida, devemos parar de dar a nota de Apgar caso essa seja igual ou superior a sete. Caso cheguemos ao 5º minuto e esta não alcançou sete, devemos prosseguir com as manobras de reanimação e realizar nova nota de Apgar no 10º minuto. Fazemos isso consecutivamente de cinco em cinco minutos até o vigésimo minuto ou até que a nota alcance o valor de sete ou mais.

Caso, no primeiro minuto de vida, o RN tenha uma nota igual ou inferior a sete, teremos um quadro de anoxia neonatal. (Quadro 67.6)

Quadro 67.6 – Definições de gravidade da anoxia neonatal

Apgar 1º minuto	Anóxia
7	Leve
4,5 ou 6	Moderada
0,1, 2 ou 3	Grave

Além da presença de anóxia neonatal, outro fator preditivo para o futuro é o Apgar de 5 minutos. RN com anóxia neonatal, com boa recuperação e Apgar de 5º minuto maior que 7, terá menores probabilidades de adquirirem sequelas importantes no futuro. Porém, aqueles que persistirem com Apgar baixos, no 5º minuto ou mais, terão muito mais chance de terem sequelas graves no futuro, e um quadro muito mais complexo e dramático, que definimos como asfixia neonatal.

Questões de Treinamento

1. Mãe primigesta, adolescente, pré-natal sem intercorrências, evolui para parto normal. Mãe não colaborativa, e período expulsivo prolongado. Nasce a criança após 40 minutos, peso 3.400 g, hipotônico e em apneia. Qual sua conduta nesse momento?

    a. Massagem cardíaca na relação 3:1 por 60 segundos.
    b. Intubação orotraqueal e ventilação com pressão positiva por 30 segundos.
    c. Ventilação com pressão positiva com máscara.
    d. Levar para berço aquecido e realizar passos iniciais.
    e. Clampeamento de cordão em 3 minutos e colocar no colo da mãe.

2. Após realizado passo iniciais, a criança permanece em apneia e FC < 50bpm. Sua conduta nesse momento é?

    a. Massagem cardíaca na relação 3:1 por 60 segundos.
    b. Intubação orotraqueal e ventilação com pressão positiva por 30 segundos.
    c. Ventilação com pressão positiva com máscara.
    d. Levar para berço aquecido e realizar passos iniciais.
    e. Clampeamento de cordão em 3 minutos e colocar no colo da mãe.

3. Após 2 ciclos de VPP em máscara, você procede a intubação orotraqueal, e após mais 30 segundos de VPP, agora sob IOT, a criança permanece em apneia e FC < 50 bpm. Sua conduta nesse momento é?

    a. Massagem cardíaca na relação 3:1 por 60 segundos.
    b. Intubação orotraqueal e ventilação com pressão positiva por 30 segundos.
    c. Ventilação com pressão positiva com máscara.
    d. Levar para berço aquecido e realizar passos iniciais.
    e. Clampeamento de cordão em 3 minutos e colocar no colo da mãe.

4. Você é chamado para a sala de parto de um recém-nascido de 35 6/7semanas, parto normal por trabalho de parto prematuro com bolsa rota de 12 horas. Recém-nascido nasce em boas condições, com choro forte e vigoroso, peso de 2.730 g. Qual sua conduta?

   a. Estimular o clampeamento entre 1 a 3 minutos.
   b. Colocar no colo da mãe após o nascimento, observando temperatura e estado geral da criança.
   c. Levar para berço aquecido e realizar passo iniciais.
   d. Oferecer oxigênio suplementar uma vez que ele é prematuro.
   e. Realizar VPP com ar ambiente

5. Você é chamado para atender um recém-nascido na sala de parto. Trata-se do filho de uma gestante com 34 semanas e 2 dias de idade gestacional, que realizou acompanhamento pré-natal adequado sem intercorrências, porém evoluiu com amniorrexe prematura e trabalho de parto prematuro. Em relação ao atendimento desse RN na sala de parto, é **correto** afirmar:

   a. há indicação de clampeamento imediato do cordão umbilical, mesmo que o recém-nascido apresente boa vitalidade ao nascer.
   b. o início da reanimação neonatal depende da avaliação simultânea da respiração, frequência cardíaca e cor do recém-nascido.
   c. após os passos iniciais, se o recém-nascido apresentar apneia, respiração irregular e/ou frequência cardíaca < 100 bpm, iniciar ventilação com pressão positiva com FiO2 ≥ 40%.
   d. uma vez iniciada a ventilação com pressão positiva, se a frequência cardíaca permanecer < 60 bpm, recomenda-se o uso de oximetria de pulso.
   e. os valores de saturação de oxigênio pré-ductal (SatO2) considerados desejáveis nos primeiros 5 minutos de vida desse recém-nascido situam-se entre 70 e 80%.

Gabarito comentado

1. Conforme o fluxograma de reanimação do recém-nascido em sala de parto, se após o nascimento a criança não tiver bom tônus, não estiver com choro vigoroso e/ou for prematura, devemos trazê-la para uma fonte de calor e realizar os passos iniciais. Resposta D

2. A ventilação pulmonar é o procedimento mais simples e efetivo na reanimação neonatal em sala de parto. Se após os passos iniciais a criança persistir com frequência cardíaca menor que 100 ou apneia, devemos iniciar ventilação com pressão positiva na frequência de 40 a 60 ipm. Resposta C

3. Seguindo o fluxograma de reanimação neonatal do recém-nascido em sala de parto, devemos iniciar a massagem cardíaca na frequência de três massagens para uma ventilação, somente após um ciclo de 30 segundos com ventilação com pressão positiva sob IOT e, se a frequência cardíaca for menor que 60 bpm. Resposta A

4. Conforme o fluxograma de reanimação do recém-nascido em sala de parto, após o nascimento se a criança não tiver bom tônus, não estiver com choro vigoroso e/ou for prematura, devemos trazer para fonte de calor e realizar os passos iniciais. Resposta C

5. Para todos os recém-nascidos, independentemente da idade gestacional e condição de nascimento, devemos manter a oxigenação conforme a tabela a seguir:

Minutos de vida	SatO2 pré-ductal
Até 5	70 a 80%
5 – 10	80 a 90%
> 10	85 a 85%

Resposta E

Fontes consultadas e leitura recomendada

Perlman, J.M. et al. *Part 7: Neonatal resuscitation: 2015 International consensus on cardiopulmonar resuscitation and emergency cardiovascular care Science with treatment recommendations*. Circulation, 2015. 132: p. S204-41.

Wyllie, J. et al. *Part 7: Neonatal resuscitation*. Resuscitation, 2015. 95: p. e169-201.

Wyckoff, M.H. et al. *Part 13: Neonatal resuscitation: 2015 American Heart Association Guidelines Update for Cardiopulmonary Resuscitation and emergency Cardiovascular Care*. Pediatrics, 2015. 132: p. S543-S560.

Sociedade Brasileira de Pediatria – Programa de Reanimação Neonatal.

Classificação do recém-nascido 68

Alexandre Netto

Classificação de idade gestacional

A partir da data da última menstruação (DUM) pode-se obter a data provável do parto e, consequentemente, calcular a duração da gestação, expressa em semanas, determinando-se a "idade gestacional". Entretanto, esta informação nem sempre pode ser obtida de maneira confiável. Pela ultrassonografia transvaginal, realizada no início da gravidez, estima-se a idade gestacional com bastante precisão, obtendo-se a medida do diâmetro médio do saco gestacional e, a partir de 6 semanas de gestação, o comprimento cranio-caudal do embrião. Mais tardiamente, as medidas de diâmetro biparietal, circunferências cefálica, torácica e abdominal, comprimentos do fêmur e úmero, auxiliam na estimativa da idade gestacional e do peso fetal. Quando estas medidas são obtidas de forma seriada, podem auxiliar na aferição da velocidade de crescimento fetal e fornecer a idade gestacional ultrassonográfica. Infelizmente, com bastante frequência, as gestantes desconhecem a data da última menstruação ou não realizaram qualquer avaliação pré-natal clínica e/ou ultrassonográfica.

Cabe ao neonatologista, a partir do exame do recém-nascido, por meio de características somáticas e neurológicas, estimar a idade gestacional ao nascimento, já que existe um padrão previsível de modificações que ocorrem durante a gestação.

O New Ballard Score (1991) é um método de avaliação da idade gestacional (IG) de recém-nascido (RN) através da análise de 6 parâmetros neurológicos (postura, ângulo de flexão do punho, retração do braço, ângulo poplíteo, sinal do xale, calcanhar-orelha) e 6 parâmetros físicos (pele, lanugo, superfície plantar, glândula mamária, olhos/orelhas, genital masculino, genital feminino), a cada um dos quais se atribui uma pontuação que na somatória determinará a estimativa da idade gestacional. Este é um método modificado da versão original sendo agregados alguns itens, permitindo assim a avaliação de RN com IG a partir de 20 semanas.

Os sinais referentes ao exame somático contidos no quadro 68.1 podem ser observados já ao nascimento e na primeira hora de vida. Os dados referentes ao exame neurológico poderão ser obtidos na sexta hora de vida e, em algumas circunstâncias, como na asfixia neonatal e na prematuridade, recomenda-se aguardar cerca de 12 a 24 horas para sua realização, a fim de que seja obtida uma correlação mais precisa com idade estimada pelo exame e a idade gestacional "real".

Quadro 68.1 – Avaliação da maturidade para estimativa da idade gestacional

MATURIDADE NEUROMUSCULAR

	-1	0	1	2	3	4	5
Postura							
Angulação do punho	>90°	90°	60°	45°	30°	0°	
Recuo do braço		180°	140° a 180°	110° a 140°	90° a 110°	<90°	
Ângulo poplíteo	180°	160°	140°	120°	100°	90°	<90°
Sinal do cachecol							
Calcanhar à orelha							

TEP – Título de Especialista em Pediatria

MATURIDADE FÍSICA

Pele	Úmida, friável, transparente	Gelatinosa, suave, veias visíveis	Rósea, suave, veias visíveis	Descamação superficial e/ou erupções, poucas veias	Áreas pálidas, rachaduras, raras veias	Apergaminhada com sulcos	Tipo "couro", enrugada
Lanugem	Nenhuma	Esparsa	Abundante	Diminuída	Áreas desprovidas de pelos	Quase totalmente sem pelos	–
Superfície plantar	Calcanhar hálux 40 a 50 mm: 1 < 40 mm: 2	> 50 mm Sem sulcos	Discretas marcas vermelhas	Somente sulcos transversais anteriores	Sulcos nos 2/3 anteriores	Sulcos cobrem toda a planta do pé	–
Tecido mamário	Imperceptível	Pouco perceptível	Aréola achatada, sem nódulo	Aréola pontilhada, nódulo 1 a 2 mm	Aréola saliente, nódulo 3 a 4 mm	Aréola completa, nódulo 5 a 10 mm	–
Olho e orelha	Fenda palpebral fechada frouxamente	Pálpebras abertas Borda achatada permanece dobrada	Borda levemente curta, macia, recuo lento	Borda bem recurvada, macia, com recuo rápido	Formada e firme, com recuo instantâneo	Cartilagem espessa, orelha rígida	–
Genital masculino	Escroto plano e liso	Escroto vazio sem rugas	Testículos no canal alto, raras rugas	Testículos descendo, poucas rugas	Testículos na bolsa, mais rugas	Testículo pendentes, rugas completas	–
Genital feminino	Clitóris proeminente e lábios planos	Clitóris proeminente pequenos lábios reduzidos	Clitóris proeminente, pequenos lábios aumentando	Grande e pequenos lábios igualmente proeminentes	Grandes lábios proeminentes, pequenos lábios mais reduzidos	Grandes lábios recobrem clitóris e lábios menores	–

Fonte: New Ballard Score

A partir da pontuação obtida de dados do exame somático e neurológico, obtém-se uma pontuação que se associa à idade gestacional entre 20 e 44 semanas, com intervalos de 2 semanas (Quadro 68.2). A acurácia nesse método é elevada, com margem de erro de cerca de 1 semana.

Quadro 68.2 – Escore do Novo Método de Ballard e idade gestacional

ESCORE	SEM.	ESCORE	SEM.
-10	20	21	32 3/7
-9	20 3/7	22	32 6/7
-8	20 6/7	23	33 1/7
-7	21 1/7	24	33 4/7
-6	21 4/7	25	34
-5	22	26	34 3/7
-4	22 3/7	27	34 6/7
-3	22 6/7	28	35 1/7
-2	23 1/7	29	35 4/7
-1	23 4/7	30	36
0	24	31	36 3/7
1	24 3/7	32	36 6/7
2	24 6/7	33	37 1/7
3	25 1/7	34	37 4/7
4	25 4/7	35	38
5	26	36	38 3/7
6	26 3/7	37	38 6/7

ESCORE	SEM.	ESCORE	SEM.
7	26 6/7	38	39 1/7
8	27 1/7	39	39 4/7
9	27 4/7	40	40
10	28	41	40 3/7
11	28 3/7	42	40 6/7
12	28 6/7	43	41 1/7
13	29 1/7	44	41 4/7
14	29 4/7	45	42
15	30	46	42 3/7
16	30 3/7	47	42 6/7
17	30 6/7	48	43 1/7
18	31 1/7	49	43 4/7
19	31 4/7	50	44
20	32	x	x

Fonte: New Ballard Score

A maior parte dos nascimentos ocorre, segundo uma distribuição normal, ao redor de 40 semanas de gestação, com intervalo de 38 a 42 semanas (260 a 294 dias). A Academia Americana de Pediatria considera o período de nascimento a termo entre 38 e 42 semanas de gestação devido às maiores taxas de morbimortalidade observadas entre RN com 37 a 38 semanas, querendo desta forma dispensar a estes maiores cuidados da equipe perinatal. O Conselho Federal de Medicina, no Brasil, aconselha que cesáreas eletivas, sem indicações por alterações durante a gravidez, devam ser realizadas apenas após 39 semanas de gestação, diminuindo a morbidade no período neonatal. A Organização Mundial de Saúde (OMS) define como 37 semanas o limite entre nascimento a termo e pré-termo, a fim de delimitar a população de risco para a doença perinatal. Portanto, conforme a OMS, temos a seguinte classificação:

1. RN pré-termo (RNPT): com menos de 37 semanas (menos de 259 dias) de gestação;
2. RN a termo (RNT): entre 37semanas e menos de 42 semanas de gestação (259 a 293 dias);
3. RN pós-termo: 42 semanas ou mais (294 dias ou mais) de gestação.

O grupo de recém-nascidos prematuros subdivide-se em outros 3 subgrupos. Esta classificação visa a antecipar a possibilidade de afecções mais frequentes em cada grupo, descritas a seguir:

1. Pré-termo tardio: (34 a 36 6/7 semanas)
   Maior incidência de icterícia neonatal e desconforto respiratório adaptativo.
2. Pré-termo moderado (28 a 33 6/7 semanas)
   Maior incidência de dificuldades de controle térmico, dificuldades de sucção, síndrome do desconforto respiratório do RN, distúrbios metabólicos como hipoglicemia, hipocalcemia., maior suscetibilidade às infecções, icterícia neonatal.
3. Pré-termo extremo (22 a 27 6/7 semanas)
   Maior incidência de todas as afecções dos grupos anteriores acrescidas de hiperglicemia, hemorragia intracraniana, displasia broncopulmonar, enterocolite necrosante, oftalmopatia e osteopenia da prematuridade.

Classificação do peso de nascimento

Independentemente de qualquer outro fator, podemos, logo após o nascimento de um recém-nascido obter seu peso em gramas e, conforme o resultado deste, classificá-los conforme o peso:

Baixo peso (*Low Birth Weight – LBW*): quando o peso do RN é menor de 2.500 g.

Muito baixo peso (*Very Low Birth Weight – VLBW*): quando o peso do RN é menor de 1.500 g.

Extremo baixo peso (*Extremely Low Birth Weight – ELBW*): quando o peso do RN é menor de 1.000 g.

Classificação do peso de nascimento pela a idade gestacional

O peso do RN, quando relacionado à duração da gestação, pode expressar o padrão de crescimento fetal. Lula O. Lubchenco, em na década de 80 (Figura 68.1) estabeleceu, pela primeira vez, curvas de crescimento fetal, expressas em percentis. Desta forma, classificamos os neonatos como de peso:

1. Adequado para a idade gestacional (AIG): entre percentis 10 e 90;
2. Pequeno para a idade gestacional (PIG): abaixo do percentil 10 (dois desvios-padrão);
3. Grande para a idade gestacional (GIG): acima do percentil 90 (dois desvios-padrão).

Figura 68.1 – Curva de crescimento fetal

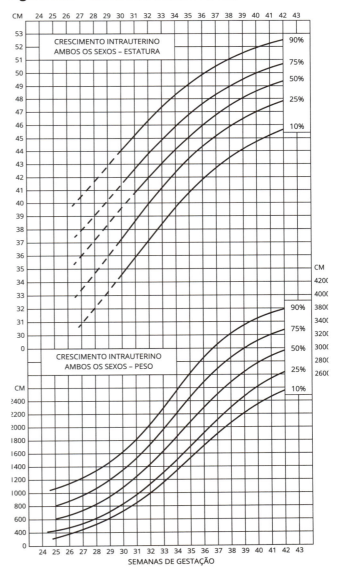

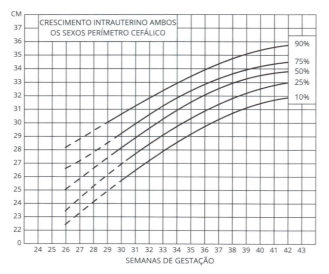

Fonte: Lubchenco L.O.

A importância do uso da curva de crescimento fetal deve-se ao fato que, a partir da determinação da adequação do peso à idade gestacional, identificamos os neonatos de maior ou menor risco de morbimortalidade perinatal. O RNT-AIG é o de menor risco para morbimortalidade perinatal.

Além do peso, dispomos de curvas de comprimento e perímetro cefálico ou circunferência occipito-frontal. A medida do comprimento é a mais sujeita às variações na sua obtenção, em função do grau de extensão cervical e da flexão, habitualmente observada nos membros inferiores no RN a termo. A medida do perímetro cefálico é obtida com a fita métrica circundando a maior protuberância occipital até a linha acima dos olhos, na glabela. Pequenas alterações podem ocorrer em função da presença de bossa e devido aos mecanismos de moldagem da caixa craniana nos partos com apresentação cefálica.

A circunferência cefálica excede a circunferência abdominal até 32 semanas, iguala-se a ela entre 32 e 36 semanas e torna a excedê-la após a 36 semanas. A ocorrência das três medidas (peso, comprimento e perímetro cefálico) no mesmo percentil classifica o RN como de crescimento simétrico. A desproporcionalidade entre peso, comprimento e perímetro cefálico, habitualmente sendo menor o peso, classifica o RN como de crescimento assimétrico.

Quando é documentada uma desaceleração no crescimento fetal, seja por meio de exames ultrassonográficos seriados, ou de peso de nascimento muito inferior à medida do comprimento obtido no exame do neonato, denomina-se de "crescimento fetal retardado" (CFR). A nomenclatura "retardo de crescimento intrauterino" está em desuso, pois, com exceção das raríssimas gestações ectópicas que se tornam viáveis, o feto é essencialmente um ser intrauterino.

A população de PIG é heterogênea, constituindo-se de grupos de crianças pequenas constitucionalmente, grupos com malformações, anormalidades genéticas, e grupos com crescimento restrito e insuficiente. O reconhecimento destes subgrupos é fundamental, pois a identificação de alto ou baixo risco perinatal depende da interpretação deste fator e não exclusivamente do peso de nascimento e de sua inadequação na curva de crescimento.

O grupo da população classificado como PIG pode ser dividido conforme seu perímetro cefálico: PIG simétricos, aqueles que possuem o peso e o perímetro cefálico abaixo do percentil 10 e os PIG assimétricos, aqueles que possuem peso abaixo do percentil 10, porém perímetro cefálico acima do percentil 10. Essa diferenciação ocorre devido ao mecanismo compensatório denominado centralização, pois quando o corpo está frente a um insulto, reage com vasoconstrição arterial de todo corpo, exceto para suprarrenal, coração e cérebro. Portanto, em insultos mais tardios, durante o segundo ou o terceiro trimestre de gravidez, há preservação do fluxo sanguíneo cerebral e, consequentemente, crescimento do perímetro cefálico. Já quando há um insulto mais prolongado, desde o primeiro trimestre, há o fenômeno de centralização, mas o insulto é tão persistente que o fluxo sanguíneo cerebral acaba diminuído e o crescimento cerebral também. Portanto os PIG assimétricos, provém, em geral, de afecções mais tardias, sendo a DHEG a causa mais comum. Já os PIG simétricos, provém de afecções no primeiro trimestre – malformações congênitas, o uso de drogas e as síndromes genéticas.

Algumas particularidades do exame físico no período neonatal

O exame físico no período neonatal tem particularidades. Existem adaptações e alterações únicas, existentes apenas neste período. Além disso, é fundamental um exame detalhado inicial, logo após a reanimação na sala de parto.

O primeiro exame físico do recém-nascido (RN) tem como objetivo detectar a presença de malformações congênitas, de sinais de infecção e distúrbios metabólicos, efeitos causados sobre o RN decorrentes de intercorrências gestacionais, trabalho de parto, de drogas administradas à mãe durante o trabalho de parto e avaliar a capacidade de adaptação do RN à vida extrauterina.

Observação geral

Avalia-se a postura, atividade espontânea, tônus muscular, estado de alerta, fácies, estado de hidratação e estado de consciência. Estas características são variáveis, próprias para cada tipo de RN, termo, prematuro e pequeno para a idade gestacional. A postura e atividade espontânea devem ser avaliadas de forma dinâmica, e um RN saudável deve ser ter os membros flexionados com movimentos assíncronos entre os membros enquanto a acordado.

O estado de alerta deve ser sempre levado em consideração, pois a diferenciação entre a criança dormindo ou hipoativa pode ser difícil.

Outro item importante de observar, logo após o nascimento e durante toda a internação é o tônus basal. A Figura 68.2, ilustra a diferença entre tônus normal e anormal no RN.

Figura 68.2 – Diferença entre tônus normal e anormal no RN

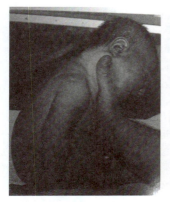
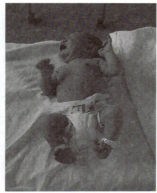

Fonte: Acervo do autor

Coloração e alterações de pele

Os RN de cor branca são rosados e os de cor preta tendem para o avermelhado. Palidez sugere, geralmente, a existência de uma anemia e/ou vasoconstricção periférica. O aparecimento de palidez em um hemicorpo e vermelhidão no lado oposto, sugere alteração vasomotora e é conhecido como pele de arlequim.

A cianose, pode ser generalizada (geralmente causada por problemas cardiorrespiratórios) ou localizada, cianose de extremidades (acrocianose) que pode ser apenas originada por relativa hipotermia. A cianose ao redor da boca pode ter significado importante, sobretudo se associado a uma palidez (por exemplo, infecção).

A icterícia, que é a cor amarelada da pele e mucosas pode ser considerada anormal e deverá ser esclarecida a sua causa. Normalmente, tem sua impregnação craniocaudal, podendo ser clinicamente avaliada por meio das zonas de Kramer (ver capítulo Icterícia neonatal).

Em relação às alterações comuns da pele do bebê no período neonatal, temos diversas entidades. Uma delas é o eritema tóxico, que consiste em pequenas lesões eritemato-papulosas observadas nos primeiros dias de vida que são benignas e regridem em poucos dias.

Milium sebáceo consiste em pequenos pontos branco-amarelados localizados principalmente em asas de nariz (Figura 68.3).

Figura 68.3 - Milium sebáceo

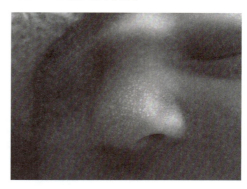

Fonte: Acervo do autor

Hemangioma capilar é frequente, principalmente em fronte, nuca e pálpebra superior. Crescem até os primeiros dois anos e, normalmente, desaparecem em alguns meses.

Outra alteração bastante comum são as manchas mongólicas, manchas enegrecidas, planas, normalmente em dorso e região sacral que somem com o passar do tempo (Figura 68.4).

Figura 68.4 – Manchas mongólicas

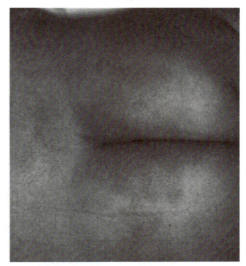
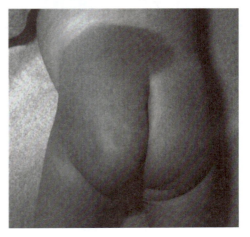

Fonte: Acervo do autor

Hematomas, petéquias e equimoses podem ser encontrados no polo de apresentação. Quando localizadas na face têm aspecto de cianose localizada e é chamada máscara cianótica, cujo desaparecimento serespontâneo. A Figura 68.5 mostra uma máscara equimótica.

Figura 68.5 – Máscara equimótica

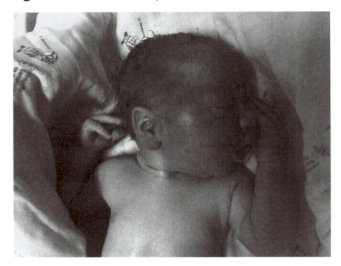

Fonte: Acervo do autor

Cabeça e pescoço

Ocorrem, na cabeça, logo após o nascimento, algumas deformidades que chamamos de amoldamento pós-parto, como na Figura 68.6.

Figura 68.6 – Amoldamento pós-parto

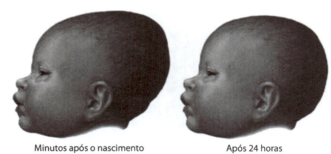

Outra alteração bastante comum é a bossa serossanguínea, que é uma massa mole, mal limitada, edemaciada e equimótica, localizando-se no nível da apresentação. Diferente do cefalohematoma que é um hematoma subperióstico, se distingue da bossa pelo seu rebordo periférico palpável e pelo fato de não ultrapassar a sutura.

Por meio da medida do perímetro cefálico e por comparação com referenciais, podemos investigar a presença de macro ou microcefalia. Outra estrutura fundamental de examinar são as fontanelas, que podem apresentar dimensões variáveis. A fontanela anterior normalmente tem forma de losango, mede 2 cm nos dois sentidos (variação normal de 1 a 5 cm); a posterior, tem forma triangular é do tamanho de uma polpa digital.

As suturas também merecem atenção especial. Após o parto, o afastamento das suturas pode estar diminuído devido ao cavalgamento dos ossos do crânio, sem significado patológico, e deve ser diferenciado da cranioestenose que é a soldadura precoce de uma ou mais suturas cranianas provocando deformidades do crânio com hipertensão intracraniana. Craniotabes é uma zona de tábua óssea depressível, com consistência diminuída comparada a de uma bola de tênis de mesa, encontrado em RN normais. A sua persistência após três meses requer investigação.

Ainda na cabeça, deve-se observar sobrancelhas, cílios, movimentos palpebrais, edema, direção da comissura palpebral (transversal e oblíqua), afastamento de pálpebras e epicanto. Além disso, podemos observar hemorragias conjuntivais que são comuns, mas são reabsorvidas. Secreções purulentas devem ser investigadas. Pesquisar microftalmia, glaucoma congênito com macrocórnea (diâmetro maior que 11 mm), catarata (que se apresenta com reflexo esbranquiçado da pupila), coloboma iridiano (que se apresenta como a persistência de uma fenda inferior de íris), tamanho e isocoria da pupila e reação à luz. A presença de estrabismo não tem significado nesta idade; o nistagmo lateral é frequente. O exame do reflexo vermelho é obrigatório em todas as maternidades. (figura 68.7)

Figura 68. 7 – Reflexo vermelho

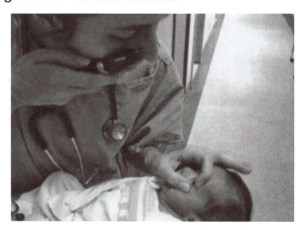

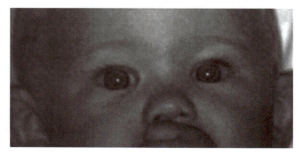

Fonte: Acervo do autor

Nas orelhas, devemos observar forma, tamanho, simetria, implantação e papilomas pré-auriculares. Uma anomalia do pavilhão pode estar associada a malformação do trato urinário e anormalidade cromossômicas. A acuidade auditiva pode ser pesquisada por meio da emissão de um ruído próximo ao ouvido, com observação do reflexo cocleo-palpebral (piscar dos olhos).

No nariz devemos observar forma e a permeabilidade de coanas (mediante a oclusão da boca e de cada narina separadamente e/ou à passagem de uma sonda pelas narinas); No exame da boca, observa-se no palato duro junto à rafe mediana e, às vezes, nas gengivas, pequenas formações esbranquiçadas, as pérolas de Epstein ou lesões erosivas, com halo avermelhado (aftas de Bednar) e eventual presença de dentes. Observar a conformação do palato, a presença de fenda palatina e da fissura labial (lábio leporino), hipoplasia (micrognatia) e posição da mandíbula (retrognatia). Visualizar a úvula e avaliar tamanho da língua e freio lingual. A Figura 68.8 mostra uma macroglossia.

Figura 68.8 – Macroglossia

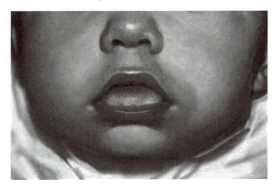

Fonte: Acervo do autor

Tronco – tórax e abdome

O tórax do RN é cilíndrico e o ângulo costal é de 90°. Uma assimetria pode ser determinada por malformações de coração, pulmões, coluna ou arcabouço costal. Importante observar o ingurgitamento das mamas e/ou presença de leite que pode ocorrer em ambos os sexos, bem como a presença de glândulas supranumerárias.

Em relação aos pulmões, a respiração é abdominal; quando predominantemente torácica e com retração indica dificuldade respiratória. A frequência respiratória média é de 40 movimentos no RN de termo e até 60, no prematuro. Estertores úmidos logo após o nascimento normalmente são transitórios e desaparecem nas primeiras horas de vida. Sua persistência obrigará a verificar a ausência de doenças pulmonares. A frequência cardíaca varia entre 120 a 160 batimentos por minuto. Os batimentos cardíacos tem a sua intensidade máxima ao longo do bordo esquerdo do esterno. A presença de sopros em RN é comum nos primeiros dias e podem desaparecer em alguns dias. Se o sopro persistir por algumas semanas é provável que seja manifestação de malformação congênita cardíaca. A palpação dos pulsos femurais e radiais é obrigatória.

No abdome, distensão abdominal pode ser devida à presença de líquido, visceromegalias, obstrução ou perfuração intestinal. O abdome escavado associado à dificuldade respiratória severa, sugere diagnóstico de hérnia diafragmática. Identificar no cordão umbilical duas artérias e uma veia e a presença de onfalocele ou gastrosquise. A presença de secreção fétida na base do coto umbilical, edema e hiperemia de parede abdominal indica onfalite. Visualizar sistematicamente o orifício anal, em caso de dúvida quanto à permeabilidade usar uma pequena sonda. O fígado é palpável normalmente até dois centímetros de rebordo costal. Uma ponta de baço pode ser palpável na primeira semana. Na presença de aumento destas duas vísceras, a causa deverá ser investigada.

Genitais e extremidades

No exame clínico do genital masculino, a palpação da bolsa escrotal permite verificar a presença ou ausência dos testículos, que podem encontrar-se também nos canais inguinais. A hidrocele é frequente e se reabsorverá com o tempo. A fimose é fisiológica ao nascimento. Deve-se observar a localização anômala do meato urinário: ventral (hipospadia) ou dorsal (epispádia).

Na genitália feminina, os pequenos lábios e clitóris estão proeminentes. Pode aparecer nos primeiros dias uma secreção esbranquiçada mais ou menos abundante e, por vezes, hemorrágica.

Os dedos devem ser examinados (polidactilia, sindactilia, malformações ungueais). O bom estado das articulações coxo-femurais deve ser pesquisado sistematicamente pela abdução das coxas, tendo as pernas fletidas (manobra de Ortolani) - Figura 68.9 - e pela pesquisa de assimetria das pregas da face posterior das coxas e subglúteas, para identificação da luxação congênita do quadril.

Figura 68.9 – Manobra de Ortolani

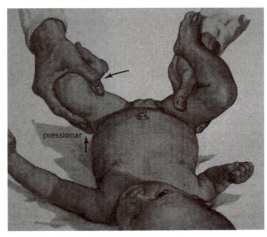

PONTOS PRÁTICOS

- Os recém-nascidos são classificados em termos (37 a 42 semanas), pós-termos (acima de 42 semanas) e pré-termos (menores de 37 semanas).
- Conforme o peso de nascimento, são classificados em "baixo peso" (menor de 2.500g) e "muito baixo peso" (menor de 1.500g) e "extremo baixo peso" (menor de 1.000g).
- Se relacionarmos a idade gestacional com o peso de nascimento, teremos a seguinte classificação:
  - Adequado para a Idade Gestacional (AIG) entre percentis 10 e 90
  - Pequeno para a Idade Gestacional (PIG) abaixo do percentil 10
  - Grande para a Idade Gestacional (GIG) acima do percentil 90
- Os prematuros são classificados em:
  - RN Pré-termo tardio (34 a 36 6/7 semanas).
  - RN Pré-termo moderado (28 a 33 6/7 semanas).
  - RN Pré-termo extremo (22 a 27 6/7 semanas).
- O RN PIG pode ser dividido conforme seu perímetro cefálico: PIG simétrico, aquele que possui o peso e o perímetro cefálico abaixo do percentil 10 e o PIG assimétrico, aquele que possui peso abaixo do percentil 10, porém perímetro cefálico acima do percentil 10. PIG assimétricos, provém, em geral, de afecções mais tardias, sendo a DHEG a causa mais comum. Já os PIG simétricos, provém de afecções no primeiro trimestre - malformações congênitas, o uso de drogas e as síndromes genéticas.

Questões de Treinamento

1. Um recém-nascido de 32 4/7 semanas, pode ser classificado conforme sua idade gestacional de:
   a. recém-nascido a termo.
   b. recém-nascido pós-termo.
   c. recém-nascido pré-termo tardio.
   d. recém-nascido pré-termo moderado.
   e. recém-nascido pré-termo extremo.

2. Quanto ao peso de nascimento, um recém-nascido de 1.250 g deve ser classificado como:
   a. eutrófico.
   b. macrossômico.
   c. baixo peso.
   d. extremo baixo peso.
   e. muito baixo peso.

3. Recém-nascido classificado conforme peso de nascimento e idade gestacional no percentil 8. Por definição este RN é:
   a. restrito.
   b. pequeno para idade gestacional.
   d. adequado para idade gestacional.
   d. grande para idade gestacional.
   e. baixo peso.

4. Este mesmo RN do item 3, pode ser divido em dois, simétrico ou assimétrico. Para isso, devemos utilizar qual parâmetro antropométrico?
   a. Estatura.
   b. Circunferência abdominal.
   c. Circunferência torácica.
   d. Tamanho do fêmur.
   e. Perímetro cefálico.

5. Recém-nascido a termo, no quinto dia de vida apresenta lesões eritemato-papulosas difusas no corpo, que não coçam, não tem prurido ou qualquer sinal flogístico. Estas alterações são compatíveis com:
   a. eritema tóxico.
   b. milium.
   c. hemangioma.
   d. mancha Mongólica.
   e. icterícia.

6. São alterações comuns em crânios de recém-nascidos que devem ser pesquisados no primeiro exame físico, **exceto**:

   a. craniotabes.
   b. tumores cerebrais.
   c. sinostoses de suturas.
   d. micro e macrocefalia.
   e. bossa serosanguinolenta.

7. São malformações patológicas no recém-nascido, que podem ser diagnosticados já sala de parto, **exceto**:

   a. agenesia anal.
   b. onfalocele.
   c. ingurgitamento mamário.
   d. gastrosquise.
   e. agenesia reto abdominal.

Gabarito comentado

1. Recém-nascidos abaixo de 37 semanas são classificados como Pré-termos. Além disso, os pré-termos são divididos em três: pré-termos extremos, entre a viabilidade e 28 semanas; pré-termos moderados entre 28 e 34 semanas e pré-termos tardios entre 34 e 37 semanas. Resposta D

2. Por definição temos: recém-nascidos menores de 1.500 g e maiores de 1.000 g devem ser classificados como Muito Baixo Peso. Resposta E

3. Após o nascimento, os recém-nascidos que estiverem abaixo do percentil 10 de peso para a idade gestacional, são classificados como pequenos para a idade gestacional (PIG). Aqueles que estiverem acima do percentil 90, são classificados como grandes para a idade gestacional (GIG), e todos aqueles que estiverem entre o percentil 10 e 90 deverão ser classificados como adequados para a idade gestacional (AIG). Resposta B

4. O perímetro cefálico (PC) é quem classifica o recém-nascido PIG em simétrico ou assimétrico. Caso o PC esteja abaixo do percentil 10 para a idade gestacional, ele é, por definição, um PIG simétrico; caso o PC esteja acima do percentil 10, ele será um PIG assimétrico. Resposta E

5. Uma das alterações mais comum da pele do recém-nascido é o eritema tóxico, que corresponde a uma lesão eritema-papulosa sem prurido e que pode acometer qualquer região do corpo. Resposta A

6. Craniotabes, sinostoses de suturas, bossa serosanguinolenta, micro e macrocefalia. São alterações comuns e devem ser pesquisas de rotina em todos os recém-nascidos. Resposta B

7. O ingurgitamento mamário não é uma alteração patológica do recém-nascido. Todas as demais o são e podem ser diagnosticadas em sala de parto. Resposta C

Fontes consultadas e leitura recomendada

American Academy of Pediatrics and College of Obstetricians and Gynecologists Guidelines for Perinatal Care. 4. ed. Standard terminology for reporting of reproductive statistics in the United States. Appendix E. P., 1997. p. 311–29. Disponível em: <http://www.datasus.gov.br/idb>

Ministério da Saúde. Secretaria de Assistência à Saúde Coordenação Materno. *Infantil Manual De Assitência ao Recém-Nascido Brasília – 1994.*

Asfixia neonatal

Alexandre Netto

69

Asfixia perinatal corresponde a uma diminuição do fornecimento nutricional e metabólico da mãe para o feto, levando a má perfusão dos órgãos vitais, com falta de oxigênio em diversos tecidos e células, gerando acidose metabólica e hipercapnia. Pode ocorrer por isquemia, por hipoxemia ou ambos.

Asfixia neonatal continua sendo um grande problema da mortalidade e morbilidade nas unidades neonatais, apesar das melhorias terapêuticas e monitoramento. É responsável por 20% das mortes no período neonatal em geral, e ainda, nos sobreviventes, determina como manifestação clínica a encefalopatia hipóxico-isquêmica.

Causas

As causas de asfixia neonatal, em 90% das vezes, ocorrem no período periparto, ou seja, imediatamente antes, durante ou logo após o nascimento.

Existem diferentes mecanismos capazes de produzir ou provocar um processo hipóxico. No quadro 69.1 encontram-se as principais causas de asfixia neonatal ocorridas periparto.

Quadro 69.1 – Causas de asfixia perinatal

Antenatais	Intraparto
Malformação fetal	Trabalho de parto prolongado
Anemia/isoimunização	Trabalho de parto prematuro
Gestação múltipla	Apresentação pélvica
Doença hipertensiva específica da gestação	Prolapso de cordão
Infecção materna	Anestesia geral
Gestação prolongada	Descolamento de placenta
Drogas	Mecônio
Sangramentos no 2° e 3° trimestres	
Oligo/polidrâmnio	Fisiometria

Fisiopatologia

A fisiopatologia do insulto hipóxico-isquêmico é complexa. A forma como a mesma se desenvolve varia de acordo com a severidade, momento e duração do dano encefálico, além da idade gestacional. Inicialmente ocorrem adaptações circulatórias em resposta ao fenômeno asfíxico, que inclui a redução da frequência cardíaca e da utilização de oxigênio, redistribuição do fluxo sanguíneo, visando a preservar órgãos nobres (sistema nervoso central, coração e glândulas adrenais) e mudança do metabolismo de aeróbico para anaeróbico. A hipóxia e o metabolismo anaeróbico ocasionam acidose metabólica e descompensação cardiovascular, com vasodilatação periférica e queda do débito cardíaco, resultando em hipotensão acentuada e redução da perfusão encefálica, que levam ao dano neuronal e outras disfunções orgânicas. O processo de morte da célula nervosa pode se desenvolver por meio de duas formas distintas: necrose e apoptose. Os insultos de longa duração menores, ou sejam, formas mais leves de dano isquêmico, causam apoptose, enquanto a necrose predomina nos insultos mais intensos e de curta duração.

Após a lesão inicial é na recuperação em que haverá mais dano, designada por lesão de reperfusão. O cérebro hipóxico aumenta o consumo de glicose e a hipóxia provoca a dilatação vascular, que facilita a entrada de glicose para dentro da célula e o aumento da produção de ácido láctico local.

A acidose leva a diminuição da glicólise, perda de autoregulação vascular cerebral, diminuição da função cardíaca, isquemia local e diminuição do aporte de glicose aos tecidos. Bombas iônicas são alteradas, levando ao acúmulo intracelular de eletrólitos. Em especial o influxo excessivo de cálcio para o espaço intracelular, em última análise, produz a morte celular.

Diagnóstico

Há uma grande discussão na literatura e os critérios para diagnóstico de asfixia neonatal podem ser variáveis entre artigos e livro-texto. No Brasil, o parâmetro mais usado é o da Academia Americana de Pediatria, que impõe quatro critérios:

TEP – Título de Especialista em Pediatria

1. Acidose metabólica (pH < 7,0) em sangue arterial de cordão umbilical.

2. Persistência de índice Apgar de 0 a 5 por mais de 5 minutos.

3. Alterações neurológicas no período neonatal imediato incluindo convulsões, hipotonia, coma ou hemorragia intracraniana. A encefalopatia hipóxico-isquêmica (EHI) constitui a consequência mais grave da asfixia perinatal e sua incidência varia em torno de 35% dos RN que a apresentam.

Dentre os escores que estabelecem critérios à gravidade do comprometimento neurológico da EHI durante o período neonatal, o mais utilizado classifica a EHI em três diferentes estágios de acordo com nível de consciência, tônus muscular, postura, reflexos tendinosos, presença ou ausência de mioclonias e alterações das funções autonômicas (Quadro 69.2). Essa classificação tem se mostrado de grande valor na predição do prognóstico em longo prazo.

Quadro 69.2 – Estágios da encefalopatia hipóxico-isquêmica

	Estágio 1 (branda)	Estágio 2 (moderada)	Estágio 3
Nível de consciência	Hiperalerta	Letargia	Torpor, coma
Controle neuromuscular	Super reativo	Movimentos espontâneos diminuídos	Movimentos espontâneos diminuídos ou ausentes
Tônus muscular	Normal	Hipotonia branda	Flácido
Postura	Flexão distal suave	Forte flexão distal	Descerebração intermitente
Reflexos tendinosos	Aumentados	Aumentados	Diminuídos ou ausentes
Mioclonia	Presente	Presente	Ausente
Convulsões	Ausentes	Frequentes	Frequentes
Reflexos complexos	Normais	Suprimidos	Ausentes
Sucção	Ativa ou pouca fraca	Fraca ou ausente	Ausente
Moro	Exacerbado	Incompleto	Ausente
Oculovestibular	Normal	Exagerado	Fraco ou ausente
Tônico do pescoço	Leve	Forte	Ausente
Funções autonômicas	Simpáticas generalizadas	Parassimpáticas generalizadas	Ambos os sistemas deprimidos
Estágio	Estágio 1 (branda)	Estágio 2 (moderada)	Estágio 3
Pupilas	Dilatadas, reativas	Miose, reativas	Médias, pouco reativas, anisocoria
Respirações	Espontâneas, regulares	Periódicas	Periódicas, apnéias
Ritmo cardíaco	Normal ou taquicardia	Bradicardia	Variável, bradicardia
Secreções de vias aéreas	Escassa	Profusa	Variável
Motilidade gastrintestinal	Normal ou diminuída	Aumentada	Variável
EEG	Normal	Baixa voltagem, padrão periódico (desperto)	Periódico ou isoelétrico
Duração dos sintomas	< 24 horas	2 a 14 dias	Horas a semanas
Seguimento	100% normal	80% normal, anormal se sintomas por mais de 5 a 7 dias	50% óbito, os demais, sequelas graves

Fonte: Sarnat HB, Sarnat MS – Neonatal encephalopatiy following fetal distress: a clinical and a eletroencephalograph study. Arch Neurol 1976; 33:696-705

Pacientes que apresentam encefalopatia leve, provavelmente não terão sequelas no futuro. Já os que apresentam encefalopatia moderada apresentam 30% de chance de incapacidade futura. Já aqueles que apresentam encefalopatia grave deverão ter 100% de chances de sequelas.

4. Evidência de disfunção de múltiplos órgãos no período neonatal imediato (alterações neurológicas, pulmonares, renais, cardiovasculares, metabólicas, gastrointestinais ou hematológicas). Pode haver lesões por hipóxia e pela reperfusão em praticamente todos órgãos após um evento asfíxico.

Tratamento

Uma vez diagnosticada a asfixia perinatal, o manuseio do RN deve ser realizado em cuidados intensivos neonatais, com as seguintes orientações gerais:

• manter níveis adequados de oxigenação, evitando a hipoxemia que pode agravar a lesão;

• hipercapnia para evitar o risco de vasodilatação e diminuição do fluxo sanguíneo cerebral;

• otimizar a perfusão; controle da pressão arterial média, com monitoramento contínuo, manutenção da pressão venosa central controlada e uso de drogas vasoativas;

• monitorização cerebral contínua

• manutenção de níveis adequados de glicemia para fornecer substrato suficiente para o cérebro. Depois de uma fase inicial de hiperglicemia ocorre hipoglicemia, que podem exigir cargas de glicose 9 a 15 mg/kg/min, durante períodos curtos.

• evitar a hipocalcemia.

• gerenciamento de crises convulsivas, usando fenobarbital a 20 mg/kg/dose na dose de ataque e uma dose de manutenção de 3 a 5 mg/kg/dia. Se as crises persistirem podem ser usadas fenitoína ou midazolam.

• evitar o edema cerebral, através da manutenção da estabilidade hemodinâmica e pressão intracraniana adequada.

Hipotermia neuroprotetora

A técnica de hipotermia tem sido utilizada nas últimas décadas como um tratamento adjuvante nos RN com idade gestacional igual ou maior que 35 semanas com encefalopatia hipóxico-isquêmica. Há diversos estudos clínicos randomizados descritos na literatura que sugerem uma diminuição na mortalidade e na ocorrência de alterações neurológicas graves. Desta forma, nas atuais diretrizes do programa de reanimação neonatal, há uma recomendação formal de uso de hipotermia terapêutica no tratamento precoce do RN com idade gestacional igual ou maior que 35 semanas com encefalopatia hipóxico-isquêmica, sendo essa por ora a atitude mais eficaz em prevenir lesão cerebral secundária a asfixia neonatal.

PONTOS PRÁTICOS

• A asfixia neonatal é uma das principais causas de mortalidade no período neonatal

• Existem dois tipos de lesão na asfixia: a hipóxia propriamente dita (falta de chegada de oxigênio às células) e a lesão de reperfusão (causada principalmente pela entrada de cálcio para o meio intracelular).

• O diagnóstico é fechado por 4 critérios: acidose, Apgar de 5º minuto menor que 5, lesão neurológica e lesão de órgãos e tecidos diversos.

• A clínica neurológica pode ser classificada em leve, moderada e grave.

• O tratamento baseia-se em suporte avançado de vida, com uso de drogas vasoativas, correção de acidose e instituição de hipotermia neuroprotetora.

Questões de Treinamento

1. Qual dos seguintes itens não faz parte do diagnóstico de asfixia neonatal?
    a. Acidose.
    b. Lesão neurológica.
    c. Crises convulsivas.
    d. Lesão de diversos órgãos e tecidos.
    e. Apgar de 5º minuto menor que 5.

2. RN de termo, mãe dá entrada em pronto-socorro com descolamento de placenta. Parto cesárea de urgência, Apgar 1/4/6/7. Qual é o principal diagnóstico que se estabelece?
    a. Anemia pós-sangramento materno.
    b. Encefalopatia hipóxico isquêmica.
    c. Crises convulsivas.
    d. Insuficiência renal.
    e. Policitemia

3. Qual seria a medida mais eficaz para prevenir lesão cerebral?
    a. Hipotermia neuroprotetora.
    b. Fenobarbital profilático.
    c. Varredores de canais de cálcio.
    d. Manutenção rigorosa da temperatura.
    e. Sulfato de Magnésio.

Gabarito comentado

1. As crises convulsivas em mais de 50 por cento dos casos são complicações das asfixias neonatais, porém não são necessárias para o diagnóstico das mesmas. Resposta C

2. Devemos levar em consideração acidose e avaliação neurológica em recém-nascido com nota de APGAR menor que cinco no quinto minuto de vida. Porém, o diagnóstico evolutivo mais plausível para esse recém-nascido é de encefalopatia hipóxico-isquêmica. Resposta B

3. A hipotermia neuroprotetora é a principal conduta terapêutica nesses casos. Essa metodologia mostrou-se capaz de diminuir em 65 por cento a chance de lesão permanente do SNC e diminuir em 35 por cento a mortalidade desses casos. Resposta A

Fontes consultadas e leitura recomendada

American Academy of Pediatrics. American College of Obstetricians and Gynecologists. Relationship between perinatal factors and neurologic outcome. In: Poland, R.L.; Freeman, R.K. eds. *Guidelines for Perinatal Care*. 3. ed. Elk Grove Village, Illinois: American Academy of Pediatrics, 1992. p. 221–4.

American Heart Association. American Academy of Pediatrics. *Textbook of Neonatal Resuscitation*. USA, 1994.

Gunn, A.J.; Gunn, T.R.; Gunning. M.I. et al. *Neuroprotection with prolonged head cooling started before postischemic seizures in fetal sheep*. Pediatrics, 1998. 102(5): p. 1098–106.

Takazono, P.S.; Golin, M.O. *Asfixia Perinatal:* Repercussões Neurológicas e Detecção Precoce. Revista Neurociências, 2013. 21(1): p. 108–117.

Sarnat, H.B.; Sarnat, M.S. *Neonatal encephalopatiy following fetal distress:* a clinical and a eletroencephalograph study. Archives Neurology, 1976. 33: p. 696-705.

Doenças maternas e suas repercussões neonatais

70

Alexandre Netto

Filho da mãe hipertensa

A hipertensão arterial (HA) é uma doença considerada problema de saúde pública. A prevalência varia conforme a faixa etária, sexo, raça, presença de obesidade e doenças associadas, como diabetes e doença renal. Nas mulheres em idade reprodutiva a prevalência varia de 0,6 a 2,0% (faixa etária de dezoito a vinte e nove anos) e de 4,6 a 22,3% (faixa etária de trinta a trinta e nove anos). Diferente dos países desenvolvidos, a HA na gestação permanece como a primeira causa de morte materna direta no Brasil, sendo a proporção maior nas regiões Norte e Nordeste em relação ao Sudeste, Sul e Centro-Oeste.

Classifica-se a HA na gravidez em::

- hipertensão crônica (HC);
- pré-eclâmpsia (PE)/eclâmpsia (E);
- pré-eclâmpsia superposta à hipertensão crônica;
- hipertensão gestacional (HG).

Independentemente da classificação da HA, o quanto antes seu aparecimento e quanto maior seu descontrole, maior são os efeitos possíveis no feto e RN. No Quadro 70.1, temos o resumo das alterações possíveis no feto.

Quadro 70.1 – Repercussão da hipertensão materna no feto

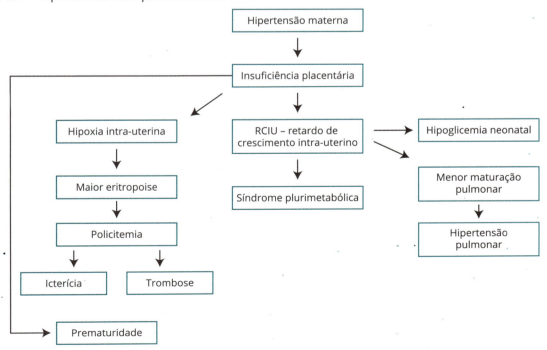

A mãe hipertensa, com a evolução da doença apresenta uma lesão vascular pela hipertensão, com comprometimento placentário. Com isso gera-se uma insuficiência placentária, com dificuldade de nutrição do feto, iniciando assim as repercussões fetais.

O filho da mãe hipertensa, em geral, nasce prematuro ou prematuro extremo. Normalmente é a criança com grande sofrimento intrauterino, devido a vasculopatia causada pela placenta e diminuição do aporte de oxigênio e nutrientes oriundos desta. A restrição começa a ficar tão intensa e o sofrimento é tão importante, que mecanismos compensatórios determinam vasoconstrição tão intensa dos órgãos não nobres, que a criança nasce prematura por sofrimento fetal agudo.

Na falta de oxigênio, nosso organismo lança mão de um mecanismo adaptativo que é a produção de hemoglobina. Quanto menos oxigênio, mais carreador produzimos para tentar otimizar a relação ventilação-perfusão. Quanto maior a hipóxia, mais hemoglobina será produzida. O aumento em excesso de hemoglobina leva a policitemia, hematócrito maior que 60%, portanto com riscos de fenômenos tromboembólicos.

O aumento das células da série vermelha por si só, já é um fator risco de icterícia, pois na degradação da hemoglobina, que está em excesso, ela se transformará em bilirrubina. Na prematuridade, mais imaturidade hepática e mais imatura sua barreira cerebral, aumentando o risco da hiperbilirrubinemia.

Nos casos extremos, a eritropoiese para aumento da hemoglobina é tão intensa, que a criança acaba não produzindo leucócitos e plaquetas.

Por tudo que foi descrito até agora, fica fácil e lógico compreender o nascimento de RN pequenos para a idade gestacional. A restrição de nutrientes é intensa o suficiente para que a criança não cresça conforme sua programação genética, ficando, deste modo, abaixo do percentil 10 para a idade gestacional.

O RNPIG normalmente não tem acúmulo de gordura hepática ou abdominal e, quando em jejum por mais de três horas não consegue realizar gliconeogênese, entrando em hipoglicemia, normalmente nas primeiras três horas de vida.

Frente ao estresse metabólico, causado pela restrição de crescimento, impõe-se mais um mecanismo adaptativo que é lançar mão dos corticosteroides endógenos que, em altas doses, é capaz de aumentar a maturação pulmonar. Quando a criança não é prematura suficiente para evoluir para a doença da membrana hialina, acaba apresentando quadro clínico compatível com hipertensão pulmonar.

Filho de mãe diabética

A gravidez nas mulheres com diabetes está associada a aumento de risco tanto para o feto quanto para a mãe. Antes da concepção, a prioridade é normalizar a glicemia para prevenir malformações congênitas e abortamentos espontâneos. Com o progresso da gestação, a mãe tem um risco aumentado de hipoglicemias e cetoacidose. Ainda há risco de piora na retinopatia, hipertensão induzida pela gestação, pré-eclâmpsia, eclâmpsia, infecções de trato urinário e polidrâmnio. No final da gestação, existe o risco de macrossomia e morte súbita intrauterina do feto. Todas essas complicações podem ser prevenidas ou, pelo menos, minimizadas pelo planejamento da gestação e pelo controle intensivo das oscilações das glicemias, mantendo-as próximo ao normal.

No Quadro 70.2, temos o resumo das alterações possíveis no feto do diabetes gestacional

Quadro 70.2 – Repercussão da diabetes no feto

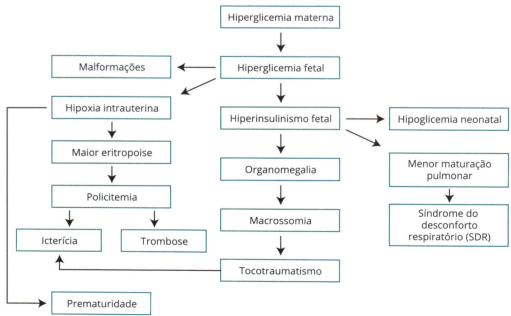

O filho da mãe diabética não tem diabetes. A glicose da mãe passa pela placenta de forma facilitada, aumentando, portanto, a glicose no feto, que responderá a esta oferta de glicose com hiperinsulinismo fetal. Este mecanismo basicamente é o responsável direto e indireto por todas as alterações no feto.

Na hiperglicemia fetal, devido a passagem de glicose facilitada pela placenta, o organismo do feto reage com hiperinsulinismo. A insulina vai funcionar como um IGF-like, ou seja, como um hormônio de crescimento, agindo em todos os órgãos, levando, portanto, a uma organomegalia e macrossomia. Após cortado o cordão umbilical, a hiperglicemia cessa, pois não há mais passagem de glicose da mãe para o feto, mas o hiperinsulinismo demora a se regular, determinando risco de hipoglicemia, que deve acontecer na primeira hora de vida.

O filho da mãe diabética, em geral, nasce prematuro ou próximo ao termo. Normalmente é uma criança com sofrimento intrauterino, devido a vasculopatia causada pela hiperglicemia. Há uma restrição de suprimentos, mas que se dá de forma tardia em geral, próxima ao termo.

Diante da restrição nutricional e de oxigênio, ocorre aumento de hemoglobina (policetemia), com hematócrito maior que 605 e maior risco de fenômenos tromboembólicos. Em um mesmo raciocínio, há maior risco de icterícia. O filho da mãe diabética, macrossômico tem dificuldades em sua extração, seja por parto normal ou por parto cesárea, com maior risco de tocotraumatismos, tendo acúmulo de sangue e aumentando a piora da icterícia.

A hiperglicemia por si só, principalmente no início da gravidez, é teratogênica, levando a malformações diversas (cardíacas, ósseas ou gastrointestinais).

A insulina é um hormônio contrarregulador e, quando este está aumentado temos por mecanismo de feedback a diminuição dos corticosteroides endógenos responsáveis pela maturação pulmonar. Portanto, o filho de mãe diabética é o pré-termo tardio que evolui com desconforto respiratório por imaturidade pulmonar.

PONTOS PRÁTICOS

- O filho de mãe hipertensa, normalmente é aquele que sofreu grande injúria intrauterina, com nascimento prematuro, pequeno para idade gestacional, com alterações hematológicas (plaquetopenia, neutropenia e policitemia), com hipoglicemia nas primeiras horas de vida.
- O filho de mãe diabética, normalmente é aquele que apresenta organomegalia, evoluindo com macrossomia, com nascimento prematuro, grande para idade gestacional, com tocotraumatismos, malformações congênitas múltiplas e com hipoglicemia na primeira hora de vida.

Questões de Treinamento

1. São alterações do filho da mãe hipertensa **exceto**:
   a. hipoglicemia.
   b. pré-maturidade extrema.
   c. icterícia.
   d. hipertensão pulmonar.
   e. macrossomia.

2. São alterações do filho da mãe diabética **exceto**:
   a. hipoglicemia.
   b. pré-maturidade tardia.
   c. icterícia.
   d. hipertensão pulmonar.
   e. macrossomia.

3. Mãe hipertensa grave, em acompanhamento com pré-natal de alto risco, apresentando escotomas e dor de cabeça, pressão arterial na admissão 170 × 110 mmHg. O obstetra realiza a cesárea de urgência, a criança nasce pré-termo, de 32 semanas, com peso de 1.235 g, com Apgar 6/9. A primeira complicação esperada é:
   a. hipoglicemia.
   b. hipocalcemia.
   c. hipomagnesemia.
   d. trombocitopenia.
   e. anemia.

4. Mãe diabética descompensada, em acompanhamento com pré-natal de alto risco, apresentando sofrimento fetal agudo, com alteração de doppler e cardiotocografia. O obstetra realiza a cesárea de urgência, a criança nasce pré-termo de 36 semanas, com peso de 4.235 g, com Apgar 6/9. A primeira complicação esperada é:
   a. hipomagensemia.
   b. hipocalcemia.
   c. hipoglicemia.
   d. icterícia.
   e. anemia.

Gabarito comentado

1. Os filhos de mãe hipertensa são em geral prematuros extremos, com restrição de crescimento intrauterino, que serão PIGs ao nascimento, com maior chance de hipoglicemia e icterícia neonatal. Além disso, pelo stress intrauterino, podem apresentar hipertensão pulmonar. Resposta E

2. Os filhos de mãe diabética são em geral prematuros tardios, com macrossomia, que serão GIG ao nascimento, com maior chance de hipoglicemia e icterícia neonatal, com imaturidade pulmonar. Resposta D

3. A complicação mais comum e mais rápida de aparecer nos recém-nascidos pré-termos é, com certeza, a hipoglicemia neonatal, que ocorre nas primeiras 3 horas de vida. Resposta A

4. A complicação mais comum e mais rápida de aparecer nos recém-nascidos filhos de mãe diabética e GIG é, com certeza, a hipoglicemia neonatal, que ocorre nas primeiras 3 horas de vida (na primeira hora de vida). Resposta C

Fontes consultadas e leitura recomendada

Golbert, A. *Campos MAA – Diabetes Melito Tipo 1 e Gestação*. Arquivos Brasileiros de Endocrinologia & Metabologia, 2008. 52/2: p. 307–314.

Freire, C.M.V. *Tedoldi LC – Hipertensão arterial na gestação*. Arquivos Brasileiros de Cardiologia, 2009. p. 93(6).

Hipoglicemia neonatal

Alexandre Netto

71

Hipoglicemia neonatal é definida como glicemia menor que 40 mg/dl em todos os RN, independentemente da idade gestacional. Em muitos casos pode ser identificada no RN assintomático, pois nos RN de risco para hipoglicemia, deve-se fazer controle periódico de glicemia para triagem de hipoglicemia (glicemia capilar).

Quando presentes, os sintomas são variáveis e inespecíficos. Os mais comuns são apneia, taquipneia, tremores, letargia ou estupor, crises de cianose, choro débil, convulsões, apatia, sudorese e palidez, recusa alimentar, taquicardia e hipotermia.

A causas de hipoglicemia são as mais diversas, podendo estar associada a transtornos do metabolismo materno ou problemas do RN, quando a hipoglicemia é transitória, situação que é mais comum no período neonatal. Nestes casos, as causas mais prevalentes são, quando associada a transtornos do metabolismo materno, o tratamento com algumas drogas (terbutalina, propranolol ou hipoglicemiantes orais), além da diabetes gestacional e o retardo de crescimento fetal. Nas hipoglicemias transitórias relacionadas a problemas neonatais, temos os RN grandes para a idade gestacional (GIG), pequenos para idade gestacional (PIG), asfixia neonatal, infecções, hipotermias, hiperviscosidade sanguínea, as cardiopatias congênitas, a prematuridade e o baixo peso.

Os RN, ainda, podem apresentar hipoglicemia persistente, situação mais rara, normalmente associada a uma doença endócrina, como o hiperinsulinismo ou desordens endócrinas como a insuficiência pituitária, deficiência de cortisol, entre outras. Além disso, devemos pensar em erros inatos do metabolismo.

O valor da glicemia capilar é 10 a 15% menor que a glicemia plasmática. As fitas reagentes são exames de triagem e sujeitos a falhas por serem uma avaliação semiquantitativa. A glicemia plasmática é o exame padrão-ouro. A amostra sanguínea deve ser encaminhada imediatamente ao laboratório (de preferência envolta em gelo), pois há rápido consumo de glicose pelas hemácias.

Os RN de risco para hipoglicemia devem ser monitorados, seguindo os seguintes esquemas:

- RN de mãe diabética: realizar controles na 1º, 3º e 6º horas de vida. Após estabilização (glicemia ≥ 40 mg) manter controle a cada 8 horas até o terceiro dia de vida.
- RN PIG, prematuro, baixo peso, anoxiado grave, com desconforto respiratório, GIG não filho de mãe diabética: realizar controles na 3ª, 6ª hora de vida e de 8 em 8 horas até o 3º dia de vida.

Se, em algum desses controles, o RN apresentar glicemia menor que 40 mg, devemos prontamente iniciar o tratamento. O tratamento consiste em alimentação por via oral ou enteral em todos os RN assintomáticos que puderem fazê-lo, que não tenham restrição de alimentação. Para os assintomáticos não responsivos, devemos instituir a terapia endovenosa. Deve-se iniciar tratamento endovenoso com glicose, na velocidade de infusão de glicose (VIG) de 4 a 6 mg/kg/min, com controles 1 a 2 horas após; monitorar a cada 1 a 2 horas, aumentando 1 a 2 mg/kg/min, enquanto os níveis glicêmicos não forem normais, até no máximo 12 mg/kg/min. Após a normalização, monitorar a cada 6 a 8 horas.

Nos pacientes sintomáticos administrar SG 10% 2 ml/kg endovenoso (EV) em "bolus" (200 mg/Kg), acompanhado de infusão contínua de glicose EV 6 a 8 mg/kg/min. Checar a glicemia capilar a cada 1 a 2 horas e se, persistir hipoglicemia sintomática, repetir o "bolus" e aumentar a VIG de 2 em 2 mg/kg não ultrapassando a concentração máxima de 12,5% em veia periférica. Caso sejam necessárias concentrações maiores (até 25%), locar cateter central em veia umbilical ou cateter venoso central periférico.

Fontes consultadas e leitura recomendada

Sociedade Brasileira De Pediatria. Disponível em: <http://www.sbp.com.br/src/uploads/2015/02/diretrizessbp-hipoglicemia2014.pdf>.

Ministério Da Saúde. Secretaria de Atenção à Saúde Departamento de Ações Programáticas Estratégica. *Atenção à saúde do recém-nascido – Guia para os profissionais de saúde – Problemas metabólicos*. 1. ed. 2012.

Sepse neonatal e protocolo estreptococo B 72

Alexandre Netto

Sepse é a síndrome clínica caracterizada por resposta inflamatória sistêmica de origem infecciosa. Se possuir bacteremia confirmada, é sepse confirmada; caso ocorra sem bacteremia, é sepse presumida.

A sepse no período neonatal pode ser classificada em:

Sepse precoce: manifesta-se nas primeiras 72 horas de vida, associada a complicações infecciosas maternas. Os principais agentes etiológicos envolvidos, originários do trato genital materno são: *Streptococcus* do grupo B, *Escherichia coli*, *Listeria monocytogenes*.

Sepse tardia: infecção que ocorre após 72 horas de vida e os agentes envolvidos são de origem nosocomial. Cada unidade neonatal possui suas características, mas os agentes mais comuns são: *Staphylococcus* coagulase negativo, *Staphylococcus aureus, Candida sp, Enterobacter sp, Enterococcus sp, Klebisiella pneumoniae, Pseudomonas aeuruginosa, Serratia sp, Escherichia coli, Acinetobacter baumani*.

Epidemiologia e Fatores de Risco

A sepse é uma das principais causas de morbimortalidade neonatal. A incidência de sepse comprovada varia de 1 a 8 casos por mil nascidos vivos e, em recém-nascidos de muito baixo peso, pode atingir até 300 por mil nascidos vivos. Recém-nascidos com peso abaixo de 1500g que desenvolveram sepse tardia apresentam maior tempo de permanência hospitalar em relação aos não infectados e maior mortalidade, principalmente se infectados por Gram-negativos ou fungos.

Os fatores de risco são importantes para identificação dos neonatos com maior probabilidade de desenvolverem sepse. O RN é mais suscetível a infecção devido à imaturidade estrutural da pele e do sistema imunológico.

Alguns dados da história materna auxiliam na identificação dos neonatos de risco para sepse precoce. Os principais fatores de risco maternos para sepse precoce são:

- Rotura prematura de membranas ovulares por mais de 18 horas;
- Febre materna (>38°C);
- Taquicardia fetal (>160bpm);
- Corioamnionite;
- Infecção do trato genital;
- Infecção do trato urinário tratada ou não;
- Antecedentes de infecção materna ou colonização pelo estreptococo do grupo B.

Consideramos risco infeccioso (RI) a presença de um dos fatores acima, em RN assintomáticos maiores de 34 semanas. Nesses RN, procede-se a coleta de hemograma e PCR com 24 horas de vida e observação clínica por, pelo menos, 48 horas, sem antibioticoterapia. Os casos que apresentam alteração laboratorial (neonatos assintomáticos) devem ser analisados individualmente, a fim de evitar o uso abusivo de antibióticos, mas sem postergar a introdução do tratamento quando necessário.

A infecção intra-amniótica ou coriamnionite incide em 1 a 10% das gestações. Na presença desta infecção o risco de sepse aumenta para 10 a 15% em recém-nascidos a termo e 35 a 50% no pré-termo.

Os fatores de risco neonatais mais relacionados ao risco infeccioso são: prematuridade, infecção estreptocócica materna, asfixia perinatal e sexo masculino.

Na sepse tardia os fatores de risco estão relacionados às intervenções realizadas nos RN. Os principais fatores associados à sepse tardia em prematuros são: peso de nascimento < 750g, uso de cateteres venosos (umbilical, percutâneo ou flebotomia), nutrição parenteral prolongada e ventilação mecânica.

Nos casos de sepse fúngica os fatores de risco mais importantes são: idade gestacional < 32 semanas, Apgar 5º minuto < 5, intubação, tempo de internação hospitalar > 7 dias antes da candidemia, presença de cateter venoso central, uso de bloqueadores H2, antibióticos de largo espectro (principalmente cefalosporinas de terceira geração), corticoesteroides em prematuros < 35 semanas, utilização de nutrição parenteral e infusão lipídica.

Manifestações clínicas e investigação laboratorial

Os achados clínicos na sepse neonatal geralmente são inespecíficos e, às vezes, sutis, podendo também ser observadas em doenças não infecciosas. As manifestações clínicas

TEP – Título de Especialista em Pediatria

mais frequentes são: dificuldade respiratória, instabilidade térmica, apneia, distensão abdominal, taquicardia, déficit de perfusão, hipotensão e choque, hipotonia e letargia. Outras manifestações menos frequentes incluem: convulsões, petéquias e púrpuras, icterícia sem causa definida, pústulas e impetigo. Nos casos de meningites, os sinais encontrados são semelhantes aos da sepse; porém, as manifestações podem ser frustras ou isoladas como irritabilidade, alteração do nível de consciência, hipotonia e tremores.

Os principais exames laboratoriais na suspeita de infecção são: hemograma, proteína C reativa, hemocultura e líquor com cultura. A hemocultura é o exame padrão-ouro no diagnóstico da sepse. A interpretação do hemograma no período neonatal é difícil, pois as alterações encontradas podem ser características do próprio neonato, do estresse do trabalho de parto ou de doenças maternas e não decorrentes de processo infeccioso. Vários critérios já foram estudados para otimizar a avaliação do hemograma. O critério isolado que parece ser mais preditivo de infecção é a razão entre o número de neutrófilos imaturos e totais (índice neutrofílico ou índice infeccioso). O índice alterado (> 0,2) apresenta valor preditivo positivo de 25% para sepse e valor preditivo negativo de 99%. A proteína C reativa (PCR) é uma proteína de fase aguda inespecífica produzida no fígado e que se eleva em resposta a processos inflamatórios infecciosos ou não. A sensibilidade e valor preditivo negativo da dosagem sérica da PCR em casos de sepse não permitem que ela seja usada isoladamente na investigação infecciosa. No entanto, vários estudos demonstraram que a dosagem seriada desse marcador com intervalos de 12–24 horas a partir dos primeiros sinais e sintomas até 72 horas após confere sensibilidade de 75 a 98% e valor preditivo negativo próximo de 99%. Esses dados permitem que dosagem normal de PCR nos primeiros dias da suspeita da infecção seja um dos critérios para suspensão precoce da antibioticoterapia. O líquor coletado por punção lombar deve ser analisado quanto a: cultura, bacterioscopia, contagem de células totais e diferencial e bioquímica. A associação entre sepse precoce e meningite é muito baixa (0,25 por 1000 nascidos vivos). Em função desse dado, geralmente só realizamos a coleta de líquor na sepse precoce em RN sintomático e/ou com hemocultura positiva. Nos casos de sepse tardia está indicada a punção lombar em pacientes com condições clínicas e dosagem de plaquetas > 50.000/ mm3 sem sinais de sangramento. A urocultura deve ser colhida em toda sepse nosocomial e na presença de malformação do trato urinário em RN sintomático. A cultura de urina deve ser colhida de forma asséptica por punção supra-púbica, preferencialmente, ou sondagem vesical.

Nos casos de meningite está indicada avaliação por exames de imagem como ultrassonografia e tomografia computadorizada para avaliação de abcessos, ventriculites e coleções. Em infecções fúngicas deve ser realizado fundo de olho para pesquisa de endoftalmite fúngica que pode ocorrer em 50% das candidemias sistêmicas. A endocardite fúngica é a segunda causa de endocardite em neonatos. É pouco frequente na sepse por fungos, mas deve ser investigada por ecocardiograma principalmente em casos com dificuldade para negativação da cultura, mesmo em vigência de tratamento adequado.

Tratamento

O tratamento deve ser iniciado com medidas gerais e de suporte, monitorização contínua de frequência cardíaca, saturação arterial de oxigênio, temperatura corpórea, glicemia, gasometria arterial, débito e densidade urinária e pressão arterial. Frente à sepse, deve-se proceder o jejum oral, indicado na presença de alterações hemodinâmicas e/ou íleo infeccioso, devendo ser suspenso 24 horas após estabilização dessas condições. A oferta calórica deve ser suprida pela nutrição parenteral durante esse período e a reintrodução da alimentação deve ser lenta respeitando as condições clínicas. É recomendado também nessa fase o uso de sonda orogástrica aberta para descompressão do trato gastrintestinal e consequente melhor perfusão intestinal. Quando necessário indica-se a assistência ventilatória, assim como suporte cardiovascular, com manutenção do equilíbrio hídrico e uso de drogas vasoativas, se necessário.

A antibioticoterapia deve ser introduzida após coleta das culturas. O uso de antibióticos empíricos deve ser empregado antes da confirmação do agente pelas culturas devido a urgência na introdução do tratamento. É importante que as unidades neonatais em conjunto com a comissão de infecção hospitalar da instituição tenham os registros dos patógenos prevalentes com o perfil de sensibilidade, para que juntos possam decidir a melhor e mais racional conduta antibiótica a ser utilizada na unidade. De modo geral utilizamos penicilina cristalina e gentamicina nos casos de sepse precoce. Na sepse tardia são utilizados, como primeira escolha, oxacilina e amicacina e, se confirmada meningite, substituído o aminoglicosídeo pela cefotaxima. As culturas devem ter seus resultados parciais verificados com 24, 48 e 72 horas e quando possível orientar a antibioticoterapia. A duração do tratamento varia conforme a gravidade do caso e resultado das culturas. Nos neonatos com evolução clínica e laboratorial favorável e hemoculturas negativas, o tratamento deve durar 7 dias. Em RN com melhora clínica e laboratorial e hemocultura positiva o tratamento deve ser de 10 a 14 dias. Em caso de meningite confirmada, o tratamento pode durar 21 dias.

Quando ocorrer piora clínica ou laboratorial durante o tratamento deve ser considerada falha de tratamento ou novo episódio de sepse. Nesse caso a antibioticoterapia deve ser direcionada principalmente pelas culturas e, se não for possível, considerar a apresentação clínica, fatores de risco e a flora local. Na falha terapêutica ou novo episódio infeccioso durante tratamento deve ser considerado o uso de vancomicina e/ou carbapenêmicos e se, presença de fatores de risco para sepse fúngica, a anfotericina.

Estreptococo B

O *Streptococcus* β hemolítico do grupo B de Lancefield (SGB) é um diplococo encapsulado Gram-positivo, também chamado de *Streptococcus agalactiae*. O SGB coloniza aproximadamente 20% das gestantes. Esta colonização pode ser crônica, transitória ou intermitente. Os principais fatores de risco para colonização, nos países desenvolvidos, são baixo nível socioeconômico, cor negra, idade menor que 20 anos, baixa paridade e diabetes.

A transmissão durante o parto é o principal meio de infecção neonatal. Pode ocorrer também disseminação ascendente, levando à contaminação do líquido amniótico e posterior aspiração. As taxas de transmissão vertical e colonização neonatal variam de 30% a 85%, com média de 50%. Porém, a maioria dos recém-nascidos permanece assintomática e somente 1 a 4% dos recém-nascidos colonizados terá infecção sistêmica.

Os principais fatores de risco para infecção por SGB são:

• Corioamnionite;

• Bacteriúria por SGB na gestação atual;

• Colonização retovaginal materna;

• Temperatura materna ≥ 38 graus;

• Trabalho de parto prematuro ou ruptura prematura das membranas com menos de 37 semanas;

• Gestação anterior de RN com sepse precoce por SGB;

• Bolsa rota > 18 horas.

No RN, as infecções por SGB podem ser de início precoce ou tardio. A sepse precoce é a forma mais frequente, ocorrendo em 2/3 dos casos. Manifesta-se, em 60% a 90% das vezes, nas primeiras 24 horas de vida. As formas de apresentação mais comuns são sepse, pneumonia e, menos frequentemente, meningite. A sepse tardia por SGB manifesta-se entre o sétimo dia e a décima segunda semana de vida. Manifesta-se como meningite (30% dos casos) e bacteremia. Menos comumente, ocorre doença localizada em tecidos moles, ossos e articulações. Aproximadamente 25% a 50% dos sobreviventes evoluem com sequelas neurológicas permanentes.

O tratamento de escolha da sepse neonatal por SGB é a penicilina G cristalina. Porém, frequentemente a escolha dos antimicrobianos é empírica, já que estes são introduzidos antes da identificação do agente etiológico.

A pesquisa do SGB deve ser feita através de culturas vaginais e anoretais maternas entre 35 e 37 semanas de gestação. Devem ser obtidas a menos de 5 semanas do parto, pois intervalos maiores levam a uma redução da sensibilidade e especificidade. Mães em trabalho de parto prematuro devem ser submetidas à cultura no momento da internação. Se possível, aguardar o resultado para avaliar a necessidade de profilaxia. Caso o parto não possa ser postergado, a profilaxia deve ser iniciada.

As indicações para profilaxia materna são:

• Bacteriúria por SGB na gestação atual (não necessita de cultura entre 35 e 37 semanas);

• *Status* desconhecido dentro de 6 semanas para o parto e quaisquer dos seguintes: menos de 37 semanas e cesárea não eletiva, bolsa rota > 18 horas, temperatura materna ≥ 38 graus e ausência de evidência de corioamnionite, cultura positiva entre 35 e 37 semanas, gestação anterior de RN com sepse por SGB,

Os seguintes casos não exigem profilaxia materna:

• Cultura retovaginal negativa entre 35 e 37 semanas (a despeito dos fatores de risco);

• Cesárea eletiva realizada na ausência de trabalho de parto ou ruptura de membranas (a despeito do status materno para SGB);

• Gestação anterior com triagem positiva para SGB, mas com cultura negativa na gestação atual.

A penicilina G continua a ser o antibiótico de escolha para a quimioprofilaxia materna, pois tem efetiva passagem transplacentária, baixo custo, amplo espectro para cocos Gram-positivos e menor probabilidade de desenvolvimento de resistência. Clindamicina e eritromicina são boas opções para mães alérgicas à penicilina. A profilaxia deve ser iniciada quatro horas antes e mantida até o momento do parto. Na figura 72.1, encontra-se um organograma do manejo do RN exposto ao SGB.

Figura 72.1 – Manejo do RN diante da possibilidade de SGB

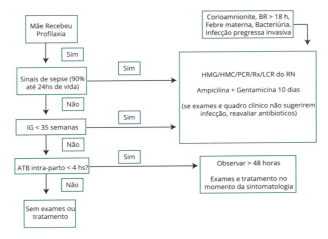

A probabilidade de transmissão para o recém-nascido com profilaxia adequada (pelo menos 4 horas antes do parto) é de 1%, enquanto que a encontrada nos casos de profilaxia inadequada (< 1 hora antes do parto) é de até 45%. A profilaxia materna reduz, mas não elimina, o risco de sepse. Revisões de literatura mostram que a profilaxia materna isolada reduz a sepse precoce em 70 a 90%.

PONTOS PRÁTICOS

- Sepse no período neonatal pode ser dividida em precoce (antes de 72h), causada por agentes da flora materna e tardias (depois de 72h), devido aos agentes da flora nasocomial.
- O tratamento da sepse é baseado em suporte avançado da vida e antibioticoterapia empírica com esquema de dois antibióticos.
- O estreptococo B deve ser pesquisado em todas as gestantes (35 semanas) e a profilaxia, quando a pesquisa for positiva, deve ser durante o parto.

Questões de Treinamento

1. São agentes relacionados a sepse tardia no período neonatal, **exceto**:
   a. E.coli.
   b. Streptococcus B.
   c. Stafilococcus aureus.
   d. Enterococos sp.
   e. Klebsiella sp.

2. Recém-nascido termo, filho de mãe com pesquisa positiva para strepto B, sem profilaxia adequada, nasce em boas condições. Neste caso devemos proceder de que maneira:
   a. Colher exames.
   b. Iniciar antibioticoterapia.
   d. Podemos dar alta precoce em 24 horas.
   d. Colher líquor.
   e. Observação por 48 horas.

3. São fatores de risco para sepse precoce:
   a. Bolsa rota maior que 18 horas.
   b. Febre materna.
   c. Pesquisa positiva para strepto B.
   d. Corioaminionite.
   e. Todas as acima.

Gabarito comentado

1. Sepse precoce: manifesta-se nas primeiras 72 horas de vida, associada a complicações infecciosas maternas. Os principais agentes etiológicos envolvidos, originários do trato genital materno são: *Streptococcus* do grupo B, *Escherichia coli*, *Listeria monocytogenes*. Resposta B

2. Em uma criança termo, com mãe estrepto B positivo com profilaxia inadequada, devemos apenas observá-la por 48 horas e colhermos exames. Resposta E

3. São fatores de risco para sepse precoce: bolsa rota maior que 18 horas, febre materna, pesquisa positiva para strepto B e corioaminionite. Resposta E

Fontes consultadas e leitura recomendada

Centers For Disease Control and Prevention. *Prevention of perinatal group B streptococcal disease.* Revised guidelines from CDC. Morbidity and Mortality Weekly Report, 2012.

Stoll, B.J.; Hansen, N.; Fanaroff, A.A. et al. *Late-onset sepsis in very low birth weight neonates:* the experience of the NICHD neonatal research network. Pediatrics 110; 285–291, 2002.

Infecções congênitas

73

Alexandre Netto

O conhecimento da incidência, da etiologia, do diagnóstico e do manejo de infecções na gestação é relevante, pois, podem ocorrer prejuízos para o feto e RN para toda a vida. Além disto, apesar de a incidência de infecções congênitas serem variáveis em diferentes populações, elas podem ocorrer em até 10% de todos os nascidos vivos. Os efeitos imediatos e em longo prazo das infecções de transmissão mãe-filho (vertical) representam um importante problema de saúde pública em todo o mundo.

Nas infecções adquiridas intra-útero, a via mais frequente pela qual o feto se torna infectado é a hematogênica transplacentária após infecção materna. O estado imunitário materno, as características do agente, a defesa placentária e a idade gestacional da aquisição da infecção materna determinam se o feto será acometido e as consequências da infecção sobre ele.

Geralmente, a placenta é mais permeável à passagem de agentes microbianos quanto mais tardia a gestação, protegendo mais eficientemente o feto no início da gravidez. Por outro lado, após 20 a 25 semanas gestacionais, o feto é capaz de armar resposta imunológica específica contra o agente infectante (apesar de imatura), além de contar com a imunidade passiva humoral representada pela IgG materna cuja concentração se eleva progressivamente na segunda metade da gestação. De maneira geral, em consequência da combinação desses fatores, apesar de ser menos frequente, a infecção na primeira metade da gestação determina maior probabilidade de morte do embrião e infecção sintomática fetal, quando esta ocorre. Diferentemente, quanto mais próximo do termo gestacional, maior é a probabilidade da infecção assintomática ou latente. Portanto, o espectro de apresentação das infecções fetais é amplo: reabsorção do embrião, aborto, natimorto, anomalias do desenvolvimento, prematuridade, doença aguda aparente ao nascimento ou infecção assintomática no período neonatal com ou sem persistência e desenvolvimento de sequelas tardias. A maioria dos RN portadores de infecções congênitas serão assintomáticos no período neonatal.

Sífilis congênita

A sífilis congênita é o resultado da disseminação hematogênica do Treponema pallidum, da gestante infectada não-tratada ou inadequadamente tratada para o seu concepto, por via transplacentária. Sabe-se que a transmissão vertical do Treponema pallidum pode ocorrer em qualquer fase gestacional ou estágio clínico da doença materna. Os principais fatores que determinam a probabilidade de transmissão vertical são o estágio da sífilis na mãe e a duração da exposição do feto no útero. A taxa de infecção da transmissão vertical em mulheres não tratadas é de 70 a 100%, nas fases primária e secundária da doença, reduzindo para aproximadamente 30% nas fases tardias da infecção materna (latente tardia e terciária). Há possibilidade de transmissão direta do Treponema pallidum por meio do contato da criança pelo canal de parto, se houver lesões genitais maternas. Durante o aleitamento, ocorrerá apenas se houver lesão mamária por sífilis.

A sífilis congênita é uma doença de notificação compulsória com claro aumento de frequência nos últimos anos.

A investigação diagnóstica torna-se obrigatória no primeiro e terceiro trimestre de gestação e, ao nascimento, na mãe ou no neonato.

O quadro clínico da sífilis congênita pode ser divido em quatro situações:

• Sífilis congênita precoce – surge até o 2º ano de vida e deve ser diagnosticada por meio de uma avaliação epidemiológica criteriosa da situação materna e de avaliações clínica, laboratorial e de estudos de imagem na criança. Entretanto, o diagnóstico na criança representa um processo complexo. Além da prematuridade e do baixo peso ao nascimento, as principais características dessa síndrome são, excluídas outras causas: hepatomegalia com ou sem esplenomegalia, lesões cutâneas (por exemplo, pênfigo palmo-plantar), periostite ou osteíte ou osteocondrite (com alterações características ao estudo radiológico), pseudoparalisia dos membros, sofrimento respiratório com ou sem pneumonia, rinite sero-sanguinolenta, icterícia, anemia e linfadenopatia generalizada (principalmente epitroclear). Outras características clínicas incluem: petéquias, púrpura, fissura peribucal, síndrome nefrótica, hidropsia, edema, convulsão e meningite. Entre as alterações laboratoriais incluem-se: anemia, trombocitopenia e leucocitose ou leucopenia.

TEP – Título de Especialista em Pediatria

• Sífilis congênita tardia – surge após o 2º ano de vida. Da mesma forma que a sífilis congênita precoce, o diagnóstico deve ser estabelecido por meio da associação de critérios epidemiológicos, clínicos e laboratoriais. Além disso, deve-se es- tar atento na investigação para a possibilidade de a criança ter sido exposta ao Treponema palli- dum por meio de exposição sexual. As principais características dessa síndrome incluem: tíbia em "lâmina de sabre", fronte "olímpica", nariz "em sela", dentes incisivos medianos superiores de- formados (dentes de Hutchinson), rágades pe- riorais, mandíbula curta, arco palatino elevado, ceratite intersticial, surdez neurológica e dificul- dade no aprendizado.

• Óbito fetal (natimorto) por sífilis – Define-se natimorto por sífilis todo feto morto, após 22 semanas de gestação ou com peso igual ou maior a 500 gramas, cuja mãe portadora de sífilis não foi tratada ou foi inadequadamente tratada.

• Aborto por sífilis – Define-se aborto por sífilis toda perda gestacional, ocorrida antes de 22 semanas de gestação, ou com peso menor a 500 gramas, cuja mãe é portadora de sífilis e não foi tratada ou foi inadequadamente tratada.

Podemos confirmar a transmissão da sífilis através da identificação do Treponema Pallidum em campo es- curo, ou achado histológico do agente em materiais de necropsia, placenta, cordão umbilical ou de material de lesão. Entretanto, esses testes, além do elevado custo e da complexidade de realização, ainda não estão disponíveis comercialmente, estando limitados a centros de pesquisa.

De uma forma geral, a utilização de testes sorológicos permanece como sendo a principal forma de se estabelecer o diagnóstico da sífilis. São divididos em testes não--treponêmicos (VDRL, RPR, dentre outros) e treponêmicos (TPHA, FTA–Abs, ELISA, dentre outros).

O significado de testes positivos, treponêmicos ou não, no soro dos RN, é limitado em razão da transfe- rência passiva de anticorpos IgG maternos que, no en- tanto, tendem progressivamente a declinar até a sua negativação, ao fim de alguns meses. Na ocorrência de sífilis congênita, ao contrário, os títulos se mantêm ou ascendem, caracterizando uma infecção ativa. Resul- tados reagentes em testes realizados em amostras de criança com idade inferior a 18 meses devem ser sem- pre analisados juntamente com os resultados dos testes executados em amostra da mãe.

O ideal para melhorar a qualidade dos serviços é que seja realizado, de rotina, o teste confirmatório treponêmico na gestante a partir de todo teste não-treponêmico reagente (a partir de títulos de 1:1 o teste não-treponêmico é considerado reagente).

VDRL (Venereal Diseases Research Laboratory) e o RPR (Rapid Plasma Reagin) são os testes não-treponêmicos uti-

lizados para a triagem sorológica da sífilis em gestantes e da sífilis adquirida, tendo em vista a sua elevada sensibilidade (RPR – 86 a 100% e VDRL – 78 a 100%) e a possibilidade de titulação, o que permite o acompanhamento sistemático do tratamento. As principais desvantagens referem-se aos resultados falso-positivos e falso-nega- tivos. Os resultados falso-positivos possíveis podem ser explicados pela ocorrência de reações cruzadas com ou- tras infecções treponêmicas ou outras doenças tais como lupus, artrite reumatoide e hanseníase, entre outras. Os resultados falso-negativos, podem ocorrer pelo excesso de anticorpos (relação desproporcional entre antígenos e anticorpos), fenômeno conhecido como efeito prozona.

O resultado é descrito qualitativamente ("reagente", "não reagente") e quantitativamente (titulações). Mesmo sem tratamento, o teste apresenta queda progressiva dos títulos ao longo de vários anos; com a instituição do tratamento há queda tendendo à negativação, podendo, porém, se manter reagente por longos períodos, mesmo após a cura da infecção ("memória imunológica"). Títu- los persistentemente positivos, mesmo após tratamento adequado, podem, no entanto, significar infecção persis- tente ou reexposição, especialmente se os títulos forem superiores a 1:4.

É importante repetir: considerando-se que a maioria das crianças se apresenta assintomática ao nascimento, a aplicação de testes sorológicos para o diagnóstico deve ser avaliada cuidadosamente, tendo em vista que o diagnóstico da infecção pelo Treponema pallidum por meio da presença de anticorpos na criança pode ser confundida com a passagem passiva por via transplacentária de anticorpos IgG maternos. Nesse sentido, indica-se a comparação dos títulos da sorologia não-treponêmica na criança com a da mãe, preferencialmente, de um mesmo teste realizado em um mesmo laboratório. Títulos da criança maiores do que os da mãe indicariam suspeita de sífilis congênita. De uma forma geral, aplicando-se testes não-treponêmicos os títulos de anticorpos começam a declinar a partir dos três meses de idade, negativando-se aos seis meses de ida- de. Nos casos com suspeita epidemiológica, no RN não-reagente para os testes sorológicos não-treponêmicos, esses devem ser repetidos após o terceiro mês de vida, pela possibilidade de positivação tardia.

Em resumo, na sífilis congênita a utilidade do VDRL é:

• realizar triagem dos RN possivelmente infectados, filhos de mães com teste não-treponêmico reagente na gravidez ou parto, para que sejam investigados com exames complementares.

• permitir o seguimento do RN com suspeita de infecção. Caso os títulos diminuam até a negativação, conclui-se que são anticorpos passivos maternos e não houve sífilis congênita. Caso os títulos permaneçam reagentes até o terceiro mês de vida, a criança deverá ser tratada, pois após esse período as sequelas começam a se instalar.

• comparar os títulos com o da mãe: se o título for maior do que o da mãe é uma forte evidência de infecção congênita por sífilis).

• seguimento de RN tratado. Os títulos deverão diminuir até a negativação, que pode ocorrer até o fim do segundo ano nos infectados.

As sorologias treponêmicas TPHA (Treponema pallidum Hemaglutination); FTAAbs (Fluorescent Treponemal Antibody – Absorption) e ELISA (Enzyme-Linked Immunosorbent Assay) são os testes utilizados para a confirmação da infecção pelo Treponema pallidum, permitindo a exclusão dos resultados falso-positivos dos testes não-treponêmicos, tendo em vista a sua elevada especificidade (TPHA – 98% a 100%; FTAAbs – 94% a 100%; ELISA – 97% a 100%). Considerando-se a persistência de anticorpos treponêmicos no restante da vida de um indivíduo infectado, mesmo após o tratamento específico, não são úteis para o monitoramento, uma vez que não permitem diferenciar infecção recente de infecção passada.

Estaremos diante de um caso suspeito quando a criança cuja mãe tinha sífilis e não recebeu tratamento ou foi tratada inadequadamente, independente de achados clínicos na criança, ou a criança tem algum teste treponêmico e algum dos seguintes achados:

• alguma evidência de sífilis congênita no exame físico;

• alguma evidência de sífilis congênita na radiografia de ossos longos;

• VDRL positivo no líquor (LCR);

• umento do número de células ou de proteínas no LCR, sem outras causas;

• títulos sorológicos de testes não-treponêmicos, quatro vezes maior que o da mãe, quando ambos são colhidos ao nascimento;

• positividade para anticorpos IgM contra Treponema pallidum;

Mães inadequadamente tratadas são aquelas que fizeram tratamento incompleto, tratamento nos últimos 30 dias antes do parto, terapêutica não penicilínica, elevação dos títulos de VDRL após tratamento ou tenham ausência de queda dos títulos (duas diluições).

O tratamento deve-se basear conforme orientações do Ministério da Saúde (Figura 73.1).

A penicilina constitui a droga de escolha para o tratamento de todos os estágios da sífilis. A penicilina G parenteral permanece como única terapêutica clínica com eficácia comprovada para o tratamento da sífilis durante a gestação e da neurossífilis em qualquer situação.

A sífilis congênita é uma doença facilmente prevenível, sendo de grande importância a identificação das gestantes infectadas clinicamente e/ou através da realização de testes sorológicos no sentido de iniciar o tratamento imediato.

Figura 73.1 – Recomendações para o tratamento da sífilis congênita

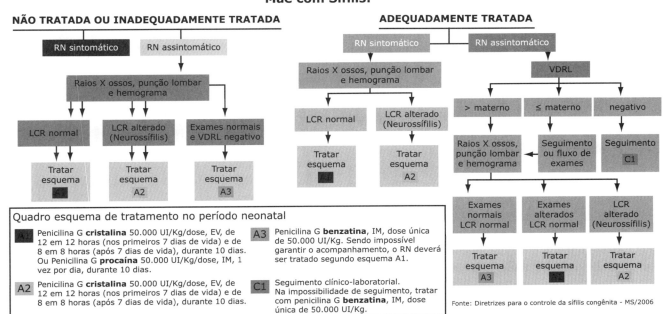

Fonte: Diretrizes para o Controle de Sífilis Congênita – MS/2006

Toxoplasmose

O Toxoplasma gondii é um protozoário intracelular e existe em três formas: uma forma proliferativa, anteriormente denominada trofozoíto e mais recentemente endozoíto ou taquizoíto; uma forma cística, denominada cistozoíto ou bradizoíto; e o oocisto, responsável pela pro- dução de esporozoítos.

A transmissão congênita da toxoplasmose pode ocor- rer como consequência da infecção aguda materna ou como consequência da recrudescência de infecção mater- na crônica durante a gestação de mulheres imunodepri- midas. Quanto mais tardia a infecção materna durante a gestação, maior a chance da ocorrência da infecção congê- nita. Entretanto, os casos mais sintomáticos e graves de infecção congênita se verificam quando a infecção mater- na ocorre nos 2 primeiros trimestres da gestação. O para- sita é transmitido para o feto em 17% dos casos, quando a infecção materna foi adquirida no primeiro trimestre de gravidez; no terceiro trimestre, a transmissão chega a cer- ca de 62% dos casos.

A toxoplasmose é uma das infecções mais comuns no homem em todo o mundo. A prevalência de títulos sorológicos positivos aumenta com a idade, indicando exposição anterior, sendo que a distribuição de reações positivas é praticamente igual nos dois sexos, com pequenas variações.

A toxoplasmose congênita pode se manifestar basica- mente de quatro formas:

• doença manifesta no período neonatal;

• doença (grave ou discreta) manifesta nos primeiros meses de vida;

• sequela ou reativação de uma infecção prévia, não diagnosticada;

• infecção subclínica.

O diagnóstico de toxoplasmose congênita é usualmente considerado em lactentes que apresentam sinais de hidrocefalia, retinocoroidite e calcificações intra- cranianas. Com finalidade didática, podemos dividir as formas graves de toxoplasmose congênita em duas: neurológica e generalizada. Na forma neurológica, geralmente resultante de infecção fetal precoce na gestação, os sinais e sintomas de comprometimento neurológico são proeminentes: calcificações intracranianas, alteração liquórica, retinocoroidite, convulsões, hidrocefalia e microcefalia. Lactentes com sinais de doença generalizada, resultante de infecção fetal mais tardia na gestação, apresentam, além de retinocoroidite e alterações liquóricas, hepatoesplenomegalia, linfoadenopatia, icterícia, trombocitopenia e anemia. Ainda em relação aos quadros clínicos graves, presentes em uma pequena parcela (menos de 10%) dos pacientes com toxoplasmose congênita, a denominada tétrade de Sabin é orientadora bastante valiosa para o diagnóstico, sendo caracteriza- da por: hidro ou microcefalia, retinocoroidite (bilateral, macular ou perimacular, simétrica), calcificações cere- brais intraparenquimatosas e retardo mental.

A maioria dos lactentes com toxoplasmose congênita (até 90% dos casos) tem doença subclínica ao nascer. Estes lactentes podem permanecer sem sequelas da infecção ou desenvolver retinocoroidite, estrabismo, retardo neu- ropsicomotor, hidrocefalia, convulsões e surdez, meses ou mesmo anos após o nascimento. A retinocoroidite é a mais frequente sequela.

Podemos esquematizar os critérios diagnóstico da to- xoplasmose da seguinte forma:

• Pré-natal: detecção do parasita em sangue fetal ou líquido amniótico (através do isolamento do parasita em cobaias inoculadas ou evidenciando sua presença através de seu genoma, pelo método de reação em cadeia de polimerase – PCR) ou presença de anticorpos específicos da classe IgM em sangue fetal.

• Pós-natal. Nos casos suspeitos de toxoplasmose, avaliações oftalmológica, audiométrica, neurológica e tomografia de crânio devem ser realizadas. O diagnóstico definitivo pode ser obtido a partir de isolamento do parasita em cobaias inoculadas com sangue de cordão, placenta e/ou sangue periférico do lactente. Alternativamente pode-se evidenciar a presença do parasita através da identificação de seu genoma, pelo método de PCR, em sangue ou líquor ou presença de anticorpos específicos da classe IgM e/ou IgA ou persistência de anticorpos da classe IgG depois dos doze meses de idade.

Todos RN com infecção congênita devem ser tratados independente de apresentarem ou não manifestações clí- nicas da infecção. O tratamento destes lactentes deve ter a duração de 1 ano com pirimetamina em dose inicial de 2 mg/Kg, VO, 1 vez ao dia, por 2 dias, seguido de 1 mg/kg, 1 vez ao dia por 6 meses, seguido de 1 mg/Kg, às segundas, quartas e sextas-feiras até completar 1 ano de tratamen- to; e sulfadiazina (100 mg/kg/dia, VO, divididos em 2 do- ses) mais ácido folínico 5–10 mg, VO, 3 vezes por semana.

Nos casos de retinocoroidite ativa, com envolvimento macular ou em RN com hiperproteinorraquia significati- va (acima de 1000 mg/dL) deve-se associar corticosteroi- des até estabilização do processo inflamatório.

RN assintomático, com resultados sorológicos inconclusivos, porém com diagnóstico de infecção materna comprovada durante a gravidez dever receber um mês de sulfadiazina e pirimetamina e reavaliação posterior para decidir continuidade do tratamento.

A maioria dos estudos realizados até hoje demonstra o benefício da terapêutica pós-natal no primeiro ano de vida em lactentes com toxoplasmose congênita, sintomática ou assintomática, no sentido de diminuir as sequelas da doença

Rubéola

A rubéola é uma doença exantemática viral, geralmente benigna. No entanto, quando ocorre durante a gestação, pode resultar em infecção fetal, esta sim podendo ter consequências importantes. A rubéola foi declarada eliminada do Brasil desde dezembro de 2015.

O risco para o feto de aquisição da rubéola após infecção materna varia em diferentes estudos. No entanto, é consenso que este varia conforme a idade gestacional em que ocorre a mesma. Quanto mais precoce na gestação se der esta infecção, menor o risco de transmissão para o feto; porém, se ocorrer a transmissão, quanto mais precoce, maior será o risco de anomalias fetais.

O processo pelo qual o vírus da rubéola leva à teratogênese está relacionado à indução de necrose/apoptose assim como inibição da divisão de células precursoras envolvidas na organogênese.

As manifestações clínicas mais comuns da rubéola congênita são:

- gerais: retardo de crescimento (intra ou extra-uterino), óbito fetal, abortamento;
- oculares – catarata, retinopatia, microftalmia, glaucoma;
- auditivas – surdez neuro-sensorial;
- neurológicas – déficits motores, retardo mental, meningoencefalite, distúrbios de comportamento (frequentemente associados à surdez), distúrbios de linguagem, autismo. Microcefalia é rara.
- cardiovasculares – miocardite, persistência de canal arterial, estenose de artéria pulmonar (ou seus ramos), estenose de valva pulmonar.
- Para confirmação laboratorial do diagnóstico pode-se utilizar:
- isolamento viral por cultura ou PCR em nasofaringe, urina, sangue, LCR ou até líquido amniótico.
- IgM positivo no RN.
- IgG persistentemente alta na criança. Se o IgG positivo for devido apenas à passagem transplacentária deve haver queda de 4 a 8 vezes em 3 meses e, após 6 a 8 meses, deve ser indetectável.

A maioria dos RN com rubéola congênita tem infecção ativa no momento do nascimento e devem ficar em sala ou quarto isolados. A eliminação do vírus pode ocorrer até por mais de 1 ano e por isso estas medidas devem ser mantidas por todo este período ou até que testes de isolamento viral sejam negativos.

Não há tratamento específico para a rubéola. As manifestações clínicas do período neonatal decorrentes de infecção persistente devem ser tratadas com suporte clínico.

Os pacientes devem ser precocemente avaliados para a presença de problemas oculares, auditivos, neurológicos e cardiovasculares para que possam ser instituídas medidas de reabilitação específicas. Este acompanhamento deve ser feito a longo prazo pois algumas destas manifestações podem ter início tardio.

A mais importante medida de prevenção é a vacinação da população susceptível, principalmente mulheres em idade fértil.

Citomegalovírus

O citomegalovírus (CMV) é um DNA vírus, pertencente à família Herpes, cujas principais características são latência, cronicidade e recorrência.

O CMV apresenta distribuição universal e sua prevalência é maior em populações de menor nível socioeconômico. No Brasil, até 90% das mulheres são ou foram infectadas por CMV.

A transmissão ocorre através do contato com secreções contaminadas como sangue, saliva, urina, leite materno, esperma e secreções do cérvix uterino. A transmissão vertical pode ocorrer por via transplacentária, no canal de parto ou através do aleitamento materno, principalmente após a 4a semana de vida, quando há uma maior liberação materna do vírus pelo leite.

A infecção congênita tem incidência de 0,2 a 2,2% e a infecção pode ser primária, de maior gravidade, por reinfecção na gestação ou por reativação de doença materna latente. O maior risco de adquirir infecção é no final da gestação, mas a maior gravidade ocorre na infecção precoce. Os RN com doença congênita apresentam excreção viral prolongada em saliva e urina.

É a principal infecção congênita nos EUA. No Brasil não há a obrigatoriedade de se colher sorologia para CMV na rotina pré-natal.

A maioria dos portadores da forma congênita é assintomática ao nascer. No entanto, 10 a 15% dos pacientes assintomáticos terão sequelas neurológicas no futuro como deficiência mental e auditiva em graus variados. Apenas 10% dos casos são sintomáticos ao nascer e destes, 10% evoluem para óbito e 80 a 90% para sequelas graves. Nos pacientes sintomáticos os achados mais frequentes são hepatoesplenomegalia, icterícia e plaquetopenia. O acometimento mais importante é do sistema nervoso central, que ocorre devido à encefalite necrosante intra-

TEP – Título de Especialista em Pediatria

-uterina e pode se apresentar como: calcificações peri-ventriculares, hipotonia, encefalomalácia, coriorretinite, microftalmia, microcefalia, retardo mental, quadriparesia espástica, surdez e crises convulsivas.

São sinais sugestivos no feto: oligodrâmnio, polidrâmnio, hidropsia, ascite, retardo de crescimento, microcefalia, hidrocefalia, calcificações cerebrais, derrame pleural e/ou pericárdico, hepatoesplenomegalia, calcificações intra hepáticas e íleo meconial.

Os métodos para isolamento do vírus são cultura de células, demonstração indireta através de seu corpúsculo de inclusão, microscopia eletrônica e PCR no sangue/uri- na. São métodos com boa sensibilidade e especificidade para diagnóstico de infecção congênita e perinatal. As- sim, o isolamento do vírus nas 2 a 3 primeiras semanas de vida confirma o diagnóstico de infecção congênita. Por outro lado, a pesquisa negativa nas 2 primeiras semanas de vida, com positivação posterior, é muito sugestiva de infecção perinatal.

O tratamento é indicado nos casos de infecção congênita com comprometimento de sistema nervoso central, que se mostra eficaz na redução das sequelas auditivas. Utiliza-se ganciclovir 8 a 12 mg/kg/dia a cada 12 horas, por 6 semanas.

É recomendável seguimento ambulatorial para todos os pacientes com infecção congênita pela possibilidade de sequelas tardias em pacientes previamente assintomáticos.

Transmissão vertical por HIV

A transmissão vertical do HIV, sem qualquer intervençãA transmissão vertical do HIV, sem qualquer intervenção, situa-se ao redor de 25%. Entretanto, vários estudos já documentaram a redução dessa taxa para níveis entre 0 e 3%, por meio de intervenções preventivas, tais como uso de terapia combinada para a gestante e AZT e parto por cesareana eletiva, quando indicada.

Aproximadamente 65% dos casos de transmissão vertical do HIV ocorrem durante o trabalho de parto e no próprio parto, e 35% ocorrem durante a gestação (intra--útero) e pelo aleitamento materno.

A transmissão está diretamente relacionada aos seguintes fatores: carga viral, genótipo e fenótipo viral, fatores maternos como estado clínico e imunológico, presença de DST e outras coinfecções, estado nutricional, tempo de uso de antiretroviral na gestação, fatores comportamentais como uso de drogas, prática sexual desprotegida, fatores obstétricos como duração da ruptura das membranas, via de parto, presença de hemorragia intraparto e fatores do RN como prematuridade e baixo peso ao nascer, além do aleitamento materno.

Os cuidados com o RN filho de mãe HIV positiva devem ser os seguintes:

• limpar com compressas macias todo sangue e secreções visíveis no recém-nascido imediatamente após o nascimento e proceder com banho, ainda na sala de parto.

• quando for necessária a realização de aspiração de vias aéreas do RN, deve-se proceder delicadamente, evitando traumatismos em mucosas.

• iniciar a 1a dose do AZT solução oral preferencialmente ainda na sala de parto, logo após os cuidados imediatos ou nas primeiras 2 horas após o nascimento. Não há evidências científicas que comprovem a eficácia da profilaxia quando iniciada com mais de 48 horas após o parto.

• em crianças expostas ao HIV cujas mães não fizeram uso de ARV durante o pré-natal ou não têm carga viral menor que 1.000 cópias/ml documentada no último trimestre de gestação, acrescentar nevirapina ao esquema da profilaxia, com início o mais precoce possível, nas primeiras 48 horas de vida.

• monitoramento laboratorial deve ser iniciado precocemente, na maternidade ou na primeira consulta ambulatorial, em todas as crianças expostas, independentemente de serem prematuras ou não, considerando-se a possibilidade de efeitos adversos aos ARV utilizados pela mãe.

• recomendado o alojamento conjunto em período integral, com o intuito de aprimorar o vínculo mãe-filho.

• não amamentação e a substituição do leite materno por fórmula infantil após aconselhamento. A criança exposta, infectada ou não, terá direito a receber fórmula láctea infantil, pelo menos até completar seis meses de idade. É terminantemente contraindicado o aleitamento cruzado (amamentação da criança por outra nutriz) e uso de leite humano com pasteurização domiciliar.

• anotar no resumo de alta do RN as informações do pré-natal, as condições do parto, o tempo de uso do AZT injetável na mãe, o tempo de início de AZT e da nevirapina para o RN com dose e periodicidade, além das mensurações antropo- métricas, o tipo de alimento fornecido à criança e outras informações importantes relativas às condições do nascimento.

• preencher as fichas de notificação da e enviá-las ao serviço de vigilância epidemiológica competente.

Herpes simples

As infecções pelo HSV–1 geralmente acometem a face e pele acima da cintura, apesar de um número crescente

Infecções congênitas

de infecções genitais ser atribuída ao HSV–1. As infecções pelo HSV–2 acometem principalmente os genitais e pele abaixo da cintura em adolescentes e adultos com atividade sexual. O HSV–2 é o principal agente no período neonatal (cerca de 75%).

A incidência varia de 1:3.000 a 1:20.000 RN infectados, sendo maior incidência em prematuros.

A transmissão ocorre principalmente durante o nascimento (parto vaginal, infeção materna primária na gravidez). O risco de infecção por HSV em um lactente nascido de uma mãe com infecção genital primária através de parto normal é de cerca de 35% a 50%.

A maioria das mães de RN com doença por HSV não tem história ou achados clínicos sugestivos de infecção na gravidez.

As manifestações clínicas no período neonatal são:

• generalizadas: acometendo vários órgãos, principalmente pulmões e fígado;

• doença localizada em SNC (segunda ou terceira semana de vida).

• doença localizada em olhos, pele e boca.

• Essas três apresentações clínicas descritas ocorrem com frequências similares, sendo que, por vezes, as for- mas se superpõem. As infecções herpéticas neonatais

são geralmente graves, com alta letalidade e morbidade (neurológica e ocular). Lesões de pele recorrentes são comuns nos lactentes infectados e podem estar associadas a sequelas neurológicas. Os sintomas iniciais aparecem geralmente nas primeiras 4 semanas de vida, sendo mais precoce nos lactentes com doença generalizada e mais tar- dio nos com doença neurológica. Em muitos RN com a forma disseminada ou com a forma neurológica as lesões de pele não estão presentes, dificultando o diagnóstico.

O diagnóstico de infecção pelo HSV em RN deve ser feito através da coleta de material de lesões de pele, boca, reto, nasofaringe, urina, fezes, sangue e LCR para realização de cultura. A cultura positiva após 48 horas do nascimento indica presença de infecção no lactente. Provas rápidas de detecção antigênica (ensaio imunoenzimático e anticorpos fluorescentes) podem ser realizadas em amostras de lesões vesiculares, sendo menos sensíveis que a cultura, porém com similar especificidade.

O método de reação em cadeia de polimerase (PCR) para pesquisa do DNA viral é bastante sensível e espe- cífico e é o método de escolha para diagnóstico de ence- falite herpética, a partir da coleta de amostras de LCR do RN. As sorologias têm pouco valor no diagnóstico da infecção em RN.

O tratamento consiste no isolamento (precauções de contato) do RN e aciclovir: 60 mg/kg/dia EV em 3 doses, por 14 dias nos casos de infecção limitada à pele, olhos e boca e, por 21 dias, quando houver envolvimento do SNC.

PONTOS PRÁTICOS

• Quanto mais adiantada a gestação, maior a chance de transmissão para o feto. Porém, quanto mais cedo a infecção, piores são as complicações e sintomas.

• Sífilis congênita é uma infecção causada pelo Treponema pallidum, que vem sofrendo aumento em sua incidência. Todas as mães devem ser rastreadas no pré-natal no primeiro e terceiro trimestres e nas internações para parto, aborto e curetagem. A interpretação do VDRL/RPR associada à realização de teste treponêmico constitui ainda a melhor forma de diagnóstico da doença. Os sintomas e a eficácia do tratamento materno devem ser considerados. A penicilina ainda é a melhor forma de tratamento da sífilis.

• A maioria dos RN acometidos por toxoplasmose congênita são assintomáticos. Porém, nos sintomáticos, os achados são: hidrocefalia, calcificações difusas e coriorretinite. Independentemente da sintomatologia, deve-se, quando diagnosticado, instituir o tratamento o mais rápido possível e, normalmente, por um ano.

• Na rubéola congênita destaca-se as malformações cardíacas e surdez. A tríade mais famosa é: microcefalia, surdez e catarata. A prevenção com vacina parecer ser a melhor abordagem.

• O Citomegalovírus é a virose congênita mais comum nos EUA; em sua maioria é assintomática ao nascimento, mas pode acometer SNC, gerando retardo mental, microcefalia, calcificações periventriculares, coriorretinite.

• O HIV possui uma transmissão vertical em torno de 25%, se nenhuma medida for tomada. Porém, se a mãe tiver acompanhamento pré-natal, com atitudes de escolha da via de parto e uso de retrovirais no parto e com cuidados adequados com o RN, como o banho precoce e o uso de retroviral em menos de 4 horas, além da suspensão do aleitamento materno, essa taxas caem para menos de 3%.

Questões de Treinamento

1. Um RN de 32 4/7 semanas, nascido de parto cesárea por sofrimento fetal agudo, com APGAR de 7 e 9, com peso de 1875 g, filho de mãe sem pré-natal, moradora de rua. Nos exames de admissão da mãe encontrou-se VDRL 1:256. Portanto este RN:

   a. deverá ter VDRL e exames de sangue, líquor e raios X de ossos longos e tratado como neurossífilis.

   b. deverá ter VDRL e exames de sangue, líquor e raios X de ossos longos e tratado por 10 dias, conforme resultado de líquor.

   c. deverá ter VDRL e tratado como neurossífilis.

   d. deverá ter VDRL e exames de sangue, líquor e raios X de ossos longos e tratado com benzil penicilina benzatina.

   e. deverá ter VDRL e exames de sangue, líquor e raios X de ossos longos e orientado acompanhamento ambulatorial, independente dos resultados.

2. Um RN de 32 4/7 semanas, nascido de parto cesárea por sofrimento fetal agudo, com APGAR de 7 e 9, com peso de 1875 g, filho de mãe sem pré-natal, moradora de rua. O menor evoluiu com icterícia colestática, hepatomegalia e pancitopenia ao hemograma. Foi, portanto investigado para infecções congênitas, e dentre os achados mais relevantes encontramos: hidrocefalia, corioretinite e calcificações difusas. Portanto, a principal hipótese de infeção congênita é:

   a. toxoplasmose.
   b. sífilis.
   c. citomegalovírus.
   d. rubéola.
   e. HIV.

3. Um RN de 32 4/7 semanas, nascido de parto cesárea por sofrimento fetal agudo, com APGAR de 7 e 9, com peso de 1875 g, filho de mãe sem pré-natal, moradora de rua. O menor evoluiu com icterícia colestática, hepatomegalia e pancitopenia ao hemograma. Foi, portanto, investigado para infecções congênitas, e dentre os achados mais relevantes encontramos: microcefalia, estenose pulmonar e catarata. Portanto. a principal hipótese de infeção congênita é:

   a. toxoplasmose.
   b. sífilis.
   c. citomegalovírus.
   d. rubéola.
   e. HIV.

4. 4. Um RN de 32 4/7 semanas, nascido de parto cesárea por sofrimento fetal agudo, com APGAR de 7 e 9, com peso de 1875 g, filho de mãe sem pré-natal, mora- dora de rua. O menor evoluiu com icterícia colestá- tica, hepatomegalia e pancitopenia ao hemograma. Foi, portanto investigado para infecções congênitas, e dentre os achados mais relevantes encontramos: microcefalia, calcificações periventriculares e surdez. Portanto, a principal hipótese de infeção congênita é:

   a. toxoplasmose.
   b. sífilis.
   c. citomegalovírus.
   d. rubéola.
   e. HIV.

5. 5. São fatores protetores para a diminuição da transmissão vertical do HIV, exceto:

   a. dar banho já na sala de parto.
   b. uso de antiretroviral no parto.
   c. iniciar antiretroviral nas primeiras 4 horas de vida do RN.
   d. evitar aspiração em sala de parto.
   e. parto normal, independente da carga viral materna.

Gabarito comentado

1. Conforme orientação do Ministério da Saúde, filho de mãe com sífilis não tratada, sem condição de ga- rantir acompanhamento ambulatorial da criança, deverá ter VDRL, hemograma, líquor e Raio X de ossos longos realizado. Deverá ser tratado por 10 dias, sendo todas as doses endovenosas se líquor alterado ou, poderá receber alguma dose IM se líquor normal independentemente dos exames. Resposta B

2. Estamos diante de um caso de infecção congênita sintomática, com hepatoesplenomegalia, prematuridade, icterícia colestática e pancitopenia. Devemos investigar todas as infecções congênitas, porém essa criança apresenta a toxoplasmose, constituída por hidrocefalia, calcificações difusas e coriorretinite. Resposta A

3. Estamos diante de um caso de infecção congênita sintomática, com hepatoesplenomegalia, prematuridade, icterícia colestática e pancitopenia. Devemos investigar todas as infecções congênitas, porém essa criança apresenta a tríade clássica da rubéola congênita, constituída por microcefalia, catarata e malformação cardíaca. Resposta D

4. Estamos diante de um caso de infecção congênita sintomática, com hepatoesplenomegalia, prematuridade, icterícia colestática e pancitopenia. Devemos investigar todas as infecções congênitas, porém essa criança apresenta sintomas característicos do CMV, constituída microcefalia, calcificações periventriculares e surdez. Resposta C

5. São fatores protetores para a diminuição da transmissão vertical do HIV: dar banho já na sala de parto, uso de antiretroviral no parto. Iniciar antiretroviral nas primeiras 4 horas de vida do recém-nascido e evitar aspiração em sala de parto. Resposta E

Fontes consultadas e leitura recomendada

Brasil. Ministério da Saúde, portaria n° 156, Diário Oficial da União. 15. ed. 20/01/2006.

Sáfadi, M.A.; Farhat C.K. Toxoplasmose. In: Farhat, C.K.; Carvalho, L.H.F.R.; Succi, R.C.M.; Wecks, L. Infectologia Pediátrica. São Paulo: Atheneu, 2006.

American Academy of Pediatrics. Rubela. In: Pickering, L.K. Red book 2003: Report of the Committee on Infec- tious Diseases. 26. ed. Elk Grove Village, IL: American Academy of Pediatrics, 2003. p. 536–41.

American Academy of Pediatrics. Herpes simplex. In: Pickering L.K. (Ed.) Red book 2006: Report of the Com- mittee on Infectious Diseases. 27. ed. Elk Grove Village (IL): American Academy of Pediatrics, 2006. p 361–71.

National Center for Infectious Diseases – Centers for Disease Control and Prevention. Disponível em: <www.cdc.gov/nci- dod/diseases/cmv.htm;2001.www.aids.gov.br>.

Distúrbios respiratórios

Alexandre Netto

74

Os distúrbios respiratórios neonatais são frequentes e possuem diversas causas, dependente das condições de nascimento e da idade gestacional. Sempre que estivermos em frente a uma insuficiência respiratória no período neonatal, devemos considerar, de maneira geral, que a precocidade do diagnóstico e a consequente instituição das medidas terapêuticas cabíveis podem reduzir a gravidade e as complicações do problema.

A maioria dos distúrbios acontece na primeira hora de vida. Dentro desse grupo, que chamamos de síndrome do desconforto respiratório precoce, destacaremos as principais doenças. Dependente da evolução, e com o diagnóstico mais preciso da situação, poderemos dividi-los nas seguintes afecções:

- síndrome de desconforto respiratório (SDR) ou membrana hialina;
- taquipneia transitória do recém-nascido (TTRN);
- pneumonia congênita;
- síndrome de aspiração de mecônio;
- hipertensão pulmonar (HP);
- broncodisplasia pulmonar.

Para fazer esse diagnóstico mais preciso é mandatória a realização de radiografia de tórax, nas incidências póstero-anterior e em perfil, para todo recém-nascido (RN) pré-termo com desconforto respiratório, no RN de termo com insuficiência respiratória moderada ou grave (boletim de Silverman Andersen ≥ 5), assim que possível, e, no RN de termo com insuficiência respiratória leve (boletim de Silverman Andersen < 5), após 6 horas de desconforto persistente.

Em todos os casos, a neutralidade térmica ajuda na redução do consumo de oxigênio a menores níveis, minimizando o desconforto.

A oferta de oxigênio suplementar para correção ou prevenção da hipoxemia deve ser feita sob monitoração constante, nas menores concentrações e tempo possíveis.

De forma geral, independente da doença, objetiva-se a manutenção de uma pressão parcial de oxigênio arterial (PaO2), entre 50 e 70 mmHg. É necessário, portanto, que se realizem medidas diretas (gasometrias) dos gases sanguíneos arteriais, sempre que se indique instalação ou mudanças no suporte respiratório. A avaliação do estado do equilíbrio ácido-básico também se reveste de importância nos procedimentos de terapia respiratória, que é possibilitada também pelas mensurações sanguíneas.

Devemos considerar CPAP como primeira medida de intervenção no desconforto respiratório, independentemente da idade gestacional por conta de uma menor possibilidade de lesão pulmonar, quando comparada a ventilação pulmonar mecânica, além de abreviar o tempo de suporte ventilatório. Mesmo nos prematuros extremos devemos, se possível, lançar mão deste modo ventilatório ao invés da intubação orotraqueal.

Para uma avaliação direta do grau de insuficiência respiratória no período neonatal, existe uma classificação clínica, chamada de boletim de Silverman Andersen (BSA), que inclui 5 itens (figura 74.1): batimento de asa de nariz, retração de apêndice xifoide, gemência, tiragem intercostal e assiscronismo tóraco-abdominal.

Figura 74.1 – Boletim de Silverman Andersen

	Retração Intercostal		Retração xifoide	Batimento de asa nasal	Gemido expiratório
	Superior	Inferior			
0	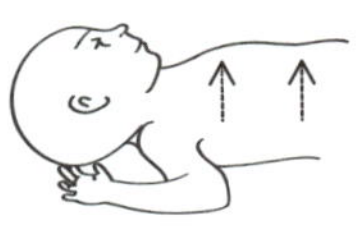 sincronizado	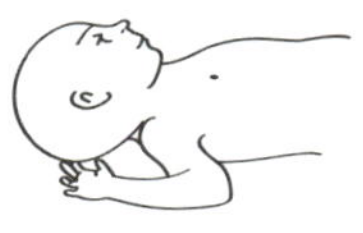 sem tiragem	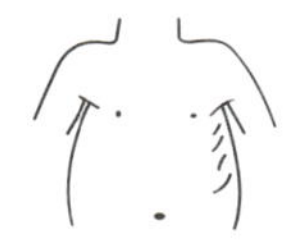 ausente	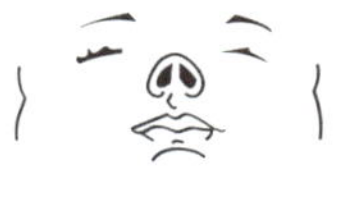 ausente	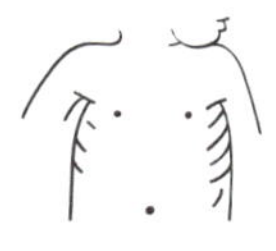 ausente

(continua)

(continuação)

	Retração Intercostal		Retração xifoide	Batimento de asa nasal	Gemido expiratório
	Superior	Inferior			
1	declive inspiratório	pouco visível	pouco visível	discreto	audível só com estetoscópio
2	balancim	marcada	marcada	marcado	audível sem estetoscópio

Cada ítem recebe uma pontuação de 0 a 2, de acordo com a intensidade, sendo que quanto maior a pontuação maior a gravidade do caso. Valores de boletim de Silverman Andersen de 4 a 6, em pacientes já em uso de oxigenoterapia (FiO2 ≥ 60 %), são indicativos, na maioria dos casos de algum suporte ventilatório com pressão positiva (CPAP nasal ou intubação traqueal).

Síndrome de desconforto respiratório

A síndrome do desconforto respiratório (SDR), ou doença das membranas hialinas (DMH), é uma síndrome caracterizada por insuficiência respiratória de grau variada consequente à deficiência quantitativa e qualitativa de surfactante.

O surfactante começa a ser produzido por uma célula na membrana alveolar, chamada pneumócito tipo II, a partir da 20ª semana de gestação, alcançando seu pico em quantidade e qualidade a partir da 35ª semana de gestação.

Os partos anteriores a essa idade podem sofrer, portanto, com a deficiência de surfactante, e o RN apresentar dificuldade respiratória de graus variáveis já ao nascimento.

Com a falta/deficiência do surfactante, os alvéolos perdem a tensão superficial, ficando com a tendência de colabamento, ou seja, apresentando áreas de atelectasias devido ao colabamento de vários alvéolos. A ventilação naquela área fica prejudicada, dificultando a troca gasosa, levando ao aumento de CO2 – hipercapnia – e diminuição de O2 – hipóxia. Quanto mais áreas atelectasiadas, difusamente, maior a concentração de CO2, e menor a concentração de oxigênio. Com o aumento do CO2, a curva do pH tende a dissociar-se em sentido da acidose respiratória. O organismo frente à acidose respiratória, ou qualquer o motivo da acidose, responderá com a constrição das artérias do corpo, inclusive da artéria pulmonar, levando a um estado de hipertensão pulmonar, dificultando assim a perfusão. Nesse momento teremos, portanto, uma piora da relação ventilação/perfusão, agora por ambos motivos. Com isso, deveremos ter mais hipóxia, mais hipercapnia e mais acidose e mais processo inflamatório causado pela hipóxia, com consequente aumento da inativação do surfactante e progressão cíclica da doença.

Pela deficiência de surfactante, pela fisiopatologia acima descrita, é que a doença da membrana hialina é uma doença de caráter evolutivo, com piora progressiva.

Além da deficiência de surfactante, outro mecanismo envolvido na síndrome é a imaturidade do sistema respiratório. A alveolização irá se completar após a 28ª semana de vida; portanto, quanto mais prematuro pior o quadro pois, muitas vezes, os prematuros estão em um estágio sacular da formação dos alvéolos, com áreas de trocas gasosas distantes dos capilares, com grande componente de material inflamatório e pouco material elástico. Além disso, sua musculatura respiratória é pobre, com retificação de costelas e do músculo diafragma, que limitam a respiração e a expansibilidade pulmonar, além da instabilidade da caixa torácica. Portanto, estes fatores associados, fazem com que a síndrome tenha um caráter progressivo e, na maioria das vezes, uma insuficiência respiratória grave.

As manifestações clínicas são variáveis. Basicamente inicia com desconforto respiratório de vários graus, com BSA maior que 3, que evolui com piora. Na ausculta, podemos perceber áreas abolidas e estertores crepitantes difusos. A radiologia mostra um infiltrado reticulogranular difuso, que se espalha no sentido medial para distal (Figura 74.2) O laboratório é normal, excetuando-se a gasometria, que tende a acidose respiratória com hipercapnia e hipoxemia.

O tratamento objetiva, portanto, não somente instituir medidas que possibilitem a adequada expansão das áreas não ventiladas, evitando-se o atelectrauma e o volutrauma, o que se consegue com o uso do surfactante exógeno. O surfactante pode ser repetido por até três vezes, em intervalos de 6 a 8 horas, sendo proscrito mais doses pelo risco de sangramento pulmonar maciço.

Figura 74.2 – Radiografia pré e pós-surfactante

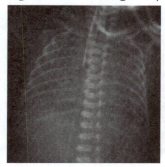
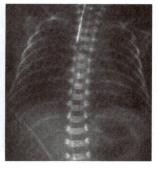

A ventilação pulmonar, de modo geral, com hipercapnia permissiva e acidose relativa, é o melhor método a ser ventilado quando necessário, pois devemos ao máximo evitar mais lesões pulmonares pelo barotrauma ou volumotrauma. O recrutamento alveolar e manutenção de capacidade residual funcional (por meio de PEEP constante em torno de 5 a 8 cmH2O) e volume corrente de 4 a 6 ml/kg é a meta a ser perseguida.

O uso de CPAP precoce deve ser tentado, antes de se proceder à ventilação mecânica. Hoje sabe-se que o melhor meio de evitar a lesão causada pelo ventilador, é não utilizá-lo.

Portanto, os procedimentos que devem ser instituídos frente a SDR são:

- manter o aquecimento em incubadora;
- decúbito ventral elevado (otimizar o trabalho diafragmático);
- oferta hídrica: no primeiro dia iniciamos a administração de solução glicosada com uma velocidade de infusão de glicose (VIG) em torno de 4 microgramas/kg/min em um volume de 70 ml/kg/dia;
- oxigenioterapia frente ao CPAP, manter um PEEP entre 5 a 8 mmHg e o mínimo de fração de oxigênio possível. Caso não consiga a oxigenação ideal com esses parâmetros pode-se optar pela intubação, com os menores parâmetros possíveis para se alcançar boa expansibilidade pulmonar aferida clinicamente pelos movimentos do tórax e para obter SatO2 entre 87 e 90% e volume corrente entre 4 a 6 ml/kg;
- iniciar reposição de surfactante assim que optar pela intubação, ou, em alguns serviços, realizar surfactante ainda em CPAP, para tentar evitar a intubação, em até 3 doses;
- gasometria em 30 minutos, objetivando-se níveis sanguíneos de PaO2 80 mmHg, PaCO2 40 mmHg, dentro dos limites ideais;
- extubar a criança o mais precoce possível, a partir do primeiro instante que ela tenha condição clínica para tal.

Taquipneia transitória (TTRN)

Também chamada de síndrome de retardo de absorção do líquido pulmonar ou síndrome do pulmão úmido.

É um quadro autolimitado, caracterizado por taquipneia, em RN de termo ou pré-termo limítrofe.

Mais frequente em filhos de mães asmáticas e em cesáreas pós-distócia ou fora de trabalho de parto menores de 38 semanas de idade pós menstrual.

Geralmente, é suficiente FiO2 de até 40% para proporcionar conforto a estes pacientes, raramente sendo necessários CPAP ou ventilação mecânica.

A radiografia pode evidenciar sinais de hiperinsuflação pulmonar (Figura 74.3), com aumento da radiotransparência dos campos pulmonares, retificação de cúpulas diafragmáticas e herniação pulmonar através dos espaços intercostais, sendo considerado característico da doença, sinais de líquido pulmonar, como a evidência de cisuras pulmonares.

Figura 74.3 – Radiografia típica da taquipneia transitória do RN com retificação de arcos costais

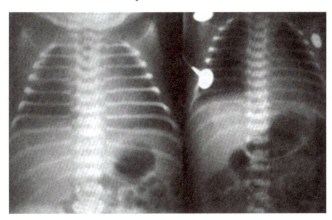

O diagnóstico é de exclusão, devendo ser feita a diferenciação com a pneumonia congênita, onde as culturas, hemograma, reações a agressões bacterianas (dosagem de proteína C-reativa sequencial), ao lado da história materna, auxiliam na formulação do correto diagnóstico.

O tratamento consiste, basicamente, na manutenção do equilíbrio ácido-base, hidratação adequada e oxigenioterapia.

Pneumonia congênita

O diagnóstico das pneumonias no período neonatal confunde-se com o de outras entidades mórbidas, como DMH, cardiopatias, TTRN, por não existirem, na maioria das vezes, diferenças clínicas e radiológicas significativas características.

TEP – Título de Especialista em Pediatria

Adquire importância, mais uma vez, a história obstétrica, quando, havendo indícios de infecção materna, ruptura prolongada de membranas e fisometria, tornam-se mais fortes as suspeitas de que a insuficiência respiratória, principalmente em RN de termo, e se progressiva, deve-se à infecção pulmonar.

Comprometimento do estado geral do paciente, hemograma sugestivo de infecção (leucocitose, leucopenia, relação entre leucócitos imaturos e totais maior que 0,2, presença de granulações tóxicas nos neutrófilos, plaquetopenia), proteína C-reativa em elevação, auxiliam no diagnóstico.

Infiltrado em campos pulmonares, embora também presente em outras entidades mórbidas que afetam o pulmão do RN, como SAM, TTRN, SDR, ao lado de evidências de predisposição à infecção, como as citadas anteriormente, podem concorrer para o processo infeccioso pulmonar.

O tratamento consiste em suporte respiratório, hidratação, aquecimento, manutenção do equilíbrio eletrolítico e ácido-base, medidas de suporte da perfusão tecidual e antibioticoterapia. Esta deve visar a cobertura de bactérias Gram-negativas (principalmente enterobactérias) e Gram-positivas (estafilococos e estreptococos).

As pneumonias por fungos ou por Pneumocistis carinii são mais tardias e devem ser cogitadas em RN pré-termo, de muito-baixo-peso e que tenham sido submetidos a antibioticoterapia de largo espectro e ventilação mecânica pregressa.

Síndrome da aspiração meconial (SAM)

Síndrome da aspiração meconial, é a síndrome de desconforto respiratório em RN com líquido amniótico meconial ao nascimento, com quadro radiológico pulmonar compatível e cujos sintomas não podem ser explicados por outra causa. Portanto, RN banhados em mecônio, nascidos deprimidos, são os principais fatores de risco.

Normalmente o RN a termo elimina o mecônio por maturidade avançada ou frente a um insulto com sofrimento fetal agudo, com um grande estímulo parassimpático com aumento da motilidade intestinal e relaxamento do esfíncter anal.

A partir de 2016 não é mais mandatória a aspiração sob visualização direta da traqueia para todo o RN com líquido meconial em sala de parto. Fica a critério do reanimador fazê-lo, caso esse seja bastante experiente e hábil, e não perca mais de 10 segundos para realizar a manobra, não postergando assim a ventilação pulmonar com pressão positiva, que deve ser instituída já no primeiro minuto de vida. (*golden minute*).

Se após o nascimento de um RN com risco para SAM houver desconforto respiratório, a investigação radiológica deve ser feita.

O desconforto respiratório é precoce, já na primeira hora de vida e pode se muito variável, dependendo da quantidade de mecônio aspirado. O mecônio terá dois papéis fundamentais na instalação do desconforto respiratório. O primeiro é a obstrução mecânica de pequenos bronco-fontes ou bronquíolos distais, levando a áreas de atelectasias múltiplas, diminuindo assim áreas ventiladas e levando a degradação da relação ventilação/perfusão e assim, como a SDR, predispondo a uma acidose respiratória intensa e hipertensão pulmonar. O segundo é uma reação inflamatória importante do mecônio com o parênquima pulmonar que denominamos de pneumonite. Apesar do mecônio ser composto de líquido amniótico, bile, muco, lanugo e vérnix, e, portanto, ser estéril, ele predispõe a uma reação inflamatória tão intensa que normalmente esta associada a infecção pulmonar secundária.

O quadro clínico é de desconforto respiratório variado, com ausculta abolida devido às áreas de atelectasias e estertores crepitantes difusos, devido ao grande processo inflamatório. A radiografia não é especifica e mistura áreas de atelectasias, principalmente em lobo superior direito, com áreas de broncogramas aéreos e infiltrados difuso, Os exames laboratoriais iniciais são normais, exceto pela gasometria que deve evidenciar hipóxia e hipercapnia. Com a evolução da doença normalmente há alteração do hemograma e das provas inflamatórias devido a infecções secundárias. Portanto, culturas de secreções e hemoculturas devem ser realizadas para orientação de eventual antibioticoterapia.

É muito importante a correção da acidose metabólica geralmente associada à hipoxemia no sofrimento fetal com agentes alcalinizantes como o bicarbonato. A não correção pode facilitar a instalação de hipertensão pulmonar que atua como fator de complicação no curso da doença.

A terapêutica deve ser iniciada com oxigênio, podendo-se atingir concentrações de 100%, se as evidências gasométricas assim indicarem.

Admite-se níveis elevados de PaCO2 (até 60 mmHg). Se estes níveis são ultrapassados ou a PaO2 ficar abaixo de 50 mmHg, institui-se ventilação mecânica, com altas freqüências, agressiva para a correção de distúrbios respiratórios. A administração de surfactante exógeno também pode ser útil no tratamento da SAM.

Deve-se sempre avaliar a necessidade de antibioticoterapia devido ao risco de infecção secundária.

Hipertensão pulmonar

A hipertensão pulmonar no período neonatal geralmente está associada com eventos mórbidos como asfixia, DMH, síndrome de aspiração meconial, pneumotórax, sepse, policitemia com síndrome de hiperviscosidade. Caracteriza-se por um baixo débito de ventrículo direito, com aumento dos níveis de pressão pulmonar (geralmente supra-sistêmica ou maiores que 40 mmHg) refletidos ecograficamente por regurgitação da válvula tricúspide e, clinicamente, por baixa saturação de oxigênio arterial, com diferença na PaO2 pré e pós ductal maior que 20 mmHg,

Distúrbios respiratórios

geralmente refratários a oxigenação trivial , isto é, com oxigênio, CPAP ou ventilação mecânica convencional.

O tratamento consiste em eliminar, quando possível, a causa de base, atentando-se para: manutenção de pressão arterial adequada com uso de inotrópicos (dopamina, dobutamina), expansão volêmica com soluções cristaloides (se necessário, para minimizar o desvio de fluxo sanguíneo direita-esquerda pelo canal arterial ou por meio de defeito septal), uso de surfactante, sedação (evitando-se o uso de morfina, por causa de sua potencial ação em elevar a resistência vascular pulmonar e hipotensão sistêmica), ventilação mecânica convencional (inicialmente, devendo-se recorrer a alta frequência e, se falhar, utilizando-se de altas FiO2.

Finalmente, se as evidências de hipertensão pulmonar persistem após estas medidas, utilizamos óxido nítrico (NO) inalatório. Inicia-se com 20 ppm e, se não houver resposta satisfatória (verificada pela elevação da saturação de oxigênio), pode-se elevar até 40 ppm, monitorando os efeitos colaterais, como a dosagem da metahemoglobina.

Displasia broncopulmonar

O conceito de displasia broncopulmonar (DBP) é bastante controverso, visto que vem sendo modificado no decorrer dos anos. Esta doença foi descrita inicialmente em 1967, como uma complicação do tratamento da SDR do RN submetido à ventilação mecânica. Portanto, acreditava-se que o dano pulmonar era secundário a um processo de lesão e reparação. Posteriormente, em 1988, introduziram o termo doença pulmonar crônica para crianças dependentes de oxigênio com mais de 36 semanas de idade gestacional corrigida. A utilização dessa terminologia foi abandonada, ratificando-se o termo DBP em detrimento ao uso de doença pulmonar crônica, distinguindo assim a doença pulmonar neonatal de outras formas de pneumopatias crônicas que ocorrem na infância. Esta definição é centrada no uso de oxigenoterapia prolongada e caracterizada como leve, moderada e grave.

Com a utilização de corticoterapia pré-natal, surfactante exógeno, pressão positiva contínua nasal, ventilação menos agressiva (protetora) e consequente sobrevida de prematuros extremos, tem-se observado um quadro de insuficiência respiratória crônica que difere da descrição inicial. O desenvolvimento pulmonar de um RN, com 24 a 26 semanas, é diferente de outro com 32 a 34 semanas de idade gestacional; assim sendo, a fisiopatologia da doença pulmonar no prematuro extremo difere dos demais pré-termos, sendo esta entidade atualmente denominada de nova displasia broncopulmonar que ocorre em RNPT extremos (IG < 31 semanas) com peso de nascimento < 1000 g, secundária ou não à ventilação mecânica e ao uso da oxigenoterapia.

A patogênese da DBP ainda é controversa, decorrente de múltiplos fatores que atuam de forma aditiva, gerando processo inflamatório e lesão pulmonar. A agressão ao tecido pulmonar em desenvolvimento resulta em fibrose e desorganização do processo de maturação normal. Os fatores que contribuem para o desenvolvimento da BDP são:

• Prematuridade: o grau de lesão tecidual está inversamente relacionado com a idade gestacional. Entre 17 e 26 semanas o pulmão encontra-se no estágio de desenvolvimento canalicular, que se caracteriza por diferenciação dos pneumócitos tipo II, início da circulação pulmonar e formação dos sáculos que formarão os alvéolos. De 27 a 35 semanas, o pulmão encontra-se no estágio sacular, onde ocorre aumento dos sáculos e diminuição do espaço intersticial. Assim o estabelecimento da respiração, após o parto prematuro interfere no desenvolvimento normal dos alvéolos.

• Toxicidade do oxigênio: a lesão induzida pelo oxigênio é deflagrada pela produção de radicais tóxicos como superóxido, peróxido de hidrogênio e radicais livres. Em prematuros, a atividade das enzimas antioxidantes é deficiente, assim os metabólitos do oxigênio podem saturar o sistema antioxidante e inibir a síntese de proteínas e de DNA e diminuir a síntese de surfactante. A exposição prolongada a altas doses de oxigênio pode desencadear reação inflamatória e lesão alveolar difusa.

• Ventilação mecânica: o principal responsável pela lesão pulmonar secundária à ventilação mecânica é a oferta inadequada de volume para capacidade residual funcional. A utilização de volume corrente elevado aumenta o número de neutrófilos e citocinas no pulmão, altera a permeabilidade capilar levando ao edema pulmonar.

• Infecção: a resposta inflamatória desencadeada por processos infecciosos pré e pós-natais está envolvida na gênese da DBP. Os maiores fatores de risco são corioamnionite materna, colonização por _Ureaplasma urealyticum_, _Clamydia_ ou _Mycoplasma_. Além de provocar liberação de mediadores pró-inflamatórios, a infecção pulmonar, seja congênita ou nosocomial pode gerar necessidade de maior suporte ventilatório, o que aumenta o dano pulmonar.

• Persistência do canal arterial: ocasiona aumento do fluxo sanguíneo pulmonar e edema intersticial, levando a diminuição da complacência pulmonar e aumento da resistência das vias aéreas.

O quadro clínico e radiológico são inespecíficos e o diagnóstico baseia-se na análise evolutiva dos pacientes de risco. Os sinais clínicos de insuficiência respiratória crônica variam em intensidade: taquipneia, retração intercostal, episódios de cianose, hipoxemia e hipercapnia moderadas e ganho ponderal insuficiente. Na "nova" DBP, os sinais de aumento de resistência das vias aéreas como taquipneia, sibilos, assim como hipertensão pulmonar são menos frequentes. Os sinais mais comuns são de edema pulmonar crônico, atelectasias e associação com quadros infecciosos agudos

Na radiografia podemos detectar opacificação pulmonar difusa, congestão perihilar, atelectasias segmentares, graus variados de enfisema e raras traves fibrosas.

O tratamento da DBP deve ser realizado por equipe multidisciplinar, visando a promover o controle da sintomatologia, garantir o crescimento somático e desenvolvimento neuropsicomotor adequados, minimizar as exacerbações da doença para manter a função pulmonar o mais próximo da normalidade, prevenir e intervir precocemente nas infecções pulmonares, evitar os efeitos indesejáveis das medicações e promover a alta hospitalar o mais precoce possível.

A base do tratamento baseia-se na oxigenoterapia. Os pacientes com DBP apresentam hipoxemia alveolar crônica secundária a alterações na ventilação/perfusão e como consequência dos baixos níveis de oxigênio perivascular pulmonar, observam-se alterações no desenvolvimento vascular e na estrutura pulmonar, que podem levar a aumento irreversível da resistência vascular pulmonar. Se não for tratado adequadamente a hipoxemia crônica gera quadro de hipertensão pulmonar e eventualmente cor *pulmonale*, evoluindo com insuficiência cardíaca direita e atraso no crescimento somático e cerebral. Ainda, nos casos em que a hipoxemia crônica não é corrigida, há correlação com aumento de episódios de apneia e morte súbita nesses lactentes.

A suplementação de oxigênio deve ser feita para manter a saturação arterial de oxihemoglobina (SaO2) entre 92 e 95%, medida por oximetria de pulso durante os vários períodos de sono e vigília da criança. Se houver evidências clínicas e/ou ecocardiográficas de hipertensão pulmonar, a SaO2 deve ser mantida entre 95 e 96%. A partir do momento que a criança necessitar de baixo fluxo de O2 no cateter nasal para manter a SaO2 superior a 92%, o oxigênio poderá ser descontinuado durante o período de vigília. Esse desmame deverá ser feito inicialmente nos períodos de vigília e posteriormente durante os períodos de sono uma vez que, neste último período, a SaO2 tende a ser normalmente mais baixa.

A nutrição tem possui valor importante no tratamento da BDP. A desnutrição perinatal aumenta o risco de DBP devido ao aumento da lesão pulmonar e redução da sua capacidade de recuperação. Por isso, é necessária a oferta precoce de dieta rica em proteínas e calorias para reduzir a ação dos oxidantes sobre o pulmão prematuro.

PONTOS PRÁTICOS

- A SDR ou DMH é uma síndrome caracterizada por desconforto respiratório progressivo, causado pela deficiência quantitativa/qualitativa de surfactante endógeno. Mais comum quanto mais prematura a criança e prevalente nos menores de 34 semanas. O principal tratamento é a reposição exógena de surfactante e a ventilação mais adequada.

- A TTRN, é uma doença causada principalmente pelo acúmulo de líquido pulmonar, mais comum em prematuros tardios e cesáreas menores de 39 semanas. Seu tratamento basicamente restringe-se a suporte de vida com oxigenioterapia.

- A história obstétrica, com fatores de risco para infecção, acompanhados de alterações laboratoriais sugestivas de sepse, serão fatores fundamentais para a diferenciação de pneumonias congênitas de outras entidades que causam desconforto respiratório.

- Síndrome da aspiração meconial (SAM) é a síndrome de desconforto respiratório em RN com líquido amniótico meconial ao nascimento, com quadro radiológico pulmonar compatível e cujos sintomas não podem ser explicados por outra causa. Portanto RN banhados em mecônio, nascidos deprimidos, são os principais fatores de risco para se apresentar esse quadro.

- Broncodisplasia pulmonar é o resultado da lesão multifatorial realizada no pulmão de um prematuro, que permanecerá na dependência de oxigenioterapia por longos períodos, sendo uma das mais importantes morbidades do período neonatal.

Questões de Treinamento

1. Faz parte no tratamento da síndrome do desconforto respiratório do RN, todas **exceto**:
   a. reposição exógena de surfactante.
   b. aquecimento do RN.
   c. ventilação pulmonar agressiva.
   d. uso de CPAP.
   e. hidratação venosa.

2. Recém-nascido termo de 38 semanas, cesárea eletiva, com boa condição de nascimento, Apagar 8/9, apresentou desconforto respiratório na primeira hora de vida. Seus exames laboratoriais eram normais e a radiografia apresentava discreta retificação de arcos costais. Qual é a principal entidade causadora do desconforto respiratório neste caso é:

a. doença da membrana hialina.
   b. taquipneia transitória do recém-nascido.
   c. pneumonia congênita.
   d. síndrome da aspiração meconial.
   e. displasia broncopulmonar.

3. Recém-nascido termo de 38 semanas, cesárea por bolsa rota de 25 horas e distócia de decida, com boa condição de nascimento, Apgar 8/9 apesar de apresentar fisiometria. Apresentou desconforto respiratório na primeira hora de vida. Seus exames laboratoriais apresentavam leucocitose, plaquetopenia e PCR aumentado e a radiografia apresentava broncogramas aéreos e infiltrados difusos. Qual é a principal entidade causadora do desconforto respiratório neste caso?
   a. Doença da membrana hialina.
   b. Taquipneia transitória do recém-nascido.
   c. Pneumonia congênita.
   d. Síndrome da aspiração meconial.
   e. Displasia broncopulmonar.

4. Recém-nascido termo de 38 semanas, cesárea eletiva, com mecônio (+++). Necessitou de manobras de reanimação ao nascimento, Apgar 5/8. Logo após apresentou desconforto respiratório, necessitando de suporte ventilatório na primeira hora de vida. Seus exames laboratoriais eram normais e a radiografia apresentava broncogramas aéreos e infiltrados difusos. A principal entidade causadora do desconforto respiratório neste caso é:
   a. doença da membrana hialina.
   b. taquipneia transitória do recém-nascido.
   c. pneumonia congênita.
   d. síndrome da aspiração meconial.
   e. displasia broncopulmonar.

5. Qual das alternativas abaixo não é fator de risco para broncodisplasia?
   a. Presença de mecônio ao nascer.
   b. Prematuridade.
   d. Desnutrição.
   d. Oxigenoterapia.
   e. Infecções recorrentes.

Gabarito comentado

1. Faz parte no tratamento da síndrome do desconforto respiratório do recém-nascido todas (reposição exógena de surfactante, aquecimento do recém-nascido, uso de CPAP, o mais precoce possível e hidratação venosa). A ventilação deve ser "gentil". Resposta C

2. A taquipneia transitória do recém-nascido tem uma incidência aumentada em recém-nascidos abaixo de 39 semanas de vida e naqueles nascidos por parto cesáreo. Resposta B

3. Estamos diante de a um desconforto respiratório precoce em recém-nascido a termo, com risco infeccioso importante por fisiometria, com clínica e exames laboratoriais alterados e sugestivos de infecção. A hipótese diagnóstica que se impõe certamente é pneumonia congênita. Resposta C

4. Síndrome da aspiração meconial é a síndrome de desconforto respiratório em recém-nascido com líquido amniótico meconial ao nascimento, com quadro radiológico pulmonar compatível e cujos sintomas não podem ser explicados por outra causa. Resposta D

5. A broncodisplasia pulmonar é uma doença multifatorial causada pela associação de prematuridade, processos inflamatórios, desnutrição, oxigenoterapia, ventilação mecânica e doenças cardíacas de hiperfluxo pulmonar. Resposta A

Fontes consultadas e leitura recomendada

Ministério da Saúde. Secretaria de Atenção à Saúde. Departamento de Ações Programáticas Estratégica. Atenção à Saúde do Recém-Nascido: Guia para os Profissionais de Saúde – distúrbios respiratórios. 2. ed. 2012.

Halliday, H.L.; Ehrenkrans, R.A.; Doyle, L.W. Delayed (> 3 weeks) postnatal corticosteroids for chronic lung disease in preterm infants (Cochrane Review). In: The Cochrane Library, Issue 1. Oxford: Update Software, 2006.

Jobe, A.H.; Bancalari, E. Bronchopulmonary dysplasia. American Journal of Respiratory and Critical Care Medicine, 2001. 163: p. 1723–9.

Icterícia neonatal 75

Alexandre Netto

A icterícia constitui-se em um dos problemas mais frequentes do período neonatal e corresponde à expressão clínica da hiperbilirrubinemia, que é definida como a concentração sérica de bilirrubina indireta (BI) maior que 1,3 a 1,5 mg/dL ou de bilirrubina direta (BD) superior a 1,5 mg/dL, desde que esta represente mais do que 10% do valor de bilirrubina total (BT).

No período neonatal, na maioria das vezes, a icterícia decorre de um aumento da fração indireta da bilirrubina e apresenta uma evolução benigna. No entanto, um pequeno número de pacientes com níveis críticos elevados de BI podem desenvolver a encefalopatia bilirrubínica (*kernicterus*).

Os RN de maior risco para o desenvolvimento da encefalopatia bilirrubínica são os portadores de doença hemolítica, os prematuros e os que apresentam fatores agravantes da hiperbilirrubinemia. Entretanto, na última década, inúmeras publicações têm alertado para a presença dessa encefalopatia em RN próximos ao termo (35 a 36 semanas) ou a termo, na ausência dessas condições. O termo kernicterus é reservado à forma crônica da doença com sequelas clínicas permanentes da toxicidade da bilirrubina. Estima-se que, na década de 2000, em países desenvolvidos, tenha ocorrido um caso de kernicterus para 40 a 150 mil nascidos vivos, sendo, portanto, ainda um tema de extrema importância e relevância na prática diária do neonatologista.

Fisiopatologia

Na prática, 98% dos RN apresentam níveis séricos de bilirrubina total acima de 1 mg/dL durante a primeira semana de vida, sendo que cerca de dois terços ou mais desenvolvem icterícia com valores superiores a 5 mg/dL. Várias são as limitações do metabolismo da bilirrubina que explicam a icterícia fisiológica como a sobrecarga de bilirrubina ao hepatócito e a menor capacidade de captação, conjugação e excreção hepática da bilirrubina. A sobrecarga de bilirrubina ao hepatócito decorre da produção e da circulação enterohepática aumentadas de bilirrubina indireta. O neonato produz duas a três vezes mais bilirrubina do que o adulto, devido à menor vida média das hemácias (70 a 90 dias) e à maior quantidade de hemoglobina. Uma vez que o catabolismo de 1 g de hemoglobina fornece 34 mg de bilirrubina, a produção diária de bilirrubina no neonato é de 8 a 10mg/kg, sendo 75% derivada do catabolismo dos eritrócitos. A circulação enterohepática elevada de bilirrubina decorre da escassa flora intestinal e da maior atividade da enzima beta-glicorunidase na mucosa intestinal. Existe diminuição da conversão de mono e diglicuronídeos de bilirrubina em urobilinogênio devido à pequena quantidade de bactérias intestinais, tornando os glicuronídeos suscetíveis à desconjugação pela beta-glicuronidase. Isso se reflete na entrada da bilirrubina não conjugada pela circulação portal e, na sobrecarga de bilirrubina ao hepatócito. O RN apresenta captação hepática limitada da bilirrubina nos primeiros três a quatro dias devido à deficiência de ligandina, principal proteína carreadora da bilirrubina dentro do hepatócito. Além disso, a conjugação hepática deficiente decorre da atividade diminuída da glicuronil-transferase. Ao nascimento, a atividade é inferior a 0,1% em relação à do adulto, atingindo seu nível pleno entre 6 e 14 semanas. A excreção hepática de bilirrubina também é limitada, ocorrendo contra o gradiente de concentração, uma vez que o nível biliar é muito superior ao citoplasmático no hepatócito. Assim, o RN apresenta várias limitações no metabolismo da bilirrubina que culminam com a bilirrubinemia aumentada.

Classicamente, a hiperbilirrubinemia fisiológica é definida em RN de termo como um nível de BT sérica que aumenta após o nascimento, atinge seu pico médio por volta de 6 mg/dL, entre o 3º e 4º dia de vida e, declina em uma semana com um valor máximo que não ultrapassa 12,9 mg/dL. Dessa maneira, a presença de icterícia antes de 24 horas de vida e de valores de BT > 12 mg/dL, independentemente da idade pós-natal, alertam para a investigação de processos patológicos.

O quadro 75.1 apresenta as principais causas da hiperbilirrubinemia indireta neonatal.

Quadro 75.1 – Etiologia da hiperbilirrubinemia indireta neonatal.

SOBRECARGA DE BILIRRUBINA AO HEPATÓCITO
Doenças hemolíticas Hereditárias Imunes: incompatibilidade de Rh (antígeno D) e ABO Enzimáticas: deficiência de G6PD, piruvato-quinase, hexoquinase Membrana eritrocitária: esferocitose, eliptocitose Hemoglobinopatias: alfa-talassemia Adquiridas: infecções bacterianas (sepse, infecção urinária) ou virais
COLEÇÕES SANGUÍNEAS EXTRAVASCULARES
Hemorragia intracraniana, pulmonar, gastrointestinal Cefalohematoma, hematomas, equimoses
POLICITEMIA
RN pequeno para a idade gestacional RN de mãe diabética Transfusão feto-fetal ou materno-fetal Clampeamento após 60 segundos ou ordenha de cordão umbilical
CIRCULAÇÃO ENTEROHEPÁTICA AUMENTADA DE BILIRRUBINA
Anomalias gastrointestinais: obstrução, estenose hipertrófica do piloro Jejum oral ou baixa oferta enteral Icterícia por "oferta inadequada" de leite materno
DEFICIÊNCIA OU INIBIÇÃO DA CONJUGAÇÃO DE BILIRRUBINA
Hipotiroidismo congênito Síndrome da icterícia pelo leite materno Síndrome de Gilbert Síndrome de Crigler Najjar tipos 1 e 2

Fonte: www.sbp.com.br - ICTERÍCIA NO RECÉM-NASCIDO COM IDADE GESTACIONAL > 35 SEMANAS

Avaliação da icterícia

A investigação e determinação da causa da hiperbilirrubinemia, independentemente da idade gestacional e da idade pós-natal, inclui o quadro clínico e os exames abaixo:

• bilirrubina total e frações indireta e direta;

• hemoglobina e hematócrito com morfologia de hemácias, reticulócitos e esferócitos;

• tipo sanguíneo da mãe e RN para sistemas ABO e Rh (antígeno D);

• Coombs direto no sangue de cordão ou do RN;

• pesquisa de anticorpos anti-D (Coombs indireto) se mãe Rh negativo;

• pesquisa de anticorpos maternos para antígenos irregulares se mãe multigesta/transfusão sanguínea anterior e RN com Coombs direto positivo;

• dosagem sanguínea quantitativa de glicose-6-fosfato desidrogenase (G6PD);

• dosagem sanguínea de hormônio tireoidiano e TSH (exame do pezinho).

A hiperbilirrubinemia indireta prolongada, desde que afastadas doenças hemolíticas, deficiência de G6PD e hipotireoidismo congênito, pode decorrer da síndrome da icterícia do leite materno, que é aparente desde a primeira semana de vida com persistência por duas a três semanas, chegando até três meses. Tem sido descrita em 20 a 30% dos RN em aleitamento materno, sendo que 2 a 4% deles persistem com valores acima de 10 mg/dL na terceira semana de vida, podendo alcançar 20 a 30 mg/dL por volta da segunda semana. Nessa síndrome chamam a atenção o bom estado geral do RN e o ganho adequado de peso.

A visualização da icterícia depende da experiência do profissional, da pigmentação da pele do RN e da luminosidade, sendo subestimada em peles pigmentadas e em ambientes muito claros, e prejudicada em locais com pouca luz.

Podemos determinar a icterícia apenas pela coloração da pele, por meio do estadiamento clínico de Kramer (zonas de Kramer), demonstradas na Figura 75.1.

Figura 75.1 – Zonas de Kramer

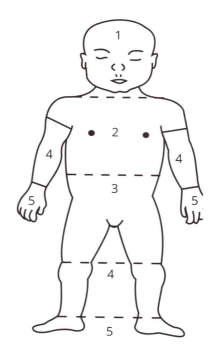

Fonte: Manual de condutas Neonatal da Santa Casa de São Paulo.

Todo RN ictérico ao nível ou abaixo da linha do umbigo deve ter uma dosagem de bilirrubina sérica.

Fatores de risco

Na avaliação da icterícia do RN deve-se considerar os fatores de risco para hiperbilirrubinemia indireta:

• icterícia nas primeiras 24 a 36 horas de vida;

• incompatibilidade materno-fetal Rh (antígeno D – Mãe negativo e RN positivo), ABO (mãe O e RN A ou B) ou antígenos irregulares;

• idade gestacional de 35 a 36 semanas (independentemente do peso ao nascer);

• aleitamento materno exclusivo com dificuldade ou perda de peso > 7% em relação ao peso de nascimento;

• presença de cefalohematoma ou equimoses;

• descendência asiática;

• irmão prévio com necessidade de fototerapia ou exsanguíneotransfusão;

• mãe diabética;

• deficiência de glicose-6-fosfato desidrogenase.

A Figura 75.2 mostra uma sugestão de nomograma dos níveis de bilirrubina total, obtidos em RN com mais 35 semanas com peso de nascimento > 2.000 g, segundo a idade pós-natal, que orientam na determinação do risco de hiperbilirrubinemia e indicação do tratamento. Os fatores de risco a ser considerados são: isoimunização, deficiência d eG6PD, asfixia, letargia significativa, instabilidade térmica, sepse, acidose e hipoalbuminemia.

Figura 75.2 – Determinação dos níveis normais de bilirrubina

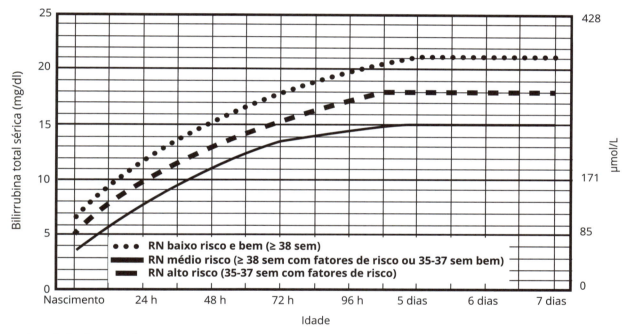

Fonte: adaptado de Bhutani et al, 1999

Desde o nascimento e no decorrer da internação, em todos os RN, recomenda-se seguir o seguinte roteiro:

• avaliar os fatores epidemiológicos de risco para hiperbilirrubinemia;

• examinar o RN a cada 8 a 12 horas para detectar a icterícia;

• nas icterícias visualizadas antes de 24-36 horas, determinar a BT e identificar o risco de hiperbilirrubinemia significante (figura 72.2), e considerar o uso de fototerapia;

• nas icterícias identificadas após 36 horas de vida, se atingir nível de umbigo ou mais, determinar a BT para identificar o risco de hiperbilirrubinemia significante e considerar o uso de fototerapia.

Tratamento

Atualmente, a maioria dos casos de hiperbilirrubinemia indireta é controlada pela fototerapia aplicada de maneira adequada. A doença hemolítica grave por incompatibilidade Rh é a principal indicação de exsanguineotransfusão (EST). Como a EST é acompanhada de elevada morbidade e mortalidade, deve ser indicada com precisão e praticada exclusivamente por equipe habilitada em cuidados intensivos neonatais.

TEP – Título de Especialista em Pediatria

Os níveis séricos de BT para a indicação da fototerapia e EST em RN não são considerados de maneira uniforme pelos autores. Com base em evidências limitadas, leva-se em conta a dosagem periódica da BT, a idade gestacional e a idade pós-natal, além das condições agravantes da lesão bilirrubínica neuronal. O quadro 75.2 mostra os valores de BT para indicação e suspensão da fototerapia e EST em RN ≥ 35 semanas de idade gestacional.

Quadro 75.2 – Nível de BT (mg/dL) para indicação de fototerapia e exsanguíneotransfusão (EST) em RN ≥ 35 semanas de idade gestacional ao nascer

Idade pós-natal	BILIRRUBINA TOTAL (mg/dL)			
	FOTOTERAPIA		EXSANGUÍNEOTRANSFUSÃO	
	$35^{0/7}$ a $37^{6/7}$ semanas	≥ $38^{0/7}$ semanas	$35^{0/7}$ a $37^{6/7}$ semanas	≥ $38^{0/7}$ semanas
24 horas	8	10	15	18
36 horas	9,5	11,5	16	20
48 horas	11	13	17	21
72 horas	13	15	18	22
96 horas	14	16	20	23
5 a 7 dias	15	17	21	24

Fonte: Adaptado de American Academy of Pediatrics, 2004.

Devemos diminuir 2 mg/dL o nível de indicação de fototerapia se há doença hemolítica (Rh, ABO, outros antígenos) ou outros fatores de risco anteriormente apresentados. Se houver indicação de EST, iniciar imediatamente a fototerapia de alta intensidade, repetir a BT em 2 a 3 horas e reavaliar a indicação de EST. A EST deve ser realizada imediatamente se houver sinais de encefalopatia bilirrubínica ou se BT 5 mg/dL acima dos níveis referidos. A fototerapia pode ser suspensa, em geral, quando BT < 8 a 10 mg/dL, sendo reavaliada 12 a 24 horas após suspensão para detectar rebote. Na maioria dos RN ≥ 35 semanas a fototerapia é instituída no alojamento conjunto, ao lado da mãe que amamenta em livre demanda, tomando-se os seguintes cuidados:

• verificação da temperatura corporal, a cada três horas, para detectar hipotermia ou hipertermia;

• aumento da oferta hídrica, pois a fototerapia com lâmpadas fluorescentes pode provocar elevação da temperatura corporal com aumento do consumo de oxigênio, da frequência respiratória e do fluxo sanguíneo na pele, resultando em maior perda insensível de água;

• proteção dos olhos com cobertura radiopaca por meio de camadas de veludo negro ou papel carbono negro envolto em gaze;

• descontinuidade da fototerapia durante a amamentação, inclusive com a retirada da cobertura dos olhos, desde que a bilirrubinemia não esteja muito elevada. Ressalta-se que, no tratamento da icterícia prolongada pela síndrome do leite materno, este só deve ser suspenso por 48 horas nos casos de valores de BT próximos a níveis de EST.

Com a aplicação da fototerapia, estima-se ser necessário tratar 6 a 10 RN para prevenir um caso de bilirrubinemia superior a 20 mg/dL em portadores de icterícia não hemolítica. A eficácia da fototerapia depende, em especial, dos seguintes fatores: comprimento de onda da luz (idealmente se utilizam as lâmpadas azuis), irradiância espectral e superfície corporal exposta à luz.

Kernicterus

Os RN a termo ictéricos que desenvolvem kernicterus evoluem inicialmente com os seguintes sintomas: hipotonia, debilidade de sucção, recusa alimentar e convulsões. Esse conjunto de sintomas progride em três a quatro dias para hipertonia, opistótono, hipertermia e choro com tonalidade aguda. Nessa fase, 70% dos pacientes podem evoluir para óbito devido à parada respiratória. Nos sobreviventes, ocorre uma melhora aparente até que, em período variável, aparecem as sequelas definitivas: paralisia cerebral espástica, movimentos atetoides, distúrbios de deglutição e fonação, surdez e deficiência mental leve a moderada.

Ictericia neonatal

PONTOS PRÁTICOS

- A icterícia é a expressão clínica da hiperbilirrubinemia.
- A icterícia neonatal é causada pela hiperbilirrubinemia indireta e é denominada fisiológica quando aparece após 24 horas de vida, chega ao pico entre o terceiro e quarto dia de vida, e não ultrapassa 12,9 mg/dl.
- Os RN possuem mais icterícia por dois mecanismos principais: sobrecarga de bilirrubina ao hepatócito ou deficiência na capitação, conjugação e excreção da bilirrubina.
- A identificação da hiperbilirrubinemia pode ser feita pela clínica, por meio das zonas de Kramer ou pela determinação transcutânea ou ainda pela determinação laboratorial.
- A etnia asiática, irmão prévio com INN grave, filho de mãe diabética, baixo peso e IG de 35 a 38 semanas, hematomas de parto/equimoses e jejum/perda ponderal são fatores de risco para hiperbilirrubinemia.
- O tratamento se dá, preferencialmente, por meio de fototerapia.

Questões de Treinamento

1. São fatores de risco para icterícia:
   a. a etnia asiática.
   b. irmão prévio com icterícia grave.
   c. filho de mãe diabética.
   d. baixo peso e IG maior de 38s.
   e. hematomas de parto/equimoses e jejum.

2. Um recém-nascido de 37, nascido de parto cesárea, com APGAR de 7 e 9. Apresenta na sexta hora de vida icterícia clínica zona II de Kramer. Mãe A negativo. Em aleitamento materno exclusivo. Qual o diagnóstico mais provável desse RN?
   a. Ictericia fisiológica.
   b. Ictericia neonatal patológica pela idade gestacional.
   c. Icterícia neonatal patológica por incompatibilidade Rh.
   d. Icterícia neonatal patológica por incompatibilidade ABO.
   e. Icterícia neonatal patológica por aleitamento materno.

3. Em relação a criança anterior, qual seria sua conduta?
   a. Observação da progressão clínica da icterícia.
   b. Coletar tipagem sanguínea do RN, e dependentemente do resultado, colher BTF.
   c. Coletar tipagem sanguínea do RN, BTF e aguardar o resultado.
   d. Coletar tipagem sanguínea do RN, BTF, Hb, Ht e reticulócitos e aguardar o resultado.
   e. Coletar tipagem sanguínea do RN, BTF, Hb, Ht e reticulócitos e iniciar fototerapia.

Gabarito comentado

1. São fatores de risco para icterícia: etnia asiática, irmão prévio com INN grave, filho de mãe diabética e hematomas de parto/equimoses e jejum. Resposta D

2. Icterícias neonatais antes de 24 horas sempre serão patológicas e há de ter algum motivo. No caso em questão, estamos diante de uma mãe A -. Portanto o diagnóstico mais provável é icterícia neonatal por incompatibilidade Rh. Resposta C

3. Diante de uma icterícia precoce tão importante, com 6 horas de vida, ou uma icterícia zona 4 ou 5 de Kramer, temos que obrigatoriamente coletar tipagem sanguínea do recém-nascido, BTF, Hb, Ht e reticulócitos e iniciar fototerapia. Resposta E

Fontes consultadas e leitura recomendada

American Academy of Pediatrics Practice Guidelines. Subcommittee on Hyperbilirubinemia. *Management of hyperbilirubinemia in the newborn infant 34 weeks or more of gestation*. Pediatrics, 2004. 114 (1): p. 297-316.

American Academy of Pediatrics Practice Parameter. *Management of hyperbilirubinemia in the healthy term newborns*. Pediatrics, 2014. 94: p. 558-65.

Sociedade Brasileira de Pediatria. *Icterícia no recém-nascido com idade gestacional > 35 semanas.* Nov. 2012.

Enterocolite necrosante

Alexandre Netto

76

A enterocolite necrosante (ECN) é uma síndrome clí- nico-patológica caracterizada por sinais e sintomas gastrointestinais e sistêmicos de intensidade variável e pro- gressiva, consequente à necrose de coagulação do trato gastrointestinal, localizada em geral no íleo terminal, colo ascendente e parte proximal do colo transverso. Atinge com maior frequência os bebês prematuros, principal- mente os que nascem com peso inferior a 1.500 g (Figura 76.1). Estima-se que a doença acometa entre 5% e 15% dos prematuros e cerca de 7% dos RNT internados em unidades de terapia intensiva neonatal.

Figura 76.1 – Incidência de ECN por peso de nascimento

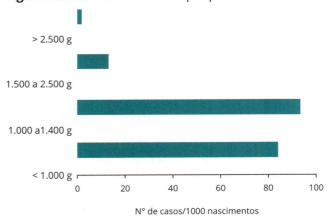

Fonte: Adaptado. Oliveira ND, Miyoshi MH. Avanços em enterocolite necrosante.

Etiologia

Como a etiopatogenia da ECN continua incompleta- mente esclarecida, admite-se uma teoria multifatorial (Figura 76.2).

A idade pós-natal de aparecimento do ECN é in- versamente correlacionada à idade gestacional, con- ferindo dois perfis de fatores de risco implicados na etiopatogênese da ECN. A ECN de aparecimento pre- coce, habitualmente nos primeiros dias de vida é cor- relacionada ao nascimento a termo, à asfixia perinatal ao crescimento fetal retardado, à síndrome de policite- mia-hiperviscosidade, à infecção, à persistência do ca- nal arterial sintomática, à utilização de indometacina, à exsanguíneotransfusão, à instabilidade hemodinâmi- ca com choque e hipotensão arterial, às cardiopatias congênitas cianóticas e coartação da aorta. Todas essas condições têm em comum mecanismos de isquemia e hipoperfusão mesentérica.

A ECN de aparecimento tardio, habitualmente após a segunda semana de vida, é mais frequentemente obser- vada em RN pré-termo. São aventados como fatores etio- patogênicos a ingestão de substâncias hiperosmolares, a progressão rápida da oferta alimentar em volumes supe- riores a 30 mL/kg/dia de leite, a imaturidade da barreira gastrointestinal em relação à permeabilidade da mucosa – que permite a passagem de proteínas do leite de vaca parcialmente hidrolisadas – e em relação à defesa imuno- lógica imatura da mucosa intestinal que, em função da colonização bacteriana anormal do intestino delgado e da associação muitas vezes de anormalidades na peristalse intestinal, facilitam a translocação bacteriana para a cir- culação sistêmica com liberação de endotoxinas, resultan- do em anormalidades hemodinâmicas na distribuição do fluxo sanguíneo mesentérico.

Figura 76.2 – Multifatores causadores de ECN

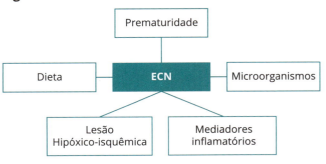

Dentre os fatores relacionados à infecção, nenhum deles isoladamente é responsabilizado diretamente como fator causal. Os patógenos implicados direta ou indiretamente na ECN são isolados de amostras de sangue, fezes ou líquido peritoneal enviadas para cultura.

TEP – Título de Especialista em Pediatria

Clostridium sp pode produzir potente enterotoxina e o rotavírus e, mais recentemente, torovírus são agentes virais descritos como relacionados à ECN. Em neonatos pré-termo, a microflora intestinal parece sofrer modificações quantitativas e qualitativas relacionadas ao ambiente intra-hospitalar, uso de antimicrobianos e tipo de dieta administrada, predispondo-o à ECN. A emergência de estafilococos coagulase-negativos como agentes patogênicos e a persistência de bactérias Gram-negativas com padrão de resistência a múlti- plos antimicrobianos nas unidades neonatais levam às maiores taxas de colonização em RN com esses agentes e grande impacto na etiologia da doença, já que am- bos os organismos são produtores de toxinas, podendo desencadear e ativar a cascata de mediadores inflama- tórios. A maior sobrevivência de RN de extremo baixo peso é fator determinante na emergência das infecções sistêmicas fúngicas, com aumento significante na inci- dência de peritonite fúngica associada aos quadros de perfuração intestinal.

A produção diminuída de entero hormônios em RN pré-termo e a motilidade intestinal reduzida por diminuição de peristaltismo também parecem ser indutores de estase e colonização bacteriana aberrantes no trato gastrointestinal superior, fatores facilitadores da trans- locação bacteriana da luz intestinal para a corrente san- guínea e outros órgãos.

Experimentalmente, isquemia e reperfusão atuam na microcirculação intestinal; a lesão intestinal relacio- nada parece ser, ao menos em parte, mediada pelos radi- cais livres de oxigênio.

Fatores presentes no leite humano desempenham um papel protetor e reduzem a inflamação e a subsequente invasão de espécies bacterianas patogênicas no trato gastrointestinal. Esses fatores incluem a enzima acetilhidrolase do fator ativador de plaquetas (PAF–AH) que interrompe a sequência de ativação imune promovida pelo PAF. As defesas locais do hospedeiro são melhoradas pela adição de IgA secretora, lactoferrina, lisozima e citocinas (IL–10) do leite humano. Componentes do leite humano estimulam a maturidade intestinal, além de alguns antioxidantes que reduzem o estresse oxidativo. Oligossacarídeos do leite humano são agentes prebióticos que atuam na proliferação de espécies de bifidobactérias benéficas. Assim, as dietas com leite humano ou fórmulas suplementadas previnem a lesão intestinal. Os probióticos reduzem a ECN em neonatos, porque, melhoram a função da barreira intestinal, modulam o sistema imunológico e suprimem o crescimento ou a ligação epitelial e a invasão de bactérias patogênicas.

Quadro clínico

A apresentação clínica é variável. Em cerca de 70% dos casos observa-se distensão abdominal. Observam-se também intolerância alimentar, caracterizada por resíduo gástrico aumentado ou íleo bilioso, abdome doloroso, sangue presente nas fezes, sinais de choque, peritonite e perfuração intestinal. O achado de hiperemia em pare- de abdominal pode sugerir peritonite. Pode-se observar massa palpável em quadrante inferior esquerdo. Os sinais inespecíficos como instabilidade térmica, taquicardia, crises de apneia, hiper ou hipoglicemia são comumente observados na clínica.

Diante de RN com fatores de risco para a afecção e suspeita clínica, os seguintes exames laboratoriais devem ser realizados; hemograma completo (a contagem de leucócitos pode estar normal, aumentada com desvio à esquerda ou diminuída e a contagem de plaquetas pode estar diminuída), hemocultura para aeróbios, anaeróbios e fungos, coprocultura e pesquisa de vírus nas fezes, gasometria arterial, eletrólitos, pesquisa de sangue nas fezes e coagulograma, se houver sangramento intestinal ou suspeita de coagulação intravascular disseminada.

Além dos exames laboratoriais, a radiografia de abdome é fundamental na evolução da doença. Devemos observar distribuição anormal de gases intestinais, ausência de ar no reto, distensão de alças intestinais, alça sentinela ou fixa, pneumatose intestinal (que corresponde à presença de gás intramural na alça intestinal) e pneumoportograma intra-hepático (presença de ar no sistema porta). Para um melhor acompanhamento a radiografia deverá ser realizada a cada 6 a 8 horas após a suspeita diagnóstica, não só para se visualizar a evolução da pneumatose como também para surpreender a ocorrência de perfuração intestinal.

Tratamento

O objetivo do tratamento é evitar a progressão da doença para estágios mais avançados, com maior risco de peritonite séptica.

São pilares no tratamento da ECN:

• jejum, com sonda gástrica aberta para favorecer a descompressão gastrointestinal e início de dieta parenteral;

• monitoração rigorosa do exame abdominal e das condições cardiorrespiratórias;

• início rápido de antibioticoterapia de amplo espectro incluindo cobertura para Gram-positivos, Gram-negativos e anaeróbios;

• correção dos distúrbios hidroeletrolíticos e metabólicos;

• monitoração do sangramento intestinal e correção de anemia, plaquetopenia e outros distúrbios de coagulação.

Nos estágios iniciais da doença, inicia-se o tratamen- to conforme descrito acima. Diante da melhora clínica e culturas negativas, interrompe-se o tratamento antimi- crobiano após 3 dias e a alimentação pode ser instituída após 3 dias. Caso a criança evolua com avanço da doença, o tratamento segue com antibioticoterapia por 10 dias. A alimentação enteral poderá ser iniciada entre 7 e 10 dias após a resolução radiológica da pneumatose intestinal. Em estágios mais graves, deve-se ter atenção para correção dos distúrbios

Enterocolite necrosante

hemodinâmicos com reposição de volume e medicamentos vasopressores, correção anemia, plaqueto-penia e granulocitopenia, caso sejam necessários.

A avaliação da equipe de cirurgia infantil é necessária em todos os casos com suspeita de ECN, desde o início o quadro, já que a laparotomia exploradora está indicada nos casos de perfuração intestinal, com ressecção do segmento acometido e exteriorização de segmento de alça intestinal funcionante. Em RN de extremo baixo peso e naqueles com instabilidade hemodinâmica, a drenagem peritoneal constitui-se em procedimento alternativo, visando a reduzir a mortalidade nessa população, que deverá ser abordada com laparotomia exploradora caso não haja melhora entre 24 e 48 horas. Outras indicações de laparotomia exploradora são descritas: deterioração clínica em vigência de tratamento clínico adequado; massa abdominal palpável em quadrante inferior, hiperemia de parede abdominal, presença de alça sentinela por período superior a 24 horas. Nesta situação, a paracentese com achado de líquido peritoneal acastanhado, com presença de bactérias na coloração de Gram pode sugerir necrose com perfuração intestinal.

Recentemente descreve-se a perfuração intestinal espontânea (PIE) como entidade distinta da ECN. Ocorre em RN de extremo baixo peso ao nascer e clinicamente apresenta-se sem os sinais sistêmicos da ECN, apenas como palidez ou coloração azulada do andar abdominal inferior. A radiografia mostra pneumoperitônio na ausência de pneumatose intestinal, sendo que a perfuração é mais frequentemente observada no íleo distal. O tratamento clínico e cirúrgico não difere da ECN, embora seja descrito um prognóstico melhor nestes pacientes.

PONTOS PRÁTICOS

- Enterocolite necrosante é a doença cirúrgica mais prevalente na UTI neonatal. Sua incidência é muito maior nos RN com muito baixo peso.

- Sua etiopatogenia não está completamente estabelecida, mas sabe-se que há uma mistura de fatores na sua causa: prematuridade, dieta, microorganismos, lesão hipóxico isquêmica e fatores inflamatórios.

- No RNT, sua evolução é rápida e catastrófica com aparecimento em dois dias e associada a lesão hipóxico isquêmica. No RNPT o aparecimento é insidioso, com evolução demorada e normalmente a partir da segunda semana de vida.

- Geralmente, as manifestações clínicas são intestinais, com piora progressiva do quadro clínico. No início, quando o quadro é inespecífico, classificamos como ECN suspeito. Diante de pneumatose na radiografia, então temos certeza do diagnóstico; quando há perfuração de alça intestinal, temos ECN complicada.

- O tratamento consiste em jejum com descompressão, nutrição parenteral, antibioticoterapia e suporte clínico. Nos casos complicados a laparotomia está indicada.

Questões de Treinamento

1. Um recém-nascido de 29 4/7 semanas, nascido de parto cesárea, com Apgar 4/7, peso de nascimento 1.350 g. Após 1 semana de vida, o RN encontra-se ain- da sob IOT, com antibioticoterapia por sepse precoce presumida e iniciada dieta com leite materno exclu- sivo desde o segundo dia de vida.
São fatores de risco para ECN, neste caso:

   a. prematuridade.
   b. baixo peso ao nascer.
   c. dieta com leite materno exclusivo.
   d. sepse precoce.
   e. anóxia ao nascimento.

2. Essa criança evolui com distensão abdominal importante, sangramento nas fezes, diminuição de RHA, e à radiografia, importante distensão gasosa, com presença de pneumatose intestinal. Não há massas ou presença de ascite. Nesse momento essa criança encontra-se em qual estágio? Nesse momento, qual seria sua conduta terapêutica?

   a. Manter a dieta e o antibioticoterapia.
   b. Manter a dieta e trocar antibioticoterapia, ampliando o espectro para anaeróbio.
   c. Iniciar jejum e descompressão gástrica e manter antibioticoterapia.
   d. Iniciar jejum e descompressão gástrica e trocar antibioticoterapia, ampliando o espectro para anaeróbio.

e. Iniciar jejum e descompressão gástrica, trocar antibioticoterapia, ampliando o espectro para anaeróbio e indicar laparotomia.

3. Após dois dias de evolução, com a conduta tomada acima, a criança evoluiu com piora clínica, instabilidade hemodinâmica e pneumoperitônio. Neste momento você:

a. mantém seu tratamento.
b. indica laparotomia exploradora de urgência.
c. estabiliza o paciente antes de chamar a cirurgia para poder indicar a laparotomia.
d. troca antibioticoterapia e laparotomia.
e. indica drenagem peritoneal até estabilização da criança e laparotomia posterior.

Gabarito comentado

1. São fatores de risco para ECN: prematuridade, baixo peso ao nascer, dieta com fórmula, processos inflamatórios e anóxia ao nascimento. Resposta C

2. Diante de uma enterocolite suspeita ou confirmada, a conduta sempre será jejum com descompressão gástrica, associado a NPP e antibioticoterapia com largo espectro, com cobertura para germes anaeróbicos. Resposta D

3. Enterocolite com pneumoperitônio é indicação absoluta de resolução cirúrgica, porém se instabilidade hemodinâmica, a melhor conduta passa a ser drenagem peritoneal em UTI neonatal até estabilização do processo e cirurgia após. Resposta E

Fontes consultadas e leitura recomendada

Oliveira, N.D.; Miyoshi, M.H. *Avanços em enterocolite necrosante*. Jornal de Pediatria, 2005. 81 v., nº 1 (Supl).

Thompson, A.M.; Bizzarro, M.J. *Necrotizing enterocolitis in newborns:* pathogenesis, prevention and management. Pediatrics, 2008. 68(9): p. 1227–38.

Schanler, R.J. *Em tempo:* leite humano é a estratégia alimentar para prevenir a enterocolite necrosante. Revista Paulista de Pediatria, 2015. 33(2): p. 131 – 133.